全国高等教育药学类规划教材

江苏省高等学校重点教材

天然药物化学

Natural Medicinal Chemistry

孔令义　主编

化学工业出版社

·北京·

《天然药物化学》全书共分为十五章，其中第一章绪论简要介绍了天然药物化学的研究内容、发展现状及基于天然药物的新药创制；第二章详细介绍了天然药物的提取分离方法；第三章特色性介绍天然药物提取分离的工业化设备，与制药工业紧密结合；第四章精简述述天然药物的结构研究方法，特别是波谱分析在结构测定中的应用；第五章从宏观角度阐述了天然药物（有效成分与有效部位）的研究与开发现状及研究过程中需要注意的问题，针对性介绍了中药复方的研究与开发；第六章至第十五章分别详细介绍了各类天然药物（糖和苷类、苯丙素类、醌类、黄酮类、萜类、挥发油类、三萜及其苷类、甾体及其苷类、生物碱以及其他类天然药物）的化学成分的结构特点、物理化学性质、提取分离方法以及主要类型化学成分的结构鉴定等，特别对中药制药现代化提取分离设备、工业化研究与生产工艺流程进行实例介绍，以期培养一批掌握现代天然药物研究与开发新技术和制药工程技术的专业复合型科技人才，满足我国中药制药工业的发展需求。

　　《天然药物化学》可作为高等院校制药工程专业的教材，中药学、药学等相关专业也可参考使用，还可作为药品生产部门、科研部门、药检部门等相关从业人员的参考书。

图书在版编目（CIP）数据

　　天然药物化学/孔令义主编. —北京：化学工业出版社，2018.5（2025.2重印）
　　全国高等教育药学类规划教材
　　ISBN 978-7-122-31888-6

　　Ⅰ. ①天… 　Ⅱ. ①孔… 　Ⅲ. ①生物药-药物化学-高等学校-教材 　Ⅳ. ①R284

　　中国版本图书馆 CIP 数据核字（2018）第 065410 号

责任编辑：褚红喜　宋林青　　　　　　　　　　装帧设计：关　飞
责任校对：王素芹

出版发行：化学工业出版社（北京市东城区青年湖南街 13 号　邮政编码 100011）
印　　装：北京科印技术咨询服务有限公司数码印刷分部
787mm×1092mm　1/16　印张 29¼　字数 747 千字　2025 年 2 月北京第 1 版第 4 次印刷

购书咨询：010-64518888　　　　　　　售后服务：010-64518899
网　　址：http://www.cip.com.cn
凡购买本书，如有缺损质量问题，本社销售中心负责调换。

定　　价：68.00 元

全国高等教育药学类规划教材

《天然药物化学》编写组

主编：孔令义

编者（以姓氏笔画为序）：

孔令义　中国药科大学

田景奎　浙江大学生物医学工程与仪器科学学院

李医明　上海中医药大学

杨鸣华　中国药科大学

宋少江　沈阳药科大学

张东明　北京协和医学院

周应军　中南大学湘雅药学院

柳润辉　海军军医大学

姜　勇　北京大学药学院

唐于平　陕西中医药大学

前　言

　　天然药物化学（Natural Medicinal Chemistry）是应用现代科学理论和技术研究天然药物中活性物质的学科，其具体内容包括天然活性化合物的提取分离、结构测定、结构修饰、生物活性以及在此基础上进行新药创制，对具有自主知识产权的新药研发和药品生产具有非常重要的作用。长期以来，天然药物化学是药学类相关专业本科生的一门重要课程，也有一些供药学类专业本科生使用的天然药物化学教材。近年来，随着我国新药研发和药品生产水平的不断提高，对制药工程的人才需求越来越迫切，我国很多高校相继设置了制药工程本科生专业。制药工程是一个化学、药学和工程学交叉融合的专业，属于工学类专业，故制药工程与药学类的天然药物化学本科生教材应具有不同的特色，目前急需一本适合制药工程专业使用的本科生教材，以促进制药工程本科生人才培养质量的提高。

　　在这种形势下，化学工业出版社组织专家教授编写一本适合制药工程专业特点的天然药物化学本科生教材，做了一项很有意义的工作。根据专业培养特点和实际工作需要，本教材注重生产实际中相关知识的介绍，特别是在天然活性化合物（包括药物）提取分离方法和实例中反映我国天然药物生产实践中使用的新技术、新工艺、新设备，而适当压缩天然化合物结构测定相关内容的篇幅，我们希望通过这些调整突出制药工程专业的特色和知识需求，满足人才分类培养的需要。

　　本教材的编写队伍由在天然药物化学领域具有丰富教学经验和科研经历的专家教授组成。由孔令义（中国药科大学，第一章、第四章部分内容）、张东明（北京协和医学院，第二章部分内容、第十四章）、周应军（中南大学湘雅药学院，第二章部分内容、第五章）、田景奎（浙江大学生物医学工程与仪器科学学院，第三章、第十二章）、李医明（上海中医药大学，第六章、第十一章）、姜勇（北京大学药学院，第七章、第十章部分内容）、宋少江（沈阳药科大学，第八章、第十五章）、唐于平（陕西中医药大学，第九章）、柳润辉（海军军医大学，第十章部分内容、第十三章）、杨鸣华（中国药科大学，第二章部分内容、第四章部分内容）分别承担相应的编写工作，由孔令义教授担任主编，杨鸣华副教授兼任秘书。

　　本教材编写过程中得到了化学工业出版社、编委所在院校的大力支持和热情帮助，设置制药工程专业的一些院校的教师也对该教材的编写提出了许多宝贵的建议，使我们受益颇多，在此一并表示衷心的感谢！

　　虽然在编写过程中我们尽了最大的努力，但由于水平有限，特别是初次编写制药工程专业的天然药物化学教材，肯定存在不足之处，敬请广大师生予以指正。

孔令义

2018 年 3 月

目 录

第六章　糖和苷类　/ 118

第七章　苯丙素类　/ 151

第十章 萜类 / 240

第十一章 挥发油类 / 288

第十二章 三萜及其苷类 / 304

第一章 绪 论

在人类与疾病斗争的历史中，天然药物为人类的繁衍生息做出了巨大的贡献。早在远古时期，古埃及尼罗河流域、古巴比伦两河（底格里斯河和幼发拉底河）流域、中国黄河和古印度印度河流域这四大流域地区的人们就开始应用以植物为主的天然药物治疗疾病。直到21世纪的今天，天然药物依然是我们抵御疾病的重要武器之一。作为现代天然药物的理论基础，以吗啡的发现为标志的天然药物化学，在经历了200多年的发展后已形成了多学科交叉融合的完整理论体系。在科学技术快速发展的今天，天然药物化学更是历久弥新，不断被赋予新的内涵和发展，为药物开发与生产提供源源不断的动力。

第一节 天然药物化学简介

一、天然药物化学定义和研究内容

1. 天然药物化学的定义

天然药物化学（Natural Medicinal Chemistry）是一门运用现代科学技术和方法研究天然药物中活性物质或有效成分的学科。天然药物是一个广义的概念，包括来自陆地及海洋的植、微生物、动物以及矿物等一切天然来源的物质，其中植物药占主导地位。植物体内有机物的代谢可以分为一次代谢和二次代谢。二次代谢产物由初生代谢产物经过生物体内复杂的酶催化反应过程生成，其中很多物质有显著的生物活性，是天然药物化学的主要研究对象。

与天然药物化学相近的学科有植物化学、中药化学、天然有机化学等，它们的研究内容有很多相似之处，但侧重点各有不同。如植物化学（Phytochemistry）是从植物中发现、确定和生产有理论价值和应用前景的化学成分，不仅关注有药用价值的化合物，同时也开发对农药、化工、食品等行业有应用价值的化合物。又如中药化学（Chemistry of Traditional Chinese Medicine），虽然研究对象也以植物化学成分为主，但研究的目的则是通过应用化学的理论和技术阐明传统中药的科学内涵，从化学成分的角度诠释中药临床治疗疾病的有效物质以及物质基础与中药性味、归经的关系。而天然有机化学（Natural Organic Chemistry）是有机化学的一个重要分支，针对天然来源的有机化合物进行研究，包括天然单体化合物的提取分离、结构测定、结构修饰和全合成等。与上述学科相比，天然药物化学更注重生物活性，需要将化学研究与药理学研究紧密结合，并贯穿始终。

2. 天然药物化学的研究内容

天然药物化学研究的最终目的是发现有药用价值的天然化合物，为创制新药奠定基础。

具有生物活性或药理作用的化学成分是我们关注的重点，这就需要我们确定有关化学成分的活性属性，主要涉及有效成分、有效部位、生物活性成分、非活性成分的概念。

有效成分（effective constituents）是指与药用植物或传统中药临床功效相一致或密切相关的化学成分。如中药黄连（*Coptis chinensis*）的根茎具有清热燥湿、泻火解毒的功效，其中小檗碱（berberine）是黄连的有效成分，具有抗菌消炎作用。有效部位是指天然药物中经动物实验验证或临床上具有防治疾病作用的一类或几类化学成分组成的混合物。以有效部位制成的中药新药即为有效部位新药。通过中药有效部位新药的研制开发，不仅可以发挥中药的特色和优势，并且大大提高了中药的临床疗效和质量控制水平，推动中药走向国际主流医药市场。

生物活性成分（bioactive constituents）是指具有一定生物活性的化学成分，但这种生物活性不完全与相应的药用植物或传统中药临床功效一致，甚至完全不相关。如千层塔（*Lycopodium serratum*）全草一般有清热解毒、生肌止血、散瘀消肿的功效，而从其中分离得到的石杉碱甲（huperzine A）具有增强记忆、抗老年性痴呆的作用。虽然与千层塔的传统功效不相符，但可认为是其生物活性成分。生物活性成分虽然不能完全解释天然药物的临床功效，但为发现具有新活性的天然药物分子奠定了基础，是天然药物化学研究中很重要的成分。

非活性成分（inactive constituents）是指既没有发现与天然药物临床功效相关的活性，又暂时没发现其他明显生物活性的成分，但这类成分从天然有机化学的角度来看仍具有一定意义。

天然药物化学的研究内容包括：各种天然来源活性成分的提取分离、结构测定、结构修饰和全合成等。天然药物化学大量的工作是从众多的化学成分中提取分离得到具有生物活性的单体化合物，应用的主要手段是各种经典的和现代的色谱技术，需要特别强调的是药理学的相关研究需始终贯穿上述研究内容过程中，因为只有将化学研究与药理研究紧密结合，才能从天然药物活性成分中发现具有药用价值的化合物。如何确定一个天然单体化合物的复杂化学结构则是天然药物化学的核心内容，这需要应用以核磁共振（NMR）和质谱（MS）为代表的现代波谱技术，并辅之以必要的化学研究工作。大多数情况下天然化学成分直接作为新药候选分子还有不足，如天然来源的成分含量有限、毒性太大、溶解性差或者生物利用度低等，这些问题常常会制约许多天然药物成分的利用，此时就需要应用有机化学的方法（化学反应）或生物学的方法（生物转化）对天然化合物的结构进行修饰和改造，结合药理学研究寻找和确定更有药用价值的化合物。

随着天然药物化学的不断发展，人们开始研究各类天然药物化学成分在生物体内的来源，即天然药物化学成分的生物合成研究。天然药物所含成分复杂多样，但各类化学结构一般都是在生物体酶的作用下经一定的生物合成途径代谢而成的。从分子生物学的角度研究天然化合物的生物合成途径，从而对某些重要的天然化合物进行酶和基因的定向调控，这对阐明天然化合物的产生过程、更有效地利用天然资源都具有很重要的意义。这方面的研究在天然药物化学的研究中将占有越来越重要的地位。

在我国，天然药物通常是指传统的中药，由于古代称其为"本草"，且中药里很大一部分都是植物类药物，所以又称中草药，是我国天然药物化学工作者的主要研究对象。我国中医药经历了几千年的发展，逐步形成了完整的医学理论，为发现具有药用价值的天然化合物提供了丰富的临床经验，构成了中国天然药物化学研究的优势和特色。

作为制药工程专业本科生的重要课程，天然药物化学要求学生能够掌握天然药物主要类型化学成分的结构特征、物理化学性质、提取分离的基本知识和技术，特别注重与制药工业生产相关知识的学习与掌握；同时熟悉各主要类型天然药物化学成分结构测定的基本知识和技术，了解寻找天然药物活性成分的一般途径和方法，为将来从事中药和天然药物活性成分的研究与开发，特别是天然来源新药的制备和生产奠定必要的基础。需要特别强调的是，天然药物化学是一门实践性很强的课程，应该特别重视实验环节的学习，将理论知识和实验技能紧密结合，这样才能真正地学好这门课程。

二、国内外天然药物化学发展概况

1. 我国天然药物化学的发展

天然药物的应用在我国有着数千年的历史，古代本草的著作中记载着诸多关于中药、天然药物化学成分研究的描述。明代李梴的《医学入门》（1575 年）记载了用发酵法从五倍子（*Rhus chinensis*）中制备没食子酸（gallic acid）的全过程，是世界上最早制得的有机酸，比瑞典化学家舍勒的发明早了二百多年。1765 年在《本草纲目拾遗》中就有乌头碱（aconi-tine）制备和毒性的记载：取新鲜草乌汁，经沉淀、过滤，清液置碗中日晒蒸发，至瓶口现"黑沙点子"；再放炉内低温蒸发，直到下层为稠膏，上层现白如砂糖状的结晶。此种"砂糖样"的物质，"上箭最快，到身数步即死"。上述记载的这种极毒的砂糖样结晶即为乌头碱，在欧洲直到 1833 年才被发现，1860 年才制得结晶。由此可见，古代中国的医药化学与其他自然科学一样在世界处于领先地位。

乌头碱

但是由于受鸦片战争的影响，我国科学技术的发展停滞不前，天然药物的研究也逐渐落后。直到 20 世纪 20 年代以后，以我国药用植物化学的先驱赵承嘏为代表的一批科研工作者才运用近代化学方法对传统的中草药和天然药物进行系统的研究。20 世纪 30 年代以后，我国科研工作者对洋金花（*Datura metel*）、钩吻（*Gelsemium elegans*）、雷公藤（*Tripterygium wilfordii*）、三七（*Panax notoginseng*）、北柴胡（*Bupleurum chinense*）、细辛（*Asarum sieboldii*）等中药的化学成分进行了分离，取得了一定的进展。虽然我国科学家在有效成分的分离方面做了较多的工作，但由于当时资源和条件所限，在化学结构的研究中鲜有突破。

新中国成立以来，党和政府高度重视中医药和天然药物化学的发展。特别是改革开放以来，"中药现代化"的号召推动中药和天然药物化学进入了蓬勃发展的新时代。我国科学家从传统中药中发现了小檗碱（berberine）、穿心莲内酯（andrographolide）、川芎嗪（ligus-trazine）、青藤碱（sinomenine）等至今仍在临床一线使用的药物，也从天然药用植物中发现了如石杉碱甲（huperzine A）、胡椒碱（piperine）、灯盏乙素（breviscapine）、山栀苷甲酯（shanzhisidemethylester）等国际上关注的活性化合物。有些药物则是对天然有效成分的结构修饰产物，是典型的源于中药有效成分的化学合成药物，如双环醇（bicyclol）、喜树碱衍生物、他汀类药物等。1971 年以屠呦呦为代表的我国科研工作者从黄花蒿（*Artemisia annua*）中发现抗疟有效的乙醚提取物，并继而分离出新型结构的抗疟有效成分青蒿素（ar-teannuin）。这一医学发展史上的重大发现，每年在全世界尤其在发展中国家，挽救着数以百万计疟疾患者的生命。2015 年，屠呦呦教授因在青蒿素发现中的突出贡献获诺贝尔生理学或医学奖。这是中国科学家因为在中国本土进行的科学研究而首次获诺贝尔科学奖，是中国医药学界迄今为止获得的最高奖项，是中医药为人类做出的巨大贡献，值得我国天然药物化学工作者为之骄傲和自豪！

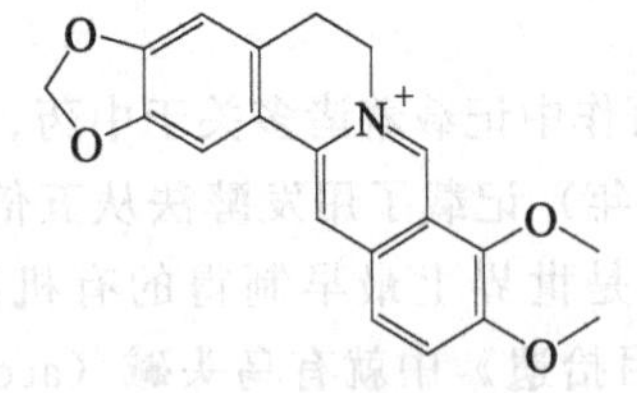

小檗碱 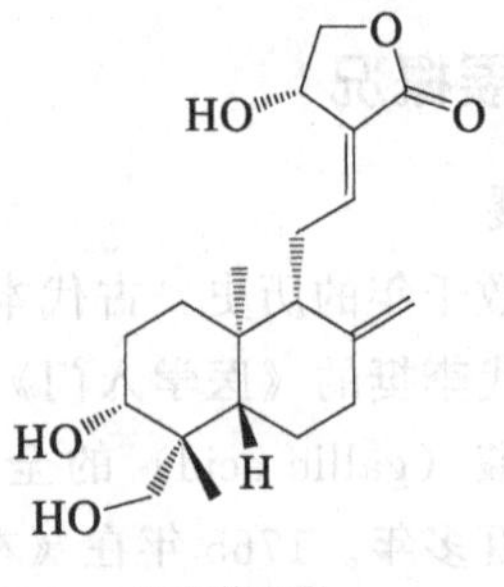　　　　　　　　　穿心莲内酯 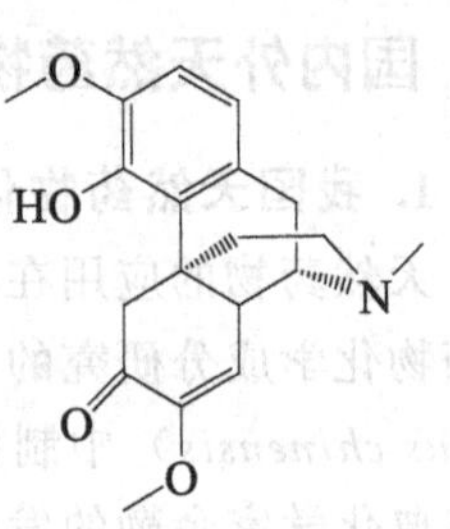　　　　　　　　青藤碱

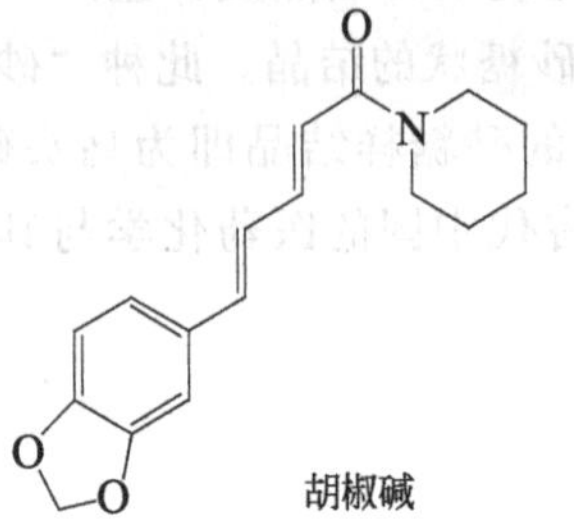

胡椒碱 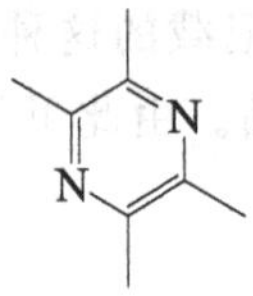　　　　　　川芎嗪 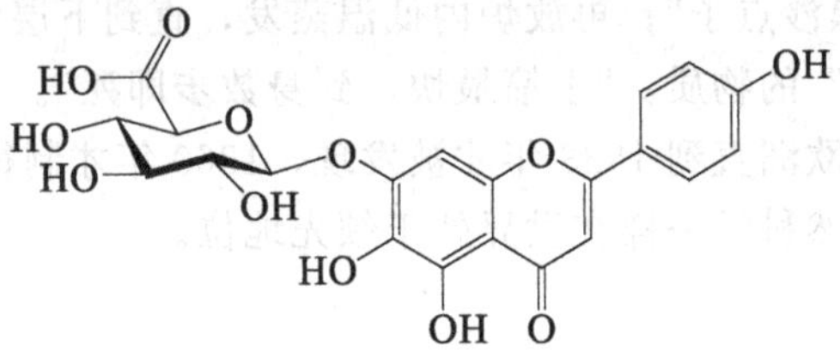　　　　　　灯盏乙素

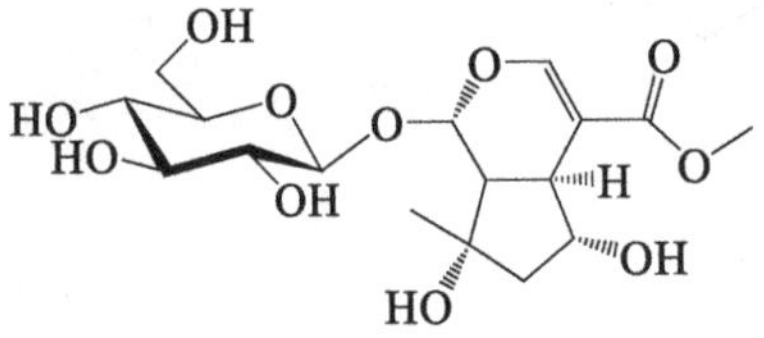

山栀苷甲酯 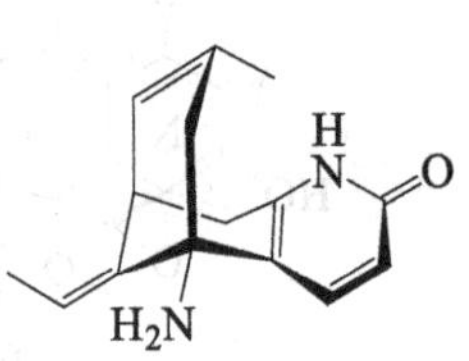　　　　　　　石杉碱甲 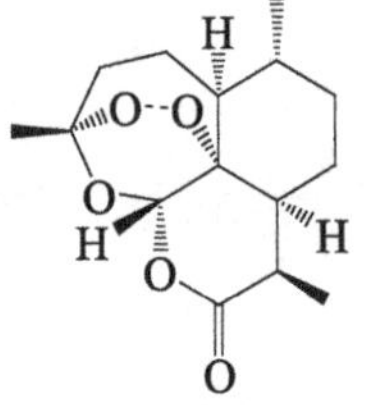　　　　　　青蒿素

随着我国经济实力不断增强，国家科研资金投入不断增加，大大改善了我国天然药物化学研究的仪器设备条件，如600MHz核磁共振仪、高分辨质谱仪、X-射线单晶衍射仪等研究工作所必需的大型仪器都已成为很多高等学校和科研单位的常用设备。可以说，目前我国天然药物化学的研究条件已同国外发达国家和著名研究机构处在同一水平上。天然药物化学的人才培养和科学研究得到空前的发展，在药科大学、医科大学、中医药大学的药学相关专业人才培养中均将"天然药物化学"或"中药化学"作为主要课程之一。诸多科研部门均设立了天然药物化学研究机构，培养了大批天然药物化学专业人才。天然药物化学已成为我国改革开放以后国际学术交流最活跃的领域之一，很多学者赴发达国家学习交流，回国后为我国天然药物化学科研和教学做出了巨大贡献。

2. 国外天然药物化学发展概况

虽然我们的祖先在发现和使用中药的过程中很早便注意到了其中的化学现象，但对植物进行化学研究作为一门学科是在欧洲资本主义崛起产生飞跃以后才开始的。18世纪后期，瑞典化学家舍勒（K. W. Scheele）从多种植物中分离得到酒石酸（tartaric acid）等多种有机酸，促成了天然有机化学和植物化学的形成。19世纪初德国药剂师（Sertürner）从鸦片中首次分离出单体化合物吗啡（morphine），开创了从天然药物中寻找活性成分的先河，也是天然药物化学初级阶段开始形成的标志。随着有机化学和天然药物化学的逐步发展，诸如秋水仙碱（colchicine）、奎宁（quinine）等生物活性显著的天然药物陆续从植物中被发现。

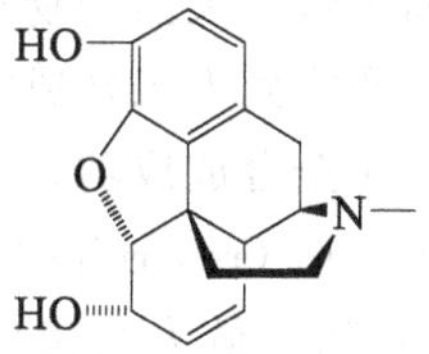

吗啡 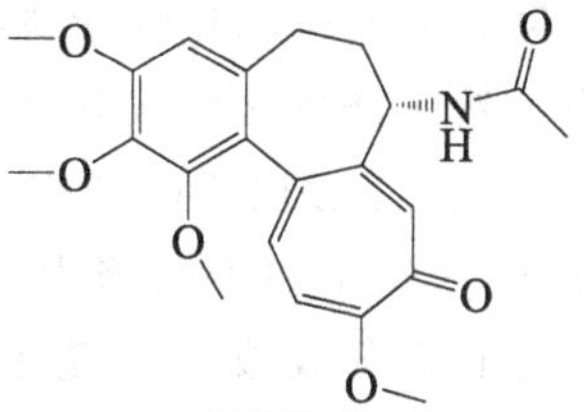　　　　　　　　　秋水仙碱 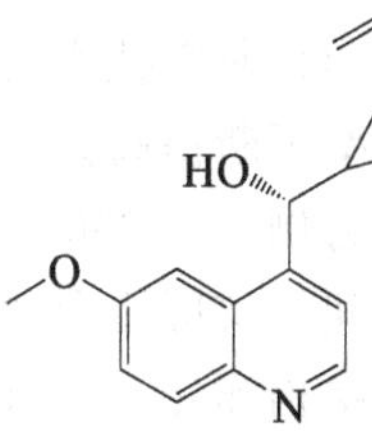　　　　　　　　　奎宁

　　抗生素按照其发酵来源属于天然药物。20 世纪初青霉素（penicillin）的发现开辟了抗生素的新时代，随后各种抗生素的研制、开发与利用迅速发展，链霉素（streptomycin）、氯霉素（chloramphenicol）、红霉素（erythromycin）等先后涌现，这些抗生素的面世使当时的细菌性疾病与立克次体病得以成功地治疗，拯救了无数人的生命。也正因此青霉素被称为现代医学史上最有价值的贡献，被誉为是人类医学史上的一个重大的里程碑。

　　20 世纪 50 年代，磺胺类化合物等合成药物得到爆发性发展，使这一时期成为化学合成药物的黄金时代。但合成药物的较严重药源性损害问题不断涌现，其中影响最大的是 20 世纪 60 年代初震惊世界的德国"反应停"事件，造成万例以上的短肢畸胎。这时人们又将目光重新转向天然来源的化学成分，认为天然药物经过长时间的临床验证，是全人类的宝贵遗产，从其中发现和发展新药风险小、成功率高，于是又掀起了天然药物化学研究的热潮。1958 年美国科学家从长春花（*Catharanthus roseus*）中研究开发了抗癌新药长春碱（vinblastine），1963 年又开发成功了长春新碱（vincristine）。1966 年则从中国特有的蓝果树科植物喜树（*Camptotheca acuminata*）中分离得到具有显著抗癌作用的喜树碱（camptothecin），之后发现其具有拓扑异构酶抑制作用并进而开发应用。1971 年从太平洋红豆杉（*Taxus brevifolia*）中分离得到并确定了结构的二萜生物碱紫杉醇（taxol）则是以新颖复杂的化学结构、独特的抗癌机理引起人们的极大兴趣，至 20 世纪 80 年代成功开发为抗癌新药，被誉为世界抗癌药物研究的重大突破。

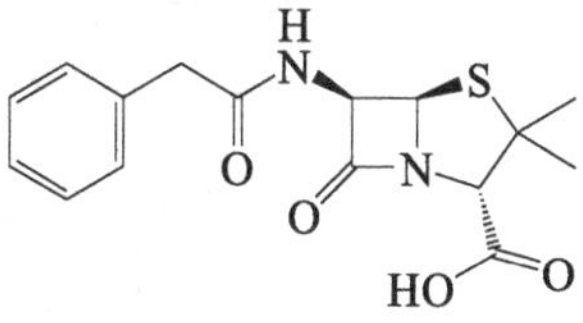

青霉素 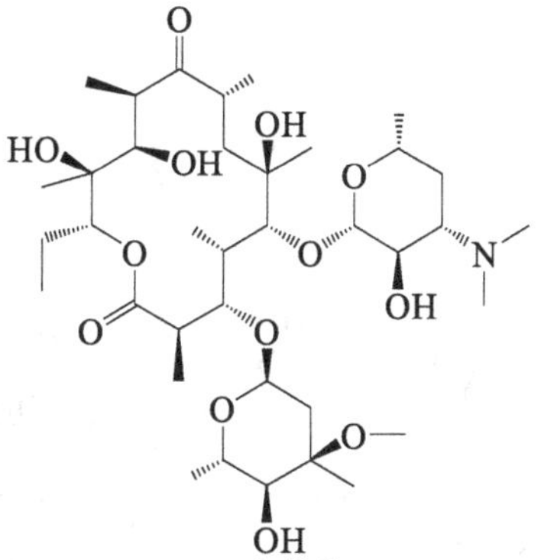　　　　　　　　　红霉素 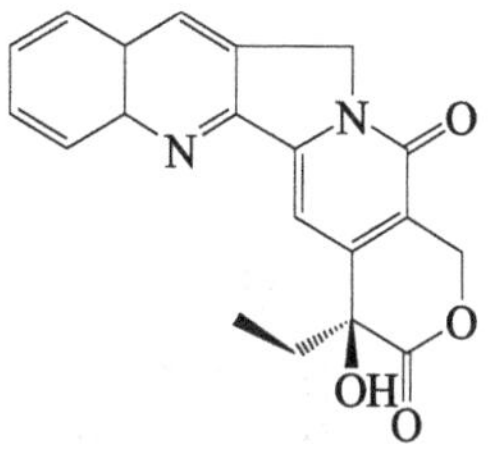　　　　　　　　　喜树碱

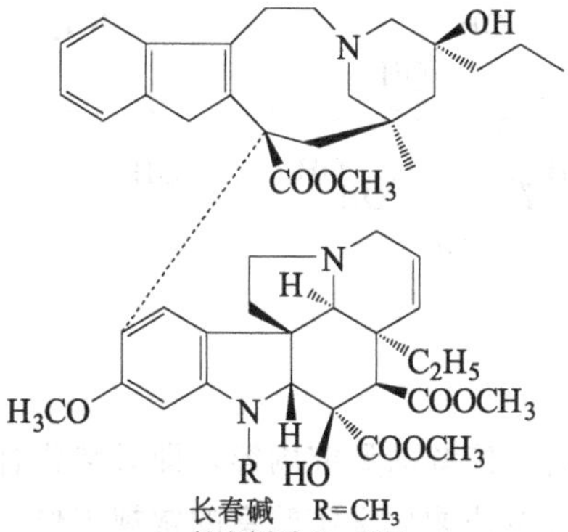

长春碱　　R=CH₃
长春新碱　R=CHO

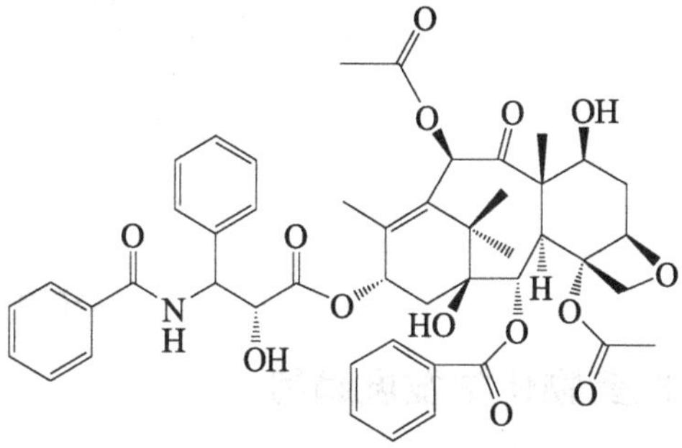

紫杉醇

随着相关学科研究技术的不断发展和天然药物化学学科的不断进步，天然药物化学研究水平和研究效率不断提高。过去一个天然化合物从提取分离、结构测定到人工合成需要很长时间。以吗啡为例，从1804年发现，1925年提出正确结构，1952年全合成成功，共花费了近150年的时间，实际上是经过了几代化学家的不懈努力！而利血平（reserpine）从1952年提取分离、结构测定，到1956年人工全合成成功只花了5年时间。最为突出的例子是Uemura和Moore两个研究组几乎同时发表的沙海葵毒素（palytoxin），它是从海洋生物毒沙群海葵（*Palythoa toxica*）中分离得到的微量毒性成分，是一个分子式为$C_{129}H_{223}N_3O_{54}$、分子量为2677、含有64个不对称碳原子、41个羟基的水溶性成分。对于如此超大复杂的化学结构，从1974年分离得到几毫克的纯品，到1982年发表平面结构只用了不到10年的时间，这充分体现了近代天然药物化学的发展水平。

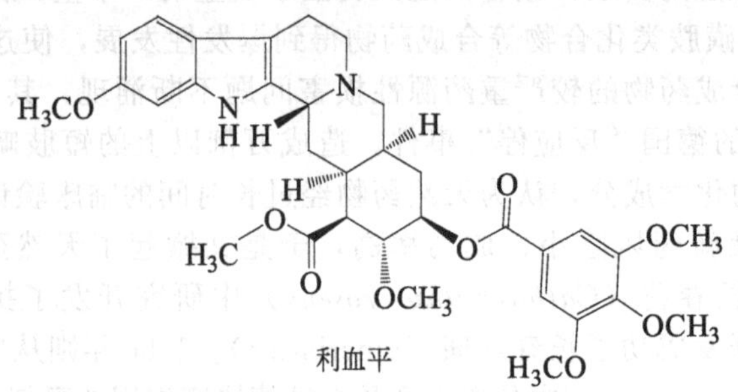

利血平

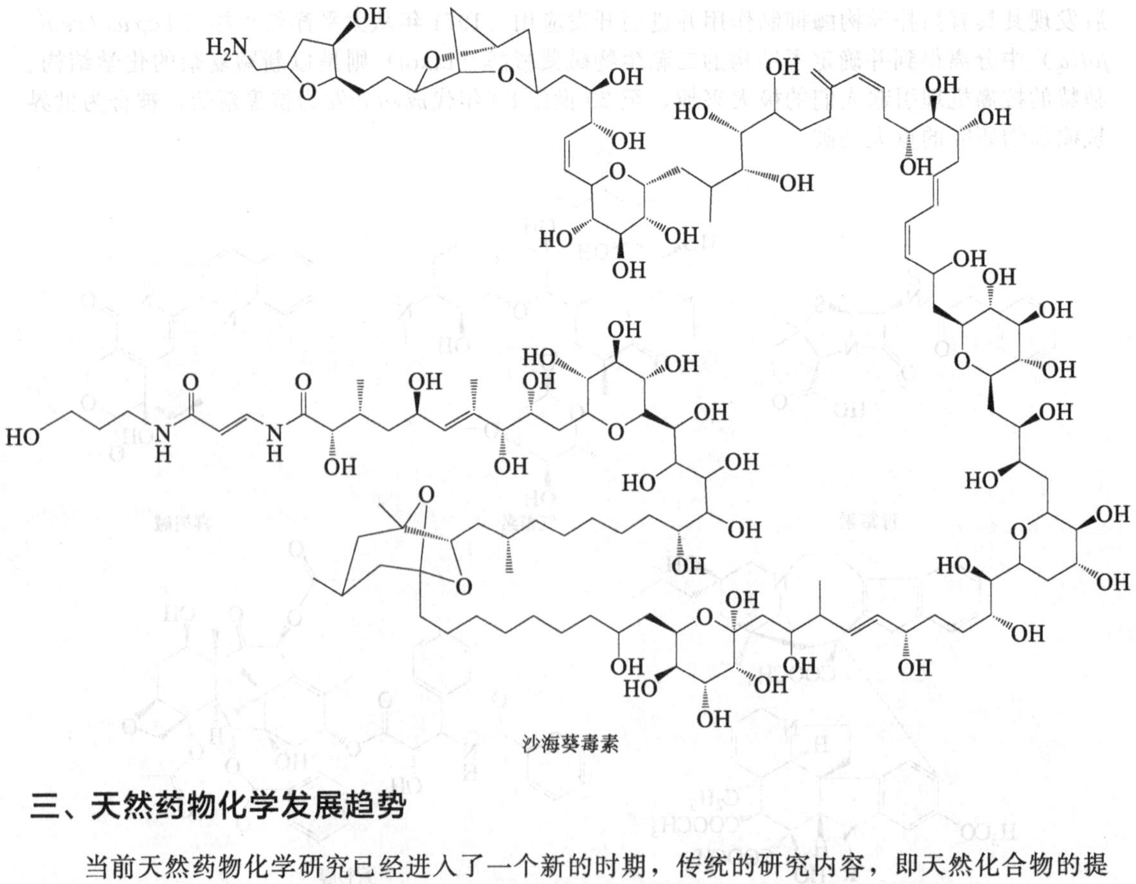

沙海葵毒素

三、天然药物化学发展趋势

当前天然药物化学研究已经进入了一个新的时期，传统的研究内容，即天然化合物的提取分离、结构测定、生物活性筛选已经成为国内外天然药物化学实验室的常规工作，而且国外的一些实验室有进一步削弱的趋势。未来天然药物化学研究一方面需要拓展研究资源，寻找新的资源，如海洋生物、微生物等；另一方面需要拓展研究思路，实现学科交叉融合，特别是将化学和生物学的理论和技术紧密结合起来，在天然药物成分的生源合成等领域加大研究力度，争取取得显著性成果。

以研究海洋生物活性物质为中心任务的海洋天然药物化学已经成为天然药物研究中最为活跃的分支之一。生存环境的巨大差异使得海洋生物在新陈代谢、生存方式、信息传递、适应机制等方面具有显著的特点，造成海洋生物次级代谢的途径和酶反应机制与陆地生物几乎完全不同，这使海洋生物成为资源最丰富、保存最完整、最具有新药开发潜力的新领域，诸多具有非常良好前景的海洋药物相继被研发成功，如阿糖腺苷（vidarabine）、阿糖胞苷（cytosine arabinoside）、齐考诺肽（ziconotide）、海鞘素（sphins）、艾日布林（eribulin）等。阿糖胞苷是第一个在临床上应用的海洋抗癌药物，1969 年 6 月由美国 FDA 批准上市。齐考诺肽源自热带海洋圆锥形蜗牛，于 2004 年 12 月通过美国 FDA 审批，用于治疗因脊髓损伤引起的慢性疼痛。甲磺酸艾日布林（eribulin mesylate）是大田软海绵素（halichondrin B）的合成衍生物，软海绵素是一种从生长在日本沿海的黑色海绵上发现的物质，能够有效治愈肿瘤，该药是唯一一种单药化疗药物，于 2010 年首次获美国 FDA 批准用于转移性乳腺癌的治疗，2016 年美国 FDA 批准了甲磺酸艾日布林用于治疗不能手术切除或晚期（转移性）脂肪肉瘤患者。

此外，自然界中微生物及其代谢产物的多样性，为人们提供了发现新药的不竭源泉。微生物药物是指微生物生命活动过程中产生的次级代谢产物及其衍生物。微生物药物的利用最早是从抗生素开始的，随着生物技术的发展，微生物药物取得了进一步的研究成果，如丝裂霉素 C（mitomycin C）、放线菌素 D（dactinomycin D）、洛伐他汀（lovastatin）、米格列醇（miglitol）等。洛伐他汀是他汀类调血脂药物，1979 年由卡尔·霍夫曼和他的同事从土曲霉中分离出，1987 年由美国默克公司上市。米格列醇是拜耳公司在 1997 年度上市的新型抗糖尿病药物，它是从杆菌肉汤培养基中发现的一种新型肠道 α-葡萄苷酶抑制剂，是 1-脱氧野尻霉素的母体修饰产物，属于 N-取代-1-脱氧野尻霉素类型，结构与葡萄糖相似。

天然药物的生物合成和组合生物合成是近些年天然药物发展的一个重要的新方向。天然药物的生物合成（biosynthesis）机制研究，是指从分子遗传学和生物化学的水平研究小分子前体如何经过顺序协作的酶催化反应形成不同的复杂天然药物化学结构，并最终使我们能够控制这一代谢途径，以达到提高天然药物的产量或发现和发展更具有临床应用价值的药物的目的。作为化学合成的有力补充，组合生物合成（combinatorial biosynthesis）是近年发展起来的一种扩展天然药物结构多样性以满足药物发现和发展的新方法。它以微生物作为"细胞工厂"，通过对天然药物代谢途径的遗传控制生物合成新型复杂化合物，并采用微生物发酵的方式实现大量生产。该方法不仅可生产所需要的天然药物及其结构类似物，而且可以由重组微生物产生新型天然药物，有利于从中发现和发展更具有应用价值的药物。Stanford大学的 Christina Smolke 团队近来利用植物、细菌和啮齿动物等的基因，成功地用酵母工程菌将糖转化为氢可酮（hydrocodone），它是一种广泛使用的止痛药。他们的研究工作给我们很好地展示了生物合成的艺术和魅力，也让我们看到了生物合成的巨大潜力和美好前景。

天然药物化学研究的最终目的是实现天然化合物的药用价值，但大多需要对天然化合物进行结构修饰。这就需要与药理学、有机合成化学密切合作，寻找和发展具有药用价值的化合物。有时还要应用生物学方法，利用生物体内酶的特殊催化作用实现经有机化学方法不能实现的反应，获得新药候选分子。当然对于一些含量甚低、资源有限的有药用价值的化合物，我们还要应用有机合成化学的方法努力开展全合成研究，解决化合物的来源问题。另外，建立适合天然药物化学成分及其衍生物研究的灵敏的生物活性测试体系也是非常重要的一个方面。

在我国，天然药物研究的主要对象是中草药，研究的主要目的之一就是确定中药的物质基础，阐明中药治疗疾病的科学内涵。2017 年 7 月 1 日开始实施的《中华人民共和国中医药法》是第一部全面、系统体现中医药特点的综合性法律，对于中医药行业发展具有里程碑意义。今后我国天然药物化学的研究更应该积极针对传统中药和中药复方开展有效成分的研究。在化学研究方面，应该密切结合一些现代分析手段，如 HPLC-MS、UPLC-MS、LC-NMR 等现代高新技术，研究清楚其中的常量成分和微量成分，甚至是痕量成分；在化学成分的体内过程研究中，应用多组分、多成分的药代动力学与药效动力学相结合的方法；在生物活性研究中，使用病证结合、以病为主的动物模型跟踪确定与中药临床疗效一致的成分，并力求引入代谢组学、蛋白组学这些复杂体系研究的系统生物学方法。综合这些研究结果并应用数理统计模型进行整合，确定相关的化学成分，并尽可能定量描述这些成分对生物效应的定量贡献，这样可以在一定程度上阐明中药的物质基础。中药的物质基础是中药学其他领域研究工作的前提，只有在明确物质基础的情况下，才能有效地进行中药作用机制、中药新药开发以及中药的质量可控等研究，为解决中药研究、开发与使用过程中的实际问题奠定基础。

第二节　天然药物化学与新药创制

一、天然药物化学在新药发现中的地位

天然药物是自然界的生物历经千百万年的进化过程通过自然选择保留下来的二次代谢产物，结构类型丰富多样。目前在已发现的天然药物中约 40% 的基本骨架类型在有机合成化合物库中是从来没有的，再加上天然药物具有生物活性多样性的特点，使得这些新颖骨架的天然结构为药物研究开发提供了无穷的模板。再如紫杉醇、长春碱、喜树碱等天然药物全新作用机制的发现不仅给科学家带来了惊喜，还可以成为探索生命科学和药理学的理想工具，并进一步促进新靶点、新机制药物的研发。临床上应用的许多药物都直接来源于天然药物，或是以天然药物为基础开发的，如作为药物半合成的前体，药物化学合成的模板以及为药物设计提供活性前体结构骨架、结构片段等。

正是由于天然药物的无限魅力，无数的科学家投身于天然药物相关的研究工作中，自 1901 年设立诺贝尔奖至 2015 年，172 人获诺贝尔化学奖，其中与天然药物研究密切相关的有机化学家有 54 位，直接在天然药物化学方面做出过杰出贡献的化学家超过 20 位，如被誉为 "糖化学之父" 的德国化学家 Fischer、"生物碱之父" 的天然药物化学大师 Robinson、"抗生素之父" 的链霉素发现者 Waksman 等。一代又一代的以天然药物为终身研究方向的科学家们前赴后继，孜孜不倦地开展着天然药物相关研究。从单体化合物性质到相关骨架结构的研究，从结构测定到全合成研究，这些源于大自然鬼斧神工的天然药物的每一次成功发现，都一步步地推动着化学、生物学、医学等学科的发展，同时创造了巨大的经济效益和社会效益，极大地推动了世界制药工业的发展。

20 世纪 90 年代，一些新药研发的新方法比如组合化学（combinatorial chemistry）、高通量筛选（high-throughput screening，HTS）、靶向药物设计（design of targeted drugs）等风靡全球，这也使得人们对直接从天然药物中开发新药的兴趣有所下降。然而近年来这些新方法应用于创制新药的难度不断扩大，其引起新药创制费用增加、周期延长、失败率增加，且造成环境污染，使人们重新认识到天然药物在新药发现中仍发挥着重要作用。因天然药物本身结构多样化的优势，加上近年来提取分离和结构鉴定技术的快速发展，以天然药物为基础开发新药的速度和竞争力快速提高。各大制药公司以天然药物作为先导化合物（lead compounds）开发新药的成功事例屡见不鲜。

20 世纪 80 年代到 21 世纪初期，全世界推出了近 900 个小分子新化学实体药物，其中约有 61％来源于天然药物或是受到天然药物的启发而合成的衍生物或类似物；在抗肿瘤药物和抗菌药物方面，更是有超过 70％来源于天然药物。David J. Newman 等分析了 1981～2014 年近三十多年来世界范围的上市药物，发现天然药物及其衍生物占有重要的地位（图 1-1），源于天然药物的新药发现具有重要的作用。同时据报道，在 25 万种高等植物中只有 5％～15％被筛选过活性，海洋生物中的活性化合物也只是刚刚涉及，因此，天然药物的研究与开发仍将在未来的很长一段时期内为新药发现提供源源不断的动力。

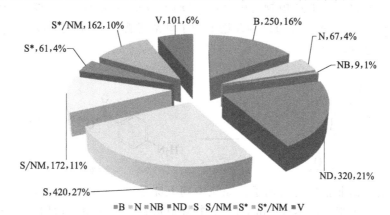

图 1-1　1981～2014 年新药来源分类比例示意图

注：“B”表示生物大分子；“N”表示天然药物；“NB”表示植物药（提取物或有效部位）；“ND”表示来源于天然药物的半合成药物；“S”表示全合成药物；“S*”表示以天然药物药效团为先导的全合成药物；“NM”表示模拟天然药物；“V”表示疫苗；字母后面的数表示获批小分子药物的数量

二、天然药物化学在新药开发中的作用

1. 天然药物活性成分作为新药分子的研究开发

天然药物经过大自然漫长岁月的沉淀、筛选、进化，其新颖的结构与功能超乎人们的想象，令科学家们叹为观止，通过对这些天然药物的研究，可以发现结构独特、药效机制新颖的有机化合物，这些化合物可不经任何结构修饰改造，直接用于疾病的治疗。譬如直接从红豆杉树皮中发现的三环二萜类化合物紫杉醇，不经任何结构修饰便可直接用于卵巢癌、乳腺癌、非小细胞肺癌等多种癌症的临床治疗，且机制独特，疗效显著。同样直接药用的还有吗啡、青霉素、加兰他敏（galanthamine）、利血平、长春碱、雷帕霉素（rapamycin）等很多天然药物，这些天然药物在人类生存发展史中扮演着不可替代的角色，有些研究者们认为它们甚至改变了人类的发展轨迹。

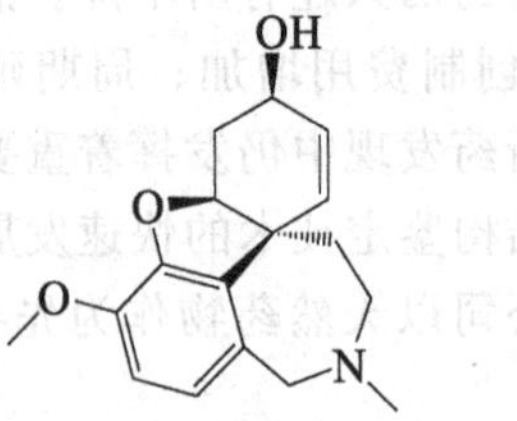

加兰他敏 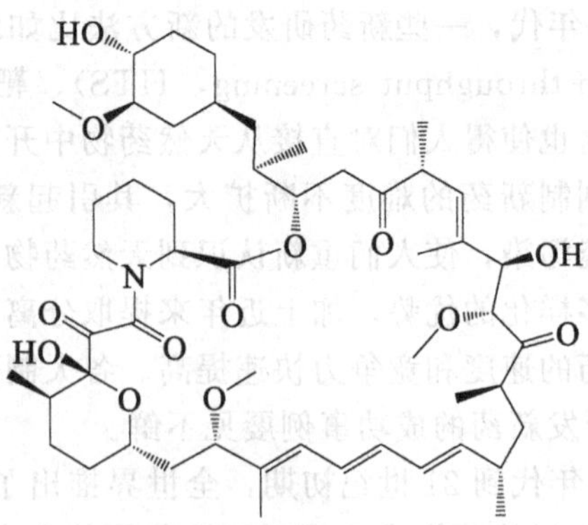　　　　　　　　　　　雷帕霉素

2. 天然药物活性成分为新药创制提供先导化合物

在多数情况下天然药物活性成分表现出一定的生物活性，具有一定的药用价值，但由于活性强度、安全性、溶解性等方面的不足不宜直接作为新药候选分子，这时我们称之为先导化合物，需要对其进行结构改造获得更具成药性（drugability）的分子，这是目前国内外新药创制的主要途径之一。如从植物古柯（*Erythroxylum novogranatense*）叶中分离得到先导化合物可卡因（cocaine），经过结构改造成为了麻醉药普鲁卡因（procaine），现在是用全合成的方法生产这种药物。

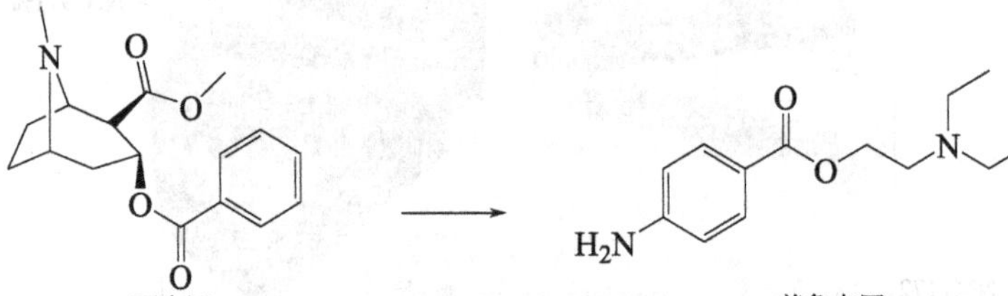

可卡因　　　　　　　　　　　　　　普鲁卡因

我国也有这方面非常成功的例子，如从中药五味子（*Schisandra chinensis*）中分离得到新化合物五味子丙素（schisandrin C），具有降血清谷丙转氨酶的作用。对五味子丙素进行结构修饰，得到了一系列衍生物，其中联苯双酯（bifendatatum）被证明有很好的抗肝炎作用，其通过降谷丙转氨酶（SGPT）至正常水平来治疗慢性肝炎，有效率达 80% 以上，已发展成为治疗肝炎的新药，疗效明显优于国内外同类型药物，包括日本的甘草甜素（glycyrrhizin）和德国的水飞蓟素（silymarin）。接着又对联苯双酯的结构进行简化，发现了双环醇，双环醇具有更好的抗肝炎效果，已经发展成更具优势的肝炎治疗新药。以五味子丙素为先导化合物，经过结构修饰和优化发展成联苯双酯和双环醇两个抗肝炎新药是基于我国中药和天然药物活性成分研究和新药创制的典型代表。

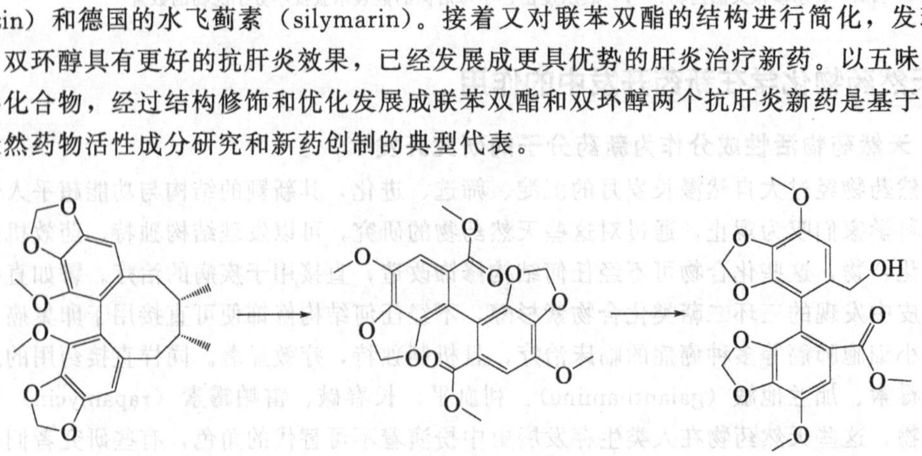

五味子丙素　　　　　　　　　联苯双酯　　　　　　　　　双环醇

前面提到的具有重大国际影响的抗疟新药青蒿素，实际上临床直接应用的也不多，主要是应用其衍生物双氢青蒿素（dihydroarteannuin）、蒿甲醚（artemether）和青蒿琥珀酸单酯（artesunate），这几种衍生物与青蒿素相比具有更强的抗疟活性，而且有利于制剂成型。

双氢青蒿素　　　　　　　　蒿甲醚　　　　　　　　青蒿琥珀酸单酯

三、天然药物化学知识在制药工业中的应用

1. 应用半合成方法制备天然药物

天然药物化学的研究不仅局限于寻找新的活性天然药物，也同时服务于药物生产的各个环节。天然药物虽然结构新颖，机制特殊，但由于结构的复杂性多数难以有效工业化合成，因此自然含量低的天然药物很难满足工业化生产的要求。解决天然药物的来源问题，是天然药物化学研究为工业生产服务的一个重要方面。如抗肿瘤药物紫杉醇，虽然发现它具有新颖抗肿瘤机制和良好的临床作用，但其来源植物红豆杉资源匮乏，且紫杉醇在含量最高的树皮组织中也仅占干重的 0.017%，远远不能满足规模化的工业生产。人们试图通过全合成的办法来提高紫杉醇的产量，但其全合成步骤需要 22～25 步，并没有实用价值。后来有研究者从红豆杉针叶中分离得到含量较高的紫杉醇类似物 10-去乙酰巴卡亭Ⅲ，以此为原料可合成紫杉醇及其同系物，从而为大规模生产紫杉醇解决了来源问题。

10-去乙酰巴卡亭Ⅲ　　　　　　　　　　　紫杉醇

2. 工业生产中天然药物的规模化提取分离

在天然药物化学的实验室研究中，科研工作者们通过有机溶剂回流或渗漉等方法提取化学成分，再通过萃取和反复柱色谱等手段来分离纯化。但这些适用于小规模科学研究的方法对于规模化的工业生产却不甚合适，特别是考虑到实验室方法的复杂性和工厂生产的成本、安全性、可操作性等问题。所以天然药物在工业化生产之前，都需摸索适合大规模生产的工艺，化繁为简，尽可能采用如酸碱处理、大孔树脂和聚酰胺等经济又相对环保的工艺步骤，除非必要时才采用有机溶剂洗脱的硅胶柱色谱。因此，天然药物在工业化生产之前，不论是单体化学成分还是成分复杂的活性有效部位，都需要针对工业化生产，研究验证生产工艺，建立与初期科学研究不尽相同甚至完全不同的生产流程。

天然药物化学这门学科不仅在理论和实践上对生产工艺进行探索，还不断从新的科学技

术中衍生创造出一些适用于天然药物生产的新技术来改善和提高工业化生产水平。例如提取穿心莲（*Andrographis paniculata*）中有效成分穿心莲内酯，由于其遇热不稳定，传统方法一般为水提法和醇提法。水提法由于穿心莲内酯提出率太低，已被淘汰；醇提法分为热浸法和冷浸法，热浸法虽然得率较高，但有效成分容易分解或聚合，杂质较多，冷浸法所得产物虽然质量高，但是生产周期长。而采用超临界 CO_2 萃取的方法代替传统方法提取穿心莲有效成分，便能解决在传统工艺中穿心莲内酯等有效成分发生变化或生产周期长的问题。又如挥发油的提取，传统方法使用水蒸气蒸馏法，其提取工艺要求高温，且提取时间较长，因此一些挥发性成分会损失或被破坏，得率较低。现在已有许多植物如薄荷、茴香、百里香等的挥发提取开始利用微波萃取技术，与水蒸气蒸馏法相比，其装置简单、提取时间短、溶剂用量少、提取率高、产品纯度较高。

还有其他一些新技术，通过天然药物化学科研工作者不断探索与改进也逐渐被应用于天然药物的提取分离中。例如基于液液分配原理的新型高速逆流色谱技术，经过多年发展已可用于皂苷、生物碱、酸性化合物、蛋白质、糖类等天然化合物的分离精制工作。膜分离技术则使用具有选择性的透过膜作为分离介质，通过改变压力差、浓度差等参数达到分离、提纯的目的，目前已经成功应用于中药提取液的纯化除杂中。离子液体以其特有的性质而广受化工行业的关注，在诸多领域展示了广阔的应用前景。作为良好的溶剂，离子液体可以进行液液萃取、液固萃取、双水相萃取等操作，可以有效提高生物碱、黄酮类、多酚类等天然产物的提取分离效率，已展现出较好的应用前景。

参考文献

[1] 青蒿素研究协作组.一种新型的倍半萜内酯——青蒿素.科学通报，1977，22（3）：142.
[2] 李英，虞佩琳，陈一心，等.青蒿素衍生物的合成.科学通报，1979，24（14）：667～669.
[3] 刘静明，倪慕云，樊菊芬，等.青蒿素（Arteannuin）的结构和反应.化学学报，1979，37（2）：129～141.
[4] Uemura D, Ueda K, Hirata Y, et al. Further studies on palytoxin Ⅱ：structure of palytoxin. *Tetrahedron Letters*，1981，22（29）：2781～2784.
[5] Moore R E, Bartolini G. Structure of palytoxin. *Journal of the American Chemical Society*，1981，103（9）：2491～2494.
[6] Moore R E. Progress in the chemistry of organic natural products：structure of palytoxin. *Springer Vienna*，1985：81～202.
[7] David J Newman, Gordon M Cragg. Natural products as sources of new drugs from 1981 to 2014. *Journal of Natural Products*，2016，79：629～661.
[8] 刘耕陶.从五味子的研究到联苯双酯的发现.药学学报，1983，18（9）：714～720.
[9] 刘耕陶，张纯贞，李燕.抗肝炎新药双环醇的研究.医学研究杂志，2010，39（7）：1～2.
[10] Ziegler F E, Flowler K W, Sinha N D, et al. A total synthesis of（±）steganacin via the modified Ullmann reaction. *Tetrahedron Letters*，1978，19（31），2767～2770.
[11] Meyers A I, Flisak J K, Aitken R A. An asymmetric synthesis of（—）-steganone：further application of chiral biaryl synthesis. *Journal of the American Chemical Society*，1987，109，5446～5452.

（中国药科大学 孔令义）

第二章 天然药物的提取分离方法

要研究天然药用资源中的有效化学成分，就必须首先将其从研究对象中提取分离出来，这是天然药物化学研究工作要解决的首要问题。一般而言，天然药物化学的研究对象都有多种类型，且同类型成分的化学结构相似度高，理化性质相似，具有一定的分离难度。以往天然药物研究只能针对大量存在的成分，而对于微量成分、结构性质相似成分及不易结晶成分的分离，往往束手无策。但随着现代科学技术的发展，特别是色谱技术的成熟，天然药物的提取分离已具备了比较系统的理论知识体系和广泛的实际应用基础，且新技术新方法不断涌现。如今微量成分甚至痕量成分的发现，都已成为实验室研究的日常工作。天然药物有效成分的提取分离正向着高效、微量、快速的方向发展。

第一节 结构类型与理化性质概述

一、结构类型

天然产物虽然数量繁多、结构复杂，但都是植物或微生物等生物体通过众多酶参与生物合成形成的。通过对它们生物合成途径的研究，发现这些天然产物多按照一定的基本结构单元以不同的方式组合而成（表 2-1）。这些特定的 C_2、C_5、C_6-C_3、C_6-C_3-C_6 等单元，通过不同的途径合成不同骨架的天然产物。如由 C_2 单位经醋酸-丙二酸途径（acetate-malonate pathway，AA-MA）或聚醋酸途径（polyacetic acid pathway）生成脂肪酸类（fatty acids）、酚类（phenols）、蒽醌类（anthraquinones）等；由 C_5 单位经甲戊二羟酸途径（mevalonic acid pathway，MVA）合成萜类化合物（terpenoids），再如经莽草酸途径（shikimic acid pathway）合成的 C_6-C_3 类化合物，多具有芳环上连有丙基的基本骨架，如桂皮酸（cinnamic acid）衍生物、香豆素类（coumarins）、木脂素类（lignans）等。因而从生物合成途径出发，常见的天然产物根据结构母核不同可分为醌类（quinonoids）、苯丙素类（phenylpropanoids）、黄酮类（flavonoids）、萜类（terpenoids）、甾类（steroids）、生物碱类（alkaloids）等。同时几乎所有的天然产物都可以与糖或糖的衍生物形成苷（glycoside），所以上述不同结构类型的天然产物又可能以苷和苷元两种形式存在于自然界。

表 2-1 构成各类化合物的基本单位

基本单位	构成单元	化合物类型
C_2	$(C_2)_n$	脂肪酸、酚类、苯醌、蒽醌等
C_5	$(C_5)_n$	萜类、三萜皂苷类、甾体、甾体皂苷、强心苷类
C_9	C_6-C_3	香豆素、木脂素类
C_{15}	C_6-C_3-C_6	黄酮、异黄酮、查耳酮、黄烷醇类
氨基酸	不同氨基酸	生物碱类

除上述常见的传统天然药物外，还有一些之前研究认识不多或来源相对小众的天然化学成分，如来源于植物的鞣质（tannin）、苯乙醇（phenylethyl alcohol）、炔醇（acetylene alcohol）、神经酰胺（ceramide）等，也是天然产物中的重要生物活性物质和结构类型。另外，微生物和海洋生物的巨大宝库也逐渐为人们所发掘，骨架新颖且结构多样的天然产物不断被发现，如聚醚类（polyethers）、多肽类（peptides）、大环内酯类（macrolides）、非典型的生物碱类等。它们与前述经典天然产物的结构类型有较大区别且生物活性丰富，正在逐渐引起人们的关注与研究。

另一方面，上述不同类型的天然产物又可能具有相同的特殊官能团，这些官能团的种类、位置、数量等又会对化合物本身的化学性质有很大影响，有时候我们也从结构特点出发把它们归为一类。如具有内酯结构的化合物，因内酯结构可在稀碱液中水解，其盐溶液经酸化又闭环恢复为内酯。这一特殊性质在含有此官能团的天然产物提取分离、结构修饰等研究中具有重要意义，所以也将含内酯结构的化合物统称为内酯类化合物。羧基、酚羟基等具有酸性的官能团在天然产物中也非常常见，如蒽醌、黄酮类化合物等，常称为酸性化合物。这些天然产物因具有一定酸性，且化学性质活泼，在研究过程中应特别注意，同时亦可合理利用。例如利用羟基蒽醌的酸性强弱不同，采用 pH 梯度萃取法对该类化合物进行分离；利用黄酮类化合物的强酸性使其溶于碳酸钠水溶液中而应用于该类化合物的鉴定。

二、理化性质

虽然天然产物结构复杂多变，每一个分子也都具有独特的物理化学性质，但相同结构类型的天然产物往往具有一些相同或相似的理化性质。归纳不同结构类型天然产物的理化性质共性，对我们了解具体类型化合物的性质和开展初步研究具有非常重要的作用。在天然产物研究过程中，我们经常关注的理化性质包括化合物的性状、溶解性、酸碱性、显色反应等，同时也注意一些化合物的特殊性质，如单糖的构型构象、三萜皂苷（triterpenoid saponins）的发泡性等。

1. 性状

性状是指化合物的存在形式（粉末、油状、结晶）、颜色、味等，是其基本性质，但也可以提示化合物类型。如醌类化合物随着酚羟基等助色团取代的增加，其颜色逐渐加深，呈黄色、橙色、棕红色以至紫红色等，黄酮类化合物也可根据颜色判断其种类；而挥发油大多为无色或略带淡黄色，但其多具有香气或其他特异气味，有辛辣灼烧的感觉，可在常温下自行挥发而不留任何痕迹，成为其鉴定的重要标志；萜类化合物具有易结晶的性质，二萜（diterpenoids）和倍半萜（sesquiterpenoids）多为结晶性固体，但三萜皂苷大多为无定形粉末，常具有吸湿性。

2. 溶解性

溶解性是天然产物的重要基本理化性质之一，直接关系到天然产物的提取分离、结构鉴定和生物活性研究等各个方面。不同类型天然产物的溶解度差异也较大，总体而言：季铵型生物碱为离子型，是水溶性的；糖类、氨基酸、蛋白质也为水溶性化合物；皂苷、强心苷（cardiac glycosides）、糖苷类因糖基取代是亲水性的；游离生物碱，黄酮、蒽醌等苷元，挥发油等是亲脂性的。只有首先了解不同类型化合物的溶解性，我们才能有针对性地有效开展相关工作。例如在药材水提取浓缩液中可以通过加入数倍量高浓度乙醇（水提醇沉法），以沉淀形式除去多糖、蛋白质等水溶性杂质；或在乙醇提取浓缩液中加入数倍量水稀释（醇提水沉法），放置以沉淀形式除去树脂、叶绿素等水不溶性杂质。又比如利用萃取法提纯天然产物时，通常利用石油醚、四氯化碳等萃取挥发油，而利用正丁醇萃取皂苷，这是因为我们知道皂苷类化合物由于糖基取代使其亲水性增强，而挥发油一般缺乏亲水性官能团，亲脂性强。

3. 酸碱性

我们在关注天然产物溶解性的同时，也要考虑酸碱性及其强弱，因为它也影响着天然产物的提取、分离及鉴定。例如生物碱多数有碱性，能与酸结合成盐，因此可用酸提碱沉法进行提取；与生物碱相反，黄酮类、醌类化合物多具有酚羟基而显酸性，其酸性强弱与结构中所含酚羟基的数目及位置有关，我们可以利用其酸性强弱的不同采用 pH 梯度萃取法进行分离，方法简便，效果较好。

4. 其他性质

天然产物的显色反应、沉淀反应等也多用于提取、分离及鉴定工作，如醌类化合物由于其氧化还原性质及分子中的酚羟基可发生多种显色反应，如 Feigl 反应、无色亚甲蓝显色反应等；三萜类化合物在无水条件下，与强酸（硫酸、磷酸、高氯酸）、中等强酸（三氯乙酸）或路易斯酸（三氯化铝、三氯化锑）作用，会产生颜色变化或荧光，皂苷的水溶液可以和一些金属盐类（如铅盐、钡盐、铜盐等）产生沉淀。

三、主要提取分离原理

分离纯化天然活性成分是从自然界寻找和发现天然药物首先要解决的问题，也是天然药物化学研究中工作量最大的部分。如何快速有效地将化学成分从研究对象中提取、分离、纯化出来，一直是天然药物化学基础研究和工业生产中的一个重要问题。在天然药物化学发展的初期，主要是通过经验的积累和传承，如中药的水煎和药酒。但随着科学技术的发展，特别是分离科学、色谱技术的不断进步，现代天然药物化学提取分离已形成了很好的理论和技术体系。下面对常用的提取分离原理做简要概述。

1. 相似相溶原理

相似相溶原理是天然产物提取过程中最常用的基本原理，运用不同提取方法绝大多数天然产物均可通过选择极性相似的溶剂而从药材中提取出来。不同天然产物的结构直接影响了它们的亲水性和亲脂性程度。图 2-1 列出了官能团的极性大小顺序。一般来说，分子中官能团的极性越大或极性官能团数目越多，则整个分子的极性就越大，亲水性就越强；反过来，若分子非极性部分越大或碳链越长，则极性越小，亲脂性越强。所以天然产物中的萜类、甾体等脂环类及芳香类化合物因极性较小，易溶于氯仿、乙醚等亲脂性溶剂中；而含羧基、羟基等大极性官能团的化合物及糖苷、氨基酸等成分则极性较大，易溶于水及含水醇中。

2. 溶解度差异原理

根据溶解度差异进行分离纯化是天然产物分离过程中最常用的基本原理之一。我们可以在溶液中加入另一种溶剂以改变混合溶剂的极性，使一部分物质沉淀析出从而实现分离，如在皂苷乙醇浓缩液中加入数倍量乙醚或丙酮而使皂苷沉淀析出，从而得以纯化和精制。对于酸性、碱性或两性有机化合物来说，常通过加入酸、碱等物质来调节溶液的 pH，改变分子

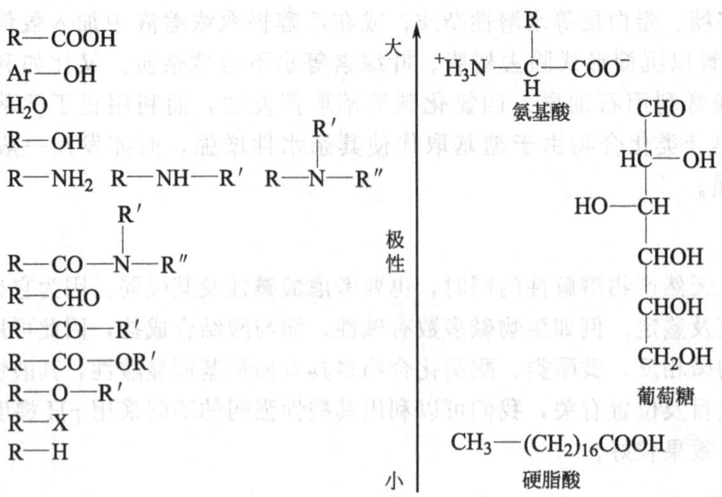

R—COOH
Ar—OH
H₂O
R—OH
R—NH₂ R—NH—R′ R—N—R″
　　　　　　　　　 |
　　　　　　　　　 R′
R—CO—N—R″
R—CHO
R—CO—R′
R—CO—OR′
R—O—R′
R—X
R—H

大 ↑
极性
小 ↓

$$^+H_3N-\overset{R}{\underset{H}{\overset{|}{C}}}-COO^-$$
氨基酸

CHO
|
HC—OH
|
HO—CH
|
CHOH
|
CHOH
|
CH₂OH
葡萄糖

CH₃—(CH₂)₁₆COOH
硬脂酸

图 2-1　官能团的极性大小

的存在状态（游离型或解离型），从而改变被分离物质的溶解度而实现分离，如结构中含有酚羟基、羧基等显酸性的化合物就可用碱液进行提取，再酸化使其沉淀析出，如醌类、黄酮类化合物。酸性或碱性化合物还可以通过加入某种沉淀试剂使之生成水不溶性盐而沉淀析出，例如酸性化合物可生成钙盐、铅盐、钡盐等；生物碱等碱性化合物，可与苦味酸生成有机酸盐，或与磷钼酸、雷氏盐等生成无机酸盐。

3. 吸附原理

吸附原理在天然药物化学成分分离及精制操作中应用十分广泛，可分为物理吸附、化学吸附及半化学吸附。物理吸附也称为表面吸附，吸附与解吸附过程可逆且可快速进行，故在实际工作中应用最为广泛，如采用硅胶、氧化铝及活性炭为吸附剂的吸附色谱，其基本规律为"极性相似者易于吸附"，因此极性大小是影响物理吸附过程的主要因素。化学吸附，如黄酮等酚酸性物质被碱性氧化铝吸附，或生物碱被酸性硅胶吸附等，因具有选择性，吸附十分牢固，有时甚至不可逆，应用较少。半化学吸附，如聚酰胺对黄酮类、醌类等化合物的氢键吸附，力量较弱，介于物理吸附和化学吸附之间，也有一定应用。

4. 解离性

具有酸性、碱性和两性官能团的化合物通常在水溶液中以电离状态存在，解离性具有一定差异，根据此性质可采用离子交换法和电泳法进行分离。离子交换法以离子交换树脂作为固定相，以水或含水溶剂作为流动相，当流动相流过交换柱时，溶液中的中性分子及与离子交换树脂交换基团不能发生交换的离子将通过柱子从柱底流出，而可交换的离子则与树脂上的交换基团进行离子交换而被吸附，随后改变流动相条件，并用适当溶剂将其从柱上洗脱下来，即可实现物质的分离。

5. 分子量差异

根据天然产物的分子量差异进行分离也是常用的分离原理之一。常用的有膜分离法、凝胶过滤法、凝胶柱色谱法、超速离心法等。膜分离法、凝胶过滤法是利用半透膜的膜孔或凝胶的三维网状结构的分子筛过滤作用而进行分离的；凝胶柱色谱法则是将不同类型的凝胶固定相装成色谱柱，以不同溶剂洗脱进行分离；超速离心法则利用溶质在超速离心作用下具有不同的沉降性或浮游性而得到分离。

第二节　提取方法

　　天然药物化学的研究是从有效成分的提取、分离工作开始的。提取就是从药材原料中分离有效成分的单元操作，即用适当的溶剂（一般为水或乙醇）将药材中的有效成分溶解出来的过程。选择适当的提取方法不仅可以保证所需成分被提取出来，还可以尽量避免杂质的干扰，简化后续的分离工作。有时只经过一步提取，即可获得植物中的单体成分。

　　药材提取的实质是溶质从固相向液相的传质过程。提取过程一般可分为三个步骤：①溶剂向药材内部的渗透和药材的润湿；②药材内部溶质的溶解；③溶质从药材内部向药材表面以及由药材表面向溶液主体的扩散。因此，两相间的浓度差、提取温度、提取时间等是影响提取效率的主要因素。常用的提取方法有溶剂提取法、水蒸气蒸馏法、升华法等，近年来随着科学技术的不断发展，涌现出了许多现代化的提取方法，如超声提取技术、超临界提取技术、微波提取技术、罐组逆流提取技术、常温高压提取技术、酶提取法、分子印迹技术、半仿生提取法、液膜提取法等，这些新技术的应用，不仅加快了提取过程，而且提高了提取效率。本节主要阐述天然药物提取方法的原理、技术特点及应用等。

一、溶剂提取法

　　溶剂法是一种传统的提取方法，早在几千年前世界各地的人们都相继意识到热水可以从某些植物中提取有效成分并加以利用，中药制剂中常见的煎煮法便是典型代表。随着人们对世界认知的深入与科技的蓬勃发展，溶剂法已成为天然产物提取工艺中常见的方法之一。

1. 基本原理

　　溶剂提取法是根据天然药物中各种成分在溶剂中溶解性质的差异，选用对有效成分溶解度大，而对杂质成分溶解度小的溶剂，将有效成分从药材中溶解出来的方法。当溶剂加到药材中后，溶剂通过扩散、渗透作用穿过细胞壁透入细胞内溶解可溶性物质，由此造成细胞内外的浓度差，因而使得细胞内的浓溶液不断向外扩散，同时溶剂又不断进入药材组织细胞中。如此反复，直至细胞内外溶液浓度达到动态平衡时，将此饱和溶液滤出，继续加入新溶剂，即可把目标成分近于完全溶出或大部分溶出。

　　中药有效成分在溶剂中的溶解度与其自身及溶剂的物理化学性质有关。溶剂可分为水、亲水性有机溶剂及亲脂性有机溶剂。被溶解物质也有亲水性及亲脂性的不同，有的化合物结构中亲水性基团多，其极性大而疏于油；有的亲水性基团少，其极性小而疏于水，因此，被溶解物质的亲水性或亲脂性的大小，与其结构直接相关。我们可以通过对中药有效成分结构的分析，评估其极性大小，从而选用合适的提取溶剂。实验室常用溶剂的极性大小顺序如下：石油醚＜苯＜乙醚＜氯仿＜乙酸乙酯＜正丁醇＜丙酮＜乙醇＜甲醇＜水＜含盐水。

2. 提取方法

（1）浸渍法

　　浸渍法是将中草药粉末或碎块装入适当的容器中，加入适量的溶剂（如乙醇、稀醇或水）浸渍药材以溶出有效成分的方法。选取溶剂时可依照相似相溶原理以提高浸出效率。该法比较简单易行，适用于受热易破坏有效成分的提取，但是浸出率较低，用水为溶剂时，提取液易发霉变质，应加入适当的防腐剂。

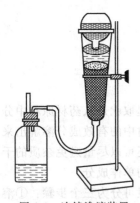

图 2-2　连续渗漉装置

（2）渗漉法

渗漉法是将中药粉末装在渗漉器中，不断添加新溶剂，使其渗透过药材，自上而下从渗漉器下部流出浸出液的一种提取方法（图 2-2）。渗漉法属于动态浸出方法，溶剂利用率高，有效成分浸出完全，可直接收集浸出液。该法适用于贵重药材、毒性药材及高浓度制剂，也可用于有效成分含量较低的药材的提取，但对新鲜的及易膨胀的药材、无组织结构的药材不宜选用。该法常用不同浓度的乙醇作溶剂，故提取时应防止溶剂的挥发损失。

（3）煎煮法

煎煮法是将药材加水煎煮取汁的方法。由于浸出溶媒通常为水，故有时也称为"水煮法"或"水提法"。煎煮法适用于有效成分能溶于水，且对湿、热均稳定的药材。传统汤剂皆用煎煮法，同时也是制备一部分中药散剂、丸剂、冲剂、片剂、注射剂或提取某些有效成分的基本方法之一。需要指出的是，用水煎煮时浸出成分往往比较复杂，除有效成分外，部分脂溶性物质及其他杂质也有较多浸出，不利于精制；此外含淀粉、黏液质、糖等成分较多的药材，加水煎煮后，其浸出液比较黏稠而导致过滤困难。

（4）回流提取法

回流提取法是用乙醇等易挥发的有机溶剂作浸出液反复加热回流，直至将原料中有效成分提取完全的方法。加热蒸馏提取时需采用回流加热装置，以免溶剂蒸发损失。小量操作时，可在圆底烧瓶上连接回流冷凝器（图 2-3）。回流法不适用于受热易破坏的有效成分的提取。

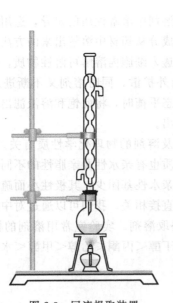

图 2-3　回流提取装置

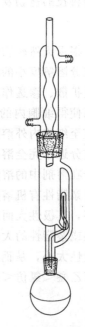

图 2-4　索氏提取器

（5）连续回流提取法

应用挥发性有机溶剂提取中药有效成分，不论小型实验或大型生产，均以连续提取法为好，该法溶剂用量较少，提取也较完全。实验室常用索氏提取器（图2-4），该法提取成分受热时间较长，遇热不稳定的成分不宜采用此法。

二、水蒸气蒸馏法与升华法

1. 水蒸气蒸馏法

水蒸气蒸馏法系指将药材与水共蒸馏，使挥发性成分随水蒸气一起蒸出，经冷凝得到挥发性成分的提取方法（图2-5）。水蒸气蒸馏法只适用于具有挥发性、能随水蒸气蒸馏而不被破坏且与水不发生反应又难溶或不溶于水的有效成分的提取分离。此类成分的沸点多在100℃以上，在100℃左右有一定的蒸气压，当其蒸气压和水的蒸气压总和为一个大气压时，液体就开始沸腾，水蒸气将挥发性物质一并带出。此法不适用于热不稳定成分的提取。

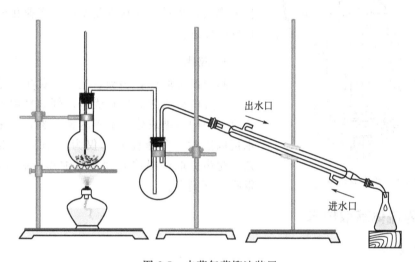

图2-5　水蒸气蒸馏法装置

2. 升华法

固体物质受热直接气化，遇冷后又凝固为固体化合物的过程，称为升华。某些天然产物具有升华的性质，可利用升华法直接将其从药材中提取出来。例如在《本草纲目》中记载了利用升华法从樟木中提取樟脑（camphor），这是世界上最早应用升华法提取有效成分的记载。利用升华法可以从茶叶中提取咖啡因；此外，游离羟基蒽醌类成分、一些香豆素类、有机酸类成分，也具有易升华的性质。升华法虽然简单易行，但药材炭化后，往往产生挥发性的焦油状物，黏附在升华物上，不易精制除去；而且，升华不完全，产率低，有时还伴有分解现象。

三、超声提取法

1. 基本原理

超声提取法（ultrasound extraction）是利用超声波的空化效应、热效应和机械作用加速细胞内有效物质的释放、扩散和溶解，以显著提高提取效率的方法。当大能量的超声波作用于介质时，介质被撕裂成许多小空穴，这些小空穴瞬时闭合时产生高达几千个大气压的瞬间压力，即空化现象，使植物细胞壁及整个生物体的破裂在瞬间完成，缩短了破碎时间；此外，超声波产生的振动作用加强了胞内物质的释放、扩散和溶解，高效快速提取细胞内容物。

2. 技术特点

超声提取技术具有简便易行、高效节能、重复性好、不影响提取物的活性等优点，大大简化了样品提取的前处理过程，提高了提取效率，因此被广泛应用于中药有效成分的提取中。超声提取技术在提高中药制剂质量、减少服用量、提高产率、降低环境污染等方面亦起到了积极作用，但由于受到设备的限制（图 2-6），目前超声提取技术更多局限于实验室小规模样品的提取分析研究。如果能对原有的提取系统进行改进或者开发新的超声提取系统，扩大其提取规模，将对中药制造业及中药产业化的发展起到良好的促进作用。

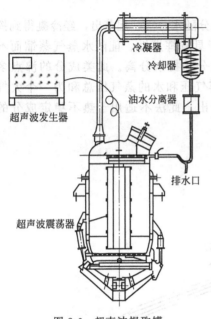

冷凝器
冷却器
油水分离器
超声波发生器
排水口
超声波震荡器

图 2-6 超声波提取罐

3. 应用

超声波提取法在多糖、皂苷、黄酮、生物碱、萜类等成分的提取方面均有优势。例如采用超声法提取苦豆子中的多糖成分，得率达 8.51%，而采用传统热水提取法时，多糖提取率仅为 5.96%，相较传统工艺，超声提取法提取时间明显缩短，提取温度降低，得率显著提高。

四、超临界流体萃取技术

1. 基本原理

超临界流体萃取（supercritical fluid extraction，简称 SCFE）技术是一种以超临界流体（SCF）代替常规有机溶剂对目标组分进行提取和分离的新型技术，其原理是利用流体（溶剂）在临界点附近某区域（超临界区）内与待分离混合物中的溶质具有异常相平衡行为和传递性能且对溶质的溶解能力随压力和温度的改变而在相当宽的范围内变动来实现化合物的提取分离。

超临界流体是处于临界温度（T_c）和临界压力（p_c）以上，介于气体和液体之间的流体。由于它兼有气体、液体的双重特性，即密度接近液体，黏度又与气体相似，扩散系数为液体的 10～100 倍，因而具有很强的溶解能力和良好的流动及传质性能。在临界点附近，温度和压力的微小改变都可导致超临界流体的上述性质发生显著变化。由于物质在超临界流体中的溶解度随其密度增大而增大，所以萃取完成后稍微提高体系温度或降低压力，减小超临界流体的密度，就可以使待分离物质分离。所选的超临界流体介质与被萃取物的性质越相似，对它的溶解能力就越强，因此正确选择不同的超临界流体作萃取剂，可以对多组分体系进行选择性萃取，从而达到分离的目的，常用的超临界流体萃取剂如表 2-2 所示。由于 CO_2 具有无毒、不易燃易爆、价廉易得、临界压力和温度较低、易于安全地从混合物中分离出来等优点，所以 CO_2 是超临界流体萃取法提取中药有效成分的最常用溶剂。

表 2-2　超临界流体萃取剂的临界特性

流体名称	临界温度/℃	临界压力/MPa	临界密度/(g·cm⁻³)
CO_2	31.1	7.38	0.460
N_2O	36.5	7.17	0.451
NH_3	132.4	11.28	0.236
$CClF_3$	28.8	3.90	0.578
C_4H_{10}	10.0	3.80	0.228

2. 技术特点与应用

超临界流体萃取技术有许多传统分离技术不可比拟的优点，诸如操作过程易于调节、达到平衡所需时间较短、萃取效率高、产品与溶剂易于分离、无或有机溶剂残留较少、对热敏性物质不易破坏等。目前，超临界流体萃取技术在天然药物研究中已有广泛应用，例如从益母草中提取生物碱，超临界流体提取技术比常规提取法的收率提高了 10 倍；又如采用 10% CH_3OH-CO_2 超临界体系萃取西番莲科植物中的黄酮类化合物，所得产品质量高于国际现公认的质量标准，且省时、高效、产品不存在有机溶剂和重金属残留。

五、微波提取技术

1. 基本原理

微波是一种频率在 300MHz 至 300GHz 之间的电磁波，它具有波动性、高频性、热特性和非热特性四大基本特性。微波提取（萃取），即微波辅助提取（microwave-assisted extraction，MAE）是利用微波场的特性和优点来强化天然药物（中药）有效成分浸出的新型提取方法。在微波场中，不同物质的介电常数、比热容、形状及含水量不同，会导致各种物质吸收微波能的能力不同，其产生的热能及传递给周围环境的热能也不同，这种差异使得萃取体系中的某些组分或基体物质的某些区域被选择性加热，从而使被萃取物质从基体或体系中提取分离出来（图 2-7）。

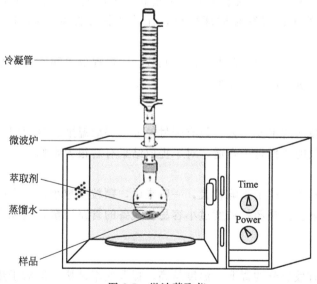

冷凝管
微波炉
萃取剂
蒸馏水
样品
Time
Power

图 2-7　微波萃取仪

2. 技术特点与应用

微波提取法具有操作时间短、溶剂消耗少、能耗低、有效成分损失少、目标组分得率高等优点，已作为一种新型技术应用于中药成分的提取中，其主要应用于：①多糖成分的提取，如微波技术提取青钱柳多糖，与热回流和超声提取技术相比，提取时间短，提取率高达5.04％；②皂苷类成分的提取，如80％乙醇为溶剂微波提取黄芪皂苷Ⅰ、Ⅱ、Ⅲ、Ⅳ，提取率均高于常规提取方法，且提取时间大大缩短；③其他类型成分的提取，如黄酮、生物碱、多酚、萜类等。

虽然微波提取技术有一定优越性，但其应用仍有一定局限性。该法只适用于对热稳定的有效成分，且微波处理具有一定选择性等。目前，工业生产中微波提取技术和设备应用甚少，有待进一步探索和研究。

六、罐组逆流提取法

1. 基本原理

罐组逆流提取法（multi-stage countercurrent extraction，MCCE）是集萃取、重渗漉、动态、逆流技术为一体，具有多种用途的新型提取技术。罐组逆流提取法是通过多个提取单元之间，药材和溶剂的合理浓度梯度排列和相应的流程配置，结合物料的粒度、提取单元数和提取温度，循环组合对物料进行提取的方法。此技术主要利用了固液（药材与溶剂）两相中有效成分的浓度梯度差，逐级将药材中有效成分扩散至起始浓度较低的提取溶剂中，达到最大限度转移药材中有效成分的目的。

2. 技术特点

罐组逆流提取技术是近10年来应用于中药提取领域的新技术之一，具有工艺简单、设备操作简便、低成本、低能耗、高效率等优点，是一种值得推广的新技术、新工艺。罐组逆流提取整个过程可分为"梯度形成阶段"和"逆流提取阶段"，其中逆流提取过程由与提取单元数相等的几个阶段的提取过程组成，每个阶段提取单元进行独立作业，同时可以采用强制循环，提高固液扩散界面层的更新速度，加速扩散，使药材组织中溶质与溶剂中的溶质，在单位时间内能保持一个较高的浓度差。当某一阶段提取过程完成时，不饱和溶剂隔一个单元迁移继续循环提取，保持药材和提取液间有相对较高的浓度差，提高提取效率。

罐组逆流提取技术可以通过调整提取单元数、阶段提取时间、提取温度、溶剂用量和药材形状与大小等来获取最佳提取效果。

3. 影响因素

罐组逆流提取技术的主要工艺参数有药材粒度、提取温度、溶剂用量、提取时间、提取单元组数。工艺参数的选择是否合适，对于提取结果有着很大影响。

（1）药材粒度

药材的颗粒度对提取速率影响较大，一般来说，颗粒度越小，比表面积越大，越有利于有效成分的快速扩散。但是药材粒度过小容易使设备的管路堵塞，造成不便，所以一般用药材饮片作原料。

（2）提取温度

对大多中药材有效成分的提取，温度越高，提取速率越快。但对于热敏性成分，温度过高会造成其分解，故有效控制温度对有效成分的提取十分必要。此外，温度越高，能耗也越大。由于罐组逆流有效利用了浓度差的概念，提取温度可以有效降低，有利于热敏性成分的提取，且降低能耗。

（3）溶剂用量

溶剂用量越大，提取过程中药材与溶剂中有效成分的浓度差就越大，有利于有效成分的溶出，但实际生产过程中，考虑设备和后续浓缩能耗，故要求尽量减少提取溶剂的用量。罐组逆流技术使每批溶剂均对四份药材依次进行提取，有效利用提取溶剂，大大节省了溶剂用量，也给后续浓缩带来了很大的方便。

（4）提取时间

罐组逆流技术的提取时间分为阶段提取时间和总提取时间。阶段提取时间即为每一阶段提取所用时间，一般为 30～80min。总提取时间包括"造梯度"所用时间和罐组单元数减一次阶段提取时间。由于采用了循环提取，提取时间大大缩短。

（5）提取单元组数

提取单元组数对有效成分的提取率有着较大的影响，罐组逆流提取工艺一般采用至少三个以上的单元，其中最为常用的是 3～7 个单元。单元数的选择可根据药材有效成分被提取的情况而定。一般药材经过 4 次提取，有效成分即可提取完全。

4. 应用

近几年，MCCE 技术越来越受到中药生产企业的重视，目前已广泛应用于酸枣仁、猴头菇、杜仲、益母草、板蓝根、鸡血藤、甘草等多种中药的提取。例如刺五加叶中抗氧化活性成分的提取工艺，采用罐组式逆流提取法，以总黄酮、总酚含量及 DPPH 自由基清除率的全概率值为评价指标，通过正交试验对提取工艺进行优选，确定了最佳提取工艺条件，固液比为 1∶16，提取时间为 30min，提取温度为 80℃。结果表明，罐组式逆流提取刺五加叶中抗氧化活性成分具有提取率高、节省溶剂用量等优点，具有较好的应用前景。又如采用罐组动态逆流提取技术提取杜仲叶中的总黄酮和绿原酸，与常规的提取方法比较，所得干粉量、干粉中总黄酮和绿原酸的含量、总黄酮和绿原酸的提取率分别是传统单罐溶剂提取法的 1.70 倍、1.11 倍、1.35 倍、1.56 倍和 2.30 倍。

七、常温高压提取法

高压是指压力在 100MPa 以上，甚至高达 1000MPa 以上的流体静压力，其全称为"超高冷等静压"（ultra high isostatic hydrostatic pressure at room temperature），简称为高静压（high hydrostatic pressure，HHP），或超高压（ultra high pressure，UHP）。高压提取技术是在常温条件下，提取中药原料中的有效成分的新技术。该法可以提取的有效成分有生物碱、多糖、芳香油、脂质、黄酮、苷类等水溶性、醇溶性、脂溶性和溶于其他有机溶剂中的小分子成分。

1. 基本原理

由帕斯卡定律可知，高压提取是压力在液体媒介的作用下瞬间传递的过程（图 2-8），不论提取对象是液体还是固体，均可受到均匀一致的压力作用。当原料药受到高压作用时，在常压下达到的平衡（化学反应、相平衡以及分子结构等）因高压的作用而发生新的变化，从而达到灭菌、物料改性和改变原料的某些理化反应速率的效果。但是，这样的压力能级只对非共价键（氢键、离子键、疏水键）产生影响，而共价键（covalent bond）对高压不敏感，故高分子成分可能发生变性，而对中药中的小分子物质（如生物碱、皂苷、黄酮等）没有影响。

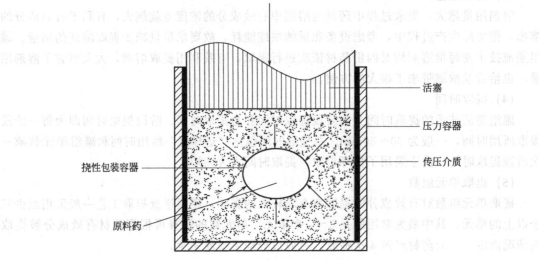

图 2-8　常温高压提取工作原理图

图中标注（自上而下、自右向左）：活塞、压力容器、传压介质、挠性包装容器、原料药

2. 技术特点

与传统的提取方法相比，常温高压提取法具有如下特点：①所有液体都可以作为高压的传压介质，因此可以根据被提取物的性质选用最合适的溶剂，包括水、亲水性溶剂和亲脂性溶剂；②高压提取在室温条件下进行，因此没有热提取过程中因受热而使有效成分破坏、损失的缺点；③理论上，物质在溶剂中的溶解度是随着压力升高而增加的，高压提取使用的压力是 $300\sim500MPa$，较常规浸提（$0.1MPa$）和超临界 CO_2 提取（压力在 $10MPa$ 以下）时的压力高得多，因此高压提取时，有效成分的溶解度要高得多，提取率也就高得多；④在保压时间内几乎没有能耗，与热加工相比，其作用效果迅速、均匀且能量消耗少；⑤蛋白质、淀粉等已经变性，给溶液的分离、纯化带来便利；⑥高压的工作参数易于调控，一台高压设备可以用于多种原料和多种有效物质的提取；⑦液体媒介在高压下的压缩比较小，因而即便发生泄漏，也不会带来像气体那样灾难性的危害；⑧高压提取过程不会产生环境污染，符合低能耗、绿色环保的要求。

总的来说，常温高压提取技术可以大大缩短提取时间、降低能耗、减少杂质成分的溶出，提高有效成分的收率，避免了因热效应引起的有效成分破坏、损失以及生理活性的降低，并且操作在密闭环境中进行，无溶剂挥发，因此该技术更加符合绿色环保的要求。

3. 应用

常温高压提取法在中药有效成分的提取中已有应用，取得良好的效果。例如采用常温高压提取技术以水为提取溶剂从梅花鹿茸中提取鹿茸蛋白，以蛋白质提取率为评价指标优化得到高压提取鹿茸蛋白的最优工艺条件为：提取压力 $250MPa$，保压时间 $4min$，液固比 $6mL/g$，并将高压提取法与超声提取、回流提取、室温浸提法进行了比较，结果显示，高压提取法在提取时间、提取物蛋白质含量、能量消耗等方面优于其他方法。又如采用常温高压提取法、超临界 CO_2 提取法、超声提取法、热回流提取法提取朝鲜淫羊藿中总黄酮，经比较各个提取方法所得总黄酮含量为 9.56%、4.80%、8.16%、6.14%，结果表明，运用高压技术提取朝鲜淫羊藿中总黄酮，既可保持有效成分不被破坏、易于分离纯化，又可应用多种提取溶剂，提取率高，水溶性和醇溶性成分均适用，且经济、可靠、适应性强，是一种绿色提取方法。

八、酶提取法

1. 基本原理

大多数中药为植物源草药，其中的有效成分多存在于植物细胞的细胞质中。在中药提取过程中，溶剂需要克服细胞壁及细胞间质的传质阻力，因而会影响提取效率。植物细胞壁是由纤维素、半纤维素、果胶质等物质构成的致密结构，选用合适的酶（如纤维素酶、半纤维素酶、果胶酶）对中药材进行预处理，能分解构成细胞壁的纤维素、半纤维素及果胶，从而破坏细胞壁的结构，造成局部的坍塌、溶解、疏松，减少来自细胞壁和细胞间质的传质阻力，加速有效成分的溶出，提高提取效率，缩短提取时间。由于酶发挥最佳效率的条件较为狭窄，提取效率受温度、pH 等环境因素的影响较大。

2. 技术特点

酶提取法具有多方面的特点：

① 反应条件温和，产物不易变性 酶提取法主要采用酶破坏细胞壁结构，具有反应条件温和、选择性高的特点，而酶的专一性可避免对底物外物质的破坏。

② 提取率高，提取时间短 酶提取法预处理时减少了中药材中有效成分溶出及溶剂提取时的传质阻力，缩短了提取时间，提高了提取率，具有很大的应用价值。

③ 环保节能 酶法是绿色高效的植物提取技术，该法用酶制剂代替有机溶剂，减少了有机溶剂的使用，降低了成本。

3. 应用

酶提取法由于具有反应特异性强、条件温和、易获得、提取时间短、提取率高、绿色节能等特点已引起广泛关注，必将成为中药研究开发的重要手段，具有广阔的应用前景，且酶法与其他技术如超声波、超高压、微波等技术的联用也将成为中药研究开发的热点方向。

九、分子印迹技术

1. 基本原理

分子印迹技术（molecular imprinting technique，MIT）是近年发展起来的一种结合高分子化学、材料科学、化学工程及生物化学的交叉技术。它利用分子印迹聚合物（molecular imprinting polymers，MIPs）模拟酶-底物或抗体-抗原之间的相互作用，对印迹分子（imprinting molecular）也称模板分子（template molecular）进行专一识别。分子印迹聚合物是由印迹分子与功能单体通过静电作用、疏水作用、氢键等非共价和（或）共价作用力形成分子复合物，加入交联剂引发聚合，使该分子复合物结合在聚合物中，得到包含模板分子的高分子聚合物，再用如萃取或经酸水解的方法去除模板分子，聚合物母体中留下与模板分子结构互补的立体空穴和能与模板分子相互作用的功能基团，从而对模板分子表现出特异选择性和吸附能力。

分子印迹聚合物的制备过程（图 2-9）一般包括三个过程：①根据模板分子选择合适的功能单体，并在致孔溶剂中使功能单体与模板分子通过两者官能团之间的相互作用（包括共价键、氢键及其他一些弱作用）形成某种可逆复合物；②加入交联剂，在引发剂的作用下引发单体进行光聚合或热聚合，将模板分子与功能单体形成的可逆复合物"冻结"起来，使得模板分子被包埋在所形成的刚性高分子材料内；③采用物理或化学的方法将模板分子从高分子材料中洗脱出来，在模板分子所占据的空间位置和结构处遗留下来一个三维孔穴，该孔穴在尺寸、形状和结构方面与模板分子相匹配，同时由于功能单体具有与模板分子官能团互补的功能性官能团，因此所合成的分子印迹聚合物能够特异性地与模板分子进行识别和结合。

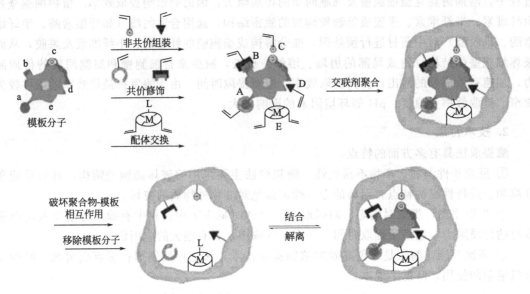

图 2-9　典型分子印迹聚合物的制备过程

2. 影响因素及技术特点

影响分子印迹聚合物制备的因素包括：模板分子自身结构，功能单体、交联剂、溶剂、引发剂等的选择及用量，引发聚合的条件及制备方法等。分子印迹聚合物的特点：①构效预定性，根据不同的目的成分制备不同的分子印迹聚合物；②特异识别性，分子印迹聚合物具有特殊的分子结构和官能团，能选择性地识别印迹分子；③广泛实用性，具有抗恶劣环境的能力，表现出高度稳定性和较长的使用寿命，且制备简单。

3. 应用

目前，分子印迹技术已应用于黄酮、多元酚、生物碱、甾体、香豆素、木脂素、有机酸等多种中药活性成分的提取分离中。例如为了从异构体混合物中分离出熊去氧胆酸（UDCA），可将熊去氧胆酸作为印迹分子，丙烯酰胺和 α-甲基丙烯酸作为功能单体，加入致孔剂 $CaCO_3$，制备熊去氧胆酸的分子印迹聚合物，通过测定分子印迹聚合物的吸附性和选择性，发现丙烯酰胺作为功能单体比 α-甲基丙烯酸具有更好的分离效率，以丙烯酰胺为功能单体的分子印迹聚合物的非特异性与特异性吸附量分别是 43.52mg/g 和 13.93mg/g，该印迹聚合物对目标分子的分离因子为 2.2，能将熊去氧胆酸的同分异构体进行有效分离，解决了用鹅去氧胆酸转换制备熊去氧胆酸时混合物难以分离的问题。

4. 不足与展望

分子印迹技术也存在一些不足之处，如功能单体的选择有限，不适宜难溶印迹分子的分离，模板昂贵或难于得到，以及制备分子量较高的目标成分的分子印迹聚合物困难等，但是由于分子印迹技术良好的特异性识别能力和选择性，该技术在中药有效成分提取分离中具有广阔的应用前景。

十、半仿生提取法

半仿生提取法（semi-bionic extraction method，SBE）模仿口服药物在胃肠道的转运过程，采用固定 pH 的酸性水和碱性水依次连续提取，以得到有效成分更高的活性混合物。SBE 法根据中药药效物质基础部分已知、大部分未知的现阶段科学技术水平，利用"灰思维方式"，将整体药物研究法与分子药物研究法相结合，从生物药剂学角度为经消化道给药的中药及其复方创立了一种提取新技术。该法既重视单体成分对制剂质量的影响，又注重中药的整体作用及多成分、多靶点的特点，对单味中药及中药复方的药效成分进行提取方法研究。

本法的运用既体现了中医临床用药综合作用的特点，又符合口服药物经胃肠道转运吸收的原理，同时由于不经乙醇处理，可以提取和保留更多的有效成分，缩短生产周期，并可利用一种或几种指标成分的含量，控制制剂质量。半仿生提取法依据"有成分论，不唯成分论，重在机体药效学反应"的观点，能够提高药效物质基础的提取率，不改变中药和方剂原有的功能和主治，缩短生产周期，降低成本，被认为是有希望替代传统提取方法的新技术，因而被广泛关注。

以总黄酮提取量为考察指标，采用半仿生提取法提取蜂胶总黄酮，总黄酮提取量达到 25.08mg/g。由于半仿生提取法不仅能在很大程度上将有效成分提取出来，还能适应中药（复方）本身和制剂的发展，近年来已成功将其应用于中药及其复方的提取，如叶下珠总黄酮、柿叶黄酮、葛根复方黄酮等的提取。

十一、液膜提取法

1. 基本原理

液膜分离技术（liquid membrane separation technology）是美籍华人黎念之博士于 1968 年首次提出的。顾名思义，液膜就是一层很薄的液体，通过模拟生物膜的结构，利用选择透过性原理，以膜两侧溶质的浓度差为传质动力，使外相料液中的待分离物质在膜内相富集、浓缩，从而分离待分离物质。液膜通常由膜溶剂（有机溶剂或水）、表面活性剂（乳化剂）和流动载体（萃取剂）等物质组成，有时候部分还会加入一些膜增强剂来提高它的稳定性。根据液膜传质机理的不同，可分为有载体和无载体传输液膜两种。有载体液膜是由膜溶剂、表面活性剂及一定量载体组成，后者则是直接由膜溶剂和表面活性剂组成。按液膜构成和操作方式的不同，又可将液膜分为支撑液膜（supported liquid membrane）和乳状液膜（emulsion liquid membrane）。根据膜的种类不同，其分离机理可分为选择性渗透、渗透伴有化学反应、萃取和吸附等。

2. 技术特点

液膜分离技术是一种模拟生物膜传质功能的新型分离方法，它兼备固体膜分离方法和溶剂萃取技术的特点，并在膜的结构上有所突破，比表面积大、膜厚度较薄，具有通量大和选择性高的特性。相比于固体膜分离技术，此法具有高效、快速、选择性强和节能等优越性；相比于液液萃取传统分离技术，此法具有萃取和反萃取同时进行、分离和浓缩因数高、萃取剂用量少和溶剂流失量少等一系列优点，因而，广泛地应用于环保、有色冶金、生化、医药、食品、生物工程等行业。近年来，我国学者在乳化液膜分离技术的应用方面取得了相当显著的成绩，展示了该技术良好的前景，如采用乳化液膜技术从黄柏皮中提取黄连素，所提取的黄连素含量高达99%。

3. 应用

中药产业是我国的传统民族产业，又是当今快速发展的新兴产业，是我国医药经济中独具特色的重要组成部分。提取过程是中药生产过程中的关键环节之一，提取工艺对中药制剂质量的影响至关重要。虽然传统的中药提取技术已经比较成熟，但是仍然存在着众多不足。目前国内大部分的中药生产企业还停留在人工生产方式阶段，生产工艺和装备落后造成产品质量不稳定，严重影响我国中药产品走出国门。因此，自动化、高效率、高选择性、节能环保的新技术将成为未来中药提取技术的发展方向，中药生产的自动化是提取技术发展的必然结果，也是中药国际化的桥梁。

第三节 分离与精制方法

天然药物经溶剂提取、回收溶剂得到粗提取物，有效成分在粗提取物中的含量还很低。要获得有效成分含量高的提取物或纯的化合物，尚需进一步除去杂质，进行分离、纯化（精制）。具体采用的分离方法则根据化学成分的物理和化学性质等不同而各异，以后各章将通过实例加以叙述，本节仅简要介绍天然药物化学研究中常用的分离方法。

一、溶剂分离法

根据物质"相似相溶"的溶解特性，采用适当的溶剂将所需要的有效成分从提取物中溶解出来或去除不需要的杂质，这种方法即为溶剂分离法。它包括根据化合物的溶解度差别进行分离和根据化合物的酸碱性进行分离两种。

1. 根据化合物的溶解度差别进行分离

(1) 有机溶剂分步提取法

利用化学成分在不同极性溶剂中的溶解度不同进行分离，一般选用3～4种极性由低到高的溶剂进行分步分离提取，得到相应的提取部位。如果天然药物的水提取浸膏或乙醇提取浸膏不容易均匀分散，可拌入适量惰性填充剂，如硅藻土或纤维粉等，然后在搅拌下低温或自然干燥。再选择不同溶剂依次提取，使总提取物中各种化学成分按照在不同极性溶剂中溶解度的差异而得到分离（图2-10）。

(2) 析出沉淀法

析出沉淀法系向天然药物提取溶液（水或乙醇溶液）中加入另一种溶

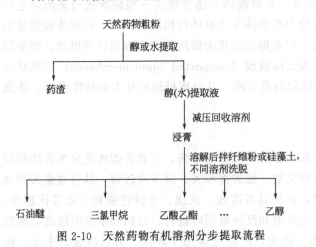

图2-10 天然药物有机溶剂分步提取流程

剂，析出某种（某类）成分，或析出其杂质。如提取黄酮苷类成分时可以向乙醇溶液中加入乙醚，冷却放置可得总黄酮苷的沉淀（图 2-11），这种方法也可以用于分离纯化总皂苷。除去天然药物水提液中的树胶、黏液质、蛋白质、糊化淀粉等时，可以加入数倍量的乙醇（通常使提取液中乙醇含量达到 80%），使这些不溶于乙醇的成分自溶液中以沉淀形式析出；也可以在浓缩的乙醇提液中加入水，放置沉淀以除去树脂、叶绿素等脂溶性杂质。例如自白及水提取液中获得白及胶，可采用加乙醇沉淀法；自新鲜栝楼根汁中制取天花粉素，可滴入丙酮使之分次沉淀析出。目前，提取多糖及多肽类化合物，多采用水溶解、浓缩、加乙醇或丙酮析出的办法。

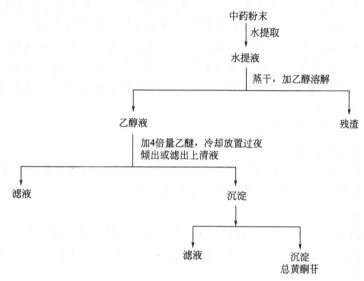

图 2-11 用沉淀法分离中药中总黄酮苷的流程

2. 根据化合物的酸碱性进行分离

（1）酸水法

酸性、碱性或两性有机化合物可以通过加入酸或碱调节 pH，改变分子的存在状态（游离型或离解型），从而改变溶解度，使某种成分析出。例如生物碱一般不溶于水，遇酸生成生物碱盐而溶于水，再加碱碱化，又重新生成游离生物碱，因此可以通过酸提碱沉法来分离纯化生物碱（图 2-12）；而提取分离黄酮、蒽醌、酚酸等成分时也可以采用碱提酸沉法（具体见各论部分）。

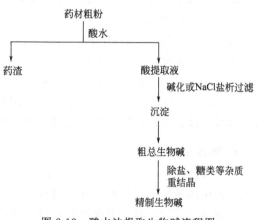

图 2-12 酸水法提取生物碱流程图

（2）试剂沉淀法

试剂沉淀法是指在天然药物的水提取物中加入试剂使酸性或碱性化合物生成水不溶解的盐类从而析出的一种方法。酸性化合物可以做成钙盐、钡盐、铅盐沉淀，生物碱可做成苦味酸盐、有机酸盐、磷钼酸盐、硅钨酸盐、雷氏铵盐等。

（3）pH 梯度法

当天然药物含有酸碱性强弱不同的化合物时，可采用 pH 梯度法进行分离，如在生物碱的分离中可以在不同 pH 下用不溶于水的有机溶剂分步萃取得到不同种类的生物碱。

二、两相溶剂萃取法

1. 萃取法的原理

萃取法是利用混合物中各成分在两种互不相溶的溶剂中分配系数不同而达到分离的方法。萃取时如果各成分在两相溶剂中分配系数相差越大，则分离效率越高，分离效果就越好。如果水提取液中有效成分是亲脂性物质，一般多用亲脂性有机溶剂如苯、氯仿或乙醚进行两相萃取；如果有效成分是偏亲水性物质，在亲脂性溶剂中难溶解，就需要改用弱亲脂性的溶剂，如乙酸乙酯、正丁醇等与水相之间进行两相萃取，还可以在氯仿、乙醚中加入适量乙醇或甲醇以增大其亲水性。分离黄酮类成分时，多采用乙酸乙酯和水两相萃取体系；分离亲水性强的皂苷时则多选用正丁醇、异戊醇和水两相萃取体系。不过，一般有机溶剂的亲水性越大，与水做两相萃取的效果就越不好，这是因为能使较多的亲水性杂质伴随而出，对有效成分进一步精制影响很大。

两相溶剂萃取操作需注意以下几点。

(1) 稀浸膏的相对密度

萃取使用的稀浸膏的相对密度最好在 1.1～1.2 之间，过稀则溶剂用量太大，产生成分交叉，同时影响操作；过浓则分散不均匀，不容易分层。

(2) 萃取溶剂的用量

萃取溶剂与稀浸膏应保持一定量的比例，第一次的萃取溶剂要多一些，一般为水提取液的 1/3，不超过水提取液的 1/2，以后的用量可以适当减少，一般在 1/4～1/6 之间。

(3) 萃取次数

一般萃取 3～4 次即可。但当亲水性较大的成分不易转入有机溶剂层时，需增加萃取次数，或改变萃取溶剂。

(4) 乳化

萃取时有些溶剂容易乳化，如乙酸乙酯、氯仿等。如果发生乳化现象，可利用如下方法进行破乳：①搅动乳化层并延长分层放置时间；②增加萃取溶剂的量；③抽滤乳化层；④将乳化层稍稍加热破乳。

(5) 萃取设备

小量（实验室）萃取，可在分液漏斗中进行；如为中量萃取，可在较大的适当的下口瓶中进行。在工业生产中大量萃取多在密闭萃取罐内进行，在浸膏中加入萃取溶剂后用搅拌机搅拌 2～5min，使稀浸膏和萃取溶剂充分混合，再放置令其分层。有时将两相溶液喷雾混合，以增大接触面积，提高萃取效率，也可采用两相溶剂逆流连续萃取装置。

2. 连续萃取法

为克服使用分液漏斗多次萃取的操作麻烦，Kutcher 和 Steude 于 1903 年发明了连续萃取器，利用两种溶剂的相对密度不同自然分层或分散相液滴穿过连续相溶剂时发生传质的原理。选择连续萃取法时，需视所用溶剂的相对密度大小以及被提取的水溶液相对密度的情况而采用不同式样的仪器。溶剂在进行萃取后，可自动流入加热器中，蒸发成为气体，遇冷凝器复变成液体，再进行萃取，如此循环不已。此法简便且可避免乳化，由于两相呈动态逆流相遇，并经常能保持较大的浓度差，萃取过程能连续不断地进行，所以溶剂用量不多而萃取效率甚高。

逆流连续萃取法不需要加热，装置由一根、数根或更多的萃取管组成，管内用小瓷圈或小的不锈钢丝圈填充，以增加两相溶剂萃取时的接触面。例如用氯仿从川楝树皮的水浸液中萃取川楝素。将氯仿盛于萃取管内，而相对密度小于氯仿的水提取浓缩液贮于高位容器内，开启活塞，则水浸液在高位压力下流入萃取管，遇瓷圈撞击而分散成细粒，使与氯仿接触面增大，萃取就比较完全。如果需要用相对密度小的溶剂如乙酸乙酯进行萃取，则要将水提浓缩液装在萃取管内，乙酸乙酯贮于高位容器内。萃取时可取样品用薄层色谱、纸色谱及显色反应或沉淀反应检查萃取是否完全。

3. 逆流分配法

逆流分配（counter current distribution，CCD）法，又称逆流分溶法、逆流分布法或反流分布法，是一种多次、连续的液液萃取分离过程。如图 2-13(a) 所示，在多个分液漏斗中装入固定相，在 No.0 漏斗中溶入溶质并加入流动相溶剂，振摇使两相溶剂充分混合。静置分层后，分出流动相，令其移入 No.1 管，再在 No.0 管中补加新鲜流动相。再次振摇混合，静置分层并进行转移。如此连续不断地操作下去，溶质即在两相溶剂相对做逆流移动过程中，不断地重新分配并达到分离的目的。进行多次转移时，使用分液漏斗十分不便，而须采用 Craig 逆流分溶仪，该仪器为由上百个萃取单元组成的全自动连续液液萃取装置。每个单元相当于一个分液漏斗 [图 2-13(b)]。图 2-14 为逆流分溶仪每个萃取单元所进行的振摇萃取（a）、静置分层（b）、两相分开（c）、转移（d）几个操作程序的连接过程。

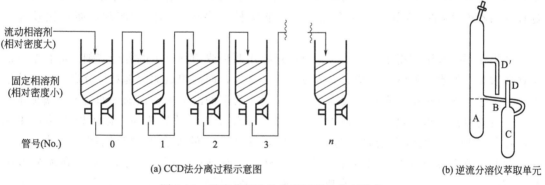

(a) CCD法分离过程示意图   (b) 逆流分溶仪萃取单元

图 2-13 逆流分配法的分离原理及分离设备

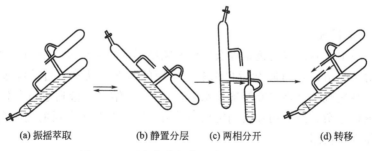

(a) 振摇萃取   (b) 静置分层   (c) 两相分开   (d) 转移

图 2-14 逆流分溶仪萃取单元的工作过程

CCD 法因为操作条件温和、试样容易回收，故特别适合中等极性、不稳定物质的分离。另外，溶质浓度越低，分离效果越好。但是，试样极性过大或过小，以及分配系数受浓度或温度影响过大时则不宜采用此法分离。易于乳化的萃取溶剂系统也不宜采用。但该法操作时间长，萃取管易因机械振荡而损坏，消耗溶剂亦多，在应用上常受到一定限制。

三、结晶法

结晶法的分离原理是利用温度引起溶解度的改变以分离物质。结晶法及重结晶是工业化制备单体化合物的最常用的方法之一，其操作相对简单，需要的仪器设备简单。结晶法适用于产品与杂质溶解度差别较大的体系，如果待分离的成分有一定的结晶形态，通过寻找合适的溶剂溶解，待放冷或稍浓缩便可得到结晶，从而达到分离精制的目的。此外，在某些复杂的天然产物的结构确证中，单晶X-射线衍射技术在结构解析及立体构型确定中具有重要作用。通常结晶或重结晶后可以得到单体化合物，但有时候得到的结晶可能会是混合物。对于某些不易结晶的化合物则需要制备结晶性的衍生物或盐进行纯化，如需要可再用化学方法处理得到原化合物。例如粉末状莲心碱是通过氯酸盐结晶而纯化的。

在结晶操作过程中，应该注意以下几个方面。

1. 溶剂的选择

合适的溶剂是形成结晶的关键。首先选择的溶剂应该不能和目标成分发生化学反应，同时溶解度可以随温度的不同而有显著的变化，即在温度低时对所需要的成分溶解度较小，温度高时溶解度较大。对杂质来说，所选择的溶剂应该是冷热均不溶解（过滤除去）或冷热均溶解（结晶后留在母液）。常用的结晶溶剂有甲醇、乙醇、丙酮、氯仿、乙酸乙酯等。此外，所选结晶溶剂的沸点要低于化合物的熔点，以免化合物受热分解。在工业化生产中一般首先选择使用乙醇作结晶溶剂，因为它是一个有脂溶性和水溶性基团的溶剂，而且比较经济安全。

如果使用一种溶剂得不到结晶时，可以选择用两种或两种以上的混合溶剂。混合溶剂的选择要求是：低沸点的溶剂对待分离成分的溶解度大，而高沸点的溶剂对待分离成分的溶解度小。一般操作方法是：先将需要结晶的样品溶于易溶的溶剂中，在加热的情况下滴加难溶的溶剂直到混浊，再加热溶解或稍滴加易溶的溶剂使全溶后放置析晶。也可以直接使用配好的小量各种比例的混合溶剂，进行预试验，筛选合适的混合溶剂及比例。此外，有些化合物只能在特定溶剂中形成结晶，例如葛根素、逆没食子酸（ellagic acid）在冰醋酸中易形成结晶，大黄素（emodin）在吡啶中易于结晶；萱草毒素（hemerocallin）在 N,N-二甲基甲酰胺（DMF）中易得到结晶；而穿心莲内酯亚硫酸氢钠加成物在丙酮-水中较易得到结晶。

2. 结晶溶液的除杂

如果结晶溶液中含有过多的色素等杂质会影响结晶的效果或最终结晶产物的外观，因此结晶前就需要对结晶溶液进行除杂后再结晶。常用的除杂方法有：过滤除去不溶性杂质颗粒；加入少量活性炭脱色（除去叶绿素及水溶性色素）；结晶溶液通过氧化铝、硅胶或硅藻土装填的短玻璃柱除杂。而使用吸附剂纯化结晶溶液时，其吸附杂质的同时会对目标成分产生吸附作用，需谨慎使用。

3. 结晶溶液的制备

一般用适量的溶剂在加温的情况下溶解化合物（或样品）获得结晶溶液，结晶溶液通常是过饱和溶液，溶液通过放置可得到晶体。如果在室温中可以析出结晶，就不一定放置于冰箱中，以免伴随结晶过快析出更多的杂质；结晶溶液浓度越高，降温越快，析出结晶的速度也就越快，但得到结晶颗粒较小，杂质较多；结晶溶液太浓，黏度大反而不易结晶化。所以，适宜的结晶溶液浓度才有可能得到晶形较大而纯度较高的结晶。有的化合物其结晶的形成需要较长的时间，如铃兰毒苷等，有时需放置数天或更长的时间。

4. 加速结晶的方法

制备结晶时如果放置一段时间后没有结晶析出，可以考虑加入极微量的晶种（引入晶种）。加晶种是诱导晶核形成常用而有效的手段。结晶过程是有高度选择性的，当加入同种分子或离子，结晶多会立即长大。而溶液中如果是光学异构体的混合物，还可依晶种性质优先析出其同种光学异构体。没有晶种时，可用玻璃棒蘸过饱和溶液一滴，在空气中任溶剂挥散，再用以摩擦容器内壁溶液边缘处，以诱导结晶的形成。

5. 重结晶及分步结晶

通常初步析出的结晶总会带有一些杂质，可以用溶剂溶解再次结晶精制，这种方法称为重结晶法。结晶过程中所得各部分母液，再经处理又可分别得到第二批、第三批结晶，这种方法则称为分步结晶法或分级结晶法。晶态物质在分步结晶过程中，结晶的析出总是越来越快，纯度也越来越高。分步结晶法各步所得结晶，其纯度往往有较大的差异，在未检测前不可贸然合并以免纯度下降。

6. 结晶纯度的判定

（1）通过结晶的熔点判断

化合物的结晶都有一定的结晶形状、色泽、熔距，可以作为纯度鉴定的初步依据，这是非结晶物质所没有的物理性质。化合物结晶的形状和熔点往往因所用溶剂不同而有差异，如原托品碱在氯仿中形成棱柱状结晶，熔点为207℃；在丙酮中则形成半球状结晶，熔点为203℃；在氯仿和丙酮混合溶剂中则形成以上两种晶形的结晶。所以文献中常在化合物的晶形、熔点之后注明所用溶剂。一般单体纯化合物结晶的熔距较窄，有时要求在0.5℃左右，如果熔距较长则表示化合物不纯。有时化合物熔点一致，熔距较窄，也不是单体，如一些立体异构体和结构非常类似的混合物。还有些化合物具有双熔点的特性，即在某一温度已经全部融熔，当温度继续上升时又固化，再升温至一定温度又熔化或分解，如防己诺林碱在176℃时熔化，至200℃时又固化，再在242℃时分解。

（2）通过色谱方法确定纯度

一般结晶溶解后采用薄层色谱或纸色谱法经数种不同展开剂系统分析，均为一个斑点则可认为是一个单体化合物。有些化合物在一般色谱条件下，虽然呈现一个斑点，但并不一定是单体成分。例如鹿含草中主成分高熊果苷、异高熊果苷极难用一般方法分离，经反复结晶后，在纸色谱及聚酰胺色谱上都只有一个斑点，易误认为单一成分，但测其熔点在115～125℃，熔距很长。经制备其甲醚衍生物后，进行纸色谱检查，则出现两个斑点，异高熊果苷衍生物的R_f值大于高熊果苷衍生物的R_f值。

因此，判定结晶纯度时要依据具体情况加以分析。也可以利用高压液相色谱、气相色谱、紫外光谱等多种方法确定结晶样品的纯度。

四、色谱法

色谱法是基于混合物中各组分在两相（固定相和流动相）之间的分配不均匀的性质进行分离的一种方法。混合样品被导入固定相的支持体中，另一流体即流动相通过时，由于样品中各组分与固定相和流动相的相互作用（包括范德华力、氢键等）大小的不同，各组分通过固定相支持体的速率也不同，从而得以分离。色谱法可根据两相所处的状态分类，使用液体作为流动相称为液相色谱，使用气体作为流动相称为气相色谱。同时又根据固定相的不同，液相色谱可再分为液-固色谱和液-液色谱，气相色谱可再分为气-固色谱和气-液色谱。

另一种是按色谱过程的机理（表 2-3）来分类：利用吸附面对不同组分吸附性能的差异进行分离鉴定的称为吸附色谱；利用不同组分在流动相和固定相之间的分配系数差异而进行分离的称为分配色谱；利用分子大小不同引起的阻滞作用不同进行分离的称为排阻色谱（或凝胶色谱）；利用不同组分对离子交换剂亲和力差异进行分离的称为离子交换色谱。

表 2-3　色谱法的分类

吸附色谱(adsorption chromatography)	液-固吸附色谱(liquid-solid adsorption chromatography)
	气-固吸附色谱(gas-solid adsorption chromatography)
分配色谱(partition chromatography)	液-液分配色谱(liquid-liquid partition chromatography)
	气-液分配色谱(gas-liquid partition chromatography)
排阻色谱(exclusion chromatography)	液-固排阻色谱(liquid-solid exclusion chromatography)
	气-固排阻色谱(gas-solid exclusion chromatography)
离子交换色谱(ion-exchange chromatography)	有机离子交换树脂(organic resinous material)
	纤维素及无机高分子交换剂(cellulosic and inorganic resinous material)

在天然产物的分离过程中，最常用的方法是将不同固体固定相灌装成不同类型的色谱柱来实现，这样的方法称为柱色谱；另一种方法是将固定相固定于玻璃或塑料等材料表面从而形成固定相薄层来使用，则称为薄层色谱。不同固定相的柱色谱的分离原理不同，综合运用便可分离制备不同类型的天然产物；薄层色谱和纸色谱则主要用于鉴定分析，也可用于半微量制备。下面将对常用色谱分离方法做简要介绍。

1. 柱色谱法

(1) 分配柱色谱

分配色谱与溶剂萃取法的原理相同，都是利用化学成分在两种互不相溶的溶剂中分配系数的差异进行分离的。

分配柱色谱是使用一种多孔物质吸附一种极性溶剂，这样极性溶剂在色谱过程中始终固定在支持剂上，形成固定相。另使用一种与固定相互不相溶的非极性溶剂进行洗脱，该洗脱剂在色谱过程中始终是移动的，即流动相。溶质在固定相和流动相之间，在柱上做连续地、动态地反复分配，从而利用不同成分在两相间分配系数的差异而得以分离。分离工作的难易主要取决于不同成分间分配系数差值，如果分配系数差值较大，只要用较小的柱和较少的固定相支持体用量便能获得理想的分离效果；如果相差极小，则同样质量的样品往往要用较大的柱和较多的固定相支持体才能分开。分配柱色谱（一般指液-液分配柱色谱）采用的载体主要有硅胶、硅藻土及纤维素粉等。

通常，分离水溶性或极性较大的成分如生物碱、苷类、糖类、有机酸等化合物时，固定相多采用强极性溶剂，如水、缓冲溶液等，流动相则用氯仿、乙酸乙酯、丁醇等弱极性有机溶剂，称之为正相分配柱色谱。在正相分配柱色谱中，极性小的成分先洗脱，极性大的成分后洗脱。而在分离脂溶性化合物如高级脂肪酸、油脂、游离甾体等时，则两相可颠倒，可用石蜡油等脂溶性溶剂作为固定相，而流动相则用水或甲醇等强极性溶剂，故称之为反相分配柱色谱（reverse phase partition chromatography）。在反相分配柱色谱中，极性大的成分往往先被洗脱，极性小的成分则后被洗脱。

反相柱色谱的常用填料是将普通硅胶经化学修饰（图 2-15）键合长度不同的烃基（—R）形成亲脂性表面而成。根据烃基（—R）长度为乙基（—C_2H_5）还是辛基（—C_8H_{17}）或十八烷基（—$C_{18}H_{37}$），分别命名为 RP（reverse phase)-2、RP-8 及 RP-18。三者亲脂性强弱顺序为：RP-18＞RP-8＞RP-2。

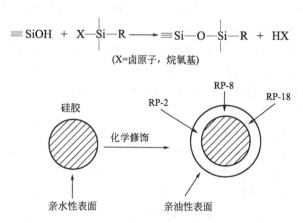

图 2-15　反相柱色谱的填料

经典分配柱色谱中所用的载体（如硅胶）颗粒直径较大（100～150μm），流动相仅靠重力作用自上而下缓缓流过色谱柱，流出液用人工分段收集后再进行分析，因此柱效较低，费时较长，现各种加压液相色谱已逐渐代替经典分配柱色谱。

无论是在分离效能或速度方面，加压液相色谱均远远超过了经典的液-液分配柱色谱方法，因而其在天然药物分离工作中得到了越来越广泛的应用。根据所用压力大小的不同，可分为快速色谱（flash chromatography，约 2.02×10^5 Pa）、低压液相色谱（LPLC，＜5.05×10^5 Pa）、中压液相色谱（MPLC，$5.05\sim20.2\times10^5$ Pa）及高压液相色谱（HPLC，＞20.2×10^5 Pa）等。各种加压液相柱色谱的大体分离规模如图 2-16 所示。

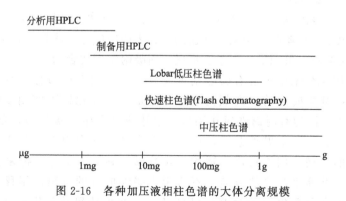

图 2-16　各种加压液相柱色谱的大体分离规模

天然产物分离中经常遇到的问题是：长时间洗脱造成敏感化合物分解，并使色带拖尾。快速色谱技术可使分离所需时间大大缩短，从而避免上述问题发生。使用最广泛的快速色谱固定相为硅胶。天然产物的最终纯化可采用硅胶快速色谱法，但更常见的是用此方法对粗提物或混合物进行初步纯化，继而利用高分辨率的色谱技术进行纯化。

中压液相色谱可采用更长、具有更大内径的色谱柱，可以一次性分离更多的样品。中压液相色谱比常压液相色谱使用的填料颗粒度更小，分辨率更高，需使用更大的压力来维持适当的流速，所需压力可由压缩空气或往复泵提供。为提高效率，可先利用分析型 HPLC 有效地选择适当的溶剂系统。在天然产物分离中，中压液相色谱多采用硅胶或反相硅胶为固定相，但有时也采用聚酰胺或纤维素为固定相。

与中压液相色谱相比，高压液相色谱柱内填装粒度范围更窄的细小颗粒为固定相，需采用较高的压力使流动相流出。系统的复杂性及成本增大，但分辨率可得到较大的提高。许多分离工作需要从大量的粗提物中分离出微量成分，通常采用高压液相色谱进行最后阶段的制备分离。为使每次分离获得纯品的数量增加，制备型高压液相色谱分离通常使样品超载。制备型高压液相色谱分离大多采用恒定的洗脱剂条件，这样可减少操作中可能出现的问题。但是对于那些难分离的样品，有时也需采用梯度洗脱方式分离。

(2) 吸附柱色谱

吸附色谱的原理是利用固体吸附剂（固定相）对混合物中各组分的吸附能力的不同而进行分离。液-固吸附色谱是运用较多的一种方法，更适用于中等分子量的样品（分子量小于 1000 的低挥发性样品）的分离，特别是脂溶性成分，而高分子量样品（如蛋白质、多糖或离子型亲水化合物等）的分离则一般不适用。

吸附剂、溶剂和被分离物质的性质是影响吸附色谱分离效果的三个最主要因素。

① 吸附剂 吸附剂即吸附柱色谱中的固定相，通过物理吸附或化学吸附作用将被分离物质产生吸附作用，常用的吸附剂有硅胶、氧化铝、聚酰胺、大孔树脂、硅藻土等。

a. 硅胶 色谱用硅胶是一种多孔性物质，分子中具有硅氧烷的交链结构，同时在颗粒表面又有很多硅醇基。硅胶吸附作用的强弱与硅醇基的含量多少有关。硅醇基能够通过氢键的形成而吸附水分，因此硅胶的吸附力随吸附的水分增加而降低。如果吸水量超过 17%，吸附力极弱不能用作为吸附剂，但可作为分配色谱中的支持剂。当硅胶被加热至 100～110℃时，硅胶表面因氢键所吸附的水分即能被除去；当加热温度升高至 500℃时，硅胶表面的硅醇基也能脱水缩合转变为硅氧烷键，丧失因氢键吸附水分的活性，不再有吸附剂的性质，即便用水处理也不能再恢复其吸附活性。因此硅胶的活化不宜在较高温度下进行，一般在 170℃以上即有少量结合水失去。

硅胶是一种酸性吸附剂，适用于中性或酸性成分的分离。硅胶不适用于碱性物质的分离，这因为硅胶也是一种弱酸性阳离子交换剂，其表面的硅醇基能释放弱酸性的氢离子，当遇到较强的碱性化合物，可因发生离子交换反应而吸附碱性化合物。

b. 氧化铝 因氧化铝中可混有碳酸钠等成分，其可能带有碱性，对于分离一些碱性天然产物，如生物碱类成分的分离颇为理想。但是碱性氧化铝不宜用于醛、酮、内酯等类型化合物的分离，因为有时碱性氧化铝可与上述成分发生次级反应，如异构化、氧化、消除反应等。除去氧化铝中碱性杂质，用水洗至中性，称为中性氧化铝。中性氧化铝仍属于碱性吸附剂的范畴，用途最广，适用于生物碱、萜类、甾体、挥发油及在酸碱中不稳定的苷类、内酯类等化合物的分离，不适用于酸性成分的分离。用稀硝酸或稀盐酸处理氧化铝，不仅可中和氧化铝中含有的碱性杂质，并可使氧化铝颗粒表面带有 NO_3^- 或 Cl^-，从而具有离子交换剂的性质，适合于酸性成分的分离，这种氧化铝称为酸性氧化铝。

c. 聚酰胺 聚酰胺是一类由酰胺聚合而成的高分子物质，不溶于水、甲醇、乙醇、乙醚、氯仿及丙酮等常用有机溶剂，对碱较稳定，对酸尤其是无机酸稳定性较差，可溶于浓盐酸、冰醋酸及甲酸。商品名为锦纶、尼龙。

聚酰胺对于一般的酚类、黄酮类化合物的吸附是可逆的（鞣质例外），分离效果好，加之吸附容量又大，故聚酰胺色谱特别适合于该类化合物的制备分离。此外，其对生物碱、萜类、甾体、糖类、氨基酸等其他极性与非极性化合物的分离也有着广泛的用途。另外，因聚酰胺对鞣质的吸附力特强，近乎不可逆，所以其也特别适宜用于植物粗提取物的脱鞣处理。

d. 大孔吸附树脂　大孔吸附树脂是一种人工合成的具有多孔立体结构的聚合物吸附剂，含有无数的网状孔穴结构，一般为白色球形颗粒，通常分为非极性和极性两类。因其理化性质稳定，不溶于酸、碱及有机溶媒，所以广泛应用于天然化合物的分离与富集操作中。对有机物选择性好，不受无机盐等离子和低分子化合物的影响。国内常见的用于提取分离的大孔树脂类型有 D101 型、DA201 型、SIPI 系列等。

大孔吸附树脂是具有吸附性和分子筛原理的分离材料，它的吸附性是由于范德华引力或产生氢键的结果。本身多孔性结构的性质决定了其具有分子筛的性质。天然化合物的分离和富集现已广泛应用于大孔吸附树脂，如苷与糖类的分离、生物碱的精制等。在多糖、黄酮、三萜类化合物的分离方面都有很好的应用实例。

② 溶剂　色谱过程中溶剂的选择，对组分分离影响极大。使用柱色谱时所用的溶剂（单一溶剂或混合溶剂）一般称为洗脱剂，使用薄层或纸色谱时常称展开剂。选择洗脱剂需根据被分离物质与所选用的吸附剂性质，将两者结合起来加以考虑。在用极性吸附剂进行色谱时，若被分离物质为弱极性成分，一般选用弱极性溶剂为洗脱剂；若被分离物质为强极性成分，则需选用极性溶剂为洗脱剂。如果对某一极性物质用吸附性较弱的吸附剂（如以硅藻土或滑石粉代替硅胶），则洗脱剂的极性亦需相应降低。

据此，支配吸附过程的主要因素是极性强弱。所谓极性，它是一种抽象概念，用以表示分子中电荷不对称的程度，并大体上与偶极矩、极化度及介电常数等概念相对应。那么极性又应当如何判断呢？

a. 官能团的极性强弱按图 2-1 顺序排列。

b. 溶剂极性的大小大体上可以根据介电常数（ε）的大小来判断。常用溶剂的介电常数及其极性排列如表 2-4 所示。

表 2-4　常用溶剂的介电常数及其极性排列

溶剂	ε	水溶度(g/100g)	极性
己烷	1.88	0.007	弱
苯	2.29	0.06	↓
乙醚(无水)	4.47	1.3	
氯仿	5.20	0.1	
乙酸乙酯	6.11	3.0	
乙醇	26.0		
甲醇	31.2		
水	81.0		强

c. 洗脱用溶剂的极性宜逐步增加，跳跃不能太大。实践中多用混合溶剂，并通过调节比例以改变极性，达到梯度洗脱分离物质的目的。一般情况下，混合溶剂中强极性溶剂的影响比较突出，故不可随意将极性差别很大的两种溶剂组合在一起使用。实验室中最常应用的

己烷-苯
苯-乙醚
苯-乙酸乙酯
氯仿-乙醚
氯仿-乙酸乙酯
氯仿-丙酮
氯仿-甲醇
丙酮-水
甲醇-水

极性递增

图 2-17 吸附柱色谱
常用混合洗脱溶剂

混合溶剂组合如图 2-17 所示。在用溶剂冲洗柱时，流速不宜过快，洗脱液的流速一般以30～60min内流出液体的体积（mL）与所用吸附剂的质量（g）相等为合适。

d. 大孔树脂吸附色谱中，洗脱液可使用甲醇、乙醇、丙酮、乙酸乙酯等。根据吸附作用的强弱，选用不同的洗脱液或不同浓度的同一溶剂。对非极性大孔树脂，洗脱液极性越小，洗脱能力越强；对于中等极性的大孔树脂和极性较大的化合物来说，则选用极性较大的溶剂较为适宜。

③ 被分离物质的性质　在吸附剂与洗脱剂指定的条件下，各个成分的分离效果直接与被分离物质的结构与性质有关。对极性吸附剂而言，若成分的极性大，则吸附力强。

被分离物质的极性则取决于分子中所含官能团的种类、数目及排列方式等综合因素。以氨基酸来说，分子结构中既有正电基团，又有负电基团，故极性很强。高级脂肪酸，如硬脂酸，虽也含有如羧基这样的强极性基团，但因分子的主体是由长链烃基所组成，故极性依然很弱。中药大黄中的主要成分为蒽醌化合物，包括大黄酚、大黄素、大黄素甲醚、芦荟大黄素、大黄酸等，它们结构差别仅在 R_1、R_2 基不同，故极性大小取决于 R_1、R_2 的种类表 2-5，极性大小顺序为：大黄酸（COOH）＞大黄素（Ar-OH）＞芦荟大黄素（CH$_2$OH）＞大黄素甲醚（OCH$_3$）＞大黄酚（H）。极性强弱顺序决定着这些化合物在硅胶上的吸附行为及柱色谱的洗脱规律。

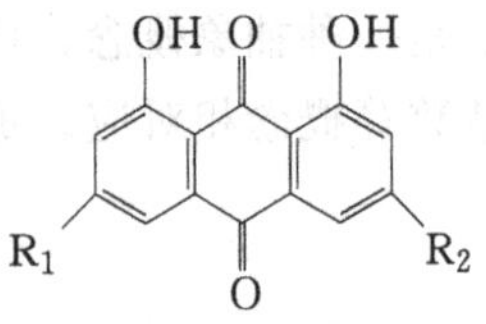

表 2-5　大黄中的蒽醌成分

名称	R_1	R_2
大黄酚	CH$_3$	H
大黄素	CH$_3$	OH
大黄素甲醚	CH$_3$	OCH$_3$
芦荟大黄素	H	CH$_2$OH
大黄酸	H	COOH

应当强调指出，酸性、碱性及两性有机化合物的极性强弱及吸附行为主要由其存在状态（游离型或解离型）所决定，并受溶剂 pH 的影响。以生物碱而言，游离型为非极性化合物，易为活性炭所吸附；但解离型则不然，为极性化合物，不易为活性炭所吸附。因此实践中常可通过改变溶剂 pH 以改变酸性、碱性及两性化合物的存在状态，进而影响其吸附或色谱行为达到分离精制的目的。

④ 聚酰胺柱色谱的分离原理

前面介绍的硅胶及氧化铝吸附剂，通常认为是通过物理性吸附作用产生分离效果的，但聚酰胺柱色谱的吸附原理则是由于聚酰胺树脂的分子内有很多酰胺键，可与酚类、酸类、醌类、硝基化合物等形成氢键，因而对这些物质所产生的吸附作用，即所谓"氢键吸附"学说。

该理论认为：酚类（包括黄酮体、鞣质等）和酸类的羟基（或羧基）与锦纶分子中酰胺键的羰基形成氢键；芳香硝基化合物（包括 DNP-氨基酸）和醌类的硝基（或醌基）与锦纶分子中酰胺键的游离氨基形成氢键。其吸附原理可用图 2-18 表示。

形成氢键缔合的能力与溶剂有关，一般在水中形成氢键的能力最强，在有机溶剂中较

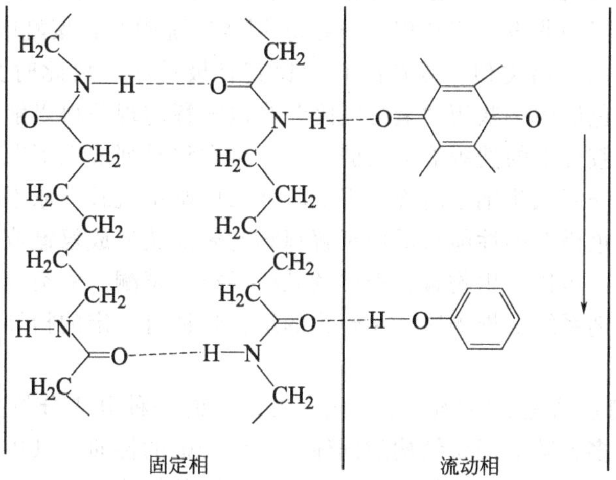

图 2-18　聚酰胺吸附色谱的原理

弱，在碱性溶剂中最弱。由于各种化合物与聚酰胺形成氢键的能力不同，聚酰胺对他们的吸附力也不同。在含水溶剂中通常有如下大致规律：

a. 形成氢键的基团数目越多（如酚羟基、羧基、醌基、硝基等），则吸附能力越强。如：

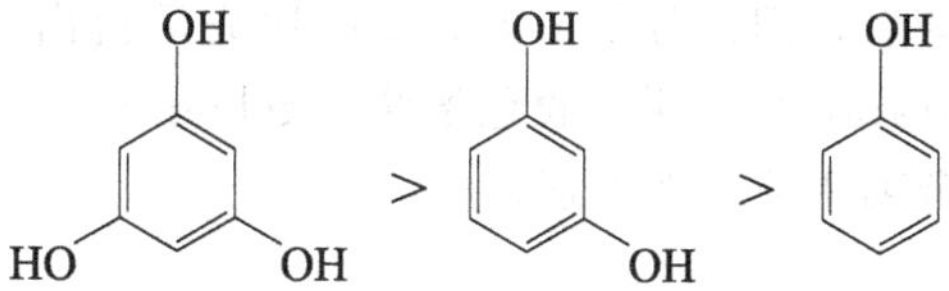

（化学结构式：1,3,5-三羟基苯 ＞ 1,3-二羟基苯 ＞ 苯酚）

b. 形成氢键的位置与吸附力有很大关系。易形成分子内氢键者，其在聚酰胺上的吸附也相应减弱。如：

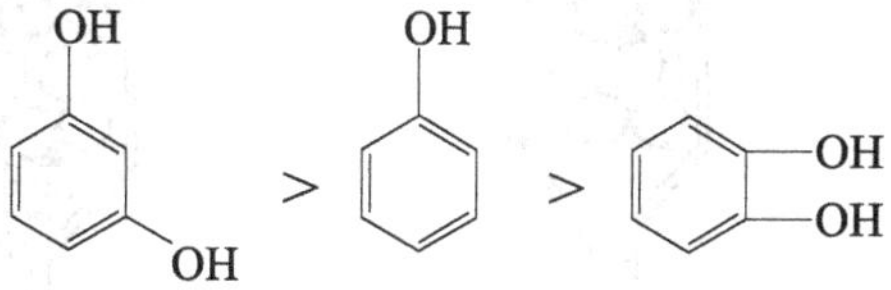

（化学结构式：间苯二酚 ＞ 苯酚 ＞ 邻苯二酚）

c. 分子中芳香化程度越高、共轭双键越多，则吸附性越强；反之，则弱。如：

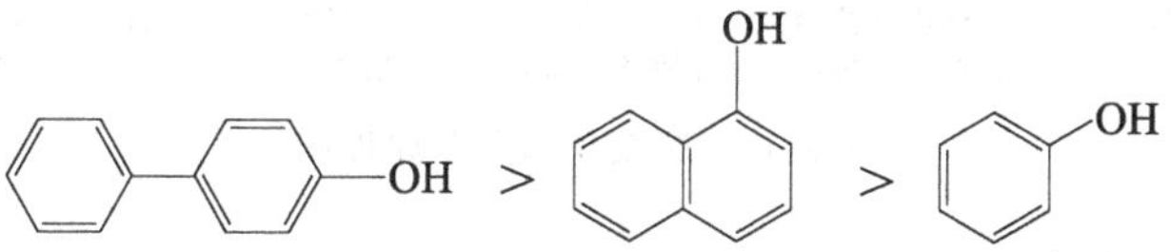

（化学结构式：4-苯基苯酚 ＞ 1-萘酚 ＞ 苯酚）

以上仅对化合物本身对聚酰胺的亲和力而言。但因为吸附是在溶液中进行，所以溶剂也会参与吸附剂表面的争夺，或者通过改变聚酰胺对溶质的氢键结合能力而影响吸附过程。在水溶液中加入碱或酸均可以破坏聚酰胺与溶质之间氢键的缔合，也有很强的洗脱能力，可用于聚酰胺的精制及再生处理。常用的聚酰胺再生剂有 10％醋酸、3％氨水及 5％氢氧化钠水溶液等。

但是，随着聚酰胺色谱的不断发展，有许多现象难以用"氢键吸附"来解释。如某些很难与聚酰胺形成氢键的物质，如萜类、甾体、生物碱等也可用聚酰胺色谱分离；又如黄酮苷元与苷的分离，若用非极性溶剂作洗脱剂，黄酮苷元比其苷先洗脱下来。后者无法用"氢键吸附"解释。于是某些学者认为聚酰胺具有"双重色谱"的性能。因为聚酰胺分子中既含有非极性的脂肪链，又含有极性酰胺基团。当用极性流动相（如含水溶剂系统）洗脱时，聚酰胺为非极性固定相，其色谱行为类似于反相分配色谱。因黄酮苷比其苷元极性大，故黄酮苷比苷元更容易洗脱。当用非极性流动相（如氯仿-甲醇）洗脱时，聚酰胺则作为极性固定相，其色谱行为与正相分配色谱类似。因黄酮苷元比其苷极性小，故此时黄酮苷元比苷容易洗脱。这样则使聚酰胺色谱中一些用"氢键吸附"难以解释的现象得以解释。

各种溶剂在聚酰胺柱上的洗脱能力由弱到强，可大致排列成以下顺序：

水→甲醇→丙酮→氢氧化钠水溶液→甲酰胺→二甲基甲酰胺→尿素水溶液

聚酰胺的"双重色谱"的性能只适用于解释难与聚酰胺形成氢键或形成氢键的能力不太强的化合物，如萜类、甾体、生物碱、糖类及某些酚类、黄酮、酸类等。它对于寻找这些化合物的聚酰胺色谱溶剂系统及推测这些化合物的结构特征有一定的指导意义。

(3) 凝胶柱色谱

① 原理　凝胶滤过法是 20 世纪 60 年代发展起来的一种分离分析技术，其使用的固定相是凝胶，是具有许多孔隙的网状结构的固体，有分子筛的性质。其中所用载体如葡聚糖凝胶是在水中不溶但可膨胀的球形颗粒，具有三维空间网状结构。当加入试样混合物，用同一溶剂洗脱时，由于受凝胶网孔半径的限制，大分子不渗入凝胶颗粒内部（被排阻在凝胶粒子外部），因此在颗粒间隙移动，并随溶剂一起从柱底先行流出；小分子因为可以自由渗入并扩散到凝胶颗粒的内部，因此通过色谱柱时阻力增大、流速变缓，较晚流出。试样混合物中的各个成分因为分子大小各异，渗入扩散至凝胶颗粒内部的程度也不尽相同，故在经历一段时间的流动并达到动态平衡后，即按分子由大到小顺序先后流出而得到分离（图 2-19），此法称为凝胶滤过法（gelfiltration）也叫凝胶色谱法（gelchromatography）。该方法在蛋白质及多糖等大分子化合物的分离中应用较普遍。

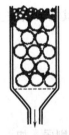 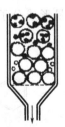 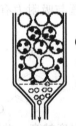

○ 代表凝胶颗粒
◦ 代表大分子物质
● 代表小分子物质

1	2	3
待分离的混合物在色谱床表面	试样进入色谱床，小分子进入凝胶颗粒内部，大分子随溶液流动	大分子物质行程短，流出色谱床，小分子物质仍在缓慢移动

图 2-19　凝胶色谱简单原理图

② 凝胶的种类与性质

商品凝胶种类很多，常用的有葡聚糖凝胶（Sephadex G）以及羟丙基葡聚糖凝胶（Sephadex LH-20）。

a. 葡聚糖凝胶　它由一定平均分子量的葡聚糖和交联剂（一般为环氧氯丙烷）以醚桥的形式相互交联形成，是水不溶性的白色球状颗粒，在酸性环境中能水解，在碱性环境中稳定。凝胶颗粒的表面有许多孔隙，其孔隙的大小由葡聚糖与交联剂的配比及反应条件决定。交联度越大，网状结构越紧密，孔隙越小，吸水膨胀就越少；反之，交联度越小，网状结构越疏松，孔隙越大，吸水膨胀就越大。商品型号是按凝胶的交联度大小分类，并以吸水量来表示：英文字母 G 代表葡聚糖凝胶，后面的阿拉伯数字为凝胶的吸水量再乘以 10 的值。例如：G-25 的吸水量为每克葡聚糖凝胶吸水 2.5 毫升。

b. 羟丙基葡聚糖凝胶　在交联葡聚糖分子上引入一个基团，则会增大其亲脂性。如 LH-20 型交联葡聚糖凝胶，便是在 G-25 上引入羟丙基基团。与 Sephadex G 比较，Sephadex LH-20 分子中羟基总数虽然没有改变，但碳原子所占比例却相对增加了。因此，与 Sephadex G 不同，Sephadex LH-20 不仅可在水中应用，也可在极性有机溶剂（如氯仿、丁醇、四氢呋喃、二氧六环等）或它们与水组成的混合溶剂中溶胀后应用，但是在甲苯、乙酸乙酯中溶胀不多。这种凝胶在 pH 大于 2 的无氧化剂溶液中稳定。表 2-6 表示 Sephadex LH-20 在不同溶剂中湿润膨胀后得到的柱床体积及保留溶剂数量。

表 2-6　**Sephadex LH-20 对各种溶剂的保留量**

溶剂	溶剂保留量(mL 溶剂/g 干凝胶)	柱床体积(mL/g 干凝胶)
二甲基酰胺	2.2	4.0~4.5
水	2.1	4.0~4.5
甲醇	1.9	4.0~4.5
乙醇	1.8	3.5~4.5
氯仿(含 1%乙醇)	1.8	3.5~4.5
氯仿	1.6	3.0~3.5
正丁醇	1.6	3.0~3.5
环己烷	1.4	3.0~3.5
四氢呋喃	1.4	3.0~3.5
丙酮	0.8	3.3~3.6
乙酸乙酯	0.4	1.6~1.8
甲苯	0.2	1.5~1.6

Sephadex LH-20 的使用方法类似于一般交联葡聚糖凝胶。用低级醇为溶剂时，芳香族、杂环化合物在凝胶上有阻滞作用；但用氯仿作溶剂时，这些化合物不受阻滞；而其对含羟基与含羧基的化合物也有阻滞作用。

Sephadex LH-20 适用于分离有机物质，如脂类、固醇类、保护多肽和脂溶性维生素等。吸水量为 2mL/g 干凝胶，分离范围为 100~2000 和 100~20000 两种（在氯仿中）。其中羟丙基 $[HO(CH_2)_2CH_2O—]$ 还可以根据需要将烷烃加长，加长至 11~14 和 15~18 个碳原子，这种凝胶分辨率更高。

（4）离子交换柱色谱

离子交换树脂是一种合成的呈球状或无定形粒状的高分子化合物，可分为阳离子交换树脂和阴离子交换树脂两大类。根据它的解离性能大小，各类树脂还可分为强、中、弱等。阳离子交换树脂中的解离性基团为磺酸（—SO_3H）、磷酸（—PO_3H_2）、羧酸（—COOH）和酚性羟基（—OH）等酸性基团。阴离子交换树脂中含有季铵、伯胺、仲胺、叔胺等碱性基团。

离子交换法可以用于氨基酸、肽类、生物碱、有机酸、酚类等的分离。使用离子交换树脂，特别是对水溶性成分的分离，比以前方便得多。

① 有效部位的分离　民间使用中药时多用煎剂，一般可将水煎剂通过强酸性（磺酸型）阳离子交换树脂，再通过强碱性（季铵型）阴离子交换树脂，分别洗脱，分成酸性、中性、碱性部位供动物或临床试验，如图 2-20。

② 生物碱的分离　从中药水浸液或稀乙醇提取液或者乙醇提取部位的水溶部分直接分离生物碱可用强酸性阳离子交换树脂，即先用氨水或氨性乙醇洗脱，所得部位再用其他分离手段

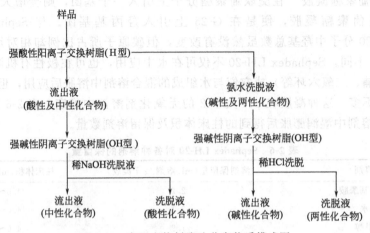

图 2-20 离子交换树脂法分离物质模式图

分离。该法由于树脂是可反复使用的，特别对水溶性生物碱的提取分离，较经典方法方便有利。

③ 有机酸及酚性物质的提取分离 用离子交换色谱法能理想分出多种有机酸。

④ 氨基酸的提取分离 离子交换色谱是分离氨基酸的有效方法，一般使用不同 pH 的缓冲液梯度洗涤以达到分离的目的。目前的氨基酸自动分析仪也是利用离子交换色谱法设计成的。

2. 薄层色谱法

薄层色谱法（thin layer chromatography，TLC）相对于柱色谱而言，分离效果好，分析速度快，操作简单，在各个学科中均有广泛应用。一般是将吸附剂均匀地涂在玻璃、金属或塑料等表面上，形成薄层。干燥后在涂层的一端点样，竖直放入一个盛有少量展开剂的有盖容器中。展开剂接触到吸附剂涂层，借毛细作用向上移动。待分离物质在吸附剂和展开剂之间产生多次吸附-溶解，混合物中各组分被分离成孤立的样点，实现化合物的分离。

（1）薄层色谱条件

① 固定相选择 同柱色谱类似，薄层色谱最常用的固定相主要是硅胶、氧化铝、聚酰胺等，但薄层色谱吸附剂的粒度更小，市场上可购买到薄层色谱专用的吸附剂，如硅胶 H。分离亲脂性化合物时常用氧化铝和硅胶；分离亲水性化合物时常用反相色谱填料或聚酰胺。

② 展开剂选择 展开剂选择时，应考虑混合样品中各组分的极性以及溶剂对样品中各组分的溶解能力，且通常选择使用混合溶剂组合以方便调整展开剂极性。以最常用的硅胶薄层色谱而言，展开剂极性越大对化合物的洗脱能力越强，一个合适的混合溶剂展开剂组合，应当能使样品的组分在薄层中展开适当的距离。若混合物中所有的组分点都移到了溶剂前沿附近，则说明展开剂的极性过强，应增大小极性溶剂的比例；若混合物中的组分点留在了原点上，说明展开剂的极性过弱，应增大大极性溶剂的比例；反复试验，直到选出合适的展开剂组合。

③ 比移值 薄层色谱的比移值（R_f）是指样品的点在薄层色谱上移动的距离与溶剂移动距离之比，是薄层色谱的基本定性参数。从点样原点开始到展开后的溶剂前沿，是溶剂的移动距离，记为 l_0，混合物中各组分的移动距离分别记为 l_1，l_2，l_3，…，l_i，则比移值可表示为 $R_f = l_i/l_0$。在相同条件下测得的比移值可以用作化合物的薄层色谱特征值进行比较对照。当 R_f 值为 0 时，表示组分留在原点未被展开，当 R_f 值为 1 时，表示组分随展开剂

至溶剂前沿，即组分不被固定相保留。在以薄层色谱选择柱色谱条件时，R_f 值以 $0.2 \sim 0.3$ 较为适宜，此时的溶剂系统即为一般柱色谱分离组分的最佳溶剂系统。

④ 显色　如果被分离的化合物有颜色，则很容易识别出来各个样点。但多数情况下，化合物一般没有颜色，要识别样品，必须使用显色剂。通用的显色方法有碘蒸气显色和紫外显色，也可喷 5% 硫酸乙醇加热显色，不同类型的天然产物需尽量针对性地使用特征显色剂。

(2) 薄层色谱操作

① 薄层板的准备　薄层板可自己铺制，但多数情况都是直接购买预先铺好的薄层板。然后用玻璃刀按需要切割成 $2cm \times 10cm$、$5cm \times 10cm$、$10cm \times 10cm$ 等规格。如果进行制备薄层层析，可以使用 $20cm \times 20cm$ 的预制薄层板。

② 点样　使用点样器或毛细管吸取样品后，在距离薄层板底边 $1.0 \sim 1.5cm$ 的基线上点样，一般为圆点，样点直径不大于 $2mm$，若样品溶液太稀，可重复点样，但应待前次点样溶剂挥发后才可重新点样，以免样点过大造成拖尾、扩散等现象而影响分离效果。做制备薄层层析时，在距离薄层板底边约 $1.5cm$，两边各 $1cm$，用微量注射器或毛细管吸取试样溶液，可以来回点成线条状，线条宽度不得超过 $2mm$。点样时必须注意勿损伤薄层表面。

③ 展开　在点样完成之后，将薄层板放入盛有展开剂的层析缸中（浸入展开剂的深度为距离原点 $5mm$ 较为适宜），密封，待薄层板展开至规定距离（一般为 $8 \sim 15cm$），取出薄层板，吹干溶剂，待检测。层析缸如需预先用展开剂预平衡，可在缸中加入适量的展开剂，密闭，一般保持 $15 \sim 30min$ 即可。

④ 显色与检视　如果样品在可见光下有颜色，则可直接在日光下检视，也可用喷雾或浸渍法，以适宜的显色剂显色，或加热显色。有荧光的物质或遇某些试剂可激发荧光的物质可在 $365nm$ 紫外灯下观察荧光。对于在可见光下无色，但在紫外光下有吸收的成分可用带有荧光剂的硅胶板（如 GF_{254} 板），在 $254nm$ 紫外灯下观察。

(3) 薄层色谱的应用

① 判断两个化合物是否相同。

② 确定混合物中含有的组分数。

③ 柱色谱选择合适的展开剂，监视柱色谱分离状况和效果。

④ 检测反应过程。

3. 纸色谱法

纸色谱以滤纸作为支持体，依靠样品在两相间分配系数的差异达到分离目的。滤纸纤维常常能吸收 20%～25% 的水分，其中 6%～7% 的水是以氢键形式与纤维素上的羟基结合，一般较难脱去。所以常规的纸色谱固定相实质上是水，流动相是以水饱和的有机溶剂。此时相当于正相分配色谱，极性大的成分 R_f 值较小，后洗脱出来。

如果滤纸用石油醚或硅油处理后作为固定相，以水溶液（或有机溶剂）作为流动相，此时相当于反相纸上分配色谱。极性大的成分 R_f 值较大，先洗脱出来。

近年来，由于薄层色谱的快速发展和广泛应用，其相比纸色谱在很多方面显示出更强的优越性，但纸色谱在糖类、氨基酸等大极性化合物的分离、分析中仍具有其独特的应用价值。操作过程中应注意以下几点。

(1) 滤纸的选择

滤纸质地要均一，厚薄要适宜、平整无折痕，杂质要少。若含有过多的杂质，会影响分析的结果。一般定性分析需要用较薄的滤纸，而分离制备则需要厚质滤纸。

(2) 展开剂的选择

纸色谱的展开剂常由有机溶剂和水组成，往往不是单一溶剂，如常用的正丁醇-水，是指水饱和的正丁醇；而展开系统正丁醇∶乙酸∶水（4∶1∶5）则是将溶剂先按此比例混合，然后置分液漏斗中静置分层，取上层正丁醇溶液作为展开剂。展开剂的选择可以根据文献报道的类似化合物常用的展开系统来加以改善，原则上要求待分离样品的各组分在该溶剂系统中的 R_f 值差异较大，且该系统对样品有良好的溶解性能，不会与样品发生化学反应，组成的比例也不应受温度影响。

(3) 点样

样品的浓度一般配制成 0.5～15mg/mL 的溶液（适宜的浓度要根据预试验确定，不同成分有所差异），然后用毛细点样管（定量时采用刻度毛细管或微量注射器点样）点于离滤纸底边 2～4cm 的点样线上。点样的斑点直径不应超过 0.5cm，点样时可以采用少量多次点样的方法，每次点少量样品后立即用电吹风吹干，再进行下一次的点样，这样可以避免样品斑点的扩散过大；如果同一张滤纸上点多个样品，样品之间的距离则不可太近，以 2cm 以上较为适宜，这样可以避免样品展开后相互干扰；点样量不宜过大，超载会出现拖尾现象，影响分离效果，以 10～30μg 较为适宜。

4. 其他分离方法与技术

(1) 逆流色谱法

逆流色谱（counter-current chromatography，CCC）是基于某一样品在两个互不混溶的溶剂之间的分配作用，溶质中的各个组分在通过两溶剂相的过程中按不同的分配系数得以分离。这是一种不用固态支持体的全液态的分配色谱方法。逆流色谱是在逆流分溶法的基础上发展起来的，这种方法早在 20 世纪 40 年代至 50 年代建立，它具有混合物断续地分流和连续地分流两种方式。

在液-液分配色谱基础上创建的液滴逆流色谱（droplet counter current chromatography，DCCC）可使流动相呈液滴形式垂直上升或下降，通过固定相的液柱，实现物质的逆流色谱分离。

高速逆流色谱（high-speed counter current chromatography，HSCCC）是一种较新型的液-液分配色谱，分离原理（图 2-21）是基于样品在旋转螺旋管内互不混溶的两相溶剂间分配不同而获得分离。

HSCCC 具有如下优点：

① 应用范围广，适应性好　因为溶剂系统的组成与配比可以是无限多的，所以从理论上讲 HSCCC 适用于任何极性范围样品的分离，特别适用于分离极性物质。

② 操作简便，容易掌握　分离过程中对样品的前处理要求低，一般的粗提物即可进行 HSCCC 的制备分离或分析。

③ 回收率高　由于没有固体载体，不存在吸附、降解和污染，理论上样品的回收率可达 100%。在实验中只要调整好分离条件，一般都有很高的回收率。

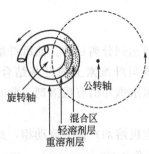

图 2-21　HSCCC 分离物质原理模拟图

（图中标注：旋转轴、公转轴、混合区、轻溶剂层、重溶剂层）

④ 重现性好　如果样品不具有较强的表面活性作用，酸碱性也不强，即使多次进样，其分离过程都能保持很好的稳定性，峰的保留相对标准偏差也小于 2%，重现性相当好。

⑤ 分离效率高，分离量较大　因为其与一般色谱的分离方式不同，能实现梯度操作和

反相操作，也能进行重复进样，特别适用于制备性分离，产品纯度高。

逆流色谱可克服上述液相色谱中由于采用固体载体而引起的不可逆吸附消耗、试样变性污染及色谱峰畸形拖尾等弊病，试样还可以定量回收，目前已广泛用于皂苷、生物碱、酸性化合物、蛋白质、糖类等天然化合物的分离精制工作，并取得了良好的效果。

(2) 膜分离技术

① 分离原理　膜分离主要是使用选择性的透过膜作为分离介质，当膜两侧存在某种推动力（如电位差、压力差、浓度差等）时，原料侧组分选择性地透过膜而达到分离、提纯的目的。

② 膜分离技术的特点　同传统分离方法相比，膜分离对中药体系有其特殊的优势：分离时没有相变，尤其是用于中药中热敏性物质的分离、浓缩；分离不消耗有机溶剂（尤其是乙醇），可缩短生产周期，降低有效成分的损失，而且有利于减少环境污染；分离选择性高，选择合适的膜材料进行过滤可以截留中药提取液中的鞣质、淀粉、树脂和某些蛋白质，且不损失有效成分，制剂的质量可提高；膜分离适用范围广，从去除热原、细菌等固体微粒到分离溶液中有机物和无机物；可实现连续化和自动化操作，容易与其他生产过程匹配，满足中药现代化生产的要求。

③ 分离膜的类型　根据分离的功能，膜可分为微滤膜（$\geqslant 0.1\mu m$）、超滤膜（$10 \sim 100nm$）、纳滤膜（$1 \sim 10nm$）、反渗透膜（$\leqslant 1nm$）几类。

a. 微滤膜　微滤是最早使用的膜技术。以多孔薄膜为过滤介质，使不溶物质浓缩过滤。截留的范围为 $0.1 \sim 10\mu m$，可应用于截留颗粒物、液体的澄清以及去除大部分细菌，并作为超滤、反渗透过程的前处理。

b. 超滤膜　超滤膜上的微孔具有不对称的结构。超滤的分离技术原理近似于机械筛，溶液经由水泵进入超滤器后，在滤器内超滤膜的表面发生分离，当溶剂（水）和其他小分子溶质透过具有不对称微孔结构的滤膜时，大分子溶质和微粒（如蛋白质、病毒、细菌、胶体等）便被滤膜所阻留，液体分离过程中，大分子溶质的微粒随溶液切向流经膜表面时，由于液体的快速堵塞，小分子物质和溶剂则在压力驱动下穿过致密层上的微孔后，即能顺利穿过下部的疏松支撑层，进入膜的另一侧，从而达到分离、提纯和浓缩产品的目的。超滤膜在长期连续运行中保持较恒定的产量和分离效果，可长期、反复使用。

超滤膜能截留分子量在几千至数十万的大分子，除能完成微滤的除颗粒、除菌和澄清作用外，还能除去微滤膜不能除去的病菌、热原、胶体、蛋白等大分子化合物，主要用于物质的分离、提纯和浓缩，在医药行业中超滤膜是发展最快的膜分离技术。

c. 纳滤膜　纳滤膜是近年来国外发展起来的另一滤膜系列——纳米过滤。介于反渗透与超滤之间，它能分离除去分子量在 $300 \sim 1000$ 之间的小分子物质，填补由超滤和反渗透所留下的空白部分。纳滤膜集浓缩与透析为一体，可使溶质的损失降到最小。

d. 反渗透膜　反渗透膜是从水溶液中除去无机盐以及小分子物质的膜分离技术。反渗透所用材料为有机膜，其分离特点是仅能透过小分子溶剂，截留各种无机盐、金属离子和低分子量的分子。在医药行业中反渗透膜的应用主要是制备各种高品质的医用水、注射用水和医用透析水，可替代离子交换树脂，主要用于水的脱盐纯化。

④ 膜分离技术的应用

a. 中药提取液的纯化　桂枝茯苓胶囊应用微滤和超滤膜分离技术精制，使活性成分苷类、酚类等在常温环境下实现物质分离，有效脱除杂质。此工艺既克服了常规分离法容易造成分子量小于1000的活性物质流失、无效大分子（分子量大于5×10^4）不易分离的缺点，又不引起成分变化，无二次污染，丰富了中药成品的精制手段，具有很大的潜在优势。

b. 制备中药口服液 各种中药口服液的制备实验研究中也有采用膜分离技术。比如采用超滤法和醇沉法对黄连解毒汤的水提物进行纯化，并测定其主要成分小檗碱的回收率及残渣去除率。结果显示，超滤法比醇沉法能更多地去除料液中的杂质而保留有效成分，既节省乙醇试剂用量，又简化工序，生产周期大大缩短。

c. 制备药酒等其他中药制剂 膜分离技术用于药酒生产可提高药酒的澄明度。对提高成品的内在质量、稳定性和澄明度都显示出良好的效果，提高了产品的营养及功能。

d. 热原（内毒素）的去除 热原对人体的危害相当大，热原注入人体能引起急性高烧、寒战和白细胞增高，有的发生急性休克甚至死亡。膜分离法是一种除热原的新技术，并正在中药行业中推广应用，目前主要用于去热原注射用水和注射液的制备。美国和日本等国家的药典已允许大输液除热源采用超滤技术。

(3) 高速离心法

① 分离原理 高速离心法是以离心机为主要设备，通过离心机的高速转动，离心加速度超过重力加速度成千上万倍，使提取液中的大分子杂质沉降速度增加，加速杂质沉淀并使其除去的一种方法。目前使用的离心机主要有沉降式离心机、管式离心机、蝶片式离心机、过滤式离心机、三足式离心机、卧式刮刀离心机、活塞推料离心机等。

② 高速离心法的应用

a. 用于制备口服液 高速离心法应用于中药口服液生产，可使药液基本澄清，在其分离过程中能有效防止中药有效成分损失，最大限度地保存中药的活性成分，而且使工艺流程大为缩短、成本降低。在黄芪口服液的生产工艺研究中对比水提醇沉法与高速离心法的差异，以产品中黄芪甲苷、黄芪多糖含量为评价指标，结果发现前者成本高、多糖损失大，而高速离心法则提高了有效成分含量，节省了大量物料，降低了生产成本，而且简便易行，适宜工业化生产。

b. 用于制备口服颗粒剂 在乙肝冲剂及缩宫止痛冲剂的生产工艺中，采用高速离心法代替醇沉法制备流浸膏，通过多品种多批次验证，结果表明高速离心法能替代醇沉法，生产的冲剂溶解度、澄明度均能达到规定要求，且能够缩短生产周期，降低生产成本，还能显著降低颗粒剂用量，提高每克颗粒中有效成分的含量，达到除杂的目的。

c. 用于制备中药胶囊剂 在中药胶囊剂的生产工艺中，浸膏的制备是一个重要环节，传统醇沉工艺所得浸膏黏性大，难以干燥，易吸潮，且服用剂量大，患者不易接受。在宫瘀胶囊成型工艺研究中，分别采用板框式压滤和高速离心法除杂，考查其浸膏性状、干膏粉吸湿性和流动性，以确定除杂方法。结果显示，中药提取液经过高速离心机除杂后，浸膏的黏性降低，便于干燥，节省时间，干浸膏质地松脆，易于粉碎，浸膏粉有较好的流动性，临界相对湿度明显降低，非常适于大生产。

(4) 分子蒸馏技术

自20世纪30年代出现以来，分子蒸馏技术得到了世界各国的重视。到20世纪60年代，已成功地应用于从鱼肝油中提取维生素A的工业化生产。相比较而言，我国分子蒸馏技术研究起步较晚。

① 分离原理 分子蒸馏技术的分离原理是利用液体分子受热会从液面逸出，而不同种类分子逸出后其平均自由程不同这一性质来实现的。该技术的核心是分子蒸馏装置。液体混合物为达到分离的目的，首先进行加热，能量使足够的分子逸出液面，轻分子的平均自由程

大，重分子的平均自由程小，在离液面小于轻分子的平均自由程而大于重分子平均自由程处设置捕集器，使得轻分子不断被捕集，从而破坏了轻分子的动平衡而使混合液中的轻分子不断逸出，而重分子因达不到捕集器很快趋于动态平衡，不再从混合液中逸出，这样，液体混合物便达到了分离的目的，其分离原理示意图见图 2-22。主要结构装置则由加热器、捕集器、高真空系统组成。

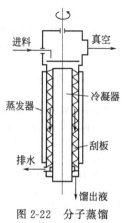

图 2-22　分子蒸馏
分离原理

② 分子蒸馏技术的特点　分子蒸馏技术不同于一般蒸馏技术。它是运用不同物质分子运动自由程的差别而实现物质的分离，因而能够实现远离沸点下的操作。与常规蒸馏技术相比，其具备以下优点：

a. 操作温度低　常规蒸馏是靠不同物质的沸点差进行分离，而分子蒸馏是靠不同物质分子运动自由程的差别进行分离，因而可在远低于沸点下进行操作。

b. 蒸馏压力低　由于分子蒸馏装置独特的结构形式，其内部压力极小，可获得很高的真空度。

c. 受热时间短　鉴于分子蒸馏是基于不同物质分子运动自由程的差别而实现分离的，故受加热面与冷凝面的间距要小于轻分子的运动自由程（即距离很短），这样由液面逸出的轻分子几乎未碰撞就到达冷凝面，所以受热时间很短。另外，如果采用较先进的分子蒸馏结构，使混合物的液面达到薄膜状，这时液面与加热面的面积几乎相等，那么，此时的蒸馏时间则更短。假定真空蒸馏受热时间为 1h，而分子蒸馏仅用十几秒。

d. 分离程度高　分子蒸馏常常用来分离常规蒸馏不易分开的物质，然而就两种方法均能分离的物质而言，分子蒸馏的分离程度更高。

③ 应用　分子蒸馏技术的优点在于可大幅度降低高沸点物料的分离成本以及分离热敏性物质，目前该项技术已广泛应用于高纯物质的提取，特别适用于天然物质的提取与分离。如用分子蒸馏从天然鱼肝油中获得浓缩维生素 A，提取天然或合成维生素 E 及 β-胡萝卜素，从动植物中提取天然的鱼油、米糠油、小麦胚芽油等；在食品工业中常用于混合油脂的分离，可获得纯度达 90%～95% 以上的单脂肪酸酯，如硬脂酸单甘油酯、月桂酸单甘油酯、丙二醇酯等；另外，在农药的精制、石油化工、香精、香料工业、塑料工业等都有重要的应用，详细内容读者可根据参考相关文献进行深入学习。

参考书目

[1]　杨宏健. 天然药物化学. 郑州：河南科学技术出版社，2007.
[2]　吴立军. 天然药物化学. 北京：科学技术文献出版社，2006.
[3]　宋晓凯. 天然药物化学. 第 3 版. 北京：化学工业出版社，2016.
[4]　崔福德. 药剂学. 第 7 版. 北京：人民卫生出版社，2011.
[5]　匡海学. 中药化学. 北京：中国中医药出版社，2003.
[6]　孔令义. 天然药物化学. 第 2 版. 北京：中国医药科技出版社，2015.

参考文献

[1]　田恒康. 巧用索氏提取器. 中国中药杂志，1990，15（4）：31～32.
[2]　Hayakawa J，Kamata M. Isolation of caffeine by using sublimation from tea leaves and the utilization for chemical teaching material of instrumental analytical experiment. 新潟大学教育学部研究紀要，2015，7：31～47.
[3]　Suslick K S，Hammerton D A，Cline R E J. ChemInform Abstract：The sonochemical hot spot. *Cheminform*，1987，

18 (2): 36.

[4] 张斌，许莉勇. 超声萃取技术研究与应用进展. 浙江工业大学学报，2008，36 (5)：558～561.

[5] 邹方宁. 超声提取技术在现代中药中的应用. 中草药，2007，38 (2)：315～316.

[6] 万水昌，王志祥，乐龙，李菊. 超声提取技术在中药及天然产物提取中的应用. 西北药学杂志，2008，23 (1)：
60～62.

[7] 曹楠楠，陈香荣，吴艳. 苦豆子多糖的超声波提取工艺优化及理化性质研究. 现代食品科技，2014，30 (2)：
209～215.

[8] Hauthal W H. Advances with supercritical fluids. *Chemo sphere*，2001，43 (1)：123.

[9] Johnston K P, et al. Water in carbon dioxide microemulsikns: an environment for hydriphiles including proteins. *Science*，1996，271：624.

[10] 夏开元. 二氧化碳超临界流体萃取研究进展. 中成药，1997，19 (5)：43.

[11] 周雪晴，冯玉红. 超临界 CO_2 萃取技术在中药有效成分提取中的应用新进展. 海南大学学报：自然科学版，2007
(1)：101～105.

[12] Moraes M D L L, Vilegas J H Y, Lanças F M. Supercritical fluid extraction of glycosylated flavonoids from *Passiflora* leaves. *Phytochemical Analysis*，1997，8 (5)：257～260.

[13] 谢明勇，陈奕. 微波辅助萃取技术研究进展. 食品与生物技术学报，2006，25 (1)：105～114.

[14] 吴龙琴，李克. 微波萃取原理及其在中草药有效成分提取中的应用. 中国药业，2012，21 (12)：110～112.

[15] 蔡延渠，朱盛山，李润萍. 新型提取联用技术在中药提取中的应用进展. 中成药，2011，33 (5)：863～866.

[16] 刘春娟. 常温高压提取黄芪多糖的研究. 吉林：吉林大学，2005.

[17] 孙美琴，彭超英. 微波萃取技术. 广州食品工业科技，2003，19 (2)：96～97.

[18] Xie J H, et al. Optimisation ofmicrowave-assisted extraction of polysaccharides from *Cyclocarya paliurus* (Batal.) Iljinskaja using response surface methodology. *Journal of the Science of Food & Agriculture*，2010，90 (8)：
1353～1360.

[19] Yan M M, et al. Optimisation of the microwave-assisted extraction pro for four main astragalosides in *Radix Astragali*. *Food Chemistry*，2010，119：1663～1670.

[20] 邹小兵，陶进转，夏之宁，蒋宏贵. 微波辅助提取挥发油的研究进展. 中成药，2010，32 (6)：1014～1020.

[21] 蔡铭. 罐组逆流提取技术在中药领域中的应用研究. 浙江：浙江大学，2006.

[22] Kaiefng H, Qing Z, Youurn L, et al. Modelingnad potimi zationofherb iacching porcesses. *Com Puetsrnad Chemical Engineering*，2000，24：1343～1348.

[23] 储茂泉，古宏晨，刘国杰. 中草药浸提过程的动力学模型. 中草药，2000，31 (7)：504～506.

[24] 储茂泉，刘国杰. 中药提取过程的动力学. 药学学报，2002，37 (7)：559～562.

[25] 周丹丹，周春晖，黄惠华. 猴头菇多糖的超声辅助罐组式动态逆流提取及纯化研究. 食品工业科技，2017，38
(5)：279～284.

[26] 余少冲，杨祖金. 罐组动态逆流提取中药杜仲叶中总黄酮和绿原酸的研究. 中药材，2009，32 (2)：300～302.

[27] 王坤. 益母草罐组式动态逆流提取工艺研究. 安徽中医学院学报，2000，19 (5)：46～47.

[28] 李树民，段江英，毕友林. 板蓝根的双罐逆流提取工艺. 中成药，1998，20 (6)：47.

[29] 王溶溶. 鸡血藤动态逆流连续循环提取工艺研究. 中成药，2003，25 (5)：358～359.

[30] Qiao W, Shaomei M, Boqiang F, et al. Development of multi-stage counter current extraction technology for the extraction of glycyrrhizic acid (GA) from licorice (*Glycyrrhiza uralensis* Fisch). *Biochem Eng J*，2004，21：285～292.

[31] 宗永辉，徐照辉. 罐组式逆流提取刺五加叶中抗氧化活性成分工艺研究. 中国药业，2013，22 (1)：26～28.

[32] U. S. Food and drug administration center for food safety and applied nutrition. *High Press Process*，2000，6～18.

[33] Tewari G, Jayas D S, Holley R A. Fresher under pressure scientific research high pressure processing of foods: An Overview. *Sci Ailment*，1999，19：611～661.

[34] 朱俊洁. 高压技术提取中药有效成分的工艺及机理研究. 吉林：吉林大学，2004.

[35] 郭文晶，从福仲，张守勤. 鹿茸蛋白的高压提取及生物活性测试. 智能信息技术应用学会会议论文集，2011.

[36] 陈栋，周永传. 酶法在中药提取中的应用和进展. 中国中药杂志，2007，32 (2)：99.

[37] 张文森. 茉莉花茶酶法提取工艺的研究. 福建轻纺，2009，(7)：41～43.

[38] 王颖，李楠. 分子印迹技术及其应用. 化工进展，2010，29 (12)：2315～2323.

[39] 丁明玉. 现代分离方法与技术. 北京：化学工业出版社，2012.

[40] 郭秀春，周文辉. 分子印迹技术研究进展. 化学研究，2012，23 (5)：103～110.

[41] Klein J U, Whitcombe M J, Mulholland F, et al. Template-mediated synthesis of a polymeric receptor specific to amino acid sequences. *Angew Chem Int Ed*，1999，38 (13)：2057～2060.

[42] 张淑香，王术平，田伟．中药有效成分现代提取技术研究进展．吉林中医药，2016，36（2）：191～193．

[43] Xu Z，Wan J，Shuang L，Cao X. Separation of ursodeoxycholic acid from its isomeric mixture using core-shell molecular imprinting polymer. *Biochem Engin J*，2008，41（3）：280～287.

[44] 杨光义，叶方，王刚，郝新才．半仿生提取法在中药新药研究中的应用．中国药师，2010，13（8）：1188～1190．

[45] 杨芙莲，王伟娜．蜂胶总黄酮半仿生提取工艺研究．粮食与油脂，2009，157（5）：42～44．

[46] 蓝峻峰，谢济运．叶下珠总黄酮的半仿生提取工艺．中成药，2012，34（4）：742～744．

[47] 孙彩云，柳鑫华，王庆辉，等．半仿生提取柿叶黄酮及其抗氧化和抗菌作用．食品研究与开发，2014，35（10）：115～118．

[48] 霍丹群，刘佳，张伟，等．正交实验优选葛根复方的半仿生提取工艺．中成药，2004，26（2）：12～15．

[49] 王丽．液膜分离技术处理甘蔗糖厂蔗汁的初步研究．广西：广西大学，2012．

[50] 刘国光，薛秀玲，周庆祥．液膜法处理硫普罗宁废水的研究．环境化学，2001，20（5）：478～452．

[51] Lee S C. Continuous extraction of penicillin G by emulsion liquid membranes with optimal surfactant compositions. *Chem Engin J*，2000，79（1）：61～67.

[52] Gasser M S，ElHefhy N E，Daoud J. A. Extraction of Co(Ⅱ) from aqueous solution using emulsion liquid membrane. *J Hazard Mater*，2008，151（2）：610～615.

[53] Liu A，Ding S，Zhao C，et al. Determination of Cr(Ⅵ) in leather by the emulsion liquid membrane method. *J Soc Leath Tech Chem*，2007，91（5）：183～187.

[54] Sabry R，Hafez A，Khedr M，et al. Removal of lead by an emulsion liquid membrane part Ⅰ. *Desalination*，2007，212（1/3）：165～175.

[55] Fouad E A，Bart H J. Emulsion liquid membrane extraction of zinc by a hollow-fiber contactor. *J Memb Sci*，2008，307（2）：156～168.

[56] Fouad E A. Zinc and copper separation through an emulsion liquid membrane containing di-(2-ethylhexyl) phosphoric acid as a cairier. *Chem Engin Tech*，2008，31（3）：370～376.

[57] 苏俊霖，蒲晓林．乳状液膜分离技术及其在石油化工中的应用．精细石油化工，2008，25（3）：182～184．

[58] 李青松，李可彬，李飞．乳状液膜分离技术的研究进展．当代化工，2009，38（1）：75～77．

[59] 汤洪，马智兰．用乳化液膜法从黄柏皮中提取黄连素的研究．膜科学与技术，1989，9（2）：53～55．

[60] Govindachari T R，Gopalakrishnan G，Suresh G. Isolation of various azadirachtins from neem oil by preparative high performance liquid chromatography. *Journal Liquid Chromatography & Related Technologies*，1996，19（11）：1729～1733.

[61] 陈英杰．纸层先导设计法．植物学报，1980，22（4）：384～389．

[62] Ito Y. Efficient preparative counter-current chromatography with a coil planet centrifuge. *Journal of Chromatography A*，1981，214：122～125.

[63] 王姣，姜忠义，吴洪，等．中药有效成分和有效部位分离用膜．中国中药杂志，2005，30（3）：165．

[64] 岑琴，周丽莉，礼彤．膜分离技术及其在中药领域中的应用．沈阳药科大学学报，2008，25（1）：78～79．

[65] 翁幼武，刘艺，张琦．高速离心法在中药口服制剂工艺中的应用．中国药业，2005，（11）：79～80．

[66] 冯武生，杨村，于宏武．一种新型分离技术——分子蒸馏技术．化工生产与技术，2000，7（4）：6～9．

（北京协和医学院　张东明、中南大学湘雅药学院　周应军、中国药科大学　杨鸣华）

第三章　天然药物提取分离的工业化设备

天然药物的提取和分离纯化是进行天然药物化学研究的重要步骤，是理化性质、结构表征及其生物功能和活性等后续研究的基础和关键。天然药物在提取时需要根据提取目的、产物及溶剂的理化性质，选用合适的提取方法与提取设备。在分离纯化后，常常需要对浓度较低的成分进行浓缩使其达到一定浓度，然后对提取液进行后续的处理。与传统的天然药物生产工艺和管理方式相比，天然药物生产智能控制具有显著的优越性，通过智能控制手段，能够保证大规模生产的工艺条件符合中试条件，避免了人为因素引起的差异，从而达到提高生产效率和收率、降低成本、提高原料和能源的利用率等效果。本章将依次对天然药物生产工业中的提取设备、分离设备、干燥设备和智能化控制系统进行介绍。

第一节　提取设备

一、浸渍法提取设备

1. 操作过程

将药材清洗后，粉碎成适当大小的颗粒，置于容器中，加入一定量的溶剂，浸泡数日，并定时搅拌。使用热浸法时可以水浴或者蒸汽加热；重浸渍法即重复2～3次浸渍即可。无论采取何种浸渍，浸渍后都必须压榨药渣，得到残留的浸出液。

2. 常用设备

浸渍法常用的浸渍设备主要有浸渍器和压榨器。

浸渍器为盛放天然药物的器皿，常用的材料有不锈钢、玻璃、陶瓷和搪瓷等。浸渍器一般有盖或为密闭容器，以防溶剂挥发损失或污染环境。浸渍器底部有搅拌装置，在浸泡过程中适时搅拌或振动，更新固液接触面，从而提高有效成分的溶出速率（图3-1）。采用热浸法提取的浸渍器，通常会在底部放置加热管，通入蒸汽从而对体系进行加热。

压榨器是将残留在药物中的浸出液挤出的设备。由于许多天然药物易于膨胀，药渣会吸附一定量的浸出液，导致浸出物的损失。压榨药渣可提高目标成分的浸出量，同时在下一轮浸渍中还可以改善固液接触状态，增强传质效果。

二、煎煮法提取设备

1. 操作过程

煎煮法操作相对简单。将药材清洗并适当粉碎后，放入煎煮锅中，加入冷水或者温水至

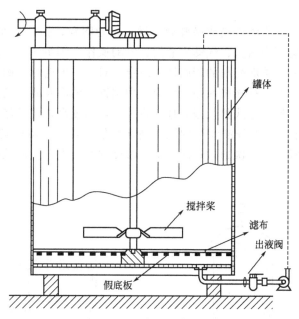

图 3-1　常用浸渍器

浸没原料，浸泡数小时，待原料适当软化膨胀后，通入蒸汽加热至沸腾，并保持微沸状态。煎煮完成后，用纱布或者过滤网过滤掉滤渣，得到煎煮液。加水重复煎煮 2～3 次，合并煎煮液即可。

2. 煎煮设备

煎煮法是我国传统的药物浸出方法，至今仍被广泛应用（图 3-2）。由陶瓷、玻璃及搪瓷材料所制作的煎煮设备，因其性质稳定，导热均匀，沿用至今。不宜使用铁、铜等材料的器具，这是因为有可能与药材中的鞣质、微量元素发生反应；也不宜采用铝制材料，因铝器在酸或碱条件下会析出铝离子，危害人体健康。

三、渗漉法提取设备

1. 操作过程

将药材粉碎成粗粉，粉碎后的颗粒不宜过粗或者过细，过细会导致溶剂难以顺利通过，过粗则会减少接触面积，降低浸取效率。其次，将粉碎后的材料用 0.7～1 倍量的溶剂浸润数小时，使药材组织充分膨胀。之后，将原料装入渗漉罐中，分次放在渗漉罐的筛板上，将原料层压平均匀，用滤纸或纱布掩盖料层，再用盖板覆

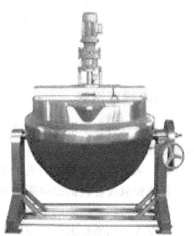

图 3-2　煎煮设备

盖，以免加入溶剂后原料浮起。在进行渗漉操作前，需要进行一定时间的浸渍。从渗漉罐上部缓慢加入溶剂，同时打开底部排气口，将原料之间的残存空气向下排出，排尽气泡后关闭排气口，继续加溶剂至超过原料层 5～8cm，充分浸渍 24～48h。浸渍完成后即可打开底部阀门，同时从渗漉罐上方加入溶剂，调节适宜的流速，收集渗漉液。

2. 渗漉设备

渗漉操作的常用设备为渗漉筒或渗漉罐，材料多为陶瓷、搪瓷、玻璃、不锈钢等所制。渗漉筒大多由筒体、椭圆型封头、气动出渣门、气动操作台等组成。渗漉罐按照形状可分为圆柱形和圆锥形，主要由选取药材的膨胀性来决定。对于一般药材，圆柱形渗漉罐即可使渗漉操作正常进行；若所选药材膨胀性强，则应采用圆锥形的渗漉罐，其能够更好地适应药材膨胀变化。渗漉罐的选择以立式狭长型为佳，直径小，高度高，使其渗漉充分，提高渗漉的浸出率。如图 3-3 所示，将充分浸润过的原料铺在每层筛板上，覆以盖板，以免药材浮起。自上至下加入溶剂，浸出液依次通过每层筛板而浓度逐渐增大，最后从底部阀门流出得到渗漉液。

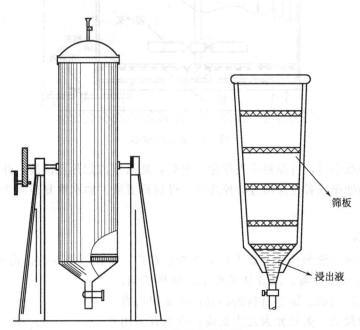

筛板

浸出液

图 3-3　渗漉设备结构图

四、回流提取设备

由于提取过程中常伴随着高温，导致溶剂大量蒸发。为了减少溶剂的损失量，通常使用回流提取设备。回流提取设备能够将大量蒸发的溶剂蒸汽冷凝收集，并返回提取罐中继续参与浸取，从而减少溶剂的损失，使浸取更加完全。

回流提取设备包括提取罐、换热器、冷却器、油水分离器、气液分离器以及过滤器等。提取罐是进行回流提取的关键容器，在加热提取时，提取罐内会产生大量的混合蒸汽，蒸汽经过收集进入到换热器即冷凝器中，在冷凝器中冷凝成液体，随后进入冷凝器下方的冷却室中进一步冷却直至室温。油水分离器，是用来分离水与挥发油的装置，当冷却液进入油水分离器后，由于水的密度大于挥发油，水在下方而挥发油在上方（比水密度大的挥发油正好相反）。当收集到一定量的挥发油之后，就可以从侧边排出挥发油进入气液分离器，排出废气，最终回流到提取罐内（图 3-4）。

提取罐是广泛应用于天然药物制剂工业的一种设备。通常提取罐由罐体、上封头、出渣门、气室等构成。按罐体形状来分可将其分为直筒式、蘑菇式、直锥式、斜锥式、搅拌式等。

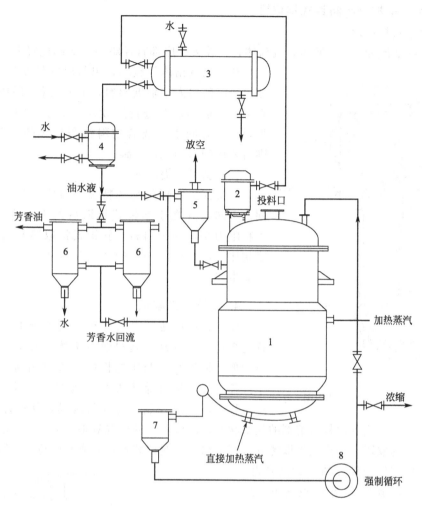

图 3-4 回流设备原理图

1—提取罐；2—泡沫捕集器；3—换热器；4—冷却器；5—气液分离器；
6—油水分离器；7—过滤器；8—循环泵

1. 直筒式提取罐

直筒式提取罐采用内罐体全直形式，整个罐体细而长，且罐体较高。直筒式提取罐的材料通常为不锈钢材质，规格通常在 0.05~6m³。由于采用直筒式结构，出料阻力小，使得加料排渣轻松方便，且结构简单，造价较低。目前普遍采用小直径提取罐，加热时间短，生产效率高。

2. 蘑菇式提取罐

蘑菇式提取罐的罐体为蘑菇状，即上部直径大于下部直径。由于上部具有较大的空间，加热时提取液不容易产生暴沸；且下部直径小，加热时间短。该提取罐采用夹套和底部加热方式，加热效果明显。溶剂采取切线中间逆流循环，动态效果好，传热速率快。罐体顶部配有清洗球装置，可以自动全方位清洗。相对于直筒式提取罐来说，蘑菇式提取罐制造难度大，成本高。

3. 直锥式提取罐与斜锥式提取罐

(1) 直锥式提取罐

直锥式提取罐如图 3-5 所示,其筒体直径较大,底部直径略小,下部配置夹套,可通蒸汽加热。因其出渣门较小,出料时容易发生搭桥现象,故出渣时需要人工辅助出料,但其出料门的密封性好。直锥式提取罐适合进行连续操作的小规模生产,当大批量、长时间生产或者物料体积较大的提取生产时,则需要用到斜锥式提取罐。

(2) 斜锥式提取罐

斜锥式提取罐的结构特征与直锥式提取罐大致相同。不同之处在于斜锥式提取罐的下部为锥体结构,出料阻力小,易于出料。斜锥式提取罐与直锥式提取罐相比,加热时间短,操作稳定性更高,适宜大规模提取生产。

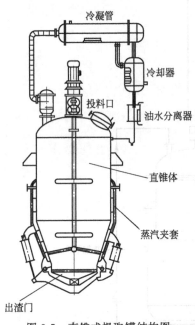

图 3-5 直锥式提取罐结构图

4. 搅拌式提取罐

搅拌式提取罐可进行多种方式的提取操作,故又称为多功能提取罐。其提取主罐体与蘑菇式提取罐十分相似,结构特点与工艺性能也大致相同。不同点在于搅拌式提取罐在罐内安装了机械搅拌器。在提取生产过程中,通过控制搅拌装置搅动,使得原料与溶剂混合均匀、充分,改善原料与溶剂的接触状态,形成动态的提取效果,加快了提取速率。

因搅拌式提取罐在蘑菇式提取罐的基础上增加了搅拌装置,故成本更高,且制造难度更大,尤其是搅拌轴与筒体的密封性是设计搅拌式提取罐时需要重点考虑的问题。

五、水蒸气蒸馏设备

水蒸气蒸馏设备主要适用于提取植物药中的挥发油等有效成分。这些挥发油成分不溶于水溶液,在约 100℃时具有一定的蒸气压,并能随水蒸气蒸馏而出。

工业化水蒸气蒸馏提取主要使用多功能提取罐,如图 3-6 所示,其原理与简单装置相同。将天然药物粉碎后,加溶媒浸泡,直接蒸馏或水蒸气蒸馏即可。蒸馏得到的油水混合物可使用盐析法或有机溶剂萃取法得到挥发油。需要注意的是,药材不宜粉碎过细,否则易被蒸气带走,堵塞管道;蒸馏时应直接

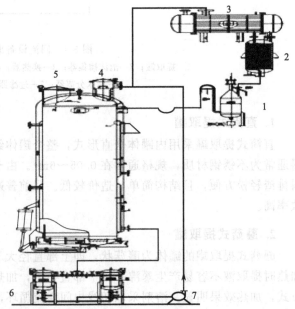

图 3-6 多功能提取器罐装置图

1—油水分离系数;2—冷却器;3—冷凝器;4—投料口;
5—泡沫捕集器;6—管道过滤器;7—泵

通蒸汽加热，并打开排空阀排出罐内空气，否则罐内会带压。

六、其他提取设备

以上介绍的提取设备为传统的提取设备。随着机械化工业水平不断发展，越来越多的新技术应用到提取设备中来。本节将选取几种代表性的设备介绍。

1. 超临界流体提取

超临界流体提取（supercritical fluid extraction，SFE）是利用物质在超临界流体状态下，对特定的物质具有较高溶解度，从而提取有效成分的方法。CO_2 是目前最广泛应用的超临界流体，具有无毒、无味、安全、价廉、易回收等特点。

图 3-7 是超临界流体的提取流程。CO_2 经过高压泵以及加热器后，调节到超过超临界的状态，从而使得超临界流体对于溶质具有较高的溶解度，所以在萃取釜中将目的溶质快速溶解。之后，经过减压以及温度调节后，使得超临界流体变为气体，从而大大降低了对溶质的溶解度。在分离釜中，可实现溶质与气体分离。

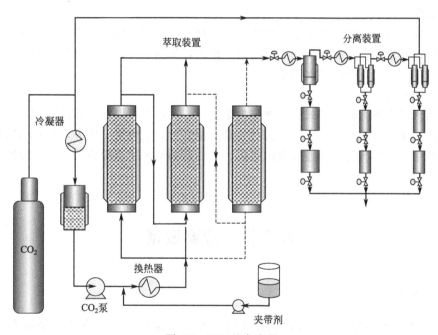

图 3-7　SFE 基本流程

超临界流体萃取装置主要由萃取釜、分离釜、温度控制系统和高压泵等设备组成。由于整个萃取流程是在高压下进行，对于整个系统的耐压性以及密封性必须有较高的要求。萃取釜是整个系统中的核心设备，对其材料选择、结构设计以及密封性都有较高的要求。由于萃取釜顶部需要频繁地进出料，物料进出口的拆装必须安全可靠。萃取釜的长径比是一个重要的设计参数，对于固态物料来说，长径比一般为 1:5，对于液态物料一般为 1:10。高压泵的选择可根据具体实验需要确定。超临界流体装置工艺流程简单，稳定安全，分离精度高，被广泛应用于天然药物有效成分的提取。

2. 微波辅助提取

微波辅助提取设备利用了微波的热效应，即在微波作用下，细胞内的极性物质吸收微波产生大量的热，使得细胞结构发生破裂，从而释放出有效成分，加快溶质溶解速率。微波提取设备能耗物耗低，环境友好。

微波辅助提取设备通常有微波提取罐，其结构形状与多功能提取罐类似，但在材料选择上有不同。目前，微波机使用的频率主要有 2450MHz 和 915MHz 两种。根据微波穿透的特性，微波能穿透玻璃、陶瓷、聚四氟乙烯等材料而不被吸收，而对于金属材料则会被反射，所以常常选用性质稳定的聚四氟乙烯作为提取罐的材料，而在微波发射器外可以加装金属材料屏蔽。

3. 超声波提取

超声波提取设备主要利用超声波的空化效应，使得细胞裂解，有效成分溶解到溶剂中，从而提高提取效率。超声波提取的核心设备为超声波提取罐。在提取罐底部和侧面通常会安装有超声波发射头，可多种频率设计，发射功率可调。其结构简单，成本较低，相比传统提取方法可以大大缩短时间，提高有效成分的提出率。

4. 罐组逆流提取

(1) 操作过程

将两个以上的提取罐相互串联，各罐类的药材含有效成分依次升高，提取剂从药材含有效成分最低的罐进入，依次从低到高流过所有罐组，从药材含有效成分最高的罐出来，每次维持一定的时间，进行梯度多次提取。

(2) 常用设备

最早出现的设备为外循环式罐组逆流提取机组，此设备可以在外部进行加热，溶液从外部动态循环，排渣口设有滤板，并且药材自身有很好的过滤效果。此外，还有多段罐式连续逆流提取机组、天然药物逆流连续浸出机组、天然药物动态逆流提取装置及三级四罐式天然药物提取机组等。

第二节　分离设备

一、沉降设备

沉降是用机械方法分离非均相混合物的一种单元操作。沉降设备类型较多，根据外力的不同可分为重力沉降设备和离心沉降设备两大类。常用的沉降设备有沉降槽和旋液分离器。

1. 沉降槽

沉降槽，也称为沉降器或增浓器，是利用微粒重力的差别使液体中的固体微粒沉降的设备。沉降槽有间歇操作和连续操作，其结构原理示意图如图 3-8 所示。

2. 旋液分离器

旋液分离器，又称水力旋流器，是一种利用离心力从液流中分离出固体颗粒的分离设备，旋液分离器的主体由圆筒和圆锥两部分构成（图 3-9）。旋液分离器结构简单，特点是圆筒直径小而圆锥部分长。旋液分离器设备费用低，占地面积小，处理能力大，可用于悬浮液的增浓、分级操作，也可用于不互溶液体的分离、气液分离、传热、传质和雾化等操作中，在化工、制药、石油、冶金、环保等工业部门广泛采用。但进料泵的动能消耗大，内壁磨损大，进料流量和浓度的变化影响分离性能。

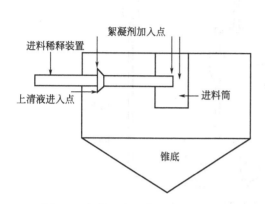

图 3-8　高效沉降槽结构原理示意图

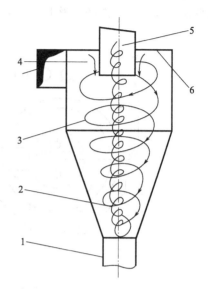

图 3-9　旋液分离器结构示意图
1—排灰管；2—内旋气流；3—外旋气流；
4—进气管；5—排气管；6—旋风顶管

二、过滤设备

工业上使用的过滤设备称为过滤机。为适应不同的生产工艺要求，过滤机有多种类型。按照过滤推动力的来源可分为压滤机、真空过滤机和离心过滤机。

1. 板框压滤机

板框压滤机是广泛应用的一种间歇式操作的加压过滤设备，是由若干块交替排列的滤板、滤框和洗涤板组成，上述部件共同被支承在两侧的横梁上，并用压紧装置压紧和拉开。滤板和滤框是板框压滤机的主要工作部件，滤板和滤框的个数在机座长度范围内可自行调节，一般为 10～60 块不等，过滤面积为 2～80m²。

板框压滤机为间歇操作，每个操作周期由装配、压紧、过滤、洗涤、拆开、卸料、处理等操作组成。过滤时，悬浮液在一定的压力下经滤浆通道，由滤框角端的暗孔进入框内，滤液分别穿过两侧滤布，再经邻板板面流到滤液出口排走，固体则被截留于框内，待滤饼充满滤框后，即停止过滤。

板框压滤机优点是结构简单，制造容易，设备紧凑，过滤面积大而占地小，操作压强高，滤饼含水少，对各种物料的适应能力强。缺点是间歇手工操作，劳动强度大，生产效率低。目前自动操作的板框压滤机的出现，改善了板框压滤机的工作条件和劳动强度。

2. 转鼓真空过滤机

转鼓真空过滤机结构如图 3-10 所示。主机由滤浆槽、篮式转鼓、分配头、刮刀等部件构成。转鼓真空过滤机为连续式真空过滤设备，篮式转鼓是一个转轴呈水平放置的圆筒，圆筒一周为金属网上覆以滤布构成的过滤面，转鼓在旋转过程中，过滤面可依次浸入滤浆中。

转鼓内沿径向分隔成若干独立的扇形格，每格都有单独的孔道通至分配头上。转鼓转动时，借分配头的作用使这些孔道依次与真空管及压缩空气管相通。转鼓每旋转一周，每个扇形格可依次完成过滤、洗涤、吸干、吹松、卸饼等操作。

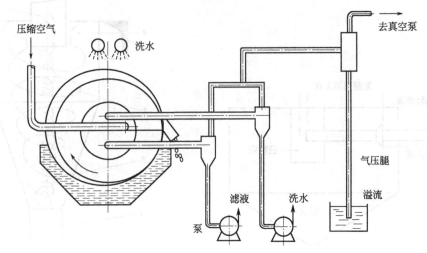

图 3-10　转鼓真空过滤机结构示意图

转鼓真空过滤机能连续自动操作，省人力，生产能力大，适用于处理含过滤颗粒的浓悬浮液。对于难过滤的细、黏物料，采用助滤剂预涂的方式也比较方便。缺点是附属设备较多，投资费用高，过滤面积不大，滤饼含液量高（常达 30%）。由于是真空操作，料浆温度不能过高。

三、萃取设备

工业萃取设备的类型有很多种，分类的方法根据不同的标准而定。按两液相间的接触方式分为逐级接触式和连续接触式；按设备构造特点和形状可分为组件式和塔式。下面具体介绍几种常用的萃取设备。

1. 混合澄清器

混合澄清器是最早使用，而且目前仍广泛应用的一种组件式分级萃取设备。它由混合器和澄清器两部分组成，搅拌装置使一相形成液滴分散于另一项，以增大相际传质面积，提高传质效果。在混合器内混合均匀后流入澄清器，混合物在此靠重力分为轻、重两液相层，形成萃取相和萃余相并分别流出。混合澄清器可以单级使用，也可以多个混合澄清器串联操作。

混合澄清器的主要优点有：可取得高强度的湍流而不发生液泛；两相均可作为分散相，具有较大的操作弹性，易于控制流动比；各级相互独立，可以处理含悬浮固体的物料；水平式的安置仅需较低的空间高度，每一级可以在需要的时候装上或卸下；易于开工和停工；较高的级效率，一般为 80%，有的达 95% 以上。主要缺点有：在较高的混合强度下易形成乳化；一相或两相一般都需要级间泵或有一定泵吸能力的搅拌器；每级因需动力搅拌，设备费和操作费用较高；水平安置会占用较大的面积；溶剂存量大。

2. 转盘萃取塔

转盘萃取塔的结构如图 3-11 所示。塔体内壁上按一定间距安装多个水平的固定环，在旋转的中心轴上按同样间距安装圆形转盘。塔顶部和底部是澄清区，它们同塔中段的萃取区有格栅相隔。当变速电机带动圆盘高速旋转，并带动两相一起转动，因而在液体中产生剪应力，剪应力使连续相产生涡流，处于湍动状态，使分散相破裂，形成许多大小不等的液滴，从而强化了萃取传质过程。

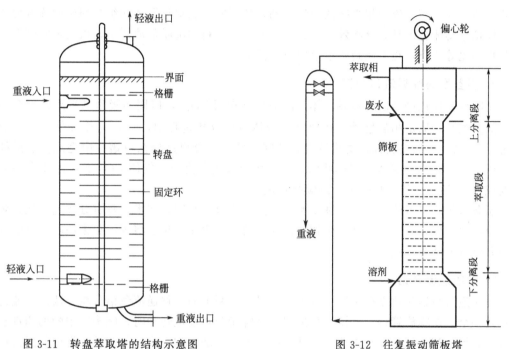

图 3-11 转盘萃取塔的结构示意图　　　　图 3-12 往复振动筛板塔

转盘萃取塔处理量大，效率较高，结构较简单，操作和维修费用较低。但是，它对密度差小的体系处理能力较低，不能处理流动比很高的情况，处理易乳化的体系有困难，扩大设计方法比较复杂。

3. 往复振动筛板塔

往复振动筛板塔又称脉冲筛板萃取塔，结构见图 3-12。它由一组开孔的筛板和挡板组成，共分三段，中间为萃取段，塔的上下两个扩大段是两相分离区。在萃取段内有一纵向中心轴，轴上装有若干块上下排列的圆盘型筛板，塔顶的传动机械驱动中心轴做上下往复运动，随着筛板的往复运动，筛板上面或下面的液体向下或向上穿过筛孔。液体通过筛孔时产生强烈的湍流和涡流，从而使两相充分接触，强化了传质过程。

往复振动筛板塔处理量大，结构简单，流动阻力小，传质效率高，操作简便，能耗较低，是一种具有良好应用前景的萃取设备。其缺点同转盘萃取塔。

四、色谱设备

工业制备色谱是大规模分离和制备天然产物的重要方法，按操作方式的不同分为连续色谱和间隙色谱。连续色谱系统是以层析为单位，运用化工技术中的逆流、回流等原理，如模拟移动床色谱、制备型超临界流体色谱以及高速逆流色谱等，是天然药物制药工业纯化的新工具。间隙色谱技术通过选择固定相介质和洗脱剂可得到广泛应用，如动态轴向压缩色谱。

1. 模拟移动床色谱

模拟移动床是连续色谱分离的主要形式，是把逆流萃取的方法应用到色谱分离中，由4~16根色谱柱串联组成，每两根柱子用多孔阀和管路连接在一起，每根柱子均设有样品的进口和出口，通过多孔切换阀可沿流动相的流动方向，周期性切换样品的进口和出口位置，以此来模拟固定相与流动相之间的逆流流动，从而实现流动相循环和组分回流的连续分离。

模拟移动床色谱具有分离效率高、连续操作、填料和洗脱剂消耗少，以及可实现调节和控制自动化等优点，在工业制备色谱中被广泛应用。

2. 制备型超临界流体色谱

超临界流体色谱是以超临界流体为流动相（常用 CO_2），以固体吸附剂吸附或键合到载体上的高聚物为固定相的色谱。在超临界流体色谱分离过程中，CO_2 是循环使用的。液体通过 CO_2 泵注入加热装置，受热后变为超临界状态，分离过程在色谱柱中完成。色谱柱中出口压力降低，CO_2 又成为气体状态，在气相中收集各流分。气体 CO_2 通过净化设备后冷却变成 CO_2 液体，流入贮罐中，继续循环使用。

制备型超临界流体色谱是一种新型的天然药物分离和制备技术，具有分离速度快，效率高，分离温度低，易保持产品的生物活性和不使用或少使用化学溶剂，免去回收大量溶剂的操作并节省能耗等优点。

3. 高速逆流色谱

高速逆流色谱是建立在单向性流体动力平衡体系上的一种逆流色谱分离方法。逆流色谱装置是一个多层螺旋管行星式离心分离仪，当螺旋管在慢速转动时，螺旋管中的两相都从一端分布到另一端。用某一相作移动相从一端向另一端洗脱时，另一相在螺旋管内的保留量大约为50%，这一保留量会随移动相流速的增加而减小，使得分离效率降低。若使螺旋管转速加快，两相的分布会发生变化。当转速达到一定时，两相就会在螺旋管内完全分开，其中一相全部占据首端的一段，称为首端相；另一相全部占据尾端的一段，称为尾端相。高速逆流色谱正是利用了两相的这种单向性分布的特征，在高螺旋转速下，如果从尾端相送入首端相，它将穿过尾端相而移向螺旋管的首端，同样，如果从首端相送入尾端相，它将穿过首端相而移向螺旋管的尾端。分离时，在螺旋管内首先注入其中的一相（固定相），然后从合适的一端加入流动相，载着样品在螺旋管中无限次分配。转速越快，固定相保留越多，分离效果越好，且提高了分离速度。

高速逆流色谱应用范围广，适应性好；操作简便，容易掌握；回收率高；重现性好；分离效率高，分离量较大。

4. 动态轴向压缩制备色谱

动态轴向压缩制备色谱柱是大规模工业制备液相色谱的方法。动态轴向压缩制备色谱柱的底端配有聚四氟乙烯密封圈的活塞，它可在柱中上、下移动，可承受约 14MPa 的压力，柱顶端的法兰盘使用特殊紧固装置（不用螺栓）固定在柱体上。在法兰盘中，上面有流体分布器，下面有不锈钢过滤器。柱内活塞移动是通过一台空压机（0.6~10MPa）和一台液压千斤顶来实现的，活塞与千斤顶连在一起。移动柱活塞时，首先由空压机给千斤顶中的液体施加压力，千斤顶再推动活塞移动（图3-13）。

动态轴向压缩制备色谱柱柱效高，重复性好，装填所用的时间短。使用动态轴向压缩制备色谱操作可使用10~20种固定相，并解决了制备色谱技术的放大问题，利用本法对分析

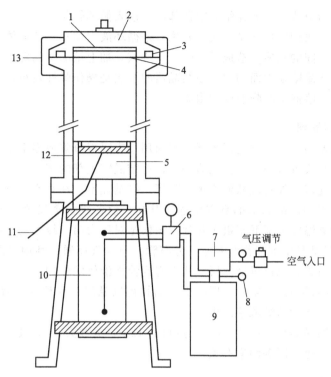

图 3-13　动态轴向压缩制备色谱柱结构示意图

1—分布器；2—法兰；3—O 型环；4—不锈钢过滤器；5—活塞；6—油分布器；7—气泵；8—油压表；
9—油储罐；10—液压千斤顶；11—溶剂线；12—聚四氟乙烯密封圈；13—快速断路钳

柱、中试柱和生产柱，都可获得相同的柱效。

五、结晶设备

结晶设备的类型很多。有些结晶器只适用于一种结晶方法，有些结晶器则适用于多种结晶方法。结晶器按结晶方法可分为冷却结晶器、蒸发结晶器、真空结晶器；按操作方式又可分为间歇式和连续式；按流动方式又可分为混合型和分级型、母液循环型和晶浆循环型。常用的结晶设备主要有如下几种。

1. 搅拌式冷却结晶器

搅拌式冷却结晶器的搅拌釜可装有冷却夹套或内螺旋管，在夹套或内螺旋管中通入冷却剂以移走热量。釜内搅拌以促进传热和传质速率，使釜内溶液温度和浓度均匀；同时使晶体悬浮、与溶液均匀接触，有利于晶体各晶面均匀成长。

2. 奥斯陆蒸发结晶器

结晶器由蒸发室与结晶室两部分组成。结晶室的器身带有一定的锥度，下部截面较小，上部截面较大。母液经循环泵输送后与加料液一起在换热器中加热，经再循环管进入蒸发室。溶液部分汽化后产生过饱和溶液；过饱和溶液经中央降液管流至结晶室底部，转而向上流动。晶体悬浮于此液体中，因流道截面的变化而形成了下大上小的液体速度分布，从而使晶体颗粒成为粒度分级的流化床。粒度较大的晶体颗粒富集在结晶室底部。与降液管中流出的过饱和度最大的溶液接触，使之长得更大。随着液体往上流动，速度渐慢，悬浮的晶体颗粒也渐小，溶液的过饱和度也渐渐变小。当溶液达到结晶室顶层时，已基本不含晶粒，过饱和度也消耗完，作为澄清的母液在结晶室顶部溢流进入循环管路。

这种结晶方式是典型的母液循环式，其优点是循环液中基本不含晶体颗粒，从而避免发生泵的叶轮与晶粒之间的碰撞而造成过多的二次成核，加上结晶室的粒度分级作用，使该结晶器所产生的结晶产品颗粒大而均匀。该结晶器的缺点是操作弹性较小，因母液的循环量受到了产品颗粒在饱和溶液中沉降速度的限制。

3. 多级真空结晶器

多级真空结晶器为横卧的圆筒形容器，器内用垂直隔板分隔成多个结晶室。各结晶室的下部是相连通的，晶浆可从前一室流至后一室；而结晶室上部的蒸汽空间则相互隔开，分别与不同的真空度相连接。加料液从储槽吸入到第一级结晶室，在真空下自蒸发并降温，降温后的溶液逐级向后流动，结晶室的真空度逐级升高，使各级自蒸发蒸汽的冷凝温度逐级降低。最后一级的冷凝温度可降低至摄氏几度。操作绝对压力第一级可为10kPa，最后一级可为1kPa左右。在各结晶室下部都装有空气分布管，与大气相通，利用室内真空度而吸入少量空气，空气经分布管鼓泡通过液体层，从而起到搅拌液体的作用。当溶液温度降至饱和温度以下时，晶体开始析出。在空气的搅拌下，晶粒得以悬浮、成长并与溶液一起逐级流动。晶浆经最后一级结晶室后从溢流管流出。

这种多级真空结晶器直径可达3m，长度可达12m，级数为5～8级。其处理量与所处理的物质性质、温度变化范围等因素有关。

六、分子蒸馏设备

完整的分子蒸馏系统主要包括脱气系统、进料系统、分子蒸馏器、加热系统、真空冷却系统、接收系统和控制系统。分子蒸馏器是整个分子蒸馏系统的核心部分，在分子蒸馏过程中起着决定作用，分子蒸馏器按结构形式可分为圆筒式分子蒸馏器、降膜式分子蒸馏器、刮膜式分子蒸馏器和离心式分子蒸馏器。

1. 圆筒式分子蒸馏器

物料在真空状态下装入筒内，采用加热器使之加热，在冷凝器上凝缩。该装置结构简单，易于操作，但蒸发面静止不动，液层不能更新，蒸馏物被持续加热，易引起热分解，效率低，不适于对热不稳定物料的蒸馏。

2. 降膜式分子蒸馏器

降膜式分子蒸馏器的结构见图3-14。该装置冷凝面及蒸发面为两个同心圆筒，物料靠重力作用向下流经蒸发面，形成连续更新的液膜，并在几秒钟内加热，蒸发物在相对方向的冷凝面上凝缩。该装置蒸馏效率较高，但液膜受流量及黏度的影响厚度不均匀且不能完全覆盖蒸发面，影响了有效面积上的蒸发率，同时加热时间较长，从塔顶到塔底的压力损失很大，使蒸馏温度变高，故对热不稳定的物质有一定局限性。

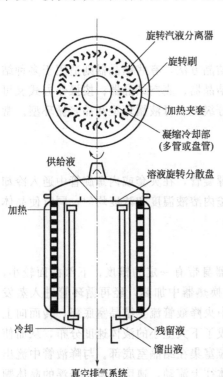

旋转汽液分离器
旋转刷
加热夹套
凝缩冷却部（多管或盘管）
供给液
溶液旋转分散盘
加热
冷却
残留液
馏出液
真空排气系统

图 3-14 降膜式分子蒸馏器

3. 刮膜式分子蒸馏器

刮膜式分子蒸馏器改进了降膜式分子蒸馏器的不足，在蒸馏器内设置可转动的刮板，把物料迅速刮成厚度均匀、连续更新的液膜。低沸点组分首先从薄膜表面挥发，径直飞向中间冷凝器，冷凝成液相，并流向蒸发器的底部，经流出口流出；不挥发组分从残留口流出；不凝性气体从真空口排出。

该装置能有效地控制膜厚度，通过调控刮板转速还可控制物料停留时间，蒸发效率明显提高，热分解降低，可用于蒸发中度热敏性物质。其结构比较简单，易于制造，参数容易控制，维修方便，是目前适应范围最广、性能优良的一种分子蒸馏器。

4. 离心式分子蒸馏器

离心式分子蒸馏器的结构见图 3-15。该装置的蒸发器为高速旋转的锥形容器，物料从底部进入，在离心力的作用下，在旋转面形成覆盖整个蒸发面、持续更新的厚度均匀的液膜。蒸发物在蒸发面停留很短的时间（0.05～1.5s），在对面的冷凝面上凝缩，流出物从锥形冷凝底部抽出，残留物从蒸发面顶部外缘通道收集。

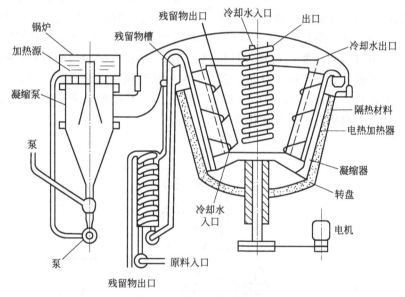

图 3-15　离心式分子蒸馏器

该装置蒸发面与冷凝面的距离可调，形成的液膜很薄（一般在 0.01～0.1mm），蒸馏效率很高，分离效果好，是最有效分子蒸馏器，适于各种物料的蒸馏，特别适用于极热敏性物料的蒸馏。但其结构复杂，有高速度的运转结构，维修困难，成本很高。

第三节　干燥设备

一、传统干燥器

1. 喷雾干燥器

喷雾干燥是利用雾化器将原料液分散成细小的雾滴后，通过与热气流相接触，使雾滴中水分被迅速汽化而直接获得粉状、粒状或球状等固体产品的干燥过程。原料液可以是溶液、悬浮液或乳浊液，也可以是膏糊液或熔融液。喷雾干燥具有许多独特的技术优势，因而在制药工业中广泛应用。在喷雾干燥过程中，雾化器是影响产品质量和生产能耗的关键设备，不同的雾化器会产生不同的雾化形式，目前在工业生产中，常见的喷雾干燥器有气流式、离心式和压力式等。

喷雾干燥的优点：干燥速率较快，干燥时间较短，设备的生产能力较大；干燥产品的质量较好，尤其适用于热敏性料液的处理；可以干燥其他方法难以处理的低浓度溶液，且能直接得到小颗粒产品，可省去蒸发、结晶、分离及粉碎等操作，简化产品的生产工艺流程；生产调节相对方便，具有较大的操作灵活性；产品具有良好的分散性、流动性、溶解性和粒度均匀性；可保证无菌生产，符合 GMP 要求；易于实现自动化生产。其不足之处：设备体积庞大，投资费用较高；热效率不高；对于细粉产品的干燥生产，常采用高效分离设备，以避免产品的损耗和对环境的污染，因而附属设备较多。

2. 气流干燥器

气流干燥器又称为"瞬间干燥"，它是利用高速向上的热气流，使粒状物料悬浮于气流中，随气流流动的同时完成传热和传质过程，从而达到干燥物料的目的。气流干燥器的结构简单，占地面积小，热效率高，特别适用于热敏性物料的干燥。但是由于其使用的是高速气流，系统的流动阻力较大，能耗较高，且物料之间的磨损较为严重，对粉尘的回收要求较高。因而，气流干燥器主要适用于以非结合水为主的颗粒状物料的干燥，不适用于对晶体形状有一定要求的物料的干燥。图 3-16 为典型的气流干燥系统的流程，在进行设计的时候，可以根据工艺的要求和物料的情况优化系统的配置。

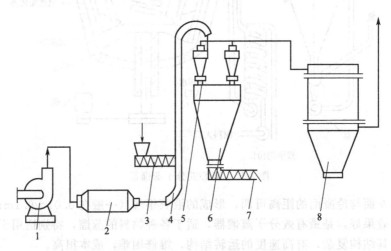

图 3-16　气流干燥系统流程示意图

1—风机；2—加热器；3—加料器；4—干燥管；5—旋风分离器；6—料仓；7—螺旋卸料器；8—袋滤器

3. 流化床干燥器

流化床干燥器是一种典型的对流干燥器，是流态化技术在干燥生产中的具体应用，其结构简单、紧凑、造价低廉。由于物料与气流之间可以充分接触，因而接触面积较大，干燥速率快。这一类干燥器特别适用于难干燥或者含水量较低的颗粒状物料的干燥。其物料在床内的停留时间分布不均匀，因而容易引起物料的短路与返混，不适用于易结块及黏性物料的干燥。

流化床干燥器的工作原理是物料由上部进料口进入，干燥热风与冷却的冷风顺次从底部吹入，物料在平直的筛网上震动前行与前半段热空气接触后带走水分，形成干燥产品，与后半段冷风接触后冷却，降低产品出口温度。

4. 其他干燥器

干燥器的种类、型号、规格多种多样，实际生产中应根据物料特性、工艺要求和生产任务选择适宜的干燥设备。其他常见的干燥器还有厢式干燥器、带式干燥器、冷冻干燥器、红外干燥器和微波干燥器等。

（1）厢式干燥器

厢式干燥器属于对流干燥器，是一种间歇式干燥器，小型的通常称为烘箱，大型的称为烘房。厢式干燥器具有结构简单，投资少，适应性强，应用范围广等特点。其缺点是物料不能很好地分散，热风只在物料表面流过，热空气与物料的接触面积小，干燥不均匀，产品质量不稳定，热能利用率低，干燥时间长，劳动强度大，在装卸和翻动物料时易产生扬尘。

（2）带式干燥器

带式干燥器又称为带干机，是制药生产中常用的连续对流干燥设备，其工艺流程是将湿物料置于连续传动的运送带上，用流动的热空气加热物料，使物料温度升高，物料中的水分汽化而被干燥。带式干燥器仅适用于具有一定粒度且没有黏性的固态物料的干燥，生产效率和热效能低，占地面积大，环境噪音也大。

（3）冷冻干燥器

冷冻干燥是将湿物料预冷冻至冰点以下后，将其置于高真空中蒸发，使其中的水分由固态冰直接升华为气态水而除去，达到干燥的目的。冷冻干燥是一种较为先进的干燥技术，具有许多显著的优点：物料在低压缺氧的环境中干燥，易氧化成分很难发生氧化变质，有利于灭菌和抑制细菌的活力；操作温度低，适用于热敏性物料的处理，保留了物料的色泽、味道和成分；具有良好的速溶性和快速复水性；避免无机盐在表面析出而引起产品的表面硬化等问题；脱水较彻底，产品质量轻，采用真空包装后产品保质期较长。但是其能耗大，干燥时间长，设备的投资和操作费用较高。

（4）红外干燥器

红外干燥属于辐射干燥，其原理是利用红外辐射器发出的红外线被湿物料所吸收，引起分子激烈共振并迅速转变为热能，从而使物料中的水分汽化而达到干燥的目的。在实际应用中，红外干燥技术最为常用。与普通干燥法比，红外干燥的速度要快 2～5 倍，干燥时间较短；不需要干燥介质，能量利用率较高；适合于多种形态的物料干燥；结构简单，调控操作灵活，易于自动化，设备投资也较少，维修方便。但红外干燥电能费用较高；干燥物料的厚度受到限制，仅限于薄层物料的干燥。

（5）微波干燥器

微波干燥技术是在微波理论和技术及电子管成就的技术上发展起来的一种介电干燥技术。微波是指频率在 $300MHz \sim 300GHz$ 之间的高频电磁波，在微波作用下，被干燥物质中的水等极性分子可快速转向并定向排列，由此而产生的撕裂和相互摩擦可产生很强的热效应，从而将水分从物料中驱出而达到干燥的目的。微波干燥器是一种介电加热干燥器，水分汽化所需的热能并不是靠物料本身的热传导，而是依靠微波深入到物料内部，并在物料内部转化为热能，因此微波干燥的干燥速率很快。微波干燥技术具有自动平衡功能，可以避免常规干燥过程中的表面硬化和内外干燥不均匀的现象；热效率较高，无环境污染，劳动条件较好；易于实现自动化和自动控制，可满足 GMP 要求。但是其设备投资大，能耗高，若安全防护措施欠妥，泄漏的微波会对人体造成伤害。

二、新型干燥器

1. 太阳能干燥器

太阳能是一种绿色能源，随着全球气候逐渐变暖及不可再生性能源的逐年减少，预计太阳能将在社会生产及生活中占据更加重要的地位。在天然药物生产领域中，对中药材、中药饮片及某些剂型如中药丸剂，用烘箱或蒸汽烘房代替传统的干燥工艺，能满足生产集中、处理量大的要求，但也存在温度分布不均匀，升温速率快，温度不易控制，以及不适用于含易挥发成分药物的干燥等不足，且热效率低，耗能高，经济效益较差。而某些药材，饮片及天然药物采用太阳能干燥能保持天然药物原来的成分和色香味，具有较好的外观品相及质量保证。

太阳能干燥器的形式多种多样，按物料接受太阳能的方式，可分为辐射式和对流式。习惯上称他们为温室型和集热型的温室干燥器，将两者结合在一起，即是带集热器的温室型干燥器（又称为混合式干燥器）。按照空气流动的动力不同，又可将其分为主动式和被动式两大类，一般温室型干燥器多为被动式，而带有集热器的干燥器，尤其是较大型的，多为主动式。还可以为其设置一个燃烧炉，用木废料或燃煤作为太阳能的辅助能源。

2. 组合干燥

组合干燥是综合运用干燥技术、制药工程与设备并结合物料特效而进行干燥的方法。组合干燥的方案很多：真空组合干燥，喷雾组合干燥，辐射、介电组合干燥等。组合干燥是一个综合性课题，其目的是在满足产品质量要求的需求下，尽可能做到省时、节能，并提高经济效益，其发展潜力巨大，应用前景广阔。

气流-流化组合式干燥器系统流程图如图3-17 所示，物料经过气流干燥器的预干燥后，经过卧式多室流化床干燥器进一步干燥

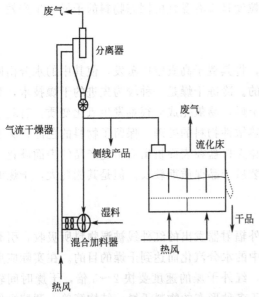

图 3-17 气流-流化组合式干燥器系统流程图

后排出产品；与此同时，从气流干燥器的出口抽出一部分半干品返回与湿物料混合后，由加料器的螺旋叶片推入气流干燥器进行干燥。

第四节 智能化控制系统

一、天然药物生产对智能化控制的基本要求

与现代化的石油、化工等领域的大规模、连续化生产方式不同，我国原料药的生产过程

基本上是采用小规模、单元化、批量化和间歇式的生产方式（尤其是生物制药和天然药物）。基于这些特点，天然药物提取生产对智能化控制有一些基本的要求。

天然药物提取生产具体自动控制需求可以根据天然药物提取过程特点并参照间歇控制模型来考虑，一般有顺序控制、调节控制、开关控制、联锁控制、人机界面、数据管理与管理信息系统集成等要求。

1. 顺序控制

天然药物提取生产属于批量生产过程，也叫间歇生产过程。间歇生产过程是以顺序的操作步骤来进行批量产品生产的过程。过程组元和单元设备，必须按工艺规定的顺序进行操作，例如产品生产要顺序经历提取、浓缩、醇沉、酒精回收等过程，又如提取罐试漏、投料、加热、等温提取、排料、排渣等必须按照规定的顺序和时间进行。

2. 调节控制

连续调节温度、压力等过程量，使它们保持在允许的范围内。控制系统要求具有启动、释放调节控制的功能，还常常要求调节回路重组和重整功能。例如提取罐料液加热到提取温度时启动等温调节控制，到达规定提取时间后释放等温调节控制。

3. 开关控制

控制自动阀门、泵等设备的启动、停止，控制物料输送过程。

4. 联锁控制

安全联锁监测生产设备和控制系统的运行，确保出现异常状况时，执行联锁动作、进行声光报警、显示报警状态，不致造成危险情况导致人员和设备损失。例如：酒精提取时，要监视提取罐压力，当压力超限时，要停止加热，打开放空阀，把控制调成手动方式，同时进行声光报警，显示报警状态。

5. 批管理与控制系统集成

智能控制系统可优化设备控制，实现生产过程的局部优化。而天然药物提取生产总体效率的提高，在很大程度上依赖综合指标的提高，只有将过程控制与生产管理系统集成起来，才能实现生产过程的总体优化。批量生产管理与控制主要包括：配方管理、批调度、批量生产管理等内容。

另外，还有过程可视化远程监控，报警处理，操作记录，报表输出，工艺参数管理，授权管理与访问许可，降低成本依从法规等要求。

二、计算机控制系统

1. 计算机控制系统组成

计算机控制系统由计算机系统和生产过程两大部分组成。计算机系统包括硬件和软件，其中硬件指计算机本身及其输入输出通道和外部设备，是计算机系统的物质基础；软件指管理计算机的程序及系统控制程序等，是计算机的灵魂。生产过程包括被控对象、测量变送单元、执行机构、电气开关等装置。下面给出了计算机控制系统的典型结构图（图 3-18）和原理图（图 3-19）。

由于计算机只能处理数字量，其输入输出都是数字信号，因此要有模/数转换器（A/D）和数/模转换器（D/A），实现模拟信号和数字信号之间的相互转换。

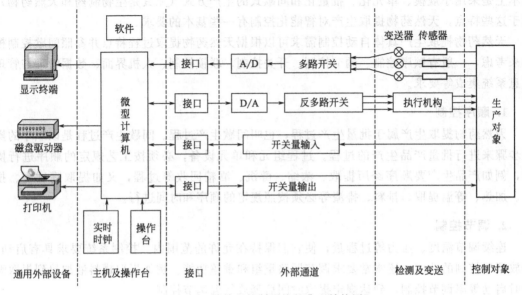

图 3-18　计算机控制系统的典型结构图

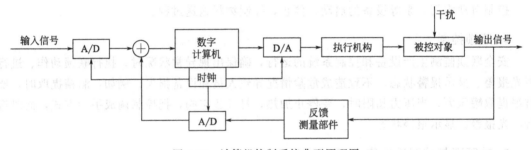

图 3-19　计算机控制系统典型原理图

2. 分散控制系统 DCS

　　计算机控制系统按其控制方式和控制功能，可分为操作指导控制系统、直接数字控制系统、监督控制系统、分级控制系统及分散（集散）控制系统等。在天然药物控制生产中，分散（集散）控制系统应用广泛，我们主要对其进行介绍。

　　分散控制系统简称 DCS，是 distributed control system 的缩写。它的体系特征是功能分层，一般可以分为现场控制级、过程装置控制级、车间操作管理级、全厂优化和调度管理级等。信息一方面自下而上逐渐集中，同时，它又自上而下逐渐分散。从系统结构分析，DCS由三大基本部分组成，它们是分散过程控制装置部分、集中操作和管理系统部分、通信系统部分。分散过程控制装置部分由多回路控制器、单回路控制器、多功能控制器、PLC 及数据采集装置等组成。它包括现场控制级和过程控制级装置，实现对生产过程的控制。一个控制器只控制一个回路或几个回路，这样可避免在采用集中型计算机控制系统时，若计算机出现故障，对整个生产装置或整个生产系统产生严重影响。集中操作和管理部分由操作站、管理机和外部设备等组成，它包括车间操作管理级和全厂优化与调度管理级，实现生产过程和调度管理的全局优化。通信系统部分完成每级之间以及每级内的计算机或微处理器的数据通信。在 DCS 中，用大量的以微处理器为基础的过程控制器对生产过程实现分散控制，用一台或几台计算机对全系统进行全面信息管理。DCS 结构如图 3-20 所示。

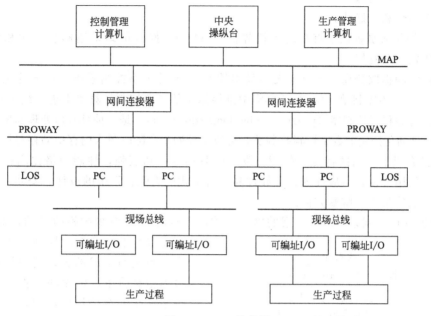

图 3-20 DCS 结构图

它的主要特点是集中控制分散管理，提高安全性，信息集中管理，有利于更高级的控制。DCS 有许多优点，主要包括以下六个方面。

（1）分散性和集中性

分散的主要目的是为了使危险分散，提高系统的可靠性和安全性。DCS 分散性的含义有不同的解释，一方面是控制对象的分散，还有控制设备地域上的分散、控制功能多种多样和危险因素的分散等。DCS 的集中性是指集中监视、集中操作和集中管理。

（2）自治性和协调性

DCS 系统中的各台计算机均可独立地工作，这一功能被称为自治性。DCS 的协调性是指系统中的各台计算机和现场控制器的连接用统一的通信网络互联在一起，相互传送信息，相互协调工作，共同实现系统的总体功能。

（3）灵活性和扩展性

模块化设计方式广泛地应用于 DCS 软、硬件中。硬件配置可灵活地构成各类不同容量的系统。在企业生产扩大的时候还可根据企业的要求进行系统扩展。软件程序提供的功能模块比较多样，进行简单的组态即可构成各类功能不同的控制系统，同时硬件配置却不需要改变。

（4）先进性和兼容性

DCS 系统综合集成了计算机、控制、通讯和图形显示技术，并随着这些技术的发展而不断发展，新型 DCS 的推出兼容 DCS 系统的软件和硬件，新老系统间可以无缝传递过程信息，从而实现新老系统的兼容。

（5）可靠性和适应性

DCS 系统的可靠性来源于其分散性带来系统的危险分散。同时，系统采用高性能的电子元器件、先进的生产工艺和抗干扰技术，使得 DCS 对工作环境的要求降低了许多。DCS

设备的安装位置比较灵活，可满足不同生产的需要。DCS 的各项功能可适应现代化大型生产线的控制和管理需求。

(6) 新颖性和友好性

DCS 为操作人员提供了直观的人机界面（HMI）。操作员站采用彩色画面和交互式图形，界面比较新颖友好。

天然药物的提取分离生产过程大多采用的是 DCS 分散型控制系统，现场的执行元件由 PLC 分散控制，各控制单元的 PLC 再集中到控制室的工业控制计算机上进行统一管理。

PLC 是可编程序控制器（programmable logic controller），是一种具有微处理器的数字电子设备，用于自动化控制的数字逻辑控制器，可以将控制指令随时载入内存中储存与执行。

PLC 具有以下鲜明的特点：使用方便，编程简单；功能强，性能价格比高；硬件配套齐全，用户使用方便，适应性强；可靠性高，抗干扰能力强；系统的设计、安装、调试工作量少；维修工作量小，维修方便。

常见的 PLC 控制系统多为一层的网络结构，有相对 DCS 较少的模拟量的控制和连锁，因此多用于小型自动控制场所或是大型自控系统的组成部分，其中控制的生产过程相对简单，传输的数据内容也不会很多。在天然药物生产中，广泛用于单个仪器的控制。

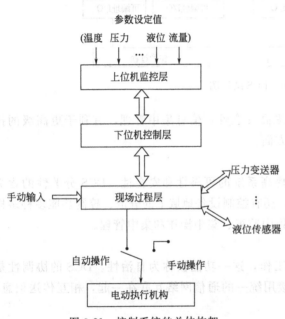

图 3-21　控制系统的总体构架

三、智能化控制方法

1. 天然药物智能控制系统总体结构

天然药物智能控制系统大多采用 DCS 控制系统，一般分为三层：监控层，控制层和过程层，如图 3-21 所示。

(1) 上位机监控层

上位机监控层是对生产现场进行实时监视以及操作人员进行各种操作的平台。生产开始进行前，需在上位机把利用到的生产工段中各种需要监控的参数预先设定一个值，该设定值是控制成品质量的重要保障和保证生产正常运行的重要手段。监控层合理调度各工段间生产状况，保证实现良好的自动化控制。

(2) 下位机控制层

下位机控制层是整个控制系统的核心，首先制定各个生产工段的控制方案，编写控制程序，操作现场执行机构。同时，可作为连接监控层和现场过程层的中间枢纽。现场过程层采集的各种变量信号传输到控制层，完成信号转换后，向监控层传输；监控层也通过控制层向下传送控制指令，完成对电动执行机构的精确控制和故障报警操作。

(3) 现场过程层

现场过程层作为整个控制系统的基础，由传感器、阀门、泵、电机等设备组成。通过各种传感器仪表检测参数的变化，传感器的非电量信号转换成 4～20mA 和 1～5V 的标准电信号后，传送至控制系统，执行机构接收控制器传回的控制信号，完成相应的机械调节。

2. 智能控制系统作用原理

按智能控制作用原理可将智能控制系统分为递阶控制系统，专家控制系统，模糊控制系统，学习控制系统，神经控制系统，仿生控制系统，集成智能控制系统和组合智能控制系统等。其中组合智能控制系统是把智能控制与传统控制（包括经典 PID 控制和近代控制）有机地组合起来构成的控制系统，它将智能控制方法和传统控制方法各自的长处集合起来，是一种很好的控制策略。PID 模糊控制、神经自适应控制等就是组合智能控制的例子。PID 模糊控制在天然药物智能控制领域应用比较广泛，下面我们简要对 PID 模糊控制进行介绍。

（1）PID 控制

工业控制中，PID 控制是应用十分广泛且发展比较成熟的控制方法，它不需要依赖于系统的传递函数 $G(s)$，对于模型未知对象，PID 参数的调节非常重要。PID 算法简单、可靠，同时参数调整方便，并且有一定的控制精度。因此，它已成为最为普遍采用的算法，其结构原理图如图 3-22 所示。

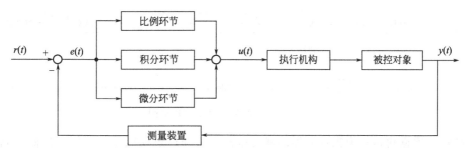

图 3-22　PID 控制器结构原理图

PID 控制器是一种线性控制器，它根据给定值 $r(t)$ 与实际输出值 $y(t)$ 构成控制偏差：

$$e(t) = r(t) - y(t)$$

将偏差的比例（P）、积分（I）和微分（D）通过线性组合构成控制量，对被控对象进行控制，故称 PID 控制器。其控制规律可表达为下式：

$$u(t) = K_P \left[e(t) + \frac{1}{T_I} \int_0^t e(t) dt + \frac{T_D de(t)}{dt} \right]$$

式中，K_P 为比例系数；T_I 为积分时间常数；T_D 为微分时间常数；$e(t)$ 为 PID 控制器的输入；$u(t)$ 为 PID 控制器的输出。PID 控制器的比例、积分、微分三个环节的作用如下。

① 比例环节　系统误差一旦产生，控制器立即就有控制作用，使被 PID 控制的对象朝着减小误差的方向变化，比例控制作用实际上是一个增益可调的放大器，如果将其串联在前向通道上，当 $K_P > 1$ 时，其作用是提高开环增益，加快系统的响应速度，且其能提高系统的控制精度。缺点是对于具有自平衡（即系统阶跃响应终值为一有限值）能力的被控对象存在静差。加大 K_P 可以减小静差，但 K_P 过大，会导致系统超调增大，使系统的静动态性能变坏。

② 积分环节　积分环节能对误差进行记忆并积分，有利于提高控制系统的稳态特性，消除系统的静差，大大改善系统的稳态精度。不足之处在于积分作用具有滞后特性，积分作用太强会使被控对象的动态品质变坏，以至于导致闭环系统的不稳定。

③ 微分环节　通过对误差进行微分，能感觉出误差的变化趋势，增大微分控制作用可加快系统响应，使超调减小。缺点是对干扰同样敏感，使系统对干扰的抑制能力降低。

（2）模糊控制

模糊控制系统是一种自动控制系统，它以模糊数学、模糊语言形式的知识表示和模糊逻辑的规则推理为理论基础，采用计算机控制技术构成一种具有反馈通道的闭环结构的数字控制系统。模糊控制的基本思想是用机器去模拟人对系统的控制，它的最大特征是：能将操作者或专家的控制经验和知识表示成语言变量描述的控制规则，然后用这些规则去控制系统。因此，模糊控制特别适用于数学模型未知、复杂的非线性系统的控制。

模糊控制的基本原理框图如图3-23所示。模糊控制过程分为三个步骤：模糊化、模糊逻辑推理和解模糊判断，分别由模糊控制器的模糊化接口、推理机、清晰化接口完成。模糊系统的性能优劣，主要取决于模糊控制器的结构、所采用的模糊规则、推理算法以及模糊决策的方法等因素。

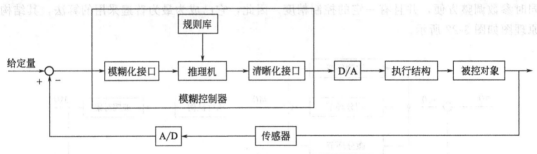

图 3-23　模糊控制的基本原理框图

清晰量的模糊化是指模糊控制器的确定量输入必须通过模糊化才能用于模糊控制输出，因此它实际上是模糊控制器的输入接口。它的主要作用是将输入的确定值转换成相应的模糊语言变量，此相应语言变量值由对应的隶属度来表示，记为 $\mu A(x)$，表示元素 x 隶属于模糊集合 A 的程度。

模糊逻辑推理是指根据事先确定的一组模糊条件语句构成的模糊控制规则，运用模糊数学理论对模糊控制规则进行推理，得到一个模糊输出集合，即一个新的模糊隶属函数。

模糊量是不能直接控制执行部件，根据模糊逻辑推理得到的模糊隶属函数用不同方法寻找一个具有代表性的精确值作为控制量，这个过程就是模糊量的清晰化。常用的模糊量的清晰化方法有最大隶属度法、中位数法、重心法等。

模糊控制在一定程度上模仿了人的控制，其中包含了人的控制经验知识，它不需要有准确的控制对象模型，是一种智能控制的方法。其突出的特点在于：

a. 模糊控制是一种语言控制器，无须知道被控对象的精确数学模型，只需要提供现场操作人员的经验及操作数据；

b. 控制系统的鲁棒性强，适用于解决常规控制难以解决的非线性、强耦合性、时变和时滞系统；

c. 以语言变量代替了常规的数学变量，构成了专家的"知识"；

d. 控制推理模仿人的思维过程，采用"不精确推理"，融入了人类的经验，因而能够处理复杂系统；

e. 对干扰有很强的抑制能力。

（3）PID 模糊控制

采用常规 PID 控制器虽然简单易行，但一组固定不变的 PID 参数无法适应参数变化，且干扰众多的控制系统，难以获得满意的控制效果，甚至当参数变化范围太大时，系统性能会明显变差。基于模糊控制和 PID 控制各自的优势和局限性，把 PID 控制和模糊控制结合起来，用模糊控制的方法在线调整 PID 参数，构成模糊 PID 控制，能够实现较好的控制效果。

模糊 PID 控制器以误差 e 和误差变化率 $\dot{e}$ 作为输入，PID 参数 K_P，K_I，K_D 作为输出，在系统运行中，通过不断检测 e 和 $\dot{e}$，利用模糊系统在线调整 3 个参数，以满足不同的 e 和 $\dot{e}$ 对控制参数的要求，从而使被控系统具有良好的动、静态性能。控制结构如图 3-24 所示。

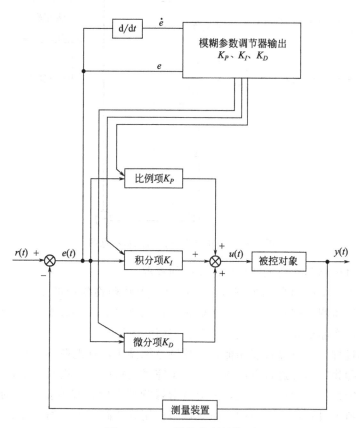

图 3-24　PID 模糊控制结构图

3. 智能化控制工业设备

智能化控制设备的系统特点具有模块化，可维护性，开放性，安全性。目的是为了提高产品批间稳定性，确保生产数据的完整性，提升生产记录可追溯性，节能环保，技术创新，提高产业化水平，提升市场竞争力，正常使用期限不少于 10 年。本节主要对提取、浓缩、分离自动化控制设备进行举例介绍。

（1）多功能提取罐自动控制

多功能提取系统是由多功能提取罐、回流、冷凝、强制循环等组成，见图 3-25。能对常压（加）水提、醇提（常压，加压，减压）、渗漉、提取挥发油、热回流和强制循环等多种提取工艺和不同形态物料进行提取。

多功能提取罐的优点是操作简便、工艺应用灵活，可根据工艺需要同其他设备进行不同的组合。可用常压、减压、加压、水煎、温浸、渗漉、强制循环等提取方式进行天然药物的

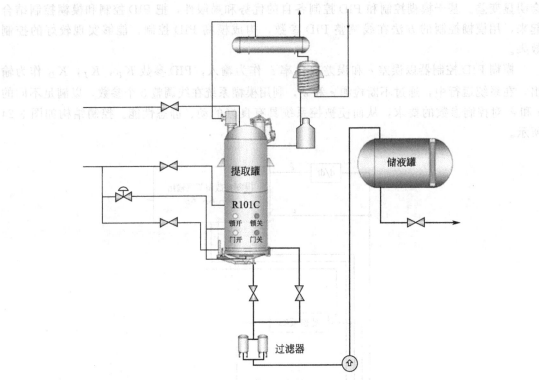

图 3-25　多功能提取自动控制示意图

提取。特别适合对植物茎叶类天然药物的短时间提取。

在天然药物生产中应用自动控制技术，可以使天然药物生产的工艺操作和参数得到科学、有效、严格地监测和控制，实现天然药物生产的连续化和自动化，从而提高生产效率，降低成本，同时使产品更安全、卫生，更符合 GMP 要求。

自动化操作过程：药材经过多功能自动控制系统操作，首先在系统控制界面录入本批物料品名及批次，随物料运转进行批次流转，人工完成投料操作，投料结束，现场反馈按钮确认，根据工艺设定系统自动选择溶媒，并通过溶媒管道上的在线流量计自动累积加溶媒量。在提取罐蒸汽管道上设置蒸汽调节阀，系统调节控制调节阀开度，通过控制系统设定外循环时间、循环频率及循环启动温度，保证提取温度稳定控制和提高提取效率。系统结合品种工艺参数设定自动控制提取时间；并自动完成一次投料多次提取的自动控制。通过控制出液气动阀门动作同时结合在线流量计检测，经系统控制程序实现出液终点的自动判断。判堵及反堵控制生产过程中，自动对堵塞位置判断并及时进行反堵控制。采用油水界面检测仪检测油水界面，实现挥发油自动收集控制。控制提取过程记录，自动完成出渣过程。清洗及排污系统设计时还应考虑到安全保护措施，通过控制系统对夹套压力、工艺过程安全进行联锁保护，见图 3-26。

(2) 双效浓缩自动控制

双效浓缩器由 2 个加热器、2 个蒸发器、1 个冷凝器、1 个凝液接收器组成如图 3-27 所示，其中 1 和 2 为一效列管，3 和 4 为二效列管，见图 3-27。

① 操作原理　双效浓缩的工作原理是通过真空泵抽真空，在真空状态下，不断抽取提取液储罐中的液体，通过一效列管式加热器加热，利用热动力使药液在一效列管式加热器和蒸发室之间循环，蒸汽随真空管道进入二效列管，进行二次加热，一效、二效的蒸汽冷凝液

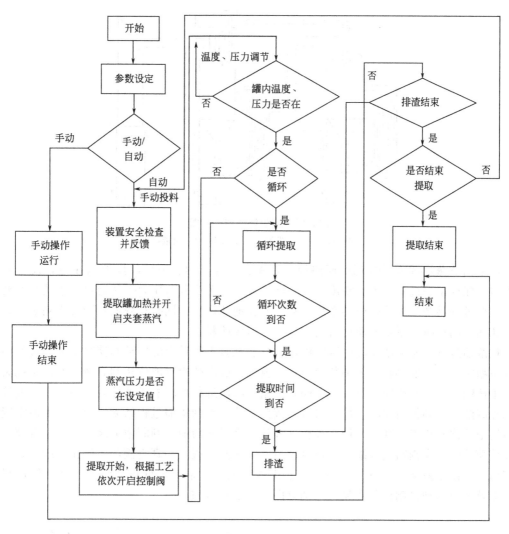

图 3-26　多功能提取自动控制操作流程图

进入平衡罐，使药液不断浓缩。

双效浓缩设备具有高效节能的特点，已经在天然药物工业化生产中广泛使用。但是目前在国内的天然药物生产企业中，双效浓缩器的使用大部分都是手动操作的。正是由于这种原因，使得药液的浓缩效果会因操作人员不同而产生偏差，最终造成浓缩效果不稳定，进而对下一步的生产工序造成影响，所以在双效浓缩器中实现自动控制将有利于保证天然药物生产过程的相对稳定性，提高天然药物生产的效率，降低生产成本。

双效浓缩自动化控制从控制系统的角度来看，主要有几个回路：温度控制，真空度控制，蒸发室液体的控制，泡沫控制，平衡罐控制，密度控制及各回路的协调控制。

② 自动化操作过程　药材经过提取，进行浓缩，首先在系统控制界面录入本批物料品名及批次，随物料运转进行批次流转，若检测非当前品名批次进行报警提示，停止操作，若品名批次一致，程序顺序执行。首次进液控制：浓缩程序启动后，系统进行自动开启浓缩器真空系统，开启浓缩器上进液阀，进料至蒸发室内，监测罐内蒸发室液位、真空度等参数实时反应进液过程中的数据。浓缩压力温度控制：通过系统程序内部的自动浓缩控制程序 PID

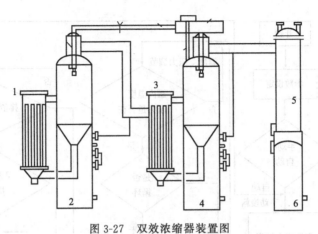

图 3-27 双效浓缩器装置图

1,3—加热器；2,4—蒸发器；5—冷凝器；6—凝液接收器

回路，来调节蒸汽调节阀的 PID 回路控制，夹套热媒压力、浓缩温度控制在各自设定参数范围内，保证浓缩过程系统真空度、浓缩药液温度及蒸汽调节压力平衡稳定。系统平衡调节控制浓缩过程易产生泡沫阶段的系统参数，避免泡沫产生。同时在浓缩器配置检测装置，一旦泡沫达到高位时，系统自动进行消泡控制，避免跑料。

在浓缩过程中监测浓缩罐中真空度，通过装在真空管道上的气动阀使整个浓缩过程中罐内真空稳定。在凝液接收器上加装液位计，凝液接收器的冷凝液位达到高液位时，系统关闭液相平衡阀、气相平衡阀，打开放空阀，酒精回收阀进行冷凝液排液控制，当进入凝液接收器的冷凝液位达到低液位时，停止出液各阀门复位，直到浓缩过程结束。根据浓缩液密度作为最终浓缩出料终点标准，采用在线密度计检测蒸发室药液，判断浓缩终点同时结合液位检测复核药液量。在判断达浓缩终点设定值后，关闭蒸汽阀门和真空阀门，停止浓缩，开启放空阀门，发出出液请求，进行出液。浓缩出液完成后，系统进行自动清洗、排污的控制程序。双效浓缩自动控制设备及流程分别见图 3-28、图 3-29。

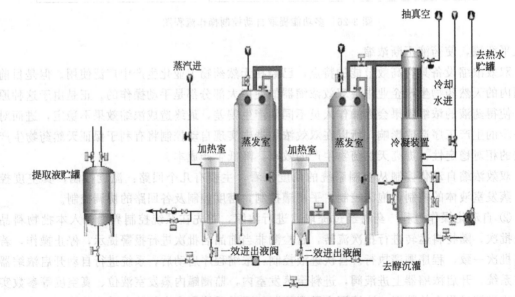

图 3-28 双效浓缩自动控制示意图

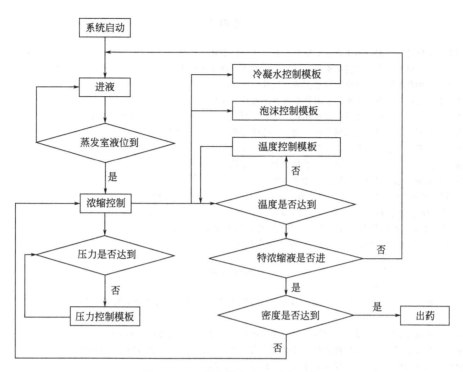

图 3-29 双效浓缩自动控制流程图

(3) 醇沉罐自动控制

醇沉罐多设计成细长,锥角为 60°~90°锥底不锈钢罐,醇沉后,杂质沉降于锥底,清液从上部吸出,醇沉罐设备有机械搅拌醇沉罐和空气搅拌醇沉罐。由于空气搅拌醇沉罐使用大量空气,空气排放时带有乙醇气,损失大量乙醇,故机械搅拌醇沉罐的应用范围广。

自动控制操作过程:系统联动上工段出液阀,并结合进罐阀,实现自动进液控制,通过在线流量计检测,自动计算加药量及药液分配。通过物料管道安装流量计,对溶媒进液体积计量并记录,并通过在线密度计检测终点酒精浓度。

根据工艺步骤,实现搅拌电机联动启停控制,并实现自动计时控制;根据工艺要求,在物料沉淀过程处理时间、冷藏静置时间进行记录、监控,并在达到设定时间前,进行预警提示;罐内温度计实时监测物料温度,系统根据温度反馈,联动控制冷水进阀,实现自控降温、稳定保温静置过程;静置时间达到设定时间后,结合人工检测判断后工序具备出液条件时,系统提示出液,结合人工判定分层界面,进入出液工序。浓缩出液完成后,系统进行自动清洗、排污的控制程序。具体自动控制示意见图 3-30。

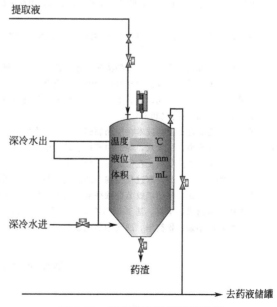

图 3-30 醇沉罐自动控制示意图

参考书目

[1] 金利泰.天然药物提取分离工艺学.杭州:浙江大学出版社,2011.
[2] 陈玉昆.生物碱类天然药物的提取及生产工艺.北京:科学出版社,2009.
[3] 李正要.矿物化学处理.北京:冶金工业出版社,2015.
[4] 王沛.制药原理与设备.上海:上海科学技术出版社,2014.
[5] 黄亚东,齐保林.生物工程设备及操作技术.第2版.北京:中国轻工业出版社,2014.
[6] 李淑芬,姜忠义.高等制药分离工程.北京:化学工业出版社,2004.
[7] 王志祥.制药化工原理.北京:化学工业出版社,2005.
[8] 纵伟.食品工业新技术.哈尔滨:东北林业大学出版社,2006.
[9] 徐锋,朱丽华.化工安全.天津:天津大学出版社,2015.
[10] 王志祥.制药工程原理与设备.第3版.北京:人民卫生出版社,2016.
[11] 金国淼.化工设备设计全书:除尘设备.北京:化学工业出版社,2002.
[12] 周长征.制药工程原理与设备.北京:中国医药科技出版社,2015.
[13] 张素萍.中药制药生产技术.北京:化学工业出版社,2014.

参考文献

[1] 刘晓丽,钟少枢,于泓鹏,等.微波法和水蒸气蒸馏法提取丁香精油的研究.食品与机械,2012,28(4):110~112.
[2] 郭维图,孙福平.加速微波提取研究成果的规模化和产业化.机电信息,2008(23):28~31.
[3] 石新华,李原,邵龙.医院煎药机使用经验与体会.中国药业,2013,22(24):88~89.
[4] 林懋祖.国外新型结构的渗漉设备.中成药,1987(6):36.
[5] 林梦南,苏平.响应面法优化紫苏挥发油的水蒸气提取工艺及其成分研究.中国食品学报,2012,12(3):52~60.
[6] 尹恩华.超临界流体萃取(SFE)设备.现代科学仪器,1993(2):46.
[7] 雷小刚,梁意红,张天喜,等.超临界流体萃取工艺与装置的研究开发.化工机械,1995(6):50~53.
[8] 白新鹏,裘爱泳,方希修.改进微波装置辅助提取猕猴桃根三萜类化合物的研究.农业工程学报.2006,22(8):188~193.
[9] 韩崇,韩露,黄娟,等.微波提取装置的改进与研发.机电信息,2011(20):28~31.
[11] 蔡婀娜,汤须崇.超声波辅助植物提取设备系统的研制.实验科学与技术.2016,14(5):68~69.
[12] 王成东.现代制造.2004(18):30~32.
[13] 郑成,李卫,杨铃.植物有效成分微波萃取的研究进展.世界科技研究与发展,2006,28(5):52~61.
[14] 刘明乐,王洪军,田怡.太阳能干燥器分类及其在中药干燥中的应用.中国医院药学杂志,2008,28(15):1323~1324.
[15] 叶世超,陈晓东.固体返料气流-流化组合干燥器停留时间分布的研究.四川大学学报(工程科学版),2000,32(01):17~20.
[16] 周友华,王谷洪,冷胡峰.多种浓缩设备的技术特点及选型浅析.机电信息,2016(02):35~37.
[17] 赵厚林,丁慧博.微波技术与对流干燥器的组合应用研究.机电信息,2009(29):19~20.
[18] 陈勇,李页瑞,王龙虎,等.中药生产过程成套装备及自动化控制技术研究进展.世界科学技术——中医药现代化,2010,12(3):430~436.
[19] 黄潇,陈瑶.自动控制技术在中药制药生产过程中的应用.中国医药科学,2012,2(10):61~62.
[20] 宋杰贤,沈晓平,葛发欢,等.中药提取过程中的自动化控制技术.中药材,2006,29(9):984~986.
[21] 张智勇.集散式控制系统在中药提取的应用.黑龙江科技信息,2010(35):16.
[22] 卢佩,詹金良.中药提取过程控制系统的设计与应用.微计算机信息,2007,23(5S):69~71.
[23] 宋杰贤,葛发欢.中药双效节能浓缩器的自动化控制.中药材,2007,30(10):1326~1329.
[24] 何军庆,郑鹏武,李朝.基于MCGS和PLC的中药提取自控系统研究.计算机与网络,2015,41(14):62~65.
[25] 刘旭海,陈小荣,魏筱华.现代中药提取与自动化控制.中国中医药信息杂志,2004,11(10):887~887.

(浙江大学生物医学工程与仪器科学学院 田景奎)

第四章　天然药物的结构研究方法

对于从植物、微生物等天然资源中分离得到的活性单体化合物，只有在其化学结构完全清楚的情况下，才能开展深入的构效关系、结构修饰和改造，从而进行体内代谢、人工合成等方面的工作，最终才可能将其开发为新药。因此确定天然产物的分子结构显然是天然药物化学的重要任务之一，也是天然药物开发与研究中无法替代的环节。

天然产物复杂多样的生源合成途径导致其结构复杂且种类繁多，使其不同于合成产物的可预测性，而在结构研究中具有更多的"未知"因素。早期主要以化学方法为主进行结构研究，效率低下。但随着波谱学手段的进步和分析仪器的广泛运用，现今天然产物的结构研究已主要依靠谱学分析的方法，即尽可能在不消耗或少消耗试样的条件下通过测定得到各种图谱，获取尽可能多的结构信息，加以综合分析，并充分利用文献数据进行比较鉴别，必要时则辅以化学手段，以推断或确认化合物的平面乃至立体结构。这大大降低了研究对化合物量的要求，更提高了科研人员的工作效率。

第一节　结构研究的一般程序

一、化合物纯度的判定

化合物纯度的判定是结构研究的基础。化合物混有杂质，纯度不够，会大大增加结构鉴定的难度或产生错误结论。因此结构研究的第一步就是要确定化合物的纯度。判定纯度的方法主要有以下两种。

1. 根据化合物的理化性质和常数判定

固体物质根据有无一致的晶形和均匀的色泽、有无明确的熔点和较窄的熔距进行判定；液体物质根据有无恒定的沸点、沸程、折射率及相对密度等判定。若是已知物，则只要将其比旋度与文献数据对比，如相同则表明其已是或接近纯品。

2. 根据化合物的色谱行为判定

这是最常用的方法。目前结构鉴定中采用的色谱方法包括薄层色谱（TLC）、纸色谱（PC）、气相色谱（GC）和高效液相色谱（HPLC）等。需要注意的是，无论采用何种色谱法检查，一般需用多种差别较大的溶剂系统或色谱条件进行检测，均显示单一的斑点或色谱峰时方可认为是单一化合物。必要时可以把正相和反相色谱方式相结合，从多角度确保准确性。

二、理化常数的测定

天然化合物结构研究中常测定的理化常数有：熔点（固体纯物质熔距范围为 $0.5\sim1.0℃$）、沸点（除高沸点物质外，液体纯物质沸程$\leqslant5℃$）、比旋度、折射率、相对密度、pH、不同溶剂中溶解度、灼烧试验和化学定性反应等。这些理化常数能为化合物的种类和结构的推测提供必要的线索。

三、分子式的确定与不饱和度的计算

1. 测定分子式

分子式的测定方法主要有 3 种，即元素定量分析配合分子量测定法、同位素丰度比法和高分辨质谱法。但随着方便快捷的高分辨质谱仪的普及，前两种确定分子式的方法现已很少使用。

(1) 元素定量分析配合分子量测定

元素定量分析前，通常先进行元素定性分析，如采用钠熔法等，一般都委托专门的实验室进行。当化合物仅含 C、H、N、S、O 五种元素时，通常只做前四种元素的定量，O 通过扣除法计算。一般几毫克样品即可用元素分析仪分析 C、H、N、S、O 等元素各自的比例；如果样品量多达几十毫克，还可以测定某些金属元素的占比，如钠等。

其次，测定化合物的分子量。主要测定方法有冰点下降法（固体物质）、沸点上升法（液体物质）、黏度法、凝胶过滤法等，但目前最常用的方法是质谱法。值得强调的是，待测样品纯度必须足够，否则测定结果没有意义。这里以青蒿素为例，分析过程如下：

① 元素定量分析

元素定量分析得到下列结果：

C：63.72%；H：7.86%

从 100% 中扣除 C、H 后，得：

$$O=100\%-63.72\%-7.86\%=28.42\%$$

分别以各元素的百分含量除以各元素的原子量，即可求出三种元素在结构中所占的比例，继以各数除以其中数值最小的一项，即得三种原子比。

原子比

$$\left.\begin{array}{l}C=63.72\div12.01=5.31\\H=7.86\div1.008=7.80\\O=28.42\div16.00=1.78\end{array}\right\}\times1/1.78$$
2.98
4.38
1

按倍比定律，原子间的化合一定是整数，若上述原子比约简化为 C_3H_4O，则该实验式的各元素百分含量与实测值差异较大；若将上述原子比简化为 $3:4.4:1$，则其最小公倍数即 $C_{15}H_{22}O_5$，其中各元素百分比与实测值基本一致。数据对比如下：

实验式：$C_{15}H_{22}O_5$

理论值：C，63.81%；H，7.85%；O，28.34%

实测值：C，63.72%；H，7.86%；O，28.42%

显然 $C_{15}H_{22}O_5$ 的理论值与实测值比较相近，故确定该化合物分子式为 $(C_{15}H_{22}O_5)_n$，$n=1,2,3\cdots$，确切的分子式则等分子量测定后才能确定。

② 分子量的测定 该化合物由电子轰击质谱（EI-MS）法测得的分子离子峰 $[M]^+$ 为 282。

即：$(C_{15}H_{22}O_5) \times n = 282$，$n = 282/282 = 1$

故确定青蒿素的分子式为 $C_{15}H_{22}O_5$。

(2) 同位素丰度比法

天然产物中常见的组成元素（氟、磷、碘除外）均由相对丰度恒定的同位素组成，重元素一般比轻元素重 1～2 个质量单位。如表 4-1 所示。

表 4-1 若干同位素及其丰度

同位素	质量	丰度/%	同位素	质量	丰度/%	同位素	质量	丰度/%
^{1}H	1.007828	99.9855	^{2}H	2.01410	00.145	—	—	—
^{12}C	12.00000	98.8292	^{13}C	13.0033	1.1080	—	—	—
^{14}N	14.00307	99.635	^{15}N	15.0001	00.365	—	—	—
^{16}O	15.99491	99.759	^{17}O	16.9991	00.037	^{18}O	17.9991	00.204
^{19}F	18.99840	100	—	—	—	—	—	—
^{28}Si	27.97693	92.20	^{29}Si	32.9714	00.750	^{30}Si	29.9737	3.10
^{31}P	30.97376	100	—	—	—	—	—	—
^{32}S	31.97207	95.018	^{33}S	32.9714	00.750	^{34}S	33.9678	4.21
^{35}Cl	34.96885	75.537	^{37}Cl	36.9659	24.463	—	—	—
^{79}Br	79.9183	50.52	^{81}Br	80.9163	49.48	—	—	—
^{127}I	126.9044	100	—	—	—	—	—	—

故由重元素组成的分子比轻元素组成的分子一般要重 1～2 个质量单位。因此在观察具有稳定分子离子峰的 MS 图谱时，可在比分子离子峰 $[M]^+$ 多 1～2 个质荷比（m/z）的地方同时见到 $[M+1]^+$ 和 $[M+2]^+$ 两个同位素峰。特定化合物具有相对强度固定的 $[M]^+$、$[M+1]^+$ 及 $[M+2]^+$ 峰（含 Cl、Br 时除外）。这就是为什么同位素丰度比法能够求算分子式的原因。

同位素丰度比法试样用量少，对 $M_r < 500$ 且能生成稳定分子离子的化合物而言，值得优先使用。

(3) 高分辨质谱法（high resolution mass spectrometry，HR-MS）

高分辨质谱法通过测定化合物的精确分子量然后直接由计算机计算出分子式。以 ^{12}C = 12.0000 为基准，^{1}H、^{14}N、^{16}O 等各元素原子的精确质量分别是 1.007825、14.00307、15.99491。由于 HR-MS 可将化合物的质量精确到小数点后三位，故分子量相近的化合物可根据 HR-MS 得到的精确质量进行区分。表 4-2 中所列 $C_{15}H_{22}O_5$、$C_{15}H_{24}NO_4$、$C_{14}H_{20}NO_5$、$C_{14}H_{22}N_2O_4$ 四个化合物，由于其精确质量不同，则通过 HR-MS 可区分出来。

表 4-2 四个化合物的精确质量

序号	分子式	精确质量	序号	分子式	精确质量
M_1	$C_{15}H_{22}O_5$	282.1468	M_3	$C_{14}H_{20}NO_5$	282.1342
M_2	$C_{15}H_{24}NO_4$	282.1706	M_4	$C_{14}H_{22}N_2O_4$	282.1580

2. 不饱和度的计算

不饱和度的计算公式为：

$$u = Ⅳ - Ⅰ/2 + Ⅲ/2 + 1$$

u 表示不饱和度；Ⅰ为一价原子（如 H，D，X）的数目；Ⅲ为三价原子（如 N，P）的数目；Ⅳ为四价原子（如 C，S）的数目。二价原子（如 O，S）与不饱和度无关。

以 $C_{15}H_{22}O_5$ 化合物为例，不饱和度为：

$$u=15-22/2+0/2+1=5$$

四、化合物的功能团和分子骨架的推定

在一个化合物的分子式确定后，就需要进行分子结构骨架和官能团的确定。一般而言，首先根据化合物的不饱和度，推算出结构中可能含有的双键数或环数，然后利用样品与某种试剂发生颜色变化或产生沉淀等化学定性实验对化合物类型进行初步判断。显色反应时最好将未知样品试验、空白试验及典型样品试验平行进行，以资对照。当根据产生沉淀判断结果时，要注意液体试样量如过多，会使沉淀现象不明显或沉淀溶解，掩蔽阳性结果；样品分子中含有两种以上官能团时，可能干扰检识反应。因此，根据一种检识反应的结果尚不足以肯定或否定该官能团的存在，最好做两种以上试验，以求得正确的判断。最后将化学定性实验结果与所测得的物理常数、波谱数据（UV，IR，NMR，MS 等）结合起来综合分析，以确定化合物含哪些功能团，具有何种母核，属于哪类化合物。当然，现在测定化合物的波谱数据已经非常方便快捷，故化学定性实验和理化常数测定可根据需要有选择地测定。

五、化合物结构的确定

对于已知化合物，若有对照品，则用对照品同时进行熔点、混合熔点、色谱和红外光谱对照。若无对照品，则需测试更多数据，或制备衍生物并核对文献以确定结构。对于未知化合物，应测定该化合物或其衍生物的波谱数据，并进行化学沟通以确定结构。

由于同科属生物容易代谢相似或相同的化合物，故在解析化合物的结构之前，应对同科属的生物代谢产物的文献进行调查，并从其中获得相应的理化性质和波谱数据。通过与这些已知化合物的数据比对，有助于对待定化合物进行结构解析。另外，随着计算机网络和信息处理技术的快速发展，商业化的核磁共振谱数据库已经可以提供给用户快速的数据比对和相似度查询，这大大提高了谱图解析的速度。当然，化合物的具体结构还必须通过对谱图进行完整的解析和归属，才能最终确定。

总之，确定一个天然化合物的分子结构，是一项较复杂的工作，涉及面广，很难说有一个固定的、一成不变的研究程序。每个环节的应用方法均各有侧重，且因每个人的经验、习惯及对各种方法熟练掌握、运用的程度而异。一个化合物的结构研究往往是综合化学工作、仪器分析、植物化学分类学及文献检索等工作而获得的结果。

第二节 波谱分析在结构测定中的应用

目前，随着波谱技术的飞速发展，应用紫外吸收光谱（UV）、红外光谱（IR）、核磁共振谱（NMR）和质谱（MS），使天然药物化学结构测定变得越来越方便、快捷。尤其是超导核磁共振技术、二维核磁共振（2D-NMR）及质谱新技术的发展，使得测试工作对化合物的用量要求越来越少，但灵敏度却不断提高，速度也更快，准确性更高。这里仅简要介绍这些波谱技术在天然药物有效成分结构鉴定中的应用，详细内容可学习参考书目和文献。

一、紫外吸收光谱

紫外吸收光谱（ultraviolet absorption spectra，简称紫外光谱，UV）的分子吸收波长位于 200～400nm 之间。UV 不仅可以用于化合物的含量测定，还可以用于化合物的结构鉴定。测定紫外光谱仅需少量纯样品。紫外光谱在天然药物化学结构鉴定中主要用于推断分子中共轭双键、不饱和羰基（醛，酮，酸，酯）等共轭体系以及助色团的存在，还可通过加入诊断试剂用于香豆素类、黄酮类等化合物的精细结构的推定。

图 4-1 为常见化合物槲皮素的紫外图谱（横轴为波长，纵轴为吸收度 A）。由于黄酮醇类的分子结构中有桂皮酰基及苯甲酰基组成的交叉共轭体系，故其溶液在 200～400nm 的区域内存在两个紫外吸收带。反之，如未知化合物的紫外图谱出现类似的紫外吸收带，即可推测其属于黄酮类化合物。当然，很多类型完全不同的化合物均可能产生相似的吸收带，所以通过紫外谱图并不能完全确定其结构类型。

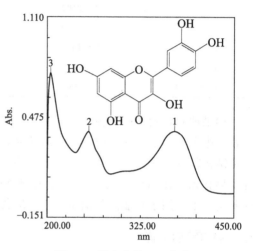

图 4-1　槲皮素的 UV 光谱

二、红外光谱

红外光谱（infrared spectra，IR）是研究红外光与物质分子间相互作用的吸收光谱，它是由分子中价键的伸缩及弯曲振动在光的红外区域即 4000～500cm^{-1} 处引起吸收产生的。红外光谱通常只需要很微量的化合物便可测定。图 4-2 为槲皮素的红外光谱。图谱中 1300cm^{-1} 以上为化合物的特征基团区，1300～500cm^{-1} 为指纹区。

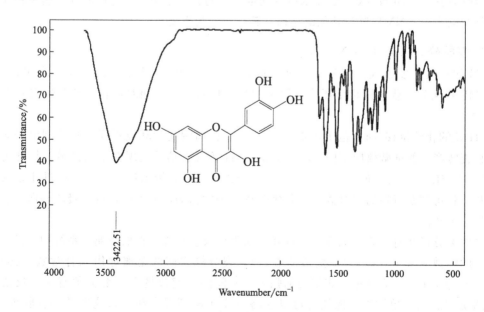

图 4-2　槲皮素的 IR 图谱

为了方便解析红外光谱，通常又把特征区和指纹区分得更细，初步划分为八个重要区段，见表 4-3。

表 4-3 红外吸收光谱的八个重要区段

波长/μm	波数/cm^{-1}	键的振动类型
2.7~3.3	3750~3000	ν_{OH}, ν_{NH}
3.0~3.3	3300~3000	ν_{CH}(—C≡C—H, C=C—H, Ar—H)（极少数可到 2900）
3.3~3.7	3000~2700	
4.2~4.9	2400~2100	$\nu_{C≡C}$, $\nu_{C≡N}$, $\nu_{-C=C=C=C-}$
5.3~6.1	1900~1650	$\nu_{C=O}$(酸,醛,酮,酰胺,酯,酸酐)
6.0~6.7	1680~1500	$\nu_{C=C}$(脂肪族及芳香族), $\nu_{C=N}$
6.8~7.7	1475~1300	δ_{C-H}(面内), $\nu_{X=Y}$
10.0~15.4	1000~650	$\delta_{C=C-H, Ar-H}$(面外)

如果被测定物是已知物，只需和已知对照品做一张红外光谱图，如果二者红外光谱完全一致，则可推测是同一物质。如无对照品，也可检索有关红外光谱数据或图谱文献。如果被测物结构基本已知，可能某一局部构型不同，在指纹区就会有差别，如 25R 与 25S 型螺甾烷型皂苷元，在 960~900cm^{-1} 附近有显著区别，很容易鉴别。红外光谱对未知结构化合物的鉴定，主要用于官能团的确认、芳环取代类型的判断等。

三、核磁共振谱

核磁共振谱（nuclear magnetic resonance spectra，NMR）是基于具有磁矩的原子核（如 ^{1}H、^{13}C）在核外磁场作用下吸收射频辐射而产生能级跃迁的谱学技术。NMR 的各种技术，如氢谱、碳谱、同核（^{1}H-^{1}H，^{13}C-^{13}C）及异核（^{1}H-^{13}C）二维相关谱，能提供分子中 H 或 C 的类型、数目、连接方式、化学环境、构型、构象的结构信息。目前，几个毫克的微量物质甚至单用 NMR 测定技术也可确定它们的分子结构。因此在进行天然药物化学成分的结构测定时，NMR 谱与其他谱相比，其作用尤为重要。

1. 氢核磁共振谱（^{1}H-NMR）

^{1}H 的自然丰度最大，信号灵敏度也高，故 ^{1}H-NMR 的测定比较容易，应用最广泛。^{1}H-NMR 谱可以提供不同化学环境氢原子的化学位移（δ）、相对数目、裂分情况及偶合常数（J）。

^{1}H 核的化学位移（δ）范围在 0~20。因 ^{1}H 核周围化学环境不同，其外围电子云密度及绕核旋转产生的屏蔽效应不同，不同类型的 ^{1}H 核共振信号出现在不同区域，据此可以识别。^{1}H-NMR 谱上积分面积与分子中的总质子数相当，分析图谱时，只要通过比较共振峰的面积，就可判断氢核的相对数目。若化合物分子式已知，即可确定每个吸收峰所代表氢质子的绝对个数。

峰的裂分形状有单峰、双峰、三重峰、四重峰及多重峰。在低级偶合系统中，某一质子裂分后的峰数为 $n+1$（n 为干扰核的数目），裂分峰之间的距离称作偶合常数（coupling constant，J，Hz），表示相互作用力的强度。若间隔的键数越少，则 J 值越大；反之则越小。通常超过三根单键以上的偶合可以忽略不计（W 型偶合和 π 系统中的偶合除外）。偶合常数相等的两个或两组 ^{1}H 相互偶合，这可以用来判断 ^{1}H 核之间是否相关。常见的氢谱图如 4-3（槲皮素）所示，图中给出了各峰的化学位移值及裂分方式，并可计算它们的偶合常数。

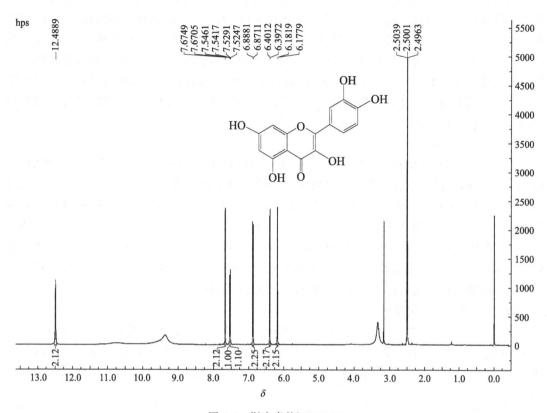

图 4-3　槲皮素的[1]H-NMR

为方便解谱，有时亦可采用双照射去偶和核 Overhauser 效应等实验方法把氢谱中复杂重叠的谱线简化并明确质子间的偶合关系。

(1) 双照射去偶

运用同核去偶技术（homodecoupling），选择性照射（irradiation，IRR）偶合系统中的某个（组）（单照射）或某几个（组）质子并使之饱和，消除部分或完全消除相邻[1]H 核的偶合影响，从而简化图谱。

(2) 核 Overhauser 效应

在空间上相互接近的两个（组）不同类型质子，照射其中的一个（组）时，会使另一个（组）质子的信号强度增强，这种现象称为核的 Overhauser 效应（nuclear Overhauser effect，简称 NOE）。先记录一个在某一位置去偶照射的氢谱，再选择一个远离照射位点的地方用相同的条件记录去偶[1]H 谱，二谱相减，达到差谱。在差谱中，被保留的信号都是发生改变的，说明相关的质子在空间上是相互靠近的。此方法可以建立通过空间的连接，对化合物相对构型的确定十分有效。当结构解析缺乏通过键的连接信息时，它还能够提供有用的分子骨架的连接信息。

此外，还有许多其他的测定方法用以提供化合物的结构信息，如重水交换以判断活泼质子，改变测试溶剂或加位移试剂以测定溶剂位移或试剂位移，改变测试温度以判断氢键缔合或相对构型、构象的变化等，具体内容可参阅相关专著。

2. 碳核磁共振谱（¹³C-NMR）

在决定有机化合物的结构时，与¹H-NMR相比，¹³C-NMR起着更为重要的作用，可以提供化合物骨架的信息。但由于¹³C的磁旋比仅为¹H的1/4，加之自然界的碳元素中，¹³C的丰度又只有1％，故¹³C-NMR的测定灵敏度只有¹H-NMR的1/6000致使¹³C-NMR长期以来不能投入实际应用。脉冲傅里叶变换核磁共振装置（pulse FT-NMR）及计算机的使用让碳谱灵敏度大大增强，推动了碳谱的实际应用。天然产物的¹³C-NMR谱的化学位移范围为0～250，提供分子中不同类型及化学环境的碳核化学位移、异核偶合常数（J_{CH}）及弛豫时间（T_1），其中化学位移（δ）是最重要的信息。

(1) ¹³C的信号裂分

由于¹H的自然丰度比¹³C大得多，故在¹³C-NMR谱中¹H对¹³C的偶合干扰尤为突出，而¹³C-¹³C之间的偶合干扰非常小，表现为微弱的"卫星峰"形式埋在噪声之中，可以忽略不计。¹H核自旋偶合干扰产生的裂分数目依旧遵守$n+1$规律，以直接相连的¹H的偶合影响为例，¹³C信号的裂分表现为S（C）、d（CH）、t（CH₂）、q（CH₃），$^1J_{CH}=120\sim250$Hz。并且除了$^1J_{CH}$影响外，还可能同时受到二根键（$^2J_{CH}$）及三根键（$^3J_{CH}$）的远程偶合影响，但$^2J_{CH}$和$^3J_{CH}$较小，故综合表现为具有细微结构的复杂图谱。为了使图谱容易辨认，现通常采用一定的技术来去除¹H对¹³C的偶合影响。

(2) ¹³C-NMR测定技术

① 质子宽带去偶谱（broad band decoupling，BBD） 即全氢去偶谱（proton complete decoupling，COM）。在去偶谱中（图4-4），¹H受到宽频电磁辐射后达到饱和，可以消除其对¹³C的偶合影响。对于不含对称结构和F、P等元素的分子，每个单峰都代表一个碳原

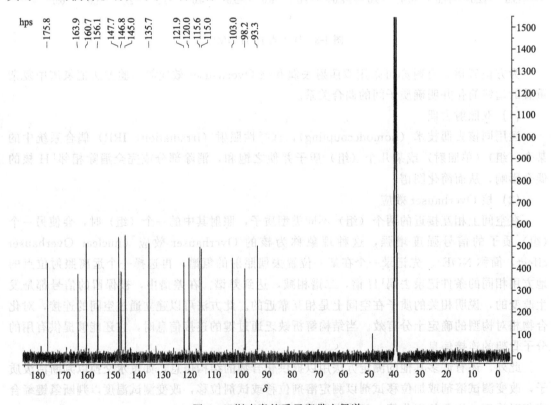

图 4-4　槲皮素的质子宽带去偶谱

子且互不重叠。所以宽带去偶碳谱具有信号分离度好、强度高的优点，常用于确定分子中不等价碳的数目，以及测定各碳的化学位移值，但不能区别伯、仲、叔碳。另外，因照射^{1}H后产生 NOE 现象，连有^{1}H 的^{13}C 信号强度增加，季碳信号因不连有^{1}H，表现为较弱的峰。该技术应用最为普遍，通常现在所说的碳谱即指质子宽带去偶谱。

② DEPT 谱（distortionless enhancement by polarization transfer） 通过改变照射^{1}H的脉冲宽度（θ）或设定不同的弛豫时间（delay time），可使得连有不同数目^{1}H 原子的^{13}C的信号在图谱上呈向上或向下的单峰，或者消失（图 4-5）。DEPT 谱具有较高的信号灵敏度和分辨率，也是常规的测定方法。

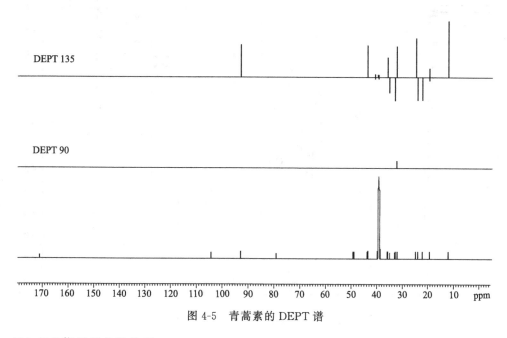

图 4-5 青蒿素的 DEPT 谱

(3) ^{13}C 信号的化学位移

^{13}C-NMR 谱与^{1}H-NMR 谱不同，化学位移的幅度较宽，约为 200 个化学位移单位，故信号之间很少重叠，识别起来比较容易。^{13}C 信号的化学位移同样也取决于周围的化学环境或磁环境，所以也可根据碳的化学位移值确认其类型。常见的碳的化学位移有苯的取代基位移、羟基的苷化位移（glycosylation shift）、酰化位移（acylation shift）等，在结构研究中均具有重要的作用。

3. 二维核磁共振谱（2D-NMR 谱）

二维谱是将一维 NMR 能够提供的氢化学位移、偶合常数和碳化学位移等信息在二维平面上展开绘制成的图谱，包括同核化学位移相关谱（如^{1}H-^{1}HCOSY 谱和 NOESY 谱等）和异核化学位移相关谱（如^{13}C-^{1}H COSY 谱，包括 HMBC 谱和 HMQC 谱等）。

(1) 同核化学位移相关谱

① ^{1}H-^{1}H COSY 它是最常用的二维谱，是处于同一偶合体系的质子间偶合相关谱，用来判断质子偶合关系和连接关系。图谱以等高线图表示，对角线上的峰为一维谱，对角线两边相应的交叉峰与对角线上的峰连成正方形，该正方形对角线上的两峰即表示有偶合关系。因此，通过^{1}H-^{1}H COSY 谱，从任一交叉峰即可确定相应的两峰的偶合关系，完全不用管（一维）氢谱中的峰形。例如，在青蒿素的^{1}H-^{1}H COSY（图 4-6）谱中，可见 H-11

（δ 3.15）分别与 H-13（δ 1.06）和 H-7（δ 1.78）的交叉峰，从而说明 H-11 与 H-13、H-7
的偶合关系。

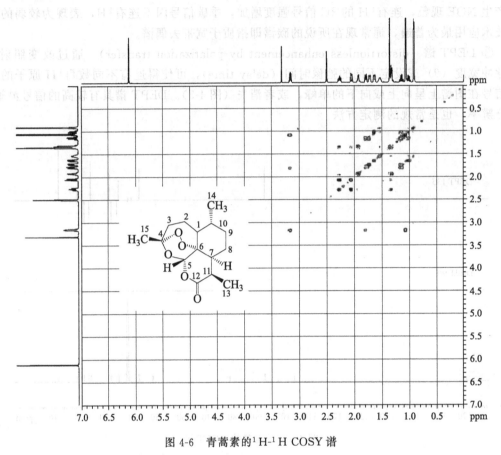

图 4-6　青蒿素的 ^{1}H-^{1}H COSY 谱

② NOESY　它是一种在二维谱上观测 NOE 效应的图谱，图谱呈方形，很像 ^{1}H-^{1}H COSY
谱。对角线上有对角峰，对角线外显示相关峰，但这表示的是质子在空间位置上相互接近，
而非通过键的相互偶合。因此，NOESY 谱能提供分子相对立体化学和溶液构象方面的信
息，是研究分子构型、构象和运动性的重要工具。如在青蒿素的 NOESY（图 4-7）中，可
以看到 H-7（δ 1.78），H-11（δ 3.15），H-14（δ 0.91）与 H-9α（δ 1.00）相关，说明 H-7，
14-CH$_3$，H-11 与 H-9α 在分子平面的同侧。

③ TOCSY　在 TOCSY 谱中可以找到同一偶合体系中所有氢核的相关信息，也就是
说从某一个氢核的信号出发，能找到与它处在同一个自旋系统中所有质子的相关峰，故
又称全相关谱。显然 TOCSY 能够反应多级偶合需要依靠中间氢的传递接力，传递效果与
偶合常数大小成正比，因此接力系统也会由于其中存在一个较小的偶合常数而中断。
TOCSY 谱对于含多个复杂自选偶合系统，特别是含多个糖或氨基酸单元的皂苷、环肽、多
肽等天然产物的结构解析和氢质子的归属十分重要。图 4-8 为青蒿素的 TOCSY 放大谱，谱
中可以从 H-14（δ 0.91）出发，找到其与 H-9（δ 1.63），H-1（δ 1.29），H-2（δ 1.32）和
H-10（δ 1.51）的相关，说明这些氢均在同一自旋体系内，结合其他二维谱数据，就更方便
确定具体结构片段。

(2) 异核化学位移相关谱

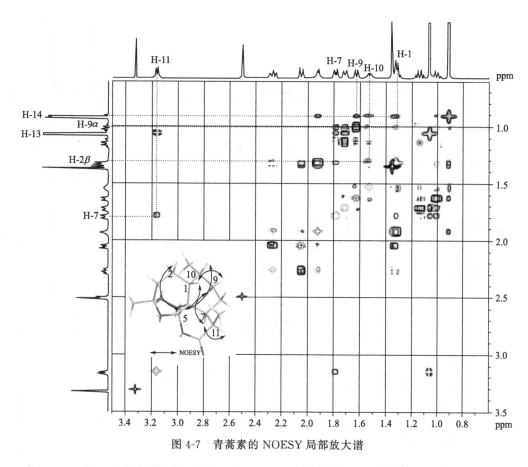

图 4-7 青蒿素的 NOESY 局部放大谱

① HSQC 谱（异核单量子相关谱，heteronuclear single quantum coherence） 通过确定 C-H 偶合关系（$^1J_{CH}$）来反映 ^{1}H 核和与其直接相连的 ^{13}C 的关联关系。图谱的横轴为 ^{1}H 化学位移，纵轴为 ^{13}C 化学位移，分子中只有直接相连的 ^{1}H 和 ^{13}C（$^1J_{CH}$）才会在图谱上对应的 ^{13}C 和 ^{1}H 化学位移的交点处给出相关信号。所以由相关信号分别沿两轴画平行线，就可将相连的 ^{13}C 与 ^{1}H 信号予以直接归属。例如，在化合物青蒿素的 HSQC 谱（图 4-9）中，可找到对应的碳、氢的相关峰，并确定各直接相连的碳氢归属。

② HMBC 谱（异核多键相关谱，heteronuclear multiple bond correlation） 图谱中横轴为 ^{1}H 化学位移，纵轴为 ^{13}C 化学位移，只有相隔 2 根键或 3 根键的 ^{1}H 和 ^{13}C 远程偶合相关（$^2J_{CH}$ 或 $^3J_{CH}$）才会出现相关峰信号。由 HMBC 谱可以推断出的化合物信息十分丰富，包括碳链骨架的连接、有关季碳的结构信息及被杂原子切断的偶合系统相互之间的结构信息。近年来 HMBC 实验已在复杂天然活性成分结构中得到广泛应用。例如在化合物青蒿素的 HMBC 谱（图 4-10）中可见 H-14（δ 0.91）与 C-9（δ 33.1）、C-10、C-1 相关，从而证明 14-CH$_3$ 与 C-10 相连。

四、质谱

质谱（mass spectrum，MS）是于近一个世纪前发展起来的，它能够利用各种电离方法将分子电离和裂解，并将其产生的各种离子碎片按质荷比（m/z）大小排列。如今，质谱已成为天然药物化学研究中获得化合物结构片段、分子量及分子式的重要手段，尤其是高分辨

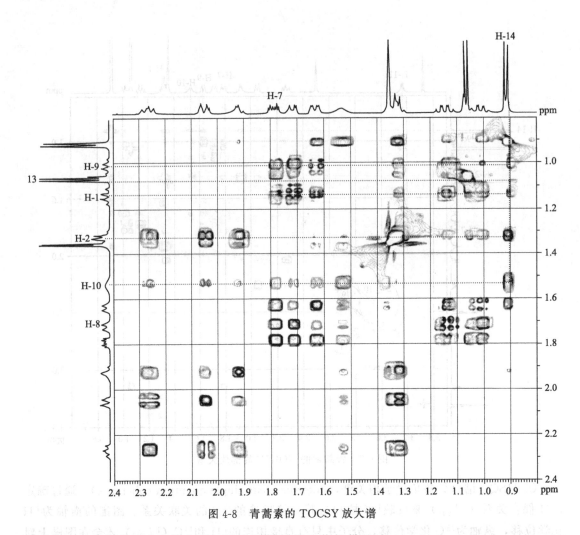

图 4-8 青蒿素的 TOCSY 放大谱

质谱获得化合物分子式非常方便，可为波谱解析工作提供基础。

根据离子源的电离方式不同，质谱又包括了电子轰击质谱（EI-MS）、场解吸质谱（FD-MS）、快原子轰击质谱（FAB-MS）、电喷雾电离质谱（ESI-MS）、基质辅助激光解吸电离质谱（MALDI-MS）等。EI-MS 易于电离，产生的图谱包括了化合物的分子离子峰及丰富的碎片离子峰，但其不适合难以气化或热不稳定样品；FD-MS 则相反，适用于难气化和热不稳定的固体样品，但碎片离子峰不够丰富；FAB-MS 应用广泛，适用于测定各类天然产物的分子量和主要碎片离子，常用于难气化、热不稳定、高极性化合物，特别是糖苷类；ESI-MS 是目前应用最广泛的，且电离方式很软，很少有碎片离子峰，既适用于分子量高达 20000 的大分子，也适用于分子量 1000 以下的小分子；MALDI-MS 则常用来测定多肽、多糖等大分子，可得到分子离子、准分子离子和具有结构信息的碎片离子。

另外，如果质谱仪配有多个质量分析器就形成了串联质谱（tandem MS）。串联质谱可简单表示为 MS/MS，随着串联级数的增加进而表示为 MS^n，其中 n 表示串联级数。它可以研究母离子和子离子的关系，获得裂解过程的信息，用以确定前体离子和产物离子的结构。从一级 MS 中得到有效部位中各成分的分子离子，再通过对各个分子离子进行二级至三级质谱分析，从而实现对有效部位中各种成分在未加分离的情况下分别快速鉴定的目的。

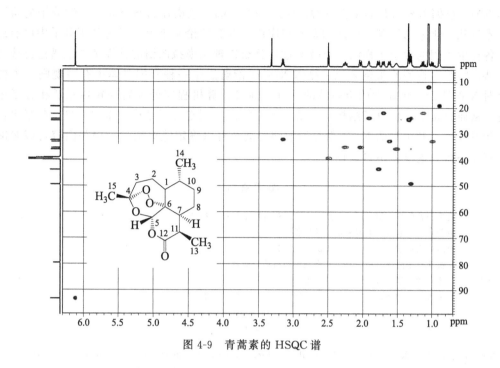

图 4-9　青蒿素的 HSQC 谱

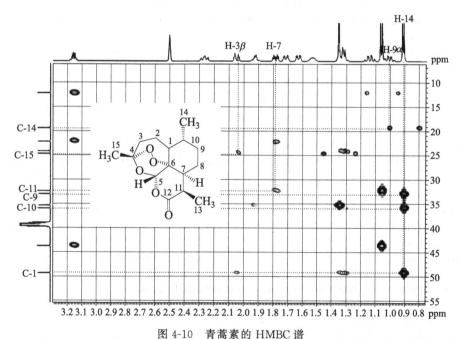

图 4-10　青蒿素的 HMBC 谱

五、其他分析方法

除了常规的紫外光谱、红外光谱、质谱和核磁共振谱外，还有其他一些结构解析中经常用到的用于确定化合物绝对构型的方法，如 Mosher 法、圆二色谱法（circular dichroism，CD）、晶体 X-射线衍射法（X-ray diffraction method）。

Mosher 法是利用手性衍生化试剂将手性仲醇样品转化为一对差向异构体，然后利用它们的 NMR 数据差异来判断手性仲醇的绝对构型。圆二色谱作为研究光学活性分子的重要光谱技术近几十年来已得到了广泛的研究与应用。在其理论基础上，通过利用分子中已有或引入的各种生色团的激子手性法，以及通过计算获得理论模拟图谱的计算圆二色谱法已成为研究天然产物绝对构型的重要途径。晶体 X-射线衍射法是一种根据晶体中有序规则排列的原子会对 X-射线产生规律性的衍射波的原理，通过计算机程序处理后得到各原子在分子中的位置，从而直接显示出分子结构，也就是说它能同时测定分子结构的全部信息，包括平面结构、相对构型。利用铜的 K_α X-射线衍射测定甚至可以确定绝对构型。相关内容可以参阅有关文献和书籍，这里就不再赘述。

参考书目

[1] 孔令义. 天然药物化学. 第 2 版. 北京：中国医药科技出版社，2015.
[2] 肖崇厚. 中药化学. 上海：上海科学技术出版社，1999.
[3] 徐任生. 天然产物化学. 北京：科学出版社，1997.
[4] 姚新生. 有机化合物波谱分析. 北京：中国医药科技出版社，2004.
[5] 叶秀林. 立体化学. 第 2 版. 北京：北京大学出版社，1999.
[6] 孔令义. 复杂天然产物波谱解析. 北京：中国医药科技出版社，2012.

参考文献

[1] Xin-Sheng Y，Ebizuka Y，Noguchi H，et al. Structure of arnebinol, a new ANSA-type monoterpenylbenzenoid with inhibitory effect to prostaglandin biosynthesis. *Tetrahedron Letters*，1983，24（23）：2407～2410.

[2] Aue W P，Bartholdi E，Ernst R R. Two-dimensional spectroscopy：Application to nuclear magnetic resonance. *Journal of Chemical Physics*，1976，64（5）：2229～2246.

[3] Wider G，Macura S，Kumer A，et al. Homonuclear two-dimensional ^{1}H-NMR of proteins：Experimental procedures. *Journal of Magnetic Resonance*，1984，56（2）：207～234.

[4] Bendall M R，Pegg D T，Doddrell D M. Distortionless enhancement of NMR signals by polarization transfer. *Journal of Magnetic Resonance*，1982，48（2）：323～327.

[5] Bax A，Summers M F. Proton and carbon-13 assignments from sensitivity-enhanced detection of heteronuclear multiple-bond connectivity by 2D multiple quantum NMR. *Journal of the American Chemical Society*，1986，108（8）：2093～2094.

[6] Summers M F，Marzilli L G，Bax A. Complete proton and carbon-13 assignments of coenzyme B12 through the use of new two-dimensional NMR experiments. *Journal of the American Chemical Society*，1986，108（15）：4285～4294.

[7] Bax A，Aszalos A，Dinya Z，et al. Structure elucidation of the antibiotic desertomycin through the use of new two-dimensional NMR techniques. *Journal of the American Chemical Society*，1986，108（25）：8056～8063.

[8] Donaldá Sedgwick R. Fast atom bombardment of solids（FAB）：A new ion source for mass spectrometry. *Chemical Communications*，1981（7）：325～327.

[9] Barber M，Bordoli R S，Sedgwick R D，et al. Fast atom bombardment of solids as an ion source in mass spectrometry. *Nature*，1981，293（5830）：270～275.

[10] 姜三植，孙建浩. 天然产物结构鉴定方法. 首尔：汉城大学出版社，2000.

[11] Whitehouse C M，Dreyer R N，Yamashita M，et al. Electrospray interface for liquid chromatographs and mass spectrometers. *Analytical Chemistry*，1985，57（3）：675～579.

[12] Dole M，Mack L L，Hines R L，et al. Molecular beams of macroions. *Journal of Chemical Physics*，1968，49（5）：2240～2249.

[13] Gaskell S J. Electrospray：principles and practice. *Journal of Mass Spectrometry*，1997，32（7）：677～688.

[14] Karas M，Bachmann D，Hillenkamp F. Influence of the wavelength in high-irradiance ultraviolet laser desorption mass spectrometry of organic molecules. *Analytical Chemistry*，1985，57（14）：2935～2939.

[15] Mosher H S，Dale J A. Nuclear magnetic resonance enantiomer regents：configurational correlations via nuclear magnetic resonance chemical shifts of diastereomeric mandelate, O-methylmandelate, and alpha-methoxy-alpha-trifluoromethylphenylacetate（MTPA）esters. *Journal of the American Chemical Society*，1973，95（2）：512～519.

[16] Seco J，Quiñoá E，Riguera R. Assignment of the absolute configuration of polyfunctional compounds by NMR using

chiral derivatizing agents. *Chemical Reviews*，2012，112（8）：4603～4641.

[17]　Zhang Y，Wang J S，Wei D D，et al. Bioactive terpenoids from the fruits of *Aphanamixis grandifolia*. *Journal of Natural Products*，2013，76（6）：1191～1195.

[18]　Zhang Y，Wang J S，Luo J，et al. Novel nortriterpenoids from *Aphanamixis grandifolia*. *Chemical & Pharmaceutical Bulletin*，2011，59（2）：282～286.

[19]　滕荣伟，沈平，王德祖，等. 应用核磁共振测定有机化合物绝对构型的方法. 波谱学杂志，2002，19（2）：203～223.

[20]　Koreeda M，Harada N，Nakanishi K. Exciton chirality methods as applied to conjugated enones，esters，and lactones. *Journal of the American Chemical Society*，1974，96（1）：266～268.

[21]　Berova N，Di Bari L，Pescitelli G. Application of electronic circular dichroism in configurational and conformational analysis of organic compounds. *Chemical Society Reviews*，2007，36（6）：914～931.

[22]　Wu Z Y，Zhang Y B，Zhu K K，et al. Anti-inflammatory diterpenoids from the root bark of acanthopanax gracilistylus. *Journal of Natural Products*，2014，77（11）：2342～2351.

[23]　孔令义，裴月湖，李铣. 分子内氢键对芳氢化学位移值影响的研究. 波谱学杂志，1993，10（4）：304～306.

（中国药科大学　孔令义、杨鸣华）

第五章　天然药物的研究与开发

天然药物化学是支撑天然药物研究的基础，天然药物在历史上对人类健康事业发挥了至关重要的作用。从天然产物或中药中发现和开发新药是创新药物研制的重要方式，早期的化学单体药物大多数都来自天然产物，如阿司匹林（aspirin）、吗啡（morphine）、毛果芸香碱（pilocarpine）、奎宁（quinine）、青霉素（penicillin）、利血平（reserpine）等。

| 阿司匹林 | 吗啡 | 毛果芸香碱 | 奎宁 |

| 青霉素 | 利血平 |

天然产物是药物发现的重要源泉。David J. Newman 等分析了 1981～2014 年所有的上市药物（见第一章图 1-1），发现其中有 1/4 的药物直接或间接来源于天然产物；而在合成药物中，也有相当一部分借鉴了天然产物的骨架结构或药效团。

天然药物化学研究能揭示天然药物的药效物质基础。在我国，天然药物主要指已有数千年的用药历史的中草药，且大都以复方形式入药，因此用现代技术解决我国传统中药的"物质基础不明、作用机制不清"显然具有重大现实意义。其次，中草药中不同药用部位、不同的用药方式代表了不同化学物质基础发挥药效作用，因此天然药物有效部位也必然成为天然药物研究与开发的重要方向。

第一节　天然药物研究开发概况

一、天然药物开发的现状

目前，我国天然药物在国际上主要有三大市场：一是以华裔为中心的中药传统市场（中国大陆及港澳台、东南亚以及西方国家以华裔社区为中心的中药传统市场）；二是日本、韩国传统汉方药市场；三是西方草药市场。在这三大市场中，中药材出口偏多，中成药出口少，而中成药的出口主要还是集中于以华裔为中心的中药传统市场，真正被西方主流社会接受的中成药很少，且中药以食品、保健品、营养补充剂的形式进入西方市场的现状也不容乐观。截至目前，我国仅有10个左右中药制剂申报美国 FDA 临床试验，其中7个正在进行 II期临床，复方丹参滴丸在2016年底完成了 III 期临床试验。资料显示，我国在2015年中药出口为37.7亿美元，其中主要是药材提取物（21.63亿美元）和中药饮片（10.58亿美元）出口，而中成药及保健品出口分别为2.61亿和2.89亿美元，仅占总额的14.55%，这从侧面反映了中药的国际竞争力严重不足。

与十年前比较，中药新药研究由原来的有效成分转向有效部位、有效部位群的研究；从以往的以探讨药效学为主开始向作用机制、方剂组成、配伍规律等多方面发展；在药效的研究上，也由过去的单一指标评价向多指标共同评价发展。近十年来，虽然中药药理研究仍以整体动物试验为主，但计算机自动控制、图像分析处理等多种现代方法和技术已开始应用，中药体外实验方法学的兴起亦已引起国内外中药药理学界的重视。在研究手段方面，除利用整体反应、组织和细胞反应、生化测定外，一些先进的技术如细胞因子、神经递质等生物活性物质测定以及离子通道、基因、受体功能分析等分子生物学手段均已在中药研究领域有所应用。基因探针、细胞重组等新兴技术用于中药对基因表达与调控影响的研究亦已成为热点。

21世纪将是一个大健康产业极大发展的时代，我国医药科技"十二五"规划中适时提出"培育大健康产业、加强新型健康产品开发"，鼓励和支持大健康产业的创新和发展，这为植物功能产品如药品、化妆品、保健（功能）品等的研究开发提供了契机，也为利用现代技术进行产业升级并最终走向国际化提供了政策支持。

二、以天然药物化学为基础的药物研究面临的问题

随着生命科学的发展，从天然产物中发现新药正面临着其他药物发现方式（如化学合成药物和生物制品）的巨大挑战。过去天然产物为制药工业提供许多药物或先导化合物，在药物发现中处于枢纽地位。然而近十年来，由于新药研发和临床研究费用不断攀升，许多大型制药公司大幅减少了在天然药物项目方面的投入，其原因在于：①组合化学的应用可快速合成数以百万计的化合物库；②人类基因组计划及蛋白质组学技术又为新药研发提供许多新颖的分子靶标，这些新靶点可以作为疾病诊断、预防、治疗的新目标。二者结合，利用基于新颖靶标的高通量筛选（HTS）技术，对组合化学化合物库进行筛选，从而产生大量新颖的先导化合物，其速度较传统的药物发现方式更为迅捷，因此从天然产物中发现新药的优先性降低也就不足为奇了。

其次，简单地将西药筛选模式移植到天然药物活性研究并不能真实地反映天然药物的传统疗效；单靶点筛选模式不能充分反映天然药物作用的特殊性和复杂性；某些筛选模型由于自身作用机理和特点，不适用于中药复杂样品的筛选。新药的创制已经成为不同领域的新理论、新方法及核心技术高度融合的系统工程，包括基因组学、蛋白组学、代谢组学、组合化学、高通量筛选、化学信息学、网络药理学等相互渗透、紧密结合的多学科的协同研究。而基于天然药物化学成分的药物研究仍停留在单纯地以化学成分分离为基础的先导化合物发现阶段，显然不能适应中药现代化发展的需要。为充分展现天然药物的特点和发挥其独特优势，天然药物化学应在以下几个方面加以改进，才能体现其在药物发现方面的优越性和竞争力。

1. 高通量筛选技术的应用

高通量筛选技术是药物发现中最重要的技术之一，尤其适合于大规模化合物库的筛选。一个含有十万个化合物或提取物的样品库，应用 184 孔板进行筛选，只需要一周多的时间即可完成。对特定的药物靶标来说，样品的筛选不再是药物发现的限速步骤。但是，高通量筛选技术在天然药物发现中的应用却呈现下降趋势，其主要原因在于：无论活性化合物的分离和结构鉴定速度有多快，其产生化合物的速度总是落后于那些结构和合成方法已知的化合物。对于一个新的药物靶点来说，人们总是愿意优先使用合成的化合物库，也就是说，所有的合成样品库被筛选完成而仍未找到合适的先导化合物时，天然产物或其提取物才会成为最后的选择。另外，相比于纯化合物库来说，天然产物提取物库的筛选也存在更多的问题：①提取物库中大多是结构未经鉴定的混合物，其理化性质不明；②一些成分具有荧光或紫外吸收可能干扰筛选的结果；③干扰成分可能与活性成分相互拮抗而筛选不出真正的活性成分等，这些问题都有待相关技术的发展解决。

2. 加快分离纯化与结构阐明的步伐，保障活性化合物的供给

基于生物活性导向分离技术追踪活性天然产物一直是从天然药物发现的限速步骤。随着现代分离和筛选技术的进步，如 HPLC 的自动化、各种生物质谱的应用、柱色谱技术的进步以及高通量筛选的快速反馈，使生物活性导向的活性天然产物分离速度大大提高。而 NMR 技术的长足进步，也为超微量样品结构的鉴别提供可能，如新型低温超导探头技术与高磁场强度 NMR 仪的应用使天然产物核磁数据的获取及结构阐明的时间大为缩短，结构测定的样品量少于1mg；天然化合物结构解析自动化的尝试也在进行之中。

除此之外，持续供给足量的化合物以便进行生物活性评价和进一步开发研究才是以天然药物发现新药面临的最大考验，特别是当活性成分在植物中含量低，而通过全合成或者半合成的方法又不易实现，往往给天然药物研究与开发造成极大的障碍。组织培养技术和基因技术的应用是可能的解决方案。如果活性成分是微生物源的，可以应用"OSMAC"（one strain-many compounds）方法来增加活性化合物的产量及结构多样性，这也是许多制药公司愿意筛选微生物提取物的原因。

3. 加强天然产物化学和现代药物研发的结合

我国传统天然产物化学和现代药物研发的结合，可能会更有效地帮助选择市场需要的优质项目，理顺整个研发过程。尽管候选分子的发现至关重要，但其深入开发才是对资本、研发经验和判断力的更大考验。例如，我国首先发现了抗疟药物青蒿素和抗白血病药物三氧化二砷，二者都是依靠国外公司的判断和投入才得以在世界范围内上市。中国药企要走向国际化，必须掌握药物开发过程中的风险控制和实际操作的技巧。

4. 重视复方的研究与开发

近年来，以单一"基因-疾病-药物"研究模式进行药物研发面临的困难与问题日趋明显，尤其在解决复杂系统、复杂疾病的问题上显得捉襟见肘。越来越多的证据表明疾病在其病理过程中是受多因素影响的，而且大多涉及机体多重靶点及相关信号网络的变化。系统生物学、网络药理学等有关学科所倡导的多成分、多靶点及系统调控的思想正在引导着药物研发哲学理念和方法学上的革命。中医用药之精华在于整体观念和复方配伍，有着传统医药理论背景的复方与这些最新的思想理念不谋而合，这提示我们拥有几千年临床实践的这种用药形式确有其科学内涵。另外，对于一些疑难杂症的治疗，复方有其独特的优势。疾病是机体

整体功能的失衡，复方的作用在于调节失衡状态以恢复到平衡状态，因而不仅要重视复方在药物发现中的作用，而且不能忽视复方这个组合天然产物化学库对于复杂疾病致病机制发现的提示作用。因此，我们对于复方的研究应该更加积极主动，充分挖掘其在药物发现、防病治病原理研究等方面的作用，在阐明复方科学内涵的同时，及时将相关研究成果进行转化。

5. 发挥天然药物化学在传统医药理论与现代医学之间的桥梁作用

长久以来，传统医药理论难以用现代科学语言阐释，中药由于物质基础、作用机制和质量控制等方面的问题难以走出国门。天然药物化学有着很高的学科兼容性，能够与相关学科相互渗透，充分吸收相关学科最新的理论和技术。更特别的是，天然药物化学的研究对象包括在中医药理论指导下配伍组合而成的中药，这为天然药物化学"汇今朝之科技，扬中药之精粹"提供了平台，既架起了传统医药与现代科技之间的桥梁，亦可助力中药现代化与国际化。

6. 加快建立高效、准确的天然药物筛选模型

药物筛选模型（drug screening model）是用于证明某种物质具有药理活性（生物活性、治疗作用）的实验方法，这些实验方法是寻找和发现药物的重要条件之一。人们在长期寻找药物的实践过程中，建立了大量用于新药筛选的各类模型，在新药发现和研究中发挥了积极作用。近年来，随着生命科学的发展，新的药物筛选模型不断出现，如目前研究较多的斑马鱼模型，由于其具有子代多、体外受精、胚胎透明等生物特性，作为良好的整体动物模型，已经广泛应用于毒理学、药理学、新药筛选等领域。但是对于某些靶标或者某些复杂疾病来说，缺乏合理的药物筛选模型依然是制约该类药物研发的重要原因之一。而对于天然药物复杂样品来说，现有的药物筛选模型很难满足其多成分、多靶点的特点，因此往往难以准确评价其药理活性，从而给新药研发造成极大阻碍。因此加快建立新的、合理的天然药物筛选模型显得尤为重要。

三、天然药物研究与开发的程序及模式

从天然药物中开发新药有多种途径，归纳起来主要可分为如下几种：①从古方、验方研究开发中药新药，古方、验方是千百年来临床经验总结，许多方剂疗效确切，这是我国的优势；②中药新药的二次开发，对过去研究方面得出的一些不太成熟的成果进行系统学习和总结，选择有潜力的苗头进行二次开发；③利用现代药效学研究方法，对中药有效部位进行研究，进而将其开发成新药；④研究天然产物活性成分，从中发现有药用价值的活性单体或潜在药用价值的活性单体即先导化合物，经进一步研究开发创新新药。

据国际上新药研发的成熟经验，结合我国国情，天然药物的研发过程大致为：首先根据医学典籍记载、民间经验、临床观察或文献调查来选定研究对象，收集原料进行活性测试；然后进行药效试验、毒性试验（包括急性毒性试验、长期毒性试验、生殖毒性试验，即致畸、致癌、致突变、依赖性等试验）和药代动力学试验；接着进行原料保障供应研究，包括资源调查、栽培研究、组织培养和人工合成；再次，进行制剂工业化研究，即处方及工艺研究、临床及生产用药品质量研究、原料及制剂稳定性研究以及生物利用度或溶出度试验。在取得相当的成果后，向卫生行政主管部门申报临床研究，经过包括Ⅰ期（起始期）和Ⅱ期（对照治疗试验期）的临床试验，申请新药证书及生产批文号，然后进行试生产及Ⅲ期（安全性考察期）临床试验，最后进行正式生产。

在天然药物的研究与开发过程中，新功能的发现也不容忽视。天然药物往往具有多种生物活性，也就是说除了具有原来的药理活性外，很有可能存在其他生物功能，故应对天然药

物进行全面的药理活性筛选，充分发掘其潜能。活性筛选（功能发现）的对象可以是药材总提物、分离的部位或单体化合物。活性筛选的方式分为两种情况：①在样品充足和条件具备时，可以进行尽可能多的活性测试甚至全面的活性评价；②在样品不足或条件有限时，可以采取预测加验证的模式，即先综合文献报道、信息学分析、知识经验推测等多种方式预测出可能性较大的生物活性，再进行相应的药理实验验证。

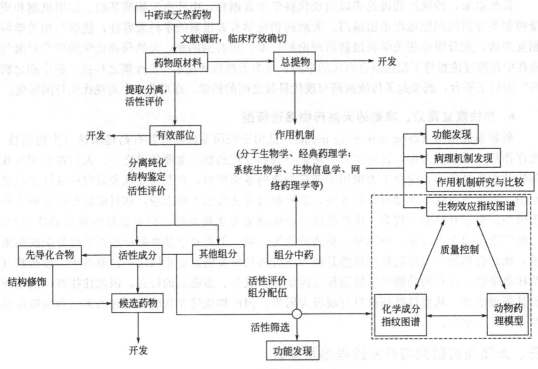

图 5-1   天然药物研发模式

第二节   有效成分的研究与开发

    天然药物或中药在创新药物研究开发中扮演着越来越重要的角色。从天然药物中分离得到活性化合物或具有潜在活性的化合物是利用天然药物或中药开发新药的立足之本，没有新结构、强活性的化合物，创新新药的研发就成了空中楼阁。中药有数千年的用药历史，有着丰富的临床基础，对某些疾病具有独特的疗效，且其所含化合物结构新颖，从中寻找活性先导化合物相对容易；但植物中化合物种类繁多，性质各异，有些含量甚少，所以在天然药物生物活性成分的研究过程中，必须利用先进的提取分离方法，结合合理的现代评价手段才能得到较好的效果。

一、活性天然产物的研究与开发

1. 活性天然产物的研究模式
    早期传统的天然药物研究模式一般是：药材→提取→分离→纯化→天然产物→药理实验→

活性化合物，其缺点是盲目性大、花费多、工作量大、筛选中标率低，而且易漏筛一些微量的或难以纯化得到的化合物。在根据医学典籍记载、民间用药经验、临床观察或文献调查选定准备研发的中药或复方后，从创新药物研发的角度出发，应采用活性追踪方法从以下几个方面着手研究。

（1）确定合理的活性评价体系，对将要研究的药物进行药效评价并再次确认其开发价值。一些民间用药可能存在药效评价不确切或片面等情况，需要用现代药效学评价方法进行确认。常用的药理活性实验方法有在体实验和离体实验，由于天然药物一般成分复杂，且有些天然成分本身无活性而经体内代谢后得到的代谢产物才具有较强活性，因此在开发前对药材进行活性确认时最好采用在体实验方法。

（2）根据药材中化学成分的性质将其粗分成几个部分，常用的方法是利用药材化学成分极性大小不同进行粗分，如水煎、醇沉，依次用石油醚、氯仿、乙酸乙酯、丙酮等萃取，按等剂量不等强度的原则对每部分进行活性测试，确定活性部位。如果每部分均有活性，但活性均不强，则说明粗分失败，需要改用其他方法重新进行粗分，例如利用化合物种类如生物碱（用阳离子树脂富集）、黄酮（可用聚酰胺树脂富集）等进行粗分，直到找到其中某一部分或几部分活性强、剩余部分无活性或活性很弱为止。

（3）采用现代色谱分离方法对活性部位进行分离，每次分离所得组分均需经活性测试，由于所得量均较少，可采用体外的方法进行活性测试；原则上对于无效的组分常弃去不再研究，但如果分离得到的所有成分体外活性实验均无活性或活性很弱，就应考虑把所有成分（包括离体实验的无效成分）进行在体实验，直至追踪到活性成分。经分离纯化得到一个或多个化合物后，利用现代光谱技术或化学方法确定各个单体的化学结构，并对各个化合物进行活性评价，确定活性化合物。

（4）对具有潜在开发价值的化合物（候选化合物）进行体内代谢研究，了解其 ADMET 等成药性特征，这对于新药研发相当重要。研究表明：只有 10% 的候选药物进入市场，被淘汰的候选药物中有大约 40% 是因药物生物转化或代谢原因而被淘汰，具体表现在以下方面：①吸收不良导致新药开发失败；②肠内菌对药物结构的生物转化导致药物失效；③肝脏药物代谢对药物结构的修饰导致药物失效；④不良的药代动力学参数，如半衰期太短等导致开发失败；⑤生物转化或代谢产物产生毒性；⑥药物代谢基因多态性导致药物效果的个体偏差和应用受限。

（5）根据药物代谢等信息，对候选化合物进行结构修饰和构效关系的研究，进而将其开发成创新药物。

2. 天然药物活性成分研究实例

实例一 大黄泻下活性成分的研究

大黄是蓼科植物掌叶大黄（*Rheum palmatum*）、唐古特大黄（*Rheum tangutium*）或药用大黄（*Rheum officinale*）的干燥根及其根茎，具有泻下通肠、凉血解毒、逐瘀通经之功效。生大黄在临床上用于术前清肠和治疗便秘有很好的效果。

为了研究生大黄的泻下活性成分，利用活性追踪方法，首先对大黄化学成分进行粗分，利用化合物极性不同依次用正己烷、氯仿、丙酮、乙醇、水提取，得到成分不同的提取物（图 5-2）。

对各部位进行活性检测，各提取物以大白鼠口服观察其致泻作用作为活性追踪指标。活性测试显示正己烷、氯仿和丙酮提取物基本上无泻下作用；乙醇提取物有较弱泻下作用；水

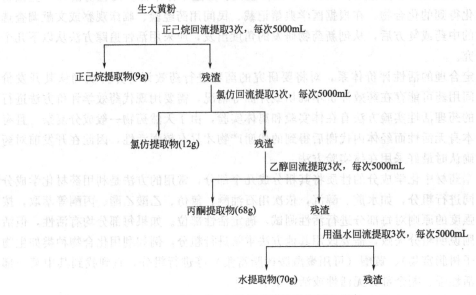

图 5-2　大黄泻下活性部位提取分离

提取物泻下作用最强，给药剂量为 200mg/kg 时对 10 只大白鼠全都具有泻下作用，故其主要活性部位应为水提取物。

对有效部位进行成分分离：取水提取物 70g，加水 1000mL，研磨均匀后通过阳离子交换树脂除去离子成分，流出液用正丁醇提取，正丁醇提取物加入乙醇溶解，乙醇不溶物用丙酮重结晶，得番泻苷 A 2.4g（图 5-3），各部分分别进行活性测试，结果见表 5-1。由表 5-1 可知水溶物无效，乙醇可溶物虽然略有效，但不是主要有效成分，乙醇不溶物才是它的有效部位或组分，番泻苷 A 的作用较乙醇不溶物强，推断它应是大黄泻下的有效成分。此外，通过色谱方法从乙醇不溶物中还检出番泻苷 B 和 C，可能也是其泻下的有效成分。

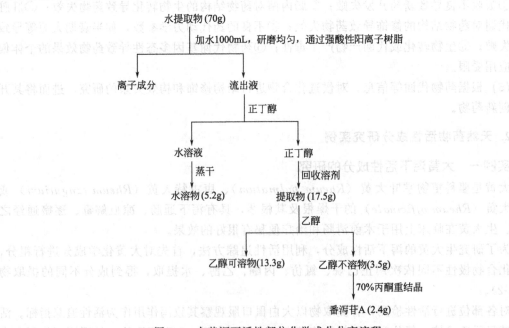

图 5-3　大黄泻下活性部位化学成分分离流程

表 5-1　生大黄各组分泻下作用

提取物	剂量/(mg/kg)										
	5	8	10	12	15	18	20	50	100	200	500
水溶物	—	—	—	—	—	—	—	—	—	—	—
乙醇可溶物	—	—	—	—	—	—	—	1	7	9	10
乙醇不溶物	—	3	4	5	7	7	9	10	10	10	10
番泻苷 A	2	4	4	5	8	8	9	10	10	10	10

实例二　茜草根中抗肿瘤活性成分研究

茜草根为茜草科植物茜草（*Rubia cordifolia*）的根，1982 年日本学者系川秀治等采用小鼠腹水型 S180 癌细胞，筛选 64 种生药醇提取物的抗癌作用，发现其具有抗癌作用。其后在对茜草化学成分研究中，发现存在于茜草中的多种蒽醌类色素都没有抗癌作用，根据生物活性指导分离方法，以 P-388 白血病小鼠作抗癌实验，对茜草根中抗肿瘤活性成分进行追踪分离，从中分离得到了具有抗肿瘤活性的 RA-Ⅴ、RA-Ⅶ等环肽类化合物（图 5-4）。

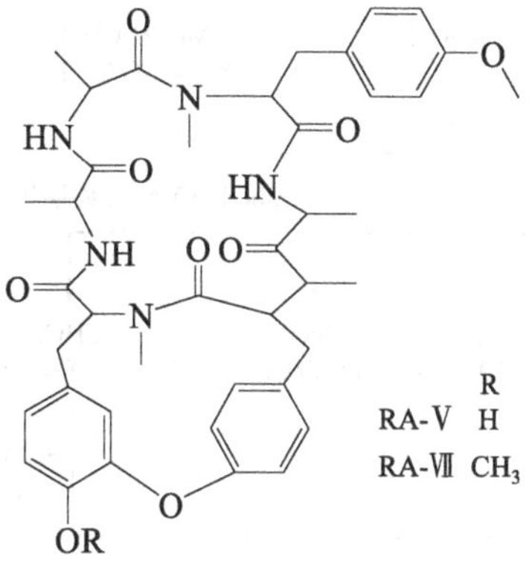

	R
RA-Ⅴ	H
RA-Ⅶ	CH_3

按等剂量不等强度进行活性测试，甲醇、苯、乙酸乙酯及水提取物按 200mg/kg 剂量给药，其余则按 $200×(Y/100)$mg/kg 剂量给药（Y 为苯提取物为 100 时各组分的收率，故实际上各组分的剂量与苯提取物剂量相当，测得的活性有定量的比较意义），给药方式为腹腔注射，每日一次，连续五次。

抗癌效果以给药组平均存活天数（T）相对于对照组动物平均存活天数（C）的百分率表示，$T/C>125\%$时认为有效。其活性追踪分离过程如图 5-4 所示。

在得到化合物 RA-Ⅴ、RA-Ⅶ后，进一步实验发现二者都具有较好的抗肿瘤活性，其中 RA-Ⅶ对 P-388 白血病小鼠有效剂量达 0.01mg/kg（T/C：130.1）。它们在药材中含量都很低，只有近万分之一，1987 年完成了它们的合成，但还没有生产价值。目前 RA-Ⅶ在日本已进入Ⅰ期临床。

二、活性天然产物的化学合成与结构修饰

1. 活性天然产物的化学合成与结构修饰概述

活性天然产物直接用作药物往往存在较大缺陷，如有的化合物在天然药物或中药中含量极低，原料药来源难以保障，典型的例子如紫杉醇；有的活性低，或者抗菌谱窄、耐药性强、稳定性差；有的副作用大等。目前我国天然药物化学研究的目的之一就是获得高效低毒

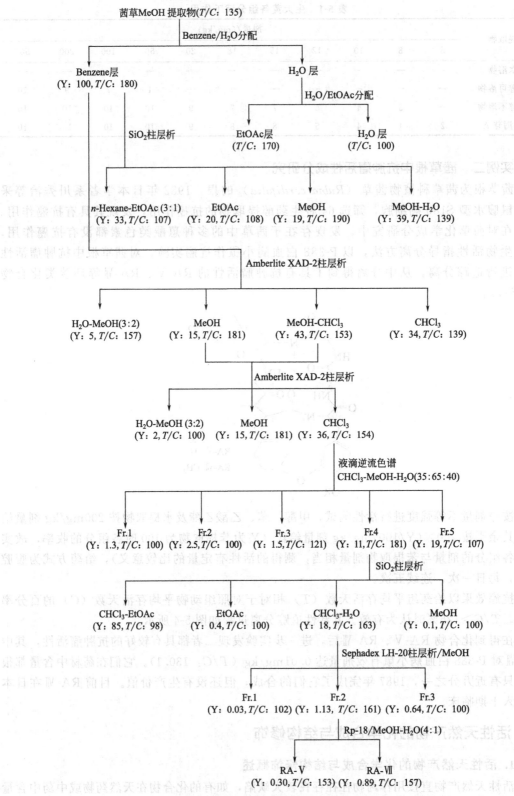

T/C: 给药组动物平均存活天数 (T) 与对照组平均存活天数 (C) 的比值×100%

图 5-4　茜草中抗肿瘤活性成分的追踪分离

的创新药物，这就需要以活性天然产物为先导物，采用相应技术进行化学合成和结构修饰，对所得的衍生物进行定量构效关系比较，寻找到理想的活性化合物，并将其开发成创新药物。

天然产物结构改造的目标是将其开发成新药。药理活性和成药性的所有内容都是结构改造的要点。要根据天然产物的结构、活性、物化性质、药代性质的不足或缺陷针对性地改造。一般遵循如下原则：提高活性强度，提高选择性作用；改善溶解性、分配性和离解性等物理化学性质；提高化学和代谢稳定性；改善生物化学性质；改善吸收、分布、代谢、排泄的药代动力学性质；消除或降低毒副作用和不良反应；具有结构新颖性，获得知识产权保护。

2. 活性天然产物化学合成与结构修饰实例

实例三 青蒿素的结构修饰

青蒿素（artemisinin）是由菊科植物青蒿（*Artemisia annua* L.）全草中分离得到的一种抗疟疾活性成分，但其生物利用度低，口服后大部分以原型排出，因此需对其进行结构改造（图 5-5）。经过一系列衍生化合成了 3 种类型的化合物：醚类、酯类和碳酸酯类，共 300 多个衍生物，经活性比较发现其中有多个化合物的活性比青蒿素高出 10～30 倍，在经过一系列药效、毒性及临床研究综合评价后，化合物甲基化还原青蒿素（蒿甲醚，artemether）的抗恶性疟疾疗效是青蒿素的 14 倍，已开发成一类新药上市。

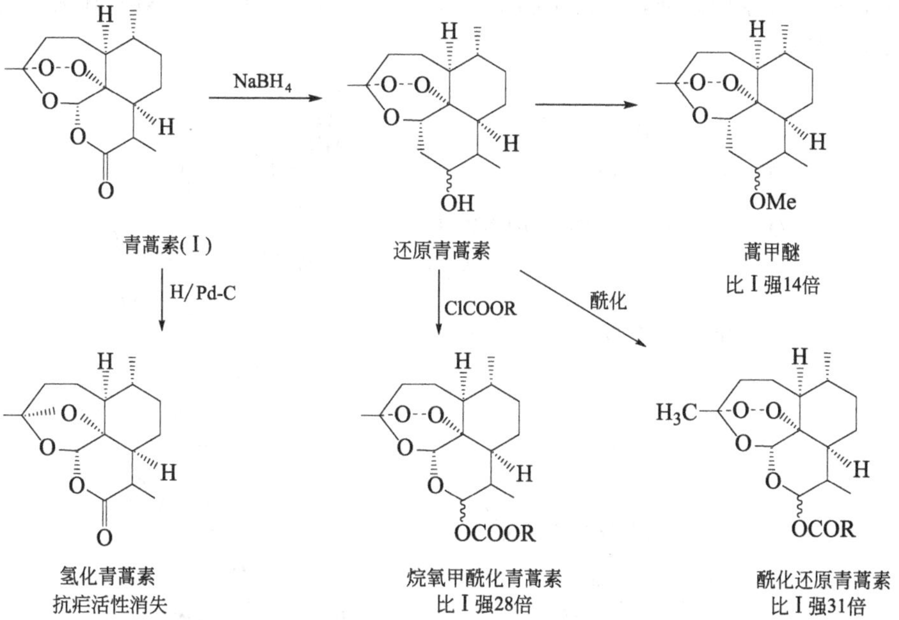

图 5-5 青蒿素结构改造

实例四 鬼臼毒素的结构修饰

鬼臼毒素（podophyllotoxin）最早得自盾叶鬼臼（*P. peltatum*），后从 *P. pleianthum*、桃儿七（*Sinopodophyllum emodi*）和山荷叶（*Diphylleia grayi*）等近缘植物中也提取得到过，具有显著的抗肿瘤和抗病毒活性，但由于毒性强，副作用大而使其使用受到限制。

通过结构改造后，所得的衍生物依托泊苷（etoposide，VP-16）及其磷酸盐（etoposide phosphate，etopophos）和替尼泊苷（teniposide，VM-26）已成为临床应用于抗癌的代表药物。

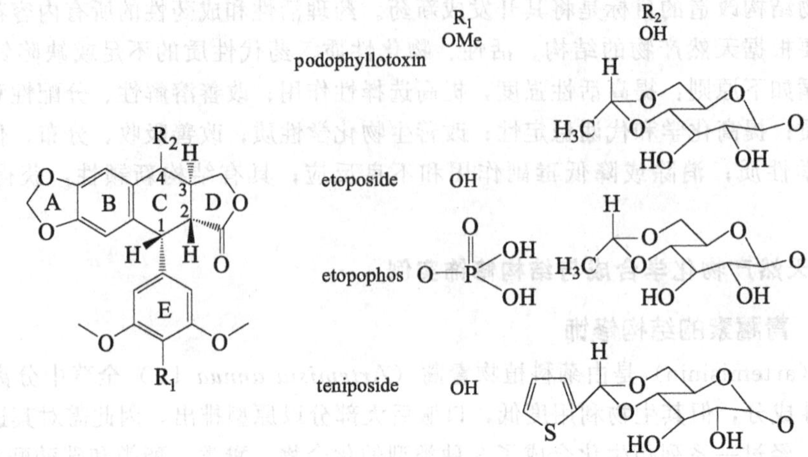

podophyllotoxin

etoposide

etopophos

teniposide

临床发现，上述药物对小细胞肺癌、睾丸癌、急性白血病以及恶性淋巴肿瘤等多种癌症均有良好的疗效。但也存在诸如抗瘤谱较窄、水溶性较差以及较严重的骨髓抑制与胃肠道反应等缺点，从而限制了其应用。为进一步寻找效果更好、毒性更低的抗肿瘤新药，近年来通过对鬼臼毒素衍生物结构改造和构效关系的研究合成了很多活性化合物。VP-16 和 VM-26 经结构修饰，其衍生物 GP-11、NK-611、TOP-53、NPF 作为抗肿瘤药已进入临床Ⅱ、Ⅲ期。

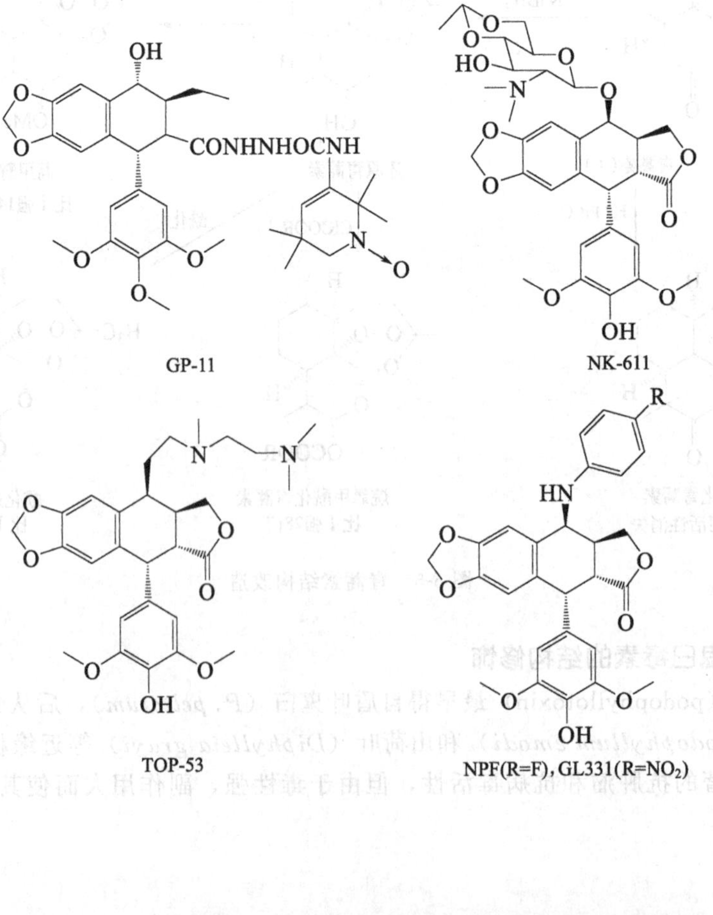

GP-11

NK-611

TOP-53

NPF(R=F), GL331(R=NO₂)

实例五　根皮苷的结构修饰

根皮苷是由根皮素和葡萄糖结合而成的苷，属于二氢查耳酮类化合物，主要存在于苹果的根皮、茎、嫩叶和果实中。根皮苷能够抑制肾小管的钠-葡萄糖协同转运蛋白-2（SGLT-2），使葡萄糖从尿液排出，从而降低血糖水平。然而根皮苷也抑制小肠黏膜的钠-葡萄糖协同转运蛋白-1（SGLT-1），这是导致其副作用和不能成药的原因之一，因此以根皮苷为先导化合物进行了一系列结构改造（图 5-6）。结构改造的目的是：①消除对 SGLT-1 抑制作用，提高对 SGLT-2 的选择性抑制；②去除或减少酚羟基以降低 II 相代谢，延长体内存留时间；③提高化合物苷键的体内稳定性。

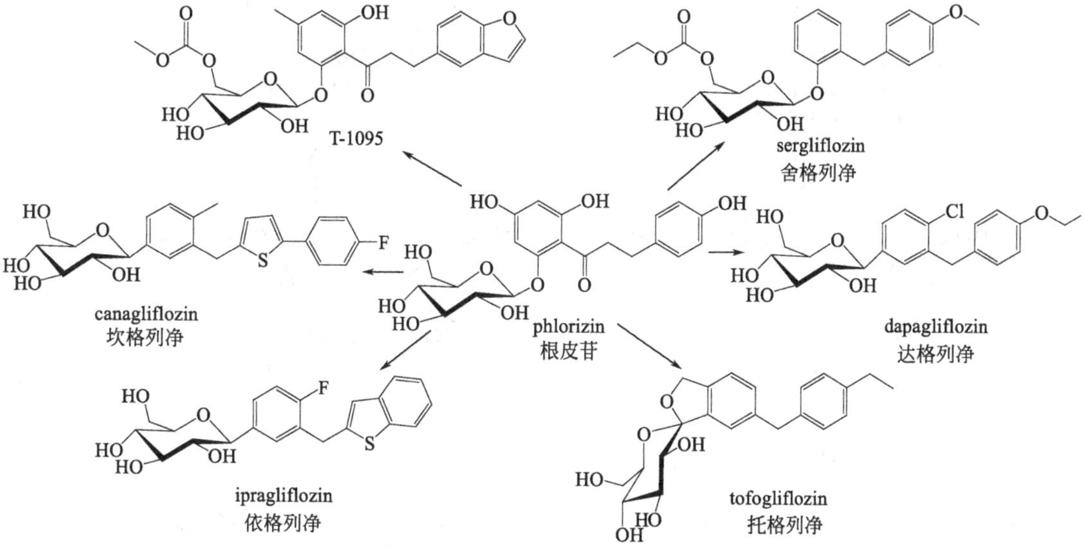

图 5-6　根皮苷结构改造

活性测试结果显示，T-1095（前药）的选择性增加，但糖苷键稳定性较差；舍格列净（sergliflozin）减少了两个芳环之间的原子，依然对 SGLT-2 有选择性，提示结构骨架可以发生较大的改变，但由于稳定性问题未能成药；为提高苷键的稳定性，将舍格列净的 O-苷变成 C-苷，并在苯环上进行一系列结构修饰，最终发现稳定性和选择性都很强的达格列净（dapagliflozin），于 2012 年经欧盟批准上市，成为首个以 SGLT-2 为靶点的 II 型糖尿病治疗药物；对芳香环用杂环进行替换，经过筛选得到坎格列净（canagliflozin），并于 2013 年经美国 FDA 批准上市；随后又开发了依格列净（ipragliflozin）和托格列净（tofogliflozin），目前均处于 III 期临床试验阶段。

实例六　埃博霉素的结构修饰

埃博霉素（epothilones，埃坡西龙）是由黏细菌纤维堆囊菌（*Sorangium cellulosum*）产生的次级代谢产物，是一类以 16 元内酯大环为中心体，噻唑环配基为侧链的细胞毒性化合物，主要包括 epothilone A 和 epothilone B。埃博霉素对肿瘤细胞有抑制活性，其作用机制与紫杉醇相似——抑制微管解聚，即抑制外周血液中单核细胞的 $\alpha\beta$-II 型和 $\alpha\beta$-III 型微管蛋白的动态不稳定性，促使游离的微管蛋白亚基装配成微管并结合到微管上，从而抑制微管的解聚，使已形成的微管稳定，纺锤体无法生成，因而使细胞分裂停止在有丝分裂中期，导致肿瘤细胞凋亡。此外，埃博霉素还能抑制 p-糖蛋白（p-gp）介导的在紫杉醇结合区域的突变引起的多药耐药（MDR）和 MRP-1 的过度表达以及紫杉醇耐药的乳腺癌患者 β-III 型微管蛋白过表达。

与紫杉醇相比，埃博霉素的水溶性好，毒副作用小，结构较为简单。埃博霉素的母核可进行多位点的修饰，对埃博霉素的修饰包括 16 元环骨架上杂原子的引入及环大小的改变，双键的增减和顺反异构等，这些修饰都使大环骨架发生了改变，骨架的改变能够显著地改变埃博霉素的空间结构，从而明显影响其生物活性。经过近十多年的努力，目前已产生了上百种埃博霉素类似物和衍生物，表现出不同的微管蛋白聚合活性和抗增殖活性，且有部分衍生物已经上市或进入临床试验阶段。

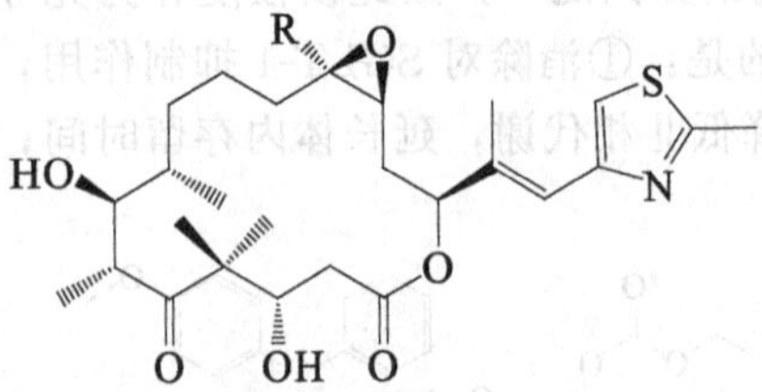

epothilone A, R=H
epothilone B, R=CH₃

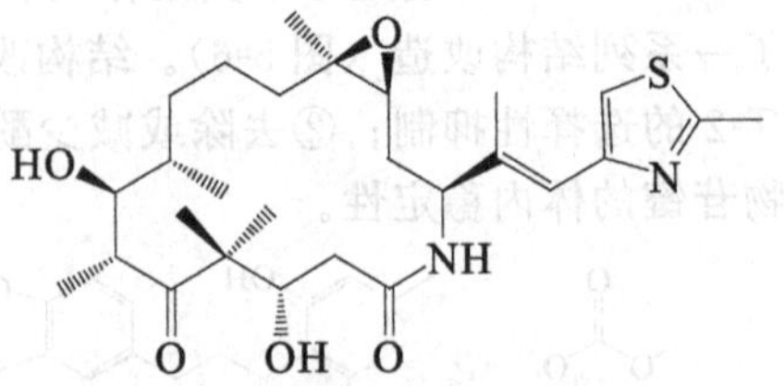

ixabepilone

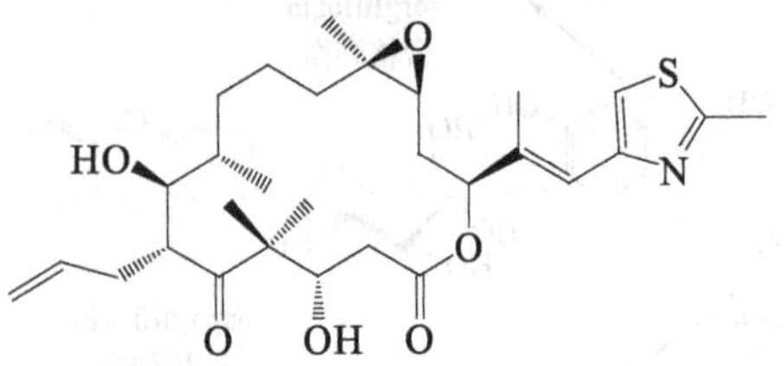

sagopilone

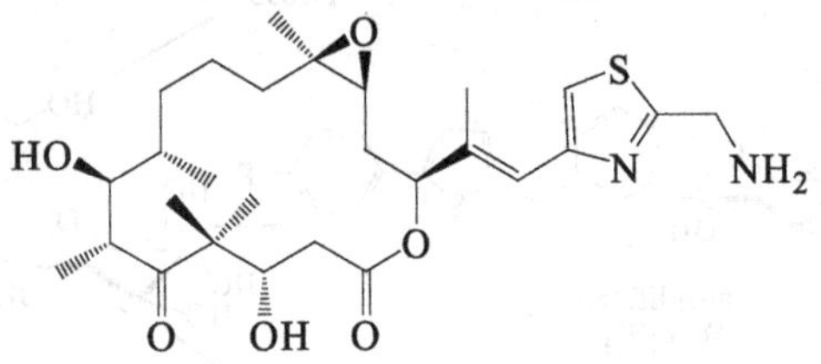

21-amino epothilone B

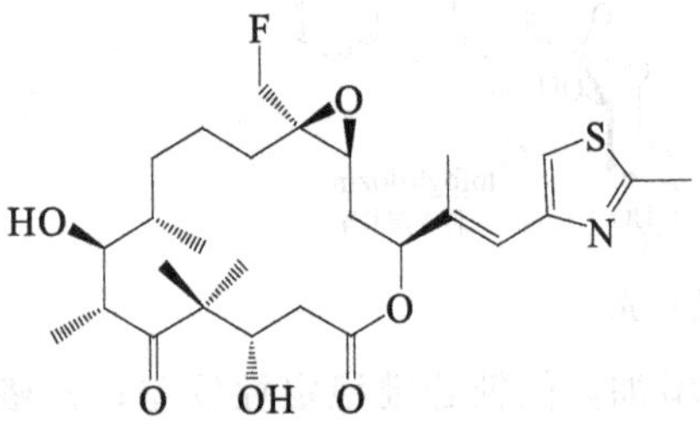

26-fluoro epothilone B

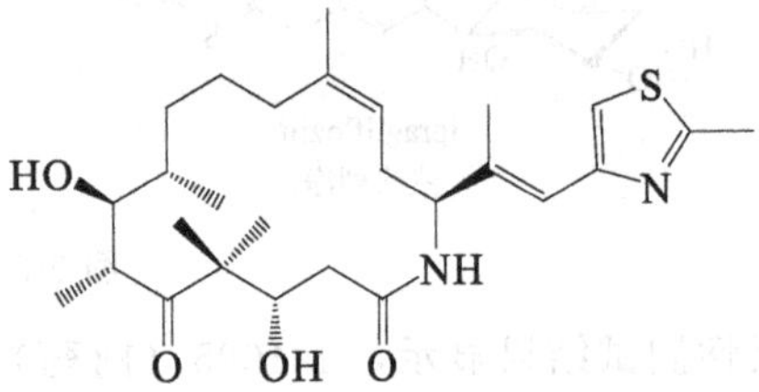

epothilone D

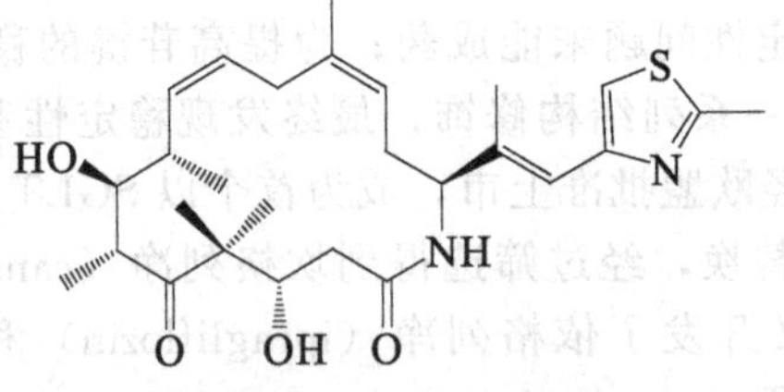

9,10-dedihydro epothilone D

Ixabepilone 已经于 2007 年经美国 FDA 批准上市，是迄今第一个上市的埃博霉素衍生物，被认为是 21 世纪疗效最高的抗肿瘤药物。另外，epothilone B 目前处于Ⅲ期临床试验阶段，sagopilone、epothilone D 和 9,10-dedihydro epothilone D 处于Ⅱ期临床阶段，而 21-amino epothilone B 和 26-fluoro epothilone B 处于Ⅰ期临床试验阶段。

三、活性天然产物研究需要注意的几个问题

（1）创制新药，基础研究是关键

如果没有长期深入、扎实和雄厚的基础研究工作积累，就不会有创新药物的发展，新药的来源也很快就会枯竭。我国新药研究与国际先进水平仍有很大差距。多年来创制的新药品种少，有特色的药物更少。其根本原因是基础研究薄弱，不能满足创新药发展的需要。

新药研究艰难，短期内难以取得明显成效，因此一部分科研人员不愿从事探索性强、需要长期进行的基础研究，而选择一些短线课题和开发研究项目。很多天然药物化学研究停留在新结构化合物的发现、跟踪性研究或缺乏创新的开发阶段。虽然研究"短、平、快"和"me too"类新药可解燃眉之需，但从长远考虑，加强基础研究、储备技术和人才、发展具有我国自主知识产权的新药才是根本目标。

天然药物化学研究的深入应以定量构效关系和三维构效关系理论为指导，在先导化合物分子结构的优化方面下功夫，即根据疾病的病因、发病机制、细胞生物学特点、受体的结构等寻找活性尤其是有特殊作用机制的先导化合物，利用适当的药理模型研究分子的活性和毒性作用机制，在此基础上进行分子的结构改造，研究分析不同活性的分子其结构和构象的差异，总结其活性所必需的结构及其与某种药理（毒理）作用之间的规律，据此进行结构优化，为设计合成高效低毒的新药奠定基础。在此过程中，不仅要充分应用还要不断地总结和发展构效关系的理论。

基础科学研究的根本在于创新，科学研究的积累可以开拓创新的思路。目前我国天然药物化学研究的思路大多是跟踪国际热点，缺乏原始的创新思路，探索性不强。如紫杉醇、三尖杉酯碱、长春新碱等抗癌药物，都是在国外有一定研究基础后移植过来的，我国自行发现的类似这样疗效好、作用机制明确、得到国际公认的新药极少。往往是有个好的苗头化合物大家便纷纷一拥而上，将许多人力、物力集中在某个热点的跟踪研究上，不利于该领域的发展，也难以发展成为具有我国专利的创新药物。

（2）一些研究者只是单纯进行化学研究，满足于发现一些新化合物以发表文章，对活性研究不够重视。

为了能够发现新的化合物或新的结构，一些研究者对有多年临床经验积累的中药或民间药兴趣不大，宁可去研究寻找新的植物资源，而不管它是否有活性或是否有临床经验。而有的活性成分研究的思路和方法不当，所谓"活性成分研究"，多半只是将分离得到的化合物在测定结构之后，再送至有关活性筛选部门进行活性筛选，收效甚微。较少有人采用活性导向分离（bioactivity-guided isolation）方法，因此那些含量甚微又难于分离的活性成分在分离过程中可能丢失，且丢失了也难于察觉。

（3）创新药物的开发是一个高技术、高风险、高回报、知识密集型的系统工程，涉及化学、药理、制剂、临床药学、毒理学等多学科领域，研发过程需要多学科相互配合、联合攻关。

我国现有的研发项目，多不是以一个有机的研究整体进行的，许多单位是以委托研究的方式，分成若干部分，分别委托不同的研究单位完成。比如化学家与生物学家相互脱节，生物学家尽管不断宣布在身体机能、细胞或基因调控方面的新发现，但未能投入实际应用，未能在此基础上建立起新的灵敏、简便、可靠的活性筛选体系，故化学家即使想进行活性成分研究，也常常无法进行。因此，学科之间缺乏信息沟通，导致某些涉及多学科的问题无法得到有效解决。如用于心脑血管治疗的药物，药代结果表明在心脑中无分布，对此结果如果不与药效学研究密切合作，就拿不出合理的分析结果；另外如药代动力学研究常忽视对药物靶器官的药物分布检测；对水溶性低或不溶于水、生物利用度很低的口服药物也不进行深入研究和寻找解决方法等，这些对中药新药的综合评价均造成较大影响。

（4）建立特异性强、灵敏度高、靶点明确的体内外筛选模型是源于天然产物的新药先导化合物发现的重要环节。

一个药物在整体动物实验中有效，而在体外实验中则效果明显下降，除了前面提及的该药物可能是前体药物外，另一原因可能是由于在体外实验中，在限定的条件和已知的模型上，药物或其单体并非主要影响这一靶点，而是作用在其他靶点上，导致作用效果不强。如有些抗糖尿病药物，体内降糖作用明显，但它们对糖代谢和胰岛素分泌均无影响，而是通过影响肠道内的葡萄糖苷酶来减少葡萄糖的吸收。

常用的活性测试方法有整体动物、动物的器官、组织、酶、受体以及药物对体内某些生物活性物质的抑制或促进等。天然成分的活性筛选采用整体动物进行实验与人更为接近，但所需实验费用很大、现象复杂、时间长，加以动物个体差异以及病理模型难于建立等因素，实际上用其指导活性追踪分离难以做到。最好的方法是寻找活性部位时用整体动物实验，追踪分离成分用体外的方法。理想的体外活性测试方法应具有简易、快速、不需要特殊设备、方便、抗干扰性强、假阳性和假阴性均较低、临床相关性强等优点，但在实际工作中理想的活性测试方法往往很难找到，只有综合分析考虑，根据实际情况、条件以及研究开发的课题选择较理想的活性测试方法。同时也要根据实践经验积累和科学技术的发展，改进现有的一些活性测试方法，在生命科学研究基础上，建立起新的、可以简便用于指导目标活性物质分离追踪的生物活性筛选体系。

(5) 确保供试材料具有活性是能够追踪到活性化合物的前提。

在活性追踪分离之前一定要采用体内体外多种方法、多个指标对实验材料进行活性测试，其目的为：①再次确证实验材料的活性，确定有无进行下一步研究的价值；②为选择活性追踪分离所用的活性测试方法提供依据。图 5-7 所示的流程是美国癌症研究中心（NCI）用于筛选确认植物或动物粗提物抗肿瘤活性的改进方案，通过该方案确认的实验材料至少有以下三个优点：①不至于丢失活性低或含量少的化合物；②增加了分离出新化合物的机会；③有可能分离到具有不同作用机理或新的作用机理的化合物。

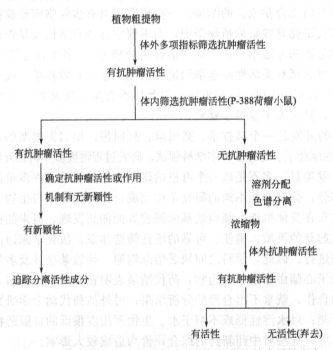

图 5-7 NCI 用于筛选确认植物或动物粗提物抗肿瘤活性方案

由于植物原材料中所含的化学成分及活性成分与产地、采收季节、气候、品种及放置时间等有关，为了保证所用实验材料质量的稳定性，在正式开始活性追踪分离之前，最好要一次采集或购买到所需实验材料，并经简易的方法再次确认活性并一次提取完毕，将提取物置于冰箱中保存。

第三节　有效部位的研究与开发

有效部位是指从中药中提取的一类或几类化学成分的混合体，其可测定物质的含量达到总提取物的 50％以上，且这一类或几类已知化学成分要被认为是有效成分。根据《药品注册管理办法》，有效部位属于中药、天然药物新药五类。"有效性"是有效部位的基本特征。有效部位新药，由于既能体现中药多成分、多靶点、多途径发挥药效的特点，又能使药物有效成分更加富集，药理作用和临床疗效增强，已经成为天然药物研发的重要方向之一。

一、有效部位新药研究开发的基本原则

有效部位应在中医药理论指导下，运用天然药物化学的方法技术，结合中药功效和适宜的现代药效学方法筛选确定。其研发的基本原则包括：①在功效方面与原药材相比应具有明显的优势；②活性成分组成相对明确，通常是一类化学成分组合物，如总多糖、总黄酮、总皂苷、总生物碱等；③制备工艺应符合生产实际需要，且生产成本与所获得的有效部位及其疗效应相适宜；④复方有效部位应进行组方配伍研究，并在混合有效部位组方中能够建立不同有效部位的质量控制方法。

二、有效部位新药研究开发的优势

1. 符合中医药传统理论

中药有效部位虽然经过了现代方法精制，但中药的性味归经及功效没有太大改变，多组分、多靶点、多途径的作用模式没有改变，其配伍仍然符合君臣佐使的配伍理论，其应用也是由中医药传统理论指导，仍然可对"证"治疗。

2. 有利于物质基础、作用机制和质量控制的研究

有效部位提取物中的药效物质的含量之和占总成分的 50％以上，化学成分类型也基本清楚。在此基础上进行药效物质的作用机理研究相对中药及其复方更容易些。有效部位有效成分含量较高，杂质含量较少，质量标准对有效物质控制的针对性较强。

3. 疗效更优、毒副作用更低

有效部位经过"去粗取精，去伪存真"的过程，去除了中药及其复方中的无效甚至有害成分，使其疗效更为突出，毒副作用更低。

三、基于有效部位新药开发需要注意的问题

1. 有效部位的确认

有效部位的确认是有效部位新药研究开发的根基和轴心，整个新药研究工作都要立足于有效部位的确认并围绕其展开。有效部位的确认正确与否，关乎其后一系列研究是否有意义，关乎有效部位新药开发的成败。但是，当前在有效部位的确认方面仍有一些问题需要注意。例如：①中医药理论的指导不够，使筛选出来的有效部位有可能不能反映原有中药的功

效，在通过科学量化指标筛选有效部位的同时要兼顾中医药理论多靶点、弱活性协同作用的整体性和特殊性；②有效部位筛选研究不能忽视非有效部位成分（辅助成分）的协同作用，如果一味地进行精制，而忽视了辅助成分对有效成分的吸收促进作用，会导致开发的新药疗效不高。在以中药材原有用途为起点，提取精制有效部位时，需在有效部位的筛选中进行比较药理学实验，将各部位与药材的总提取物在药效方面进行对比研究，同时需将其与已有国家标准的同类药品进行比较，这样才能真正筛选出活性较高的有效部位，才能开发出高效的有效部位新药。

2. 有效部位的制备

有效部位的分离、纯化方法是其制备的关键环节，在有效部位筛选实验基础上，结合有效部位的物理化学性质，选择适宜的分离方法富集所确认的有效部位，使其纯度符合规定要求。常用的方法有酸碱溶剂法、溶剂分配法、分馏法、膜分离法、结晶法、色谱分离法等。其中，大孔吸附树脂因选择性好、吸附容量大、解吸容易、再生处理方便可反复使用、机械强度高和流体阻力小等特点在有效部位的纯化中应用较为广泛。但是，当前在有效部位的制备方面仍存在一些问题，如工艺路线优选的评价指标过于单一，新技术应用的产业化适宜性研究不够等。

3. 有效部位的质量研究

目前有效部位新药质量研究项目包括性状、鉴别、检查和含量测定等几个方面。这些检测项目在有效部位新药的安全性和有效性方面起到了一定的保证作用，但由于检测手段和方法的有限性，并不能很好地控制有效部位新药的质量。另外，有效部位含量测定方法学专属性不强，未控制有效部位的主要成分组成等问题也应注意。

实例七　Veregen™（绿茶提取物）

Veregen™作为第一个得到美国 FDA 批准的植物处方药，对于我们研究开发中药意义重大。Veregen™由德国 MediGene 公司开发，于 2006 年上市。其适应证主要用于 18 岁及以上年龄、免疫力正常并患有外生殖器和肛周疣（尖锐湿疣）患者的局部治疗。

Veregen™，亦称为 Polyphenon E Ointment，是来源于绿茶的一个混合物，主要成分为茶多酚，在 FDA 注册的药效物质为 kunecatechins。kunecatechins 是绿茶［*Camellia sinenis*（L.）O Kuntze］水提物的部分纯化部位，其中 85%～95% 为儿茶素类成分。儿茶素类成分中有超过 55% 以上的成分为表没食子儿茶素没食子酸酯（EGCg），其他成分为表儿茶素（EC）、表没食子儿茶素（EGC）、表儿茶素没食子酸酯（ECg），以及少量的没食子儿茶素没食子酸酯（GCg）、没食子儿茶素（GC）、儿茶素没食子酸酯（Cg）和儿茶素（C）。除儿茶素成分外，kunecatechins 中还含有没食子酸、咖啡因和可可碱，三者约占 2.5%，其余是尚未确证的未知成分。

成分	R_1	R_2	R_3	R_4	R_5
(－)-EGCg	G	OH	—	—	—
(－)-ECg	G	H	—	—	—
(－)-EGC	H	OH	—	—	—
(－)-EC	H	H	—	—	—
(－)-GCg	—	—	G	OH	—
(－)-GC	—	—	H	OH	—
(－)-Cg	—	—	G	H	—
(＋)-C	—	—	—	—	H

在 2004 年颁布的美国 FDA 植物药指南中，FDA 并未刻意强调需要把植物药所有的成分都搞清楚，认为中药作为天然复杂混合物，植物产品批次间的差异不可避免，有效部位新药审批的关键之处在于安全、有效和质量可控，使患者用药安全，并让药物对患者产生的效益最大化。

值得一提的是，MediGene 公司对 Veregen™ 中的活性成分 kunecatechnis 进行了非常深入细致的研究，使未知成分只占总有效成分约 7.5%，为 Veregen™ 在 FDA 的成功申报起到了非常大的推动作用。

实例八　地奥心血康（黄山药提取物）

2012 年我国首个植物药地奥心血康胶囊获欧盟药监局批准上市。地奥心血康是中国科学院成都生物研究所研制开发出来的一种预防和治疗心血管系统疾病的天然药物，其活性成分为黄山药（*Dioscorea panthaica*）根茎的提取物，其药源后来又扩大到穿龙薯蓣（*D. nipponica*）的根茎。地奥心血康具有活血化瘀、行气止痛、扩张冠脉血管和改善心肌缺血等功效，可用于预防和治疗冠心病、心绞痛以及瘀血内阻之胸痹、眩晕、气短、心悸、胸闷等病症。

地奥心血康的有效成分并非单体，而是组分群——甾体总皂苷（黄山药或穿龙薯蓣根茎的提取物）。

黄山药中的化合物类型包括：甾体皂苷和非甾体皂苷类。到目前为止，从新鲜或干燥的黄山药根茎中共分离得到近 40 个化合物，其主要为甾体皂苷，还包括少数非甾体皂苷成分，如 palmitic acid，其中甾体皂苷依据苷元的结构主要分为呋甾烷醇型皂苷和异螺甾烷醇型皂苷。

5-烯-呋喃甾醇型　　25(*R*)-异螺甾烷醇类

从我国第一个有效部位中药新药——地奥心血康获准在荷兰上市中得到几点启示：①基础研究要扎实、精确，把药品的物质基础和作用机理弄清楚、搞明白；②要通过长期的临床资料，让对方认可药品的有效性、安全性；③从原料加工到生产销售，都要严格按照生产管理规范来操作，即从药材种植到原料加工再到成品制造，整个生产过程以国际现代制药生产规范为标杆，药材、原料、半成品、成品标准以欧洲药典为标准，严格控制产品品质，保证临床的有效性和安全性。

第四节　复方的研究与开发

在中国或亚洲其他国家，有着几千年临床实践的天然药物大都以复方的形式入药，其为人类的生存与健康做出了巨大的贡献，很多复方至今仍在临床广泛使用。但是，国际上药物研发的主流是单一的"基因-疾病-药物"研究模式，即设计和筛选针对精心选择的疾病单一靶点有高选择性的配体。长期以来，复方的研究与开发也大多沿用此种化学药的研究思路，采用化学成分分离和活性成分筛选相结合的方法，进行大量的单一成分的分离与活性测试。这种典型的化学药研发思路，一方面抛离了传统中医理论，割裂了中药众多成分之间的联系，体现不出复方的整体特征，难以真正阐释复方的科学内涵；另一方面只把复方当做药物研发的来源，大大弱化了其本身的价值。

近年来，在单一"基因-疾病-药物"研究模式下进行研发的化学药在治疗复杂疾病时面临的困难日益显著。正如《Nature Reviews Drug Discovery》评论专栏的主编 Simon Frantz 说：忘记那些精心为一个特殊目标分子设计的药物，一个更好的治疗如癌症这种复杂疾病的设计思路，应该可针对多个目标分子。随着分子生物学、系统生物学、病理生理学等相关学科的发展，研究发现复杂疾病在其病理过程中是受多因素影响和发生多组织器官变化的，也就是说，在这些病变过程中，大都涉及机体多重靶点与相关信号网络的变化。从生物学角度看，机体对某一持续性刺激的反应和调控，也是逐步从代偿向失代偿转化，使相关信号网络产生适应性病理变化，这种病理网络必然涉及多个关键节点（靶点）。

对这种变化，采用单靶点、单个药物干预的方式显然难以奏效。对复杂疾病的研究与防治要有所突破，就必须在指导思想和研究方法学上都有革命性的突破。功能基因组学、蛋白质组学、代谢组学和网络药理学等的发展代表着这种哲学理念和方法学上的革命。而中医药整体观和辨证观的理念与复方多成分、多途径、低选择性的特征以及方剂中君臣佐使、七情配伍等原则，体现了中医药多成分、多靶点及系统调控的思想，与这种理念和方法不谋而合。因此，复方的研究与开发受到越来越多的重视。例如，2007 年 2 月，美国食品药品管理局（FDA）新发布了一项与中医药密切相关的指导性文件草案——《补充和替代医学产品及 FDA 管理指南》草案。该草案承认了中医药是有完整理论和实践体系的"整体医学体系"，其发布为中医药产品进入美国市场提供了更多可能性和可操作性。

一、复方研究开发的基本原则

1. 复方的物质基础研究

复方的物质基础研究正处于百花齐放时期，其研究的思路与方法各异。近年来，随着相关学科和技术的不断发展，复方物质基础研究取得了较大进展，新思路和新方法不断涌现。在进行复方物质基础的研究过程中，逐步形成了一些共识，包括：①复方是一个天然组合化学库，这种"天然组合化学库"所含的化学成分是多类型的，包括生物大分子、小分子及无机元素，是一个多样化的库。②复方发挥药效的直接物质应该在体内，其药效物质基础应在体内研究。③复方中的成分会在肠道菌群或体内酶等生物内环境的作用下发生代谢，可能会使无活性的物质转变为有活性的药理成分，同时使有毒的物质无毒化；复方有效成分可能使机体应激发生内源性生理活性物质的改变，甚至产生新的生理活性物质；复方进入人体后，起效的是复方中所含成分的原型，或代谢产物，或内源性生理活性物质。④吸收入血的成分或代谢产物并不等于复方的药效物质基础，吸收入血的成分或代谢产物不仅包括药效成分，也包括无效成分和毒性物质。⑤各效应成分之间存在拮抗或协同的相互作用。⑥需要考虑复方药效物质基础与人体病理状态的连接与互动关系。⑦需要确定有效成分的体内过程，研究复方有效成分的吸收、分布、代谢等动力学及其影响因素，揭示各成分之间的相互影响。⑧任何一种研究复方物质基础的方法最终都必须接受药效验证以确证该方法筛选的复方物质基础的正确性。⑨在进行复方药效评价时，应考虑复方所对应的中医病证，采用与临床疾病密切相关的动物模型和相同的给药途径。⑩动物作用模型评价的方法除了动物的外在表现（毛色、体重、精神状态等）和现代西医学的诊断指标外，还需要利用代谢组学等系统生物学方法对复方的整体药效进行表征。

2. 复方的作用机制研究

对复方作用机制的研究，是中药科学发展的必然要求，是促进中药国际化应用的基础，应用现代科学理论和技术方法从整体上阐明复方的作用机制，是复方研究与开发的重要内容。复方作用机制实际上是两个复杂系统的相互作用，即药物有效成分组成的复杂物质体系和病理条件下药物作用靶点组成的复杂生物体系。正是由于这两个复杂体系之间整体动态的相互作用才达到了药物治疗疾病的目的。"系统-系统"的复杂研究是一个艰巨的科学问题，它需要用符合中医药理论的现代科技、方法和手段来回答。不断发展的系统生物学、生物信息学、网络生物学、网络药理学等相关学科，提供了相应的现代科学语言来阐释复方的作用机制。

系统生物学整体观和系统论的思想与复方研究的思路和方法不谋而合，为解决复方作用机制的研究带来了希望。它包括基因组学、转录组学、蛋白质组学和代谢组学等一系列"组学"技术。生物信息学主要从事生物信息的获取、加工储存、分配、分析和解读，并综合运用数学、计算机科学和生物学工具，以达到理解数据中生物学含义的目的。系统生物学方法为中药复方的现代化研究提供了海量信息，利用生物信息学手段，从多层次的海量信息中经过复杂的统计、提炼、分析、发掘和建模过程，能有效地揭示复方的作用机制。网络生物学也为我们探索复方提供了一个全新的视角。将现有的不同来源的关于疾病、药物的信息与人类基因组学、蛋白组学等数据库有机整合起来，结合中药药效物质基础、网络生物学方面的研究方法和成果，构建疾病相关网络和药物作用网络，可望从系统生物学和网络生物学的角度、在分子网络调控的层面认识中药复方的作用机制。

任何一种药物在任何一个国家能否获准上市的主要评价指标均为药物的安全性、有效性和质量可控性。药品的质量控制不是为了"控制"而控制，而是为了保证药品的安全和有效，保证不同批次药品之间临床疗效的一致性和品质的均一性以及质量的稳定性而进行的质量控制。从某种意义上讲，保证了产品的一致性（均一性）就达到了质量控制的要求，这也是质量控制的核心。

可以基于以下考虑确认上市批次产品疗效的一致性：①采用原始申请所使用的栽培品种以及专用种植场以使原药材质量的变异性最小化；②采用提取物勾兑投料提高批次间均一性；③实施稳健的质控方法以确保提取物中的成分与临床试验所用的批次相同；④控制平坦的量效关系以保证疗效不受不同批次间差异的影响。

二、复方研究开发的优势

中药复方起源很早，可以追溯到原始社会，有数千年的悠久历史。从最早药学专著《神衣本草经》，张仲景所著《伤寒论》《金匮要略》，东晋葛洪所著《肘后备急方》，唐代孙思邈所著《千金备急方》《千金翼方》到明代的伟大医药学家李时珍《本草纲目》等，说明中医药是我国人民在长期的生活实践与医疗实践中不断进行积累总结的结果，已有丰富的临床使用经验。中医临床用药最大的特点就是中药复方配伍，其优势在于"整体调整人体病理状态"从而达到"阴阳平衡，阴平阳秘"的状态，这是与现代化学药物研究开发的最大差别。

三、基于复方新药开发需要注意的问题

目前我国中药复方难以被国际社会接受主要存在两个方面的原因，即物质基础不明和作用机制不清，因此复方新药开发需重视物质基础与作用机制研究。

1. 复方新药在物质基础研究中需要注意的问题

复方物质基础的研究还处于不断探索的阶段，在这个过程中需要注意如下几点：①复方药效物质的辨识和筛选技术不能脱离中医药理论，要与中医药整体观及多成分、多靶点整体作用特点吻合；②不要将药效物质基础的研究陷入机械还原论的思路中，复方是以调整人体整体的病理状态为学术特点的，"调整"一定是双方的，要把"药物"与病理状态的"机体—证"联系起来进行药效物质基础的研究，离开机体的药效物质基础的研究，只是药物化学成分的研究；③在目前中医证候无法复制的前提下，研究复方药效物质基础大都是在实验室里进行的，即大都是在动物身上进行的，缺乏临床上的研究，只能称为复方的动物实验药效，不能概称为复方药效；④要注意炮制、煎熬等过程对复方成分的影响，以及这些过程中多种成分间的相互作用；⑤有些有效成分可能是间接途径发挥作用，在脱离机体整体后单独成分可能不能表现出应有的作用；⑥有些成分的作用可能是我们目前尚未认识的，对这些成分，在研究中可能被忽视；⑦注意复方物质基础成分之间的组成结构比特征，加强量效关系的研究；⑧要重视复方有效成分体内的动态变化过程（吸收、分布、代谢等）；⑨注意复方的二次开发，如开发新的适应证，或对原处方进一步优化，调整处方比例或通过增减药味形成新的处方结构，或去繁留精，开发药效与原方基本一致的组分中药（有效成分配伍，有效部位配伍）；⑩在阐明复方物质基础与配伍规律的基础上，要注意将基础研究成果及时转化，指导复方新药的创制，为新药开发提供思路和技术上的参考，同时，推进中医临床给药方案的规范化及科学化。

2. 复方新药在作用机制研究中需要注意的问题

复方成分多而杂，进行作用机制研究困难重重。复方所作用的疾病，尤其是复杂疾病，在其病理过程中是受多因素影响，发生多组织器官变化的。"冰冻三尺，非一日之寒"，在这些病变过程中，必然涉及机体相关信号网络系统与多重靶点的变化。复方作用的基础是多种有效成分合理、有机地组合，其模式是多途径作用于机体内与疾病相关的多靶点，发挥对机体的整体调节作用。

在进行复方作用机制研究时有以下几个问题需要注意：①既要基于系统生物学和生物信息学等技术手段整体表征复方的作用特点，也要深入到基因、蛋白和小分子代谢物的分子水平上阐释复方的作用机制；②复方中的多成分是根据疾病治疗的需要形成的能够互相配合、发挥整体作用的有机组合体，不能忽视那些没有直接治疗作用的成分，它们可能对有效成分有协同作用，或者能提高有效成分的治疗效果，其作用的规律和特点还有待深入研究；③与复方药物作用相关的靶点不是孤立的，而是多种靶点在分子水平变化的综合效果，也就是说，在对于发挥主导作用的靶点进行重点调节外，对于辅助性的靶点也应该进行适当调节，

复方是通过对相关靶点的综合作用发挥疗效的；④多成分不一定是多靶点，多成分也可能作用于单一靶点，从而使对某一靶点的作用增强；单成分也不一定是单靶点，一个天然产物的作用靶点可能是多样的；⑤疾病缘于机体整体功能的失衡，复方作用在于调整失衡状态恢复到平衡状态，所以要注意到复方作为小分子探针库在疾病发生相关生物分子发现中的作用；⑥既要重视基础研究，也要重视应用研究，应及时将作用机制的基础研究成果进行转化，为复发的开发提供思路，指导新药研发。

3. 中药复方质量控制

作为复方新药开发的另一个重要环节，质量控制也是不容忽视的一个方面。目前质量控制存在的主要问题：①质量标准相关的基础研究较为薄弱。复方中起作用的成分很可能不是某一确定的化学成分；此外，由于药材的化学成分比较复杂，有效成分等基础研究难度较大，进展缓慢。②中药复方质量标准中所选择的指标性成分与复方有效性和安全性的关联度不强，而复方质量的研究又主要按照化学药的模式进行，受基础研究薄弱、对照品提取分离难度较大等因素影响，部分中药复方质量标准中所选择的检测指标不能完全体现复方的治疗作用。③中药复方质量分析方法比较局限，主要参照有关中药指纹图谱进行研究，中药指纹图谱虽然可以在一定程度上反映药材内在质量的均一性、稳定性、差异性以及个体间群体的相似性（国外也普遍认可用指纹图谱来评价中药材的质量），但指纹图谱在评价药材质量好坏时体现出药材本身化学成分不清、化学成分与其药理作用的相关性不明确等缺憾，因此中药指纹图谱只能作为过渡性的质量控制方法。

四、复方研发案例

PHY906 是耶鲁大学研究人员根据具有 1800 多年历史的"经方"黄芩汤（黄芩、芍药、甘草、大枣）制备的实验室配方。动物和临床实验研究显示，PHY906 单独应用并不能缩小肿瘤，但当 PHY906 与化疗药物一起使用时，能够明显地减轻化疗药物对胃肠道的毒性，如伊立替康。而且，PHY906 能够提高一些抗癌药物如伊立替康、卡培他滨、吉西他滨对于肺癌、结肠癌、胰腺癌、肝癌的治疗效果。

1. PHY906 的主要化学成分

PHY906 由四味中药组成，其化学成分复杂。采用 HPLC-MS/MS 分析 PHY906（图 5-8）和服用后患者体内 PHY906 及其代谢物，得到 64 个化合物，而口服后鉴定的化合物共 57 个，其中 27 个是代谢产物。

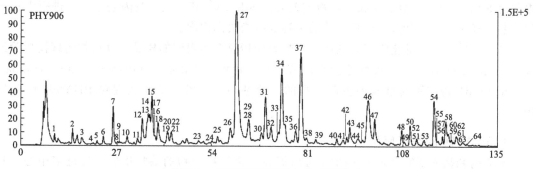

图 5-8 HPLC-MS/MS 分析 PHY906

经鉴定 64 个化合物，其中 33 个来自黄芩，26 个来自乌拉尔甘草，4 个来自芍药，1 个来自大枣。主要可以分为以下几类：①单萜苷类（芍药苷、芍药内酯苷）；②黄酮类以及它们的葡萄糖酸苷（黄芩素、黄芩苷、汉黄芩素、汉黄芩苷、木蝴蝶素、白杨素、芹黄素、野黄芩素、野黄芩苷）；③二氢黄酮苷类（黄烷酮、甘草素、甘草苷）；④黄酮苷类（芦丁）；⑤三萜皂苷类（甘草酸、甘草皂苷 A3、B2、G2、J2）；⑥其他（没食子酸、阿拉克苷）。出于仪器、方法限制未完全分析所含成分。

2. PHY906 的作用机制

PHY906 与抗癌药伊立替康合用时，能降低肠道毒性，增强抗癌效果，其作用机制是多靶标、多途径的。对其他化疗药如卡培他滨、依托泊苷、吉西他滨、索拉非尼、紫杉醇、舒尼替尼的研究也有同样发现。

(1) 增强化疗药抗癌作用

研究 PHY906 对伊立替康的影响时发现，当处于肿瘤微环境时，伊立替康对 NF-κB 家族基因表达和细胞凋亡有主要影响，PHY906 单用时对这些路径无影响。但 PHY906 与伊立替康联用可以激活多个 NF-κB 相关路径，如 IRF-5/Myd88 路径、STAT-1/IRF-1 路径，以及上调 CCL-2/MCP-1、CCL-5/RANTES、IRF-5 表达，促进肿瘤细胞炎症反应和细胞凋亡。此外，伊立替康与 PHY906 联用于肿瘤细胞中，F4/80 抗体阳性细胞数目增加，表明有大量巨噬细胞渗透，进一步促进细胞炎症反应，导致肿瘤细胞发生凋亡。

(2) 降低化疗药肠道毒性

PHY906 与伊立替康联用在肿瘤细胞中产生的效应具有组织特异性，其他组织如肝、脾、肠道中均观察不到。但 PHY906 能修复肠道上皮细胞，在 CTP-11 处理 4 天后，促进肠道祖/干细胞的再生长，增加 Wnt 信号组件表达，增强 Wnt 活性。伊立替康能增加 TNF-α 的表达，而 PHY906 通过降低中性粒细胞/巨噬细胞渗透，降低 TNF-α 在肠道的表达而发挥抗炎作用，降低促炎细胞因子的血清水平。PHY906 还能抑制其他促炎细胞因子表达；此外研究发现，PHY906 抑制速激肽 NK1 受体和阿片 δ 受体。以上这些机制表明，PHY906 在肠道中能抑制化疗药引起的细胞凋亡，同时还促进肠道细胞修复再生，具有很好地胃肠道保护作用。

3. PHY906 的质量控制

PHY906 的质量控制是基于"化学指纹图谱-生物效应指纹图谱-动物药理模型"来实现的。化学指纹图谱（chemical fingerprinting）是提取物的全成分图谱，通过多批精选原药材相似性评价确定。生物效应指纹图谱（bioresponse fingerprinting）是通过细胞给药实验，提取总 RNA，基于基因芯片技术，得到差异的 mRNA，获取差异基因表达谱，进行多批药材实验，经过相似度计算，构建中药的生物效应指纹图谱库。

最后，通过构建的化学指纹图谱、生物效应指纹图谱得到的样品经过动物药理模型验证（animal pharmacology），采用基于强度/强度比统计模式比较法（statistical pattern comparison method）确定不同批次的生产原料的一致性与均一性，从而实现对 PHY906 的质量控制。

4. PHY906 的临床应用

临床前和临床研究发现 PHY906 可以提高广谱抗癌药物的治疗指数。经过多中心、双盲、随机、安慰剂对照、剂量递增和交叉试验等研究发现，PHY906 作为氟尿嘧啶与伊立替康化疗患者中的辅助用药，并未对氟尿嘧啶与伊立替康及其代谢产物的药动学产生影响。在

PHY906 联合卡培他滨治疗晚期胰腺癌和其他胃肠道恶性肿瘤的 I 期临床研究发现病人联合服用 PHY906 和卡培他滨，耐受性好。PHY906 可以通过减轻副作用比如腹泻来提高卡培他滨对患者的治疗指数，且和卡培他滨联合较卡培他滨单用疾病控制率大大提高。

PHY906-卡培他滨治疗晚期肝癌的临床 I / II 期研究发现，与单独服用卡培他滨比较，PHY906 和卡培他滨联合使用虽然对卡培他滨引起的骨髓抑制毒性没有改善作用，但病人因服药所发生的恶心和呕吐减少，毒性大大降低。而且，对于亚洲的肝功能代偿期肝癌患者，PHY906-卡培他滨联合治疗，特别有效。

参考书目

[1] 孔令义. 天然药物化学. 第 2 版. 北京：中国医药科技出版社，2015.
[2] 张康健，王蓝. 药用植物资源开发利用学. 北京：中国林业出版社，1997.

参考文献

[1] David J N, Gordon M C. Natural products as sources of new drugs from 1981 to 2014. *J Nat Prod*，2016，79：629~661.
[2] 张中朋，汪建芬. 我国中药贸易现状及思考. 中国现代中药，2017，19（2）：278~282.
[3] Obach R S, Baxter J G. The prediction of human pharmacokinetic parameters from preclinical and in *vitro* metabolism data. *J Pharmacol Exp Ther*，1997，283：46~58.
[4] 郭宗儒. 天然产物的结构改造. 药学学报，2012，47（2）：144~157.
[5] 郭颖，郭宗儒. 个性化操作：天然产物的结构改造. 中国新药杂志，2014，23（7）：753~758.
[6] 阎家麒，戴洪明. 埃博霉素新药研发与技术创新初探. 中国新药杂志，2012，21（19）：2241~2249.
[7] 杨晓春，吴镭. 天然药物化学研究在我国新药创制中的作用. 中国新药杂志，2000，9（6）：361~363.
[8] 邵璟，狄留庆，刘产明. 中药有效部位新药研发中关键问题分析. 中国新药杂志，2010，19（2）：98~101.
[9] 黄显章，赵清超，袁林. 中药有效部位（群）研究在中药及复方研究中的优势与展望. 江苏中医药，2010，42（5）：1~3.
[10] 张晓东，张磊，潘国凤. 中药有效部位新药研发中有效部位筛选存在问题浅析. 中药药理与临床，2007，23（4）：58~59.
[11] 贾薇，宫平. kunecatechins（Veregen）. 中国药物化学杂志，2007，17（5）：334.
[12] 孙鹤，罗瑞芝，姜治昕. 从 Veregen™ 的商品说明书内容看 FDA 植物新药评审的思路与要求. 世界科学技术：中医药现代化，2007，9（4）：8~13.
[13] 陈洪超，付铁军，刘忠荣，等. 地奥心血康中的两个新甾体皂苷. 化学学报，2005，63（9）：869~872.
[14] 荆文光. 黄山药化学成分和质量标准研究. 中国中医科学院，2010.
[15] 潘家祜. 基于网络药理学的药物研发新模式. 中国新药与临床杂志，2009，28（10）：721~726.
[16] 杜武勋，朱明丹，肖学风，等. 复方中药药效物质基础研究及其今后应该注意的问题. 时珍国医国药，2013，24（3）：692~694.
[17] 韩炜，周刚，康廷国. 从美国首个批准植物药 Veregen 软膏看我国中药质量控制. 中国新药与临床杂志，2010，29（4）：244~247.
[18] 杜冠华，王月华，张冉，等. 多成分多靶点是对中药作用机制的表面认识. 世界科学技术：中医药现代化，2009，11（4）：480~484.
[19] Wang E, Bussom S, Chen J G, et al. Interaction of a traditional Chinese Medicine（PHY906）and CPT-11 on the inflammatory process in the tumor microenvironment. *BMC Med Genomics*，2011，4（1）：38.

（中南大学湘雅药学院　周应军）

第六章　糖和苷类

　　糖（saccharides）是多羟基醛或多羟基酮及其衍生物的总称。糖的分子中含有碳、氢、氧三种元素，一般具有 $C_n(H_2O)_m$ 通式，故糖类亦称碳水化合物（carbohydrates）。糖是植物光合作用的初生产物，同时也是许多天然产物生物合成的原料。糖及其衍生物是一类分布十分广泛的天然产物，无论在植物界还是在动物界都有糖及其衍生物的存在。

　　过去人们认为糖类仅具有植物储藏养料和骨架材料的作用，现在人们认识到糖类也具有重要的生物活性。糖类在细胞间的识别、受精胚胎的形成、神经细胞发育、激素激活、细胞增殖、病毒和细菌感染、肿瘤细胞转移等许多生命过程中具有重要的作用。自 20 世纪 60 年代以来，多糖类成分逐渐被发现在肿瘤、肝炎、心血管、抗衰老等方面具有独特的生物活性，且毒性很低。越来越多的研究证明，多糖不但能治疗机体免疫系统受到严重损伤时的肿瘤，还能治疗多种免疫缺损疾病如慢性病毒性肝炎和某些耐药细菌或病毒引起的慢性疾病等。近年来应用多糖治疗代谢、感染以及肿瘤等方面疾病的研究在不断增加，多糖作为生物反应调节剂将具有广阔的前景。

　　苷类（glycosides）亦称甙或配糖体，是由糖或糖的衍生物，如氨基酸、糖醛酸等与另一非糖物质（称为苷元或配基，aglycone 或 genin）通过糖的半缩醛或半缩酮羟基与苷元脱水形成的一类化合物。很多天然产物均可与糖或糖的衍生物形成苷，不仅苷的理化性质千差万别、化学结构类型种类繁多，而且其生物活性也是多种多样。苷类化合物多具有广泛的生物活性，是很多中草药的有效成分之一。例如黄芪皂苷具有免疫调节、抗肿瘤、抗病毒、降糖和改善心血管疾病等生物活性；三七皂苷是三七活血化瘀的活性成分；强心苷有强心作用；黄酮苷有抗菌、止咳、平喘、扩张冠状动脉血管等作用。由于苷类化合物的生物活性多与其苷元密切相关，有关苷类化合物的生物活性将在以后各章中根据苷元不同分别介绍。

第一节　糖和苷的分类

一、糖的分类

　　根据含有单糖基的个数可将糖类分为单糖（monosaccharides）、低聚糖（oligosaccharides）和多聚糖（polysaccharides）。

1. 单糖

　　单糖是多羟基醛或酮类化合物，是糖的最小单位，不能再被水解成更小的糖分子。现已发现的天然单糖有 200 多种，但以五碳糖和六碳糖最为多见。

单糖的结构可用 Fischer 投影式、Haworth 投影式和立体结构式表示。在立体结构式中，糖的六元氧环不可能在同一个平面上，经实验证明吡喃型糖在溶液或固体状态时其优势构象均是椅式构象，同时根据自由能计算，绝大多数单糖的优势构象是$^4C_1$式（即 C-4 在面上，C-1 在面下时），只有极少数如 L-鼠李糖（L-rhamnose，rha）等的优势构象是$^1C_4$式（即 C-4 在面下，C-1 在面上时）。

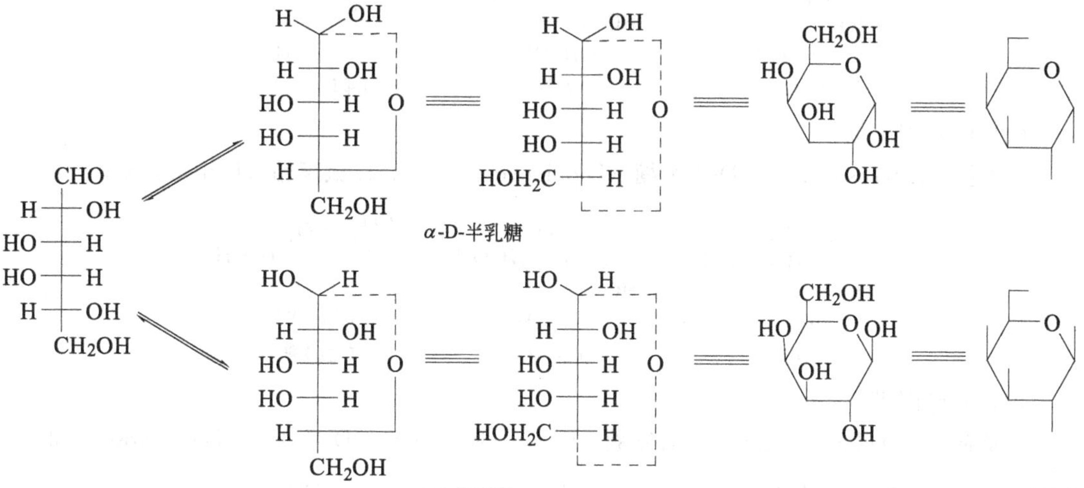

α-D-半乳糖

β-D-半乳糖 Haworth式 Haworth略简式

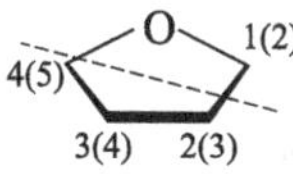

（）为酮糖的编号 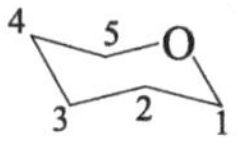 $^4C_1$式，简称C1式
或N式 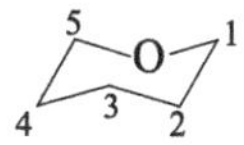 $^1C_4$式，简称1C式
或A式

习惯上单糖的绝对构型以 D、L 型来表示。在 Fischer 投影式中，距羰基最远的那个手性碳原子上的羟基在右侧的为 D 型糖，在左侧的则为 L 型糖。在 Haworth 投影式中，对于五碳吡喃型醛糖，C-4 位羟基在面下的为 D 型糖，在面上的则为 L 型糖。对于甲基五碳吡喃型醛糖、六碳吡喃型醛糖和五碳呋喃型醛糖，则根据 C-4 位 R 基（五碳呋喃型醛糖）或 C-5 位 R 基（甲基五碳吡喃型醛糖和六碳吡喃型醛糖）的取向来判断。由于成环碳原子上的取代基发生了旋转，故 C-4 位 R 基或 C-5 位 R 基的取向与 D、L 的关系正好与五碳吡喃型醛糖相反，即当 C-4 位 R 或 C-5 位 R 在面下时为 L 型糖，在面上时则为 D 型糖。端基碳原子的相对构型 α 或 β 是指 C-1 羟基与六碳糖 C-5（五碳糖 C-4）取代基的相对关系，当 C-1 羟基与六碳糖 C-5（五碳糖 C-4）上取代基在环的同一侧为 β-构型，在环的异侧为 α-构型（以下糖结构式中的部分羟基未画出）。

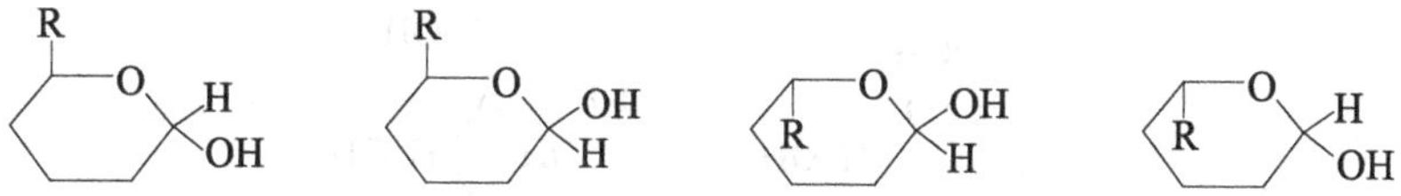

α-D-糖 β-D-糖 α-L-糖 β-L-糖

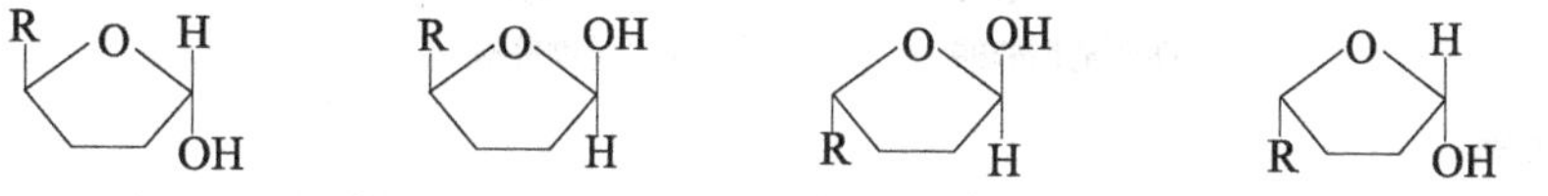

α-D-糖 β-D-糖 α-L-糖 β-L-糖

根据单糖碳链的长度、氧化程度、是否具有分支或含有氧原子以外的杂原子等可将较常见的单糖及其衍生物分为以下几类。

(1) 五碳醛糖

D-木糖（D-xylose，xyl）、D-核糖（D-ribose，rib）、L-阿拉伯糖（L-arabinose，ara）。

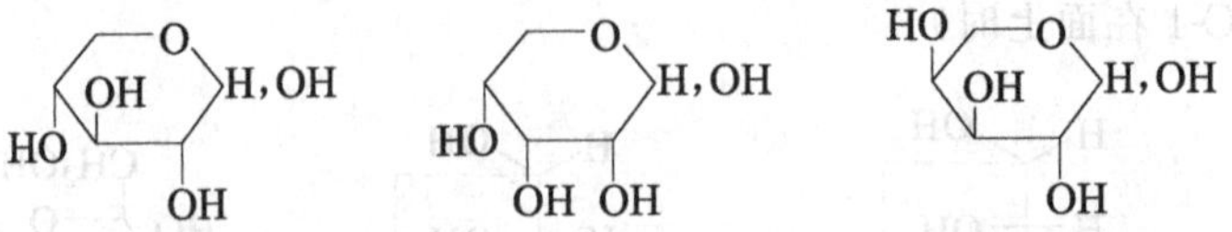

D-木糖　　　　D-核糖　　　　L-阿拉伯糖

(2) 甲基五碳糖

L-夫糖（L-fucose，fuc）、D-鸡纳糖（D-quinovose，qui）、L-鼠李糖（L-rhamnose，rha）。

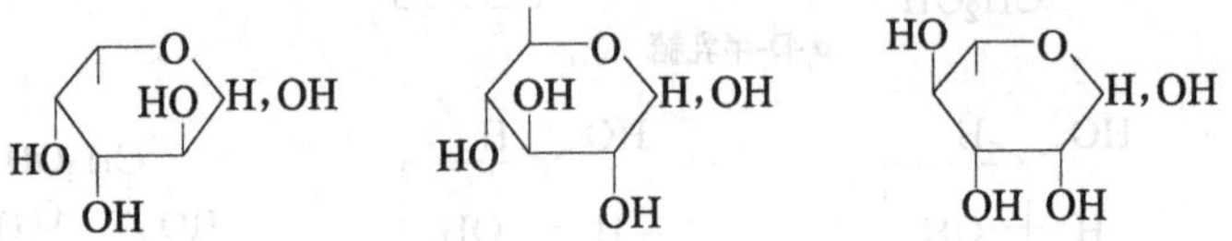

L-夫糖　　　　D-鸡纳糖　　　　L-鼠李糖

(3) 六碳醛糖

D-葡萄糖（D-glucose，glc）、D-甘露糖（D-mannose，man）、D-半乳糖（D-galactose，gal）。

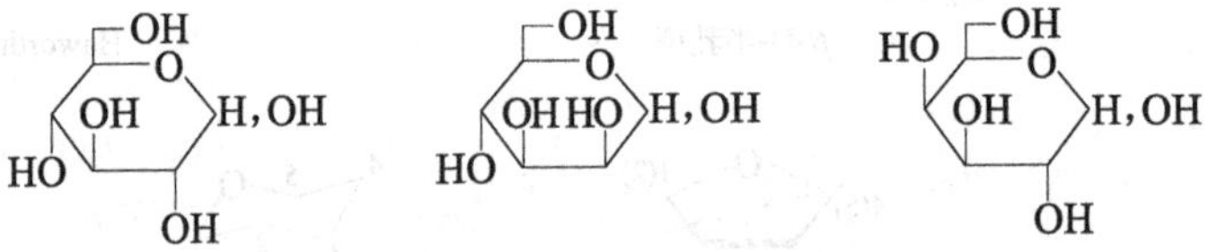

D-葡萄糖　　　　D-甘露糖　　　　D-半乳糖

(4) 六碳或七碳酮糖

D-果糖（D-fructose，fru）、L-山梨糖（L-sorbose，sor）、D-景天庚酮糖（D-sedoheptulose）。

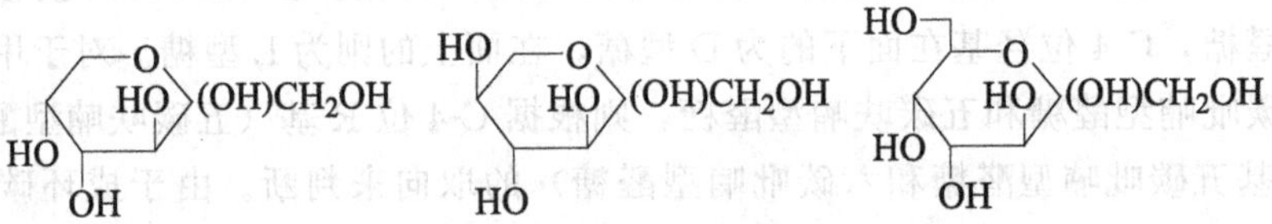

D-果糖　　　　L-山梨糖　　　　D-景天庚酮糖

(5) 糖醛酸

单糖分子中的伯醇羟基被氧化成羧基的化合物称为糖醛酸（uronic acid），最常见的糖醛酸是葡萄糖醛酸和半乳糖醛酸。糖醛酸主要存在于苷类和多聚糖类化合物中。糖醛酸易环合成内酯，在水溶液中呈平衡状态。

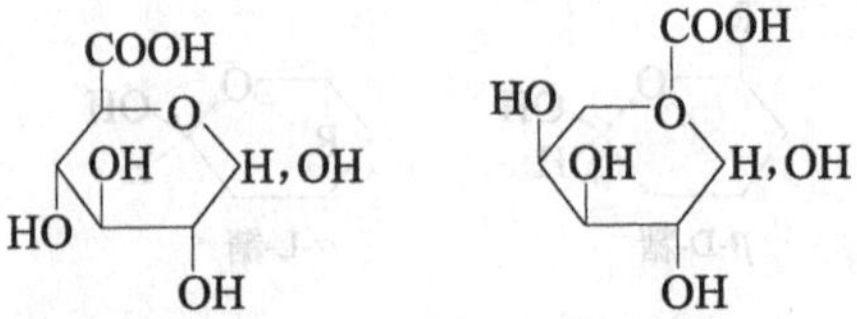

D-葡萄糖醛酸　　　　D-半乳糖醛酸

(6) 去氧糖

单糖分子中的一个或两个羟基被氢原子取代的糖称之为去氧糖（deoxysugars），常见的去氧糖有 6-去氧糖（亦称甲基五碳糖）和 2,6-二去氧糖。

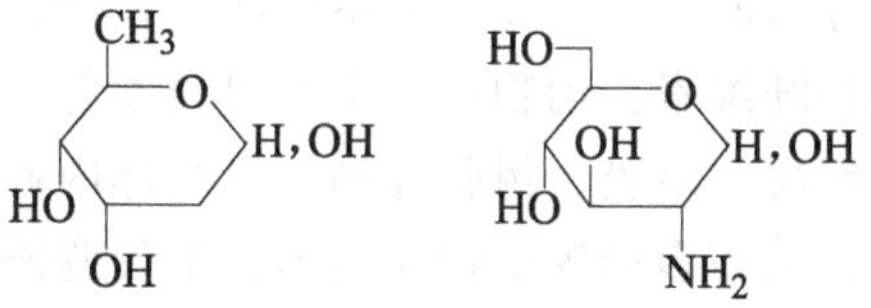

D-洋地黄毒糖　　　2-氨基-2-去氧-D-葡萄糖

(7) 其他类型

除上述类型外，单糖上还存在一个或几个醇羟基被氨基取代的氨基糖（amino sugar），单糖的醛基或酮基被还原成羟基后所得的多元醇称为糖醇，以及环状的多羟基化合物称为环醇（cyclitols）。从生源上看这些化合物也属于单糖的衍生物。

2. 低聚糖

由 2～9 个单糖基通过苷键结合而成的直糖链或支糖链的聚糖称为低聚糖或寡糖（oligo-saccharides）。根据低聚糖中含有的单糖基个数可将其分为二糖、三糖、四糖等。植物中的三糖、四糖、五糖等大多是在蔗糖的基础上再连接糖基而成的。

根据低聚糖中是否含有游离的醛基或酮基又可将其分为还原糖和非还原糖，如二糖中的槐糖（sophorose）、芸香糖（rutinose）等都具有游离的醛基或酮基，故它们均为还原糖。海藻糖（trehalose）、蔗糖（sucrose）等均无游离的醛基或酮基，故它们均为非还原糖。

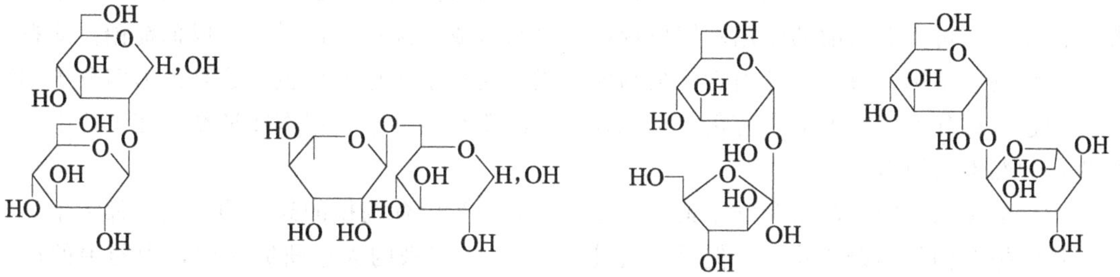

槐糖　　　　芸香糖　　　　蔗糖　　　　海藻糖

环糊精（cyclodextrin，CD）是一类特殊结构的低聚糖。它是由直链淀粉在芽孢杆菌产生的环糊精葡萄糖基转移酶作用下生成的一系列环状低聚糖的总称，通常含有 6～12 个 D-吡喃葡萄糖单元。其中研究得较多具有重要应用价值的是含有 6、7、8 个葡萄糖单元的分子，分别称为 α-、β-和 γ-环糊精。环糊精分子呈上宽下窄、两端开口、中空的筒状物，腔内部呈相对疏水性，而所有羟基则在分子外部。其内腔疏水而外部亲水的特性使其可依据范德华力、疏水相互作用力等与许多有机和无机分子形成包合物及分子组装体系，成为化工研究者感兴趣的研究对象。在催化、分离、食品以及药物等领域中，环糊精受到了极大的重视和广泛应用。工业上，不少染料都是以环糊精作基体；而不少有医疗功效的药用植物如芦荟都含有环糊精复合物。芦荟环糊精复合物有消炎、消肿、止痛、止痒及抑制细菌生长的效用。此外，利用环糊精的环糊精法是生产双氧水的最佳方法。由于环糊精在水中的溶解度和包结能力，改变环糊精的理化特性已成为化学修饰环糊精的重要目的之一。

3. 多聚糖

多聚糖（polysaccharides）又称多糖，是由 10 个以上的单糖分子通过苷键聚合而成，分子量较大，一般由几百个甚至几万个单糖分子组成，已失去一般单糖的性质，一般无甜味，也无还原性。多糖大致分为两类：一类为水不溶物，在动、植物体内主要起支持组织的作用，如植物中的半纤维素和纤维素，动物甲壳中的甲壳素等，分子呈直糖链型；另一类为水溶物，如淀粉、菊糖、黏液质、果胶、树胶等动、植物体内贮藏的营养物质，再如人参多糖、黄芪多糖、刺五加多糖、昆布多糖等植物体内的初生代谢产物。多糖有直糖链分子，但多数为支糖链分子。由一种单糖组成的多糖为均多糖（homosaccharides），由二种以上单糖组成的为杂多糖（heterosaccharides）。

(1) 植物多糖

① 纤维素（cellulose） 是由 3000～5000 分子的 D-葡萄糖通过 $1\beta\rightarrow4$ 苷键以反向连接聚合而成的直链葡聚糖。分子结构呈直线状，不易被稀酸或碱水解。纤维素不能被人类或食肉动物消化利用，因为他们体内没有可水解纤维素的酶存在。纤维素的衍生物具有多方面用途，如羧甲基纤维素钠可作为医药品的混悬剂、黏合剂等。

纤维素

② 淀粉（starch） 是由 300～3000 分子的 D-葡聚糖通过 $1\alpha\rightarrow4$ 的连接聚合而成的葡聚糖。广泛存在于植物体内，尤其是禾本科植物的果实及其他一些植物的根、茎及种子中。淀粉可溶于水，可受淀粉酶的作用水解成糊精，再水解成麦芽糖，最后水解成葡萄糖。淀粉分子具有螺旋状结构，每一螺环由六个葡萄糖组成，遇碘呈蓝色或紫色，这是因为碘分子和离子排列进入螺环通道中形成了有色包结化合物。淀粉在制剂中常用作赋形剂，在工业上常用作生产葡萄糖的原料。

常见的植物多糖为淀粉和纤维素等，这些多糖均由葡萄糖的高聚物，且大都无生物活性，通常把它们作为杂质除去。但是，通过最近 20 多年来的大量研究表明，中药中的许多多糖具有很重要的生物活性。如黄芪中的黄芪多糖（astragalus polysaccharide）AG-1 为 $1\alpha\rightarrow4$ 和 $1\alpha\rightarrow6$ 葡聚糖，二者糖基组成比例为 5：2。地衣类 *Cetraria* 植物中的地衣多糖（lichenan）是聚合度为 180～200 的葡聚糖，其中 2/3 为 $1\beta\rightarrow4$，1/3 为 $1\beta\rightarrow3$ 结合。这些葡聚糖因具有较强的肿瘤抑制作用而引人注目。

③ 黏液质（mucilage） 是植物种子、果实、根、茎和海藻中存在的一类黏多糖。黏液质可溶于热水，冷后呈胶冻状。可由多种单糖组成，如褐藻酸（alginic acid）是从海洋药物昆布或海藻中提取的多糖，是 $1\rightarrow4$ 结合的 α-L-古洛糖醛酸残基和 $1\rightarrow4$ 结合的 β-D-甘露糖醛酸残基以不规则的方式排列组成的多聚体。国内已制成褐藻酸钠注射液，用以增加血容量和维持血压。

④ 果聚糖（fructans） 在高等植物以及微生物中均有存在。如菊糖（inulin）又称菊淀粉，是由 35 个 D-果糖以 $2\beta\rightarrow1$ 苷键连接而成，最后接上 D-葡萄糖基组成。菊糖在菊科植物中分布较多。此外，中药麦冬内所含的麦冬多糖，桔梗中所含的桔梗多糖都是果聚糖型的多糖。

⑤ 树胶（gum） 树胶是植物在受伤害或毒菌类侵袭后分泌的物质，干后呈半透明块状物。常见的树胶有阿拉伯胶、西黄耆胶等。阿拉伯胶（acacia）是阿拉伯胶树的分泌物，是

工业中用途最广的树胶，常用于食品、医药、化妆品、颜料、印刷和纺织等方面。如在软饮料浓缩汁的生产中可以稳定风味；也被应用于糖果制造，如橡皮糖、软糖；也可以作为棉花糖的泡沫稳定剂。西黄耆胶（tragacanth）是胶黄耆树等的分泌物，在树胶中以它所得溶液的黏度最高，主要用于食品、医药和化妆品。

（2）菌类多糖

① 猪苓多糖（polyporus polysaccharide） 是从多孔菌科真菌猪苓中提取的，以 $1\beta\rightarrow3$、$1\beta\rightarrow4$、$1\beta\rightarrow6$ 键结合的葡聚糖，支链在 C-3 和 C-6 位上。药理实验证明，能显著提高荷瘤小鼠巨噬细胞的吞噬能力，促进抗体形成，是良好的免疫调节剂，具有抗肿瘤转移和调节机体细胞免疫功能的作用。此外，对慢性肝炎也有良好的疗效。

② 茯苓多糖（pachyman） 是多孔菌科真菌茯苓中提取得到的一种多糖，为具有 $1\beta\rightarrow6$ 吡喃葡萄糖为支链的 $1\beta\rightarrow3$ 葡聚糖。茯苓多糖本身无抗肿瘤活性，若切断其所含的 $1\beta\rightarrow6$ 吡喃葡聚糖支链，成为单纯的 $1\beta\rightarrow3$ 葡聚糖［称为茯苓次聚糖（pachymaran）］则具有显著的抗肿瘤作用。

③ 灵芝多糖（ganoderan） 从多孔菌科真菌赤芝中提得 20 多种多糖，有葡聚糖（$1\beta\rightarrow6$，$1\beta\rightarrow3$ 等）、杂多糖（$1\beta\rightarrow6$，$1\beta\rightarrow3$ 阿拉伯半乳聚糖等）及肽多糖。具有提高免疫力和抗肿瘤活性。

④ 银耳多糖 B（tremella polysaccharide B） 是从银耳子实体的水和碱水提取物中分离出的一种酸性杂多糖。主要是由木糖、葡萄糖醛酸和甘露糖组成，也含有少量的葡萄糖及微量的岩藻糖，同时还含有 O-乙酰基。药理实验结果表明其对小鼠移植性肿瘤 S180 具有抑制作用。

（3）动物多糖

① 肝素（heparin） 由二种二糖单元 A 和 B 聚合而成，其分子量均为 5000～15000，属于一种高度硫酸酯化的右旋多糖。其中的 A 为 L-iduronic 酸和 D-葡萄糖（D-glucose，glc）胺通过 $1\alpha\rightarrow4$ 连接而成，B 为 D-葡萄糖醛酸（D-glucuronic acid）和 D-葡萄糖胺通过 $1\beta\rightarrow4$ 连接而成。其糖链上还常接有丝氨酸（serine）或小分子肽。肝素具有很强的抗凝血作用，其钠盐主要用于预防和治疗血栓。

A   B

② 透明质酸（hyaluronic acid） 是由 D-葡萄糖醛酸 $1\beta\rightarrow4$ 和乙酰 D-葡萄糖胺 $1\beta\rightarrow3$ 连接而成的直链酸性黏多糖。透明质酸广泛存在于动物的各种组织中，在哺乳动物体内，以玻璃体、脐带和关节滑液中含量最高，鸡冠中的含量与滑液相似。透明质酸可用于视网膜脱离手术，并作为天然保湿因子，广泛应用于化妆品中。

③ 硫酸软骨素（chondroitin sulfate） 是从动物的软骨组织中得到的酸性黏多糖，有 A、B、C、D、E、F、H 等多种。硫酸软骨素 A 由 D-葡萄糖醛酸 $1\beta\rightarrow3$ 和乙酰 D-半乳糖胺 $1\beta\rightarrow4$ 相间连接而成直链分子，在半乳糖胺 C_4-OH 上有硫酸酯化。硫酸软骨素 A 能增强脂肪酶的活

性，使乳糜微粒中的甘油三酯分解成脂肪酸，使血液中乳糜微粒减少而澄清，还具有抗凝和抗血栓形成的作用。

④ 甲壳素（chitin） 是组成甲壳类昆虫外壳的多糖，其结构和稳定性与纤维素类似。由 N-乙酰葡萄糖胺以 1β→4 反向连接成直线状结构。不溶于水，对稀酸和碱稳定。甲壳素经浓碱处理，可得脱乙酰甲壳素（chitosan）。甲壳素及脱乙酰甲壳素应用非常广泛，可制成透析膜、超滤膜，用作药物的载体具有缓释和持效的优点，还可用于制作人造皮肤、人造血管、手术缝合线等。

二、苷的分类

苷类（早期也称为甙类）化合物是糖的半缩醛羟基与苷元上羟基脱水缩合，成为具有缩醛结构的物质。

$$糖—OH + HO—R \xrightarrow{-H_2O} 糖—OR \xrightarrow[+H_2O]{H^+} 糖—OH + HOR$$
$$\qquad\quad 苷元 \qquad\qquad\quad 苷 \qquad\qquad\qquad 苷元$$

苷中的苷元与糖之间的化学键称为苷键。苷元上形成苷键以连接糖的原子，称为苷键原子，也称为苷原子。

苷类结构中最常见的糖是 D-葡萄糖，此外，还有 L-阿拉伯糖、D-木糖、D-核糖、D-鸡纳糖、L-鼠李糖、D-夫糖、D-甘露糖、D-半乳糖、D-果糖、D-葡萄糖醛酸以及 D-半乳糖醛酸等。也还有一些比较少见的单糖，如强心苷中 D-洋地黄毒糖等 2,6-二去氧糖。

根据苷在生物体内是原生的还是次生的可将苷分为原生苷和次生苷（从原生苷中脱掉一个及以上单糖的苷称次生苷或次级苷）。根据苷中含有的单糖基的个数可将苷分为单糖苷、双糖苷、三糖苷等。根据在苷元上不同位置与糖连接的数目可将苷分为单糖链苷、双糖链苷等。根据苷元化学结构的类型可将苷分为黄酮苷、蒽醌苷、苯丙素苷、生物碱苷、三萜苷等。根据苷的某些特殊性质或生理活性可将苷分为皂苷、强心苷等。根据苷键原子又可将苷分为氧苷、氮苷、硫苷、碳苷等，其中以氧苷最多。同一植物或天然药物可以存在不同类型的苷，它们可以是苷元相同，连接的糖的数目和种类不同；也可以是不同的苷元连接同种糖。最常见的苷的分类方法是按苷键原子分类，故下面重点介绍按苷键原子对苷类的分类。

1. 氧苷（O-苷）

根据苷元成苷官能团的不同（如醇羟基、酚羟基、羧基等）又可将氧苷分为以下几类。

（1）醇苷

醇苷是通过苷元上醇羟基与糖缩合而成的苷。如具有杀虫、抗菌作用的毛茛苷（ranunculin），强壮和增强适应能力的红景天苷（rhodioloside），泻下和利胆作用的京尼平苷（geniposide），抗肿瘤作用的甘草酸等均属于醇苷。

毛茛苷　　　　　　　　　　　　红景天苷

（2）酚苷

酚苷是通过苷元上的酚羟基与糖缩合而成的苷。如生大黄中的泻下成分番泻苷 A（sennoside A），具有软化血管作用的芦丁（rutin），具有抗菌作用的秦皮素，天麻中的镇静成分天麻苷（gastrodin），存在于何首乌中的 2,3,5,4'-四羟基二苯乙烯-2-O-β-D-葡萄糖苷等。

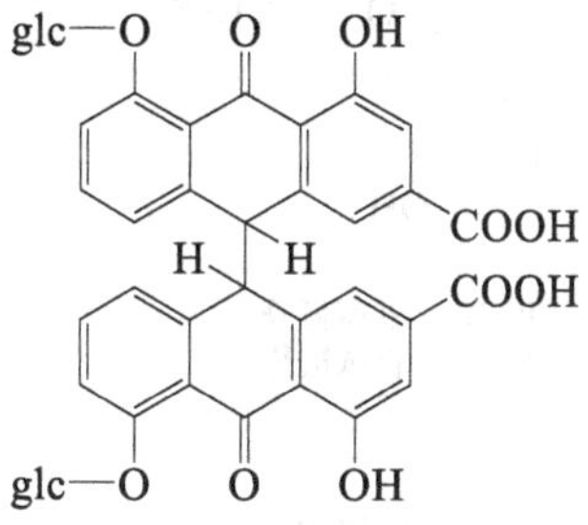

番泻苷A

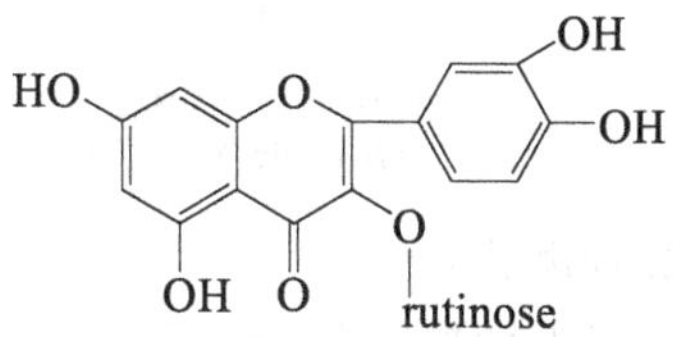

芦丁

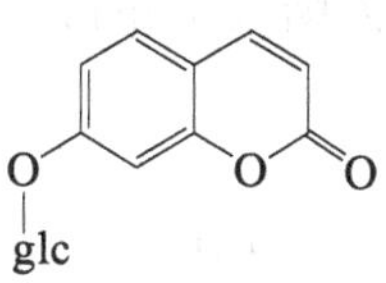

秦皮素

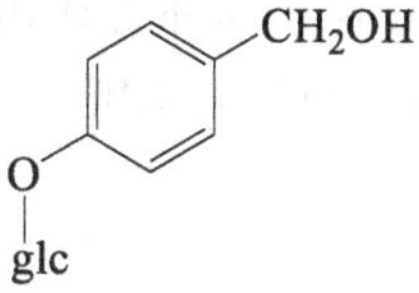

天麻苷

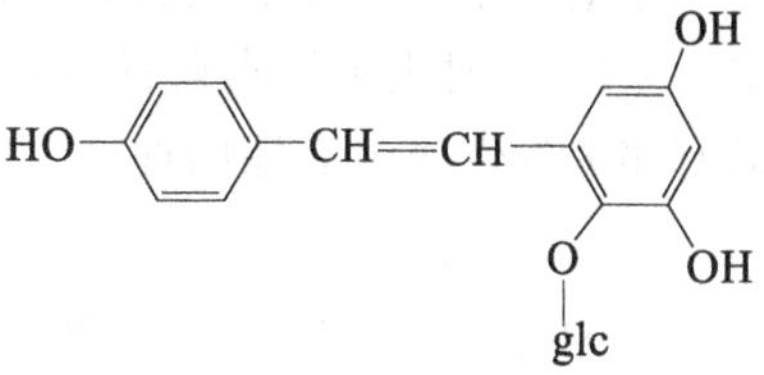

2,3,5,4'-四羟基二苯乙烯-2-O-β-D-葡萄糖苷

(3) 氰苷

氰苷（cyanogenic glycoside）主要是指一类 α-羟腈的苷，实际上也是醇苷的一种，现已发现有 50 余种。该类苷多数易溶于水，不易结晶，易水解，尤其是在有酸和酶催化时更易水解。水解生成的 α-羟腈苷元很不稳定，很快分解成醛或酮和氢氰酸；有些氰苷分解后的氢氰酸既是该类化合物具有止咳作用的成分，也是引起人和动物中毒的成分。在碱性条件下虽不易水解，但可异构化为羧酸类化合物。

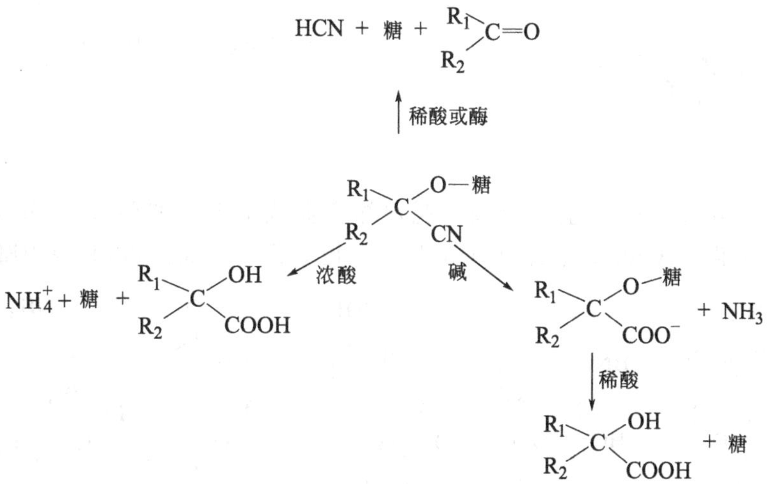

例如苦杏仁苷（amygdalin）、野樱苷（prunasin）、亚麻氰苷（linamarin）和百脉根苷（lotaustralin）等都属于 α-羟腈苷。这些化合物都可在体内各种微生物产生的酶的作用下，分解成醛（酮）和氢氰酸，发挥镇咳作用；但食用剂量过大时可引起人及动物中毒，甚至死亡。当给动物事先服用乳糖或抗生素时，由于乳糖与该类化合物竞争体内的 β-葡萄糖苷水解酶，抗生素可抑制微生物的生长从而降低了体内 β-葡萄糖苷水解酶的含量，故对动物的

中毒可起到一定的预防作用和提高 LD_{50} 的剂量。

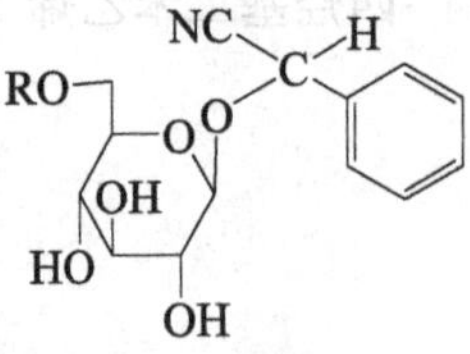

R=H　　　　　野樱苷
R=β-D-glc　苦杏仁苷

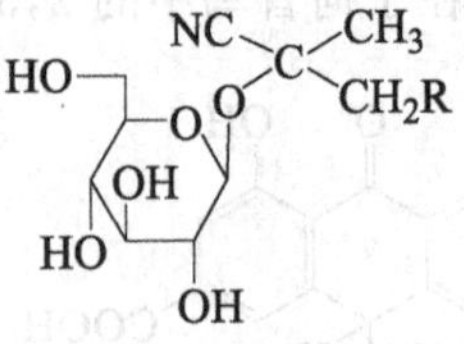

R=H　　　亚麻氰苷
R=CH_3　百脉根苷

（4）酯苷（亦称酰苷）

酯苷是通过苷元上的羧基与糖缩合而成的苷。如山慈菇苷 A（tuliposide A）、瓜子金皂苷乙，瓜子金皂苷丁等均属于此类化合物。山慈菇苷 A 不稳定，放置日久酰基易从 C_1-OH 重排至 C_6-OH，同时失去抗真菌活性，水解后苷元即环合成山慈菇内酯（tulipalin）。酰苷的苷键既有缩醛的性质又有酯的性质，易被稀酸和稀碱水解。

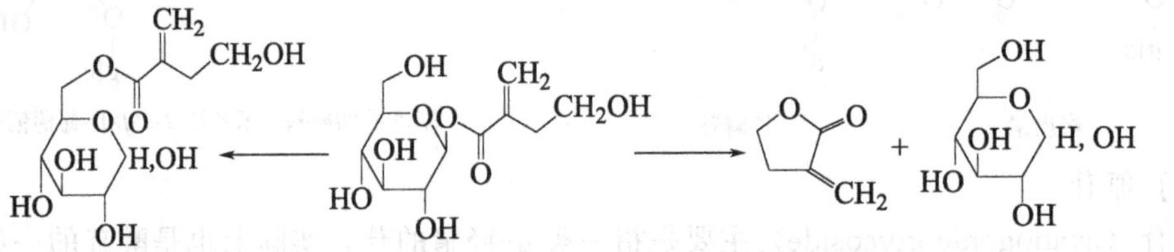

山慈菇苷A　　　　　　　　　　山慈菇内酯

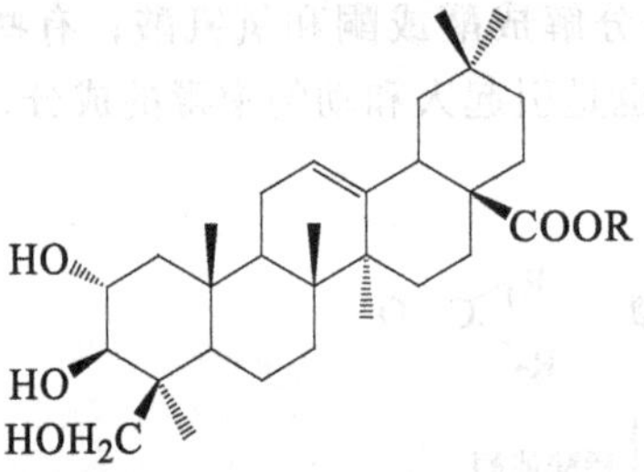

R=glc $\xrightarrow{1\to2}$ glc $\xrightarrow{1\to2}$ glc 瓜子金皂苷乙

R=glc $\xrightarrow{1\to2}$ glc　　　瓜子金皂苷丁

2. 氮苷（N-苷）

氮苷是通过苷元上的胺基与糖羟基脱水缩合而成的苷。如腺苷（adenosine）、鸟苷（guanosine）、胞苷（cytidine）、尿苷（uridine）、巴豆苷（crotonoside）等均属于氮苷。

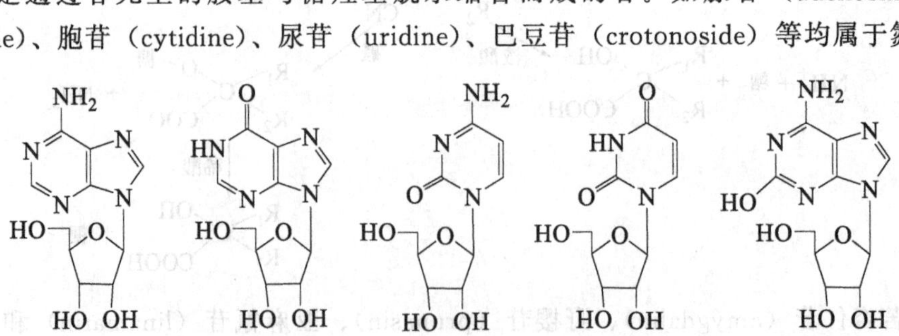

腺苷　　　　　鸟苷　　　　　胞苷　　　　　尿苷　　　　　巴豆苷

3. 硫苷（S-苷）

硫苷是通过苷元上的巯基与糖缩合而成的苷。如萝卜中的萝卜苷（glucoraphenin）、黑芥子（*Brassia nigra*）中的黑芥子苷（sinigrin）以及白芥子（*B. alba*）中的白芥子苷（sinalbin）等均属于硫苷。该类苷的苷元均不稳定，水解后易进一步分解。如煮萝卜时的特殊气味即与含硫的苷元的分解有关，芥子苷经酶解后形成的芥子油（mustard oils）实际上是异硫氰酸酯类、葡萄糖和硫酸盐的混合物，它们具有止痛和消炎的作用。

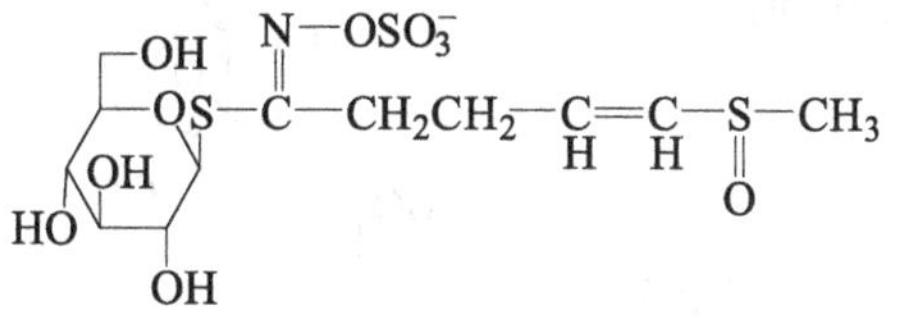

萝卜苷

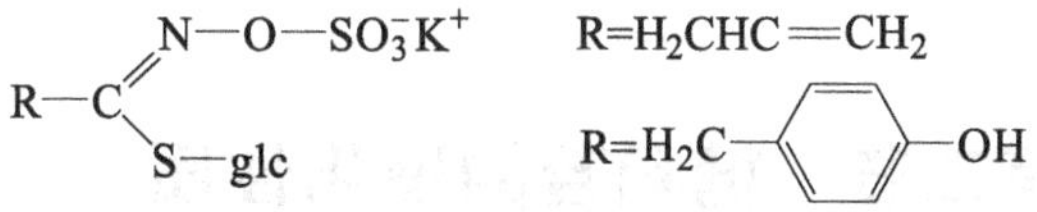

黑芥子苷　$R=H_2CHC=CH_2$
白芥子苷　$R=H_2C$—〈〉—OH

4. 碳苷（C-苷）

碳苷是通过苷元碳上的氢与糖缩合而成的苷。由于 OH 和 OR 的邻对位电子云密度较高，易形成碳苷，故苷元常为间苯二酚或间苯三酚类化合物，且多数情况下糖的两个邻位有 OH 或 OR 取代。碳苷的苷元主要有黄酮类、蒽醌类及酚酸类等，尤以黄酮碳苷最多，且在黄酮碳苷中糖基一般在 A 环，并仅限于在 C-6 或 C-8 位上。如牡荆素（vitexin）、异牡荆素（isovitexin）、三色堇素（violanthin）、芒果苷（mangiferin）、异芒果苷（isomangiferin）、芦荟苷（barbaloin，aloin）等均属于碳苷。碳苷具有在多数溶剂中溶解度小，难以水解获得原苷元等特点。但在消化道等某些微生物的作用下，可水解生成原苷元。

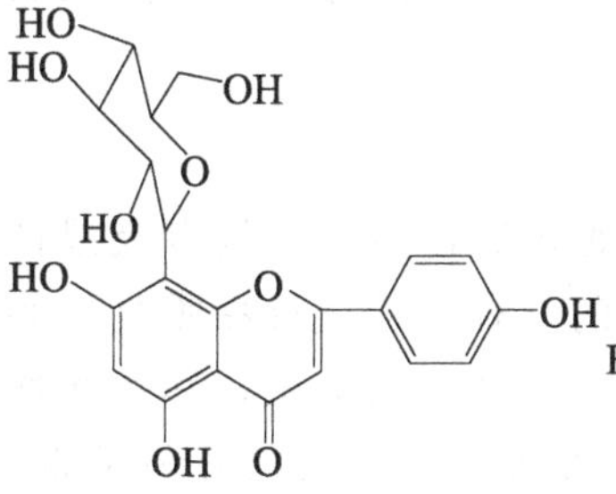

牡荆素 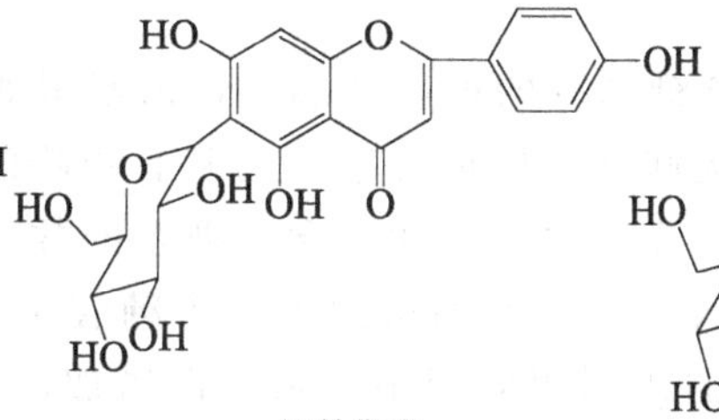　　　　　　　　异牡荆素 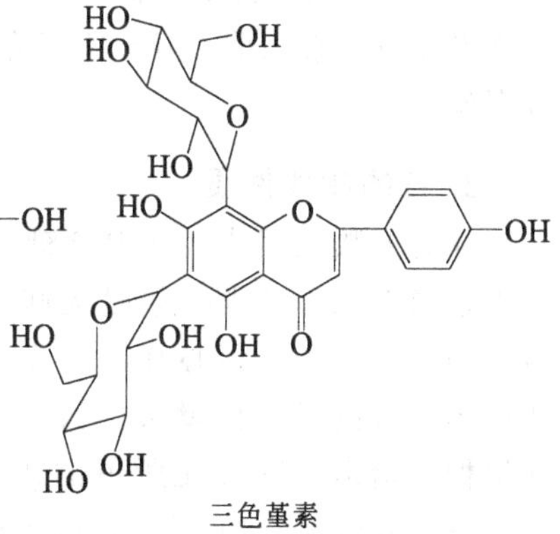　　　　　　　　三色堇素

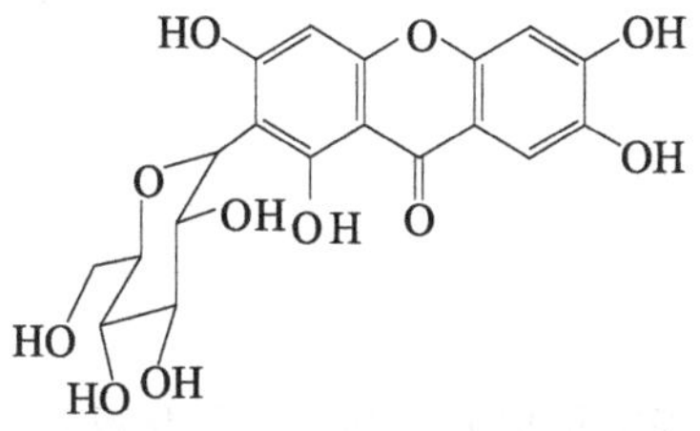

芒果苷 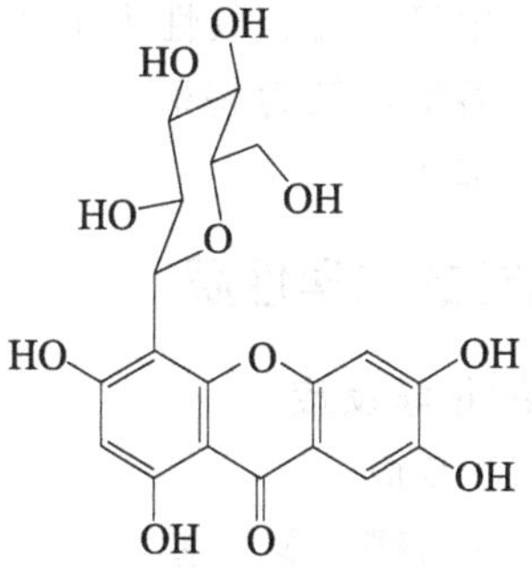　　　　　　　　异芒果苷

芦荟苷

第二节 糖和苷的理化性质

一、糖和苷的物理性质

1. 糖的物理性质

单糖易成晶形，熔融前炭化分解，味甜。由于单糖羟基多，极性大，易溶于水，难溶于低极性有机溶剂。糖醇也是晶形固体，溶解性能与单糖相似，糖醇和单糖一样有甜味，但差别悬殊，有微甜的至极甜的，如木糖醇是最甜的糖醇，山梨醇甜味为蔗糖（sucrose）的一半，均可用作糖尿病患者的甜味剂。低聚糖还保持单糖相似的物理性质。多糖随着聚合度的增加，性质与单糖相差越来越大。大多数多糖为无定形粉末、无甜味。多糖在水中的溶解度通常随分子量的增加而降低，难溶于冷水，或溶于热水成胶体溶液，不溶于有机溶剂中。如纤维素和甲壳素几乎不溶于任何溶剂。单糖、低聚糖和多糖均具有旋光性，但非还原糖无变旋现象。

2. 苷的物理性质

苷类多数是固体，其中含糖基少的可以结晶，含糖基多的如皂苷则多呈具有吸湿性的无定形粉末。苷类一般是无味的，但也有很苦的和有甜味的。有些苷类对黏膜具有刺激作用，如皂苷、强心苷等。苷类的亲水性与含有糖基的数目有密切的关系，其亲水性往往随糖基的增多而增大。大分子苷元如甾醇等的单糖苷常可溶于低极性的有机溶剂，如果糖基增多，则苷元所占的比例相应变小，亲水性增加，在水中的溶解度也就增加。在用不同极性的溶剂顺次提取中药时，除了挥发油部分、石油醚部分等非极性部分外，在极性小、中等极性、极性大的提取部分中都存在苷类，但主要存在于极性大的提取部位。碳苷的溶解性较为特殊，和一般苷类不同，无论是在水还是在其他溶剂中，碳苷的溶解度一般都较小。

二、糖和苷的化学性质

1. 糖的化学反应

（1）氧化反应

单糖分子有醛（酮）基、伯醇、仲醇和邻二醇等结构单元，易发生氧化反应。如银镜反应（Tollen reaction）和斐林反应（Fehling reaction）。糖的氧化还可选择性地作用在邻二醇羟基上，如过碘酸氧化作用。在过去从过碘酸的消耗量到甲醛、甲酸等生成物量的测定，对糖类结构的推测，如糖的氧环的大小（呋喃型糖或吡喃型糖）、碳原子的构型、糖与糖的连接位置以及多糖的聚合度等的确定都有很大的贡献。

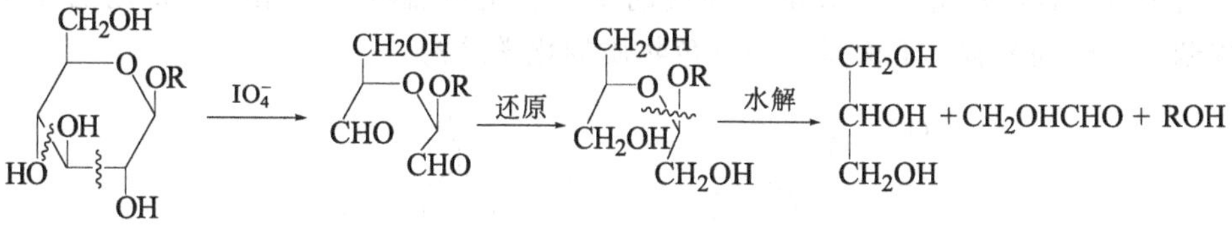

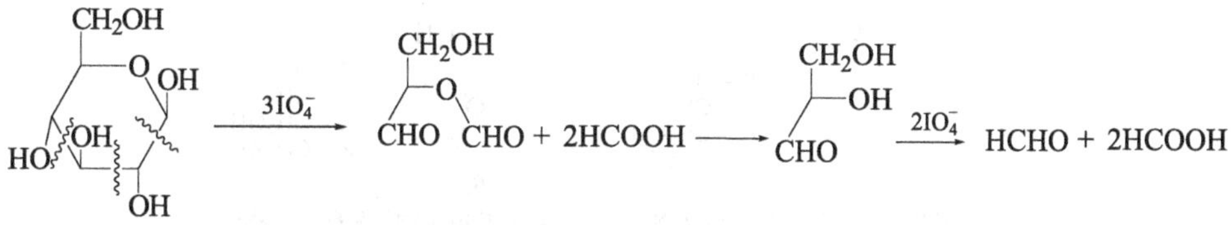

（2）与硼酸的络合反应

糖的邻二羟基可与许多试剂生成络合物，借生成络合物的某些物理常数的改变，可以有助于糖的分离、鉴定和构型的推定。其中重要的络合试剂如硼酸络合物、钼酸络合物、铜氨离子络合物、碱土金属络合物等。与硼酸的络合反应对羟基位置的要求比较严格，只有处在同一平面上的羟基才能形成稳定的络合物。由于不同糖中羟基所处的位置及空间结构不同，与硼酸形成络合物的能力不同，故可以通过离子交换、硅胶（在硅胶中掺加硼砂）、电泳等色谱方法进行糖的分离和鉴定。例如糖自动分析仪对糖的检测，其原理就是制成硼酸络合物后进行离子交换色谱分离。

（3）醚化与酰化反应

糖及其苷类最常用的醚化反应有甲醚化、三甲基硅醚化和三苯甲醚化等。糖的醚化反应对于阐明多糖、低聚糖、低聚糖苷中糖的连接位置、氧环的大小（呋喃型糖或吡喃型糖）等具有重要的意义。糖及其苷常用的甲醚化方法有 Haworth 法、Purdic 法、Kuhn 法、箱守法（Hakomori）等。

糖的酰化反应最常用是乙酰化和对甲苯磺酰化。乙酰化反应在分离、鉴定和合成糖类时最常用。反应可在醋酐加醋酸钠，醋酐加氯化锌或醋酐加吡啶溶液中进行，得全乙酰化产物。一般室温放置即可，必要时可加热。

（4）糠醛形成反应

单糖在浓酸（4～10mol/L）加热作用下，脱去三分子水，生成具有呋喃环结构的糠醛衍生物。多糖和苷类化合物在浓酸的作用下首先水解成单糖，然后再脱水形成相同的产物。这些产物分别是：由五碳醛糖生成的是糠醛，由甲基五碳醛糖生成的是 5-甲基糠醛，由六碳醛糖生成的是 5-羟甲基糠醛，而六碳糖醛酸在其条件下往往脱羧，并形成糠醛。六碳糖中酮糖较醛糖反应容易得多，产物 5-羟甲基糠醛的产率较高。

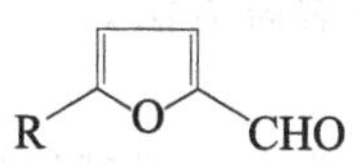

五碳醛糖	R=H	糠醛	bp 161℃
甲基五碳醛糖	R=CH₃	5-甲基糠醛	bp 187℃
六碳醛糖	R=CH₂OH	5-羟甲基糠醛	bp 114～116℃/1mmHg
六碳糖醛酸	R=COOH	5-羧基糠醛	

糠醛衍生物可以和许多芳胺、酚类以及具有活性次甲基基团的化合物缩合生成有色的化合物（酚和胺的缩合位置在邻对位）。许多糖的显色剂就是根据这一原理配制而成的。例如常用于糖类和苷的检测反应——Molish 反应的试剂就是浓硫酸和 α-萘酚；常用的纸色谱显色剂是邻苯二甲酸和苯胺。下面是一些呈色物质的化学结构。

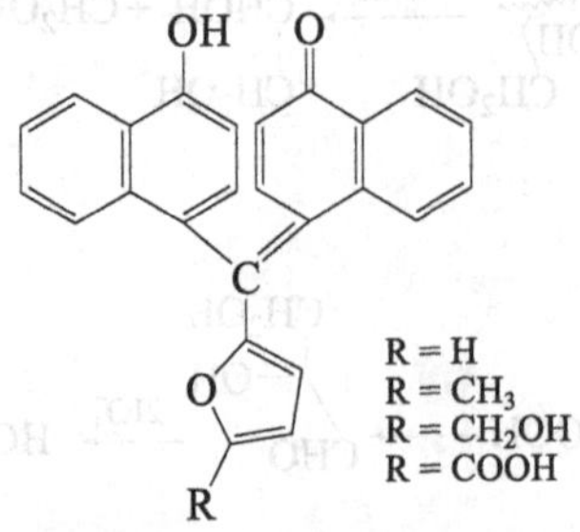

糠醛及衍生物与α-萘酚缩合物
(紫色)

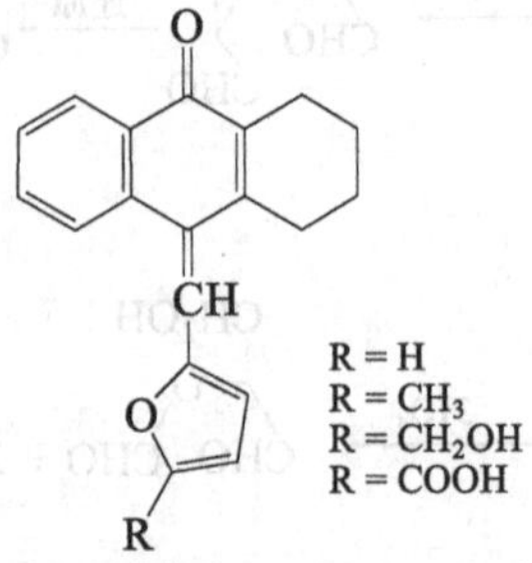

糠醛及衍生物与蒽酮缩合物

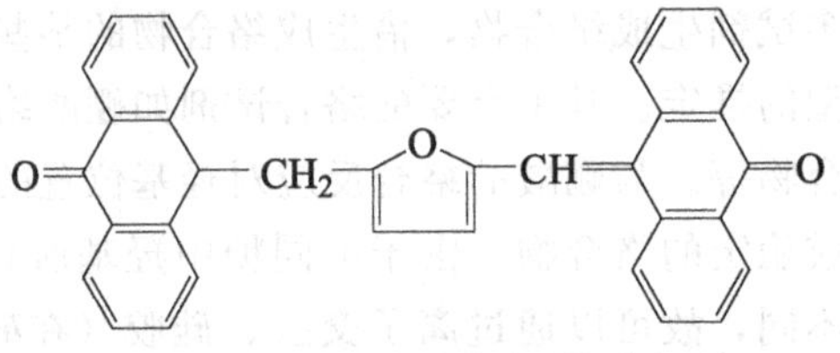

5-羟甲基糠醛与蒽酮的缩合物(蓝色)

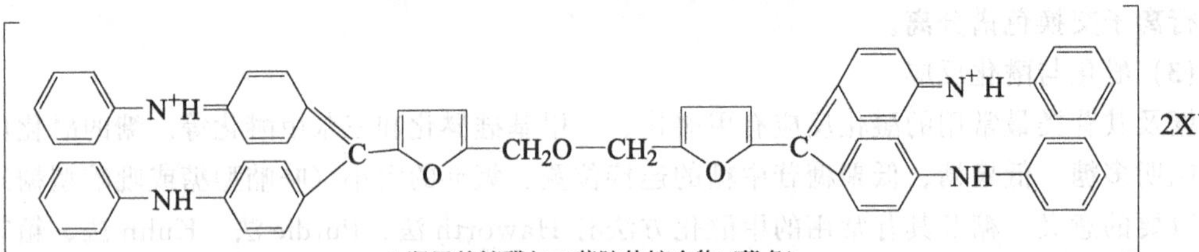

5-羟甲基糠醛与二苯胺的缩合物 (蓝色)

2. 苷键的裂解

苷键裂解反应是研究苷键和糖链结构的重要反应。要了解苷类的化学结构必须了解苷元结构、糖的组成、苷元与糖以及糖与糖之间的连接方式等。为此必须使用某种方法使苷键切断，切断苷键有的可用酸、碱催化等化学方法，有的需采用酶和微生物等生物学方法。

苷键的裂解按所用的方法可分为均相水解和双相水解，其中双相水解可避免苷元长时间受酸、碱等的作用，有利于提高苷元的回收率或获得原苷元。按裂解的程度不同可分为全水解和部分水解，部分水解所用的试剂和方法有 8%～10%甲酸、40%～50%醋酸、酶解、乙酰解、甲醇解等。按所用催化剂不同可分为酸催化水解、碱催化水解、乙酰解、酶解、过碘酸裂解等。下面将重点介绍常用的苷键裂解方法。

（1）酸催化水解

苷键属于缩醛（酮）结构，对酸不稳定，对碱较稳定，易为酸催化水解。酸催化水解常用的溶剂是水或稀醇，常用的催化剂是稀盐酸、稀硫酸、乙酸、甲酸等。其反应机理是苷键原子先被质子化，然后苷键断裂形成糖基阳碳离子或半椅型的中间体，该中间体再在水中溶剂化形成糖，并释放出催化剂质子。以葡萄糖氧苷为例：

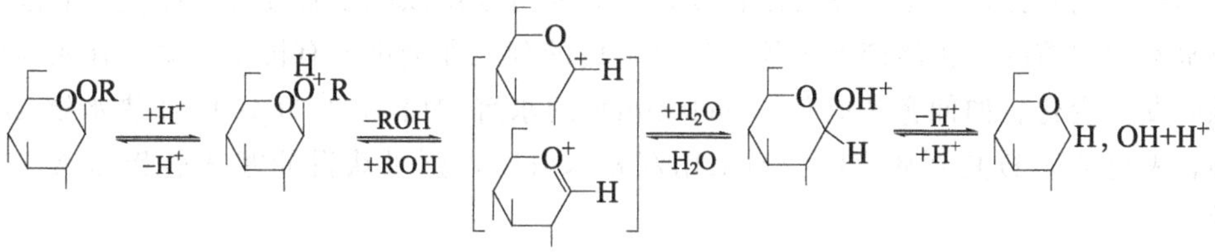

从酸催化水解的反应机理可看出苷键原子的碱度，亦即苷键原子的电子云密度以及它的空间环境，对水解难易有很大的影响。下面从苷键原子、糖、苷元等几方面来讨论水解难易的规律：

① 按苷键原子的不同，酸催化水解的难易顺序为：C-苷＞S-苷＞O-苷＞N-苷。在形成苷键的 N、O、S、C 四个原子中，N 的碱性最强，最易质子化。C 上无孤电子对，几乎无碱性，最难质子化。虽然氮苷最易水解，但当氮原子连在酰胺或嘧啶环上时，由于受到强烈的 p-π 共轭效应和诱导效应的影响，此时氮原子已几乎没有碱性，甚至在酰亚胺中还有一定的酸性，所以这类苷很难水解。

② 芳香族苷如酚苷及烯醇苷，因 p-π 共轭作用，酚苷及烯醇苷的苷元在苷键原子质子化时芳环或双键对苷键原子有一定的给电子作用，故酚苷及烯醇苷比脂肪族醇苷如萜类苷、甾体苷等发生水解反应容易得多。某些酚苷如蒽醌苷、香豆素苷等不用酸，只需加热就有可能被水解成苷元。

③ 由于氨基和羟基均可与苷键原子争夺质子，特别是 2-NH_2 和 2-OH 糖，当 2 位被质子化后使端基碳原子的电子云密度降低，不利于苷键原子的质子化，故氨基糖苷较羟基糖苷难水解，特别是 2-氨基糖苷更难水解，羟基糖苷又较去氧糖苷难水解。当氨基、羟基乙酰化后水解又变得容易了。按取代基的不同，水解的难易程度为：2-氨基糖苷最难水解，其次是 2-OH 糖苷，然后依次是乙酰化的 2-氨基糖苷、乙酰化的 2-羟基糖苷、6-去氧糖、2-去氧糖和 2,6-二去氧糖苷。如 6-去氧糖苷比同样羟基己糖苷的水解速率快 5 倍；2,6-二去氧糖苷用 0.02～0.05mol/L HCl 即可将其水解。

④ 呋喃型糖苷较吡喃型糖苷易水解，水解速率大 50～100 倍。由于五元呋喃环是平面结构，使各取代基处于重叠位置比较拥挤，形成水解中间体可使拥挤状态有所改善，环的张力减少，故有利于水解。所以在多糖水解时最易水解的是果糖，但当为了水解别的苷键而加剧水解条件时，往往会使果糖破坏。在天然糖苷中，果糖和核糖都为呋喃型糖，阿拉伯糖二者都有，葡萄糖、甘露糖、半乳糖一般为吡喃型糖。

⑤ 因为酮糖多数为呋喃型糖结构，而且酮糖端基上又增加了一个—CH_2OH 大基团，更增加了呋喃环的拥挤状况，水解时形成的中间体可以减少分子中的立体障碍，使反应向有利于水解的方向移动，故酮糖较醛糖易水解。

⑥ 在吡喃型糖苷中，由于 C-5 位上 R 会对质子进攻苷键造成一定的位阻，故 C-5 位上取代基越大越难水解。其水解的难易程度有如下顺序：糖醛酸＞七碳糖＞六碳糖＞甲基五碳糖＞五碳糖。

⑦ 当苷元为小基团时，由于横键上的原子易于质子化，故横键的苷键较竖键的苷键易水解。当苷元为大基团时，其空间因素占主导地位，苷元的脱去有利于中间体的稳定，故竖键的苷键较横键的苷键易水解。

(2) 双相水解

当采用酸催化水解时常采用稀酸，遇到难水解的苷类时才采用较为剧烈的条件。对于那些对酸不稳定的苷元，为了防止其结构变化，有时可采用双相水解反应，即在反应混合物中加入与水不相混溶的有机溶剂如苯等，使水解后的苷元即刻进入有机相，避免苷元与酸长时间接触而发生变化。如仙客来皂苷（cyclamin）的水解，用 10% H_2SO_4 加热水解 $12h$，生成的仙客来皂苷元 D 是裂环产物。当采用双相水解时，则可获得仙客来皂苷元 A，这才是原苷元。

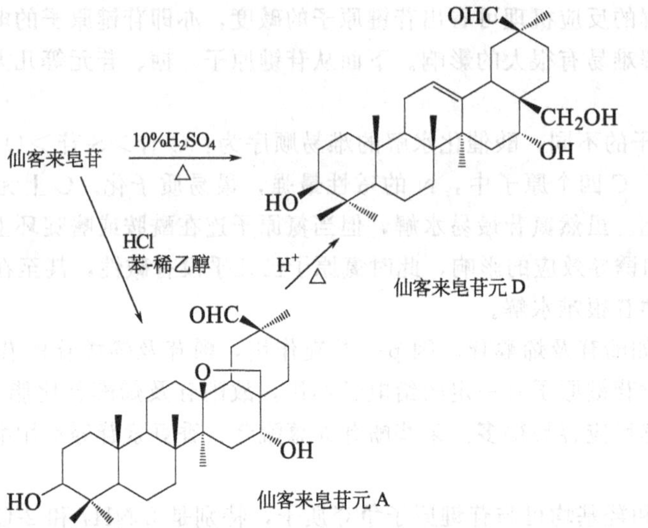

（3）酸催化甲醇解

当酸水解时，所得到的糖的部分或者是游离糖或者是糖的碎片，很难保证原来糖环的结构，难于通过苷键裂解的方法确定存在于苷中的糖是呋喃型糖还是吡喃型糖。在酸的甲醇溶液中进行甲醇解，聚糖或苷可生成一对保持原环形的甲醇糖苷的异构体，由于呋喃型糖甲苷和吡喃型糖甲苷的色谱行为不同，故可通过酸催化甲醇解的方法确定苷或聚糖中糖的氧环的大小（呋喃型糖或吡喃型糖）。酸催化甲醇解的反应机理与酸催化相似，所用的催化剂也基本相同，只是溶剂用的是甲醇而不是水或稀醇。以葡萄糖苷为例说明如下。

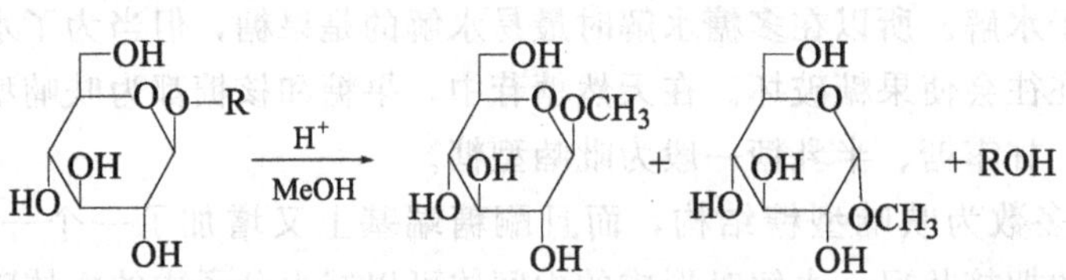

（4）乙酰解反应

用乙酰解（acetolysis）法可以开裂一部分苷键而保留另一部分苷键，在水解产物中得到乙酰化的单糖和低聚糖。同时也可以保护苷元中的部分羟基使其乙酰化，得到一些亲脂性的成分，增加反应产物的脂溶性，有利于提纯和鉴定。反应操作简便，条件温和，一般是在室温放置数天即可。乙酰解所用的试剂是醋酐与不同酸的组合使用，常用的酸有 H_2SO_4、$HClO_4$、CF_3COOH 或 Lewis 酸（如 $ZnCl_2$、BF_3）等。其反应机理与酸催化水解相似，但进攻的基团是 CH_3CO^+ 而不是质子。虽然反应机理相似，在苷键裂解的难易程度上有时却相反。当苷键邻位羟基能乙酰化或苷键邻位有环氧基时，由于强的诱导效应致使苷键裂解反应变慢。从对双糖苷键乙酰解裂解反应速度的研究，可获知糖与糖乙酰解的难易程度，如

β-苷键的葡萄糖双糖乙酰解的难易程度是：（1→2）＞（1→3）＞（1→4）＞（1→6）。

但应该引起注意的是，乙酰解反应有时会使糖的端基发生异构化。用上述开环中间体的机理是不难解释的。此外，糖对于在 C-2、C-3 位有顺邻二羟基的呋喃型糖，其 C-2、C-3 位有时也会发生差向异构化，如由甘露呋喃型糖变为葡萄糖。

（5）碱催化水解和 β-消除反应

从苷键的局部构造来看，它本身是缩醛或缩酮型的醚键，对碱性试剂应当稳定，对酸不稳定，不易被碱水解。由于酚苷中的芳环具有一定的吸电子作用，使糖端基碳上氢的酸性增强，有利于 OH^- 的进攻，形成负碳离子后，芳环有利于负碳离子的稳定；与羰基共轭的烯醇类从插烯规律来看实际上具有酯的性质，故酰苷、酚苷、与羰基共轭的烯醇苷可被碱水解。如 4-羟基香豆素苷、水杨苷、靛苷、海韭菜苷（triglochinin）等遇碱能够被水解。

4-羟基香豆素苷　　　　水杨苷　　　　海韭菜苷　　　　蜀黍苷　　　　藏红花苦苷

酚苷和酯苷在进行碱水解时，如果糖的 C-2 位羟基与 C_1 苷键处于反式时则较顺式易于水解。前者水解获得的是 1,6-糖苷，后者得到的是正常的糖。1,6-糖苷的生成，可能是发生了二次 Walden 转换所致。根据这一事实可用来判断苷键的构型。如存在于甜叶菊中的二萜糖苷 dulcoside A 在羧基上连接葡萄糖，当用碱水解时，生成 1,6-葡萄糖苷，由此推定其连接在羟基上的葡萄糖苷键的构型为 β 型。

苯酚-β-D-葡萄糖苷　　　　　　　　　　　　　　　　1,6-葡萄糖苷

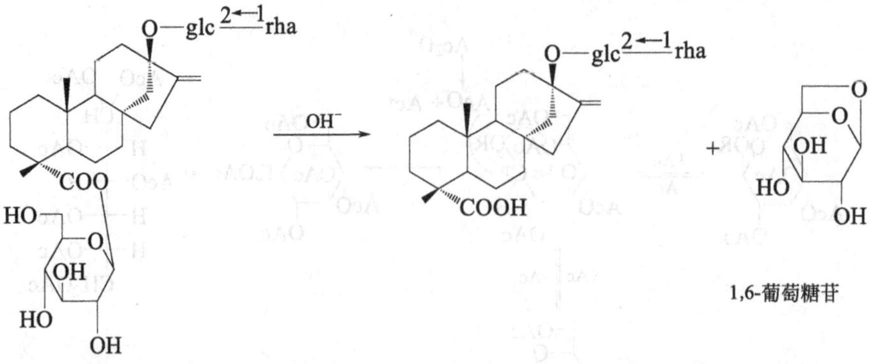

dulcoside A

1,6-葡萄糖苷

(6) 酶催化水解反应

由于酸碱催化水解条件比较剧烈，糖和苷元部分均有可能发生进一步的变化，使产物复杂化，而且无法区别苷键的构型。与此相反，酶催化水解具有反应条件温和，专属性高，可保持苷元的结构不变，并可获得保留部分苷键的次级苷或低聚糖，根据所用酶的特点可确定苷键构型，根据获得的次级苷、低聚糖可推测苷元与糖及糖与糖的连接关系等特点。如存在于穿心莲 ［*Andrographis paniculate* （Burm. f.） Nees］ 中的穿心莲内酯-19-β-D-葡萄糖苷 （andrographolide-19-β-D-glucoside） 用硫酸水解时产生去氧和末端双键移位的苷元，而用纤维素酶水解则可获得原苷元。再如碳苷用其他的方法水解很难获得原苷元，而用人或动物体内某些微生物产生的酶水解则可获得原苷元。

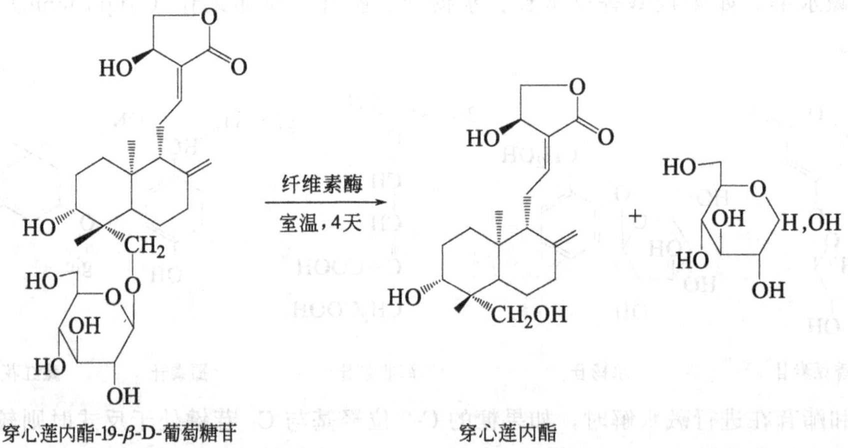

穿心莲内酯-19-β-D-葡萄糖苷　　　　穿心莲内酯

常用于苷键水解的酶有转化糖酶 （invertase），可水解 β-果糖苷键，因而蔗糖、龙胆糖、棉籽糖、水苏糖等用此酶水解都是去一果糖而保留其他结构。麦芽糖酶 （maltase） 专使 α-D-葡萄糖苷键水解。杏仁苷酶 （emulsin） 是一种 β-D-葡萄糖苷键水解酶，专属性较低，水解一般 β-D-葡萄糖苷和有关六碳醛糖苷。纤维素酶 （cellulase） 也是 β-D-葡萄糖苷键水解酶。此外，蜗牛酶 （β-苷键水解酶）、高峰氏糖化酶 （takadiastase）、橙皮苷酶 （hesperidi-nase）、柑橘苷酶 （naringenase） 等也是苷键水解常用的酶。

pH 是影响酶解的一个重要因素，某些酶的酶解产物会随 pH 的改变而改变。如芥子苷酶 （myrosinase） 是存在于十字花科植物特别是芥菜种子中的一种特殊的酶，对芥子苷起专属性的水解作用。水解产物随着 pH 改变而不同，在 pH＝7 时对芥子苷的酶解产物是异硫氰酸酯，在 pH＝3～4 时则是腈和硫黄。

在植物中，不同的细胞内苷和能水解该苷的酶往往是共存的。由于它们不在同一位置，故无法将它水解。只有当植物细胞被破坏后，酶和苷才能相遇，进而把苷水解。如幼高粱中蜀黍苷分布于表皮细胞的胞液中，而 β-葡萄糖苷酶则集中于叶内细胞，只有当组织被粉碎后该苷才能被酶水解。

由于酶的分离纯化较困难，且市售的酶品种有限，近年来有人采用微生物发酵的方法水解苷类。在微生物培养液中加入苷，利用微生物产生的酶将苷水解。某些微生物会把苷中糖当作碳源消耗掉而只留下苷元。

（7）过碘酸裂解反应

糖的 1,2-二元醇结构可用过碘酸氧化来鉴别，这种氧化方法稍加改进便可用于苷键的裂解研究（亦称 Smith 裂解法）。这种方法对苷元结构容易改变的苷以及碳苷的研究特别适宜，但不适用于苷元上也有邻二元醇结构的苷类，因为过碘酸在氧化糖的同时它们也将随之被氧化。该方法反应条件温和、易得到原苷元，通过反应产物可以推测糖的种类、糖与糖的连接方式以及氧环大小。

过碘酸裂解法所用的试剂是 $NaIO_4$ 和 $NaBH_4$，首先将样品溶于水或稀醇溶液中，加入 $NaIO_4$，在室温下将糖氧化开裂成二醛，然后用 $NaBH_4$ 将醛还原成伯醇，以防醛与醇进一步缩合而使水解困难。最后调节 pH＝2 左右，室温放置即可将其水解。由于这种醇的中间体具有真正的缩醛结构，比苷的环状缩醛更容易被稀酸水解，故在非常弱的酸性条件下就可水解。

人参、柴胡、远志等含有的皂苷，用此法水解可获得真正的皂苷元。以人参皂苷 Rb_1（ginsenoside Rb_1）为例，人参皂苷 Rb_1 用各种方法水解均未获得原苷元，只是采用 Smith 裂解法后才获得原苷元即 20(S)-原人参二醇 ［20(S)-protopanaxadiol］，这也是为什么原人参二醇上有三个羟基但却称原人参二醇的原因。因为最早用其他裂解方法所获得的苷元上只有二个醇羟基，故将其称为人参二醇，而用 Smith 裂解法后才知道原来获得的苷元实际上是一个人工产物，为了与原产物区别才在名称前加了一个"原"字。

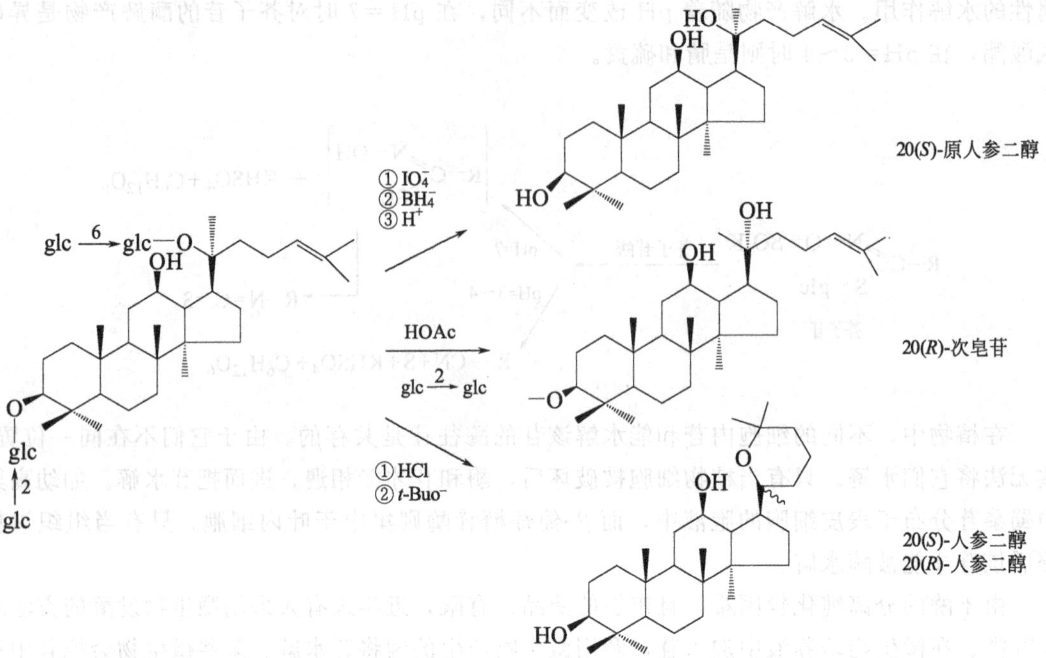

20(S)-原人参二醇

20(R)-次皂苷

20(S)-人参二醇
20(R)-人参二醇

碳苷是很难用酸催化水解的，而用 Smith 裂解法可获得连有一个醛基的苷元。

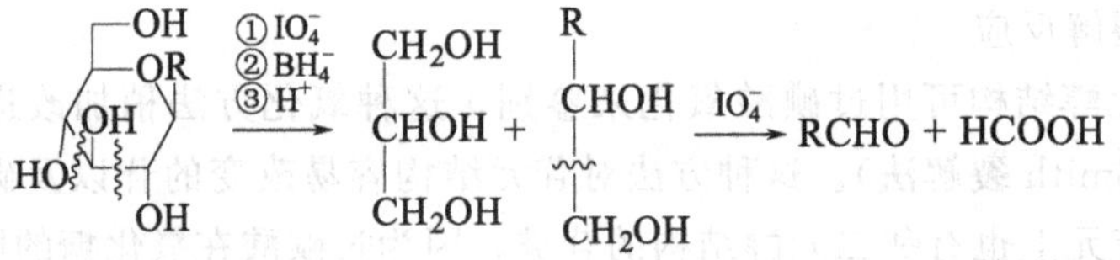

碳苷用 $FeCl_3$ 氧化法开裂苷键时，获得的糖并不是存在于原苷中的糖，而是其 C-1 与 C-2 之间的开裂产物。如葡萄糖碳苷用 $FeCl_3$ 氧化法开裂，获得的糖是阿拉伯糖。

(8) 糖醛酸苷的选择性水解反应

许多苷和聚糖中都含有糖醛酸，特别是在皂苷和生物体内肝脏的代谢产物中，糖醛酸苷更为常见。糖醛酸苷键用普通的裂解方法很难开裂，常需要在剧烈的条件下进行酸催化水解，皂苷元往往会发生脱水、环合、双键移位等变化，得到的不是存在于植物中的原苷元，而是一些转化产物。为了获得原苷元，往往采用光分解法、四醋酸铅-醋酐法、醋酐-吡啶分解法等方法。

第三节　糖和苷的提取分离和结构鉴定

一、糖的提取分离

1. 糖的提取

糖类的极性较大，能溶于水和稀醇，不溶于极性小的有机溶剂。从天然产物中提取糖的常用溶剂有冷水、热水、冷或热的 $0.1\sim1mol/L$ 氢氧化钠或氢氧化钾以及冷或热的 1% HAc 溶液等。由于植物内常有水解聚合糖的酶与糖共存，必须采用适当的方法破坏或抑制酶的作用，才能获得原生糖类。如采用新鲜材料、迅速加热干燥、冷冻保存、用沸水或醇提取、先用碳酸钙搅拌再用沸水提取等。提取糖的主要方法有水提法、酸提法、碱提法、超声提取法、微波提取法和超滤法等。

从天然产物中提取糖混合物的一般方法如下：

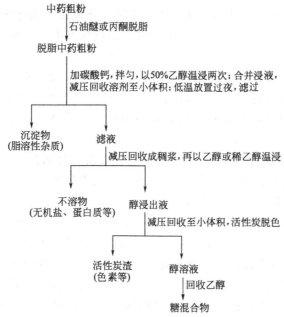

多糖由于具有多种生物活性，对其研究非常广泛。在研究多糖时，通常是先用甲醇或 1∶1 的乙醇、乙醚混合液脱脂，然后用水加热提取 2～3 次，每次 4～6h，最后再用 0.5mol/L NaOH 水溶液提取 2 次，将多糖分为水溶和碱溶两部分。提取液经浓缩后以等量或数倍量的甲醇或乙醇、丙酮等沉淀，所获的粗多糖经反复溶解与醇沉。从不同材料中提取多糖，究竟以何种溶剂提取为宜，需根据具体情况，先以小量样品摸索，观察提取效率，并应注意用不同溶剂提取有何特点，既可先用水、稀酸或稀碱、稀盐提取，也可分别先用水、稀酸、稀碱提取，方法不同所得产物往往不同。为防止糖的降解，用稀酸提取时，时间宜短，温度最好不超过 5℃；用碱提取时，最好通入 N_2 或加入硼氢化钾，提取结束后要迅速中和或透析除去碱。含有糖醛酸或硫酸基等的多糖，可在盐类或稀酸溶液中直接醇析，从而使多糖以盐的形式或游离形式析出。

采用醇沉或其他溶剂沉淀所获得的多糖，常混有较多的蛋白质，脱去蛋白质的方法有多种，如选择能使蛋白质沉淀而不使多糖沉淀的酚、三氯甲烷、鞣质等试剂来处理，但用酸性试剂宜短，温度宜低，以免多糖降解。常用的脱除蛋白质方法有：

① sevage 法：将氯仿按多糖水溶液 1/5 体积加入，然后加入氯仿体积 1/5 的丁醇，剧烈振摇 20min，离心，分去水层与溶液层交界处的变性蛋白。此法较温和，需重复 5 次左右才能除去大部分蛋白。

② 酶解法：在样品溶液中加入蛋白质水解酶如胃蛋白酶、胰蛋白酶、木瓜蛋白酶、链霉蛋白酶等，使样品中蛋白质降解。通常上述两个方法综合使用除蛋白质效果较好。

③ 三氟三氯乙烷法：将 1 份三氟三氯乙烷加入到 1 份多糖溶液中搅拌 10min，离心得水层，水层再用上述溶剂处理 2 次可得无蛋白多糖。此法效率较高，但因溶剂沸点较低（bp 56℃），易挥发，不易大量应用，搅拌时应在低温下进行。

④ 三氯醋酸法：在多糖水溶液中滴加 3％三氯醋酸，直到不再继续混浊为止，5～10℃

放置过夜，离心除去胶状沉淀即可。此法较为剧烈，往往会引起某些多糖的降解。某些多糖，因含有酸、碱性基团，易与蛋白质相互作用，虽不是糖蛋白，也较难去除。

2. 糖的分离

糖的种类繁多，结构复杂且多为异构体，要进行分离和纯化都比较困难。根据糖的性质，一般采用的糖分离和纯化技术主要有色谱法、沉淀法和电泳法等。

(1) 色谱法

色谱法主要是根据被分离多糖组分间的理化性质差异及其在固相载体和流动相之间分配和流动速度的差异而达到分离的目的。其优点在于能够将糖类化合物中的糖逐一分离，且能准确地进行定量定性分析。糖分离和纯化的色谱法主要有凝胶色谱法、离子交换色谱法等。

① 凝胶色谱法　凝胶色谱法又称分子排阻色谱或凝胶过滤色谱，是以被分离物质分子量不同将多糖按分子大小和形状不同分离开来的一种色谱分离技术。

目前，应用较广的凝胶主要有葡聚糖凝胶（商品名为 Sephadex G），天然琼脂糖凝胶（商品名为 Sepharose）、聚丙烯酰胺凝胶（商品名为 Bio-Gel），以及凝胶的各种衍生物，如羧甲基-交联葡聚糖（CM-Sephadex），二乙基氨乙基-交联葡聚糖（DEAE-Sephadex）等。常用的洗脱剂是各种浓度的盐溶液及缓冲液，但它们的离子强度最好不低于 0.02。

a. 葡聚糖凝胶色谱　该方法是使待分离分子量不同的多糖通过葡聚糖凝胶色谱柱时，受到不同的阻滞作用，以不同的速度移动。分子量大于允许进入凝胶网孔范围的多糖不能进入凝胶颗粒内部，完全被凝胶排阻，所受阻滞作用小，随着溶剂在凝胶颗粒之间流动，先流出色谱柱；分子量小的多糖则可完全进入凝胶颗粒的网孔内，所受阻滞作用大，而后从色谱柱中流出，由此可达到多糖分离的目的。例如，山药多糖的分离，即山药粉末经水提，离心，醇沉，脱蛋白，透析，乙醇沉淀物经 DEAE-52 纤维素及 Sephadex G-100 柱色谱分离纯化，得白色粉末状山药多糖 RDPS-Ⅰ（纯品）。

b. 琼脂糖凝胶色谱　琼脂糖凝胶的商品很多，常见的有 Sepharose、Bio-Gel A 等。琼脂糖凝胶在 40℃以上开始融化，因此不能采用高压消毒，但可采用化学灭菌法处理。例如，灵芝多糖（*Ganoderma lucidum* polysaccharides，GLP）的提取，即从灵芝（*Ganoderma lucidum*）和加硒深层培养的菌丝中，经水提醇沉，透析，脱色，脱蛋白，DEAE-cellulose 柱色谱和 Sepharose CL4B 柱色谱纯化后，可得灵芝多糖 SeGLP-2A。经红外光谱分析，确定 SeGLP-2A 是由 α-糖苷键连接的吡喃多糖。

c. 聚丙烯酰胺凝胶色谱　聚丙烯酰胺凝胶（polyacrylamide gel）是一种以丙烯酰胺为单位经甲叉双丙烯酰胺交联成的人工合成凝胶。其商品为生物胶-P（Bio-Gel P），型号很多，从 P-2 至 P-300 共 10 种，P 后面的数字再乘 1000 就相当于该凝胶的排阻限度。该方法适合于多糖和蛋白质的分离与纯化。

② 离子交换色谱法　根据糖类在纸色谱上具有较好的分离效果，将纤维素改性，使离子交换和纤维素色谱结合起来制成一系列离子交换纤维素，用于多糖的分离效果良好。常用的阴离子交换纤维素有 DEAE-纤维素、ECTEOLA-纤维素、PAB-纤维素和 TEAE-纤维素等，可分为硼砂型和碱型。洗脱剂可用不同浓度碱溶液、硼砂溶液、盐溶液。其优点可吸附杂质、纯化多糖，适用于分离各种酸性、中性多糖和黏多糖，如百合多糖、北沙参多糖、太子参多糖等。阳离子交换纤维素有 CM-纤维素、P-纤维素、SE-纤维素和 SM-纤维素等，特别适用于分离纯化酸性、中性多糖和黏多糖。

该方法的交换剂对多糖的吸附力与多糖的结构有关，随多糖分子中酸性基团增加而吸附增加。对于线状分子，随分子量增大则吸附增强。在 pH＝6 时酸性多糖可吸附于交换剂上，中性多糖则不能被吸附。当采用硼砂预处理交换剂后，则中性多糖也可以被吸附。分离酸性多糖所用的洗脱剂，通常是 pH 相同离子强度不同的缓冲液，而分离中性多糖的洗脱剂则多是不同浓度的硼砂溶液。

（2）沉淀法

沉淀法主要有盐析法、金属络合物法、季铵盐沉淀法、分级沉淀或分级溶解法等方法。

① 盐析法　该方法是根据不同多糖在不同盐浓度中溶解度不同而将其分离的一种方法。常用的盐有氯化钠、氯化钾、硫酸铵等，其中以硫酸铵最佳。

② 金属络合物法　利用多糖能与铜、钡、钙、铅等离子形成络合物而沉淀的一种分离方法。常用的络合剂有斐林试剂、氯化铜、氢氧化钡和醋酸铅等。

③ 季铵盐沉淀法　利用季铵盐可与酸性多糖形成不溶性沉淀物，通过控制季铵盐的浓度，分离不同酸性的多糖。常用的季铵盐有十六烷基三甲基溴化铵（CTAB）、氯化十六烷基吡啶（cetylpyridinium chloride monohydrate）等。其中 CTAB 的浓度一般为 $1\%\sim10\%$（W/V），在搅拌下滴加于 $0.1\%\sim1\%$（W/V）的多糖溶液中，酸性多糖可从中性多糖中沉淀出来。值得注意的是，酸性多糖混合物溶液的 pH 要小于 9，而且不能有硼砂存在，否则也会与中性多糖形成不溶性沉淀物。

④ 分级沉淀法　根据不同糖在不同浓度的醇或酮中具有不同溶解度的性质，从小到大按比例加入甲醇、乙醇或丙酮进行分步沉淀。该法适合于分离各种溶解度相差较大的多糖。通常在中性条件下进行分离，而只有酸性多糖可在 pH＝2～4 的酸性条件下进行。另外，也可将多糖制成各种衍生物如乙酰化物、甲醚化物等，再将多糖衍生物溶于醇中，加入乙醚等极性更小的溶剂进行分级沉淀分离。例如，灵芝多糖的分级沉淀，即取灵芝水提液，减压浓缩，得浓缩液，逐步加入95%乙醇使含乙醇量为40%，醇沉，静置过夜，离心，得40%乙醇浓度粗多糖；取上清液加入95%乙醇使含乙醇量为65%，醇沉，静置过夜，离心，得65%乙醇浓度粗多糖；取上清液加入95%乙醇使含乙醇量为80%，醇沉，静置过夜，离心，得80%乙醇浓度粗多糖，分步收集各浓度灵芝多糖。

二、苷的提取分离

1. 苷的提取

如前所述，在植物体内，苷类化合物常与苷的水解酶共存，当植物组织细胞受到破坏时，会使苷类化合物与酶发生接触，使其酶解，产生次级苷或苷元。为了获得天然药物中的原生苷，在提取前就要设法抑制或杀死其中的酶。常用的提取方法有用甲醇、60%以上的乙醇或沸水直接提取，在药材中加入一定量的碳酸钙拌匀后用水提取等。为了防止药材在放置过程中发生酶解，最好采用新鲜的植物原材料，并在提取分离过程中尽量避免与酸、碱接触，以防在提取分离过程中发生苷键断裂。当然如果提取的目标是苷元或次生苷，就要尽量利用其中共存的酶的活性，如某些强心苷的提取。

由于苷类化合物所连糖的数目、种类不同，苷元性质各异，故苷类化合物的极性差别很大，很难用统一的方法来提取苷类化合物。然而通常大多数苷类化合物在沸水、甲醇、乙醇等极性较大的溶剂中溶解度较大，故常以这些溶剂作为提取溶剂。

苷的一般提取方法如下：

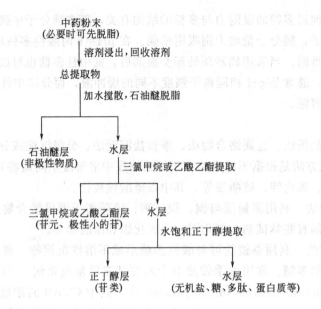

2. 苷的分离

(1) 萃取法

通常极性较大的苷类化合物在正丁醇中溶解度较大，极性较小的苷类化合物（如 C_{21} 甾苷类、单糖苷类等）在乙酸乙酯中溶解度较大，可利用这一性质通过溶剂分布萃取法获得总苷类化合物。如将粗提物溶于水中，依次用石油醚、氯仿、乙酸乙酯、正丁醇萃取，在乙酸乙酯萃取物中可获得极性较小的苷类化合物，在正丁醇萃取物中可获得极性较大的苷类化合物。

(2) 吸附树脂法

在上述正丁醇萃取物中不仅含有苷类化合物和其他极性较大的化合物，还含有大量的极性较大的杂质（如单糖、低聚糖、氨基酸等），采用大孔吸附树脂柱色谱的方法可将这些极性较大的杂质除去。将正丁醇萃取物溶于水中，并吸附于非极性大孔吸附树脂柱上，依次用水、不同浓度乙醇洗脱，在 30%～70% 乙醇洗脱物中可获得纯度较高的总苷类化合物。

(3) 色谱法

通过上述两种方法获得的这些混合物，通常很难用溶剂法获得单一的化合物，常需通过色谱法甚至多种色谱法进行进一步分离才能获得纯品。一般极性较小的苷类或苷元，常采用吸附色谱进行分离；极性较大的苷类常采用分配色谱或反相色谱等方法进行分离。

三、糖和苷的结构研究

由于单糖的种类比氨基酸多，连接的位置也多，而且还有端基碳的构型等问题，故聚糖的糖链比蛋白质要复杂得多。对于低聚糖或多糖以及苷的结构研究，首先了解单糖的组成情况，其次研究糖与糖连接的顺序和位置、糖苷键的构型以及苷元的结构。

1. 多糖的纯度测定

多糖是高分子化合物，其纯度不能用小分子化合物的标准判断，即使是一种多糖纯品，其微观也并不均一。通常所说的多糖纯品实质上是指一定分子量范围的均一组分，它的纯度只代表相似链长的平均分布。目前多糖纯度常用的测定方法有凝胶柱色谱法、旋光测定法及其他方法等。

（1）凝胶柱色谱法

常用的凝胶为 Sephadex、Sepharose 和 Sephacryl，展开剂为 0.02～0.2mol/L NaCl 溶液或 0.04mol/L 吡啶与 0.02mol/L 醋酸 1∶1 的缓冲溶液，柱高与柱直径之比大于 40。分别收集洗脱液，然后比色测定。如果只获得单一峰位，且峰形对称，则说明该多糖为均一组分。

（2）旋光测定法

在多糖水溶液中加入乙醇使其浓度为 10% 左右，离心得沉淀。然后在上清液再加入乙醇使其浓度为 20%～25%，离心得第二次沉淀，比较两次沉淀的比旋度。如果两次沉淀的比旋度相同，则说明为均一组分，否则为混合物。

（3）其他方法

① 高压电泳法　由于中性多糖导电性差、分子量大、在电场中的移动速度慢，故常将其制成硼酸络合物进行高压电泳。多糖的组成不同、分子量不同，其与硼酸形成的络合物就不同，在电场作用下的相对迁移率也会不同，故可用高压电泳法测定多糖的纯度。

② 超离心法　由于微粒在离心力场中移动的速度与微粒的密度、大小和形状有关，故当将多糖溶液进行密度梯度超离心时，如果是组分均一的多糖，得到的结果是单一峰。

③ 官能团摩尔比恒定法　如为纯品则两次分离所得产物的官能团如—COOH、—NH$_2$、—SO$_3$H、—CHO 等摩尔比应该恒定；类似的方法还有示差折射法、HPLC 法等。

通常要确定一种多糖的均一性，至少要有两种以上方法才能确定。

2. 糖和苷的分子量测定

（1）单糖、低聚糖和苷的分子量测定

单糖、低聚糖和苷的分子量测定目前大都采用质谱法。早期的电子轰击质谱（EIMS）对于那些对热不稳定、易分解、不易气化、极性较大的化合物不能得到分子离子峰，不适合用于测定糖的分子量。目前常用的质谱有电喷雾质谱（electrospray ionization，ESIMS）、场解析质谱（field desorption ionization，FDMS）、快原子轰击质谱（fast atom bombardment，FABMS）等。电喷雾质谱不仅能测定小分子化合物的分子量，而且也可测定多糖、蛋白质等高分子化合物的分子量。在电喷雾质谱等质谱中往往得到的不是分子离子峰，而是 [M＋H]$^+$、[M＋Na]$^+$、[M＋K]$^+$ 等的伪分子离子峰。有时还会得到 [nM＋H]$^+$ 伪分子离子峰。

（2）多糖的分子量测定

多糖的分子量可以从几万到几百万，而且虽经提纯，实际上仍为大小分子不同的混合物，所测得的分子量只是一种统计平均值。往往用不同的方法会测得不同的分子量，即使是同一种多糖，其重均分子量（M_w，用沉降法、光散射法、黏度法等测得的分子量称重均分子量）与数均分子量（M_n，用渗透压法等测得的分子量称数均分子量）也会相差很大。通常文献中的多糖分子量均为重均分子量。

目前常用的测定多糖分子量的方法有很多，而在实验室中最常用的方法是凝胶过滤法。它是根据在凝胶柱上不同分子量的多糖与洗脱体积成一定关系的特性，先用各种已知分子量的多糖制成标准曲线，然后由样品的洗脱体积从曲线上求得分子量。另外，测定高分子化合物分子量的许多物理方法如超滤过法、超离心法、光散射法、蒸气压渗透法（适合于分子量小于 20000 的高分子化合物）、溶液渗透压法（适合于分子量在 20000～50000 的高分子化合物）、沉降法、黏度法等也适用于多糖分子量的测定。

3. 糖及苷中组成糖的种类和糖的数目的测定

无论是多糖、低聚糖还是苷，在糖链测定之前都要首先了解它含有哪些单糖，各单糖之间的比例是多少。最常用的方法是将多糖、低聚糖或苷加入稀酸中，水解成单糖。待水解完成后，用碱中和，除去无机离子，浓缩后用纸色谱或薄层色谱的方法进行鉴定。

纸色谱法鉴定糖类常用的展开剂为正丁醇-乙酸-水（4：1：5 上层），以标准品同时点样作为对照。而薄层色谱法常用硅胶薄层，同样以标准品进行对照。气相色谱应用于糖的鉴定时，可先将化合物进行甲醇解，使半缩醛甲基化，再将甲醇解溶液用 Ag_2CO_3 中和，滤去无机物后减压蒸去溶剂，残渣溶于少量吡啶，加入硅化烷试剂以制成单糖甲苷的 TMS 衍生物，然后进行鉴定。通常以甘露醇或肌醇作内标，以已知的各种单糖作对照品。

NMR 技术可直接对苷中的糖进行鉴定。在 ^{1}H-NMR 中，根据苷中组成糖上的不同质子的化学位移及相邻质子间的偶合常数，可以鉴定出糖的种类。在 ^{13}C-NMR 中，根据苷中不同糖的碳信号也可以对糖的种类进行鉴定。此外，二维 NMR 谱如 COSY 谱、HMQC 谱等亦对鉴定苷中组成糖的种类有帮助。

测定苷中糖的数目可利用各种波谱法，如利用质谱测定苷和苷元的分子量差；^{1}H-NMR 谱，根据糖端基质子的信号数目；^{13}C-NMR 谱，糖端基碳信号的数目，推测出所含糖的数目。

4. 单糖绝对构型的测定

在确定糖和苷的化学结构时，不仅要确定是何种糖，还要确定糖的绝对构型。目前常用的方法有 GC 法、HPLC 法、旋光比较法等。

（1）GC 法

同一种单糖的 D 型和 L 型是一对对映体的关系，采用常规分离手段是不能将其分开的，但如果在分子中引入一个同种构型的手性中心，这一对对映体就变成了非对映体，采用常规分离手段就可将其分开。将单糖与手性试剂反应，制备成相应的衍生物，通过 GC 比较被测单糖衍生物与 D 和 L 型单糖对照品衍生物的比移值，就可确定被测单糖的绝对构型。GC 法常用的手性试剂为 L-半胱氨酸甲酯盐酸盐。

（2）HPLC 法

HPLC 法测定单糖绝对构型的原理与 GC 法相同，也是在单糖中引入新的手性碳原子，使原来的一对对映异构体转变成非对映体，其不同之处在于所采用的手性试剂不同。HPLC 法常用的手性试剂是（S）-（－）-1-苯基乙基胺。该法具有样品用量少，不需要特殊仪器，大部分实验室都适用等特点，但灵敏度比较低。HPLC 手性柱可将一对对映体直接分开而不需要手性试剂，借助糖的对映体对照品，也可用于单糖的绝对构型测定。

（3）旋光比较法

旋光比较法是将糖或苷类化合物水解后，通过各种分离方法获得单糖的单体，测定其旋光，并通过旋光方向或比旋度确定单糖的绝对构型。该法的缺点是样品用量大。

5. 苷键构型的确定

糖与糖之间的苷键和糖与非糖部分之间的苷键，本质上都是缩醛键，故都存在端基碳原子的构型问题。现多用核磁共振技术、酶催化水解法、比旋光度法、红外光谱等方法测定苷键构型，其中最常用的为核磁共振技术。

(1) ^{1}H-NMR 谱

利用 ^{1}H-NMR 谱中组成苷的糖的端基质子的偶合常数判断苷键的构型，是目前常用而且较为准确的方法。在糖的 ^{1}H-NMR 谱中，糖的端基质子信号在 δ 5.0 附近，多数呈特征性的双峰（d），而糖环上质子信号在 3.5～4.5 之间。绝大多数吡喃糖，如葡萄糖的优势构象 C_2-H 为竖键（a 键）质子，当 C_1-OH 处在竖键上（β-D-苷），C_1-H 和 C_2-H 的双面角近 180°，J 值在 6～8Hz 间；当 C_1-OH 处在平伏键上（α-D-苷），C_1-H 和 C_2-H 的双面角近 60°，J 值在 3～4Hz 间，由此可以区分 α-异构体和 β-异构体。

(2) ^{13}C-NMR 谱

利用 ^{13}C-NMR 谱中糖的端基碳信号的化学位移和糖的端基碳与端基氢之间的偶合常数，可以推测苷键的构型。糖的端基碳信号多数在 δ 95～110 之间，端基碳原子上带有竖键羟基（a-OH）较带有平伏键羟基（e-OH）的信号在较高场，除 D-甘露糖甲苷和 L-鼠李糖甲苷外，绝大多数的单糖甲苷其 α-和 β-构型的端基碳原子的化学位移值都相差约 4ppm，由此，可区别 α-和 β-异构体。如 D-葡萄吡喃糖苷的端基碳信号，α-型为 97～101，β-型为 103～106。

另一端基构型信息的来源是 $^1J_{C_1\text{-}H_1}$，即端基碳和端基质子间的偶合常数。如吡喃糖苷各非端基碳的 $^1J_{C_1\text{-}H_1}$ 值一般为 142～148Hz，而端基碳上的质子是平伏键（α-苷）时，$^1J_{C_1\text{-}H_1}$ 为 170Hz；若为竖键质子（β-苷）时，则 $^1J_{C_1\text{-}H_1}$ 为 160Hz。

6. 糖与糖、糖与苷元连接位置和连接顺序的确定

二维核磁共振（2D-NMR）法是目前常用的确定糖与糖、糖与苷元连接位置和连接顺序的有效方法。许多复杂的糖链结构都是通过 2D-NMR 确定的，它不但可以确定糖的连接顺序，还可以确定糖的连接位点、具体连接位置、氧环的大小、苷键的构型、糖的种类等。采用 2D-NMR 法确定糖链的化学结构，首先要通过碳氢相关谱（HMQC 谱或 HSQC 谱）确定出糖中各质子和碳的化学位移值（活泼氢除外）以及质子在谱中的准确位置，区分出 CH_2 和 CH 质子，然后再根据（^{1}H-^{1}H COSY 谱）及远程氢氢相关谱（TOCSY 谱）等准确的归属糖中的各个质子，最后再根据碳氢相关谱（HMBC 谱）确定糖的连接位点和相互的连接关系。运用 NMR 确定糖链结构，往往是各种谱（含一维谱和二维谱）综合运用、相互印证、优势互补、综合分析才能得出正确的结论，其中最关键的是糖中各个碳和氢信号的正确归属（活泼氢除外）。一旦碳氢信号归属出现问题，则极可能导致整个糖链结构出现错误。

质谱分析，特别是近来发展迅速的生物质谱技术、串联质谱技术等，也已用于多糖、低聚糖及苷的糖链结构研究。在了解组成之后，根据质谱的裂片规律就可以推定糖链的连接顺序。但质谱法往往难于准确确定糖的连接位置。

早期决定糖连接顺序的方法主要是缓和水解法。即先用稀酸（包括有机酸）水解、酶解、乙酰解、碱水解等方法将糖链水解成较小的片段（各种低聚糖），然后分析这些低聚糖的连接顺序。从低聚糖的结构推测整个糖链的结构。很显然分析碎片的工作是比较繁琐、复杂的。另外，Smith 裂解法也曾广泛用于糖连接顺序的确定。

第四节　糖类药物的研究制备实例

一、香菇多糖的制备研究

香菇多糖（lentinan）是从香菇的子实体中提取、分离、纯化得到的一组多糖成分，分子式$(C_6H_{10}O_5)_n$，分子量约 $40 \sim 80$ 万。以 β-D-(1→3) 葡萄糖残基为主链，β-D-(1→6)葡萄糖残基为侧链的葡聚糖。香菇多糖具有提高免疫、抗肿瘤、抗感染、保护肝损伤、抗氧化、降血糖、抑制血小板聚集等药理作用，主要用于治疗胃癌、肝癌、肺癌及血液系统肿瘤，是一种兼有抑制肿瘤和提高免疫功能的多糖类生物反应调节剂，国内外临床应用已取得了较好的疗效。香菇多糖具有增强 T 淋巴细胞功能的作用，已作为新的细胞免疫增强剂应用于病毒性肝炎的治疗。此外，对小儿反复呼吸道感染、硬皮病及皮肤病、寻常型银屑病、尖锐湿疣和面部扁平疣等也有较好疗效。对香菇多糖的研究主要集中在它的提取工艺、结构修饰及生物活性等方面。

1. 原料的贮存与预处理

香菇原料的保存条件对香菇多糖的含量有重要影响。香菇中的葡聚糖酶可水解香菇多糖。此酶的活性受温度影响较大。研究表明，香菇在 20℃ 条件下保存 7 天，香菇多糖的含量由 12.8mg/g 减少至 3.7mg/g，而在 1℃ 条件下，香菇多糖含量则几乎不变。因此香菇原料应低温冷藏贮存或干燥后贮存。

提取香菇多糖前，运用超临界 CO_2 萃取等技术对香菇脱脂，可大大提高香菇多糖的提取率。对脱脂后的香菇粉采用浸提法提取香菇多糖，与传统水浴浸提方法相比，提取率可高出 3 个百分点，产品色泽和风味也更佳。

2. 提取

由于香菇多糖有重要的临床应用价值，但传统的提取率较低，约为 5% 以下，故而对其的提取制备工艺研究较多，从这些工作中，可以看出各种方法在多糖制备工艺研究中的应用情况。不同的提取方法各有其优势和不足。为降低成本，提高香菇多糖的提取率，简化生产工艺过程，最大程度地保持香菇多糖的结构与活性，往往需要几种方法结合使用。本着节能省时、提高产率的目标，多种技术的联合应用是香菇多糖提取工艺的发展方向。

(1) 热水提取

自日本学者千原吴郎利用热水浸提法从香菇中首次提取并纯化出香菇多糖后，多名学者针对影响香菇多糖提取的主要因素：物料/溶剂比、提取溶剂的酸碱性、水提温度、时间及提取次数，对香菇多糖的提取工艺进行了详细的优化。如有研究报告，采用液固比 35：1 (g/mL)，1.0mol/L NaOH 溶液，65℃提取 2 次，每次 2h，可使粗多糖的提取率达到 15% 以上。

(2) 酶法提取

香菇细胞壁主要由纤维素、果胶等组成，细胞膜主要由蛋白质和磷脂构成，因此可以用具有专一性和高效性的酶来提取香菇多糖。加入的酶不同，优化的各项参数也不同。如采用中性蛋白酶处理香菇粗粉，优化的酶解条件为：酶解温度 50℃，pH 4.8，酶解时间 60min，酶与香菇粗粉配比为 1.5%，提取率达 10% 以上，且多糖中蛋白质的含量降低了 50%。采用木瓜蛋白酶/纤维素酶（2∶1）处理香菇粗粉，优化的酶解条件为：酶与香菇粗粉配比为 2.0%，酶解反应温度 55℃，pH 6.5，反应时间 3h，多糖的提取率为 16.1%，提取率较传统水提法有了很大提高。

（3）超声波提取

近年来，研究者开始采用超声辅助技术提取菌类多糖。利用超声波产生的强烈振动、高加速度、强烈空化效应及搅拌作用等，能加速菌类有效成分进入溶剂中，可避免香菇多糖在提取过程中结构被破坏。如研究报道，采用超声法提取香菇多糖的提取工艺：料水比 1∶25（g/mL），温度 60℃，超声时间 30min，超声功率 300W，此条件下多糖的提取率为 8.72%。

3. 纯化

文献报道的香菇多糖的纯化技术有多种，包括溶剂分级沉淀法、盐析法、金属络合物法、陶瓷膜超滤法、柱层析法等。分级沉淀法是用不同浓度的沉淀剂如甲醇、乙醇、丙酮等来分步沉淀纯化香菇多糖；季铵盐沉淀法中的常用季铵盐为十六烷基三甲基溴化铵（CTAB）、十六烷基三甲基氢氧化铵（CTAOH）和十六烷基吡啶；盐析法常用的盐析剂有氯化钠、氯化钾、硫酸铵、醋酸钾等；金属络合沉淀法常用的络合剂有斐林溶液、氯化铜、氢氧化钡和醋酸铅等；柱层析法包括纤维素柱层析、阴离子交换树脂柱层析（如 DEAE-纤维素）、凝胶柱层析（Sephadex G-200、Sepharose、DEAE-Sephadex）、高压液相柱层析等。

其中离子交换树脂层析法对香菇多糖有较好的脱色和纯化作用，较多的用于制备医用原料。具体操作举例如下：先将阴离子交换树脂柱（如 DA201-C，南开大学化工厂生产）用 5% HCl 溶液浸泡 12h，然后用水冲洗至中性，再用 5% NaOH 溶液浸泡 12h，最后用去离子水冲洗至中性。将香菇多糖浓缩提取液上柱后，用 pH=5 的 HCl 水溶液洗脱，流速 3 柱体积/h，香菇多糖的色素脱除率大于 80%，多糖保留率为 85%，蛋白质的去除率大于 40%。树脂吸附后可先用 1% NaOH 溶液和 5% NaCl 溶液浸泡，再用 80% 乙醇浸泡淋洗再生。

4. 干燥

由于多糖黏度大，易吸湿，干燥操作非常困难。传统热风干燥易使提取液受热时间过长，造成活性成分被破坏。香菇多糖的干燥方法有喷雾干燥、真空干燥、冷冻干燥、微波干燥等。其中真空冷冻干燥的香菇多糖干膏在色泽、形状、溶解性、得率方面都明显优于减压热风干燥、微波干燥，但能耗大、时间长，不利于工业生产中生产周期的控制，而微波干燥时间短，能耗低，且微波干燥所得干膏亦具有良好的表观性状，有利于下一步制剂成型操作，值得推广。

二、刺五加多糖Ⅲ的制备研究

刺五加（*Acanthopanax senticosus*）是分布于中国东北的一种药用植物，其中所含的多糖具有免疫活性。从具有增加吞噬作用的刺五加多糖Ⅲ（As Ⅲ）的分离和结构测定工作中，可以看出各种实验方法在多糖结构研究中的综合应用情况。

1. 刺五加多糖Ⅲ的提取分离

将刺五加根干粉首先用甲醇回流，除去亲脂性成分。残渣用 0.5mol/L NaOH 水溶液在

4℃提取，然后于提取液中加丙酮，得浅棕色沉淀。将此沉淀溶于水中，用三氯乙酸沉淀和透析处理，除去其中的蛋白质和小分子化合物，得到粗多糖。将此粗多糖用 DEAE-Sepharose OL-6B 柱色谱分离，以 NaCl 水溶液梯度洗脱，以旋光度测定和酚-浓硫酸试剂检测。所得部分再用 Sephacryl S-400 纯化，用 0.1mol/L NaCl 溶液洗脱，从而分得刺五加多糖Ⅱ（As Ⅱ）和刺五加多糖Ⅲ（As Ⅲ），其中后者为主要成分（200g 生药中可得 81mg），以高效液相色谱和凝胶过滤检测为一个峰。$[\alpha]_D^{20} = -48°$，凝胶色谱法测得分子量为 30000，元素分析显示无氮原子。

2. 酸水解

三氯乙酸水解后，气相色谱分析单糖组成为 L-阿拉伯糖-D-木糖-4-O-甲基-D-葡萄糖醛酸（1∶11∶1）。

3. 甲基化后水解

由于 As Ⅲ微溶于二甲基亚砜，先乙酰化再用箱守法甲基化。全甲基化物用 $LiAlH_4$ 还原其葡萄糖醛酸的羧基，然后水解。将水解所得的甲基化单糖用 $NaBH_4$ 还原为糖醇，然后再乙酰化，随后用液相-质谱联用分析，得到部分甲基化糖为 2,3-二-O-甲基木糖、3-O-甲基木糖、2,3,5-三-O-甲基阿拉伯糖和 2,3,4-三-O-甲基葡萄糖，其摩尔比为 15∶6∶2∶2，同时还检测到微量的 2,4-二-O-甲基半乳糖。显然 2,3,4-三-O-甲基葡萄糖是从末端 4-O-甲基葡萄糖醛酸基的羧基经还原得到的。其 ^{13}C-NMR 数据中也可以看出 δ 179.1 和 62.68 分别为羧基和甲氧基信号，^{1}H-NMR 中也有 δ 3.4 的甲氧基信号，这更进一步证明 4-O-甲基葡萄糖醛酸的存在。

4. 过碘酸裂解反应

将 As Ⅲ用过碘酸氧化，每脱一分子己糖单位消耗 0.40 分子过碘酸。氧化产物进一步用 Smith 降解，产物检出有木糖、半乳糖，以及大量的乙二醇和甘油，这说明分子中存在比率很高的 1,4-连接的木糖基。而游离木糖的检出，说明分子中存在抗氧化的木糖基，如 1,2,4-位连接的木吡喃糖。

5. 部分酸水解

As Ⅲ用 0.05mol/L 三氯乙酸在 100℃水解 1.5h，进行部分水解。水解物用蒸馏水透析。用薄层色谱检查可透析的部分，得阿拉伯糖、木糖和两个未知成分。将此可透析部分用 Sephadex G-25 分离，得两个峰。所得未知物分别先甲基化，然后水解。分析水解液，从第一峰部分得 2,3,4-三-O-甲基木糖和 2,3-二-O-甲基木糖，二者的摩尔比为 1∶2，证实 1,4-连接的木二糖（xylobiose）的存在。从第二峰部分也得到 2,3,4-三-O-甲基木糖和 2,3-二-O-甲基木糖，但二者的摩尔比为 1∶1，证实 1,4-连接的木二糖（xylobiose）存在。而将不透析部分（AsⅢ-ⅠB）经甲基化，羧基还原，再水解，水解物经气相色谱检测到 2,3-二-O-甲基木糖、3-O-甲基木糖、2,3,4-三-O-甲基葡萄糖、2,3,4-三-O-甲基木糖，它们的摩尔比为 5∶2∶1∶1。

将 AsⅢ-ⅠB 进一步用 0.05mol/L 三氯乙酸在 100℃水解 2h，然后透析。可透析部分存在有木糖、1,4-连接的木二糖、1,4-连接的木三糖和一些未知成分。而不能透析部分用 Sephadex G-25 分离得到一种糖成分，将该糖甲基化并还原羧基，然后再水解。从水解产物中检出有摩尔比 1∶3 的 2,3,4-三-O-甲基葡萄糖和 2,3-二-O-甲基木糖。由此推测该糖是木三糖上连接有一个 4-O-甲基葡萄糖醛酸。

由以上分析，推测 As Ⅲ-ⅠB 的结构为：

→[→4)-β-D-xyl*p*-(1-]*ₐ*→4)-β-D-xyl*p*-(1-[→4)-β-D-xyl*p*-(1-]*ᵦ*→4)-β-D-xyl*p*-(1-

$$
\begin{array}{ccc}
2 & \quad & 2 \\
\uparrow & \quad & \uparrow \\
1 & \quad & 1 \\
\beta\text{-D-4-}O\text{-Me-glcA} & \quad & \beta\text{-D-xyl}p
\end{array}
$$

6. 核磁共振波谱分析

^{13}C-NMR 中（如表 6-1 所列），104.58 和 104.21 为木吡喃糖的 C-1 信号，64.1 和 64.24 为 C-5 信号，提示 *D*-木糖基上为 β-连接。而 100.52 表明 4-O-甲基葡萄糖醛酸为 β-连接。

表 6-1　As Ⅲ 的 ^{13}C-NMR 谱数据

环	化学位移						
	C-1	C-2	C-3	C-4	C-5	C-6	OCH₃
C	104.58	75.61	76.61	79.31	64.91		
C′	104.21	79.02	75.14	79.72	94.24	179.10	62.63
C″	100.52	74.18	74.83	85.17	72.12		

综合上述信息，可推测刺五加多糖 As Ⅲ 的基本骨架成为 β-(1→4) 连接的木吡喃糖基，并在 2 位有一个支链。而阿拉伯呋喃糖和 4-O-甲基葡萄糖醛酸为非还原末端。其暂定结构如下所示：

-4)-β-D-xyl*p*-(1→[4)-β-D-xyl*p*-(1-]*ₓ*→4)-β-D-xyl*p*-(1-]*ᵧ*→4)-β-D-xyl*p*-(1-[→4)-β-D-xyl*p*]*ₓ*

$$
\begin{array}{ccc}
2 & 2 & 2 \\
\uparrow & \uparrow & \uparrow \\
1 & 1 & 1 \\
\beta\text{-D-4-}O\text{-} & \text{-}\alpha\text{-L-ara}f\text{-(1-[}\to) & \beta\text{-D-xyl}p\text{-(1-[}\to4) \\
\text{Me-glcA} & \beta\text{-D-xyl}p\text{-(1-]}_m\text{-} & \beta\text{-D-xyl}p\text{-(1-]}_m\text{-}
\end{array}
$$

三、板蓝根中芥子苷的制备研究

作为植物重要的次生代谢产物，芥子苷广泛分布于各种植物中，尤以十字花科植物中的含量最高，种类最全。所有的十字花科植物都含有芥子苷类化合物，它们为十字花科各属植物的特征性成分。

板蓝根为十字花科菘蓝属植物菘蓝（*Isatis indigotica*）的干燥根，为传统抗病毒中药之一。在板蓝根众多化学成分和药理作用中，其芥子苷降解产物（*R*,*S*）-告依春的抗病毒作用尤为引人注目。《中国药典》（2015 版）已将（*R*,*S*）-告依春作为板蓝根抗病毒药效的质量控制成分。然而，板蓝根中芥子苷类化合物自身的作用有待于深入的研究。制备大量的芥子苷单体是研究其活性的基础。

1. 芥子苷的提取

将 3kg 板蓝根药材粉碎成适宜粉末，然后用 70％乙醇水溶液在 80℃提取 3 次，每次 30min，3 次的溶剂体积分别为 30L、27L、27L。合并过滤 3 次提取液得到 80L 70％乙醇水溶液，50～55℃减压浓缩至 4L 水溶液。用乙酸乙酯萃取 4L 浓缩水溶液 3 次以除去其中脂溶性杂质，每次用乙酸乙酯 4L。萃取后的水溶液经脱脂后，得到 3.5L 上清液。

2. 芥子苷的精制

15kg 酸性氧化铝柱，其柱体积为 15L，用适量去离子水平衡，然后将 3.5L 上清液加入至柱顶端。待上样完全后，分别用 75L 去离子水和 45L 0.1mol/L 硝酸钾水溶液淋洗柱子，每 7.5L 收集为一个流分，共收得 16 个流分。采用 TLC 检测方法，确定富含芥子苷的流分，50℃减压回收至干。用 1L 甲醇对总芥子苷进行脱盐，得到的甲醇滤液在 40℃下减压回收至干。用适量去离子水溶解总芥子苷，冷冻干燥即得总芥子苷固体粉末。最后，得到了 15g 总芥子苷，产率为 0.5%。

3. 芥子苷的分离

200g ODS-BP 柱，其柱体积为 400mL，用适量 0.05mol/L 硝酸钾水溶液平衡，取 10g 总芥子苷用适量 0.05mol/L 硝酸钾水溶液溶解，上样。在加压下，用 2400mL 0.05mol/L 硝酸钾水溶液淋洗柱子，所收集馏分的体积有 200mL、100mL 和 50mL 不等。同样采用 TLC 检测方法，合并含有相同芥子苷的馏分，40℃减压回收至干。用适量甲醇对各芥子苷进行脱盐，得到的甲醇滤液在 40℃减压回收至干。用适量去离子水溶解各芥子苷，在-50℃冻干即得化合物 I~III 各芥子苷固体粉末。

4. 芥子苷的结构解析

各芥子苷单体化合物 I~III 均具有最大紫外吸收波长为 229nm。在 ESI-MS 负离子模式下，化合物 I~III 的 [M-H]⁻ 分子离子峰分别为 388、388 和 372。它们都具有一个很强的碎片峰 m/z 259，它是芥子苷的特征碎片峰。将其 ¹H-NMR 谱和 ¹³C-NMR 谱数据与相关文献进行比对及对化合物进行水解，化合物 I、II、III 分别被鉴定为原告依春、表原告依春、葡萄糖芫菁芥素。

化合物 I，原告依春（progoitrin）：$[\alpha]_D^{25} = -13.7°$ ($c=0.503$, water). ¹H-NMR (D₂O)：δ 2.88 (1H, ddd, $J=15.6$, 6.4, 1.6Hz, H-1a), 2.79 (1H, ddd, $J=15.6$, 6.4, 1.6Hz, H-1b), 4.54 (1H, ddd or q, $J=6.4$Hz, H-2), 5.86 (1H, dddd, $J=17.2$, 10.4, 6.4, 1.6Hz, H-3), 5.13 (1H, dd, $J=10.4$, 0.8Hz, H-4a), 5.23 (1H, dd, $J=17.2$, 0.8Hz, H-4b), 5.00 (1H, dd, $J=9.6$, 1.6Hz, H-1'), 3.48~3.32 (4H, m, H-2', 3', 4' and 5'), 3.78 (1H, d, $J=12.4$Hz, H-6'a), 3.61 (1H, ddd, $J=12.4$, 5.2, 1.6Hz, H-6'b). ¹³C-NMR (D₂O)：δ 159.67 (>CN-), 38.23 (C-1), 68.00 (C-2), 137.31 (C-3), 115.22 (C-4), 80.92 (C-1'), 70.88 (C-2'), 75.96 (C-3'), 68.68 (C-4'), 78.95 (C-5'), 59.49 (C-6').

化合物 II，表原告依春（epiprogoitrin）：$[\alpha]_D^{25} = -21.5°$ ($c=0.521$, water). ¹H-NMR (D₂O)：δ 2.87 (1H, dd, $J=15.6$, 6.4Hz, H-1a), 2.81 (1H, dd, $J=15.6$, 6.4Hz, H-1b), 4.54 (1H, ddd or q, $J=6.4$Hz, H-2), 5.88 (1H, ddd, $J=17.2$, 10.4, 6.4Hz, H-3), 5.05 (1H, dd, $J=10.4$, 0.8Hz, H-4a), 5.26 (1H, dd, $J=17.2$, 0.8Hz, H-4b), 4.93 (1H, d, $J=9.6$Hz, H-1'), 3.49~3.33 (4H, m, H-2', 3', 4' and 5'), 3.81 (1H, dd, $J=12.4$, 1.6Hz, H-6'a), 3.61 (1H, dd, $J=12.4$, 6.0Hz, H-6'b). ¹³C-NMR (D₂O)：δ 159.38 (>CN-), 38.37 (C-1), 68.12 (C-2), 137.28 (C-3), 115.36 (C-4), 80.81 (C-1'), 70.98 (C-2'), 76.00 (C-3'), 68.78 (C-4'), 79.17 (C-5'), 59.66 (C-6').

化合物Ⅲ，葡萄糖芜菁芥素（gluconapin）：^{1}H-NMR（D_2O）：δ 2.68（2H，td，$J =$ 7.2，2.4Hz，H-1），2.34（2H，td or q，$J = 7.2$Hz，H-2），5.79（1H，ddt，$J = 17.2$，10.4，7.2Hz，H-3），4.95（1H，dd，$J = 10.4$，1.6Hz，H-4a），5.02（1H，dd，$J = 17.2$，1.6Hz，H-4b），4.89（1H，d，$J = 9.6$Hz，H-1′），3.45～3.30（4H，m，H-2′，3′，4′ and 5′），3.76（1H，dd，$J = 12.4$，1.6Hz，H-6′a），3.57（1H，dd，$J = 12.4$，6.0Hz，H-6′b）。^{13}C-NMR（D_2O）：δ 162.77（>CN-），30.45（C-1），29.03（C-2），135.72（C-3），114.93（C-4），80.71（C-1′），70.90（C-2′），76.01（C-3′），68.08（C-4′），79.03（C-5′），59.55（C-6′）。

四、柚皮果胶的制备研究

果胶是一种天然高分子化合物，具有良好的胶凝化和乳化稳定作用，已广泛用于食品、医药、日化及纺织行业。根据我国《食品添加剂使用标准》（GB2760—2014）的规定：果胶可按生产需要适量用于各类食品。果胶可用于果酱、果冻的制造；防止糕点硬化；改进干酪质量；制造果汁粉等。高脂果胶主要用于酸性的果酱、果冻、凝胶软糖、糖果馅心以及乳酸菌饮料等。低脂果胶主要用于一般的或低酸味的果酱、果冻、凝胶软糖以及冷冻甜点、色拉调味酱、冰淇淋、酸奶等。

柚果皮富含果胶，其含量达 6% 左右，是制取果胶的理想原料。制作工艺流程是：原料→预处理→抽提→脱色→浓缩→干燥→成品。具体制备方法如下：

1. 原料及其处理

鲜果皮或干燥保存的柚皮均可作为原料。鲜果皮应及时处理，以免原料中产生果胶酶类水解作用，使果胶产量或胶凝度下降。先将果皮搅碎至粒径 2～3mm，置于蒸汽或沸水中处理 5～8min，以钝化果胶酶活性。杀酶后的原料再在水中浸泡 30min，并加热到 90℃，5min，压去汁液，用清水漂洗数次，尽可能除去苦味、色素及可溶性杂质。榨干皮温水浸泡复水后，采取以上同样处理备用。

2. 抽提

将处理过的柚皮倒入夹层锅中，加 4 倍水，并用工业盐酸调 pH 至 1.5～2.0，加热到 95℃，在不断搅拌中保持恒温 60min。趁热过滤得果胶萃取液。待冷却至 50℃，加入 1%～2% 淀粉酶以分解其中的淀粉，酶作用终了时，再加热至 80℃ 杀酶。然后加 0.5%～2% 活性炭，于 80℃ 下搅拌 20min，过滤得脱色滤液。

3. 浓缩

采用真空浓缩法，在 55～60℃ 条件下，将提取液的果胶含量提高到 4%～6.5%。也可采用超滤法，用切割分子量为 50000U 的管式聚丙烯腈膜超滤器，在温度 45℃、pH 3.0、压力 0.2Mpa 条件下进行超滤浓缩，可将果胶浓度浓缩至 4.2%。

4. 干燥

在果胶浓缩液中加入含量 1.5% 的工业盐酸，搅匀，再徐徐加入等量 95% 酒精，边加边搅拌，使果胶沉淀析出。用螺旋压榨机榨干后，再用 80% 酒精洗涤，除去醇溶性杂质。然后用 95% 酸性酒精洗涤 2 次，用压榨机榨干后，将果胶沉淀送入真空干燥机在 60℃ 下干燥至含水量 10% 以下，把果胶研细，密封包装即成果胶粉成品。也可采用喷雾干燥，即用压力式喷雾干燥，将浓缩液在进料温度 150～160℃、出料温度 220～230℃ 的条件下干燥，连续化操作中可不断得到粉末状产品。

参考书目

[1] 孔令义 . 天然药物化学 . 第 2 版 . 北京：中国医药科技出版社，2015.

[2] 董小萍 . 天然药物化学 . 北京：中国中医药出版社，2010.

[3] 陈耀祖，涂亚平 . 有机质谱原理及应用 . 北京：科学出版社，2001.

[4] 叶秀林 . 立体化学 . 北京：北京大学出版社，1999.

参考文献

[1] BOON G J. Carbohydrate chemistry. London：Blackie Academic & Professional，1988.

[2] 国家食品药品管理局 . 香菇多糖 . 国家药品标准，2004，WS$_1$- (X-032) -2004Z.

[3] 宣丽，胡春晓，齐森，等 . 适合工业化生产的香菇多糖制备工艺的研究 . 中国酿造，2014，33 (11)：131~135.

[4] 朱德艳 . 几种香菇多糖纯化方法的比较 . 农产品加工（创新版），2009 (4)：14~15.

[5] 李医明，谢智勇，王瑞 . 一种分离板蓝根中芥子苷类化合物的方法 . 中国专利（ZL201010286175.5）.

[6] Zhiyong Xie, Rui Wang, Yingchun Wu, Li Yang, Zhengtao Wang, Yiming Li. An efficient method for separation and purification of glucosinolate stereoisomers from *Radix Isatidis*. *Journal of Liquid Chromatography & Related Technologies*，2012，35，153~161.

[7] 王芳，淡小艳，任丹亚，等 . 西柚果皮中果胶的提取工艺优化 . 广东农业科学，2012 (18)：108~110.

（上海中医药大学　李医明）

第七章　苯丙素类

　　苯丙素类化合物（phenylpropanoids）是含有一个或几个由苯环与三个直链碳构成 C_6-C_3 单元的一类化合物。该类化合物苯环上常有不同的取代基，如酚羟基、烷氧基等。从植物生理学上讲，该类成分与植物生长调节和抗御病害侵袭有关；从生源途径上讲，它们多数是通过莽草酸途径形成的，即碳水化合物经莽草酸（shikimic acid）途径合成苯丙氨酸（phenylalanine）和酪氨酸（tyrosine）等芳香氨基酸，然后经脱氨反应生成桂皮酸（cinnamic acid）衍生物，再经过羟基化、氧化还原、异构环合等步骤形成最终产物（如图 7-1）；从组成上讲，该类化合物包括简单苯丙素、香豆素、木脂素及木质素等。本章将主要对简单苯丙素类、香豆素类及木脂素类的有关知识加以阐述。

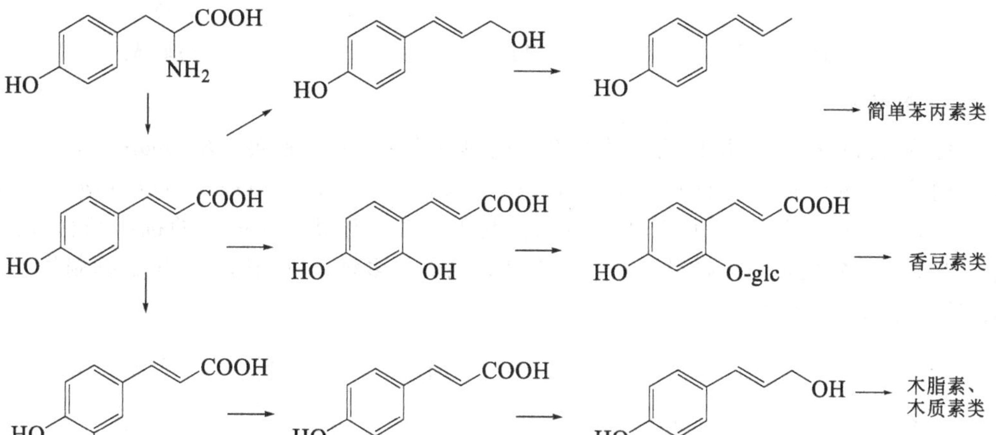

图 7-1　苯丙素类化合物的生物合成途径

第一节　简单苯丙素类

一、简单苯丙素类化合物的结构与分类

　　简单苯丙素是自然界中常见的芳香族化合物，结构中具有一个 C_6-C_3 单位，且 C_3 为链状结构。根据 C_3 的结构不同可以分为苯丙烯（phenylpropene）、苯丙醇（phenylpropanol）、苯丙醛（phenylpropanal）、苯丙酸（phenylpropanoic acid）及其酯、苯丙素苷等。

1. 苯丙烯类

苯丙烯类是本类化合物中最简单的化合物，在同一植物中烯丙基苯和丙烯基苯一对异构体往往共存。肉豆蔻（*Myristica fragrans*）挥发油中的肉豆蔻醚（myristicin）、黄樟醚（safrole），丁香挥发油中的丁香酚（eugenol）、八角茴香中的茴香脑（anethole）、细辛中的 α-细辛醚（α-asarone）和 β-细辛醚（β-asarone）等均为苯丙烯类化合物。

该类成分对神经系统的作用较为显著，如肉豆蔻醚对大脑有中度兴奋作用，能增强 5-羟色胺的作用，对单胺氧化酶有中等程度的抑制作用；而黄樟醚具有麻醉作用。此外，肉豆蔻醚具有显著的抗氧化活性，能提高肝脏及其他靶组织中谷胱甘肽（GSH）活性，与肝脏 DNA 产生附加物。丁香酚、异丁香酚等亦具有较强的抗氧化活性。

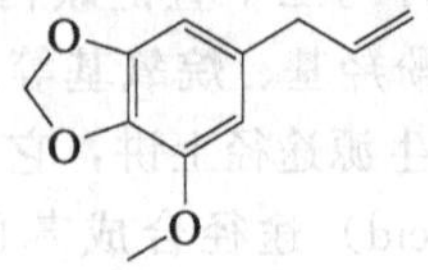

肉豆蔻醚 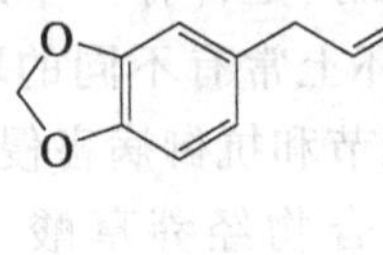　　　　　　　黄樟醚 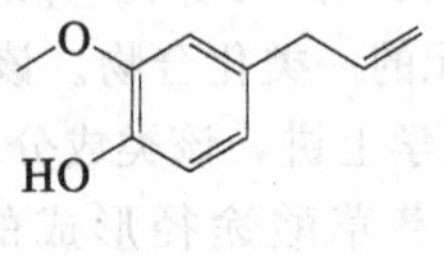　　　　　　　丁香酚

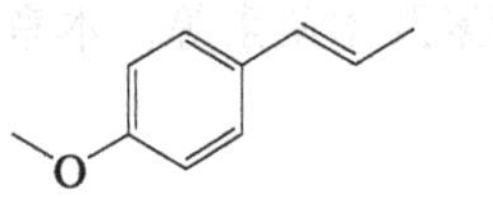

茴香脑　　　　　　　α-细辛醚　　　　　　　β-细辛醚

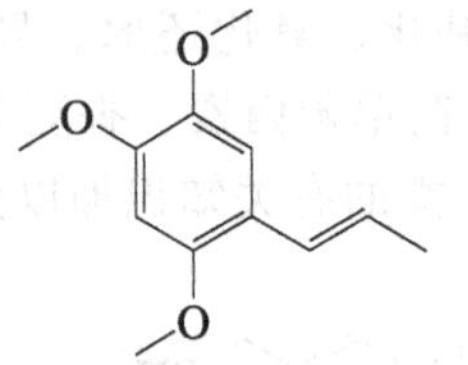

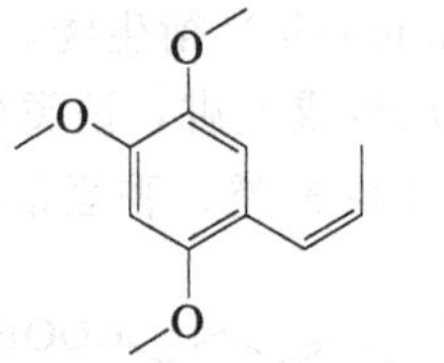

2. 苯丙醇类

桂皮醇（cinnamyl alcohol）是本类化合物的典型代表。日本蛇菰（*Balanophora japonica*）中的松柏醇（coniferol）及松柏苷（coniferin）、刺五加（*Acanthopanax senticosus*）中的紫丁香苷（syringin）都属于苯丙醇类化合物。其中，松柏苷具有较明显的抗组胺释放活性，紫丁香苷具有一定的体内外抗肿瘤活性，对体外培养的多种人癌细胞有一定的抑制作用，并且能抑制小鼠 S180 实体瘤。

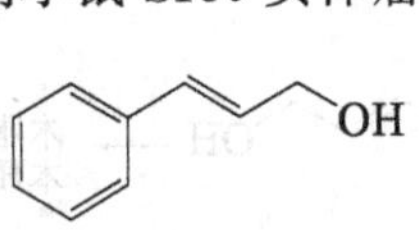

桂皮醇 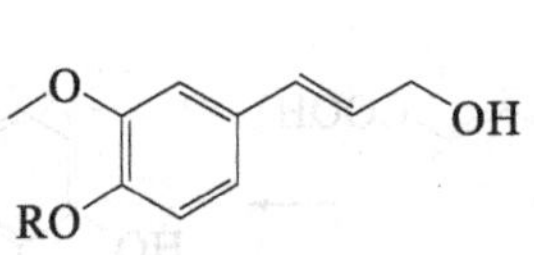　　　　　松柏醇 R=H　　　　　　　紫丁香苷
　　　　　　　　松柏苷 R=glc

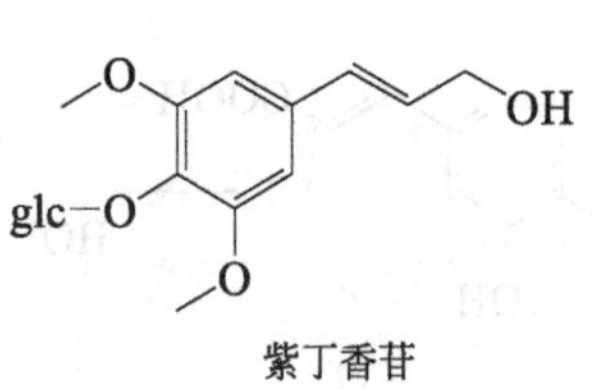

3. 苯丙醛类

苯丙醛类化合物是苯丙醇的氧化产物或苯丙酸的还原产物。桂皮醛（cinnamic aldehyde）是本类化合物的代表性物质。另外还有顺式对羟基桂皮醛（*cis-p*-hydroxycinnamic aldehyde）和反式对羟基桂皮醛（*trans-p*-hydroxycinnamic aldehyde）等。

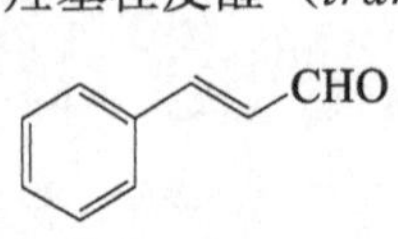

桂皮醛 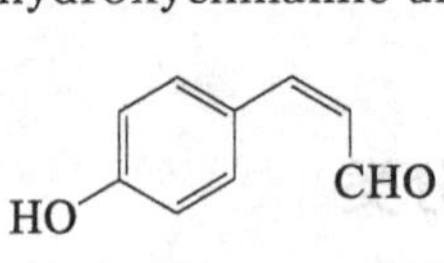　　　　　顺式对羟基桂皮醛 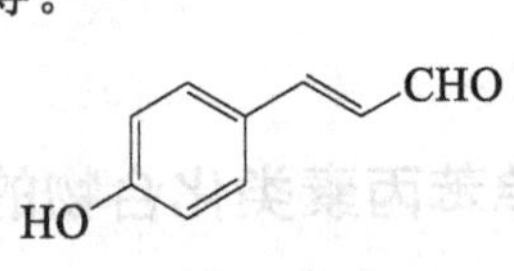　　　　　反式对羟基桂皮醛

4. 苯丙酸及其衍生物

苯丙酸类化合物是植物中广泛存在的酚酸类成分，其基本结构由芳香环与丙烯酸构成。

植物中的该类成分主要为桂皮酸的衍生物，分子中取代基多为羟基、甲氧基和糖基。还有一些苯丙酸类化合物以两个或多个分子通过酯键、醚键形式聚合存在。该类化合物是许多天然药物的有效成分，具有多种生物活性。

桂皮酸（cinnamic acid）、对羟基桂皮酸（p-hydroxycinnamic acid）、咖啡酸（caffeic acid）、阿魏酸（ferulic acid）和异阿魏酸（isoferulic acid）及其衍生物等为常见的天然来源的苯丙酸类化合物。其中，咖啡酸、阿魏酸、对羟基桂皮酸等具有抗血小板凝聚活性。

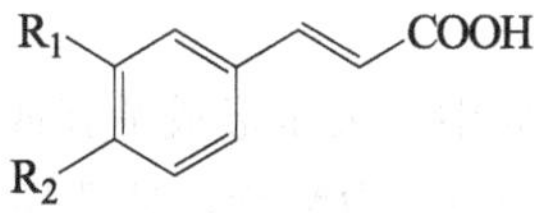

桂皮酸　　R$_1$=R$_2$=H
咖啡酸　　R$_1$=R$_2$=OH
阿魏酸　　R$_1$=OCH$_3$, R$_2$=OH
异阿魏酸　R$_1$=OH, R$_2$=OCH$_3$

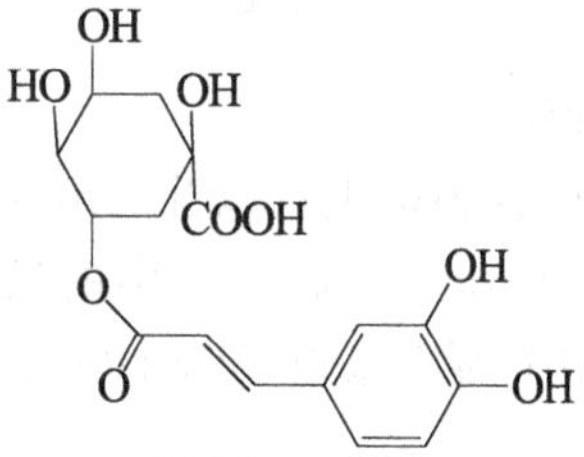

绿原酸

绿原酸（chlorogenic acid）是咖啡酸与奎宁酸（quinic acid）形成的酯，存在于茵陈蒿（*Artemisia capillaris*）、忍冬（*Lonicera japonica*）等常见植物中，具有抗氧化、抗菌、消炎利胆等作用。日本蛇菰（*Balanophora japonica*）中的咖啡酸葡萄糖苷具有抗组胺释放作用。粗糠树（*Ehretia macrophylla*）中的苯丙酸二聚体迷迭香酸（rosmarinic acid）具有止泻作用。紫锥菊（*Echinacea purpurea*）中的菊苣酸（cichoric acid）是由咖啡酸和酒石酸形成的酯，具有增强免疫功能和抗炎作用，并能抑制透明质酸酶，保护胶原蛋白免受可导致其降解的自由基的影响，还具有一定的抗病毒活性。丹参中丹酚酸类（salvianolic acids）化合物是丹参治疗心脑血管疾病的主要水溶性有效成分，包括丹酚酸 A（salvianolic acid A）、丹酚酸 B（salvianolic acid B）、丹酚酸 C（salvianolic acid C）、丹参素（danshensu）等，其结构中含有数个苯丙素结构单元。

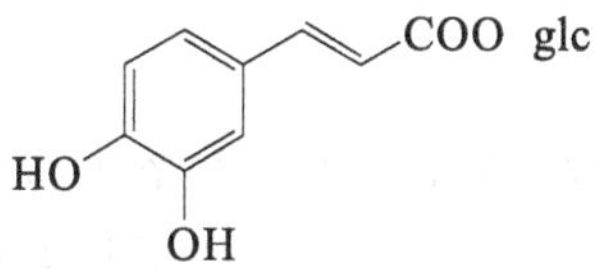

咖啡酸葡萄糖苷 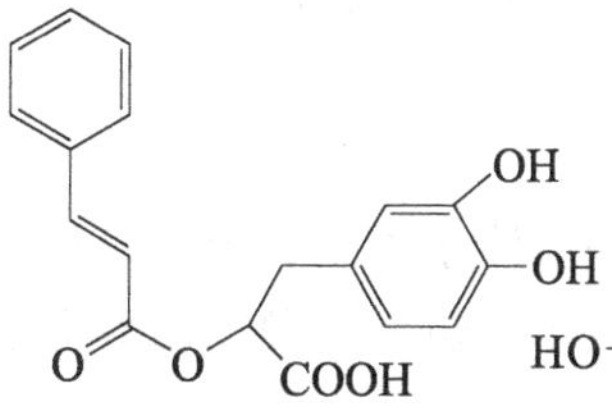　　　　迷迭香酸 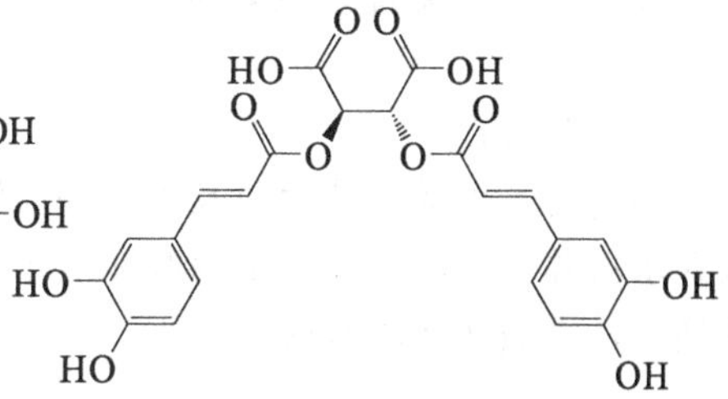　　　　　　菊苣酸

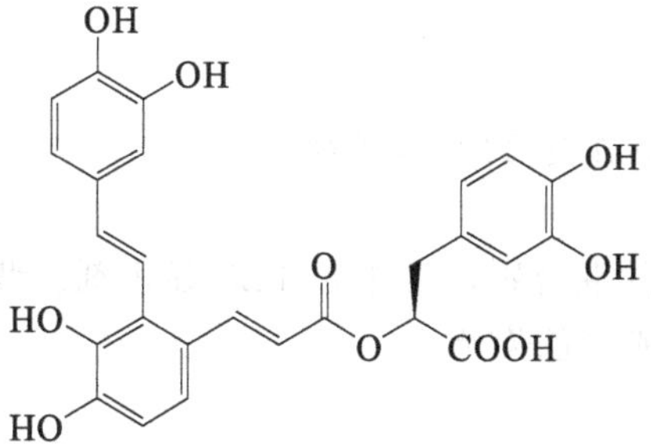

丹酚酸A 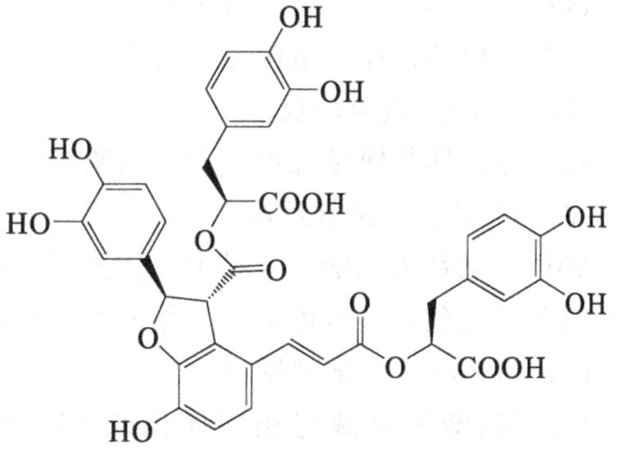　　　　　　　　　　　丹酚酸B

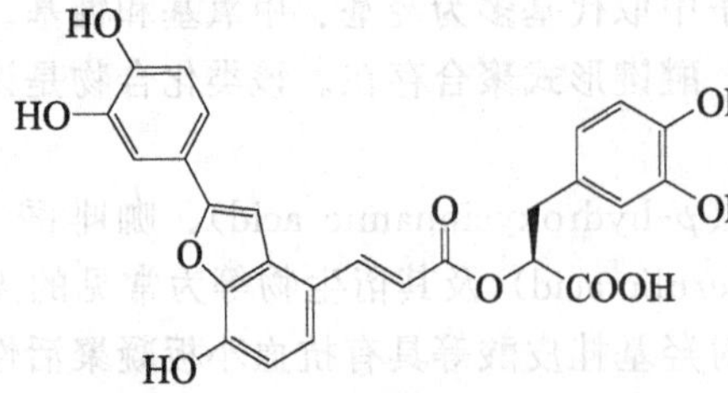

丹酚酸C

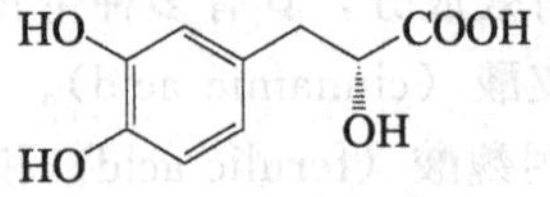

丹参素

5. 苯丙素苷类

有些简单苯丙素类衍生物以苷的形式存在于自然界中，大多形成酚苷或酯苷。例如，日本蛇菰（*Balanophora japonica*）中的松柏苷（coniferin）为酚苷，紫萼路边青（*Geum rivale*）中的 6-*O*-β-D-葡萄糖甲苷（1-*O*-methyl-6-*O*-caffeoyl-β-D-glucopyranoside）为酯苷。

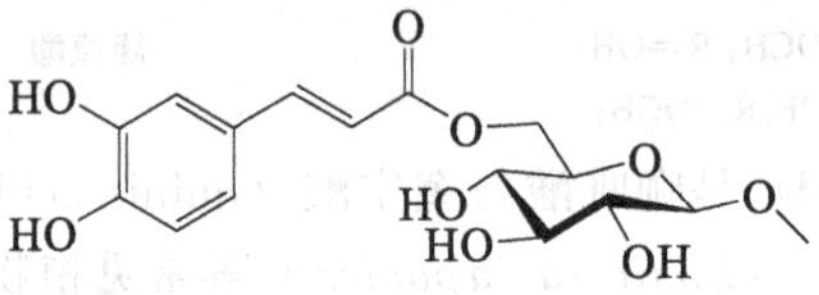

6-*O*-咖啡酰基-1-*O*-β-D-葡萄糖甲苷

二、简单苯丙素类化合物的理化性质

1. 物理性质

（1）性状

游离的苯丙烯、苯丙醇及苯丙醛多数为淡黄色油状物。苯丙酸及其衍生物多数为无色结晶，少数为粉末状。

（2）挥发性

苯丙酸大多无挥发性，而其他简单苯丙素有挥发性，常与其他挥发性成分一同被蒸馏出。

（3）溶解性

游离的苯丙烯、苯丙醇及苯丙醛可溶于乙醚、苯、氯仿、乙酸乙酯、甲醇，难溶于乙醇或含水乙醇，不溶于水。苯丙酸能溶于氯仿、甲醇、乙醇等溶剂，难溶于水。苯丙素苷水溶性增大，易被酶或酸水解。

2. 化学性质（颜色反应）

（1）1%～2% $FeCl_3$ 甲醇溶液

若有酚羟基存在，呈污绿色反应。

（2）香草醛-浓硫酸反应

双键与苯环共轭呈红色，双键远离苯环呈棕色。常作为 TLC 显色剂。

（3）与 Millon 试剂反应

Millon 试剂为硝酸、亚硝酸、硝酸汞、亚硝酸汞的混合物，常作为 TLC 显色剂。紫外灯下观察，无色或呈蓝色荧光，用氨水处理后呈蓝色或绿色荧光。

（4）与 Gepfner 试剂反应

1%亚硝酸钠溶液与相同体积的 10%醋酸溶液混合，喷雾后，在空气中干燥，再用 0.5mol/L 氢氧化钠溶液处理。

三、简单苯丙素类化合物的提取分离

苯丙烯、苯丙醇及苯丙醛等游离的小分子具有挥发性，可用水蒸气蒸馏法进行提取。游离的苯丙酸及其衍生物可用甲醇或乙醇进行提取。苯丙素苷也可用甲醇、乙醇或含水乙醇进行提取。

苯丙烯、苯丙醇及苯丙醛有挥发性，常与其他挥发油混在一起。因极性较低，多采用正相硅胶柱色谱进行分离纯化，石油醚、环己烷、氯仿、乙酸乙酯等有机溶剂是常用的洗脱剂。苯丙酸及其衍生物、苯丙素苷类大多具有一定的水溶性，常常与酚酸、鞣质、黄酮苷等成分混在一起，分离有一定困难。一般要经大孔吸附树脂、聚酰胺、硅胶、纤维素、葡聚糖凝胶以及反相色谱多次分离才能纯化。

四、简单苯丙素类化合物的结构鉴定

1. 紫外光谱（UV）

苯丙酸类化合物中的取代苯环具有强的紫外吸收。在中性溶液中，它的紫外光谱（UV）与其酯或苷相似，醋酸钠可使波长发生蓝移，乙醇钠可使谱带发生红移。在碱性溶液中，苯丙酸与其酯的紫外吸收光谱差别较大。简单苯丙素在红外光谱（IR）1650～1440cm^{-1}位置具有芳核的特征吸收峰，酚羟基在 3500～3300cm^{-1}位置具有较强吸收。

2. 核磁共振氢谱（^{1}H-NMR）

对于氢谱而言，典型的苯丙素类化合物具有两组信号峰，分别来源于苯环和侧链，简单的苯丙素类化合物通过测定其^{1}H-NMR谱并配合质谱即可确定结构（表 7-1）。苯环上的氢信号通常出现在 δ 6.0～7.5，常常以 ABX 偶合系统形式出现，表现为一组 d 峰（$J=8.0$Hz），dd 峰（$J=8.0$，2.0Hz）和 d 峰（$J=2.0$Hz）；与苯环相连的反式烯键受苯环去屏蔽影响，信号在较低场出现，常为 δ 6.2～7.8 左右，$J=16.0$Hz 左右；顺式时 $J=10.0$Hz 左右。该双键在某些情况下会被还原成烃基（δ 2.0～4.0）或氧化为氧取代的烃基。另外，复杂脂肪链在结构上的关联还可以通过^{1}H-^{1}H COSY 二维核磁技术判断。

1　　　　　　　　　　　**2**

表 7-1　代表性苯丙素类化合物^{1}H-NMR 数据（δ）

No.	1　in CDCl$_3$	2　in CD$_3$OD
1		
2	6.02,d(2.0Hz)	7.16,d(2.2Hz)
3		
4		
5	6.02,d(8.0Hz)	6.81,d(8.3Hz)
6	6.74,dd(2.0,8.0Hz)	7.04,dd(2.2,8.3Hz)
7	3.37,d(6.5Hz)	7.59,d(16.0Hz)
8	5.98,m	6.30,d(16.0Hz)
9	5.07,dd(2.0,10.0Hz)	
	5.11,dd(2.0,16.8Hz)	
3-OCH$_3$	3.92,s	
5-OCH$_3$		3.88,s

3. 核磁共振碳谱 （^{13}C-NMR）

简单苯丙素的核磁共振碳谱往往比较明晰，对于一些复杂的苯丙素及苯丙素苷类结构骨架的确定，^{13}C-NMR 谱十分必要（见图 7-2）。若结构中的烃基取代较多，那么烃基之间的连接、与苯环的连接，或者多个苯丙素分子通过酯键或醚键连接，可以用二维核磁共振的氢-碳远程偶合技术（HMBC）推断。

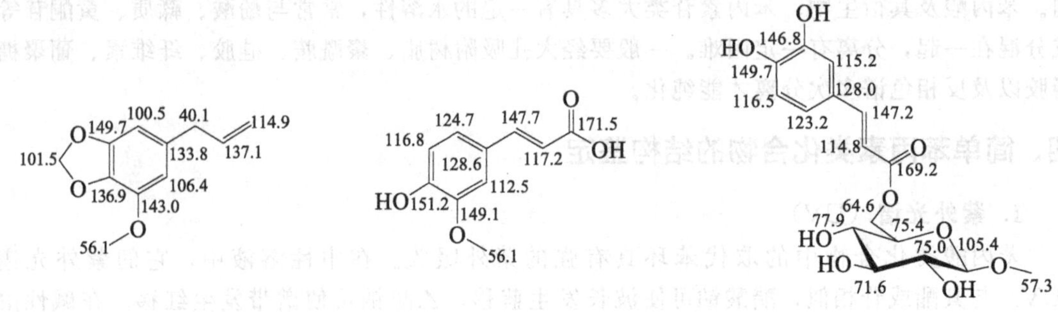

图 7-2　代表性苯丙素类化合物^{13}C-NMR 数据

4. 质谱 （MS）

在 EI-MS 中，简单苯丙素类大多具有较强的分子离子峰，常为基峰。若结构中的侧链不与苯环共轭，则易于失去，最易失去的为母核上的甲氧基，例如肉豆蔻醚，分子离子峰 $[M]^{+}$ 192，为基峰，裂解碎片主要有 m/z 177 $[M-CH_3]^+$、161 $[M-OCH_3]^+$、119 $[M-OCH_3-CH_2CH-CH_2-H]^+$ 及 77 $[C_6H_5]^+$。然而还有一些化合物虽然分子离子峰较强，但不是基峰，如桂皮醇分子离子峰 $[M]^{+}$ 134，裂解碎片为 m/z 103 $[M-CH_2OH]^+$，侧链裂解、重排，产生甲苯，为基峰，然后再失去甲基，出现 m/z 77 $[C_6H_5]^+$。

一些苯丙酸衍生物或二聚体的分子离子峰较弱，如绿原酸，为咖啡酸与奎宁酸结合形成的酯，出现较弱的分子离子峰（$[M]^{+}$ 354），失去奎宁酸基而得亚稳离子 m/z 180，连续失水得基峰 m/z 163。

苯丙素苷类化合物的分子量与极性较大，采用 EI-MS 很难得到分子离子峰，因此常采用 FAB 或 ESI 等电离源进行质谱测定。

五、简单苯丙素类药物的研究制备实例

1. 丹参总酚酸的制备研究

以丹参（*Salvia miltiorrhiza*）为例，其有效成分可分为脂溶性及水溶性两大类。水溶性成分主要有丹参素、迷迭香酸和丹酚酸 A、B、C 等，均为苯丙酸类及其衍生物，具有抗氧化、保护心脑血管、抗炎、抗肿瘤等生物活性。以它们为有效成分的药物如复方丹参滴丸、心可舒片、双丹口服液等在临床中均取得了较好的治疗效果。近年来，丹参总酚酸或以丹酚酸 B 镁盐为主要成分的丹参多酚酸盐注射液已成功上市，在冠心病、心绞痛及缺血性脑卒中等临床领域得到广泛应用。

丹参中总酚酸提取物作为一个广泛应用的药用原料也被收录至 2010 版及 2015 版《中国药典》中，规定其含迷迭香酸不得少于 0.50%，含丹酚酸 B 不得少于 5.0%，具体工艺流程如图 7-3 所示。

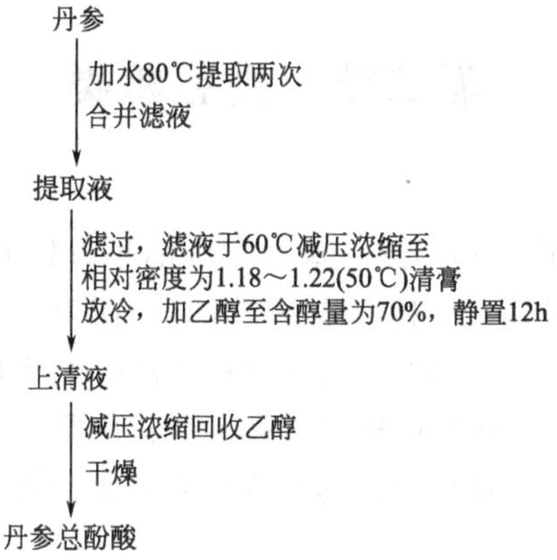

丹参
↓ 加水80℃提取两次
↓ 合并滤液
提取液
↓ 滤过，滤液于60℃减压浓缩至
↓ 相对密度为1.18～1.22(50℃)清膏
↓ 放冷，加乙醇至含醇量为70%，静置12h
上清液
↓ 减压浓缩回收乙醇
↓ 干燥
丹参总酚酸

图 7-3　丹参总酚酸的制备工艺流程图

2. 丹参素的制备

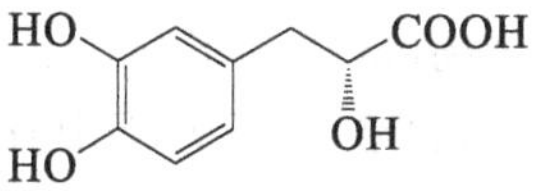

丹参素（danshensu），又名丹参酸甲（salvianic aid A），分子式 $C_9H_{10}O_5$，分子量 198.0528，白色长针状结晶，熔点 84～86℃。UV（MeOH）λ_{max} nm：279，301（sh）。IR（KBr）ν_{max} cm^{-1}：3480，3260，3020，2950，2580，1740，1600，1520，1510，1455，1380，1290，1240，1180，1100，1080，1015，960，831，780。^{1}H-NMR（300MHz，D_2O）：δ 6.88（1H，d，$J = 7.9Hz$，H-5），6.80（1H，brs，H-2），6.75（1H，dd，$J = 2.1$，7.9Hz，H-6），2.82～3.05（2H，m，H-1′），4.85（1H，m，H-2′）。^{13}C-NMR（75MHz，D_2O）：δ 177.1（C-3′），143.7（C-3），142.8（C-4），129.3（C-1），121.8（C-6），117.2（C-2），116.2（C-5），71.3（C-2′），38.9（C-1′）。

丹参素是丹参水溶性成分中的主要药效成分之一，也是丹参相关产品的主要质量控制指标性成分。它能够明显抑制血小板的聚集，缩小心肌梗死范围，对心肌缺血及再灌注损伤具有保护作用。由于丹参素为酚酸类成分，自然界中不稳定，常做成钠盐。丹参素及其钠盐的纯化及制备工艺不断被开发和完善。最近，一种对丹参药材进行热酸水提取，配以氢氧化钠调节 pH 加热转化成盐的方法被开发利用。该方法能够有效避免高温煎煮回流提取、高温浓缩带来的杂质多、丹参素破坏严重、纯化工序复杂、除杂不彻底及产物稳定性差等问题，能够减少丹参素在提取过程的氧化和降解，最大量地转化成为极为稳定的丹参素钠，且不添加抗氧剂，在酸性环境中保证

丹参药材
↓ 10～20倍纯化水
↓ 调节pH为2.5～5.5
↓
↓ 开启搅拌，冷凝器，用蒸汽将水加热至50～70℃
↓ 重复提取3次
提取液
↓ 加入NaOH至pH为10～12
↓
↓ 加热至100～120℃
↓ 压力维持在0.1～0.2MPa，沸腾4～6h
丹参素钠

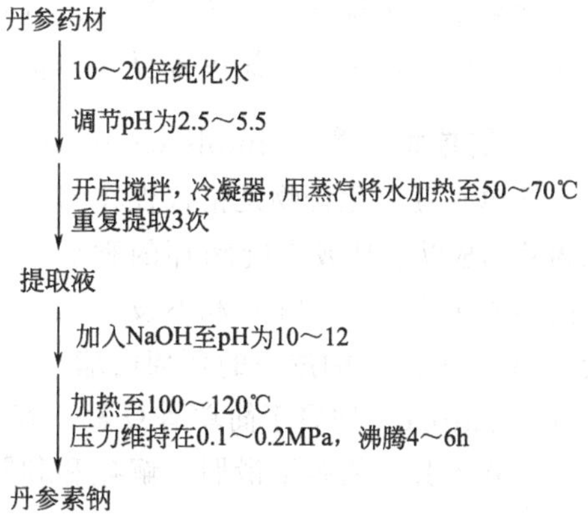

图 7-4　丹参素钠的制备工艺流程图

了丹参素钠的储存稳定性，操作容易实现，适用于工业化大生产。丹参素钠的制备工艺如图 7-4 所示。

第二节　香豆素类

香豆素类（coumarins）化合物是具有苯骈 α-吡喃酮母核的一类成分的总称，因这类成分最早是在豆科植物中分离得到，并具有芳香气味，因而得名香豆素。

香豆素类化合物在生物合成上起源于对羟基桂皮酸，因此目前天然来源的香豆素绝大多数在 7 位连有含氧官能团。7-羟基香豆素（或称伞形花内酯，umbelliferone）无论从生源途径，还是从化学结构分类上看，均可被认为是香豆素类化合物的母体。

香豆素　　　　　　7-羟基香豆素

香豆素在植物界中广泛分布，特别是在伞形科、芸香科、瑞香科、木樨科、黄藤科、虎耳草科、五加科、菊科、豆科、茄科和兰科等科中存在，少数发现存在于微生物和动物中，如来自假密环菌中的亮菌甲素（armillarisin A）等。香豆素具有很多方面的生理活性，如抗菌、抗病毒、抗肿瘤、抗血小板凝聚等作用。此外，香豆素类化合物可用作香料，尤其是香烟香料。近几年来，香豆素作为有机荧光染料的研究也十分活跃，香豆素类有机染料作为高档荧光染料，广泛应用于医药、工业、农业、能源、国防、基因生物等各个领域。

一、香豆素类化合物的结构与分类

香豆素的母核为苯骈 α-吡喃酮，大多数香豆素只在苯环一侧有取代，且苯环上的各个位置均有可能被含氧官能团取代，通常为羟基、烷氧基、苯基和异戊烯基等取代基，其中异戊烯基的活泼双键与苯环上的邻位羟基可以形成呋喃环或者吡喃环的结构。α-吡喃环的 3,4 位通常被小分子烷基、苯基、羟基、甲氧基等所取代。根据香豆素母核结构中取代基及连接方式的不同，通常分为简单香豆素、呋喃香豆素、吡喃香豆素及其他香豆素四类。

1. 简单香豆素（simple coumarins）

简单香豆素化合物是指仅仅在苯环上有取代，且 C-7 位羟基未与 C-6 位或者 C-8 位的异戊烯基形成呋喃环或者吡喃环的香豆素类。例如植物苦枥白蜡树（*Fraxinus rhynchophylla*）中的秦皮甲素（esculin）和秦皮乙素（esculetin）、白芷（*Angelica dahurica*）中的当归内酯（angelicon）、柚皮中的葡萄内酯（aurapten）、茵陈蒿（*Artemisia capillaris*）中的茵陈素（scoparone）均属于简单香豆素。其中，秦皮甲素和秦皮乙素是治疗痢疾的抗菌有效成分。茵陈素具有松弛平滑肌、解痉和利胆作用。

秦皮甲素 R=glc
秦皮乙素 R=H　　　　　　茵陈素

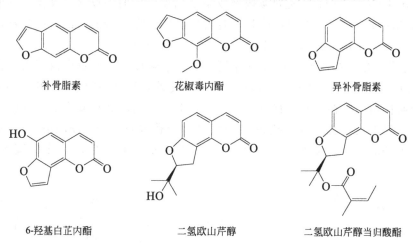

当归内酯　　　　　　　　　　　　　　葡萄内酯

2. 呋喃香豆素（furanocoumarins）

呋喃香豆素类是指其母核的 C-7 位羟基与 C-6 位或者 C-8 位取代异戊烯基环合形成呋喃环的化合物。成环后降解失去异戊烯基上的三个碳原子。此类香豆素可以分为由 C-7 位羟基与 C-6 位上的异戊烯基形成的线型（linear）呋喃香豆素，即呋喃环、苯环和 α-吡喃酮环同处于一条直线上；以及 C-7 位羟基与 C-8 位的异戊烯基形成的角型（angular）呋喃香豆素，其呋喃环、苯环和 α-吡喃酮环在一条折线上。部分呋喃香豆素的呋喃环外侧被氢化，称二氢呋喃香豆素。

源于补骨脂（*Psoralea corylifolia*）中的补骨脂素（psoralen）、牛尾独活（*Heracleum hemsleyanum*）中的花椒毒内酯（xanthotoxin）属于线型呋喃香豆素；补骨脂中的异补骨脂素（isopsoralen）、白芷（*Angelica dahurica*）中的 6-羟基白芷内酯（6-hydroxy angeli-cone）属于角线型呋喃香豆素；存在于独活（*Angelica pubescens*）中的二氢欧山芹醇（columianetin）和二氢欧山芹醇当归酸酯（columbianadin，又称哥伦比亚内酯）等属于角型二氢呋喃香豆素。其中，补骨脂素又称补骨脂内酯，有特殊的香气，具有光敏作用，临床上用于治疗白斑病。5-甲氧基补骨脂内酯或 8-甲氧基补骨脂内酯活性更强。

补骨脂素　　　　　　　花椒毒内酯　　　　　　　异补骨脂素

6-羟基白芷内酯　　　　　　二氢欧山芹醇　　　　　　二氢欧山芹醇当归酸酯

3. 吡喃香豆素（pyranocoumarins）

吡喃香豆素类是指其母核的 C-7 位羟基与 C-6 位或者 C-8 位的异戊烯基环合形成吡喃环的化合物。与呋喃香豆素相似，吡喃香豆素可以分为由 C-7 位羟基与 C-6 位异戊烯基形成的线性吡喃香豆素，以及 C-7 位羟基与 C-8 位异戊烯基形成的角型吡喃香豆素。吡喃环若被氢化，则称二氢吡喃香豆素。如美花椒内酯（xanthoxyletin）属于线型吡喃香豆素类，而白花前胡苷（praeroside Ⅱ）和北美芹素（pteryxin）归为角型吡喃香豆素类。

此外，花椒内酯（xanthyletin）属于线性吡喃香豆素，具有显著的细胞毒活性。从阿米芹（*Ammi visnaga*）中分离得到的二氢沙米丁（samidin）和维斯纳丁（visnadin）等是角型吡喃香豆素，其中二氢沙米丁具有扩张冠状动脉的作用，维斯纳丁临床已经用于治疗心绞痛。

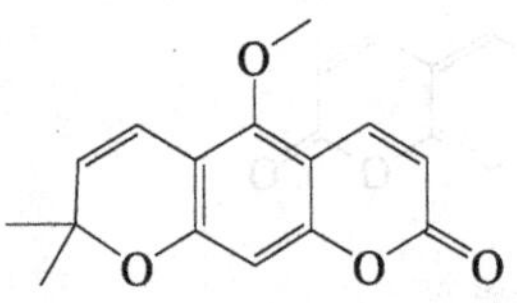

美花椒内酯 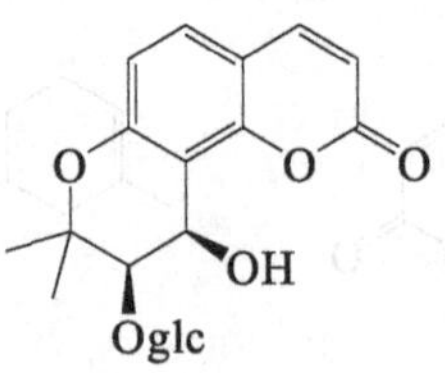　　　　　　白花前胡苷 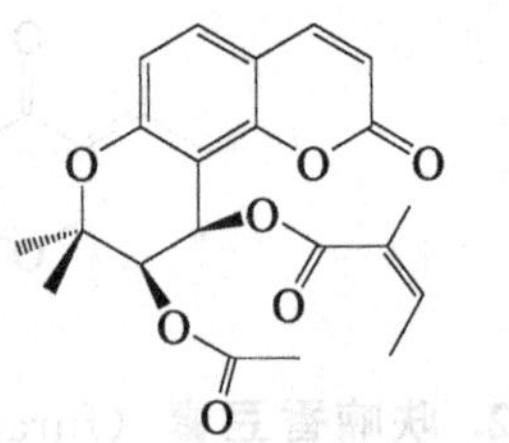　　　　　　北美芹素

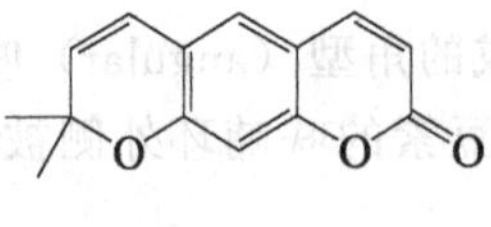

花椒内酯 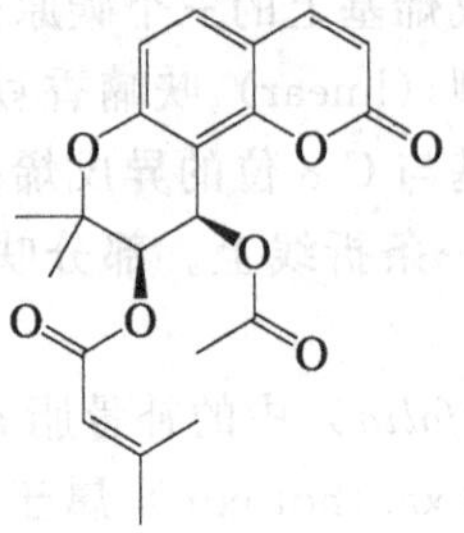　　　　　　　沙米丁 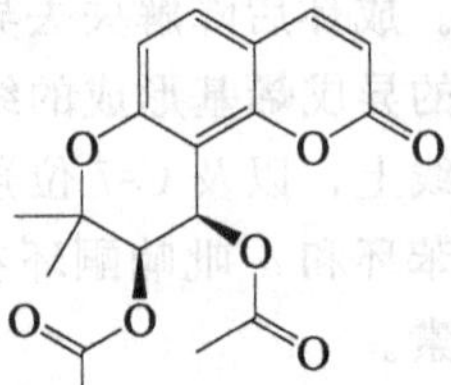　　　　　　　　维斯纳丁

4. 其他香豆素（other coumarins）

凡是无法归属于以上三种类型的香豆素类化合物都属于其他香豆素类。其他香豆素主要包括三类：①在α-吡喃环上有取代的香豆素，如菊科植物鳢肠（*Eclipta prostrata*）中的蟛蜞菊内酯（wedelolactone）；②通过碳碳键或醚键相连生成的香豆素二聚体、三聚体等，如紫苜蓿（*Medicago sativa*）中的双香豆素类成分紫苜蓿酚（dicoumarol）；③异香豆素类成分，如茵陈（*Artemisia scoparia*）中的茵陈内酯（capillarin）。

其中，紫苜蓿酚有抑制维生素 K 的作用，牛、羊服食后常导致出血死亡，临床上，常将其作为血液凝固抑制剂用于预防和治疗血栓症。此外，海棠果内酯（callophylloide）亦有较强的抗凝血作用，其在 C-4 上有苯基取代，属于α-吡喃环上有取代基的香豆素。海棠果内酯也是自然界中较少见的 5,6-吡喃骈香豆素。瑞香狼毒（*Stellera chamaejasme*）中的西瑞香素（daphnoretin）属于二聚体香豆素，具有细胞毒活性，对艾氏腹水癌有抑制作用。

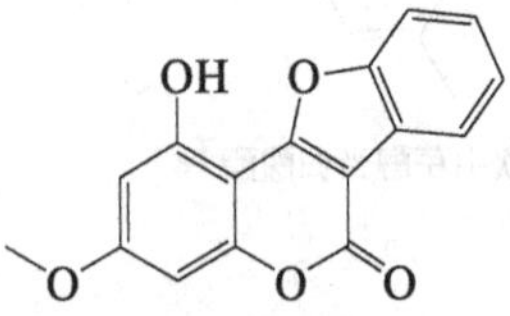

蟛蜞菊内酯 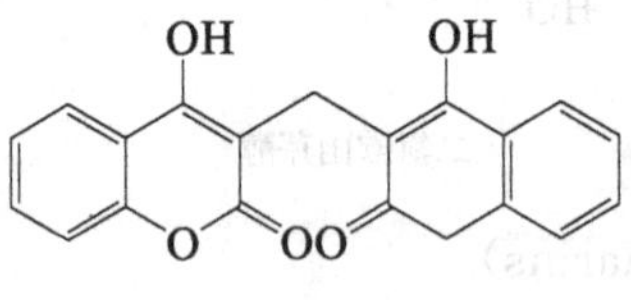　　　　　　紫苜蓿酚 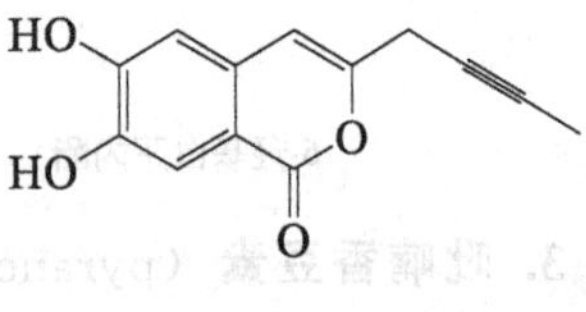　　　　　　　茵陈内酯

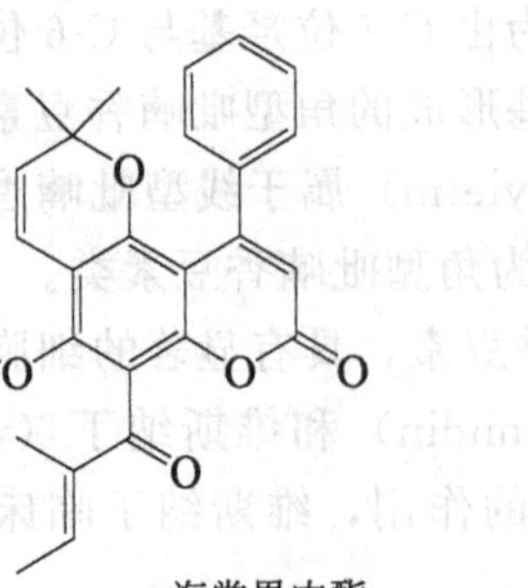

海棠果内酯 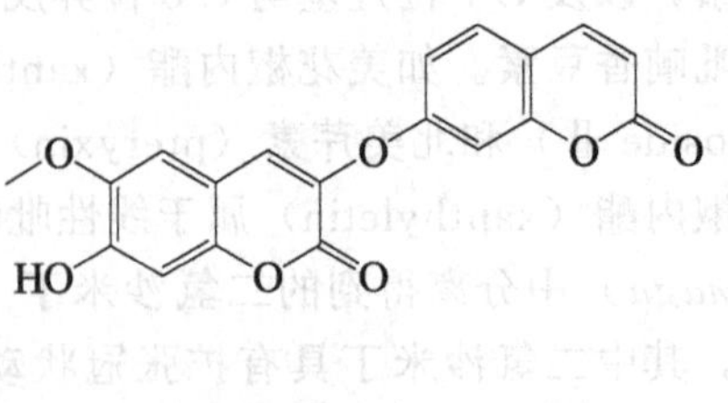　　　　　　　西瑞香素

二、香豆素类化合物的理化性质

1. 物理性质

（1）性状

游离香豆素大多为结晶状化合物，也有部分香豆素类成分呈玻璃态或液态，常常为淡黄色或无色，并且具有香气。香豆素苷类一般呈粉末状，多数无香味。香豆素类化合物在紫外光下多呈现蓝色或紫色荧光。

（2）挥发性

小分子的游离香豆素具有挥发性，可以随水蒸气蒸馏，还可升华；香豆素苷类多数无挥发性和升华性。

（3）溶解性

香豆素类化合物一般难溶或不溶于冷水，部分溶于沸水，易溶于甲醇、乙醇、丙酮、氯仿、乙醚等有机溶剂。香豆素苷类可溶于水，易溶于甲醇、乙醇，难溶于乙醚、氯仿等亲脂性有机溶剂。含有酚羟基的香豆素易溶于氢氧化钠等强碱水溶液。

2. 化学性质

（1）内酯的碱水解

香豆素类化合物的分子中具有内酯结构，因此它具有内酯环的性质。遇到稀碱溶液可以开环，形成溶于水的顺式邻羟基桂皮酸盐；酸化后，又立即合环，形成不溶于水的香豆素类成分。但是，如果长时间把香豆素类化合物放置在碱液中或者紫外光照射，顺式邻羟基桂皮酸盐就会转化成为稳定的反式邻羟基桂皮酸盐，再酸化时就不会环合。

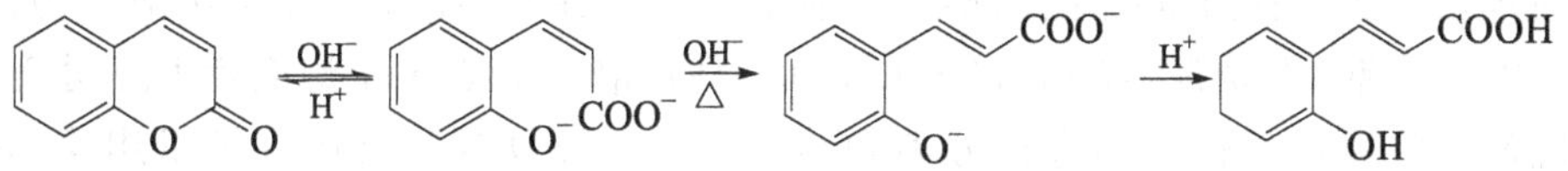

（2）异羟肟酸铁反应

在碱性条件下，香豆素类化合物的内酯环打开，与盐酸羟胺缩合生成异羟肟酸，在酸性条件下再与 Fe^{3+} 络合呈现红色，该反应被称为异羟肟酸铁反应，可作为特异性显色反应检识含有内酯环类的化合物。

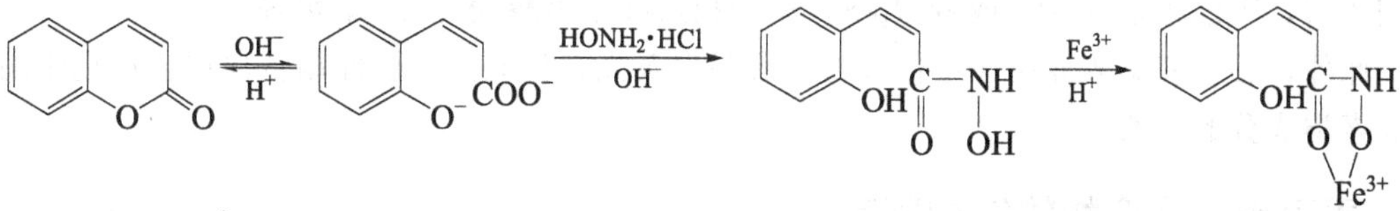

（3）酚羟基对位活泼氢反应

香豆素中的内酯环会在碱性条件下（pH＝9～10）水解成酚羟基，如果酚羟基的对位（6 位）无取代，则可以和 Gibb′s 试剂（2,6-二溴苯醌亚胺）反应而显蓝色，该反应称 Gibb′s 反应；亦可与 Emerson 试剂（4-氨基安替比林和铁氰化钾）反应而呈现红色，该反应称 Emerson 反应。上述两种试剂也可与香豆素及其他化合物的酚羟基对位活泼氢反应，这是用来判断酚羟基对位是否被取代的有效手段。

（4）酚羟基反应

具有酚羟基取代的香豆素类化合物可以与三氯化铁溶液反应产生绿色至墨绿色的沉淀。

若酚羟基邻位无取代，可与重氮化试剂反应，而显红色或紫红色。

三、香豆素类化合物的提取分离

1. 提取方法

通常根据香豆素类化合物的溶解性、挥发性和升华性及其内酯结构的性质来设计其制备工艺，一般采用溶剂提取法、水蒸气蒸馏法和碱提酸沉法等方法进行提取。

（1）溶剂提取法

溶剂提取法是提取香豆素类成分的主要方法。香豆素类化合物一般采用甲醇、乙醇或者水作为起步溶剂从植物中加以提取，再用石油醚、乙醚、乙酸乙酯和正丁醇等极性由低到高的有机溶剂依次萃取，或用大孔吸附树脂法将提取物分为极性不同的几个部位。也可采用乙醚等溶剂先提取脂溶性成分，再用甲醇、乙醇或水提取大极性成分。

（2）水蒸气蒸馏法

小分子香豆素因具有挥发性，可采用水蒸气蒸馏法提取，但该方法适用面较窄，且样品需长时间受热，对于热不稳定的化合物有可能引起结构变化。

（3）碱提酸沉法

香豆素具有内酯结构，可被热的稀碱液溶解，加酸酸化后，香豆素又重新内酯化，可在水溶液中析出或用乙醚等有机溶剂萃取得到。然而碱溶酸沉法的条件难以控制，如果条件剧烈，会造成酸化后不能闭环的不可逆现象，要慎重使用。

2. 分离方法

常用的分离方法包括经典柱色谱、制备薄层色谱和高效液相色谱等。柱色谱分离一般采用硅胶固定相，常用石油醚-乙酸乙酯、石油醚-丙酮、氯仿-丙酮和氯仿-甲醇等为流动相。同时，可以结合葡聚糖凝胶（Sephadex LH-20）柱色谱，用氯仿-甲醇或者甲醇-水等混合溶剂为洗脱剂对香豆素类化合物进行分离和纯化。对于香豆素苷类成分可以用反相柱色谱（Rp-18，Rp-8）进行分离，常用的洗脱系统为甲醇-水等。

近年来，利用高效液相色谱来分离香豆素类化合物已经非常普遍，小极性香豆素类的分离一般用正相高效液相色谱，固定相是硅胶，流动相用石油醚-乙酸乙酯、石油醚-丙酮、氯仿-丙酮和氯仿-甲醇等有机溶剂；而对于极性较大的香豆素苷类的分离纯化，则用反相高效液相色谱，固定相是 Rp-18 或者 Rp-8，流动相选择用甲醇-水、乙腈-水等。

此外，香豆素类成分在薄层色谱上很容易以荧光定位斑点，因此制备薄层色谱也常用于香豆素类成分的分离。

四、香豆素类化合物的结构鉴定

1. 紫外光谱（UV）

未取代的香豆素在 274nm（$\log \varepsilon$ 4.03）和 311nm（$\log \varepsilon$ 3.72）有两处吸收峰，分别由苯环和 α-吡喃酮所引起。如果结构中有烷基取代，其最大吸收值变化很小，但含氧取代基会使最大吸收波长将红移。例如，7 位上引入含氧取代基（7-羟基、7-甲氧基、7-O-β-D-葡萄糖基）时，在 217nm 和 315～325nm 有强吸收峰（约 $\log \varepsilon$ 4），而在 240nm 和 255nm 处出现较弱的吸收峰。另外，在碱性溶液中，含有羟基的香豆素其紫外光谱将发生显著的红移，且吸收有所增强。

2. 红外光谱 (IR)

香豆素类化合物的红外光谱同样主要是由内酯环和芳环结构所引起。因此，IR 光谱中应有 α-吡喃酮 $1700\sim1750\text{cm}^{-1}$ 的一个强吸收峰以及苯环 $1600\sim1660\text{cm}^{-1}$ 区域三个较强的吸收峰。如果内酯环羰基附近有羟基等基团与其形成分子内氢键时，内酯环羰基的吸收带移到 $1660\sim1680\text{cm}^{-1}$。此外，内酯环在 $1220\sim1270\text{cm}^{-1}$、$1000\sim1100\text{cm}^{-1}$ 也产生强的吸收峰。呋喃香豆素除了苯环 1600cm^{-1} 和 1500cm^{-1} 两处峰以外，另在 $1613\sim1639\text{cm}^{-1}$ 有一处强而尖的吸收峰，这是由呋喃环中的双键引起的。此外，呋喃环的 C-H 在 $3025\sim3175\text{cm}^{-1}$ 有弱但尖锐的双峰。

3. 核磁共振氢谱 (^{1}H-NMR)

香豆素类成分的 H-3 和 H-4 分别出现在 $\delta\,6.10\sim6.50$ 和 $\delta\,7.50\sim8.20$ 区域，且二者相互偶合形成一组 d 峰，偶合常数较大，约为 9.5Hz，这是该类化合物在氢谱中的标志性信号。苯环上的氢信号与普通芳核上的氢信号特点类似，化学位移出现在 $\delta\,6.0\sim8.0$ 范围。由于受到内酯环上羰基的影响，H-6 和 H-8 与 H-3 的信号出现在高场；H-5 和 H-7 与 H-4 的信号出现在低场。若是 C-7 位取代的香豆素，H-5 为 d 峰（$J=8.0\text{Hz}$），H-6 形成 dd 峰（$J=8.0，2.0\text{Hz}$），H-8 为 d 峰（$J=2.0\text{Hz}$）。苯环上的其他取代情况依此类推。

4. 核磁共振碳谱 (^{13}C-NMR)

香豆素母核中碳的化学位移受取代基的影响较大，可以通过碳谱特征确定取代基的位置及可能的类型。此外，通过碳谱数据可以确定香豆素苷中糖的种类、连接位置和苷键的构型等。

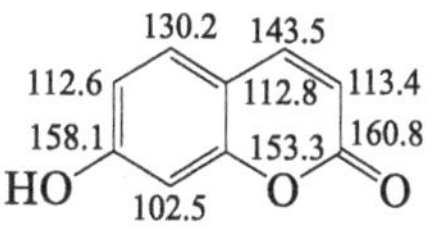

香豆素母核中有 9 个碳原子，化学位移出现在 $\delta\,100\sim160$ 之间（图 7-5）。其中 C-2 是羰基碳，受环上取代基影响较小，常在 $\delta\,160$ 左右；C-3 和 C-4 多数没有取代，其化学位移值也较为固定，C-3 出现在 $\delta\,110\sim115$，而 C-4 则在 $\delta\,140\sim145$ 范围内；C-7 位上常有含氧官能团的取代，再加上羰基共轭的影响，信号向低场移动，为 $\delta\,160$ 左右；C-8 受两侧邻位含氧官能团供电子的影响，信号向高场移动，约 $\delta\,103$；C-9 信号常出现在 $\delta\,150\sim155$ 区间，而 C-10 在 $\delta\,110\sim115$ 范围产生信号。

图 7-5　7-羟基香豆素 ^{13}C-NMR 数据

5. 质谱 (MS)

(1) 简单香豆素

香豆素母核具有很强的分子离子峰，基峰是失去 CO 的苯骈呋喃离子，之后还可再失去一分子 CO 形成 $[\text{M}-2\text{CO}]^+$ 峰，然后失去氢而形成 m/z 89 的峰。

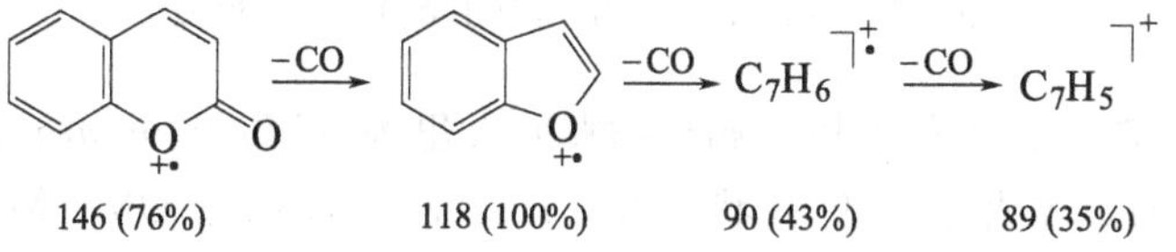

146 (76%)　　118 (100%)　　90 (43%)　　89 (35%)

(2) 7-取代香豆素

该类化合物的质谱与香豆素母体相似，一般会出现一系列失去 CO 峰。

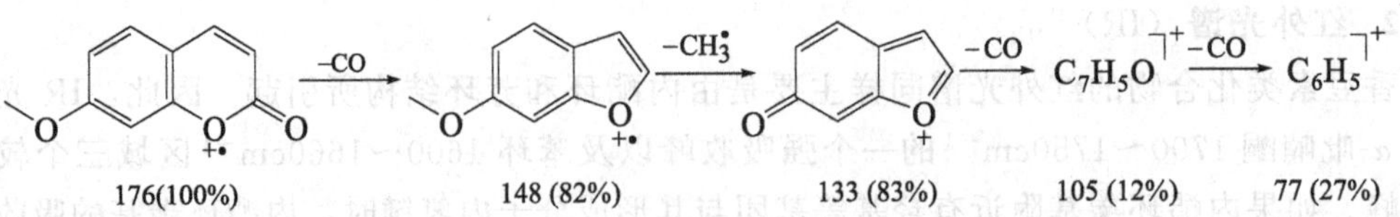

(3) 呋喃香豆素

呋喃香豆素与简单香豆素类似，也是先失去 CO，形成苯骈呋喃离子，之后再进一步失去 CO。

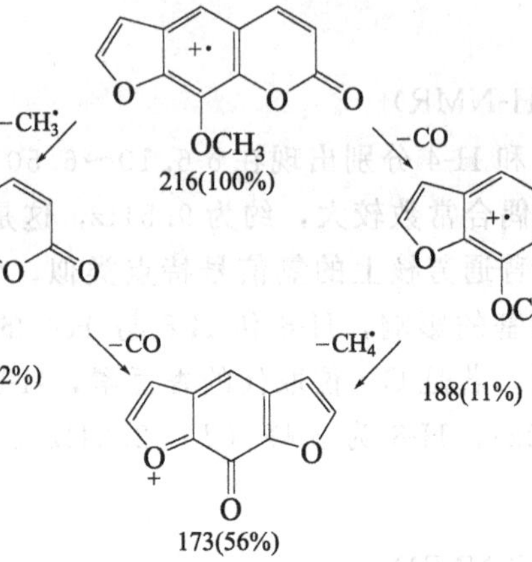

(4) 吡喃香豆素

绝大多数吡喃香豆素含有偕二甲基结构，可先失去甲基，再失去 CO。

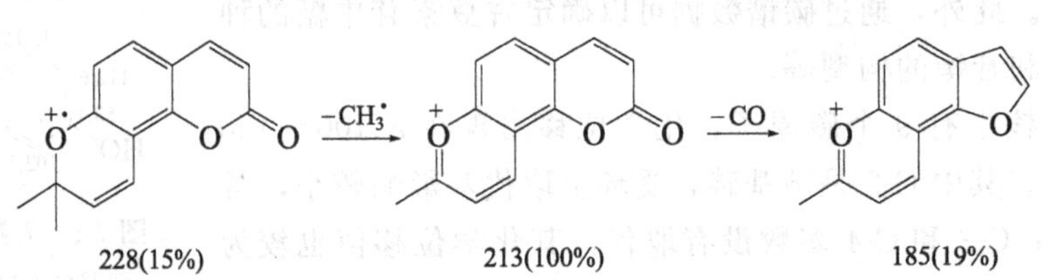

6. 化合物结构解析实例

以化合物 Muralatin A（5-methoxyl-8-methyl-7,8-benzocoumarin）的结构解析为例。

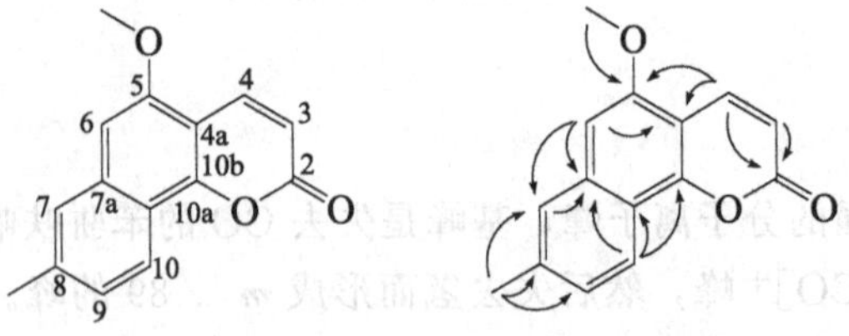

图 7-6　Muralatin A 结构及主要 HMBC 相关

Muralatin A 来源于芸香科九里香属植物翼叶九里香（*Murraya alata*）的嫩枝叶，具抗炎、镇痛等生物活性。本品为无色针状结晶，mp 171～173℃。UV（MeOH）谱 275nm 及 315nm 的两处最大吸收峰提示该化合物为香豆素类化合物。IR 谱显示内酯环（$1734cm^{-1}$）及苯环（1603，1563，$1462cm^{-1}$）的存在。HR-ESI-MS 给出准分子离子峰 m/z 241.0872 $[M+H]^+$，提示其分子组成为 $C_{15}H_{12}O_3$（calcd. for $C_{15}H_{13}O_3$，241.0865）。^{1}H-NMR 谱

显示一对典型的香豆素 H-3 和 H-4 信号 [δ 6.44，8.19 (各 1H，d，$J=9.7\text{Hz}$)]，一个三取代苯环信号 [δ 7.30，8.32 (各 1H，d，$J=8.6\text{Hz}$，H-9，10)，δ_H 7.51 (1H，brs，H-7)]，一个孤立的芳氢信号 [δ 6.84 (1H，s，H-6)]，一个与季碳相连的甲基信号 [δ 2.53 (3H，s，8-CH$_3$)]，一个甲氧基信号 [δ 4.01 (3H，s，5-OCH$_3$)]。^{13}C-NMR 谱给出 12 个烯碳信号 [δ 152.6 (C-5)，152.4 (C-10b)，139.5 (C-8)，139.3 (C-4)，135.7 (C-6a)，126.8 (C-9)，126.0 (C-7)，122.3 (C-10)，117.1 (C-10a)，114.2 (C-3)，108.1 (C-4a)，100.3 (C-6)]，一个内酯羰基信号 [δ 161.0 (C-2)]，一个甲基信号 [δ 21.9 (8-CH$_3$)] 和一个甲氧基信号 [δ 55.8 (5-OCH$_3$)]。根据以上信息推测该化合物为一个罕见的苯环与香豆素芳环骈合而成的苯并香豆素骨架类型。

为证实其结构，进行了 2D-NMR 实验。通过 HSQC 分析对 NMR 谱中的 ^{1}H 及 ^{13}C 信号进行了准确归属 (表 7-2)。在 HMBC 谱中 (图 7-6)，H-6 与 C-7 和 C-7a 相关，H-7 与 C-6 和 C-7a 相关，H-10 与 C-1a，C-7a 和 C-10a 相关，表明该化合物为 7,8-苯骈香豆素类化合物；CH$_3$ 与 C-7、C-8、C-9 相关，提示 CH$_3$ 与 C-8 相连；OCH$_3$ 与 C-5 相关，提示 OCH$_3$ 与 C-5 相连。因此，该化合物的结构确定为 5-methoxyl-8-methyl-7,8-benzocoumarin，命名为 Muralatin A。

表 7-2 化合物 ^{1}H-NMR (500MHz)、^{13}C-NMR (125MHz) 数据及归属 (in CDCl$_3$)

位置	δ_H(mult, J in Hz)	δ_C	位置	δ_H(mult, J in Hz)	δ_C
2		161.0	8		139.5
3	6.44,d(9.7)	114.2	9	7.30,d(8.5)	126.8
4	8.19,d(9.7)	139.3	10	8.32,d(8.5)	122.3
4a		108.1	10a		117.1
5		152.6	10b		152.4
6	6.84,s	100.3	8-CH$_3$	2.53,s	21.9
6a		135.7	5-OCH$_3$	4.01,s	55.8
7	7.51,brs	126.0			

五、香豆素类药物的研究制备实例

1. 蛇床子总香豆素的制备研究

中药蛇床子为伞形科植物蛇床 (*Cnidium monnieri*) 的干燥成熟果实。具有燥湿祛风、杀虫止痒、温肾壮阳的功效，在临床上，外用治疗各种皮肤病及滴虫性阴道炎，手足癣感染等疾病。现代药理研究发现蛇床子还具有一定防治骨质疏松及促进透皮吸收等作用。其主要化学成分为蛇床子素、佛手柑内酯、花椒毒酚、花椒毒素、欧前胡素、异欧前胡素、哥伦比亚内酯等香豆素类化合物。蛇床子总香豆素作为蛇床子的有效部位具有抗炎、抗过敏、免疫调节以及抗肿瘤等作用。蛇床子香豆素软膏及贴剂在银屑病的临床治疗中具有较好的疗效。

从中药蛇床子中提取总香豆素的方法被不断地开发与完善，从工业生产的角度来说，一种完备的生产工艺应具备操作简单、环境友好、易于工艺放大和连续操作等特点。特别是对于药品的化工生产，产品纯度高、无有机溶剂残留、分离步骤少、操作条件温和、对环境和人员安全等因素尤为重要。较为合理的蛇床子总香豆素的提取工艺如图 7-7 所示。

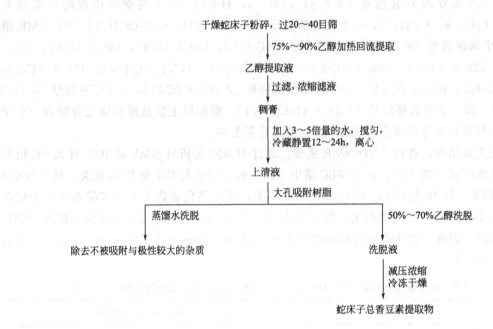

图 7-7　蛇床子总香豆素制备工艺流程图

2. 欧前胡素的制备研究

欧前胡素的分子式为 $C_{16}H_{14}O_4$，分子量为 270.2800，白色结晶粉末，可溶于甲醇、乙醇、DMSO 等有机溶剂；熔点 98～100℃。UV（MeOH）λ_{max} nm：218，249，301。IR（KBr）ν_{max} cm^{-1}：1722，1707，1587，1150，838。^{1}H-NMR（300MHz，CD_3OD）：δ 6.37（1H，d，$J = 9.3Hz$，H-3），8.01（1H，d，$J = 9.3Hz$，H-4），7.56（1H，s，H-5），6.95（1H，d，$J = 2.4Hz$，H-3'），7.88（1H，d，$J = 2.4Hz$，H-2'），5.55（1H，m，H-2''），4.96，4.98（2H，m，H-1''），1.67（3H，s，4''-CH$_3$），1.71（3H，s，5''-CH$_3$）。^{13}C-NMR（75MHz，CD_3OD）：δ 162.6（C-2），115.1（C-3），148.3（C-4），114.8（C-5），127.7（C-6），149.9（C-7），132.3（C-8），144.9（C-9），115.1（C-10），146.6（C-2'），107.9（C-3'），120.8（C-2''），140.9（C-3''），70.9（C-1''），23.8（C-4''），18.1（C-5''）。EI-MS m/z（%）：270（0.1，M$^+$），203（12），202（100），174（26），90（10），89（19），69（27），68（7），67（9），41（45）。

欧前胡素（imperatorin）是白芷（*Angelica dahurica*）香豆素中含量最高的成分，也是相关质量研究中常选用的指标性成分，具有抗菌、抗疟、平喘及抗过敏等作用。从白芷药材中制备欧前胡素的工艺如图 7-8 所示。

在实际生产中应该注意的是，欧前胡素应储存于阴凉、干燥、通风良好的库房。远离火种、热源，防止阳光直射，密封包装。应与酸类、食用化学品分开存放，切忌混储。储区应备有合适的材料收容泄漏物，否则容易引起产品含量降低，影响使用。

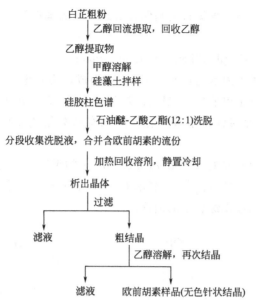

图 7-8 白芷中欧前胡素的制备工艺流程

第三节 木脂素类

木脂素（lignans）是一类由苯丙素（即 C_6-C_3 单位）聚合而成的天然化合物，通常为二聚物，少数是三聚物和四聚物。由于它较为广泛地存在于植物的木部和树脂中，或开始析出时呈树脂状，故称为木脂素。组成木脂素的单体主要有五种：①桂皮酸（cinnamic acid）；②桂皮醛（cinnamic aldehyde）；③桂皮醇（cinnamyl alcohol）；④丙烯基酚（propenylphenol）；⑤烯丙基酚（allylphenol）。

木脂素类成分碳架多数是由侧链 β 碳原子 C_8—$C_{8'}$ 连接而成，如果有其他形式的 C—C 连接，但分子中有 C_8—$C_{8'}$ 结合，亦称木脂素。两个 C_6—C_3 单位之间不存在 C_8—$C_{8'}$ 结合但存在其他 C—C 连接时，归属为新木脂素类（neolignans）。此外，由于新型的木脂素不断被发现，其他类型可根据 C—C 连接方式及 C_6—C_3 单位数目等差异分为降木脂素（norlignans）、倍半木脂素（sesquineolignans）、木质素（lignins）等。

木脂素结构类型多样，生物活性广泛，主要有抗肿瘤、抗病毒、保肝、抗氧化、平滑肌解痉、调节中枢系统等作用。例如灌木（*Larrea divaricata*）叶中所含的去甲二氢愈创木脂酸（nordihydroguaiaretic acid），从 1940 年起在商业上就广泛应用作食品抗氧化剂，用于防止油脂变质。八角莲（*Dysosma versipellis*）所含的鬼臼毒素（podophyllotoxin）具有明确的抗肿瘤活性，此外还有抗病毒逆转录酶作用、抗血小板凝聚作用（anti-PAF）、抗真菌及免疫抑制活性。

一、木脂素类化合物的结构与分类

1. 木脂素类

该类结构两个桂皮酸或桂皮醇通过侧链 β,β' 碳原子，即 C_8—$C_{8'}$ 连接而成，是木脂素类化合物中最大一种结构类型。根据自由基偶合形式产生的基本骨架结构，可将木脂素类分为以下 7 种类型。

(1) 二苄基丁烷类（simple dibenzylbutane lignans）

这类木脂素由二分子苯丙素通过 C_8—$C_{8'}$ 连接而成，为其他类型木脂素的生源前体。这类木脂素的两个苯环可以是单取代、二取代或三取代的羟基、甲氧基、亚甲二氧基等。这类木脂素中烃基结构单元大部分以甲基存在，但也有部分结构中的甲基被氧化为羟甲基或双键。

例如 termilignan，是从植物 *Terminalia bellirica* 的果壳中分离到的苄基丁烷类木脂素，它具有抗艾滋病毒 HIV-1 的生物活性。灌木 *Larrea divaricata* 叶中所含的去甲二氢愈创木脂酸已经在临床上用于帕金森综合征的治疗。

C_8—$C_{8'}$ 相连的木脂素结构骨架   termilignan   去甲二氢愈创木脂酸

(2) 四氢呋喃类（tetrahydrofuranoid lignans）

两分子 C_6—C_3 单位，除 C-8 和 C-8′ 缩合以外，烃基上不同位置氧取代基的缩合形成了四氢呋喃型木脂素。根据连氧位置不同，其结构骨架又分为 7-O-7′ 型、7-O-9′ 型和 9-O-9′ 型。苯环上各种连氧取代基种类和位置的变化，脂肪烃链上连氧取代基种类和位置的不同，以及其立体构型的差异，构成了一系列数量众多的四氢呋喃型木脂素。

7-O-7′ 型   7-O-9′ 型   9-O-9′ 型

源于 *Himantondra baccata* 树皮的（—)-加尔巴星（galbacin）为 7-O-7′ 型四氢呋喃木脂素。来自 *Olea europaea* L. 树脂中分离得到的橄榄脂素（olivil）和木兰科植物辛夷 *Magnolia liliflora* 的赫耳酮（hernone）为 7-O-9′ 型四氢呋喃木脂素。从荜澄茄（*Piper cubeba*）果实中分离得到的荜澄茄素（cubebin）则为 9-O-9′ 型四氢呋喃脂素。

(—)-加尔巴星   (—)-橄榄脂素

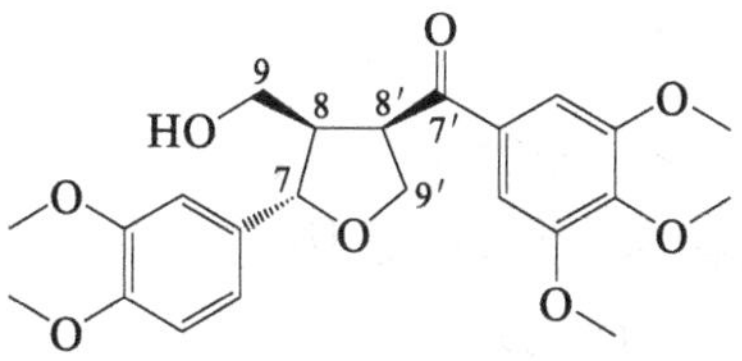

赫耳酮 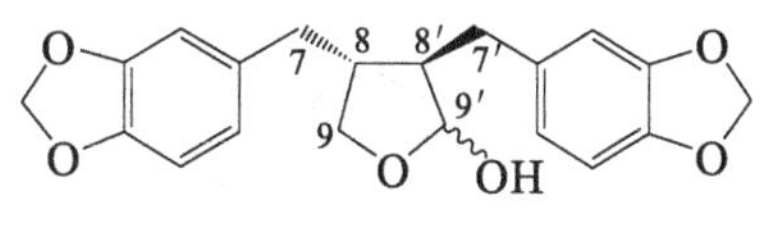　　　　　　　　　　　　　　　　(-)-荜澄茄素

（3）二苄基丁内酯类（dibenzylbutyrolactone lignans）

该类结构是由四氢呋喃型木脂素中的四氢呋喃环氧化成内酯环结构。在同一植物体内，往往与去氢化合物共存。如从桧柏（*Sabina chinensis*，又称桧树、圆柏和台湾杉）心材中分离得到的（-)-桧脂素〔(-)-savinin〕和台湾脂素（taiwanin A）分别是 7,8-位双键和 7,8-位、7′,8′-位双键的二苄基丁内酯。

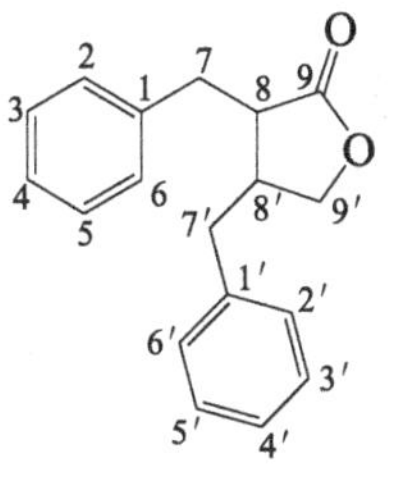

二苄基丁内酯类木脂素　　　　　　　(-)-桧脂素 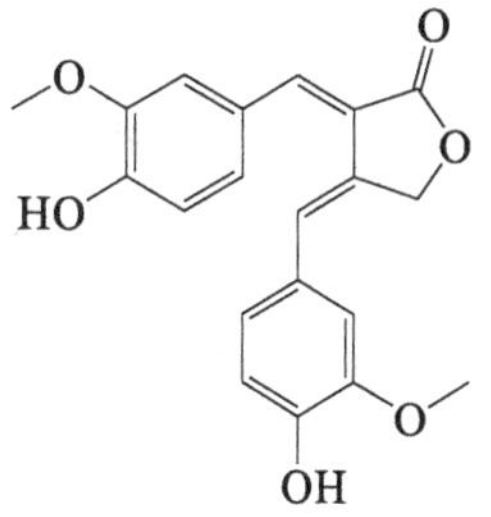　　　　　　　　　台湾脂素
结构骨架

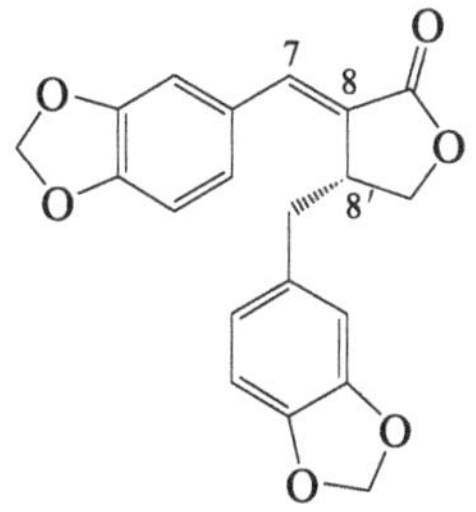

（4）芳基萘类（arylnaphthalene lignans）

该类结构由二苄基丁烷类木脂素环合而来，主要有芳基萘、芳基二氢萘、芳基四氢萘等基本结构骨架。中国紫杉和亚麻中的异紫杉脂素（isotaxiresinol）、松藤（*Schisandra nigra*）中的黑五味子单体苷（schizandriside）、奥托肉豆蔻（*Myristica otoba*）中的异肉豆蔻脂素（isootobain）、去氢肉豆蔻脂素（dehydrootobain）、索马榆脂酸（thomasic acid）等均属于该类成分。

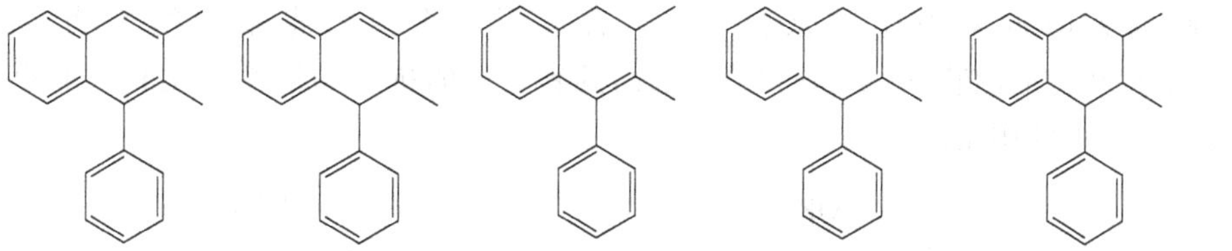

芳香萘类型木脂素结构骨架

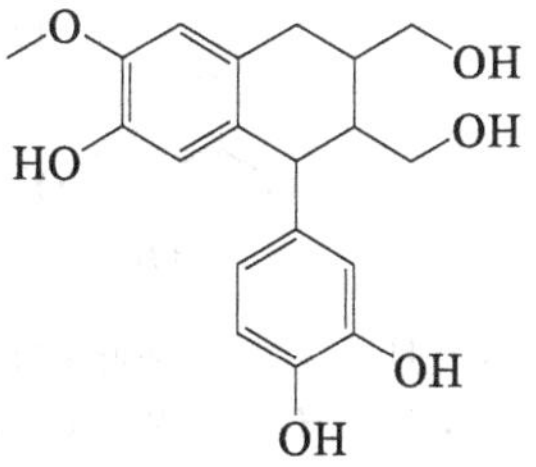

异紫杉脂素 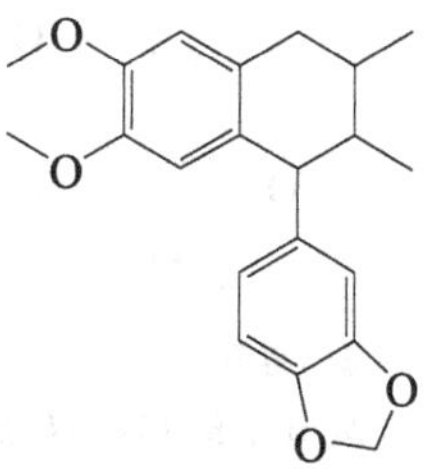　　　　　　　　　　　　异肉豆蔻脂素

去氢肉豆蔻脂素

索马榆脂酸

(5) 芳基萘内酯类 (arylnaphthalene lactone lignans)

芳基萘内酯类木脂素的侧链 γ 碳原子有时缩合为五元环内酯如 1-苯代-2,3-萘内酯和 4-苯代-2,3-萘内酯等基本结构骨架，称为芳基萘内酯。

1-苯代萘内酯结构骨架

4-苯代萘内酯结构骨架

其中，芳基四氢萘内酯类木脂素是很重要的一类天然产物，以鬼臼毒素 (podophyllo-toxin) 为代表，其主要存在于鬼臼属 (*Podophyllum*) 及其近缘植物中，其内酯环为反式，遇碱易异构化为顺式。此外，植物桃儿七中的 (－)-鬼臼毒素-β-D-葡萄糖苷，盾叶鬼臼中的 α-盾叶鬼臼脂素 (α-peltatin)、β-盾叶鬼臼脂素 (peltatin) 及其葡萄糖苷均属于该类成分。

鬼臼毒素具有显著的抗肿瘤作用，能抑制微管聚合，从而抑制细胞分裂。不过，鬼臼毒素也具有很强的毒副作用，轻者引起胃肠道不良反应，重则导致谵妄、昏呆和昏迷。后来，科学家们以鬼臼毒素为先导化合物，半合成了两个鬼臼毒素的衍生物，依托泊苷 (etoposide) 和替尼泊苷 (teniposide)，他们具有显著的抗肿瘤活性，尤其对非小细胞肺癌疗效很好，且毒副作用低。

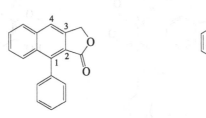

R＝H (－)-鬼臼毒素
R＝glc (－)-鬼臼毒素-β-D-葡萄糖苷

R₁＝R₂＝H　　　　α-盾叶鬼臼脂素
R₁＝glc, R₂＝H　　α-盾叶鬼臼毒素-5-O-β-D-葡萄糖苷
R₁＝H, R₂＝CH₃　　β-盾叶鬼臼脂素
R₁＝glc, R₂＝CH₃　β-盾叶鬼臼毒素-5-O-β-D-葡萄糖苷

（6）双四氢呋喃类（furofuranoid lignans）

该类结构由两分子苯丙素侧链相互连接形成两个环氧结构，即 7-O-9′型和 7′-O-9 型四氢呋喃环通过 C-8/C-8′位骈合而成。自然界中的这类结构存在许多光学活性体。

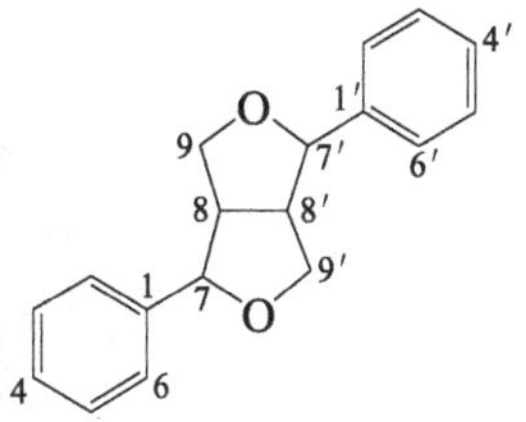

目前许多天然双四氢呋喃型木脂素的结构仅仅是它们烃基链和苯环上含氧取代基种类和立体构型不同。这些结构上微小的差别导致同一类型化合物分离纯化及结构鉴定存在一定难度。

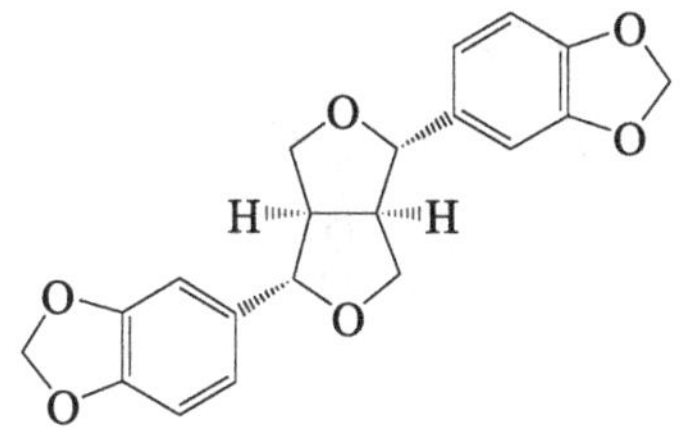

双四氢呋喃型木脂素结构骨架

(+)-芝麻脂素

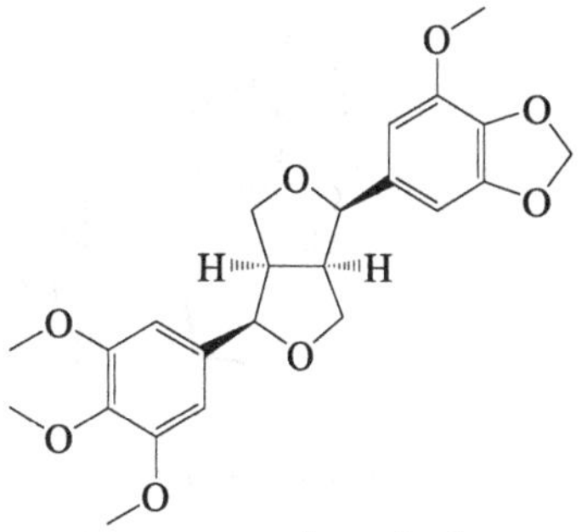

diasesartemin

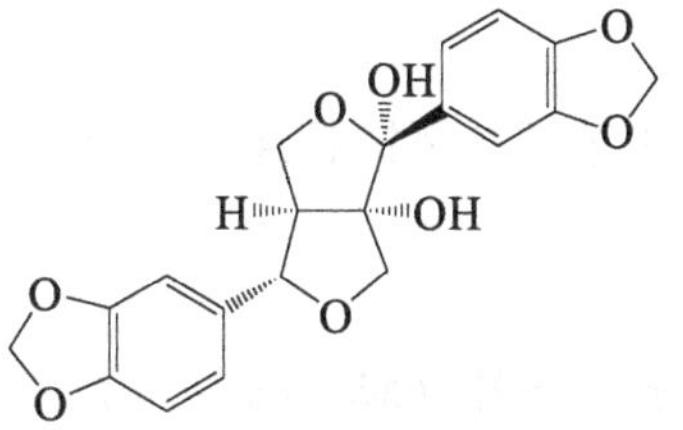

阿波醇

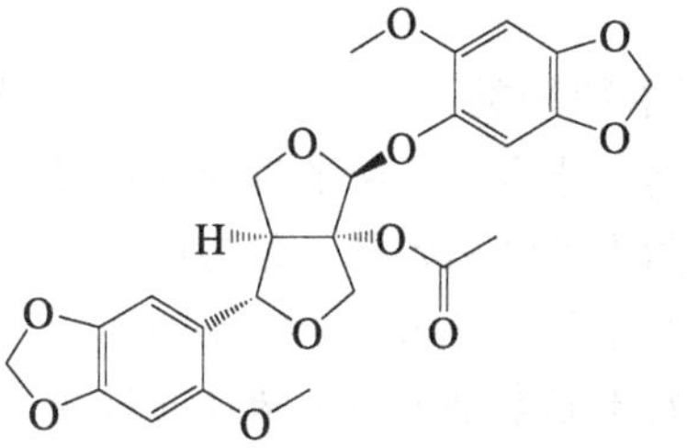

(+)-菲玛若林甲

（7）联苯环辛烯型木脂素类（dibenzocyclooctadiene lignans）

该类木脂素类结构中既有联苯的结构，又具有联苯与侧链环合而成的八元环状结构。除了木脂素中典型的 C_8—$C_{8'}$ 相连，两个苯丙素单元中的苯基的 C_2—$C_{2'}$ 同时相连，构成一类与两个苯环相骈合的连氧取代环辛烯结构骨架。这类木脂素比较集中地分布在五味子科植物中，例如五味子（*Schisandra chinensis*）果实中的五味子甲素 [（+）-deoxyschizandrin]、五味子乙素（γ-schizandrin）及五味子丙素（schisandrin C）。此外，华中五味子（*Schisandra sphenanthera*）果实中的五味子酯（schisantherin）系列木脂素在环辛烷结构中接有酯基，如五味子酯甲和五味子酯乙。

五味子种仁中的联苯环辛烯类木脂素具有抗肝细胞损伤、抗氧化、诱导细胞色素 P450 酶活性、促进肝蛋白质和糖原合成等活性。以联苯环辛烯类木脂素为先导合成的联苯双酯（bifendate，4,4′-二甲氧基-5,6,5′,6′-双亚甲二氧基-2,2′-二氧基羰基联苯）已在临床上用于肝炎的治疗。

此外，五味子醇甲（schizandrol A）和五味子醇乙（schizandrol B）对中枢神经系统有明显的作用，五味子醇甲有安定、抗惊和脑保护作用，这些作用可能与脑内多巴胺神经递质有一定关联。

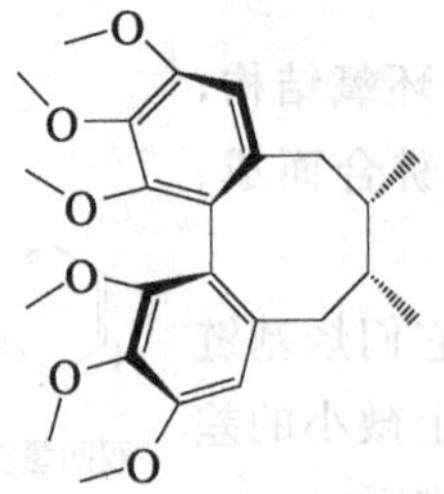

(+)-五味子甲素 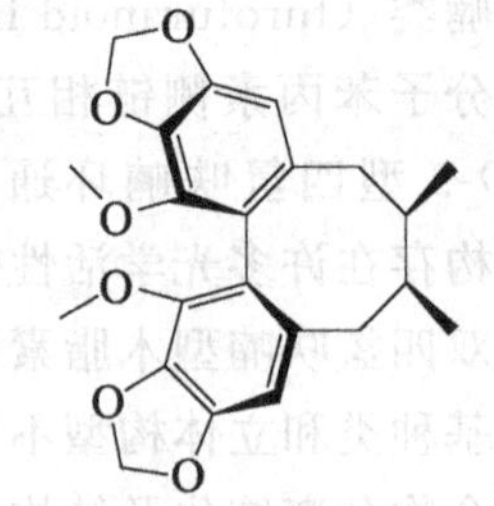　(−)-五味子丙素

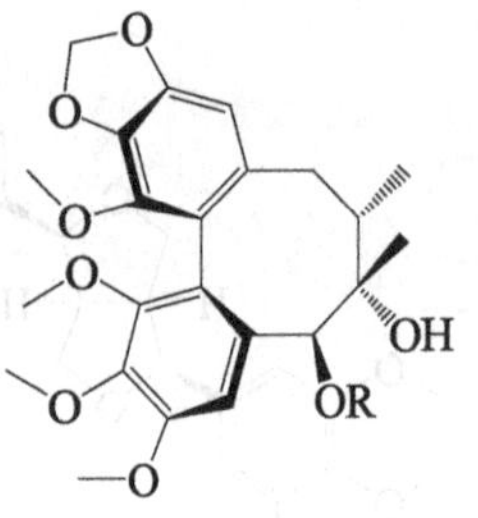

五味子酯甲 R=COC$_6$H$_5$

五味子酯乙 R=

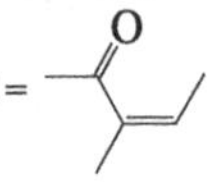

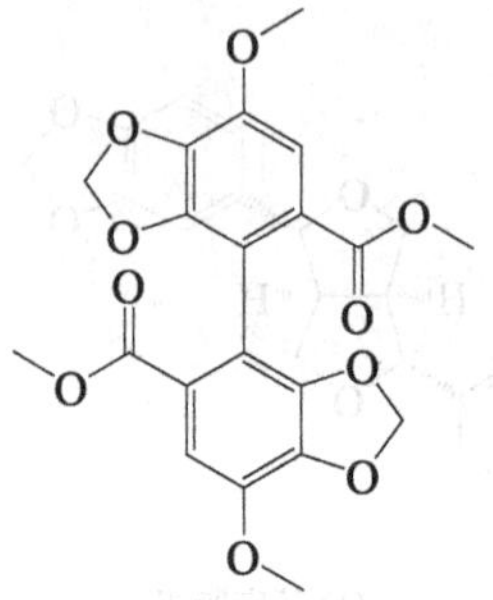

联苯双酯

2. 新木脂素类

在本类木脂素中，两个苯丙素连接的位置常常是由苯环与侧链相连接，或者通过氧键连接。新木脂素类结构各异，分为以下几类。

(1) 联苯类（biphenyl lignans）

该类新木脂素是由两个苯环通过 3-3′ 直接连接而成。厚朴（*Magnolia officinalis*）中的厚朴酚（magnolol）及和厚朴酚（honokiol）为该种结构类型的代表。研究表明其具有明显的中枢神经抑制、抗炎、抑菌、抗病原微生物、抗溃疡、抗氧化、抗肿瘤、降低胆固醇等药理作用，可用于治疗急性肠炎、细菌性或阿米巴痢疾、慢性胃炎等。厚朴酚在临床上主要作为消除胸腹满闷、镇静中枢神经、运动员肌肉松弛、抗真菌及抗溃疡等药物。

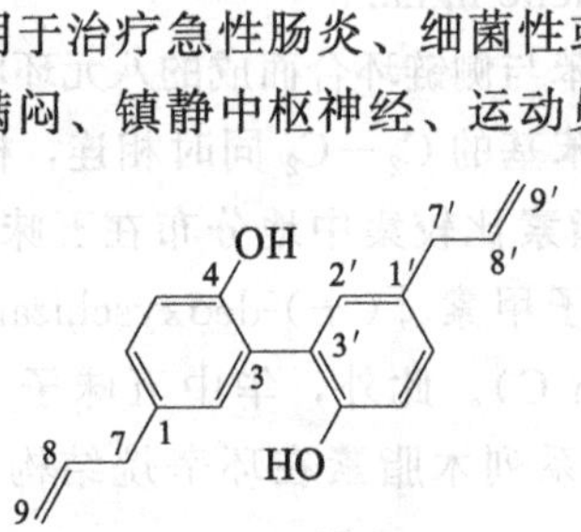

厚朴酚 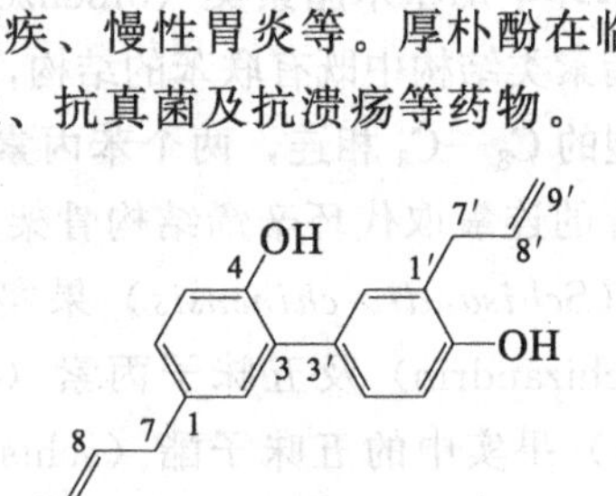　和厚朴酚

(2) 苯骈呋喃类（benzofuran lignans）

这一类型的新木脂素是一个苯丙素单元的 C-8 与另一苯丙素的 C-3′ 相连，同时 C-7 与 C-4′ 通过氧相连（C$_8$—C$_3'$，7-O-4′），或者一个苯丙素单元的 C-8 与另一苯丙素的 C-1′ 相连，同时 C-7 与 C-2′ 通过氧相连（C$_8$—C$_1'$，7-O-2′）形成一个与苯环相骈合的苯取代呋喃或四氢呋喃环结构骨架。

其代表性化合物有植物 *Eupomatia laurina* 树皮中的尤普麦特素类结构（eupomatenoids），茄科植物 *Solanum sisymbriifolium* 中的 sisymbrifolin，樟科植物 *Aniba burchellii* 中的伯彻林（burchellin），以及巴西植物 *Ocotea catharinensis* 叶中的凯瑟林甲素（catharin A）。

eupomatene

sisymbrifolin

伯彻林

凯瑟林甲素

（3）双环辛烷类（bicyclooctane lignans）

一个苯丙素单元的 C-8 与另一苯丙素的 C-1′相连，同时 C-7 与 C-3′直接相连，形成一个与环己烃相骈的苯取代五元环结构骨架：双环 [3，2，1] 辛烷（bicycle [3，2，1]）。这类化合物广泛存在于胡椒属（*Piper*）植物中。其结构中桥环的取向与其抑制血小板活化因子（platelet-activiting factor）活性有重要关系。风藤素（kadsurenin）系列化合物是从风藤（*Piper kadsure*）地上部分分离得到的。其中桥环为外向的风藤素 I 比桥环为内向的风藤素 G 的活性弱近 10 倍。同样，其中桥环为内向的风藤素 H 要比桥环为外向的风藤素 J 的活性强近 10 倍。

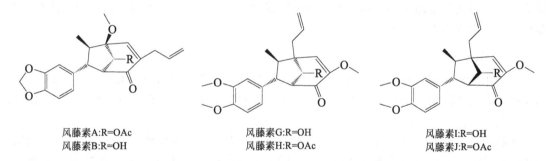

风藤素A:R=OAc
风藤素B:R=OH

风藤素G:R=OH
风藤素H:R=OAc

风藤素I:R=OH
风藤素J:R=OAc

（4）二氧六环类（benzodioxan lignans）

此类新木脂素在自然界中存在较少，仅从少数植物中分离得到。例如樟科植物 *Eusideroxylon zwageri* 木质部中的优西得灵（eusiderin），水飞蓟 *Silybum marianum* 中的水飞蓟素（silymarin）。前者有两分子苯丙基通过氧桥连接形成二氧六环结构，而后者则由苯丙基和二氢黄酮醇形成二氧六环结构。

二氧六环型木脂素结构母核

优西得灵

水飞蓟素

二、木脂素类化合物的理化性质

1. 物理性质

（1）性状

多数木脂素有一定晶型，呈无色或白色结晶，少数（如新木脂素类）不易结晶，为无定型粉末。

（2）挥发性

多数木脂素无挥发性，少数可升华。

（3）溶解性

游离木脂素亲脂性较强，能溶于氯仿、乙醚、乙酸乙酯等，难溶于水；成苷的木脂素水溶性增大。具有酚羟基的木脂素可溶于碱水中。

（4）光学活性

木脂素类化合物大都具有光学活性，这是由于分子中具有手性碳，或者空间位阻造成了取代的苯环不能自由旋转形成阻转光学活性异构体。木脂素遇酸或碱容易发生异构化，引起旋光活性的改变。木脂素的生物活性常与手性碳原子的构型有关，在提取过程中应注意操作条件，避免活性丧失或减弱。

2. 化学性质

对于木脂素来说，并没有特异性的化学反应和显色反应，同结构类型的木脂素根据其结构特征表现出不同的化学性质。因此，研究木脂素的化学性质和药理活性应根据它们的结构类型分门别类进行考虑。

木脂素通常含有亚甲二氧基，故可使用 Labat（没食子酸-浓硫酸）或 Ecgrine（变色酸-浓硫酸）试剂与其反应生成有色物质；异羟肟酸铁反应可以检识含有内酯环结构的木脂素；另外利用三氯化铁反应可以选择性地检验酚羟基。进行化合物的分离时一些非特征性化学试剂如 10％硫酸乙醇溶液或 5％磷钼酸乙醇溶液可用于薄层色谱的显色。木脂素结构中的烃基能够被多种氧化剂作用形成酸，氧化反应可用于确定某些类型木脂素的骨架结构。

三、木脂素类化合物的提取分离

1. 提取方法

游离木脂素具有较强的亲脂性，易溶于氯仿、乙醚和乙酸乙酯等有机溶剂，在石油醚和苯中溶解度较小。但是低极性有机溶剂难于透入植物细胞，一般先将药材用乙醇、丙酮提取，浓缩成浸膏后再以石油醚、乙醚、乙酸乙酯依次萃取，得到极性不同的成分。木脂素苷极性较大，可按苷类提取方法，如用甲醇或乙醇提取。在植物内，木脂素常与大量树脂状物共存，溶剂处理过程中易树脂化，在提取时需注意。近年来，超临界 CO_2 提取技术也逐渐应用于木脂素的提取工艺中。

2. 分离方法

木脂素的分离需依靠各种色谱技术。吸附色谱是分离木脂素的主要手段，常用吸附分离材料为硅胶，以石油醚-乙酸乙酯、石油醚-丙酮、氯仿-甲醇等溶剂系统进行洗脱。对于在甲醇中溶解性较好的木脂素成分也可以用葡聚糖凝胶 Sephadex LH-20 进行分离和纯化。对于木脂素类结构相近的类似物，分离困难，反相填料 RP-18 等可以用于木脂素的分离。目前，一些高分子材料，如 MCI 也应用于木脂素类成分的分离，因 MCI 对叶绿素吸附力极强，常用于分离纯化极性较小，易与叶绿素混杂在一起的木脂素类化合物。此外，某些具有酚羟基或内酯环结构的木脂素可用碱液溶解，再酸化使其沉淀析出，但使用酸碱法易使木脂素发生异构化而失去活性，在实际工业生产及基础研究中应注意。

四、木脂素类化合物的结构鉴定

1. 紫外光谱 （UV）

木脂素类化合物的紫外吸收光谱比较典型，最典型的吸收峰有 3 个：210nm，230nm 和 280nm。紫外光谱可用于区别芳基四氢萘、芳基二氢萘、芳基萘型木脂素，还可以确定芳基二氢萘 B 环上的双键位置。具有游离酚羟基和酚羟基完全醚化的木脂素的紫外吸收没有明显区别，可在测量该类样品时加入少量氢氧化钠溶液，根据紫外光谱的变化加以区别。多数木脂素的两个取代芳环是两个孤立的发色团，两者紫外吸收峰位置相近，吸收强度是两者之和。

2. 红外光谱 （IR）

木脂素的结构中常有羟基、甲氧基、亚甲二氧基、芳香环、内酯环等，这些基团呈现的 IR 吸收峰可作为推测结构中是否存在这些基团的依据。另外，红外光谱可以确定木脂素中内酯环的存在及类型，饱和的 γ-内酯羰基在 $1770cm^{-1}$ 左右有一强吸收峰。当化合物的羰基与一双键共轭时，羰基吸收峰则移至 $1750cm^{-1}$ 的位置。

3. 旋光光谱 （ORD）及圆二色谱 （CD）

多数木脂素分子具有光学活性，形成立体异构体的主要因素是木脂素结构中的手性碳原子的构型差异。此外，如联苯环辛烯类木脂素中连接苯环之间的单键旋转受阻，使两个相邻苯环不能共平面而形成旋阻对映立体异构体。因此，化合物的圆二色谱常被用来确定木脂素化合物的立体构型；了解相关化合物的 ORD 光谱，总结它们的 Cotton 谱线特征对于不同构型化合物的归类是重要的方法之一。比旋光度值也是木脂素类化合物的一个重要参数。

4. 核磁共振氢谱 （^{1}H-NMR）

核磁共振氢谱技术是木脂素类化合物结构鉴定中最常用且最有力的工具之一，不同类型木脂素的核磁共振氢谱有其一定的信号特征。对于简单木脂素来说，通过烃基质子化学位移及偶合常数的分析，可确定烃基质子的位置，当简单木脂素的 7，8 位、8，9 位、8，8′位、8′，9′位或 7′，8′位中部分位置为烯键时，氢谱中出现烯烃质子信号。苯环的氧取代位置可通过芳香质子的化学位移值和偶合常数进行初步推断。单环氧木脂素中与氧直接相连的碳上的质子会向低场移动，化学位移在 $\delta 4.6$ 左右，其他质子信号与简单木脂素类似。

木脂内酯类化合物的氢谱比简单木脂素少了 $\delta 0.8$ 左右的两个甲基质子的信号，取而代之的是 $\delta 4.0$ 左右的两个质子信号的 dd 峰，它们属于五元环内酯中的连氧烷基质子。此外，这些类型的化合物 C-7 位和 C-7′常被羟基、甲氧基或羰基取代。

对于环状结构的四氢萘结构，可通过质子间偶合常数，并结合二维氢谱（NOSEY 或 ROSEY）等技术判断质子空间位置关系来确定化合物的立体化学构型。而对于双环氧木脂素来说，四氢呋喃双环的立体结构的确定往往是解析这类化合物结构的重点和难点，二维氢谱技术是确定该类化合物相对构型的有效手段。

5. 核磁共振碳谱（^{13}C-NMR）

核磁共振碳谱可以用于确定木脂素的碳骨架和平面结构；二维相关谱 HSQC 有利于确认烃基碳；^{1}H-^{13}C 远程相关谱 HMBC 对于苯丙素单元的连接方式及一些区别不明显的芳香碳的准确归属有重要作用。此外，碳谱对于构型及构象的阐明也有一定的帮助。

6. 质谱（MS）

木脂素类物质大多具有环状结构，因此质谱通常能给出丰度较高的分子离子峰，据此可以得到化合物的分子量。分子量已经通过质谱确定的木脂素单体成分，用高分辨质谱（HRMS）技术可以得到化合物的分子式。木脂素分子中的苯环和环烃结构则有利于在质谱中得到一系列分子碎片峰信息。特别是环木脂内酯型木脂素，其具有四环系统，分子离子峰丰度比较高，一般为基峰，而其他离子较弱。

7. 化合物结构解析实例

以化合物 Cinnamomin E：[(−)-*threo*-(7*R*,8*R*)-7′*E*-4,7,9-trihydroxy-3,3′,5-trimethoxy-8-4′-oxyneolignan-7′-en-9′-al] 为例进行介绍。

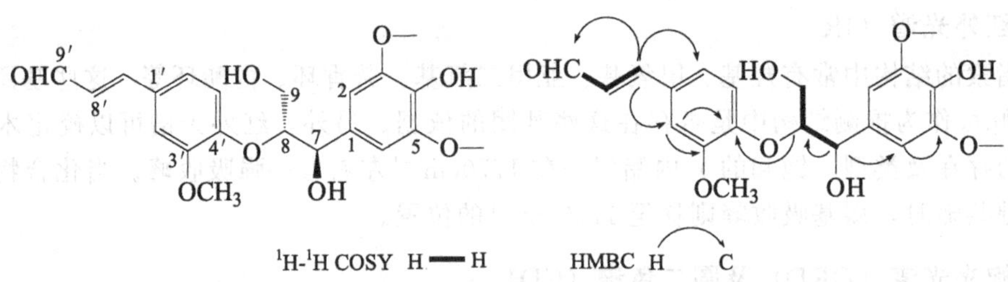

图 7-9 化合物结构及主要 HMBC、COSY 相关

本品来源于樟科樟属植物肉桂（*Cinnamomum cassia*）的干燥树皮，具有一定的 NO 生成抑制活性。本品为白色无定型粉末，$[\alpha]_D^{20} = -27$（$c = 0.3$，MeOH），UV（MeOH）λ_{max}（log ε）205（2.65），303（2.05），337（2.09）nm，IR 谱显示该化合物具有羟基（3466cm^{-1}），醛基（1734cm^{-1}）和苯基（1596，1511cm^{-1}）的信号。HR-ESI-MS 给出准分子离子峰 m/z 403.1391 [M−H]$^-$（calcd. for C$_{21}$H$_{23}$O$_8$，403.1393），提示该化合物的分子式为 C$_{21}$H$_{24}$O$_8$。^{1}H-NMR 谱显示有三个 ABX 偶合系统的氢信号 δ 7.22（1H，d，$J = 2.0$Hz，H-2′），7.16（1H，dd，$J = 8.5$，2.0Hz，H-6′）和 7.00（1H，d，$J = 8.5$Hz，H-5′），两个 1,3,4,5-四取代苯环的氢质子信号 δ 6.72（2H，s，H-2，6），两个反式烯双键氢信号 δ 7.57（1H，d，$J = 16.0$Hz，H-7′）和 6.66（1H，dd，$J = 16.0$，8.0Hz，H-8′），四个脂肪族氢质子 δ 4.80（1H，d，$J = 6.5$Hz，H-7），4.56（1H，m，H-8）和 3.87（2H，d，$J = 5.0$Hz，H-9），另外还有三个甲氧基信号 δ 3.83（3H，s，3′-OMe）和 3.79（6H，s，3,5-OMe）和一个醛基氢信号 δ 9.58（1H，d，$J = 8.0$Hz）。

运用 HSQC、HMBC 和 ^{1}H-^{1}H COSY 谱解析，对该化合物的质子和碳信号进行了准确归属（表 7-3）。^{1}H-^{1}H COSY 中显示 H-7（δ 4.80）/H-8（δ 4.56）/H-9（δ 3.87）相连，结

合 HSQC 的信息可知该化合物中存在 1,2,3-丙三醇的结构片段。HMBC 谱（图 7-9）上显示 H-8 与 C-1，C-7 和 C-4′相关，证明了 8-O-4′连接位点的存在；H-7′与 C-2′，C-6′和 C-9′相关，表明丙烯醛的结构片段与 C-1′相连；δ 3.83（3H，s，3′-OMe），3.79（6H，s，3,5-OMe）分别与 C-3′，C-3 和 C-5 相关，说明三个甲氧基分别连在 C-3′，C-3 和 C-5 位上。由此确定该化合物的平面结构。

表 7-3　Cinnamomin E 的 ^{1}H-NMR（500MHz）和 ^{13}C-NMR（125MHz）数据（in CDCl₃）

Position	δ_H(mult, J in Hz)	δ_C	Position	δ_H(mult, J in Hz)	δ_C
1		131.5	1′		129.1
2	6.72(s)	105.8	2′	7.22(d,2.0)	112.6
3		148.9	3′		151.7
4		133.1	4′		152.7
5		148.9	5′	7.00(d,8.5)	117.0
6	6.72(s)	105.8	6′	7.16(dd,8.5,2.0)	124.4
7	4.80(d,6.5)	74.3	7′	7.57(d,16.0)	155.5
8	4.56(m)	85.2	8′	6.66(dd,16.0,8.0)	127.6
9	3.87(d,5.0)	62.6	9′	9.58(d,8.0)	196.1
3-OCH₃	3.79(s)	56.7	3′-OCH₃	3.83(s)	56.6
5-OCH₃	3.79(s)	56.7			

H-7 和 H-8 具有较大的偶合常数 $J = 6.5$Hz，表明 H-7 和 H-8 为苏式构型。同时在其 CD 光谱上，在 230nm 处有负的 Cotton 效应 [CD（MeOH）λ_{max} 230（$\Delta\varepsilon$ −0.58）nm]，所以该化合物 C-8 位的构型为 8R。根据以上信息，即可确定该化合物的立体结构。

五、木脂素类药物的研究制备实例

1. 五味子木脂素及其衍生物的研究

中药五味子是木兰科植物五味子（*Schisandra chinensis*）或华中五味子（*Schisandra sphenanthera*）的干燥成熟果实，具有收敛固涩、益气生津、补肾宁心之功效。其中含有大量的联苯环辛烯类木脂素，具有抗肝细胞损伤、抗氧化、诱导细胞色素 P450 酶活性、促进肝蛋白质和糖原合成等活性。以华中五味子的醇浸膏为原料，多种木脂素（如五味子醇甲、五味子醇乙、五味子酯甲、五味子酚、五味子甲素、五味子丙素等）为活性成分的中成药"五酯胶囊"可降低血清谷丙转氨酶，在临床中主治慢性、迁延性肝炎谷丙转氨酶升高者。五味子总木脂素的制备工艺如图 7-10 所示。

五味子总木脂素中的多种单体成分都能使氨基转移酶活性降低，其中五味子丙素（schisandrin C）降低氨基转移酶的活性较强且

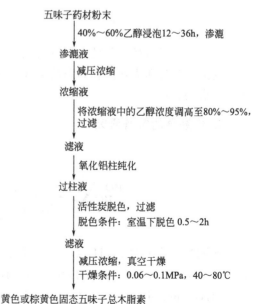

图 7-10　五味子总木脂素制备工艺流程图

速度较快，考虑其在植物中的含量较低，便对其化学合成工艺进行研究。人工合成五味子丙素的难度较大，产率较低，然而在研究过程中，研究者们发现了一种中间产物——联苯双酯 [bifendate，4,4′-二甲氧基-5,6,5′,6′-双（亚甲二氧基）-2,2′-二氧基羰基联苯] 有明显的降酶保肝作用，同时又可较快地人工合成。临床试验表明，联苯双酯能够快速降低血清谷丙转氨酶，于是便成为全球第一个人工合成的可降低转氨酶的肝脏保护药物。在联苯双酯研究成功的基础上，我国药物研究人员又经过多年的研究，以联苯双酯为先导物优化出结构近似的活性化合物——双环醇 [bicyclol，6-甲氧羰基-6′-羟甲基-2,3,2′,3′-双（亚甲二氧基）-4,4′-二甲氧基联苯，图 7-11]，并成为我国第一个具有自主产权的国家一类抗肝炎新药。双环醇的降酶活性强于联苯双酯，并对乙型肝炎患者的血清病毒有明显的转阴效果。

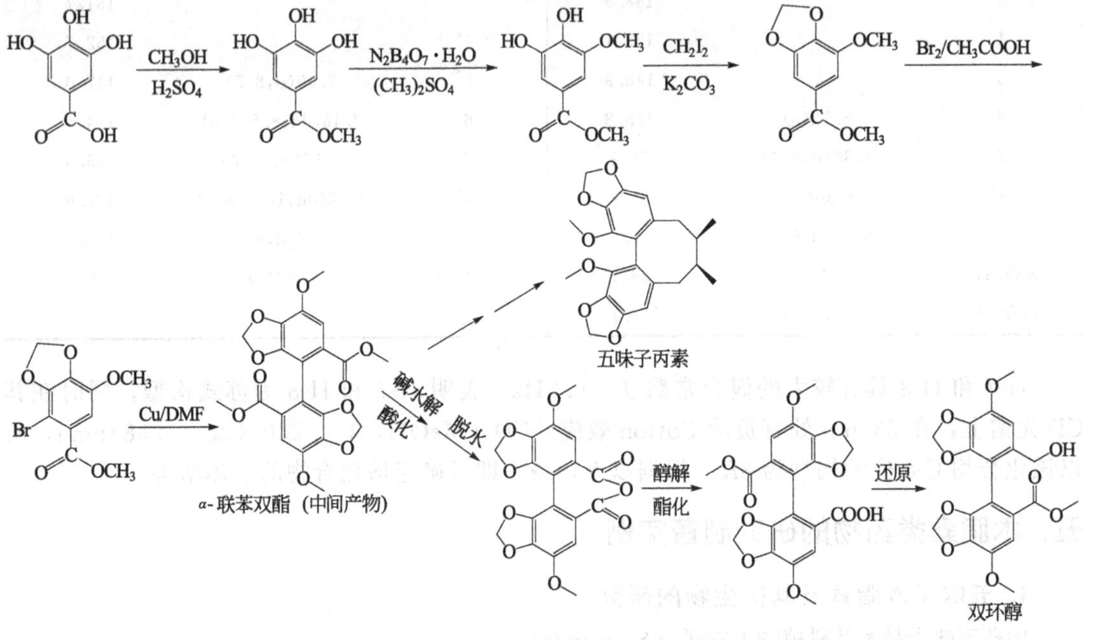

图 7-11　五味子丙素-联苯双酯-双环醇合成路线示意图

　　联苯双酯及双环醇等药物研发的成功无疑是对传统中医药理论及天然产物研究的极大肯定。这进一步证明天然产物是新药发现的重要来源，天然活性先导化合物能够为新药的研发提供宝贵的思路。

2. 连翘苷的制备研究

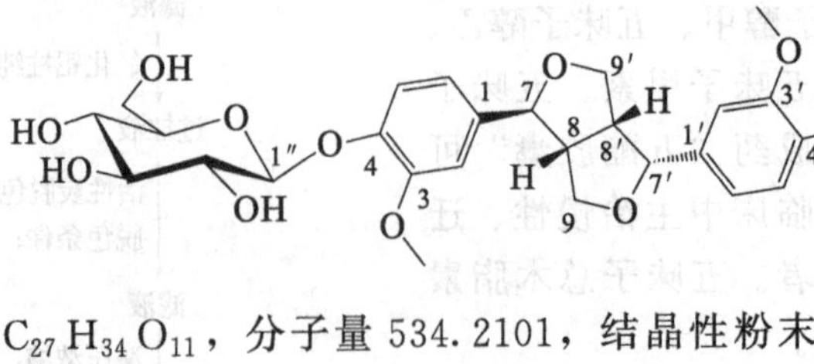

　　连翘苷，分子式 $C_{27}H_{34}O_{11}$，分子量 534.2101，结晶性粉末，熔点 184～185℃。UV λ_{max}（MeOH）nm：207，230，278。IR（CaF$_2$）ν_{max} cm^{-1}：3451，1660。^{1}H-NMR（400MHz，pyridine-d_5）：δ 7.60（1H，d，$J=8.4$Hz，H-5），7.24（2H，br. s，H-2，2′），7.13（1H，d，$J=8.4$Hz，H-5′），7.03（1H，d，$J=8.4$Hz，H-6），7.00（1H，dd，

$J=8.4$，1.2Hz，H-6′），5.67（1H，d，$J=6.0$Hz，H-1″），4.94（1H，d，$J=6.0$Hz，H-7′），4.67（1H，d，$J=6.8$Hz，H-7），4.49（1H，dd，$J=12.4$，2.0Hz，H-6″a），4.35（1H，dd，$J=12.4$，5.2Hz，H-6″b），4.35～4.08（4H，m，H-2″，3″，4″，5″），4.24（1H，m，H-9a），4.00（1H，dd，$J=9.2$，8.4Hz，H-9′a），3.88（1H，dd，$J=8.0$，6.4Hz，H-9b），3.78（3H，4′-OCH$_3$），3.75（6H，3-OCH$_3$，3′-OCH$_3$），3.56（1H，dd，$J=10.4$，9.2Hz，H-9′b），3.37（1H，m，H-8′），2.95（1H，m，H-8）。
^{13}C-NMR（100MHz，pyridine-d_5）：δ 150.3（C-3），150.1（C-3′），149.1（C-4′），147.5（C-4），136.4（C-1），132.2（C-1′），119.1（C-6），118.5（C-6′），116.6（C-5），112.6（C-5′），111.3（C-2），110.7（C-2′），102.4（C-1″），87.8（C-7），82.3（C-7′），78.8（C-3″），78.5（C-5″），74.9（C-2″），71.3（C-4″），71.3（C-9），70.0（C-9′），62.4（C-6″），56.1（3-OCH$_3$），56.0（3′-OCH$_3$，4′-OCH$_3$），54.1（C-8），50.5（C-8′）。

植物连翘（*Forsythia suspensa*）的干燥果实为常用中药，具有清热解毒、消肿散结之效。连翘中的木脂素类也是一类主要成分，多含于茎叶中。其中连翘苷（phillyrin）为双环氧型木脂素，具有抗菌、抗病毒、改善认知、抗氧化及血管舒张等多种药理活性。以其为有效成分的双黄连口服液、胶囊剂、注射液在临床中使用非常广泛。连翘苷常作为控制连翘药材及相关中成药质量的指标性成分，其提取工艺、含量测定方法也逐渐被国内外学者研究并优化。由连翘叶制备连翘苷的工艺如图 7-12 所示（按此工艺，收率可达到原料的 0.14%）。

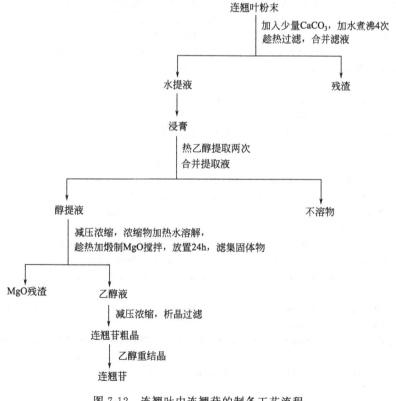

图 7-12　连翘叶中连翘苷的制备工艺流程

参考书目

[1] 孔令义. 天然药物化学. 第 2 版. 北京：中国医药科技出版社，2015.
[2] 吴立军. 天然药物化学. 第 6 版. 北京：人民卫生出版社，2015.
[3] 郭力，康文艺. 中药化学. 北京：中国医药科技出版社，2015.
[4] 赵玉英. 天然药物化学. 北京：北京大学医学出版社，2012.
[5] 董建勇. 天然药物化学. 杭州：浙江大学出版社，2011.
[6] 张玉军，刘星. 天然产物化学. 北京：化学工业出版社，2015.
[7] 石建功. 木脂素化学. 北京：化学工业出版社，2010.

参考文献

[1] Taamalli A，Arráez-Román D，Abaza L，et al. LC-MS-based metabolite profiling of methanolic extracts from the medicinal and aromatic species *Mentha pulegium* and *Origanum majorana*. *Phytochem Anal*，2015，26：320～330.

[2] Ly T N，Shimoyamada M，Yamauchi R. Isolation and characterization of rosmarinic acid oligomers in *Celastrus hindsii* Benth leaves and their antioxidative activity. *J Agr Food Chem*，2006，54：3786～3793.

[3] Si Y，Li N，Tong L，et al. Bioactive minor components of the total salvianolic acids injection prepared from *Salvia miltiorrhiza* Bge. *Bioorg Med Chem Lett*，2016，26：82～86.

[4] Chen X，Lou Z，Zhang H，et al. Identification of multiple components in *Guanxinning* injection using hydrophilic interaction liquid chromatography/time-of-flight mass spectrometry and reversed-phase liquid chromatography/time-of-flight mass spectrometry. *Rapid Comm Mass Spectr*，2011，25：1661～1674.

[5] 叶湘武，罗斌，马贤鹏，等. 一种将丹参素转化成丹参素钠的方法. 中国专利：CN105461543A.

[6] 徐淑永，曾和平，魏传晚，等. 生物活性香豆素的研究进展. 合成化学，2004，12：340～343.

[7] 吕海宁. 北京大学硕士学位论文，2014.

[8] 宋丽娇，李晋，姜艳，等. 蛇床子香豆素类成分的含量测定及指纹图谱研究. 天津中医药，2016，33：368～372.

[9] 刘国宇，周军辉，崔新爱. 秦皮的化学成分研究进展. 西北药学杂志，2016，31：220.

[10] 裴林，段绪红，王丽丽，等. 一种从中药蛇床子中提取总香豆素的方法. 中国专利：CN105943575A.

[11] 毕开顺，陈巨余，李清，等. 从白芷中提取欧前胡素的方法. 中国专利：CN1427004，2003.

[12] Tsukamoto H，Hisada S，Nishibe S. Coumarin and secoiridoid glucosides from bark of *Olea africana* and *Olea capensis*. *Chem Pharm Bull*，1985，33：396～399.

[13] Bayoumi S A，Rowan M G，Beeching J R，et al. Constituents and secondary metabolite natural products in fresh and deteriorated cassava roots. *Phytochemistry*，2010，71：598～604.

[14] 刘笑笑，曹蔚，王四旺，等. 欧前胡素的提取分离方法和药理学研究进展. 现代生物医学进展，2010，10：3954～3956.

[15] 胡荣. 白芷中欧前胡素提取分离及主要药效学研究. 成都中医药大学博士学位论文，2010.

[16] Feger W，Brandauer H，Gabris P，et al. Nonvolatiles of commercial lime and grapefruit oils separated by high-speed countercurrent chromatography. *J Agri Food Chem*，2006，54：2242～2252.

[17] Masuda T，Takasugi M，Anetai M. Psoralen and other linear furanocoumarins as phytoalexins in *Glehnia littoralis*. *Phytochemistry*，1998，47：13.

[18] Kwon J，Hiep N T，Kim D W，et al. Chemical constituents isolated from the root bark of *Cudrania tricuspidata* and their potential neuroprotective effects. *J Nat Prod*，2016，79：1938～1951.

[19] Whiting D A. Natural phenolic compounds 1900-2000：a bird's eye view of a century's chemistry. *Nat Prod Rep*，2001，18：583～606.

[20] Valsaraj R，Pushpangadan P，Smitt U W，et al. New Anti-HIV-1, antimalarial, and antifungal compounds from *Terminalia bellerica*. *J Nat Prod*，1997，60：739～742.

[21] 余凌虹，刘耕陶. 五味子联苯环辛烯类木脂素成分的结构与药理活性关系和药物创新. 化学进展，2009，21：66～76.

[22] Ishige M，Motidome M，Yoshida M，et al. Neolignans from *Ocotea catharinensis*. *Phytochemistry*，1991，30：4121～4128.

[23] Lojkova L，Slanina J，Mikesova M，et al. Supercritical fluid extraction of lignans from seeds and leaves of *Schizandra chinensis*. *Phytochem Anal*，1997，8：261～265.

[24] 何珊. 北京大学博士学位论文，2015.

［25］ 高春花，钟海雁，孙昌波．五味子木脂素提取分离纯化和含量测定的研究进展．食品与机械，2007，23：151～155.

［26］ 魏晋宝，杨光义，陈欢，等．连翘苷的提取方法、药理毒理及药动学研究进展．中国药师，2015，18：2144～2148.

［27］ 林炳旺，殷树梅．联苯双酯的合成及应用．化工中间体，2008，7：20～23.

［28］ 刘东锋，张翼，杨成东．一种五味子总木脂素的制备方法．中国专利：CN101757111A.

［29］ Poornima B，Anand K D，Siva B，et al. Advanced glycation end-products inhibitors isolated from *Schisandra grandiflora*. *Nat Prod Res*，2016，30：493～496.

［30］ Huang X，Song F，Liu Z，et al. Studies on lignan constituents from *Schisandra chinensis* （Turcz.）Baill. fruits using high-performance liquid chromatography/electrospray ionization multiple-stage tandem mass spectrometry. *J Mass Spectrom*，2007，42：1148～1161.

［31］ Wu Q，Bang M H，Cho J G，et al. Phenolic compounds from the roots of *Brassica rapa* ssp. campestris. *Chem Nat Compd*，2013，49：852～856.

［32］ Klimek B，Tokar M. Biologically active compounds from the flowers of *Forsythia suspensa* Vahl. *Polish Pharm Soc*，1998，55：499～504.

（北京大学药学院　姜勇）

[15] 岳振松, 邵云东. 基于不确定度分析超高效液相色谱法测定当归中阿魏酸. 中国药业, 2013, 22 (15): 15.

[16] 师萍萍, 孙方方, 汪文. 丹参、当归中丹酚酸的超高效液相色谱法测定. 中国药房, 2015, 26 (27): 124.

[17] 陈祖耀, 翁新楚. 超高效液相色谱法测定丹参提取物中丹参素钠及丹酚酸B的含量. 中国中药杂志.

high performance liquid chromatography/electrospray ionization tandem mass spectrometry. J Mass Spectrom, 2003, 38: 135-151.

第八章　醌　类

醌类化合物（quinonoids）是指分子内具有不饱和环二酮结构（醌式结构）或容易转变为醌式结构的天然有机化合物，是天然产物中一类比较重要的活性成分。当其分子中连有—OH，—OCH$_3$ 等助色团时，多显示黄、红、紫等颜色。醌类化合物的分布非常广泛，是许多中药的有效成分，如蓼科的大黄、虎杖，唇形科的丹参，紫草科的紫草等。低等植物藻类、菌类及地衣类的代谢产物中也有醌类化合物。醌类化合物除有抗菌抗癌等生理活性而被应用于药品外，还被用于染料和指示剂的母体。醌类化合物从结构上可分为苯醌、萘醌、菲醌、蒽醌四种类型。

第一节　醌类化合物的结构类型与理化性质

一、醌类化合物的结构与分类

1. 苯醌类

苯醌类（benzoquinones）化合物从结构上分为邻苯醌和对苯醌两大类。邻苯醌结构不稳定，故天然存在的苯醌化合物大多数为对苯醌的衍生物。

对苯醌　　邻苯醌

苯醌类化合物存在于 20 余科的高等植物中，在低等植物棕色海藻中也发现了苯醌类化合物。天然苯醌类化合物多为黄色或橙色的结晶体，如 2,6-二甲氧基对苯醌，为黄色结晶，存在于中药凤眼草（*Ailanthus altissima*）的果实中，具有较强的抗菌作用。从中药朱砂根（*Ardisia crenata*）的根中分离得到化合物密花醌（rapanone），具有抗痢疾阿米巴原虫及抗阴道毛滴虫活性。

从白花酸藤果（*Embelia ribes*）的果实及多脉酸藤子（*Embelia oblongifolia*）果实中分离得到的驱绦虫有效成分信筒子醌（embelin）为橙红色的板状结晶，是带有高级烃基侧链的对苯醌衍生物。

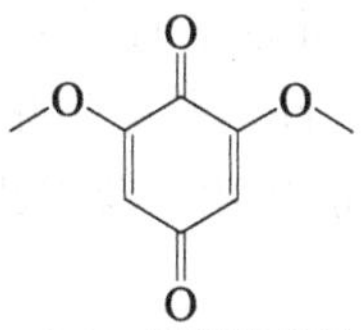

2,6-二甲氧基苯醌 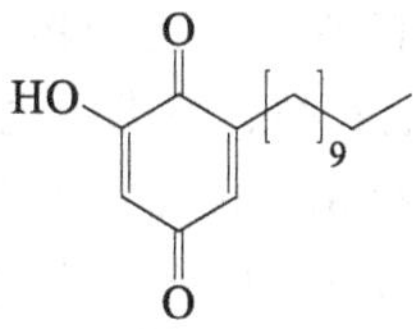　　　　密花醌 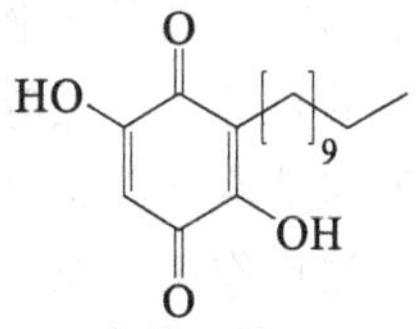　　　　信筒子醌

广泛存在于生物界的泛醌类（ubiquinones）能参与生物体内的氧化还原过程，是生物氧化反应的一类辅酶，称为辅酶 Q 类（coenzymes Q），其中辅酶 Q_{10}（$n=10$）已用于治疗心脏病、高血压及癌症。从紫穗槐属植物紫穗槐（*Amorpha fruticosa*）根中分离得到化合物 amorphaquinone，为非晶型橙色固体，是一种类黄酮型苯醌，这类化合物在蝶形花科植物中含有较多。

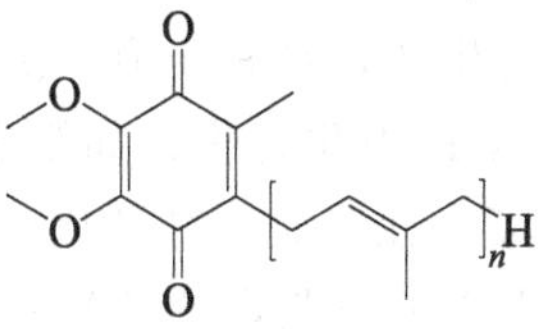

辅酶Q_{10}（$n=10$） 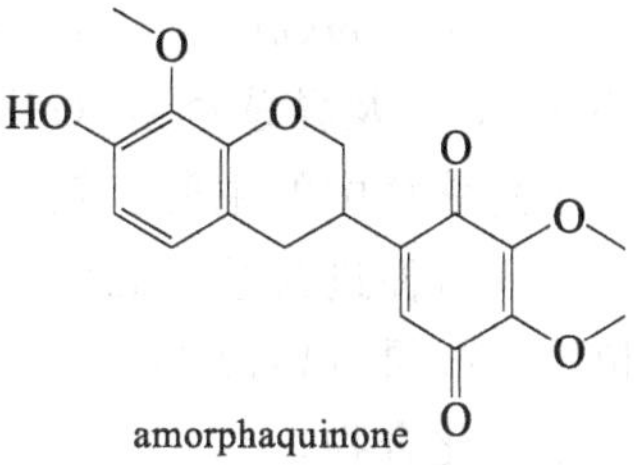　　　　amorphaquinone

arnebinone 和 arnebifuranone 两个化合物是从中药软紫草（*Arnebia euchroma*）根中分得的对前列腺素 PGE_2 生物合成具有抑制作用的微量活性物质，也属于对苯醌类化合物。从澳大利亚一种海绵 *Spongia hispida* 中分离鉴定了一系列对苯醌和倍半萜聚合而成的化合物，如 isospongiaquinone 和 ilimaquinone 等。

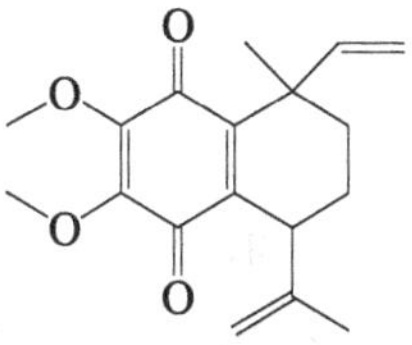

arnebinone 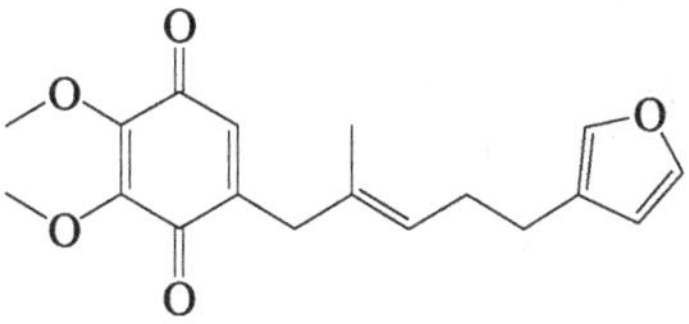　　　　arnebifuranone

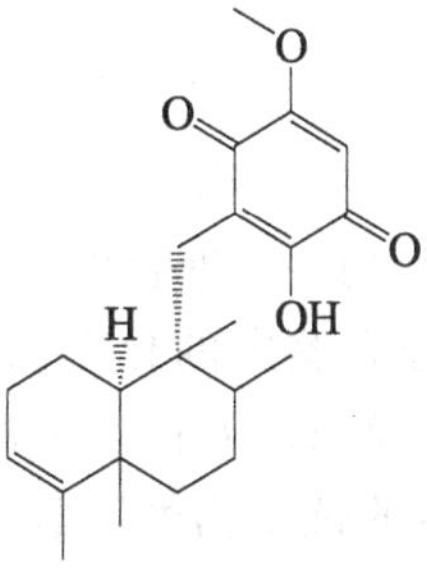

isospongiaquinone 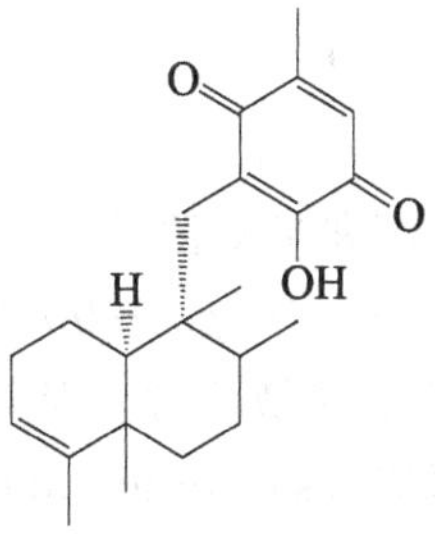　　　　ilimaquinone

2. 萘醌类

萘醌类（naphthoquinones）化合物根据酮羰基取代位置可分为 α-(1,4)、β-(1,2) 及 amphi-(2,6) 三种类型。但天然界存在的多数为 α-萘醌类。

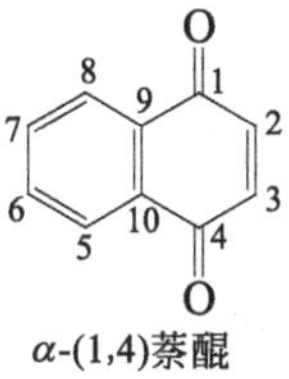

α-(1,4)萘醌 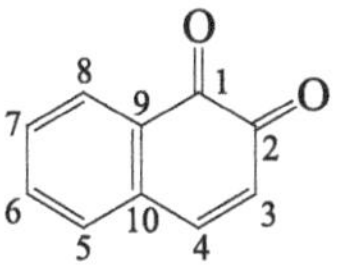　　　　β-(1,2)萘醌 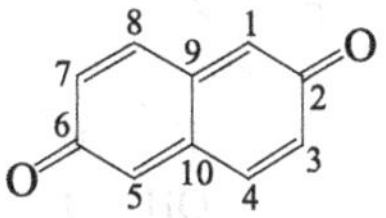　　　　amphi-(2,6)萘醌

　　大约有二十多科的高等植物中含有萘醌类化合物,其中含量较丰富的科为紫草科、柿科、蓝雪科、紫葳科等。在低等植物地衣类、藻类中也有分布。许多萘醌类化合物具有显著的生物活性,如胡桃醌(juglon)具有抗菌、抗癌及中枢神经镇静作用;蓝雪醌(plumbagin)有抗菌、止咳及祛痰作用;拉帕醇(lapachol)有抗癌作用。

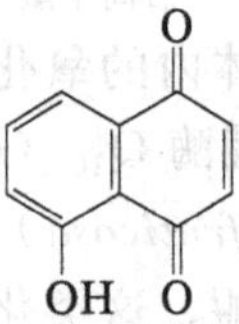

胡桃醌 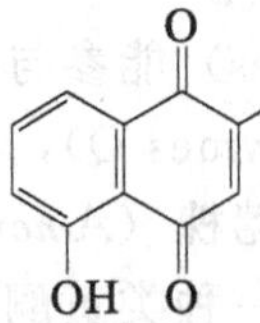　　　　蓝雪醌 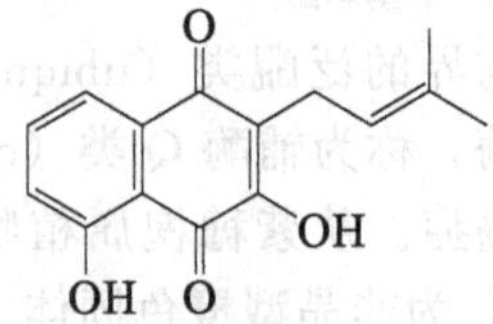　　　　拉帕醇

　　从中药紫草(*Lithospermum erythrorhizon*)及软紫草(*Arnebia euchroma*)中分得的一系列紫草素(shikonin)及异紫草素(alkanin)类衍生物,具有止血、抗炎、抗菌、抗病毒及抗癌作用,为中药紫草中的主要有效成分。维生素 K 类化合物,如维生素 K_1 及 K_2 也属于萘醌类化合物,具有促进血液凝固作用,可用于新生儿出血、肝硬化及闭塞性黄疸出血等症。从鼠李科植物翼核果(*Ventilago leiocarpa*)根中分离鉴定的翼核果素(ventilagolin)实际上也是一种萘醌类化合物。

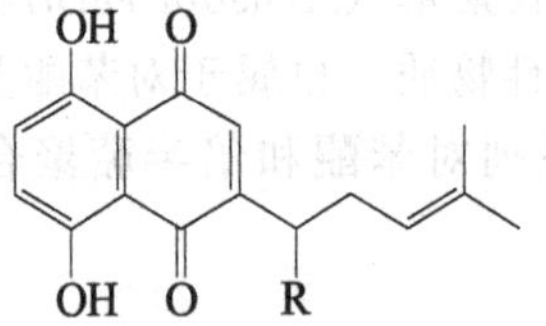

紫草素　R= ⁗OH
异紫草素 R= —OH

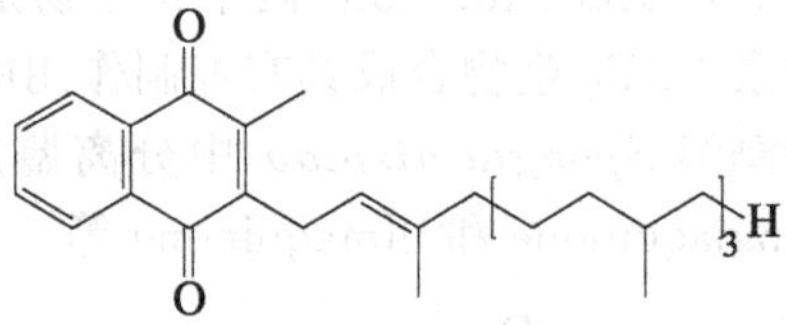

维生素K_1

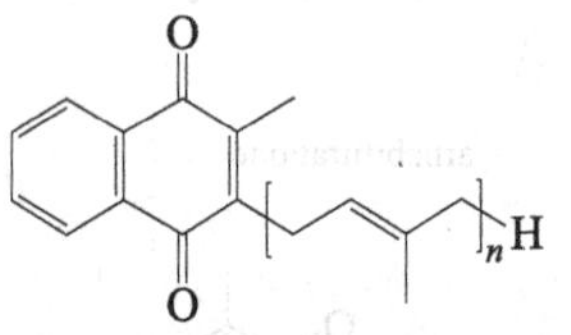

维生素K_2 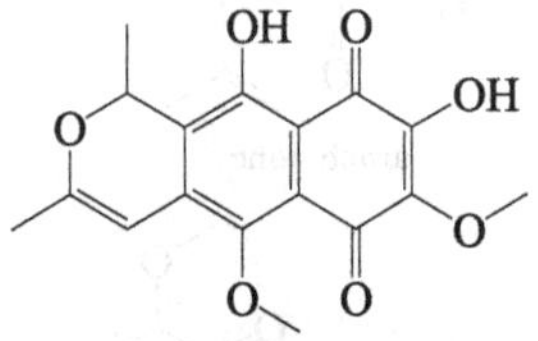　　　　翼核果素

　　近年来从子囊菌纲和半知菌类某些真菌中提取分离的一类聚合的二萘酮化合物,也称萘醌类化合物。由竹红菌(*Hypocrella bambusae*)中分离鉴定的化合物竹红菌甲素(hypocrellin A),具有显著的光敏活性。从唇形科植物红根草(*Salvia prionitis*)全草中分离鉴定的化合物红根草邻醌(saprothoquinone),有较明显的抗菌活性,且对 P-388 白血病细胞有细胞毒性。

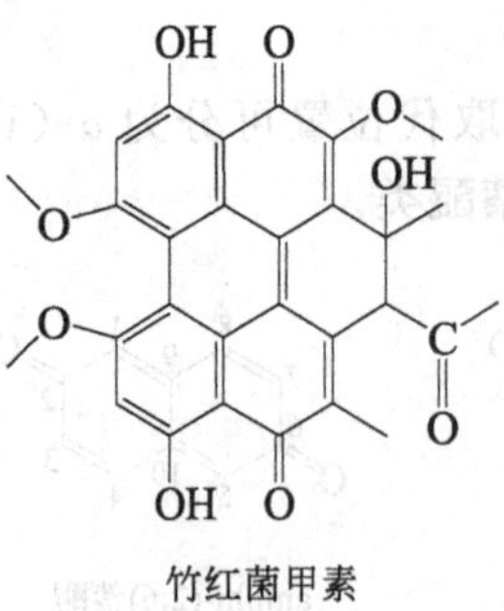

竹红菌甲素 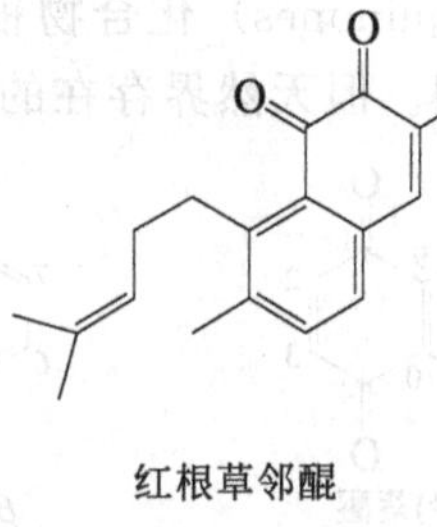　　　　红根草邻醌

3. 菲醌类

天然菲醌（phenanthraquinones）衍生物包括邻醌及对醌两种类型，含菲醌类的植物分布在唇形科、兰科、豆科、番荔枝科、使君子科、蓼科、杉科等高等植物中，在地衣中也有分离得到。例如从著名中药丹参（*Salvia miltiorrhiza*）根中提取得到的多种菲醌衍生物，均属于邻菲醌类和对菲醌类化合物。

邻菲醌（Ⅰ）　　　　邻菲醌（Ⅱ）　　　　对菲醌

丹参醌类成分具有抗菌及扩张冠状动脉的作用，由丹参醌ⅡA制得的丹参醌ⅡA磺酸钠注射液可增加冠脉流量，临床上对治疗冠心病、心肌梗死有效。另外，从丹参的同属植物裂鼠尾草（*Salvia hians*）根中也分离得到一系列邻菲醌类化合物。丹参醌类成分虽然在结构上为菲醌类，但从其他共存的同系物结构来看，在生物合成上属于二萜类，故也可把丹参醌Ⅰ（tanshinone Ⅰ）看成是二萜萘醌的脱氢衍生物，归属到萘醌类中。

番荔枝科植物山刺番荔枝（*Annona montana*）的茎皮中分离得到 annoquinone A，具有抗枯草杆菌及藤黄细球菌活性，对 KB 细胞（口腔表皮样癌细胞）也有细胞毒性。由植物 *Bulbophyllum odoratissimum* 中分出一个邻菲醌（Ⅱ）型化合物 bulbophyllanthrone。

丹参醌ⅡA	$R_1=CH_3$	$R_2=H$
丹参醌ⅡB	$R_1=CH_2OH$	$R_2=H$
羟基丹参醌ⅡA	$R_1=CH_3$	$R_2=OH$
丹参酸甲酯	$R_1=COOCH_3$	$R_2=H$

丹参新醌甲	$R_1=CH(CH_3)CH_2OH$
丹参新醌乙	$R=CH(CH_3)_2$
丹参新醌丙	$R=CH_3$

4. 蒽醌类

蒽醌类（anthraquinones）成分包括蒽醌衍生物及其不同程度的还原产物，如氧化蒽酚、蒽酚、蒽酮及蒽酮的二聚体等。蒽醌类化合物大致分布在 30 余科的高等植物中，含量较多的有蓼科、鼠李科、茜草科、豆科、百合科、玄参科等，在地衣类和真菌中也有发现。

1,4,5,8 位为 α-位
2,3,6,7 位为 β-位
9,10 位为 *meso*-位

蒽醌　　　　　　　氧化蒽酚　　　　　　蒽酮　　　　　　蒽酚

(1) 蒽醌衍生物

天然存在的蒽醌类成分在蒽醌母核上常有羟基、羟甲基、甲氧基和羧基取代。以游离形式及与糖结合成苷两种形式存在于植物体内。

根据羟基在蒽醌母核上的分布情况，可将羟基蒽醌衍生物分为大黄素型和茜草素型两类。

① 大黄素型　羟基分布在两侧的苯环上，多数化合物呈黄色。例如常用中药大黄中的主要蒽醌成分多属于这个类型。大黄中的羟基蒽醌衍生物多与葡萄糖结合成苷类，一般有单糖苷和双糖苷两种。

大黄酚	$R_1=CH_3$	$R_2=H$
大黄素	$R_1=CH_3$	$R_2=OH$
大黄素甲醚	$R_1=CH_3$	$R_2=OCH_3$
芦荟大黄素	$R_1=H$	$R_2=CH_2OH$
大黄酸	$R_1=H$	$R_2=COOH$

从中药巴戟天（*Morinda officinalis*）中分得的1,6-二羟基-2,4-二甲氧基蒽醌和1,6-二羟基-2-甲氧基蒽醌及从虎刺（*Damnacanthus indicus*）中分得的1,5-二羟基-2-甲氧基蒽醌和1,3,5-三羟基-2-羧乙基蒽醌也属于大黄素型。

② 茜草素型　羟基分布在一侧的苯环上，化合物颜色较深，多为橙黄色至橙红色。例如中药茜草（*Rubia cordifolia*）中所含的茜草素等化合物即属此型。茜草中除含有游离蒽醌苷元外，还含有木糖和葡萄糖的蒽醌苷类化合物，已分离得到的有单糖苷和双糖苷。

茜草素	$R_1=H$	$R_2=H$
羟基茜草素	$R_1=H$	$R_2=OH$
伪羟基茜草素	$R_1=COOH$	$R_2=OH$

(2) 蒽酚（或蒽酮）衍生物

蒽醌在酸性条件下被还原，生成蒽酚及其互变异构体蒽酮。

蒽酚（或蒽酮）的羟基衍生物一般存在于新鲜植物中，该类成分可以慢慢被氧化成蒽醌类成分。如在新鲜大黄中含有的蒽酚类成分，经过贮存两年以上就再也检查不出这些蒽酚类成分了。蒽酚类衍生物也以游离苷元和结合成苷两种形式存在。*meso*-位上的羟基与糖结合的苷，其性质比较稳定，只有经过水解除去糖以后才易被氧化。羟基蒽酚类对霉菌有较强的杀灭作用，是治疗皮肤病有效的外用药，如柯桠素（chrysarobin）治疗疥癣等症，效果较好。

柯桠素

(3) 二蒽酮类衍生物

二蒽酮类成分可以看成是两分子的蒽酮相互结合而成的化合物。例如大黄及番泻叶中致泻的主要有效成分番泻苷 A、B、C、D 等皆为二蒽酮衍生物。

番泻苷 A（sennoside A）为黄色片状结晶，被酸水解后生成两分子葡萄糖和一分子番泻苷元 A（sennidin A）。番泻苷元 A 是两分子的大黄酸蒽酮通过 $C_{10}-C_{10'}$ 相互结合而成的二蒽酮类衍生物，其 $C_{10}-C_{10'}$ 为反式连接。番泻苷 B（sennoside B）水解后生成番泻苷元 B（sennidin B），其 $C_{10}-C_{10'}$ 为顺式连接，是番泻苷元 A 的异构体。番泻苷 C（sennoside C）是一分子大黄酸蒽酮与一分子芦荟大黄素蒽酮通过 $C_{10}-C_{10'}$ 反式连接而形成的二蒽酮二葡萄糖苷。番泻苷 D（sennoside D）为番泻苷 C 的异构体，其 $C_{10}-C_{10'}$ 为顺式连接。

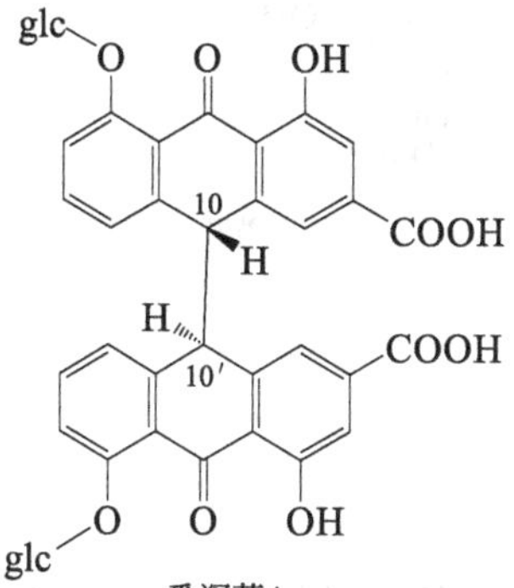

番泻苷A

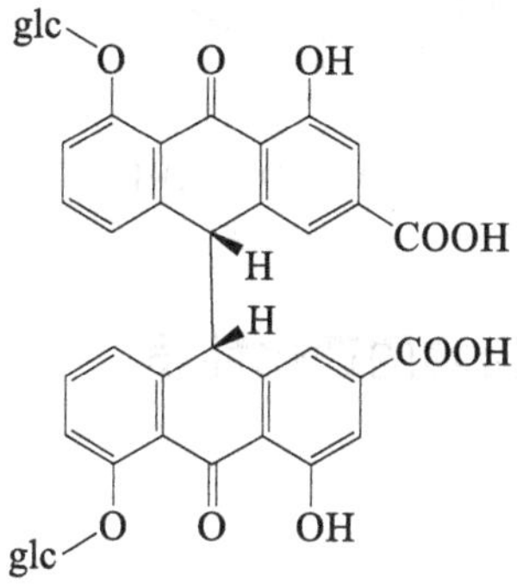

番泻苷B

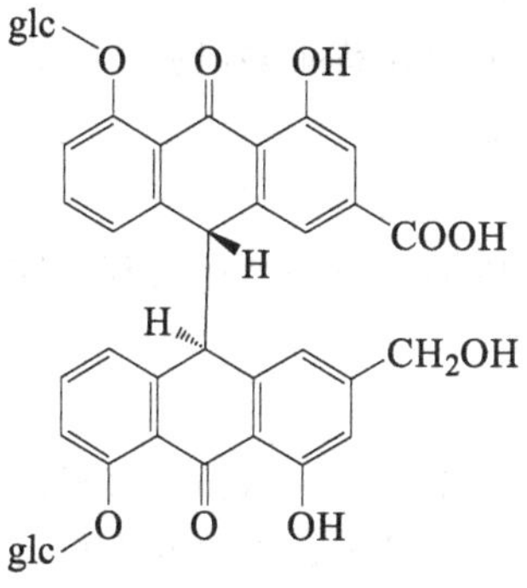

番泻苷C

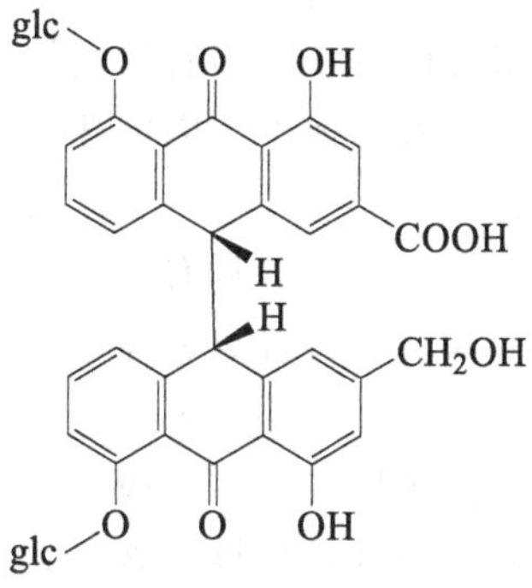

番泻苷D

二蒽酮类化合物的 $C_{10}-C_{10'}$ 键与通常 C—C 键不同，易于断裂，生成稳定的蒽酮类化合物。如大黄及番泻叶中含有的番泻苷 A 的致泻作用是因其在肠内变为大黄酸蒽酮所致。

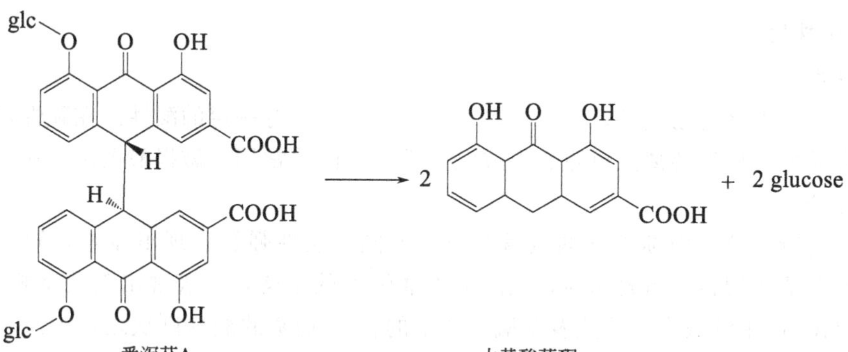

番泻苷A　　　　　　　　　大黄酸蒽酮

二蒽酮衍生物除 $C_{10}-C_{10'}$ 的结合方式外，尚有其他形式。如金丝桃素（hypericin）为萘骈二蒽酮衍生物，存在于金丝桃属某些植物中，具有抑制中枢神经及抗病毒的作用。

以上三种主要的蒽醌类衍生物在植物体内除以游离苷元和与糖结合成氧苷两种形式存在外，还能结合成碳苷类，即糖作为侧链，其端基碳与蒽环上的碳直接通过 C—C 键相连。例如芦荟致泻的主要有效成分芦荟苷（barbaloin）就属碳苷类化合物。

金丝桃素 芦荟苷

二、醌类化合物的理化性质

1. 物理性质

(1) 性状

醌类化合物如果母核上没有酚羟基取代，基本上无色。但随着酚羟基等助色团的引入则表现有一定颜色。取代的助色团越多，颜色也就越深，有黄、橙、棕红色以至紫红色等。天然存在的醌类成分因分子中多有取代故为有色晶体。苯醌和萘醌多以游离态存在，而蒽醌一般结合成苷存在于植物体中，因极性较大难以得到结晶。

(2) 升华性

游离的醌类化合物一般具有升华性。小分子的苯醌类及萘醌类还具有挥发性，能随水蒸气蒸馏，可据此对其进行分离和纯化工作。

(3) 溶解度

游离醌类苷元极性较小，一般溶于乙醇、丙酮、乙醚、苯、氯仿等有机溶剂，基本上不溶于水。与糖结合成苷后极性显著增大，易溶于甲醇、乙醇中，在热水中也可溶解，但在冷水中溶解度大大降低，几乎不溶于苯、乙醚、氯仿等极性较小的有机溶剂中。

有些醌类成分含有易被氧化的基团，对光不稳定，提取、分离以及储存时应注意避光。如丹参酮 II$_A$ 在光照条件下不稳定，容易发生降解反应。

2. 化学性质

(1) 酸性

醌类化合物多具有酚羟基，还有一些带有羧基，故具有一定的酸性。在碱性水溶液中成盐溶解，加酸酸化后被游离又可重新形成沉淀析出。因此常用"碱提酸沉法"从天然药物中提取醌类化合物。

醌类化合物因分子中酚羟基的数目及位置不同，酸性强弱表现出显著差异。例如 2-羟基苯醌或在萘醌的醌核上有羟基时，实际上为插烯酸的结构，故表现出与羧基相似的酸性，可溶于 NaHCO$_3$ 水溶液中。萘醌及蒽醌苯环上的 β-位羟基的酸性则次之，可溶于碱性稍强的 Na$_2$CO$_3$ 水溶液中，而 α-位上的羟基因与 C＝O 基形成氢键缔合，表现出更弱的酸性，只有用 NaOH 水溶液才能溶解。

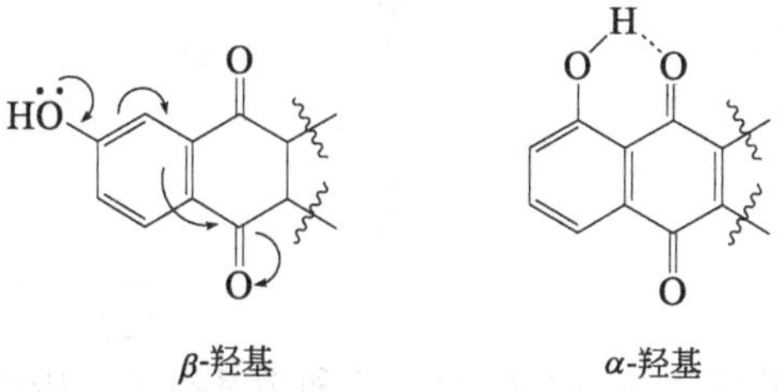

β-羟基　　　　　　　α-羟基

根据醌类酸性强弱的差别，可用碱梯度萃取法进行这类化合物的分离工作。以游离蒽醌类衍生物为例，酸性强弱按下列顺序排列：含—COOH＞含 2 个以上 β-OH＞含一个 β-OH＞含二个 α-OH＞含一个 α-OH。故可从有机溶剂中依次用 5％ $NaHCO_3$、5％ Na_2CO_3、1％ NaOH 及 5％ NaOH 水溶液进行梯度萃取，以达到分离的目的。

(2) 颜色反应

醌类的颜色反应主要取决于其氧化还原性质以及分子中的酚羟基性质。

① Feigl 反应　醌类衍生物在碱性条件下经加热能迅速与醛类及邻二硝基苯反应，生成紫色化合物。其反应机理如下：

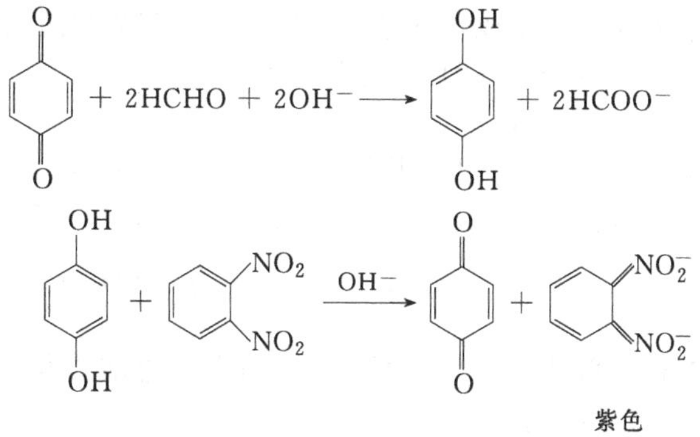

实际上，醌类在反应前后无变化，只是起到传递电子的媒介作用，醌类成分含量越高，反应速度也就越快。实验时可取醌类化合物的水或苯溶液 1 滴，加入 25％ Na_2CO_3 水溶液、4％ HCHO 及 5％邻二硝基苯的苯溶液各 1 滴，混合后置于水浴上加热，在 1～4min 内产生明显的紫色。

② 无色亚甲蓝显色试验　无色亚甲蓝（leucomethylene blue）溶液用于 TLC 中作为喷雾剂，是检出苯醌类及萘醌类的专用显色剂。试样在白色背景上作为蓝色斑点出现，可借此与蒽醌类化合物相区别。

无色亚甲蓝溶液可按下法配制：取 100mg 亚甲蓝溶于 100mL 乙醇中，加入 1mL 冰醋酸及 1g 锌粉，缓缓振摇直至蓝色消失，即可备用。试样最低检出限约为 $1\mu g/mL$。

③ 碱性条件下的呈色反应　羟基醌类在碱性溶液中易发生颜色改变，会使颜色加深，多呈橙、红、紫红色及蓝色。羟基蒽醌类化合物遇碱显红～紫红色的反应称为 Bornträger's 反应,其机理如下：

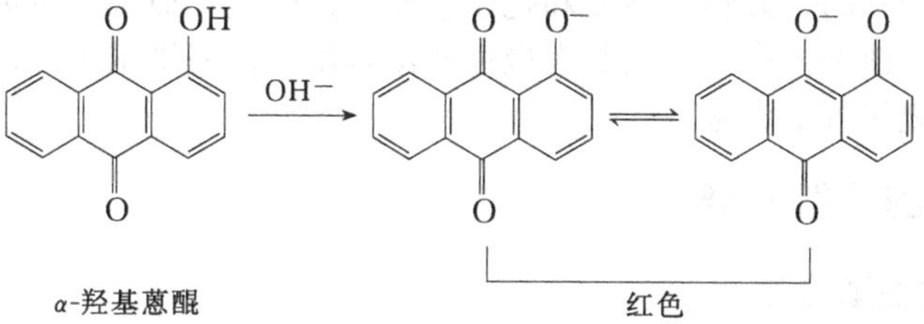

α-羟基蒽醌　　　　　　　　　　红色

β-羟基蒽醌   红色

显然，该显色反应与形成共轭体系的酚羟基和羰基有关。因此羟基蒽醌以及具有游离酚羟基的蒽醌苷均可呈色，但蒽酚、蒽酮、二蒽酮类化合物则需氧化形成羟基蒽醌类化合物后才能呈色。

用本反应检查天然药物中是否含有蒽醌类成分时，可取中草药粉末约 0.1g，加 10％硫酸水溶液 5mL，置于水浴上加热 2~10min，冷却后加 2mL 乙醚振摇，静置后分取醚层溶液，加入 1mL 5％氢氧化钠水溶液，振摇。如有羟基蒽醌存在，醚层则由黄色褪为无色，而水层显红色。

④ 与活性次甲基试剂的反应（Kesting-Craven 法） 苯醌及萘醌类化合物当其醌环上有未被取代的位置时，可在氨碱性条件下与一些含有活性次甲基试剂（如乙酰乙酸酯、丙二酸酯、丙二腈等）的醇溶液反应，生成蓝绿色或蓝紫色。以萘醌与丙二酸酯的反应为例，反应时先生成产物（1），再进一步变为（2）而显色。

(1)   (2)

萘醌的苯环上如有羟基取代，此反应即会受到抑制。蒽醌类化合物因醌环两侧有苯环，不能发生该反应，故可加以区别。

⑤ 与金属离子的反应 在蒽醌类化合物中，如果有 α-酚羟基或邻位二酚羟基结构时，则可与 Pb^{2+}、Mg^{2+} 等金属离子形成络合物。

当蒽醌化合物具有不同的结构时，与醋酸镁形成的络合物也具有不同的颜色，可用于鉴别。如果母核上有 1 个 α-OH 或 1 个 β-OH，或二个羟基不在同环时，显橙黄~橙色；如已有一个 α-OH，并另有一个羟基在邻位时，显蓝~蓝紫色，若在间位时显橙红~红色，在对位时则显紫红~紫色。据此可帮助决定羟基的取代位置。实验时可将羟基蒽醌衍生物的醇溶液滴在滤纸上，干燥后喷以 0.5％醋酸镁甲醇溶液，于 90℃加热 5min 即可显色。

第二节 醌类化合物的提取分离与结构鉴定

醌类化合物结构不同，其物理性质和化学性质相差较大，而且以游离苷元及其与糖结合成苷两种形式存在于植物体中，特别是在极性及溶解度方面差别很大，没有通用的提取分离方法，但以下经验规律可供参考。

一、醌类化合物的提取分离

1. 游离醌类的提取方法

(1) 有机溶剂提取法

一般游离醌类的极性较小，故苷元可用极性较小的有机溶剂提取。将药材用氯仿、苯等有机溶剂进行提取，提取液再进行浓缩，有时在浓缩过程中即可析出结晶。

（2）碱提取-酸沉淀法

该方法用于提取带游离酚羟基的醌类化合物。酚羟基与碱成盐而溶于碱水溶液中，酸化后酚羟基被游离而沉淀析出。

（3）水蒸气蒸馏法

该方法适用于分子量小的苯醌及萘醌类化合物。

（4）其他方法

近年来超临界流体萃取法和超声波提取法在醌类成分提取中也有应用，既提高了提出率，又可避免醌类成分的分解。

2. 游离羟基蒽醌的分离

由于蒽醌是醌类化合物中最主要的结构类型，故利用羟基蒽醌中酚羟基位置和数目的不同，对分子的酸性强弱影响不同而进行分离是羟基蒽醌类化合物的一个重要分离方法。pH梯度萃取法的分离原理前已叙及，图 8-1 可作为这类化合物较通用的分离方法。

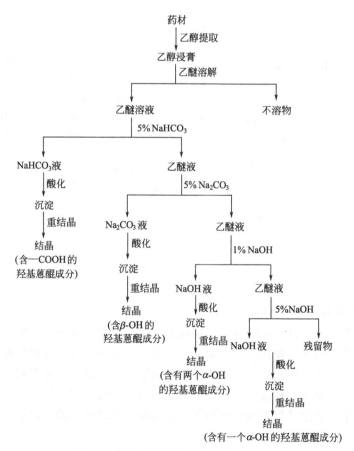

图 8-1 羟基蒽醌类化合物的分离流程图

当然，色谱方法是系统分离羟基蒽醌类化合物的最有效手段，当药材中含有一系列结构相近的蒽醌衍生物时，必须经过色谱方法才能得到彻底分离。而且也不可能通过一次色谱分离就获得完全成功，往往需要反复多次色谱才能收到较好效果。

游离羟基蒽醌衍生物采用色谱法分离时常用的吸附剂主要是硅胶，一般不用氧化铝，尤其不用碱性氧化铝，以避免与酸性的蒽醌类成分发生化学吸附而难以洗脱。另外，游离羟基蒽醌衍生物含有酚羟基，故聚酰胺有时也可作为色谱吸附剂使用。

采用硅胶色谱法从日本决明子（*Cassia obtusifolia*）中分离得 12 种羟基蒽醌衍生物及类似物是一个典型的例子。具体方法如下：5kg 粉碎的种子用 70％甲醇提取 2 次，滤过后滤液减压浓缩至糖浆状，用苯进行提取，苯提取液减压浓缩，进行硅胶柱色谱，苯-乙酸乙酯（19：1）洗脱，分离得到大黄酚（chrysophanol，1），大黄素甲醚（physcion，2），inotoralactone（3），rubrofusarin（4），钝叶素（obtusifolin，5），钝叶决明素（obtusin，6）及两个化合物（7 和 8）的混合物。然后用苯-乙酸乙酯（4：1）洗脱，分离得到甲基钝叶决明素（chryso-obtusin，9）、橙钝叶决明素（aurantio-obtusin，10）与化合物（11）的混合物，还有 questin（12）与苯甲酸的混合物。7 和 8 的混合物再进行聚酰胺柱色谱分离，洗脱剂为 80％甲醇，10 和 11 的混合物也进行聚酰胺柱色谱分离，洗脱剂为 70％甲醇，可得到 7、8、10 和 11 四种单体化合物。而 12 和苯甲酸的混合物可通过重结晶加以分离。

No.	R₁	R₂	R₃	R₄	R₅

No.	R_1	R_2	R_3	R_4	R_5
1	OH	H	H	H	OH
2	OH	H	OCH₃	H	OH
5	OH	H	H	OH	OCH₃
6	OH	OCH₃	OCH₃	OH	OCH₃
7	OCH₃	OCH₃	OCH₃	OH	OH
8	OH	OCH₃	OCH₃	OH	OH
9	OCH₃	OCH₃	OCH₃	OH	OCH₃
10	OH	OCH₃	OH	OH	OCH₃
11	OH	OCH₃	OH	H	OH
12	OCH₃	H	OH	H	OH

3. 蒽醌苷类与蒽醌衍生物苷元的分离

蒽醌苷类与蒽醌衍生物苷元的极性差别较大，故在有机溶剂中的溶解度不同。如苷类在氯仿中不溶，而苷元则溶于氯仿，可据此进行分离。但应当注意一般羟基蒽醌类衍生物及其相应的苷类在植物体内多通过酚羟基或羧基结合成镁、钾、钠、钙盐形式存在，为充分提取出蒽醌类衍生物，必须预先加酸酸化使之全部游离后再进行提取。同理，在用氯仿等极性较小的有机溶剂从水溶液中萃取蒽醌衍生物苷元时也必须使之处于游离状态，才能达到分离苷和苷元的目的。

4. 蒽醌苷类的分离

蒽醌苷类因其分子中含有糖，故极性较大，水溶性较强，分离和纯化都比较困难，一般都主要应用色谱方法。但在色谱之前，往往采用溶剂法处理粗提物，除去大部分杂质，制得较纯的总苷后再进行色谱分离。

（1）溶剂法

用正丁醇等极性较大的溶剂，将蒽醌苷类从水溶液中提取出来，再用色谱法作进一步分离。

（2）色谱法

色谱法是分离蒽醌苷类化合物最有效的方法。过去主要应用的是硅胶柱色谱。但近年来葡聚糖凝胶柱色谱和反相硅胶柱色谱得到普遍应用，使极性较大的蒽醌苷类化合物得到有效分离。植物中存在的蒽醌苷类衍生物，只要结合使用葡聚糖凝胶 LH-20、正相硅胶柱色谱和反相硅胶柱色谱，一般都能获得满意的分离效果。此外，高效液相色谱和制备型中、低压液相色谱仪也已广泛地应用于蒽醌苷类的分离。

应用葡聚糖凝胶柱色谱分离蒽醌苷类成分主要依据分子大小的不同，大黄蒽醌苷类的分离即是一例：将大黄的 70% 甲醇提取液加到凝胶柱上，并用 70% 甲醇洗脱，分段收集，依次先后得到二蒽酮苷（番泻苷 B、A、D、C），蒽醌二葡萄糖苷（大黄酸、芦荟大黄素、大黄酚的二葡萄糖苷），蒽醌单糖苷（芦荟大黄素、大黄素、大黄素甲醚及大黄酚的葡萄糖苷），游离苷元（大黄酸、大黄酚、大黄素甲醚、芦荟大黄素及大黄素）。显然，上述化合物是以分子量由大到小的顺序流出色谱柱的。

从茜草（*Rubia cordifolia*）中分离蒽醌苷类成分结合应用了正相硅胶柱色谱和反相硅胶柱色谱。将茜草根的醇提物的正丁醇萃取物进行硅胶柱色谱，氯仿-甲醇梯度洗脱，不纯的流分再进一步经反相硅胶 RP-8 柱分离，最后经重结晶和制备硅胶薄层色谱纯化，得到三种蒽醌衍生物的双糖苷单体化合物。

二、醌类化合物的结构鉴定

1. 醌类的紫外光谱

（1）苯醌和萘醌类的紫外光谱特征

醌类化合物由于存在较长的共轭体系在紫外区域均出现较强的紫外吸收。苯醌类的主要吸收峰有三个：①～240nm，强峰；②～285nm，中强峰；③～400nm，弱峰。萘醌主要有四个吸收峰，其峰位与结构的关系大致如图 8-2 所示。

当分子中增加—OH、—OMe 等助色团时，可引起分子中相应的吸收峰红移。例如 1,4-萘醌，当醌环上引入 $+I$ 或 $+M$ 取代基时，只影响 257nm 峰红移，而不影响苯环引起的三个吸收带。但当苯环上引入上述取代基时，如 α-OH 时，将使 335nm 的吸收峰红移至 427nm。

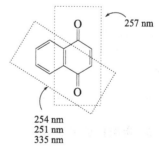

图 8-2 萘醌的主要紫外吸收峰

（2）蒽醌类的紫外光谱特征

蒽醌母核有四个吸收峰，分别由苯样结构（a）及醌样结构（b）引起，如下所示：

252 nm
325 nm

272 nm
405 nm

(a) 苯样结构　　(b) 醌样结构

羟基蒽醌衍生物的紫外吸收基本与上述蒽醌母核相似。此外，多数在230nm附近还有一强峰，故羟基蒽醌类化合物有五个主要吸收带：

第I峰：230nm左右

第II峰：240～260nm（由苯样结构引起）

第III峰：262～295nm（由醌样结构引起）

第IV峰：305～389nm（由苯样结构引起）

第V峰：>400nm（由醌样结构中的C=O引起）

以上各吸收带的具体峰位与吸收强度均与蒽醌母核上取代基的性质、数目及取代位置有关。其中，峰带I的最大吸收波长（λ_{max}）与羟基数目及取代位置大致有如下关系（表8-1）。

表 8-1 羟基蒽醌类紫外吸收光谱（第I峰）

OH 数	OH 位置	λ_{max}/nm
1	1-；2-	222.5
2	1,2-；1,4-；1,5-	225
3	1,2,8-；1,4,8-；1,2,6-；1,2,7-	230±2.5
4	1,4,5,8-；1,2,5,8-	236

峰带III（262～295nm）受β-酚羟基的影响，β-酚羟基的存在可使该带红移，且吸收强度增加。

峰带V主要受α-羟基影响，α-羟基数目越多，峰带红移值也越大，如表8-2所示。

表 8-2 羟基蒽醌类峰带V的吸收

α-OH 数		$\lambda_{max}(\log\varepsilon)/nm$
无		356～362.5(3.30～3.88)
1		400～420
2	1,5-二羟基	418～440
	1,8-二羟基	430～450
	1,4-二羟基	470～500（靠500nm处有一肩峰）
3		485～530（2至多个吸收）
4		540～560（多个重峰）

2. 醌类的红外光谱

醌类化合物的红外光谱的主要特征是羰基吸收峰以及双键和苯环的吸收峰。羟基蒽醌类化合物在红外区域有 $\nu_{C=O}$（1675～1653cm^{-1}）、ν_{OH}（3600～3130cm^{-1}）及 $\nu_{芳环}$（1600～1480cm^{-1}）的吸收。其中 $\nu_{C=O}$ 吸收峰位与分子中α-酚羟基的数目及位置有较强的规律性，对推测结构中α-酚羟基的取代情况有重要的参考价值。

当9,10-蒽醌母核上无取代基时，因两个C=O的化学环境相同，只出现一个C=O吸收峰，在石蜡糊中测定的峰位为1675cm^{-1}。当芳环引入一个α-羟基时，因与一个C=O缔合，使其吸收显著降低，另一个未缔合C=O的吸收则变化较小。当芳环引入的α-羟基数目增多及位置不同时，两个C=O的缔合情况发生变化，其吸收峰位也会随之改变。α-羟基的数目及位置对 $\nu_{C=O}$ 吸收的影响如表8-3所示。

表 8-3　蒽醌类 $\nu_{C=O}$ 与 α-OH 数目及位置的关系

α-OH 数	$\nu_{C=O}/cm^{-1}$
None	1678~1653
1	1675~1647;1637~1621
2(1,4-and 1,5-)	1645~1608
2(1,8-)	1678~1661;1626~1616
3	1616~1592
4	1592~1572

3. 醌类的 ^{1}H-NMR 谱

（1）醌环上的质子

在醌类化合物中，只有苯醌及萘醌在醌环上有质子，在无取代时化学位移 δ 值分别为 6.72（s）（p-苯醌）及 6.95（s）（1,4-萘醌）。

醌环质子因取代基而引起的位移基本与顺式乙烯中的情况相似。无论 p-苯醌或 1,4-萘醌，当醌环上有一个供电取代基时，将使醌环上其他质子移向高场。

（2）芳环质子

在醌类化合物中，具有芳氢的只有萘醌（最多 4 个）及蒽醌（最多 8 个），可分为 α-H 及 β-H 两类。其中 α-H 因处于 C=O 的负屏蔽区，受影响较大，共振信号出现在低场，化学位移值较大；β-H 受 C=O 的影响较小，共振信号出现在较高场，化学位移值较小。1,4-萘醌的共振信号分别在 δ 8.06（α-H）及 7.73（β-H），9,10-蒽醌的芳氢信号出现在 δ 8.07（α-H）及 6.67（β-H）。当有取代基时，峰的数目及峰位都会改变。

（3）取代基质子

在醌类化合物中，特别是蒽醌类化合物中常见的各类取代基质子的化学位移 δ 值有如下规律。

① 甲氧基　一般在 δ 3.8~4.2，呈现单峰。

② 芳香甲基　一般在 δ 2.1~2.5，α-甲基可出现在 δ 2.7~2.8，均为单峰。若甲基邻位有芳香质子，则因远距离偶合而出现宽单峰。

③ 羟甲基（—CH$_2$OH）　CH$_2$ 的化学位移一般在 δ 4.4~4.7，呈单峰，但有时因为与羟基质子偶合而出现双峰。羟基吸收一般在 δ 4.0~6.0。

④ 乙氧甲基（—CH$_2$—O—CH$_2$—CH$_3$）　与芳环相连的 CH$_2$ 的化学位移一般在 δ 4.4~5.0，为单峰。乙基中 CH$_2$ 则在 δ 3.6~3.8，为四重峰，CH$_3$ 在 δ 1.3~1.4，为三重峰。

⑤ 酚羟基　α-羟基与羰基能形成氢键，其氢键信号出现在最低场。当分子中只有一个 α-羟基时，其化学位移值大于 δ 12.25。当两个羟基位于同一羰基的 α 位时，分子内氢键减弱，其信号在 δ 11.6~12.1。β-羟基的化学位移在较高场，邻位无取代的 β-羟基在 δ 11.1~11.4，而邻位有取代的 β-羟基，化学位移值小于 δ 10.9。

4. 醌类的 ^{13}C-NMR 谱

^{13}C-NMR 作为一种结构测试的常规技术已广泛用于醌类化合物的结构研究。常见的 ^{13}C-NMR 谱以碳信号的化学位移为主要参数，通过测定大量数据，已经积累了一些较成熟的经验规律。这里主要介绍 9,10-蒽醌类的 ^{13}C-NMR 谱特征。

蒽醌母核及 α 位有一个—OH 或—OMe 时，其 ^{13}C-NMR 化学位移如下所示：

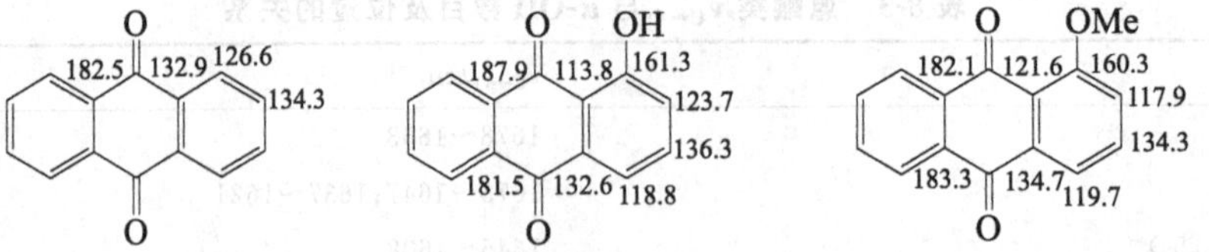

当蒽醌母核每一个苯环上只有一个取代基时，母核各碳信号化学位移值呈现规律性的位移，如表 8-4 所示。

表 8-4 蒽醌 ^{13}C-NMR 的取代基位移值（$\Delta\delta$）

C 的位置	C_1-OH	C_2-OH	C_1-OCH$_3$	C_2-OCH$_3$	C_1-CH$_3$	C_2-CH$_3$	C_1-OCOCH$_3$	C_2-OCOCH$_3$
1	+34.73	−14.37	+33.15	−17.13	+14.0	−0.1	+23.59	−6.53
2	−0.63	+28.76	−16.12	+30.34	+4.1	+10.1	−4.84	+20.55
3	+2.53	−12.84	+0.84	−12.94	−1.0	−1.5	+0.26	−6.92
4	−7.80	+3.18	−7.44	+2.47	−0.6	−0.1	−1.11	+1.82
5	−0.01	−0.07	−0.71	−0.13	+0.5	−0.3	+0.26	+0.46
6	+0.46	+0.02	−0.91	−0.59	−0.3	−1.2	+0.68	−0.32
7	−0.06	−0.49	+0.10	−1.10	+0.2	−0.1	−0.25	−0.48
8	−0.26	−0.07	0.00	−0.13	0.0	−0.1	+0.42	+0.61
9	+5.36	+0.00	−0.68	+0.04	+2.0	−0.7	−0.86	−0.77
10	−1.04	−1.50	+0.26	−1.30	0.0	−0.1	−0.37	−1.13
10a	−0.03	+0.02	−1.07	+0.30	0.0	−0.1	−0.27	−0.25
8a	+0.99	+0.16	+2.21	+0.19	0.0	−0.1	+2.03	+0.50
9a	−17.09	+2.17	−11.96	+2.14	+2.0	−0.2	−7.89	+5.37
4a	−0.33	−7.84	+1.36	−6.24	−2.0	−2.3	+1.63	−1.58

按照表 8-4 取代基位移值进行推算所得的计算值与实验值很接近，误差一般在 0.5 以内。可是当两个取代基在同环时则产生较大偏差，须在上述位移基础上做进一步修正。

当蒽醌母核上仅有一个苯环有取代基，另一苯环无取代基时，无取代基苯环上各碳原子的信号化学位移变化很小，即取代基的跨环影响不大。

5. 醌类的质谱

对所有游离醌类化合物，其 MS 的共同特征是分子离子峰通常为基峰，且出现丢失 1～2 个分子 CO 的碎片离子峰。

蒽醌类衍生物的质谱（MS）特征如下：

游离蒽醌依次脱去 2 分子 CO，得到 m/z 180（M−CO）及 152（M−2CO）以及它们的双电荷离子峰 m/z 90 及 m/z 76。

蒽醌衍生物也经过同样的开裂方式，得到与之相应的碎片离子峰。

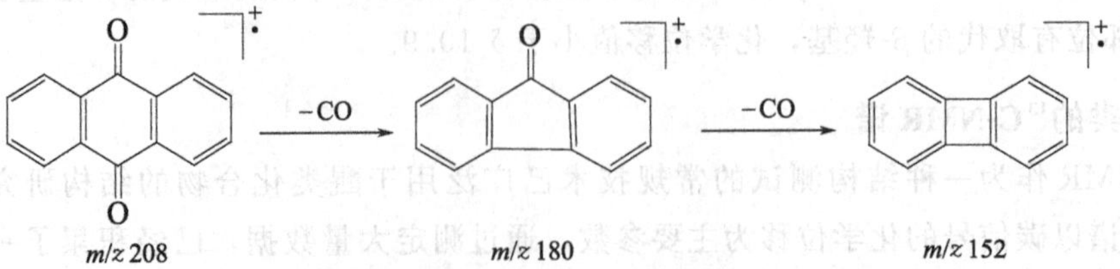

但要注意，蒽醌苷类化合物用常规电子轰击质谱得不到分子离子峰，其基峰一般为苷元离子，需用场解吸质谱（FD-MS）或快原子轰击质谱（FAB-MS）才能出现准分子离子峰，

以获得分子量的信息。

6. 醌类的结构研究实例

以化合物 1,3,6-三羟基-2-甲基蒽醌-3-O-β-D-吡喃木糖（1→2)-β-D-(6′-O-乙酰基）吡喃葡萄糖苷的结构鉴定为例。

从中药茜草（*Rubia cordifolia* L.）根中提取分离得到的该化合物为黄色针晶，mp 284～286℃。Molish 反应呈阳性。FD-MS 出现 m/z 为 629［M＋Na］$^+$的准分子离子峰，说明分子量为 606，结合元素分析确定分子式为 $C_{28}H_{30}O_{15}$。UV λ_{max} nm：215.6，274.0，413.2。IR（KBr）cm^{-1}：3400（OH），1670（非缔合 C＝O），1625（缔合 C＝O），1590，1575（苯环）。以上数据说明该化合物为羟基蒽醌苷类化合物。

^{1}H-NMR δ 8.08（1H，d，$J=8.5$Hz）、7.18（1H，dd，$J=8.5$，2.5Hz）、7.46（1H，d，$J=2.5$Hz）三个芳氢质子组成 ABX 系统，提示一侧环上只有 β 位取代，且为酚羟基。δ 7.37（1H，s）说明另一侧环上为三取代，δ 2.04（3H，s）则说明其中一个取代基为甲基，而另两个取代基为酚羟基。该化合物酸水解后苷元部分经与标准品对照证明为 1,3,6-三羟基-2-甲基蒽醌。

将该化合物的 ^{13}C-NMR 数据与苷元的数据相比较，可知 C-3 位的化学位移向高场区位移 3.0 个化学位移单位，C-2 和 C-4 的化学位移也有改变，表明该化合物为 3 位羟基与糖结合的 1,3,6-三羟基-2-甲基蒽醌苷，将其进行酸水解后检出葡萄糖和木糖，且 ^{1}H-NMR 中 δ 4.45（1H，d，$J=7.0$Hz）和 5.26（1H，d，$J=7.0$Hz）进一步说明葡萄糖和木糖的苷键均为 β-构型。另外，IR 中 1735cm^{-1}，^{13}C-NMR 中 δ 170.3 和 20.4 及 ^{1}H-NMR 中 δ 2.13（3H，s）的信号均表明分子中有乙酰基。将其碳谱中糖部分信号与 β-葡萄糖甲苷相比较，发现其葡萄糖的 C-2 位化学位移值向低场移约 8 ppm，说明木糖连接在葡萄糖的 C-2 位上。葡萄糖 C-6 位化学位移值向低场移约 3 ppm，说明葡萄糖 C-6 位连有乙酰基。综上所述，该化合物结构确定为 1,3,6-三羟基-2-甲基蒽醌-3-O-β-D-吡喃木糖（1→2)-β-D-(6′-O-乙酰基）吡喃葡萄糖苷。

第三节　醌类药物的研究制备实例

一、紫草提取物的制备研究

现行药典收载的以紫草入药的品种为紫草科植物新疆紫草（*Arnebia euchroma*）和内蒙

古紫草（*Arnebia guttata*），药用其根，具有凉血活血、解毒透疹的功效，主治血热毒盛、麻疹不透、湿疹、水火烫伤等。近代临床及药理研究表明紫草具有抗菌、抗炎、抗病毒、抗肿瘤等多种药理活性。紫草素制剂临床应用较广泛，如紫草素注射液主要用于肝胆疾病的辅助治疗。

目前分离得到的紫草素类成分主要有紫草素、乙酰基紫草素、异丁酰基紫草素以及 β，β'-二甲基丙烯酰基紫草素等，见图 8-3。

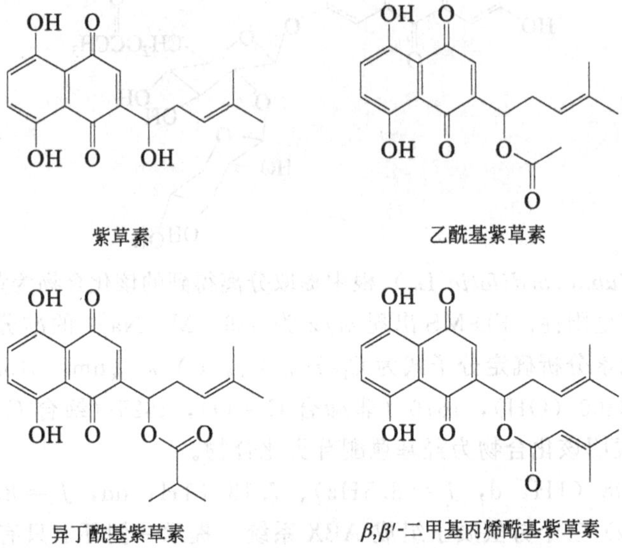

紫草素

乙酰基紫草素

异丁酰基紫草素

β,β'-二甲基丙烯酰基紫草素

图 8-3　紫草中主要含有的紫草素类成分

利用紫草素类化合物可溶于乙醇的性质进行提取，再利用其酸性，通过碱溶酸沉法进行精制纯化。从紫草中提取紫草素类成分的工艺（图 8-4）流程如下：①将紫草根粗粉碎，用 90% 乙醇浸渍，得乙醇浸出液；②浸出液减压浓缩，在浓缩液中加 1/3 的 2% NaOH 溶液，使溶液由紫红色变为蓝色，产生沉淀；③将上述溶液滤过后，在滤液中加浓盐酸至不再产生沉淀，滤去沉淀；④沉淀水洗至中性，60℃ 以下干燥，即得紫草素类提取物。

在进行紫草素类化合物提取时，应注意以下几点。

① 紫草中的有效成分主要在紫草根的皮部，紫草的皮部呈条形片状，常 10 余层重叠，溶剂不易渗透，所以在提取时先将其粉碎成粗粉。但也不能粉碎过细，否则杂质较多，同时极细粉末会对过滤产生影响。

② 三氯甲烷及乙酸乙酯对紫草素的提取收率较高，但安全性较差，故选择 90% 乙醇作为提取溶剂。

③ 加 1/3 量的 2% NaOH 使溶液由紫红色变为蓝色，是以过量碱尽可能使紫草类成分完全溶解。

④ 也有报道采用超声法及微波法对紫草进行提取，具有提取时间短、成本低、产率高等特点，但样品处理量相对较少。

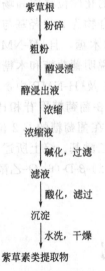

紫草根
↓ 粉碎
粗粉
↓ 醇浸渍
醇浸出液
↓ 浓缩
浓缩液
↓ 碱化，过滤
滤液
↓ 酸化，滤过
沉淀
↓ 水洗，干燥
紫草素类提取物

图 8-4　紫草素类提取物
制备工艺流程图

二、丹参提取物的制备研究

丹参为唇形科（*Labiatae*）植物丹参（*Salvia miltiorrhiza*）的干燥根及根茎，具有活血化瘀、养血安神、调经止血、凉血消痈等功效。近代临床及药理研究表明，丹参可以改善外周循环、提高机体的耐缺氧能力，能够扩张冠状动脉与外周血管，增加冠脉血流量，改善心肌收缩力，其各种制剂被广泛用于心脑血管疾病的治疗，同时丹参还具有抗菌、抗肿瘤、镇静、镇痛和保肝等作用。

丹参的主要化学成分为脂溶性成分和水溶性成分两大类。脂溶性成分为菲醌衍生物，主要有丹参醌Ⅰ、丹参醌ⅡA、丹参醌ⅡB、羟基丹参醌、丹参酸甲酯、隐丹参醌、次甲基丹参醌、二氢丹参醌，以及丹参新醌甲、乙、丙、丁等化合物。丹参醌类化合物的具体结构见表 8-5。

表 8-5 丹参醌类化合物的结构

结构	化合物名称		
	丹参醌ⅡA	$R_1=CH_3$	$R_2=H$
	丹参醌ⅡB	$R_1=CH_2OH$	$R_2=H$
	羟基丹参醌ⅡA	$R_1=CH_3$	$R_2=OH$
	丹参酸甲酯	$R_1=COOCH_3$	$R_2=H$
	丹参新醌甲	$R=CH(CH_3)CH_2OH$	
	丹参新醌乙	$R=CH(CH_3)_2$	
	丹参新醌丙	$R=CH_3$	
	丹参新醌丁		

其中丹参醌ⅡA（tanshinone ⅡA，$C_{19}H_{18}O_3$），橘红色针状结晶，mp 209～210℃。^{1}H-NMR（400MHz，$CDCl_3$）：δ 7.62（1H，d，$J=8.1Hz$，H-6），7.54（1H，d，$J=8.1Hz$，H-7），7.21（1H，q，$J=1.2Hz$，H-15），3.17（2H，t，$J=6.4Hz$，H-1），2.25（3H，d，$J=1.3Hz$，H-17），1.78（2H，m，H-2），1.64（2H，m，H-3），1.30（6H，s，H-18，19）。^{13}C-NMR（100MHz，$CDCl_3$）：δ 183.7（C-11），175.8（C-12），161.8（C-14），150.2（C-5），144.5（C-10），141.3（C-15），133.5（C-6），127.5（C-8），126.5（C-9），121.2（C-13），120.3（C-7），119.9（C-16），37.9（C-3），34.7（C-4），31.8（C-18），31.8（C-19），29.7（C-1），19.1（C-2），8.5（C-17）。

利用丹参醌类化合物可溶于乙醚等有机溶剂的性质进行提取，根据提取物极性不同，采用硅胶柱色谱法以达到分离指标成分丹参醌ⅡA的目的。从丹参根中提取及纯化丹参醌ⅡA

丹参

↓ 乙醚冷浸，碱液萃取

乙醚溶液

↓ 回收溶剂

提取物

↓ 柱色谱分离

丹参醌ⅡA

图 8-5　丹参醌ⅡA 制备
工艺流程图

的工艺（图 8-5）包括如下步骤：①先将丹参根粗粉碎，用乙醚冷浸；②将上述乙醚液用 5％碳酸钠水溶液萃取，保留乙醚溶液；③回收乙醚溶液的溶剂，得乙醚提取物；④将乙醚提取物用硅胶柱色谱进行分离，以石油醚-苯（1：1）进行洗脱，TLC 检识，合并相同洗脱部分，即得丹参醌ⅡA。

丹参醌ⅡA 提取工艺中须注意以下几点。

① 在其制备工艺过程中除可用乙醚冷浸以外，还可以直接用 95％乙醇回流提取，然后回收乙醇，浓缩物用乙醚、三氯甲烷或苯溶解，再用碳酸钠水溶液萃取纯化，进一步用柱色谱分离。

② 为了提高丹参醌ⅡA 的收率，可采用下列方法：加原料 5 倍量的 95％乙醇，浸泡 1h，同时通气强化提取 10min，然后回流 30min，此法既能提高收率又可缩短提取时间。

参考书目

[1] 姚新生. 天然药物化学. 第 2 版. 北京：人民卫生出版社，1994.

[2] 吴寿金，赵泰，秦永琪等. 现代中草药成分化学. 北京：中国医药科技出版社，2002.

参考文献

[1] Thomson R H. Naturally Occuring Quinones, 2nd ed. Academic Press, London, 1971.

[2] 倪慕云，韩力. 中药朱砂根化学成分的研究. 中药通报，1988，13（12）：737～739.

[3] Shibata H, Simizu S. Amorphaquinone, a new isoflavanquinone from *Amorpha fruticosa* L. *Heterocycles*. 1978，10（1）：85～86.

[4] Yao X S, Yutaka E, Hiroshi N, et al. Structure of amebinone, a novel monoterpenylbenzoquinone with inhibitory effect to prostaglandin biosynthesis. *Tetrahedron Lett*，1983，24（31）：3247～3250.

[5] Sylvia, U, Robert J C. 5-epi-Isospongiaquinone, a new sesquiterpene/quinone antibiotic from an australian marine sponge, *Spongia hispida*. *J Nat Prod*，1992，55（11）：1638～1642.

[6] 王雪芬，卢文杰，陈家源等. 翼核果化学成分的研究. 药学学报，1993，28（2）：122～125.

[7] 胡晓，沈联德. 北醌类化合物的研究概况. 国外医药：植物药分册，1991，6（2）：51～55.

[8] 杨保津，黄秀兰，黄勇. 红根草化学成分的研究. 植物学报，1988，30（5）：524～527.

[9] 杨保津，钱名堃，秦国伟. 丹参有效成分的研究. 药学学报，1981，16（11）：837～841.

[10] 房其年，张佩玲，徐宗沛等. 丹参抗菌有效成分的研究. 化学学报，1976，34（3）：197～209.

[11] Khetwal K S, Pathak R P, Vashisht A, et al. Constituents of high altitude himalayan herbs, Part Ⅴ: a new diterpenoid quinone from *Salvia hians*. *J Nat Prod*，1992，55（7）：947～949.

[12] Wu T S, Huang S C, Chen M T, et al. Structure, synthesis and cytotoxicity of sphenone-A, a phenanthrene-1,4-quinone from *Sphenomeris biflora*. *Phytochemistry*，1989，28（4）：1280～1281.

[13] Majumder P L, Sen R C. Bulbophyllanthrone, a phenanthraquinone from *Bulbophyllum odoratissimum*. *Phytochemistry*，1991，30（6）：2092～2094.

[14] 杨燕军，舒惠一，闵知大. 巴戟天和恩施巴戟的蒽醌化合物. 药学学报，1992，27（5）：358～364.

[15] Lee S W, Kuo S C, Chen Z S, et al. Ovel anthraquinones from *Damnacanthus indicus*. *J Nat Prod*，1994，57（9）：1313～1315.

[16] 王素贤，华会明，吴立军等. 茜草中蒽醌类成分的研究. 药学学报，1992，27（10）：743～747.

[17] 宋国强，贺闲国. 十二个蒽醌化合物的质子核磁共振谱研究. 药学学报，1983，18（5）：345～350.

[18] McDonald I A, Simpson T J, Sierakowski A F. ^{13}C-NMR spectral studies of some naturally occurring quinones and related compounds. *Aust J Chem*，1977，30（8）：1727～1734.

[19] 宋国强，吴吉安，贺贤国. 羟基蒽醌衍生物中羟基质子的核磁共振研究. 化学学报，1985，43（2）：145～149.

[20] Kobayashi S, Kamiyama K, Iimori T, et al. Carbon-13 NMR Spectra of Juglone, naphthazarin and their derivatives. *Tetrahedron Lett*，1976，（8）：619.

[21] Berger Y, Castonguay A. The carbon-13 nuclear magnetic resonance spectra of anthraquinone, eight polyhydroxyan-

thraquinones and eight polymethoxyanthraquinones. *Org Magnetic Resonance*，1978，11（8）：375～377.

［22］ 刘光明，丁维功. 近年来分离和鉴定天然蒽醌类的进展. 现代药物与临床，1989，49（3）：98～103.

［23］ Harborne J B. Naturally Occurring Quinones, 2nd ed. Academic Press, London，1971.

［24］ Oshio H，Naruse Y，Tsukui M. Quantinative analysis of the purgative components of Rhubarb and Senna. *Chem Pharm Bull*，1978，26（8）：2458～2464.

［25］ Sasaki K，Yamauchi K，Kuwano S. Metabolic activation of sennoside A in mice. *Planta Med*，1979，37（4）：370.

［26］ Nikaido T，Ohmoto T，Sankawa U，et al. Inhibitors of adenosine 3′,5′-cyclic monophosphate phosphodiesterase in Cassia seed. *Chem Pharm Bull*，1984，32（8）：3075～3078.

［27］ Wang B S，Lumanglas A L，Ruszala-Mallon V M，et al. Induction of alloreactive immunosuppression by 1,4-bis ［(2-aminoethyl) amino]-5,8-dihydroxy-9,10-anthracenedione dihydrochloride (CL 232, 468). *Int J Immunopharmacol*，1984，6（5）：475.

（沈阳药科大学　宋少江）

第九章 黄 酮 类

黄酮类化合物（flavonoids）为一类广泛存在于自然界且具有多种生物活性的天然产物，因其大多呈黄色或淡黄色，且分子中多含有酮基，故称为黄酮。几乎所有绿色植物中均存在黄酮类化合物，其主要分布于高等植物中。

黄酮类化合物的生物活性多种多样，主要药理作用有：①抗心血管疾病作用，如葛根素（puerarin）、银杏叶总黄酮有扩张冠状动脉作用，临床可用于治疗冠心病；②抗氧化作用，黄酮类化合物多具有酚羟基，易氧化成醌类，故有显著的抗氧化作用，如山奈酚（kaempferol）、槲皮素（quercetin）、儿茶素（catechin）等；③抗肿瘤作用，如黄芩苷（baicalin）、大豆异黄酮、儿茶素等；④抗菌抗病毒作用，如黄芩苷、黄芩素（baicalein）、槲皮素、桑色素（morin）等；⑤抗炎和免疫调节作用，如染料木素（金雀异黄素，genistein）、槲皮素等；⑥对呼吸系统的作用，如杜鹃素（farrerol）、川陈皮素（nobiletin）、槲皮素等具有祛痰、镇咳、平喘作用；⑦保肝作用，如水飞蓟宾（silybin）、次水飞蓟素（silymarine）等可治疗急慢性肝炎、肝硬化等疾病；⑧对内分泌系统的作用，如染料木素、大豆素（daidzein）等异黄酮类具有雌激素样作用。

丰富多样的生物活性和相对简单的结构，使黄酮类化合物在近几十年内得到了较为深入的研究与开发。据统计，现已发现的各类黄酮化合物总数过万种，其中数量最多、分布最广的是黄酮醇类化合物，其次是黄酮类化合物。与此同时，结构新颖的不同类型黄酮类化合物仍不断被报道，其中不少化合物还具有很好的生物活性。

第一节　黄酮类化合物的结构类型与理化性质

一、黄酮类化合物的结构与分类

1. 黄酮类化合物的结构

黄酮类化合物主要是指母核为 2-苯基色原酮（2-phenyl chromone）的一类化合物。随着生源研究的发展及数量的增加，现在黄酮类则泛指由两个苯环（A 环和 B 环）通过三个碳原子相互连接而成，即具有 C_6-C_3-C_6 结构的一系列化合物。

色原酮　　　　　　　2-苯基色原酮　　　　　　　C_6-C_3-C_6结构

　　黄酮类化合物的结构分类主要根据中央三碳链的氧化程度、是否构成环以及 B-环连接位置（2-或 3-位）等不同进行分类。天然黄酮类化合物的主要类型如表 9-1 所示。

表 9-1　天然黄酮类化合物的主要结构类型

名称	基本骨架结构	名称	基本骨架结构
黄酮类 （flavones）	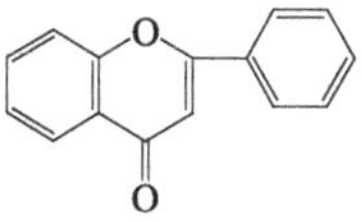	高异黄酮类 （homoisoflavones）	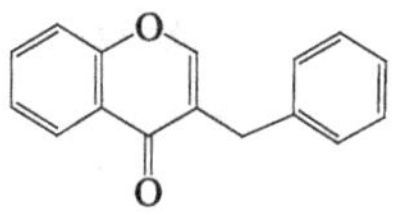
黄酮醇类 （flavonols）	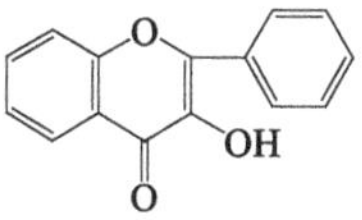	查耳酮类 （chalcones）	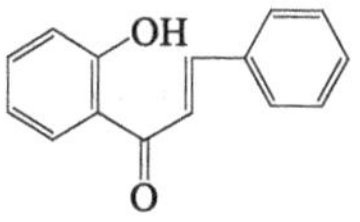
二氢黄酮类 （flavanones）	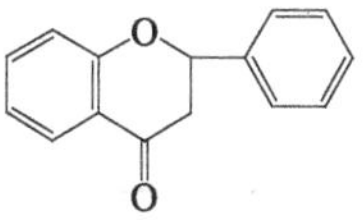	二氢查耳酮类 （dihydrochalcones）	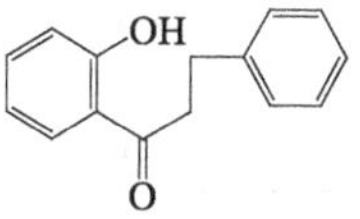
二氢黄酮醇类 （flavanonols）	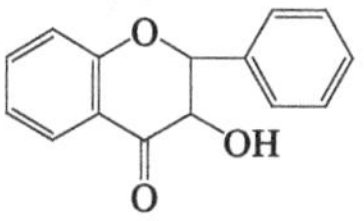	橙酮类 （aurones）	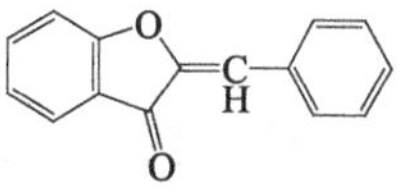
双黄酮类 （biflavones）	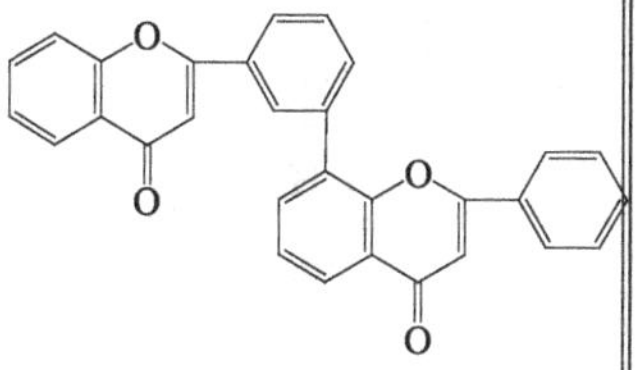	花色素类 （anthocyanidines）	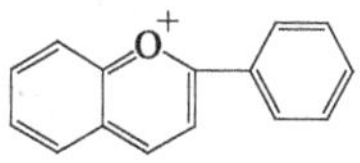
异黄酮类 （isoflavones）	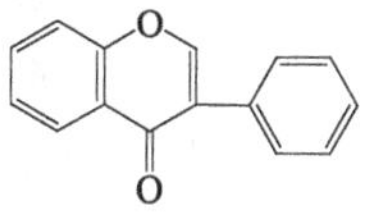	黄烷醇类 （flavanes）	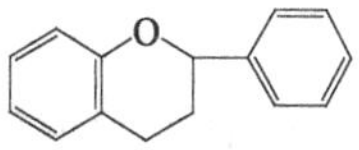
二氢异黄酮类 （isoflavanones）	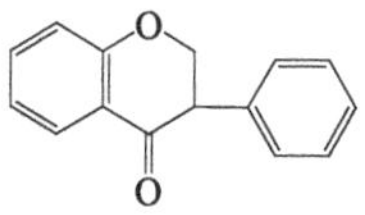	双苯吡酮类 （xanthones）	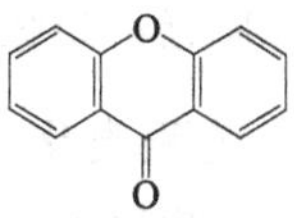

　　天然黄酮类化合物结构中有多种取代基，且多以苷的形式存在。

(1) 取代基

　　天然黄酮类化合物在 A、B 环上常含有一个或多个羟基，出现较多的位置是 A 环的 C-5、C-7，B 环的 C-3′、C-4′和 C-5′。其他取代基有甲基、甲氧基、亚甲二氧基、异戊烯基等。

(2) 糖基

　　组成黄酮苷的糖类主要有以下几类。

　　① 单糖类　D-葡萄糖（D-glc）、D-半乳糖（D-gal）、D-木糖（D-xyl）、L-鼠李糖（L-rha）、L-阿拉伯糖（L-ara）及 D-葡萄糖醛酸（D-glcA）等。

② 双糖类 槐糖、龙胆双糖、芸香糖、新橙皮糖、刺槐双糖等。具体双糖见表 9-2。

表 9-2 黄酮苷中常见的双糖

中文名	英文名	英文缩写
芸香糖	rutinose	α-L-rha-(1→6)-D-glc
新橙皮糖	neohesperidose	α-L-rha-(1→2)-D-glc
明萼草糖	rungiose	α-L-rha-(1→3)-D-glc
刺槐双糖	zobinobiose	α-L-rha-(1→6)-D-gal
毒蚕豆糖	vicianose	α-L-ara-(1→6)-D-glc
香豌豆糖	lathyrose	α-D-xyl-(1→2)-D-gal
山布双糖	sambubiose	β-D-xyl-(1→2)-D-glc
槐糖	sophorose	β-D-glc-(1→2)-D-glc
昆布双糖	laminaribiose	β-D-glc-(1→3)-D-glc
龙胆双糖	gentiobiose	β-D-glc-(1→6)-D-glc
乳糖	lactose	β-D-gal-(1→4)-D-glc
海葱双糖	scillabiose	β-D-glc-(1→4)-L-rha
麦芽糖	maltose	α-L-glc-(1→4)-D-glc

③ 三糖类 龙胆三糖 [glc-(1→6)-glc-(1→2)-fru]、槐三糖 [glc-(1→6)-glc-(1→2)-glc] 等。

④ 酰化糖 2-乙酰葡萄糖、咖啡酰葡萄糖等。

牡荆素

葛根素

黄酮苷元与糖的连接形式主要为 O-糖苷。此外，天然黄酮还发现有 C-糖苷，如牡荆素（vitexin）、葛根素（pueranrin）等。其中后者为中药葛根 [*Pueraria lobata*（Willd.）Ohwi] 中起扩张冠状动脉血管作用的有效成分。

2. 黄酮类化合物的分类

(1) 黄酮类

黄酮类是指具有 2-苯基苯骈 α-吡喃酮（2-苯基色原酮）结构的化合物，数量较多。其特征是 A、B 环上常见多个取代基，如羟基、甲氧基、甲基、异戊烯基等，而 C 环无其他含氧取代基。目前已发现的黄酮类化合物约有 850 多种。本类型化合物在被子植物中广泛分布，其中以芸香科（*Rutaceae*）、菊科（*Compositae*）、玄参科（*Scrophulariaceae*）、唇形科（*Labiatae*）、伞形科（*Umbelliferae*）、爵床科（*Acanthaceae*）、豆科（*Leguminosae*）等植物中分布较多。

黄酮类化合物中以木犀草素（luteolin）和芹菜素（apigenin）最为常见。中药黄芩（*Scutellaria baicalensis* Georgi）中含有较多的黄酮类化合物，其主要成分为黄芩苷（baicalin）、次黄芩素（wogonin）等。黄芩药材在贮存过程中易变绿，是因为黄芩苷水解生成黄芩素（baicalein），黄芩素继而氧化成醌类而呈绿色所致。芫花（*Daphne genkwa* Sieb. et Zucc.）具有止咳祛痰作用，其有效成分为芫花素（genkwanin）、芹菜素及羟基芫花素

（hydrogenkwanin）。

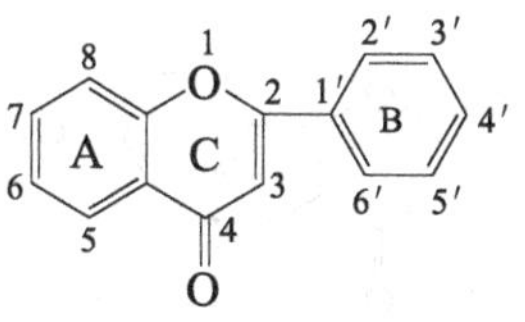

2-苯基色原酮

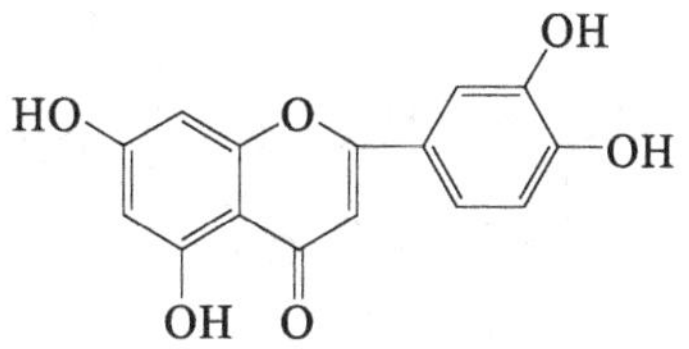

木犀草素

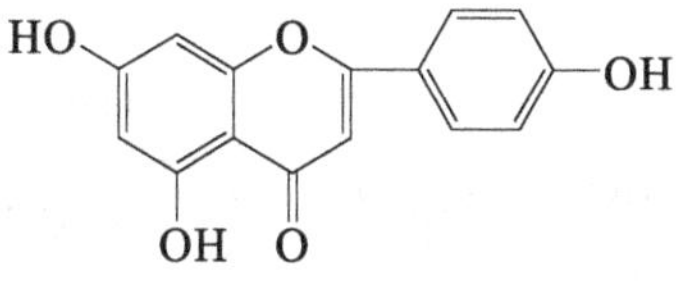

芹菜素

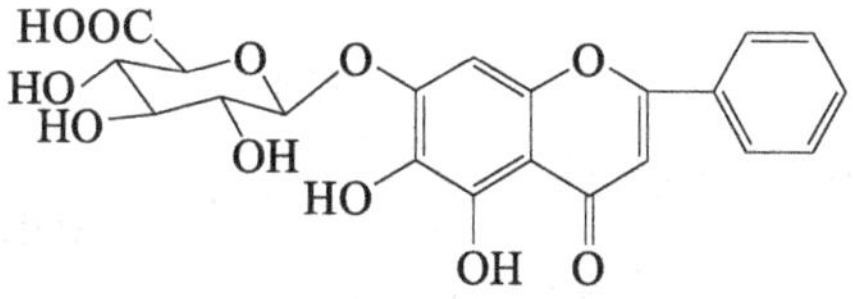

黄芩苷

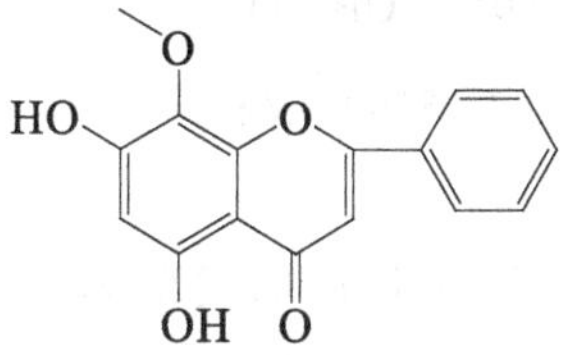

次黄芩素

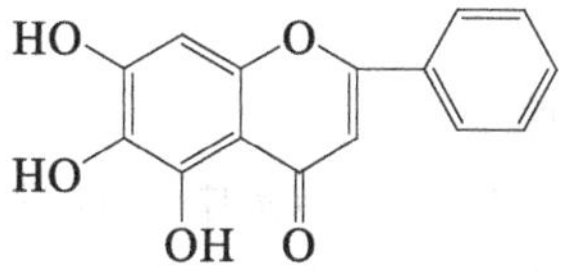

黄芩素

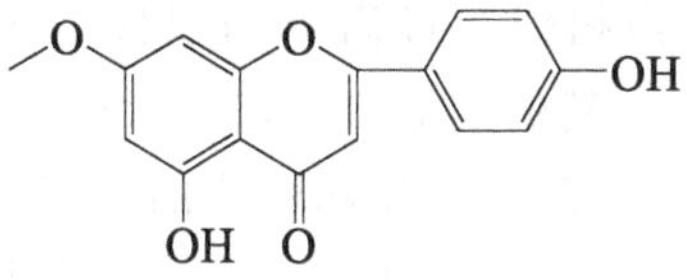

芫花素

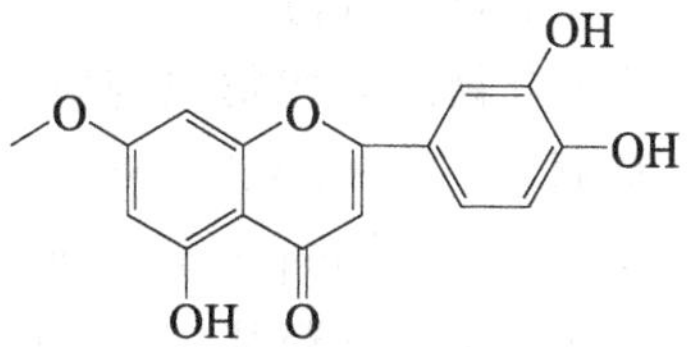

羟基芫花素

（2）黄酮醇类

黄酮醇类是指在黄酮基本母核的 C-3 位连接羟基或其他含氧基团的化合物，是各类黄酮化合物中数量最多、分布最广的一类，已发现有 1700 多种，其中最简单的黄酮醇类化合物为 7-羟基黄酮醇；唯一一个分子中含有氯原子取代的黄酮醇类是 chlorflavanin，具有抗真菌活性；含氧取代最多的黄酮醇是 digicitrin。槲皮素（quercetin）和山柰酚（kaempferol）是最常见的黄酮醇类化合物。

芦丁（rutin）是最常见的黄酮醇苷类化合物，而 6-C-β-D-葡萄糖槲皮素苷（6-C-β-D-glucosylquercetin）则是已发现的为数不多的黄酮醇碳苷之一。

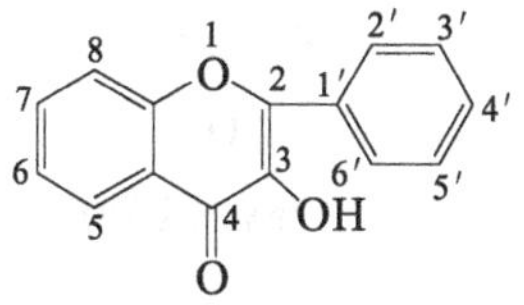

2-苯基-3-羟基色原酮

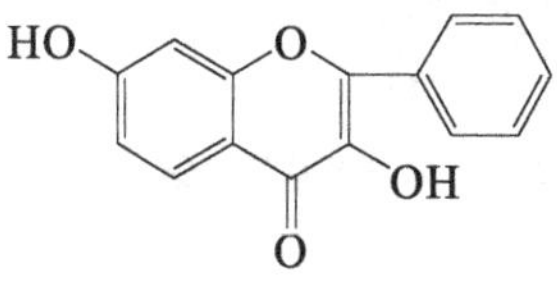

7-羟基黄酮醇

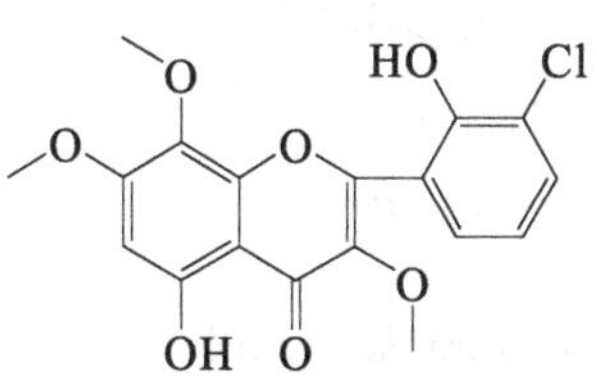

chlorflavanin

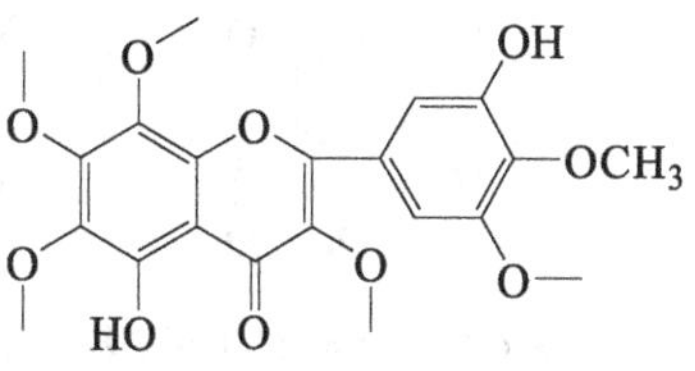

digicitrin

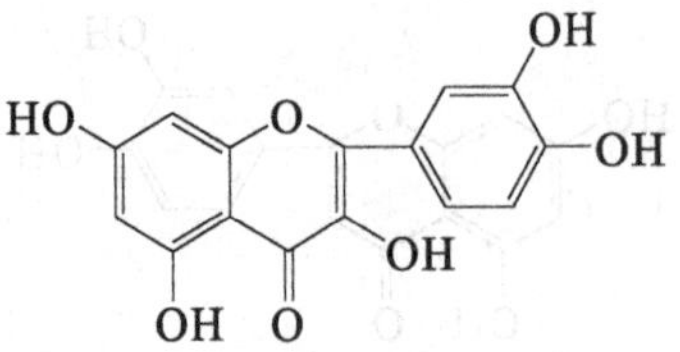

槲皮素

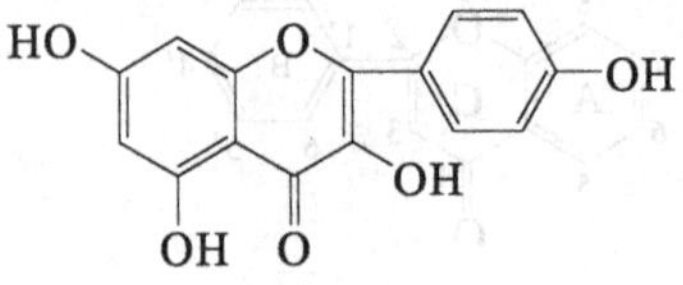

山柰酚

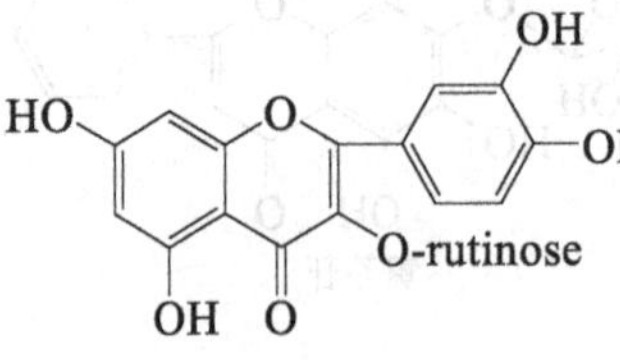

芦丁

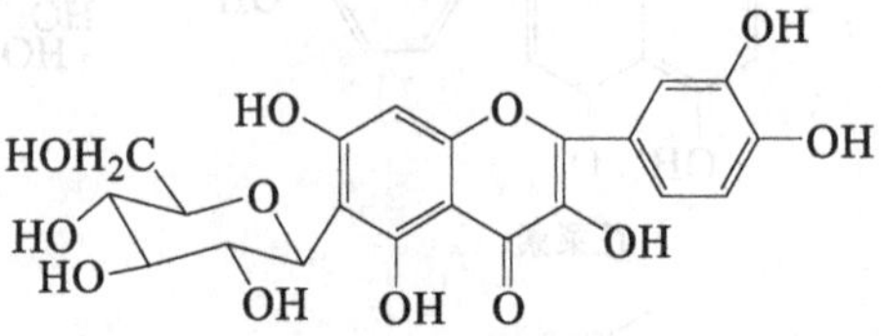

6-*C*-*β*-D-葡萄糖槲皮素苷

(3) 二氢黄酮类

二氢黄酮可看成黄酮结构中 C 环部分 C_2-C_3 双键被氢化还原成单键的一类化合物,已发现约 450 个化合物,主要来源于芸香科、菊科、姜科 (*Zingiberaceae*)、伞形科、杜鹃花科 (*Ericaceae*) 及豆科等植物。

二氢黄酮类化合物的取代情况与黄酮类化合物相似。最简单的取代二氢黄酮化合物是 7-羟基二氢黄酮 (7-hydroxyflavanone),最多取代基的是 $5,6,7,8,3',4',5'$-七甲氧基二氢黄酮 ($5,6,7,8,3',4',5'$-heptamethoxyflavanone)。2-位有羟基取代的二氢黄酮类化合物仅发现了 2 个,如 $2,5,7$-三羟基二氢黄酮 ($2,5,7$-trihydroxyflavanone)。中药甘草 (*Glycyrrhiza uralensis* Fisch.) 所含甘草素 (liquiritigenin) 为二氢黄酮类化合物,具有抑制溃疡的作用。

中药橙皮 (*Citrus aurantium* L.) 中具有维生素 B_3 (Vpp) 样作用的有效成分橙皮苷 (hesperidin) 属于二氢黄酮苷类。

二氢黄酮类化合物的 2-位为骨架结构中唯一的手性碳。天然来源的二氢黄酮中绝大部分为 2*S* 构型。

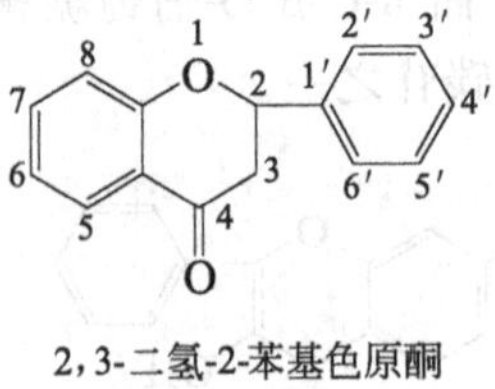

2,3-二氢-2-苯基色原酮

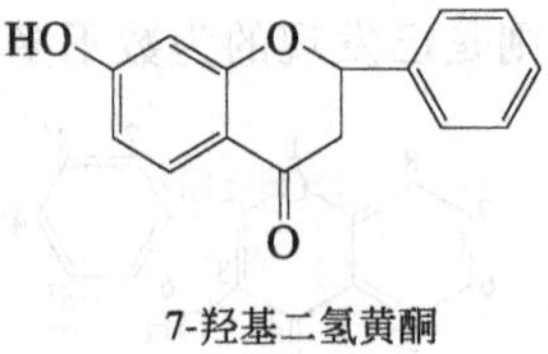

7-羟基二氢黄酮

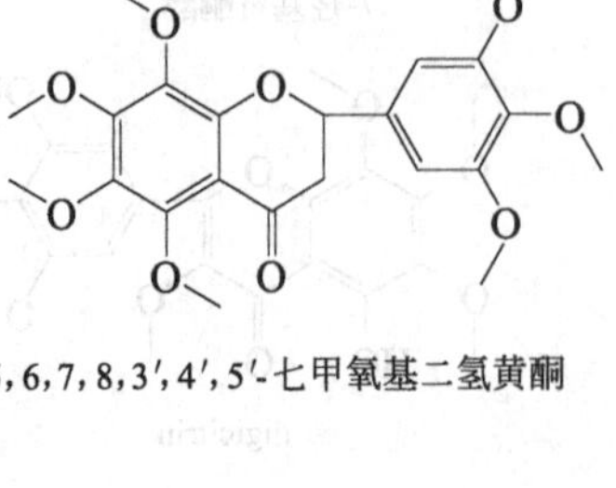

$5,6,7,8,3',4',5'$-七甲氧基二氢黄酮

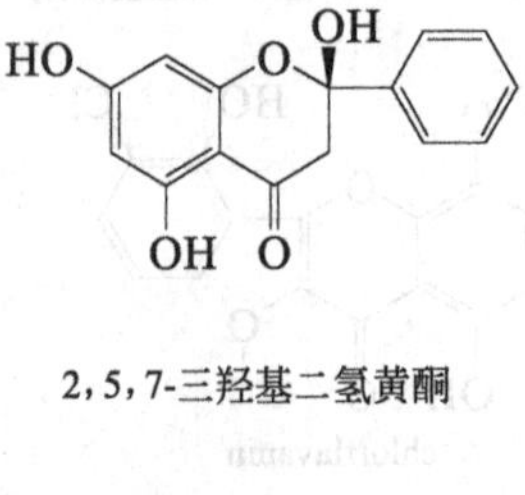

$2,5,7$-三羟基二氢黄酮

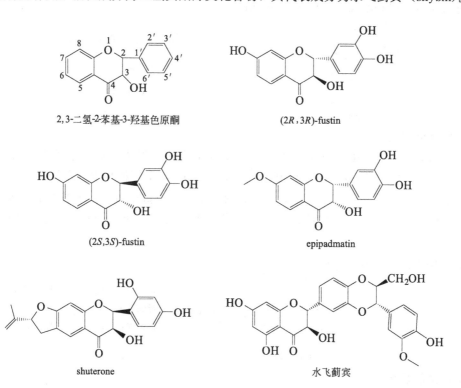

甘草素　　　　　　橙皮苷

（4）二氢黄酮醇

二氢黄酮醇类是黄酮醇的 C_2-C_3 双键被氢化还原成单键的一类化合物，已发现约 218 个化合物，主要来源于豆科、菊科、杨柳科（Salicaceae）、姜科、悬铃木科（Platanaceae）、唇形科、蔷薇科（Rosaceae）及芸香科等植物。

二氢黄酮醇类化合物的骨架中有 2 个手性碳。在已经确定构型的 194 个天然化合物中，175 个化合物的绝对构型为（2R,3R），如（2R，3R）-fustin；7 个化合物的绝对构型为（2S，3S），如（2S，3S）-fustin；9 个化合物的绝对构型为（2R，3S），如 epipadmatin；以及 3 个化合物的绝对构型为 2S，3R，如 shuterone。

植物药水飞蓟（Silybum marianum Gaertn.）原产于欧洲，为民间治疗肝炎的草药，其具有很强的保肝作用，活性成分为二氢黄酮醇类化合物，其代表成分为水飞蓟宾（silybin）。

2,3-二氢-2-苯基-3-羟基色原酮

(2R,3R)-fustin

(2S,3S)-fustin

epipadmatin

shuterone

水飞蓟宾

（5）查耳酮类

查耳酮类化合物的结构特点是三碳链不成环，可看成是由苯甲醛和苯乙酮缩合而成，其母核编号与其他黄酮类不同。已发现的查耳酮类化合物有 360 多种，其 2′-羟基衍生物为二氢黄酮的异构体，二者可以相互转化，即查耳酮在酸的作用下可转为无色的二氢黄酮，碱化后又转为深黄色的 2′-羟基查耳酮。

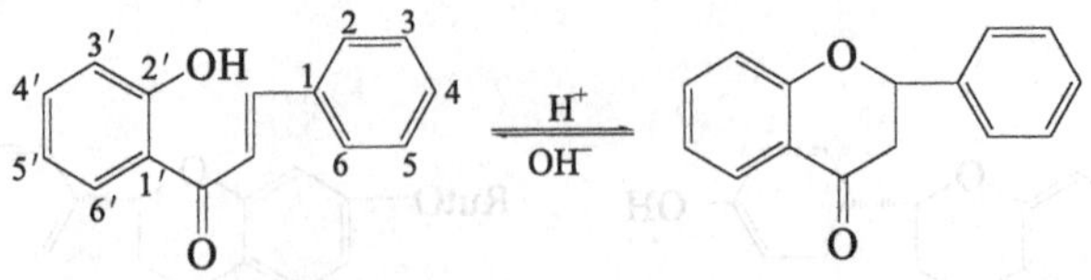

2′-羟基查耳酮 　　　　　　二氢黄酮

红花苷（carthamin）是红花（*Carthamus tinctorius* L.）中的主要成分。红花开花初期，花冠呈淡黄色，此时花中主要含无色的二氢黄酮类成分——新红花苷（neocarthamin）及微量的红花苷（黄色）；开花中期，花冠为深黄色，此时主要含的是红花苷；开花后期，或在采收干燥过程中，花的颜色会变为红色或深红色，这是由于红花苷被氧化成了醌式红花苷（carthamone）所致。

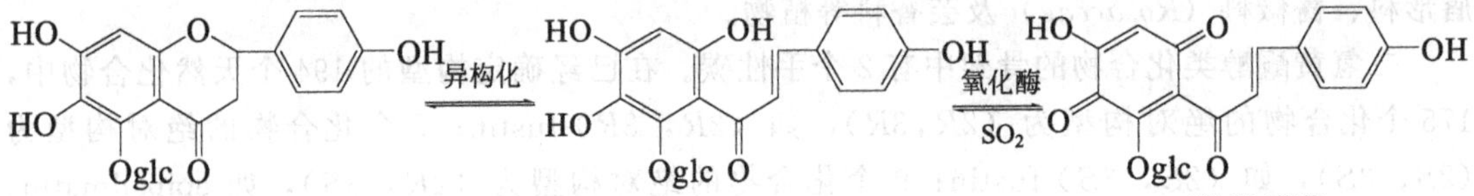

新红花苷 　　　　　　　红花苷 　　　　　　醌式红花苷

(6) 二氢查耳酮类

二氢查耳酮类化合物为查耳酮的 α，β 位双键被氢化还原而成。已发现 160 多种二氢查耳酮类化合物，如 phloretin 和 uvangoletin。

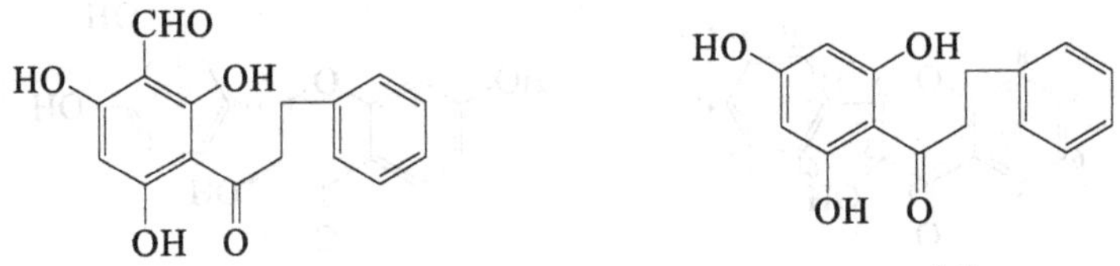

phloretin 　　　　　　　　uvangoletin

(7) 双黄酮类

双黄酮类化合物是由二分子黄酮衍生物聚合生成的二聚体。双黄酮类多分布于裸子植物，以松杉纲（*Coniferopsida*）和银杏纲（*Ginkgopsida*）等植物中分布最普遍。

从银杏（*Ginkgo biloba* L.）叶中分离得到的银杏素（ginkgtin）、异银杏素（isoginkgtin）以及白果素（bilobetin）均为双黄酮类化合物，具有解痉、降压和扩张冠状动脉血管的作用。

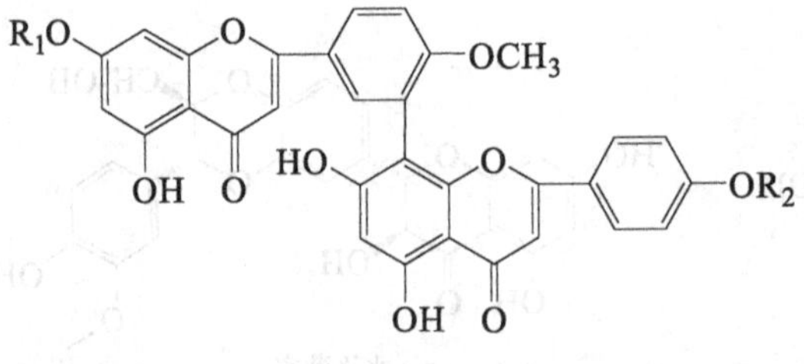

银杏素：	$R_1 = CH_3$	$R_2 = H$
异银杏素：	$R_1 = H$	$R_2 = CH_3$
白果素：	$R_1 = H$	$R_2 = H$

(8) 异黄酮类

异黄酮类是母核具有 3-苯基色原酮结构的一类化合物。已发现约 420 多种异黄酮类化合物。主要分布于被子植物的豆科、鸢尾科（*Iridaceae*）、桑科（*Moraceae*）等植物中。中药葛根［*Pueraria lobata*（Willd.）Ohwi］中所含的大豆素（daidzein）、大豆苷（daidzin）、大豆素-7,4′-β-D-二葡萄糖苷（daidzein-7,4′-β-D-diglucoside）、葛根素（puerarin）、葛根素-7-β-D-木糖苷（puerarin-7-β-D-xyloside）等均为异黄酮类化合物。

大豆素：$R_1=R_2=R_3=H$

大豆苷：$R_1=R_3=H$，$R_2=glc$

大豆素-7,4'-二葡萄糖苷：$R_1=H$，$R_2=R_3=glc$

葛根素：$R_1=glc$，$R_2=R_3=H$

葛根素-7-木糖苷：$R_1=glc$，$R_2=xyl$，$R_3=H$

（9）二氢异黄酮类

二氢异黄酮类化合物是异黄酮的 2，3 位双键被氢化还原的一类化合物，已发现约 420 多种。

中药山豆根（*Euchresta japonica* Hook. f. ex Regel）中所含的紫檀素（pterocarpin）、三叶紫檀素（trifolirhizin）和山槐素（maackiain）属于二氢异黄酮的衍生物，均有抗癌活性，且苷类强于苷元。

鱼藤酮（rotenone）是我国南方广泛栽种的毛鱼藤［*Derris elliptica*（Roxb.）Benth.］植物所含的主要成分，属于二氢异黄酮类，具有较强的杀虫和毒鱼作用。当水中鱼藤酮的浓度为 1∶13 000 000 时，已足以使鱼类昏迷或死亡。其对蚜虫的毒性比烟碱强 10～15 倍，对苍蝇的毒性比除虫菊素（pyrethrins）强 6 倍，而且对人畜无害，可做农业杀虫剂。

紫檀素：　　　R=CH₃
三叶紫檀素：R=glc
三槐素：　　　R=H

鱼藤酮

（10）高异黄酮类

高异黄酮类化合物是黄酮类化合物中比较特殊的一类，其母核结构中比异黄酮多一个碳原子。这类化合物在植物中分布较少，主要分布在百合科植物中，豆科植物中也有少量发现。已发现约 110 个化合物。如中药麦冬［*Ophiopogon japonicus*（L. f.）Ker-Gawl.］中的 2，5，7-三羟基-6-醛基-8-甲基-3-(4'-甲氧基苄基) 色原酮［2,5,7-trihydroxy-6-aldehydro-8-methyl-3-(4'-methoxybenzyl) chromanone］。

高异黄酮

2,5,7-三羟基-6-醛基-8-甲基-3-(4'-甲氧基苄基)色原酮

(11) 橙酮类

橙酮类化合物属于 1,3-二苯基丙烷，但 C 环为五元环。该类化合物的结构编号不同于其他黄酮类化合物。该类成分比较少见，目前仅发现约 55 个。较多分布于玄参科、菊科、苦苣苔科（*Gesneriaceae*）以及单子叶植物莎草科（*Cyperaceae*）中。如波斯菊（*Cosmos bipinnata* Cav.）花中含有的硫黄菊素（sulfuretin）。

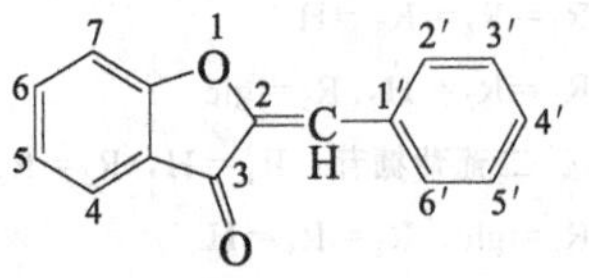

橙酮母核 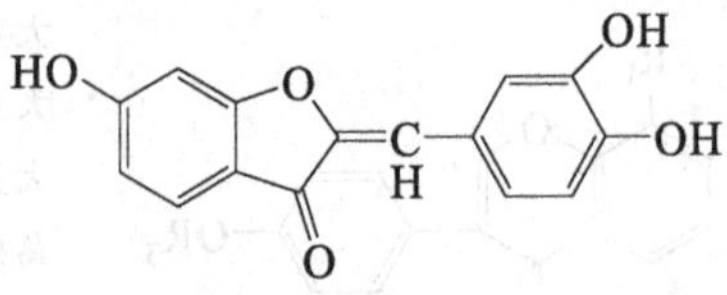　　　　　　　　　硫黄菊素

(12) 花色素类

花色素，又称花青素，属于1,3-二苯基丙烷，C环为六元环，1,2-及3,4-为双键，4-位无羰基，1-位成盐。已发现460多种花色素，其中大多数为苷类。花色素是使植物的茎、叶、花、果等呈现蓝、紫、红等颜色的化学成分，广泛分布于被子植物中。主要以苷元或与糖结合成苷的形式存在。花色素苷易被酸水解。最常见的花色素有矢车菊素（cyanidin）、飞燕草素（delphinidin）、天竺葵素（pelargonin）、锦葵花素（malvidin）等。近年来，由于发现山楂（*Crataegus pinnatifida* Bge.）中的花色素苷对心脏启动阶段有增强作用，花色素苷的药理作用也开始被人们关注。

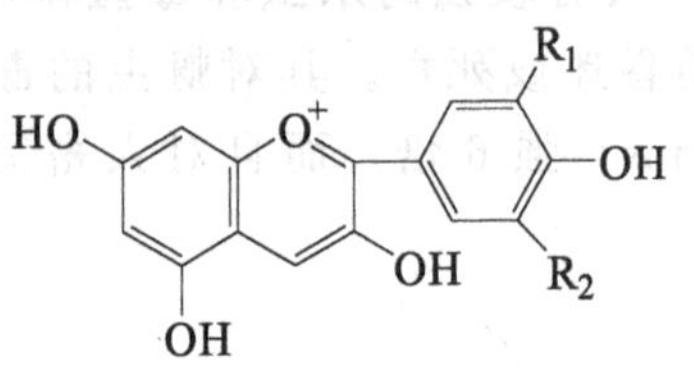

矢车菊素：R_1＝OH，R_2＝H

飞燕草素：R_1＝R_2＝OH

天竺葵素：R_1＝R_2＝H

锦葵花素：R_1＝R_2＝OCH$_3$

(13) 黄烷醇类

黄烷醇类化合物的结构属于1,3-二苯基丙烷，C环为六元环，4-位无羰基。根据C环3,4-位是否有含氧取代，还可以分为多种亚类型，其中黄烷-3-醇、黄烷-4-醇和黄烷-3,4-二醇是构成鞣质的基本单元。中药儿茶［*Acacia catechu*（Linn. f.）Willd.］中的主要成分为儿茶素，具有一定的抗癌活性。儿茶素共有四种光学异构体，但在植物中存在的主要异构体为（＋）-儿茶素［（＋）-catechins］和（－）-表儿茶素［（－）-epicatechins］。草麻黄（*Ephedre sinica* Stapf）根中的麻黄宁A（mahuannin A）和麻黄宁B（mahuannin B）是黄烷-3-醇类的双聚物，均具有抗癌活性，两者的差异仅在于C-2、C-3、C-4的构型不同。

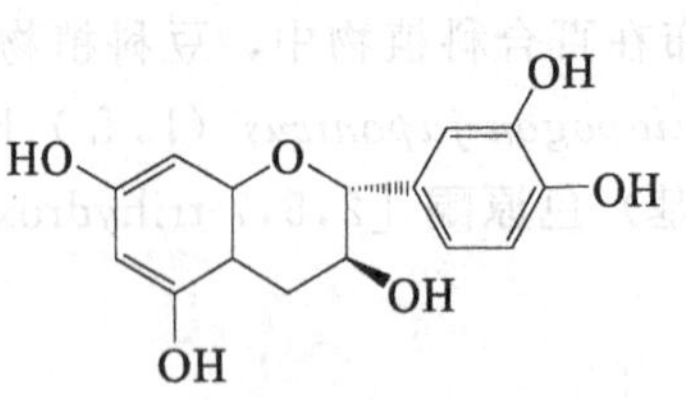

(+)-儿茶素 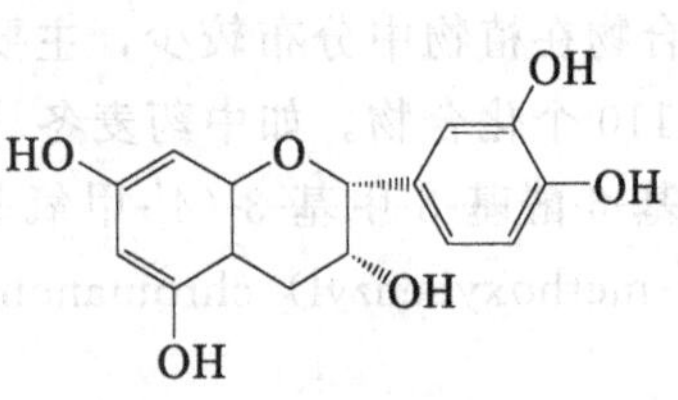　　　　　　　　　(−)-表儿茶素

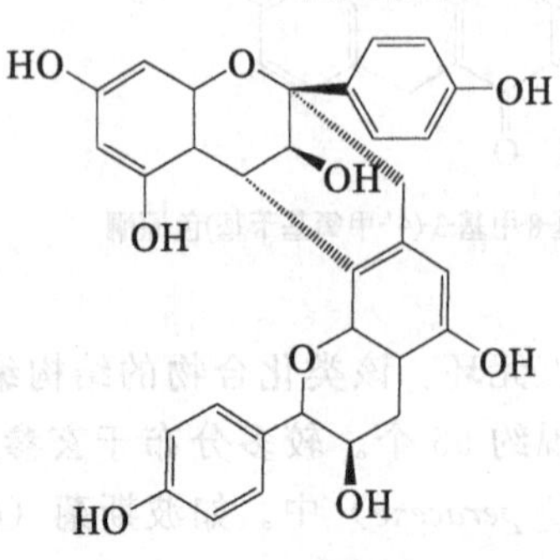

麻黄宁A 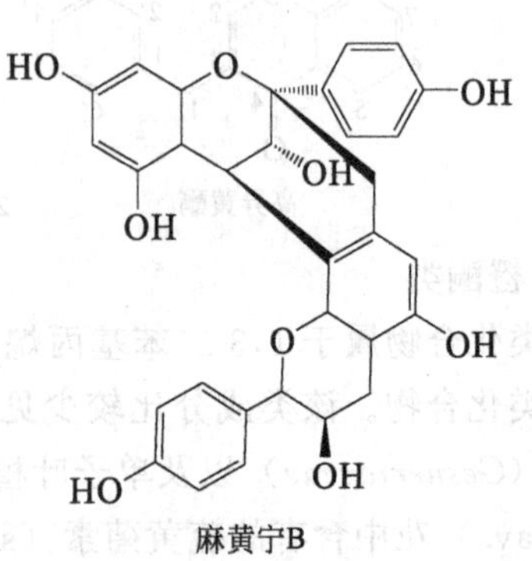　　　　　　　　　麻黄宁B

（14）双苯吡酮类

双苯吡酮类是一类特殊的黄酮类化合物。常存在于龙胆科（*Gentianaceae*）、藤黄科（*Guttiferae*）植物中，在百合科（*Liliaceae*）植物中也有分布。如芒果（*Mangifera indica* L.）和知母（*Anermarrhena asphodeloides* Bunge）叶中具有止咳祛痰的作用的异芒果素（isomangiferin）。

异芒果素

二、黄酮类化合物的理化性质

1. 物理性质

（1）性状

黄酮类化合物大多为结晶性固体，部分黄酮苷类为无定形粉末。

（2）颜色

黄酮类化合物大部分呈黄色，少数为无色。黄酮类化合物是否有颜色，以及其颜色的深浅与分子结构中是否存在苯甲酰与桂皮酰交叉共轭体系及助色团（—OH、—OCH$_3$ 等）的种类、数目以及连接位置有关。交叉共轭体系是指两组双键互不共轭但分别与第三组共轭。例如黄酮结构中，色原酮部分本身无色，但 2-位取代苯环后，即形成交叉共轭体系，通过电子转移、重排，使共轭链延长，因而显示出颜色。一般情况下，黄酮、黄酮醇及其苷类多显灰黄～黄色，查耳酮为黄～橙黄色，异黄酮类显黄色；而二氢黄酮、二氢黄酮醇因不具有交叉共轭体系或共轭短链，故不显色。当分子中 7-或 4′-位引入—OH 及—OCH$_3$ 等供电子基时，因形成 p-π 共轭，促进电子转移、重排，使化合物的颜色加深，上述基团若引入其他位置则影响较小。花色素苷及其苷元的颜色随 pH 不同而改变，一般显红（pH≤7）、紫（pH＝8.5）或蓝（pH＞8.5）等颜色。

（3）旋光性

在黄酮类化合物中的各种游离苷元结构中，二氢黄酮、二氢黄酮醇及黄烷醇等含有手性碳，故有旋光性，其余各类则无光学活性。黄酮苷类化合物，由于结构中引入了糖基，故均有旋光性，且多为左旋。

（4）溶解性

黄酮类化合物的溶解行为与其结构及存在状态（苷元或苷等）有很大关系。

① 黄酮类化合物苷元的溶解性 一般黄酮类化合物苷元难溶或不溶于水，易溶于甲醇、乙醇、乙酸乙酯、乙醚等有机溶剂。有游离羟基的化合物还可溶于稀碱水溶液中。

黄酮类化合物苷元的水溶性均较小，但相比之下，黄酮、黄酮醇、查耳酮等化合物的分子结构平面性较强，分子排列紧密，分子间引力较大，更难溶于水；而二氢黄酮及二氢黄酮醇等化合物的分子结构为非平面，分子排列不太紧密，分子间引力较小，有利于水分子进入，故水溶性相对较大。

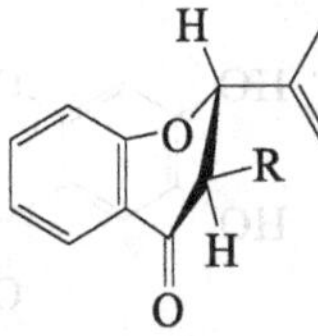

二氢黄酮: R=H
二氢黄酮醇: R=OH

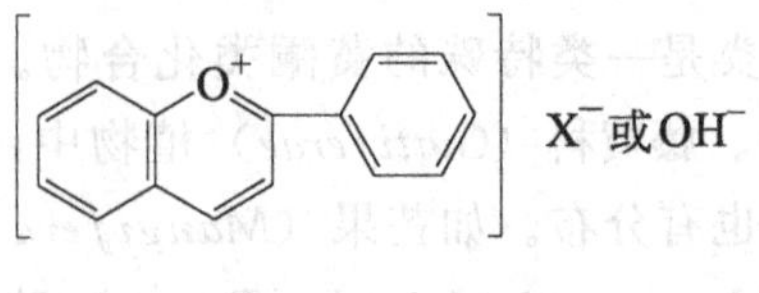

花色素

虽然花色素类化合物的苷元也具有平面性结构，但因其为离子态，具有盐的通性，故亲水性较强，水溶性较大。

当黄酮类化合物的苷元分子中引入羟基，将增加其水溶性；而羟基经甲基化后，则水溶性降低，脂溶性增加。例如，一般黄酮类化合物不溶于石油醚，但川陈皮素（5,6,7,8,3′,4′-六甲氧基黄酮）却可溶于石油醚。

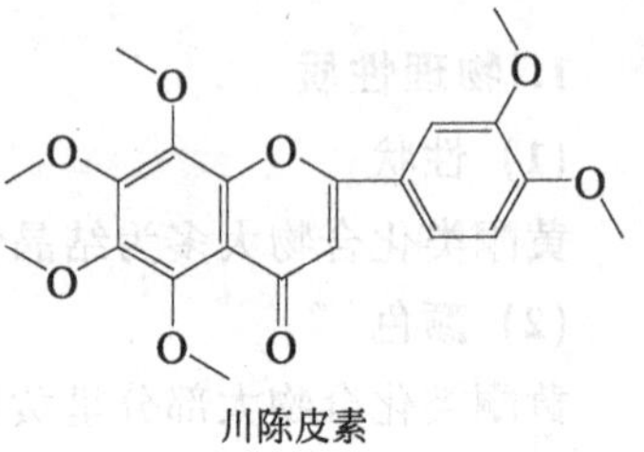

川陈皮素

② 黄酮苷类化合物的溶解性 黄酮类化合物的羟基如被糖苷化后，则水溶性增加。黄酮苷一般难溶或不溶于苯、三氯甲烷、乙醚等亲脂性有机溶剂，易溶于水、甲醇、乙醇等强极性溶剂。黄酮苷类分子中糖基的数目多少和结合位置对溶解度有一定影响，一般多糖苷水溶性大于单糖苷，3-羟基苷水溶性大于相应的 7-羟基苷，如槲皮素-3-O-葡萄糖苷的水溶性大于槲皮素-7-O-葡萄糖苷，主要原因可能是 3-O-糖基与 4-羰基的立体障碍使分子平面性较差。

2. 化学性质

(1) 酸碱性

① 酸性 黄酮类化合物因结构上常有酚羟基，故呈酸性，可溶于碱水液或碱性溶剂如吡啶、甲酰胺及二甲基甲酰胺等。

黄酮类化合物的酸性强弱与结构中所含酚羟基的数目和位置有关。以黄酮为例，其酚羟基酸性强弱顺序依次为：

$$7,4′-二羟基 > 7-或 4′-OH > 一般酚羟基 > 5-OH$$

7-和 4′-二羟基处于交叉共轭体系两端，受 p-π 共轭效应的影响，使酸性增强而溶于 5％碳酸氢钠水溶液；7-或 4′-羟基，只有一个酚羟基，酸性次之，溶于 5％碳酸钠水溶液；具有一般酚羟基者酸性较弱，溶于 0.2％氢氧化钠水溶液；仅有 5-OH 者，因与 4 位羰基形成分子内氢键，酸性最弱，只能溶于浓度稍高的如 4％氢氧化钠水溶液中，因此可用 pH 梯度萃取法分离黄酮类化合物。

② 碱性 黄酮类化合物吡喃环（C 环）1 位的氧原子上因存在未共用的孤电子对，故表现出微弱的碱性，可与强无机酸，如浓硫酸、盐酸等生成𨦡盐。但所生成的𨦡盐极不稳定，遇水即可分解。

黄酮类化合物溶于浓硫酸中生成的𨦡盐，常显示出特殊的颜色，可用于鉴别。此外，一些甲氧基黄酮可溶于浓盐酸中显深黄色，且可与生物碱沉淀试剂生成沉淀。

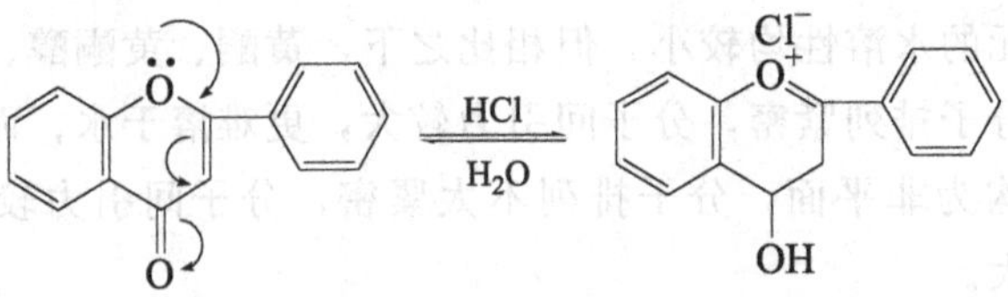

(2) 显色反应

黄酮类化合物的显色反应多与分子中的酚羟基及吡喃酮环有关。

① 还原反应

a. 盐酸-镁粉反应　盐酸-镁粉（HCl-Mg）反应是鉴定黄酮类化合物最常用的颜色反应之一。多数黄酮、黄酮醇、二氢黄酮及二氢黄酮醇类化合物的盐酸-镁粉反应呈现橙红～紫红色，少数紫～蓝色的颜色变化；当这些化合物的 B 环上有—OH 或—OCH$_3$ 取代时，反应的颜色会随之加深。异黄酮类化合物除少数例外，多数不显色。查耳酮、橙酮、儿茶素类则无该显色反应。

盐酸-镁粉反应的具体试验方法是：将试样溶于 1.0mL 甲醇或乙醇中，加入少许镁粉振摇后，滴加几滴浓盐酸，1～2min 内（必要时微热）即可观察颜色变化。

由于花色素及部分橙酮、查耳酮等在单纯浓盐酸酸性下也会发生色变，故须预先做空白对照实验（即在供试液中仅加入浓盐酸进行观察）。

该方法也是试验植物中是否含有黄酮类化合物常用的显色反应之一。在用植物粗提取液进行试验时，提取液本身颜色可能干扰判断，此时可仔细观察加入浓盐酸后，反应产生泡沫的颜色，如泡沫为红色，则为阳性。

盐酸-镁粉反应的机理过去认为是生成了花色苷元所致，但现在认为是产生了正碳离子之故。

b. 盐酸-锌粉反应　盐酸-锌粉（HCl-Zn）反应的机理与盐酸-镁粉反应相似，各类黄酮类化合物的反应颜色也与盐酸-镁粉反应类似，但颜色偏深。

c. 四氢硼钠（钾）反应　四氢硼钠（钾）（NaBH$_4$ 或 KBH$_4$）是对二氢黄酮类化合物专属性较高的一种还原剂。与二氢黄酮类化合物反应产生红～紫色。其他黄酮类化合物均不显色，故可与之区别。具体试验方法是：在试管中加入 0.1mL 含有试样的乙醇溶液，再加入等量 2% NaBH$_4$ 的甲醇液，1min 后加入数滴浓盐酸或浓硫酸，溶液应呈红～紫色。

二氢黄酮可与磷钼酸试剂反应呈棕褐色，也可作为二氢黄酮类化合物特征鉴别反应。

② 与金属盐类试剂的络合反应　黄酮类化合物分子中若含有下列结构单元，可与铝盐、铅盐、锆盐、镁盐等试剂反应，生成有色络合物。

a. 三氯化铝反应　将样品乙醇溶液和 1% 三氯化铝（AlCl$_3$）乙醇溶液反应，多数生成黄色络合物（λ_{max}＝415nm），并在紫外灯下显鲜黄色或黄绿色荧光，此反应可用于黄酮类化合物的定性和定量分析。此反应可以在滤纸、薄层或试管中进行。

5-羟基黄酮铝络合物　　3-羟基黄酮铝络合物

b. 醋酸铅反应　该反应所用试剂为 1% 醋酸铅或 1% 碱式醋酸铅水溶液。黄酮类化合物与该试剂反应生成的铅盐络合物为黄～红色沉淀。

黄酮类化合物与铅盐反应生成沉淀的色泽，因羟基数目及位置不同而有所差异。

黄酮类化合物与醋酸铅及碱式醋酸铅的反应能力不同。醋酸铅只能与分子中具有邻二酚羟基或兼有 3-OH、4-羰基或 5-OH、4-羰基结构的化合物反应生成沉淀；而碱式醋酸铅的沉淀能力要大得多，一般酚类化合物均可使之沉淀。据此特征不仅可用于鉴定，也可用于提取分离。

c. 锆盐枸橼酸反应　该反应所用试剂为 2% 二氯氧锆（$ZrOCl_2$）甲醇溶液。当黄酮类化合物分子中有游离 3-OH 或 5-OH 时，均可与该试剂反应生成黄色络合物。

但两种络合物对酸的稳定性不同：由 3-OH、4-羰基结构所生成的锆络合物遇酸稳定不褪色；而具有 5-OH、4-羰基结构生成的锆络合物遇酸不稳定而褪色。因此，该方法可用于鉴别黄酮化合物结构中是否含有 3-OH 或 5-OH。

具体方法：取试样 0.5~1.0mg，加 10mL 甲醇加热溶解，加入 2% $ZrOCl_2$ 甲醇液 1mL，待溶液呈现黄色后，再加入 2% 枸橼酸甲醇溶液，观察颜色变化。此反应也可在滤纸上进行，得到的锆盐络合物多呈黄绿色并有荧光。

d. 醋酸镁反应　该反应所用试剂为 1% 醋酸镁甲醇溶液。二氢黄酮、二氢黄酮醇类与醋酸镁反应显天蓝色荧光，若具有 5-OH，色泽更为明显，而黄酮、黄酮醇及异黄酮类等则显黄~橙黄~褐色。此反应可在滤纸上进行，具体方法：在滤纸上滴加一滴供试液，喷以醋酸镁的甲醇溶液，加热干燥，在紫外光下观察。

e. 氨性氯化锶反应　该反应所用试剂为 0.01mol/L 氯化锶（$SrCl_2$）甲醇溶液及被氨饱和的甲醇溶液。在氨性甲醇溶液中，氯化锶可与具有邻二酚羟基结构的黄酮类化合物生成绿~棕色乃至黑色沉淀。

具体方法：取约 1mg 试样，溶解于 1mL 甲醇中（必要时可在水浴上加热），各加入 3 滴 0.01mol/L 氯化锶甲醇液和被氨饱和的甲醇溶液，观察有无沉淀生成。

f. 三氯化铁反应　该反应所用试剂为 1% 三氯化铁水溶液或醇溶液。三氯化铁为常用的酚类显色剂。多数黄酮类化合物因分子中含有酚羟基，故可产生阳性反应，但一般仅在含有氢键缔合的酚羟基时，才呈更明显的颜色。

③ 硼酸显色反应　黄酮类化合物分子中有下列结构时，在无机酸或有机酸存在条件下，可与硼酸反应，生成亮黄色。显然，5-羟基黄酮及 2'-羟基查耳酮类结构可满足上述要求，故可与其他类型区别。一般在草酸存在下显黄色并有绿色荧光，但在枸橼酸丙酮存在的条件下，则只显黄色而无荧光。

④ 碱性试剂显色反应　黄酮类化合物在碱性试剂（常用氨蒸气或碳酸钠水溶液）作用下，可产生结构的转化或共轭体系变化而在日光及紫外光下呈现颜色，这对于鉴别黄酮类化合物有一定意义。该反应可在纸片上进行，其中，用氨蒸气处理后呈现的颜色变化置于空气

中会逐渐褪去，但经碳酸钠水溶液处理而呈现的颜色置于空气中却不褪色。

二氢黄酮类易在碱液中开环，转变成查耳酮类化合物，呈橙色至黄色。

黄酮醇类在碱液中先呈黄色，通入空气后变为棕色，可与其他黄酮类区别。

当黄酮类化合物分子中有邻二酚羟基取代或3,4′-二羟基取代时，在碱液中不稳定，易被氧化，产生黄色→深红色→绿棕色的沉淀。

第二节　黄酮类化合物的提取分离与结构鉴定

一、黄酮类化合物的提取分离

黄酮类化合物在植物各部位的存在形式有所不同。在花、叶、果等部位，多以苷的形式存在，而在坚硬的木质部，则多以苷元的形式存在。

从植物中提取黄酮苷类、极性稍大的苷元（如羟基黄酮、双黄酮、橙酮、查耳酮等）时，一般可用丙酮、乙酸乙酯、乙醇、水或某些极性较大的混合溶剂进行提取。其中最常用的溶剂是甲醇-水（1∶1）或甲醇。一些多糖苷类则还可以用沸水提取。在以水为溶剂提取时，为避免提取过程黄酮苷发生水解，也需要按一般提取苷的方法事先破坏酶的活性。提取花色素类化合物时，可加入少量酸（如0.1%盐酸，如果是黄酮苷应当慎用，避免苷键发生水解）。大多数黄酮苷元宜用极性较小的溶剂，如用氯仿、乙醚、乙酸乙酯等作为溶剂，而对多甲氧基黄酮的游离苷元，甚至可以用更小极性的有机溶剂如苯、石油醚等进行提取。

提取得到的粗提取物常常需要做进一步处理，常用的提取分离纯化方法有以下几种。

1. 提取方法

（1）热水提取法

因为黄酮苷类物质易溶于水，所以对黄酮苷类含量较高的原料，可以直接采用热水提取法、浸渍提取法、煎煮提取法。该方法成本低、安全、设备简单，适合工业化生产，但是蛋白质、糖类等水溶性杂质容易被提取出来，后续分离变得困难。

（2）甲醇或乙醇提取法

甲醇或乙醇是常用的提取黄酮类物质的溶剂，可以采用冷浸法、渗漉法、回流等提取方法，醇浓度可以在60%～95%之间调整，高浓度醇（如90%～95%）适合提取游离黄酮，60%左右浓度的醇适合提取黄酮苷类。

（3）碱性水或碱性稀醇提取法

因为黄酮类成分大部分具有酚羟基，所以可以用碱性水（如碳酸氢钠、氢氧化钠、氢氧化钙水溶液）或碱性稀醇（如50%乙醇）提取，提取液经过酸化后黄酮类物质游离析出或者用有机溶剂萃取。常用的碱水为稀氢氧化钠溶液和石灰水，稀氢氧化钠水溶液浸出能力较强，但提取出来的杂质较多，若将浸出液酸化，迅速过滤（如在30min内过滤）先析出的沉淀多半是杂质，滤液中再析出的沉淀可能为较纯的黄酮类物质。而石灰水的优点是能使含有多羟基的鞣质，或含有羧基的果胶、黏液质等水溶性杂质生成钙盐沉淀而不被溶出，有利于提取液的纯化。例如从槐米（*Sophora japonica*）中提取芦丁，采用石灰水提取的浸出效果不如氢氧化钠溶液，这是因为有些黄酮能和钙成盐而不能溶出。而5%氢氧化钠稀乙醇溶液浸出效果较好，但提取液酸化后，析出的黄酮在稀醇中有一定的溶解度，可能会降低收率。

提取过程中若使用碱性溶剂，应注意碱浓度不要过高，避免在强碱下加热而破坏黄酮类化合物结构。加酸酸化时，酸性也不要过强，避免生成锌盐使析出的黄酮重新溶解，降低收率。可用硼酸保护黄酮结构中的邻二酚羟基。

（4）其他提取方法

黄酮类成分提取中除采用常规的煎煮、浸渍、渗漉、回流等提取方法外，还可采用超声提取法、微波提取法等，能提高提取效率，减少提取时间，提高药材的利用率。超临界流体萃取法也可用在黄酮类成分的提取，与有机溶剂法比较，具有提取效率高、无溶剂残留、活性成分和热敏性成分不易分解破坏等优点。

2. 分离方法

黄酮类化合物经过上述的提取方法提取和初步处理后，得到的是总黄酮。还需要利用分离技术将化合物进一步分离纯化。常用的分离纯化方法有以下几种。

（1）柱色谱分离法

柱色谱分离法中常用的吸附剂或载体有聚酰胺、硅胶及纤维素粉等。此外，也有用氧化铝、氧化镁及硅藻土等。

① 硅胶柱色谱　硅胶柱色谱应用范围最普遍。黄酮、黄酮醇、异黄酮、二氢黄酮、二氢黄酮醇等均可用此法分离。对于多羟基黄酮、黄酮醇及糖苷类的分离，可事先在硅胶中加少量水失活后使用。

② 聚酰胺色谱　聚酰胺是分离黄酮类化合物较为理想的吸附剂。聚酰胺对黄酮类化合物的吸附强弱与黄酮类化合物分子中羟基的数目、位置以及溶剂与聚酰胺、溶剂与黄酮类化合物之间形成氢键缔合能力的大小有关。

黄酮类化合物从聚酰胺柱上洗脱时大体有以下规律：

a. 母核相同，游离羟基少者先洗脱，游离羟基多者后洗脱；

b. 分子中羟基数目相同时，羰基邻位有羟基者先洗脱，羰基间位或对位有羟基者后洗脱；

c. 苷元相同，所含糖的数量不同时，洗脱先后顺序一般是三糖苷、双糖苷、单糖苷、苷元；

d. 不同类型黄酮化合物，一般洗脱先后顺序是异黄酮、二氢黄酮、黄酮、黄酮醇；

e. 分子中芳香核、共轭双键多者易被吸附，故查耳酮往往比相应的二氢黄酮难于洗脱。

聚酰胺柱色谱可用于分离各种类型的黄酮类化合物，包括苷及苷元。上述规律也适用于黄酮化合物在聚酰胺薄层色谱上的行为。

③ 葡聚糖凝胶柱色谱　适用于黄酮类化合物分离的葡聚糖凝胶（Sephadex gel），主要有两种型号：Sephadex G 和 Sephadex LH-20。

用葡聚糖凝胶分离黄酮类化合物的苷元和苷的机理有所不同：分离苷元时，主要靠吸附作用，吸附程度取决于游离酚羟基的数目；而分离苷类时，则分子筛的性质起主导作用，大体上是按分子量从大到小的顺序流出。具体见表 9-3。

表 9-3　黄酮类化合物在 Sephadex LH-20 柱上的 V_e/V_o（甲醇洗脱）

黄酮类化合物	取代状况	V_e/V_o
芹菜素	5,7,4′-三羟基	5.3
木犀草素	5,7,3′,4′-四羟基	6.3
槲皮素	3,5,7,3′,4′-五羟基	8.3
杨梅素	3,5,7,3′,4′,5′-六羟基	9.2
山奈酚-3-半乳糖鼠李糖-7-鼠李糖苷	三糖苷	3.3
槲皮素-3-芸香糖苷	双糖苷	4.0
槲皮素-3-鼠李糖苷	单糖苷	4.9

表 9-3 中 V_e 为洗脱试样时需要的溶剂总量或洗脱体积；V_o 为柱子的空体积。V_e/V_o 数值越小说明化合物越容易被洗脱下来。表 9-3 所列的数据清楚地表明：苷元的羟基数目越多，V_e/V_o 越大，越难以洗脱，而苷的分子量越大，其上连接糖的数目越多，则 V_e/V_o 越小，越容易洗脱。

葡聚糖凝胶柱色谱常用的洗脱剂有以下几种：

a. 碱性水溶液（如 0.1mol/L NH_4OH）或盐水液（0.5mol/L NaCl 等）；

b. 醇及含水醇，如甲醇、甲醇-水（不同比例）、t-丁醇-甲醇（3∶1）、乙醇等；

c. 其他溶剂，如含水丙酮、甲醇-三氯甲烷等。

（2）pH 梯度萃取法

黄酮苷元结构中酚羟基的数目和位置不同，其酸性强弱也不同。因此可采用溶剂萃取法进行分离。一般的操作方法是将黄酮苷元混合物溶于有机溶剂（如乙醚）中，依次用 5% $NaHCO_3$、5% Na_2CO_3、0.2% NaOH 及 4% NaOH 溶液萃取，即可达到分离的目的，其规律大致如下：

$$7,4′-二羟基 > 7-或\ 4′-OH > 一般酚羟基 > 5-OH$$
$$\downarrow\qquad\qquad\downarrow\qquad\qquad\qquad\downarrow\qquad\quad\downarrow$$
$$NaHCO_3\qquad Na_2CO_3\qquad\qquad NaOH\quad NaOH$$

（3）根据分子中某些特定官能团进行分离

一些黄酮类化合物具有邻二酚羟基结构，可利用其能与醋酸铅生成沉淀或与硼酸反应的性质与其他成分分离，前者即为铅盐法。铅盐法所用试剂有醋酸铅和碱式醋酸铅两种，两者的沉淀能力有所差异，醋酸铅沉淀能力较弱，只能沉淀具有邻二酚羟基和羧基结构的成分，而碱式醋酸铅沉淀能力较强，含有酚羟基的成分均可被沉淀，据此可将两类成分分离。由于醋酸铅也可与其他含有羧基的杂质如树胶、果胶、有机酸、蛋白质、氨基酸等或含有邻二酚羟基的杂质如鞣质等生成沉淀，故也可通过此法除去这类杂质。将黄酮类化合物与铅盐生成的沉淀悬浮于乙醇中，通入 H_2S 复分解，滤除硫化铅沉淀，滤液中可得到黄酮类化合物。因初生态硫化铅沉淀具有较高的吸附性，会影响产率，现多不主张用 H_2S 脱铅，可改用硫酸盐或磷酸盐，或采用阳离子交换树脂脱铅。具有邻二酚羟基的黄酮类化合物还可与硼酸反应形成易溶于水的硼酸络合物，故也可采用此种方法使其与不具邻二酚羟基的其他黄酮类化合物分离。

二、黄酮类化合物的结构鉴定

黄酮类化合物的检识多采用色谱方法，而结构测定则主要依靠光谱学技术的综合分析。

化合物的呈色反应、溶解行为、铅盐沉淀等，对于黄酮类化合物的检识和结构测定均有一定的辅助作用。

对于已知黄酮类化合物的鉴定，多利用纸色谱（PC）或 TLC 得到的 R_f 值与文献进行比较分析，并测定样品在甲醇溶液中以及加入各种诊断试剂后得到的紫外及可见光谱进行解析。

对于未知黄酮类化合物的鉴定，则需要测定更多的光谱进行综合分析。

1. 色谱法在结构鉴定中的应用

(1) 硅胶薄层色谱

黄酮类化合物的分类鉴定常用硅胶薄层色谱。对于黄酮苷元类或其衍生物（甲醚或乙酰化合物），由于极性差异，常采用极性较小的展开剂，如：苯-甲醇（95∶5）、苯-丙酮（9∶1）、苯-乙酸乙酯（7.5∶0.5）及甲苯-三氯甲烷-丙酮（40∶25∶35）等。如果黄酮苷元上酚羟基较多，酸性较强时，则常需要在展开剂中加入一定量的酸，如甲苯-甲酸甲酯-甲酸（5∶4∶1）、苯-甲醇-醋酸（35∶5∶5）、丁醇-吡啶-甲酸（40∶10∶2）等，还可以根据待分离成分极性的大小适当地调整酸的比例。

(2) 聚酰胺薄层色谱

聚酰胺薄层色谱特别适合于含游离酚羟基的黄酮及其苷类的分析。由于聚酰胺对黄酮类化合物吸附能力较强，因而展开剂需要较强的极性。在大多数展开剂中含有醇、酸或水。常用的展开剂有乙醇-水（3∶2）、水-乙醇-乙酰丙酮（4∶2∶1）、水-乙醇-甲酸-乙酰丙酮（5∶1.5∶1∶0.5）、水饱和正丁醇-醋酸（100∶1、100∶2）、丙酮-水（1∶1）、丙酮-95％乙醇-水（2∶1∶2）、苯-甲醇-丁酮（60∶20∶20）等。

(3) 纸色谱

纸色谱适用于各种黄酮类化合物及其苷类的分析。黄酮类化合物苷元一般宜用醇性溶剂或用苯-醋酸-水（62∶34∶4）、三氯甲烷-醋酸-水（13∶6∶1）、苯酚-水（4∶1）或醋酸-浓盐酸-水（30∶3∶3）等为展开剂。对一些分离困难的样品，也可以采用双相色谱法。以黄酮苷类的分离为例说明，一般第一相展开采用某种醇性溶剂，如正丁醇-醋酸-水（4∶1∶5上层，BAW）、异丁醇-醋酸-水（3∶1∶1，TBA）或水饱和正丁醇等，这些主要是根据分配作用原理进行分离。第二相展开剂则用水或水溶液，如 2％～6％醋酸、3％氯化钠及醋酸-浓盐酸-水（30∶3∶10）等。这一步主要是根据吸附作用原理进行分离的。而花色苷及花色苷元，则可用含盐酸或醋酸的溶液作为展开剂。

黄酮苷元中，黄酮、黄酮醇、查耳酮等为平面性分子，用含水类溶剂如 3％～5％醋酸展开时，几乎停留在原点不动（R_f<0.02）；而二氢黄酮、二氢黄酮醇、二氢查耳酮等为非平面性分子，亲水性较强，故 R_f 值较大。苷元苷化后，极性即随之增大，在醇性展开剂中 R_f 值相应降低。同一类型苷元，R_f 值的大小依次为苷元＞单糖苷＞双糖苷。以在 BAW 中展开为例，多数类型苷元（花色苷元例外）的 R_f 值在 0.7 以上，而苷则小于 0.7，但在用水或 2％～8％ HAc、3％ NaCl 或 1％ HCl 为展开剂展开时，则上列顺序将会颠倒，苷元几乎停留在原点不动，苷类的 R_f 值可在 0.5 以上，糖链越长，则 R_f 值越大。另外，糖的结合位置对 R_f 值也有重要影响。不同类型黄酮类化合物在双相 PC 展开时常常出现在特定的区域，由此可推测它们的结构类型以及判定是否成苷以及含糖数量。

多数黄酮类化合物在紫外光灯下可观察到荧光斑点，用氨蒸气处理后斑点会产生明显的颜色变化，此外，还可以喷 2％ $AlCl_3$（甲醇溶液后在紫外光灯下观察）或喷 1％ $FeCl_3$-1％ $K_3Fe(CN)_6$（1∶1）水溶液等显色剂显色。

2. 波谱法在结构测定中的应用

(1) 紫外光谱（UV）在结构测定中的应用

紫外光谱曾经是鉴定黄酮类化合物结构的一种重要手段。

黄酮类化合物苷元结构中有 p-π 共轭体系，故可在紫外光区产生吸收。黄酮类化合物苷元结构中常见的不同数量和位置的酚羟基可与各种诊断试剂反应形成盐或络合物，可对其紫外吸收峰产生不同程度的影响。因此，先测定样品的 UV 光谱，然后测定加入各种诊断试剂后的 UV 光谱，比较两谱之间的差异，即可获知黄酮化合物的一些重要结构信息。对于黄酮类化合物的苷类成分，则可先水解获取苷元或制备成甲基化衍生物后，再测定苷元或其衍生物的 UV 光谱。

① 各种黄酮类化合物的 UV 光谱特征　黄酮类化合物有 B 环桂皮酰基（cinnamyl）及 A 环苯甲酰基环（benzoyl）组成的交叉共轭体系，故其甲醇溶液在 200～400nm 的区域内存在两个紫外吸收带，即 B 环桂皮酰基产生的吸收带为带 I，A 环苯甲酰基产生的吸收带为带 II。

苯甲酰基　　　　　　黄酮(R=H)　　　　　桂皮酰基
(带 II，220～280nm)　黄酮醇(R=OH)　　(带 I，300～400nm)

a. 黄酮（醇）类化合物　带 I 处于波长较长的区域（300～400nm），带 II 处于波长较短的区域（220～280nm），且两峰的强度差异不大。黄酮及黄酮醇类的 UV 光谱谱形相似，但带 I 位置不同，可据此进行区分。

在黄酮及黄酮醇母体结构的 7 及 $4'$ 位引入羟基、甲氧基等供电子基团，氧原子上的电子对会与芳环形成 p-π 共轭，增长共轭体系，引起相应吸收带向长波方向位移（红移）。通常，母核上氧程度越高，则带 I 将越向长波方向位移。

黄酮及黄酮醇母核上的羟基甲基化或苷化后，将引起相应吸收带尤其是带 I 向短波方向位移（紫移）。但当羟基乙酰化后，将表现出与 $4'$-甲氧基黄酮十分相近的光谱。由此可以鉴定黄酮类化合物母核上烷氧基的取代位置。

b. 查耳酮及橙酮类化合物　这两类化合物的共同特征是带 I 很强，为主峰；而带 II 则较弱，为次强峰。

查耳酮类：带 I 位于 340～390nm 区间，有时可分裂为 I a（340～390nm）和 I b（300～320nm）；带 II 位于 220～270nm。当环上引入含氧取代基时，也会引起吸收带，尤其是带 I 的红移，在 $2'$ 位上引入—OH 时影响最大。反之，2-OH 甲基化或苷化时，可引起带 I 紫移 15～20nm。但其余位置取代基变化对带 I 影响不大。

橙酮类：常显现 3～4 个吸收峰，但主要吸收峰一般位于 370～430nm。天然来源的橙酮可为 388～413nm。羟基甲基化或苷化时对光谱并不产生显著影响，但 6,7-二羟基橙酮中的 7-OH 除外，7-OH 如被甲基化或苷化，可使带 I 紫移 18nm。

c. 异黄酮、二氢黄酮及二氢黄酮醇类化合物　这三类化合物的紫外光谱特征是 A 环苯甲酰基系统引起的带 II 吸收很强（主峰），而 B 环不与吡喃酮环上的羰基共轭（或共轭很弱），故带Ⅰ很弱，常表现带Ⅰ（主峰）为长波方向的一肩峰。

异黄酮类：带Ⅰ（主峰）的波长在245～270nm。

二氢黄酮（醇）类：带Ⅰ（主峰）的波长在270～295nm。

② 诊断试剂在结构测定中的意义 利用紫外光谱进行黄酮类化合物的结构测定时，除直接测定相应的谱图外，还常常加入一些化学试剂后，再次测定图谱，并比较加入化学试剂前后图谱的变化情况，以帮助判断黄酮类化合物的结构。这些被加入的化学试剂称为诊断试剂。常用的诊断试剂有甲醇钠（$NaOCH_3$）、醋酸钠（CH_3COONa）、醋酸钠/硼酸（CH_3COONa/H_3BO_3）、三氯化铝（$AlCl_3$）及三氯化铝/盐酸（$AlCl_3/HCl$）等。

这些诊断试剂可以与黄酮类化合物上的游离羟基形成盐或络合物，从而影响其紫外吸收。主要的诊断试剂引起的吸收带位移及其结构特征归属如表9-4所示。

表9-4 诊断试剂对黄酮类化合物 UV 谱图的影响及其结构特征归属

诊断试剂	带Ⅱ	带Ⅰ	归属
$NaOCH_3$		红移 40～60nm,强度不变	示有 4'-OH
		红移 50～60nm,强度下降	示有 3-OH,但无 4'-OH
	吸收谱随时间延长而衰退		示有对碱敏感的取代方式,如 3,4'-;3,3',4'-;5,6,7-;5,7,8-;3',4',5'-羟基取代等
CH_3COONa（未熔融）	红移 5～20nm		示有 7-OH
		在长波一侧有明显肩峰	示有 4'-OH,但无 3-和(或)7-OH
CH_3COONa（熔融）		红移 40～65nm,强度下降	示有 4'-OH
	吸收谱随时间延长而衰退		示有对碱敏感的取代方式(同上)
CH_3COONa/H_3BO_3	红移 5～10nm		示 A 环有邻二酚羟基结构(但不包括 5,6-位)
		红移 12～30nm	示 B 环有邻二酚羟基结构
$AlCl_3$ 及 $AlCl_3/HCl$	$AlCl_3/HCl$ 谱图＝$AlCl_3$ 谱图		示结构中无邻二酚羟基
	$AlCl_3/HCl$ 谱图≠$AlCl_3$ 谱图		示结构中可能有邻二酚羟基
	带Ⅰ(或Ⅰa):紫移 30～40nm		示 B 环有邻二酚羟基结构
	紫移 50～65nm		示 A,B 环上均有邻二酚羟基结构
	$AlCl_3/HCl$ 谱图＝CH_3OH 谱图		示无 3-和(或)5-OH
	$AlCl_3/HCl$ 谱图≠CH_3OH 谱图		示可能有 3-和(或)5-OH
	带Ⅰ:红移 35～55nm		示只有 5-OH
	红移 60nm		示只有 3-OH
	红移 50～60nm		示可能同时有 3-和 5-OH
	红移 17～20nm		除 5-OH 外,还有 6-含氧取代

(2) 氢核磁共振技术在结构测定中的应用

氢核磁共振技术是黄酮类化合物结构测定中的一种不可或缺的重要方法。

测定黄酮类化合物的氢核磁共振谱，首先需要选择适当的溶剂溶解样品。常用的溶剂有氘代三氯甲烷（$CDCl_3$）、氘代二甲基亚砜（DMSO-d_6）、氘代吡啶（C_5D_5N）等，具体情况视样品的溶解度而异，其中DMSO-d_6对大多数黄酮类化合物都可以溶解，溶剂本身的信号（$\delta=2.5$）对黄酮类化合物的信号干扰小，而且在DMSO-d_6中测定，各质子信号的分辨率高，尤其是对鉴别黄酮类化合物母核上酚羟基，是一个十分理想的溶剂。例如在3,5,7-三羟基黄酮的 ^{1}H-NMR 谱中，羟基质子信号将分别出现在 δ 9.7 （3-OH）、12.4 （5-OH）及 10.9 （7-OH）处。羟基信号加入重水（D_2O）后而消失（重水交换）。但是因DMSO-d_6

沸点较高，不便于样品的回收处理。

此外，也可将黄酮类化合物做成三甲基硅醚衍生物溶于四氯化碳中进行测定。

黄酮类化合物的基本骨架为 C_6-C_3-C_6 骨架。其中两个 C_6 部分均为苯环（A 环和 B 环），C 环则是黄酮类化合物分类的主要部位。因此，对常见黄酮类化合物的氢核磁共振信号的一些重要规律介绍如下：

① A 环质子 7-取代和 5,7-二取代是黄酮类化合物 A 环上最常见的两种取代状况。在这两种取代下，A 环质子的 ^{1}H-NMR 特征如下：

a. 7-取代黄酮类化合物 A 环上有 H-5、H-6 和 H-8 三个芳环质子。化学位移值：H-5 受 C-4 位羰基的强烈去屏蔽效应的影响，在 ^{1}H-NMR 谱中比其他芳香质子更低的磁场区的 $\delta = 8.0$ 左右呈现信号峰；H-6 和 H-8 的信号也出现在较低场区，多数情况下，H-6 的信号较 H-8 信号更高场，但也有两者位置出现颠倒的情况。H-5 与 H-6 之间的邻位偶合表现为二重峰（d，$J = 9.0$Hz）；H-6 受 H-5 的邻位偶合和受 H-8 的间位偶合，表现为双二重峰（dd，$J = 9.0$，2.5Hz）；H-8 受 H-6 的间位偶合，表现为裂距较小的二重峰（d，$J = 2.5$Hz）（表 9-5）。

表 9-5 7-取代各类黄酮类化合物 H-5、H-6 和 H-8 质子的化学位移范围

化合物类型	δ_{H-5}	δ_{H-6}	δ_{H-8}
黄酮、黄酮醇、异黄酮	7.9~8.2(d)	6.7~7.1(dd)	6.7~7.0(d)
二氢黄酮、二氢黄酮醇	7.7~7.9(d)	6.4~6.5(dd)	6.3~6.4(d)

b. 5,7-二取代黄酮类化合物 A 环上有 H-6 和 H-8 两个芳环质子。化学位移值出现在 δ 5.7~6.9 范围内，且 H-6 信号总是比 H-8 信号位于更高场（表 9-6）。H-6 和 H-8 相互间位偶合，分别表现为二重峰（d，$J = 2.5$Hz）。

表 9-6 5,7-二取代各类黄酮类化合物 H-6 和 H-8 质子的化学位移范围

化合物类型	δ_{H-6}	δ_{H-8}
黄酮、黄酮醇、异黄酮	6.0~6.2(d)	6.3~6.5(d)
黄酮、黄酮醇、异黄酮类化合物的 7-O-糖苷	6.2~6.4(d)	6.5~6.9(d)
二氢黄酮、二氢黄酮醇	5.7~5.9(d)	5.9~6.1(d)
二氢黄酮、二氢黄酮醇类化合物的 7-O-糖苷	5.9~6.1(d)	6.1~6.4(d)

② B 环质子

a. 4′-氧取代黄酮类化合物 B 环质子可以分为 H-2′,6′ 和 H-3′,5′ 两组，构成 AA′BB′ 偶合系统，可粗略看成 A_2B_2 偶合系统（$J = 8.5$Hz），出现在 δ 6.5~7.9 处，大体上位于较 A 环质子稍低的磁场区。H-3′,5′ 的化学位移值总是比 H-2′,6′ 更高场（表 9-7）。

表 9-7 4′-氧取代黄酮类化合物 B 环质子化学位移范围

化合物类型	$\delta_{H-2',6'}$	$\delta_{H-3',5'}$
二氢黄酮类	7.10~7.30(d)	
二氢黄酮醇类	7.20~7.40(d)	
异黄酮类	7.20~7.50(d)	
查耳酮类(H-2,6 和 H-3,5)	7.40~7.60(d)	6.50~7.10(d)
橙酮类	7.60~7.80(d)	
黄酮类	7.70~7.90(d)	
黄酮醇类	7.90~8.10(d)	

b. 3′,4′-二氧取代黄酮类化合物　H-5′为二重峰 δ 6.70～7.10 (d，$J=8.5Hz$)。H-2′ (d，$J=2.5Hz$) 及 H-6′ (dd，$J=8.5，2.5Hz$) 的信号在 δ 7.20～7.90，两信号有时相互重叠不好分辨（见表 9-8）。一般情况下，H-6′比 H-2′处于更高场，但 3′-OMe，4′-OH 取代的黄酮醇，则 H-2′比 H-6′更高场。因此，依据 H-2′及 H-6′的化学位移，可以区别黄酮醇 B 环上是 3′-OH，4′-OMe 二取代，还是 3′-OMe，4′-OH 二取代。

表 9-8　3′,4′-二氧取代黄酮类化合物中 H-2′和 H-6′的化学位移

化合物	$\delta_{H-2'}$	$\delta_{H-6'}$
黄酮(3′,4′-OH 及 3′-OH,4′-OMe)	7.2～7.3(d)	7.3～7.5(dd)
黄酮醇(3′,4′-OH 及 3′-OH,4′-OMe)	7.5～7.7(d)	7.6～7.9(dd)
黄酮醇(3′-OMe,4′-OH)	7.6～7.8(d)	7.4～7.6(dd)
黄酮醇(3′,4′-OH 及 3-O-糖)	7.2～7.5(d)	7.3～7.7(dd)

c. 3′,4′,5′-三氧取代黄酮类化合物　当 B 环有 3′,4′,5′-三羟基时，则 H-2′及 H-6′将在 δ 6.50～7.50 范围内出现单峰（2H，s）。但如其中的 3′-或 5′-OH 甲基化或苷化时，则 H-2′及 H-6′将分别以不同的化学位移出现两个二重峰（$J=2.0Hz$）。

d. 3′,4′-二氧取代异黄酮、二氢黄酮及二氢黄酮醇　异黄酮、二氢黄酮及二氢黄酮醇的 B 环受 C 环影响很小，H-2′、H-5′及 H-6′将作为一个复杂的多重峰（常常组成两组峰）出现在 δ 6.70～7.10 区域内。各质子的化学位移将主要取决于它们相对于含氧取代基的位置。

③ C 环质子　C 环质子的核磁共振信号是区别各类型黄酮类化合物的主要根据。

a. 黄酮类　由于黄酮 3 位 H 处于孤立位置，常在 δ 6.30 出现一个尖锐的单峰，但如果是 5,6,7-或 5,7,8-三氧取代黄酮，则 3-H 易与 A 环的孤立芳氢（H-8 或 H-6）的单峰信号相混，应当注意区别。如在 5,7-二羟基-8-甲氧基黄酮中，H-6 受 8-OCH$_3$ 远程偶合影响，信号变宽，可与 H-3 信号区别。另外，如对 5-OH 进行选择性取代甲基硅烷化后，会使 H-6、H-8 及 H-3 信号产生程度不等的位移：H-3 至少向低场位移 0.15 ppm，H-8 则向高场位移 0.15 ppm，但 H-6 基本保持不变。三个信号之间的区分还可通过其他核磁共振技术来实现。

黄酮类骨架

b. 异黄酮类　苯甲酰上的 H-2 因正好位于羰基的 β 位，且通过碳与氧相接，故作为一个单峰出现在比一般芳香质子更低的磁场区（δ 7.60～7.80），当用 DMSO-d_6 作溶剂时，还将进一步移向 δ 8.50～8.70 处。

异黄酮类骨架

c. 二氢黄酮及二氢黄酮醇

二氢黄酮：二氢黄酮的 H-2 与两个磁不等价的 H-3 偶合，出现在 δ 5.20 (dd，$J=11.0，5.0Hz$) 处。两个 H-3，则相互偕偶（$J=17.0Hz$）并受 H-2 的邻位偶合，将出现两个双二重峰，中心位于 δ 2.80 处，但往往相互重叠。

二氢黄酮醇：二氢黄酮醇 H-2 与 H-3 多为反式直立键，分别在 δ 4.90 (d，$J=11.0Hz$，H-2) 和 δ 4.30 (d，$J=11.0Hz$，H-3)

二氢黄酮类骨架

各出现一个二重峰，两者很容易区分。据此还可确定 C-2 及 C-3 的相对构型。其绝对构型可用圆二色谱予以确定。

(2R, 3R)-二氢黄酮醇　　　　　(2S, 3S)-二氢黄酮醇

当 3-OH 成苷时，则使 H-2 及 H-3 信号均向低磁场方向位移，如表 9-9 所示。据此可以帮助判断二氢黄酮醇苷中糖的结合位置。

表 9-9　二氢黄酮和二氢黄酮醇化合物中 H-2 及 H-3 的化学位移

化合物类型	δ_{H-2}	δ_{H-3}
二氢黄酮	5.00～5.50(dd)	～2.80(dd)
二氢黄酮醇	4.80～5.00(d)	4.10～4.30(d)
二氢黄酮醇-3-O-糖苷	5.00～5.60(d)	4.30～4.60(d)

d. 查耳酮及橙酮类

查尔酮：查尔酮的 α-H 出现在 δ 6.70～7.40（d，$J=17.0$Hz）处，β-H 出现在 δ 7.30～7.70（d，$J=17.0$Hz）处。

橙酮：橙酮的苄基质子在 δ 6.50～6.70 出现一个单峰。如以 DMSO-d_6 作溶剂，则该信号将移至 δ 6.87～6.94。其确切峰位取决于 A 及 B 环上的羟基取代方式。

查耳酮　　　　　　　　　　橙酮

④ 糖上的质子　苷结构上糖的端基质子与糖其他碳上的质子相比，一般位于较低磁场区，其具体化学位移值与糖的种类、苷元类型及成苷位置有密切关系。对于黄酮类化合物葡萄糖苷来说，连接在 3-OH 上糖基的端基质子比连接其他位置，如 4′-OH、5-OH 或 7-OH 上的糖基的端基质子更低场，比较容易区别。黄酮醇-3-O-葡萄糖苷与黄酮醇-3-O-鼠李糖苷也可以清晰地区分，但在二氢黄酮醇-3-O-糖苷的[1]H-NMR 谱上，则无法区别 3-O-葡萄糖苷与 3-O-鼠李糖苷的端基质子信号。这时，可以从鼠李糖上的 6-CH₃ 的信号来区别。该信号多出现在 δ 0.80～1.20（d，$J=6.5$Hz）处。黄酮苷类化合物糖端基质子化学位移范围详见表 9-10。

表 9-10　黄酮苷类化合物糖端基质子化学位移范围

糖基类型	$\delta_{H-1''}$
黄酮醇-3-O-葡萄糖苷	5.70～6.00(d)
黄酮类-7-O-葡萄糖苷	
黄酮类-4′-O-葡萄糖苷	
黄酮类-5-O-葡萄糖苷	4.80～5.00(dd)
黄酮类-6-及 8-C-糖苷	
黄酮醇-3-O-鼠李糖苷	5.00～5.10(d)
二氢黄酮醇-3-O-葡萄糖苷	4.10～4.30(d)
二氢黄酮醇-3-O-鼠李糖苷	4.00～4.20(d)

对于黄酮类化合物双糖苷及多糖苷，由于末端糖上的端基质子远离黄酮母核，受其去屏蔽影响相对较小，信号峰将移至比苷元直接相连糖的端基质子较高磁场区，但移动程度随末端糖的连接位置不同而异。

比如由葡萄糖、鼠李糖构成的黄酮类 3-O- 或 7-O-双糖苷中，鼠李糖均在末端，但与葡萄糖的连接位置不同，一种连在葡萄糖的 6 位，即 α-L-鼠李糖-(1→6)-β-D-葡萄糖基，另一种连接在葡萄糖的 2 位，即 α-L-鼠李糖-(1→2)-β-D-葡萄糖基。两种连接方式除通过二维核磁共振技术等进行确认以外，还可以通过比较鼠李糖上的端基质子（H-1$'''$）及 H-6$'''$（CH$_3$）的化学位移而以鉴定，见表 9-11。

表 9-11　不同双糖中鼠李糖上端基质子和甲基质子化学位移范围

鼠李糖类型	$\delta_{H-1'''}$	$\delta_{H-6'''}$
芸香糖基	4.20～4.40(d)	0.70～1.00(d)
新橙皮糖苷	4.90～5.00(d)	1.10～1.30(d)

⑤ 黄酮类化合物的 6 位及 8 位甲基质子　6 位 CH$_3$ 质子信号总是出现在比 8 位 CH$_3$ 质子小约 0.2 化学位移单位。对于异黄酮来说，他们的化学位移分别是 δ 2.04～2.27 及 δ 2.14～2.45。

⑥ 乙酰氧基质子　有时需要将黄酮类化合物制备成乙酰化物后进行结构测定。通常，脂肪族乙酰氧基的质子信号出现在 δ 1.65～2.10 处；而芳香族乙酰氧基上的质子信号则出现在 δ 2.30～2.50 处，两者很容易区别。根据脂肪族乙酰氧基上的质子数往往可以判断黄酮苷中结合糖的数目；而根据芳香族乙酰氧基上的质子数，可以帮助确定苷元上的酚羟基数目。根据具体峰位，还可以帮助判断黄酮母核上酚羟基的位置。

⑦ 甲氧基质子　甲氧基质子信号一般出现在 δ 3.50～4.10 处。利用 NOE 技术及二维核磁共振技术可确定其存在的位置。

(3) 碳核磁共振在结构测定中的应用

① 黄酮类化合物骨架类型的确定　黄酮类化合物 ^{13}C-NMR 信号一般在 δ 40～200 之间。具体可分为五个区域（表 9-12）。

表 9-12　黄酮类化合物 ^{13}C-NMR 信号分布

δ_C	结构片段
40～85	①二氢黄酮，二氢异黄酮，二氢黄酮醇的 C-2 和 C-3 ②甲氧基碳
90～110	①黄酮的 C-3 ②黄酮，异黄酮 ③二氢黄酮，二氢黄酮醇，异黄酮的某些 C-6 和 C-8 ④上述化合物中 B 环被三取代后的另外两个未被取代碳
110～140	B 环被双取代后的其他碳
135～168	烯碳
168～200	羰基碳

黄酮类化合物主要是根据 C 环的状态进行分类的。因此，各类黄酮中央三碳核的磁共

振信号有很大不同，故据此可以判断黄酮类化合物的骨架类型。表 9-13 所示各类黄酮类化合物中央三碳核的化学位移范围。

表 9-13 各类黄酮类化合物 C 环中央三碳核的 ^{13}C-NMR 信号

类型	$\delta_{C=O}$	$\delta_{C-2(或C_\alpha)}$	$\delta_{C-3(或C_\beta)}$
黄酮类	174.5～184.0	160.5～163.2	104.7～111.8
黄酮醇类		～147.9	～136.0
异黄酮类		149.8～155.4	122.3～125.9
二氢黄酮类	188.0～197.0	75.0～80.3	42.8～44.6
二氢黄酮醇类		～82.7	～71.2
查耳酮类		136.9～145.4	116.6～128.1
橙酮类	182.5～182.7	146.1～147.7	111.6～111.9
异橙酮类	168.8～169.8	137.8～140.7	122.1～122.3

双黄酮类化合物中，如果两部分黄酮分子的氧化水平不一致时，则会出现两个 C═O 峰，如 volkensiflavone 由黄酮及二氢黄酮两部分组成，故在 δ 181.6 及 196.0 出现两个 C═O 信号。

② 黄酮类化合物取代位置的确定　芳香碳原子的 ^{13}C-NMR 信号特征可以用来确定黄酮类化合物取代基的取代位置。一般将取代黄酮类的 ^{13}C-NMR 数据与未取代的黄酮类母核的数据进行比较，根据各碳的化学位移变化情况来判断取代基的位置。

黄酮类母核，尤其 B 环上引入取代基时，引起 ^{13}C-NMR 上各碳信号的化学位移变化大致符合简单苯衍生物的取代位移效应，即取代位置的碳原子信号大幅度、间位碳小幅度地向低场位移，但邻、对位碳原子信号则向高场位移。若是一个环上同时引入几个取代基时，其位移效应将具有某种程度的加和性。黄酮母核上引入 5-OH 时，不仅 A 环碳原子信号的化学位移，还因 5 位 OH 与 4 位 C═O 形成分子内氢键，影响 C 环碳原子信号的化学位移。一般可使 C-4、C-2 信号向低场位移（分别移动＋4.5 及＋0.9 化学位移单位），C-3 信号向高场位移（移动－2.0 化学位移单位）。

大多数 5,7-二羟基黄酮类中 C-6、C-8 信号出现在 δ 90.0～100.0 范围内，且 C-6 信号总是比 C-8 信号低场。在黄酮及黄酮醇中，二者差别较大，而在二氢黄酮中差别较小，前者约差 4.8 ppm，后者约差 0.9 ppm。上述信号也可通过去偶技术和二维核磁共振技术得以确认。

C-6 或 C-8 有无烷基或者芳香基取代，可以很容易地通过 ^{13}C-NMR 谱中 C-6、C-8 信号是否发生位移而加以认定。例如比较生松素（pinocembrin）及其 6-C-及 8-C-甲基衍生物的 C-6，C-8 信号，可以看到：被甲基取代的碳原子将向低场位移 6.0～9.6 ppm；但未被取代的碳原子信号则无大的变化。再如木犀草素（luteolin），即使其 C-6 的 H 被—OH 取代后，C-6 信号向低场大幅度的位移，而 C-8 信号也未因此而发生大的变化。同理，6-C-糖苷或 8-C-糖苷或 6,8-二碳糖苷也可据此进行鉴定。因为 C-6 或 C-8 位结合成碳糖苷时将使相应的 C-6 或 C-8 信号向低场位移约 10 ppm，但未被取代的碳原子信号则无多大变化，如芹菜素（apigenin），肥皂黄素（saponarin）及芹菜素-6,8-C-二葡萄糖苷（apigenin-6,8-di-C-glucoside）C-6 和 C-8 位的化学位移（见表 9-14）。

表 9-14　几种黄酮类化合物 C-6 和 C-8 的 ^{13}C-NMR 化学位移

化合物	δ_{C-6}	δ_{C-8}
生松素(5,7-二羟基二氢黄酮)	96.1	95.1
6-C-甲基生松素	102.1	94.7
8-C-甲基生松素	95.7	101.9
木犀草素(3′,4′,5′,7′-四羟基黄酮)	99.2	94.2
8-C-苯基木犀草素	98.6	103.8
6-羟基木犀草素	140.4	93.6
芹菜素(4′,5,7-三羟基黄酮)	98.8	94.0
肥皂黄素(芹菜素-6-C-β-D-葡萄糖基-7-O-β-D-葡萄糖苷)	110.0	93.8
芹菜素-6,8-C-β-D-二葡萄糖苷	108.0	104.0

　　上述规律对确定 C—C 连接的双黄酮类化合物中两个单黄酮分子间的结合位置也是十分有用的。例如单纯检查 δ 90.0~100.0 区域内信号的数目及其位移值就可以帮助判断两个 A 环是否参与了结合。

　　③ 黄酮类化合物 O-糖苷中糖的连接位置的确定　　黄酮类等酚性化合物在形成 O-糖苷后，苷元及糖基的相应位置的碳原子信号均将产生相应的苷化位移。但因苷元上连接糖基的酚羟基位置（成苷位置）以及糖的种类不同，苷化位移幅度也不相同。据此，可以判定糖基在苷元上的结合位置。

　　a. 糖端基碳的信号　　酚性苷中糖端基碳的苷化位移约为+4.0~+6.0。当苷化位置在 7 或 2′、3′、4′位时，糖的端基碳信号位于 δ 100.0~102.5 范围内。但 5-O-葡萄糖苷及 7-O-鼠李糖苷例外，相应的 C-1 信号分别出现在 δ 104.3 及 99.0 处。

　　黄酮类双糖苷或低聚糖苷的 ^{13}C-NMR 中，糖基的端基碳信号出现在 δ 98.0~109.0 区域内，常与 C-6、C-8、C-3 及 C-10 的信号混在一起而不易区别。这种情况下可采用氢检测异核多量子相关谱（HMQC）等二维核磁共振技术进行分析会收到很好的效果。

　　b. 苷元的苷化位移　　苷元的苷化位移对判断黄酮类化合物 O-糖苷中糖基的连接位置具有非常重要的意义。一般规律为：苷元糖苷化后成连接糖基的碳原子信号向高场位移，其邻、对位的碳原子信号则向低场位移，且对位碳原子信号的位移幅度大而且比较恒定。如 7-OH、3-OH、3′-OH 及 4′-OH 等位置糖苷化后，均可看到这个现象。因此，对于判断糖基在苷元母核上连接位置来说，苷元成苷碳原子的邻、对位碳原子的苷化位移比成苷碳原子本身的苷化位移具有更确切的指导意义。应当强调指出，3-OH 糖苷化后，对 C-2 引起的苷化位移比一般邻位效应要大得多。这说明 2,3-双键与一般芳香系统不同，更具有烯烃的特征。

　　7-OH 或 3-OH 与鼠李糖成苷时，C-7 或 C-3 信号的苷化位移比其他糖苷要大一些，据此也可与其他糖苷相区别。5-OH 糖苷化后，除可看到与上述相同的苷化位移效应外，还因 5-OH 与 4 位 C=O 的氢键缔合受到破坏，故对 C 环碳原子也将产生巨大的影响。其中 C-2、C-4 信号明显地向高场位移，而 C-3 信号则移向低场。其结果正好与氢键缔合时看到的情况相反。

　　另外，同一种糖在 B 环上成苷比在 A 环上成苷时，苷化位移效应更明显。

　　综上所述，可通过比较糖端基碳信号的化学位移、苷与苷元中相应碳原子信号的化学位移变化来确定糖基在苷元上的连接位置。

　　④ 双糖苷及低聚糖苷中单糖间连接位置和连接顺序的确定　　黄酮单糖苷中糖部分的信号可以与已报道的单糖或其甲基苷的数据进行解析。

　　双糖苷及低聚糖苷中单糖基之间连接位置的确定，则可以将其 ^{13}C-NMR 谱数据与相应的单糖或双糖苷的数据进行比较而予以鉴定。研究结果表明，当糖上的羟基被苷化时将使该—OH所在碳原子产生一个相当大的低场位移。例如黄酮类化合物芦丁［槲皮素-3-O-α-L-鼠李糖-(1→6)-β-D-葡萄糖苷］中，葡萄糖的C-6信号将向低场位移5.8ppm，但C-5则向高场位移约1.4ppm。又如新橙皮糖苷［橙皮素-3-O-α-L-鼠李糖基-(1→2)-β-D-葡萄糖苷］中，葡萄糖的C-2信号将低场位移3.9 ppm，但C-1却向高场位移约2.1ppm。

槲皮素-3-O-β-D-葡萄糖苷与另一分子的β-D-葡萄糖结合，形成槲皮素-3-O-β-D-葡萄糖基-(1→2)-β-D-葡萄糖苷时，槲皮素-3-O-β-D-葡萄糖上的C-2信号由原来的δ 74.2向低场位移到δ 82.4（+8.2ppm）。这个差值在双糖及低聚糖中是比较典型的β-D-糖苷化的位移值。

双糖苷及低聚糖苷中糖的连接顺序的确定，目前常采用氢检测异核远程化学位移相关谱（HMBC）技术进行分析确定。

(4) 质谱在黄酮类化合物结构测定中的应用

质谱在黄酮类化合物的结构测定中起着极为重要的作用。特别是近年来，出现了许多质谱新技术（主要为各种新的软电离质谱技术），成为有机化合物结构鉴定的有力工具。其中常用的质谱技术有电子轰击质谱（EI-MS）、场解吸质谱（FD-MS）、快原子轰击电离质谱（FAB-MS）、电喷雾电离质谱（ESI-MS）等。

多数黄酮苷元类在EI-MS中可以获得较强分子离子峰，甚至为基峰，但黄酮苷类化合物因极性较强、难气化以及对热不稳定，则在EI-MS谱中很难观察到分子离子峰。故常需要将其做成甲基化或三甲基硅烷化衍生物后测定EI-MS。

1977年Schels H等首次报道，将黄酮的单糖苷、双糖苷及三糖苷做成三甲基硅烷化衍生物后测定EI-MS，可以获得比甲基化衍生物更为清晰的分子离子峰，相对丰度至少可达1%。此外，还可获得有关苷元及糖部分的结构、糖的连接位置、连接顺序以及分子内苷键等重要信息。

如果应用新的质谱技术，如FD-MS、FAB-MS及ESI-MS等，黄酮苷类化合物不需要做成衍生物也可以获得非常强的分子离子峰$[M]^{+\cdot}$，或具有偶数电子的准分子离子峰（quasi-molecular ion peak）$[M+H]^{+}$。此外，还可以获得有关苷元及糖基部分的重要信息，为黄酮苷类化合物结构鉴定提供有力的证据。

① 黄酮苷元类化合物的电子轰击质谱（EI-MS） 在黄酮苷元类化合物的EI-MS中，除分子离子峰$[M]^{+\cdot}$外，也常常生成$[M-1]^{+}$（M-H）基峰。如为甲基化衍生物，则可以得到$[M-15]^{+}$，即（M-CH$_3$）离子峰。

黄酮苷元类化合物通常经下列两种基本裂解途径（图9-1）得到A_1^{+}、B_1^{+}、B_2^{+}等碎片离子，因为保留着A及B环的基本骨架，且碎片A_1^{+}与相应的B_1^{+}的质荷比之和等于分子离子$[M]^{+\cdot}$质荷比，故在鉴定工作上很有意义。

两种基本裂解途径是相互竞争、相互制约的。并且，B_2^{+}及$[B_2-CO]^{+}$的丰度大致与A_1^{+}及B_1^{+}以及它们进一步裂解得到的子离子（如$[A_1-CO]^{+\cdot}$等）的丰度成反比。

除上述离子外，黄酮苷元类化合物还常见由分子离子$M^{+\cdot}$生成的$[M-1]^{+}$（M-H）和$[M-28]^{+\cdot}$（M-CO），以及由碎片离子A_1^{+}生成的$[A_1-28]^{+\cdot}$（A$_1$-CO）和B_2^{+}生成的$[B_2-28]^{+\cdot}$（B$_2$-CO）等碎片离子。

以下主要介绍黄酮类和黄酮醇类化合物的质谱裂解途径。

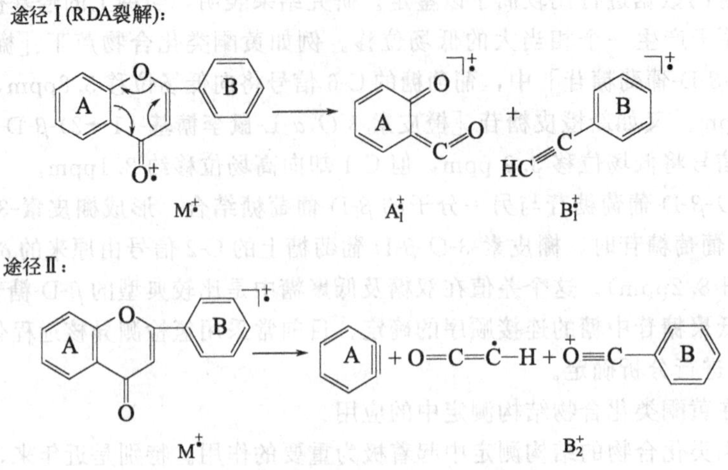

途径Ⅰ(RDA裂解):

途径Ⅱ:

图 9-1　黄酮苷元类化合物的两种基本裂解途径

a. 黄酮类化合物的基本裂解途径（如图 9-2 所示）

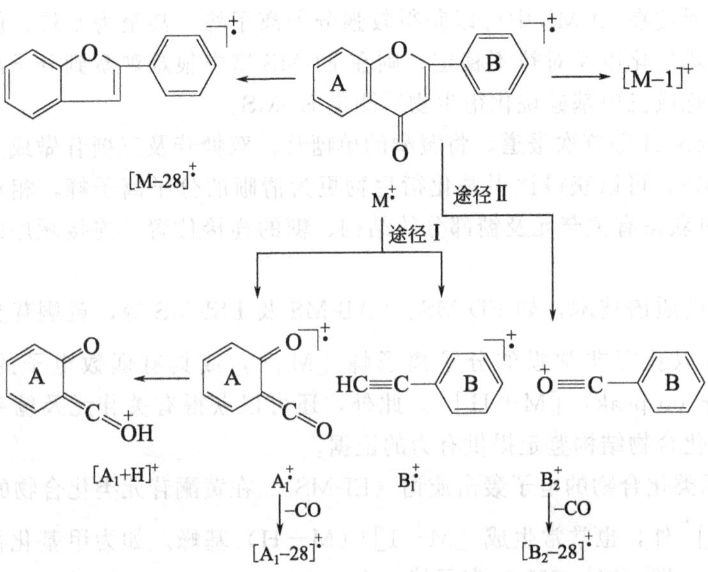

图 9-2　黄酮类化合物的基本裂解途径

　　黄酮类化合物的分子离子峰很强，甚至可成为基峰，$[M-28]^{+\cdot}$ 峰以及由途径Ⅰ得到的 A_1^+ 及 B_1^+ 碎片离子峰也比较突出。

　　由于途径Ⅰ产生的碎片离子峰（包括子离子峰）的丰度与途径Ⅱ产生的碎片离子峰（包括子离子峰）的丰度基本成反比例，因此，如果在质谱图上看不到由途径Ⅰ产生的中等强度的碎片离子峰时，则应当检查出 B_2^+ 离子峰。

　　b. 黄酮类化合物的取代状况的判断　黄酮类化合物的取代状况可以通过读取 A_1^+ 及 B_1^+ 等碎片离子峰的质荷比（m/z）值来进行确定。A_1^+ 碎片离子的基本质荷比值为 m/z 120，B_1^+ 碎片离子的基本质荷比值为 m/z 102；当 A 环或 B 环有取代基时，产生的 A_1^+ 及 B_1^+ 碎片离子的质荷比值则相应增加。如 5,7-二羟基黄酮，其 A 环上有两个羟基取代，B 环上无取代，其质谱图上，$A_1^{+\cdot}$ 碎片离子峰的质荷比为 m/z 152，较基本值增加了 32 个质量单位，说明 A 环上增加了两个氧原子质量单位；而 $B_1^{+\cdot}$ 碎片离子的质荷比值与基本值则一致。再如 5,7,4′-三羟基黄酮（芹菜素）和 5,7-二羟基-4′-甲氧基黄酮（刺槐素），两者的 A 环上均有两个羟基取代，两者的质谱图上均显示了质荷比为 m/z 152 的 $A_1^{+\cdot}$ 碎片离子峰；但 $B_1^{+\cdot}$ 碎片离子的质荷比值却相差 16 个质量单位（前者为 m/z 118，后者为 m/z 132），说明前者 B 环上有一个羟基取代，而后者 B 环上则有一个甲氧基取代。

黄酮类化合物基本母核上有四个或以上的含氧取代时，常常显示出中等强度的 $A_1^{+\cdot}$ 和 $B_1^{+\cdot}$ 碎片离子峰，这对鉴定结构具有重要意义。

当黄酮类化合物的 6,8-位连接有异戊烯基时，除常规的裂解外，还将产生一些新的碎片离子。如化合物 I，其 8 位连接有二甲烯丙基，其质谱裂解中可裂解脱去 C_4H_7 碎片，产生一个重排后的稳定离子——䓬䓬离子（II）（如图 9-3 所示）。

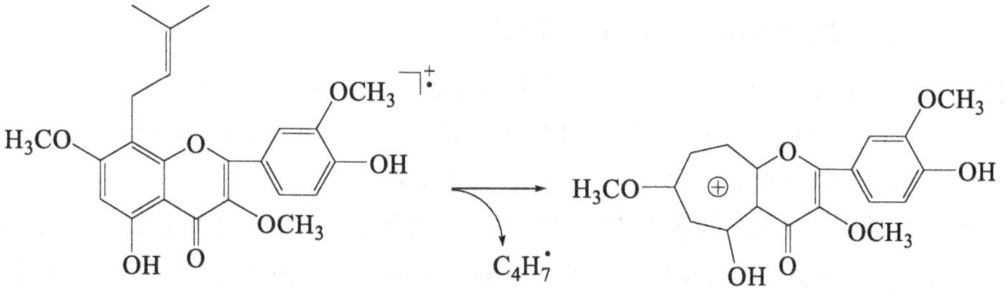

图 9-3 异戊基黄酮的特殊裂解方式

当黄酮类化合物的 6,8-位连接有甲氧基时，在质谱的裂解过程中，常出现丢失 $\dot{C}H_3$ 碎片，而得到 $[M-15]^+$ 的强峰（常为基峰），随后又丢失 CO，生成 $[M-43]^+$ 的碎片离子峰（如图 9-4 所示）。

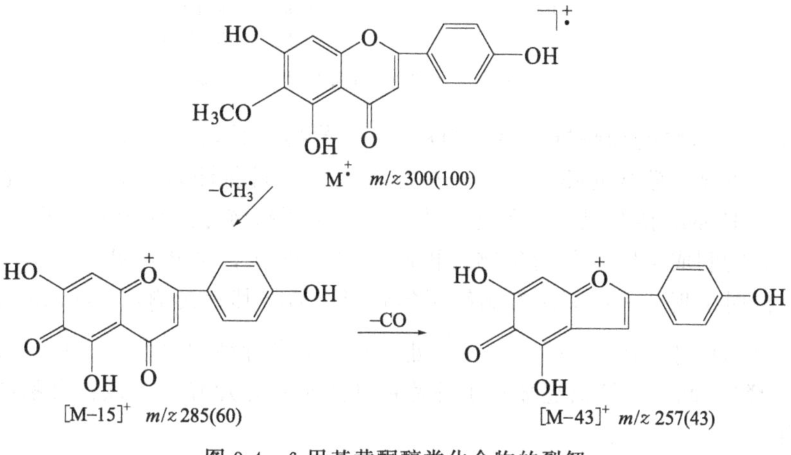

图 9-4 6-甲基黄酮醇类化合物的裂解

c. 黄酮醇类化合物的裂解途径　多数黄酮醇苷元的分子离子峰为基峰。其裂解途径主要按途径 II 进行（图 9-5），显示 B_2^+ 碎片离子以及继续丢失 CO 形成的 $[B_2-28]^+$，这些碎片离子对鉴定结构具有重要意义。与途径 II 相比，黄酮醇类化合物的途径 I 通常不太重要，其中产生的 $[A+H]^+$ 是来自 A 环的主要碎片离子。

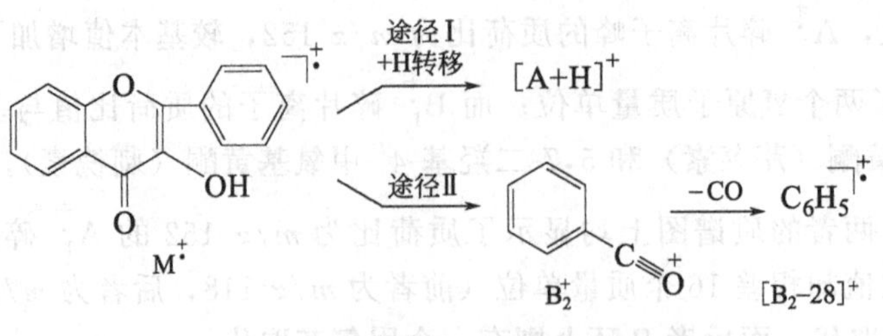

图 9-5 黄酮醇类化合物的裂解途径

B_2^+ 碎片离子是黄酮醇类化合物具有重要鉴定意义的离子，其质荷比可以直接给出 B 环上的一些基本取代信息。如 B 环无取代，其 B_2^+ 质荷比为 m/z 105；当 B 环上有一个羟基或一个甲氧基取代时，其 B_2^+ 质荷比值分别为 m/z 121 和 m/z 135；当 B 环上有两个羟基或两个甲氧基取代时，其 B_2^+ 质荷比值分别为 m/z 137 和 m/z 165；以此类推。

在获得了 B 环的结构信息基础上，再通过考查 B_2^+ 碎片离子与分子离子 M^+ 之间的质荷比差异，可以帮助判断 A 环和 C 环的取代情况。

黄酮醇类化合物苷元的质谱图中，除上述的 M^+、B_2^+ 及 $[A+H]^+$ 离子外，也可以看到如 $[M-1]^+$（$M-H$）、$[M-15]^+$（$M-CH_3$）$[M-43]^+$（$M-CH_3-CO$）等碎片离子，这些也都可以为结构鉴定提供具有一定价值的信息。

具有 $2'$-OH 或 $2'$-OCH$_3$ 的黄酮醇类化合物在裂解时有个重要特点，即可以通过失去 OH·或 OCH$_3^-$，在 B 环和 C 环之间形成一个新五元杂环状态的稳定碎片离子（图 9-6）。

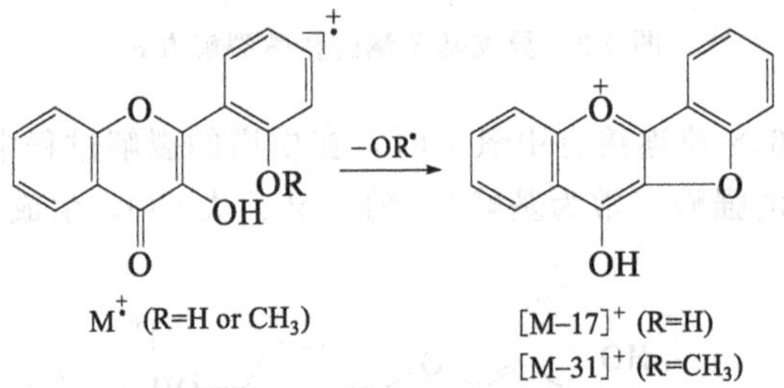

图 9-6 $2'$-OH 或 $2'$-OCH$_3$ 黄酮醇的特殊裂解途径

② 黄酮苷类化合物的场解析质谱（FD-MS） 黄酮苷类化合物在 EI-MS 谱上既不显示分子离子峰，也不显示糖基的碎片峰，故不宜用 EI-MS 进行测定。如化合物金谷醇-7-O-β-D-葡萄糖苷，其 EI-MS 谱与其苷元的谱基本一致，主要裂解方式如图 9-7 所示。

将上述化合物制成全甲基化衍生物后再测其 EI-MS 谱，虽然可见分子离子峰，但强度很低，且谱中同时出现了一些无法圆满解释的强峰。而将其直接测定 FD-MS 谱（发射丝电流 18mA）（图 9-8）时，在 m/z 462、463 处分别显示出特别明显的 M^+ 和 $[M+H]^+$（即 $[M+1]^+$，基峰）。此外，该谱还显示了葡萄糖基的某些碎片峰，为该化合物的结构鉴定提供了重要信息。

在图 9-8 上 m/z 404 及 m/z 58（乙二醛）的离子分别为在环氧及 C-1″间以及 C-4″和 C-5″之间的两处开裂生成。在 C-1″及苷氧原子之间的开裂，再加上 H 转移将产生 m/z 300 $[A+H]^+$ 的离子。m/z 433 的碎片离子可能是从 $[M+1]^+$ 上脱掉 HCHO，在加上 H 转移后形成。此外，图谱上于 m/z 485 处出现 $[M+Na]^+$，这是因为测定 FD-MS 时，基质中的盐类在极性溶剂中阳离子化而形成。

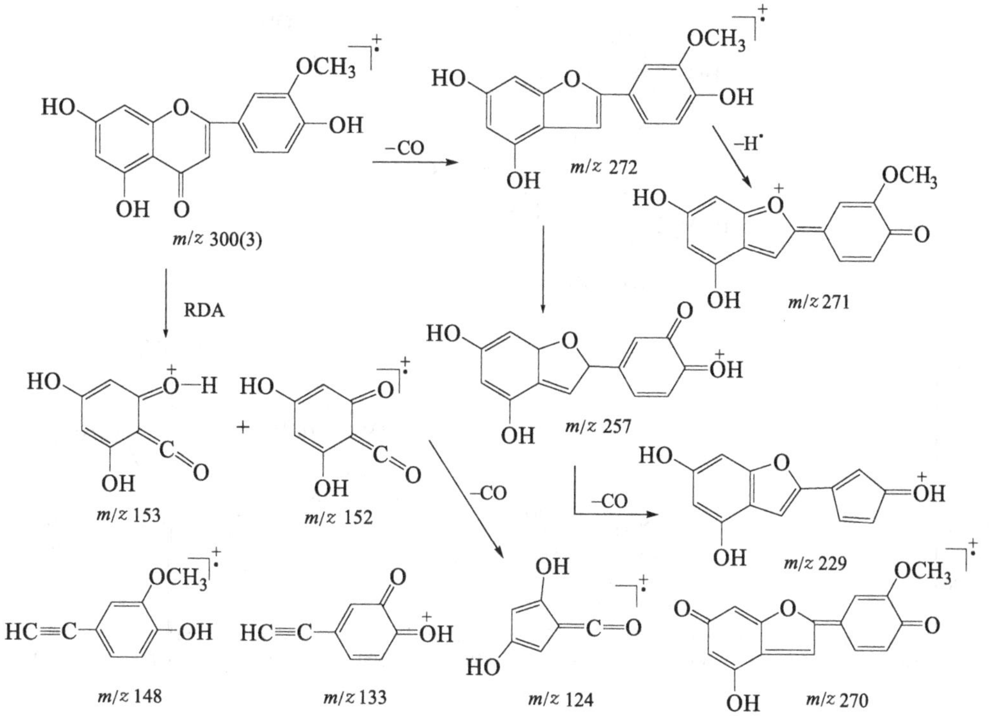

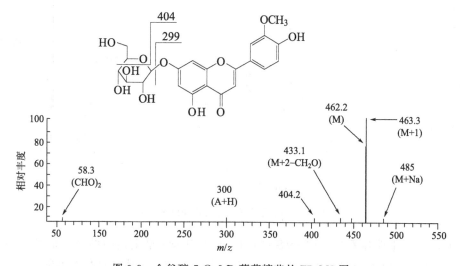

图 9-7 金谷醇-7-*O*-β-D-葡萄糖苷的 EI-MS 裂解方式

图 9-8 金谷醇-7-*O*-β-D-葡萄糖苷的 FD-MS 图

在 FD-MS 测定中，因为 [M＋Na]$^+$ 离子的强度随着溶剂极性及发射丝电流强度的改变而变化，故可以帮助区别分子离子峰 M$^+$ 及准分子离子峰 [M＋1]$^+$。例如在格热维奥双糖苷（graveobioside）的 FD-MS 谱中，当发射丝电流强度为 20mA 时，分子离子 M$^+$ 作为基峰在 m/z 594 处出现，且 [M＋1]$^+$ 及 [M＋Na]$^+$ 离子也十分清晰 [图 9-9(a)]；但当发射丝电流强度为 18mA 时，虽然 M$^+$ 及 [M＋1]$^+$ 峰依然十分明显可见，但 [M＋Na]$^+$ 峰却从图上消失，并且看不到其他因苷元开裂生成的碎片峰，图谱大大趋于简化 [图 9-9(b)]。

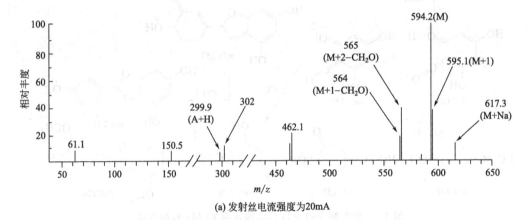

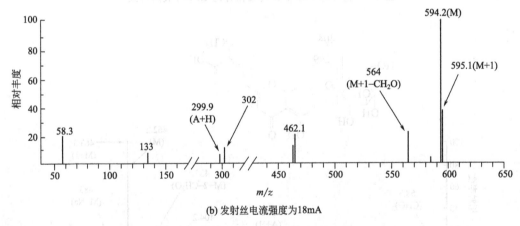

图 9-9 格热维奥双糖苷的 FD-MS 图

从图 9-9(a) 上明显看出，FD-MS 谱将提供比 EI-MS 谱更清晰的结构信息。例如 m/z 462 及 m/z 150 的离子分别因苷中糖链部分末端糖基开裂所生成。这种类型的开裂对鉴别黄酮类-O-聚糖苷的末端糖基具有一定意义。

(5) 结构测定中应注意的几个问题

① Wessely-Moser 重排的问题　黄酮类化合物的 6-及 8-C-糖苷在常规酸水解条件下不能被水解，但可发生重排反应（Wessely-Moser 重排），生成 6-及 8-C-糖苷的混合物。如夏佛托苷（schaftoside，芹菜素 6-C-β-D-葡萄糖基-8-C-α-L-阿拉伯糖苷）在用 6% HCl、100℃处理 7h 后，并不能被水解，却可发生 Wessely-Moser 重排，转变成其异构体异夏佛托苷（isoschaftoside，芹菜素 6-C-α-L-阿拉伯糖基-8-C-β-D-葡萄糖苷）。反之，异夏佛托苷在同

样条件下进行处理，又可以经过重排转变成夏佛托苷，其结果，最终得到的是两者的混合物。

夏佛托苷   6%HCl 100℃,7h   异夏佛托苷

所以在解决该类 C-苷的结构时，尽量不采用酸水解法，而常通过一维核磁共振和二维核磁共振技术来确定其结构。

② C-6 和 C-8 取代基确定中的问题 黄酮类化合物的 C-6 和 C-8 位常有一些非糖的烷基取代（如异戊烯基、甲基、香叶烷基、薰衣草烷基等）。对黄酮类化合物来说，当 C-6 或 C-8 连接有一个烷基取代基时，可以通过比较 C-6 及 C-8 的核磁共振化学位移来确定取代基的具体连接位置；但是当黄酮类化合物的 C-6、C-8 同时连接不同烷基取代基时，或二氢黄酮和二氢黄酮醇的 C-6 或 C-8 连接有一个烷基取代基时，则很难仅用化学位移值来确定烷基的具体结合位置。此时通常采用 HMBC 等二维核磁共振技术来确定取代基的具体位置。

③ B 环取代基位置确定中的问题 在二氢黄酮、二氢黄酮醇、二氢黄烷类化合物的 B 环上，常见 2′,4′-二氧或 3′,4′-二氧两种取代方式。在 ^{1}H-NMR 谱中，两种取代方式下，B 环上的氢核所构成的二级偶合 ABC 系统几乎没有差异，特别是在二氢黄烷类化合物中更是如此。故要确定其是 2′,4′-二氧取代还是 3′,4′-二氧取代，需要其他技术，如 ^{13}C-NMR 技术或 2D-NMR 技术来帮助确定。

④ 立体化学的有关问题 黄酮类化合物母体有立体化学问题的主要是二氢黄酮（醇）、二氢异黄酮（醇）及其衍生物。这些类型化合物的 C-2 和 C-3 的绝对构型的测定可使用如下几种方法。

a. 化学法 用不改变 C-2 构型的化学降解法使二氢黄酮降解成分子量较小的化合物后，再与构型已知的化合物进行比旋光度的比较，从而确定其绝对构型。如通过获得 (－)-苹果酸可推测下述二氢黄酮的 C-2 绝对构型为 S。

b. 核磁共振法 对映异构体在使用手性氘代溶剂测定时，同一位置的氢核或碳核因构型不同，可引起化学位移值的差异，利用这种差异可确定其绝对构型。因该法使用的手性氘代试剂价格昂贵，加之在该领域中积累的经验不多，目前还难以推广应用。

c. 圆二色谱（circular dichroic spectroscopy）及 CD 激子手性法（CD exciton chirality method） 是目前黄酮化合物绝对构型测定中经常使用的方法。例如 (2R,3R)-(＋)-花旗松素的 CD 谱中，在 295nm 处显示为负 Cotton 效应，328nm 处为正 Cotton 效应，可推测 C-2 和 C-3 的绝对构型为 (R, R)；而在 (2S,3S)-(－)-花旗松素的 CD 谱中，295nm 处显示为正 Cotton 效应，328nm 处为负 Cotton 效应，与前者正好相反。

第三节 黄酮类药物的研究制备实例

一、葛根素的制备工艺研究

葛根中主要含有异黄酮类、三萜类、香豆素类化合物，其中异黄酮类成分是葛根的主要活性成分，在葛根中含量高达 12%。图 9-10 为葛根中 3 个具有代表性的异黄酮类成分，其中葛根素（puerarin，8-β-D-葡萄吡喃糖-4-1，7-二羟基异黄酮）是葛根中主要的活性成分。葛根素具有扩张冠脉和脑血管、降低心肌耗氧量、改善心肌收缩功能、促进血液循环等作用，适应于冠心病、心绞痛、心肌梗死、视网膜动脉静脉阻塞、突发性耳聋等疾病，疗效显著。葛根素为白色针状结晶，室温下在水中的溶解度是 4.62g/L，分子式 $C_{21}H_{20}O_9$，白色结晶（乙醇），熔点 204～207℃。^{1}H-NMR（400MHz，C_5D_5N）：δ 7.53（1H，s，H-2），8.37（1H，d，$J = 8Hz$，H-5），7.24（1H，d，$J = 8Hz$，H-6），7.68（1H，d，$J = 7.8Hz$，H-2′，6′），7.24（1H，d，$J = 7.8Hz$ H-3′，5′）。^{13}C-NMR（100MHz，C_5D_5N）δ：152.4（C-2），124.4（C-3），175.9（C-4），127.4（C-5），115.7（C-6），162.5（C-7），114.1（C-8），158.9（C-8a），118.5（C-4a），123.7（C-1′），130.9（C-2′，6′），116.2（C-3′，5′），157.2（C-4′），75.8（C-1″），73.2（C-2″），80.5（C-3″），71.9（C-4″），83.2（C-5″），62.8（C-6″）。《中国药典》2015 版一部规定：葛根药材按干燥品计算，含葛根素（$C_{21}H_{20}O_9$）不得少于 2.4%。

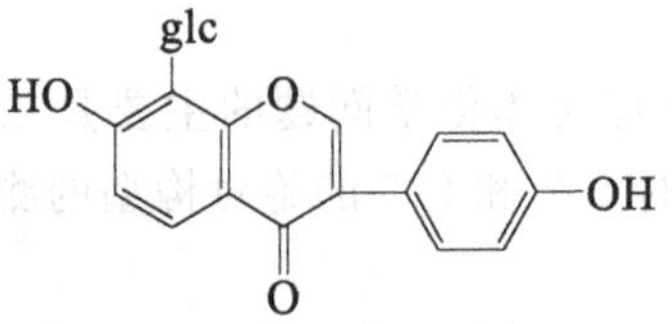

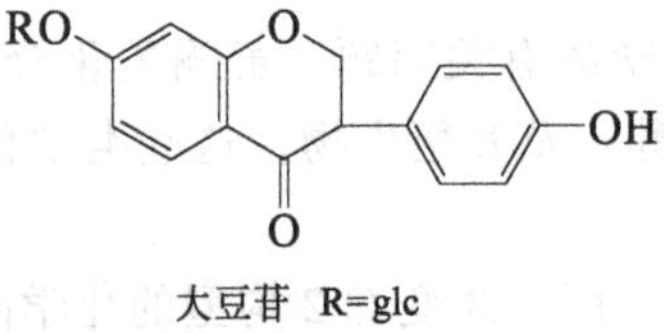

图 9-10　葛根中代表性的异黄酮类成分

1. 提取溶剂的选择

分别选用水、甲醇、95%乙醇作提取溶剂对葛根中葛根素的提取效率进行比较，根据原料药材中葛根素的含量，得葛根素的提取率。通过比较可以看出（见表 9-15），用水作提取溶剂提取率虽然较醇类稍低，但差别不大，其中甲醇提取率稍高，但由于甲醇有一定的毒性，操作条件要求较高，而 95%乙醇和水的提取率差别不大，用水作提取溶剂，提取率在 85%以上，提取效果较好。而且用水作提取溶剂安全无毒、便于工业化生产，所以选用水作提取溶剂。

表 9-15　不同溶剂提取葛根中葛根素的效果比较

溶剂	原料药中葛根素含量/%	药渣中葛根素含量/%	提取率/%
水	3.7	0.54	85.4
甲醇	3.7	0.37	90.0
乙醇（95%）	3.7	0.45	87.9

2. 葛根素的分离精制

上述水提物用水溶解后，滤去不溶物，将样品加到预处理好的大孔树脂柱上，经吸附饱和后，水液弃去，用蒸馏水洗去糖类、蛋白质、鞣质等水溶性杂质，至洗脱液近无色，用70％乙醇洗脱，收集洗脱液，浓缩回收乙醇至无醇味时，加正丁醇萃取4次，合并正丁醇萃取液，回收正丁醇至干，固体物用适当溶剂反复重结晶，烘干，得葛根素粗品。

在葛根素的精制中，操作关键是葛根素和其水溶性成分的分离以及葛根素的富集方法。选用D101大孔树脂吸附法对葛根素进行富集，不仅吸附量较好，而且洗脱和再生简便，可反复使用。根据正交实验优化D101大孔树脂精制葛根的工艺，工艺优化研究结果显示：用相当于粗提浸膏7倍量的D101大孔树脂吸附，分别用8倍量的水和20％乙醇洗脱除杂后，再用12倍量的70％乙醇作洗脱剂，收集70％乙醇洗脱部位后浓缩，既得葛根素精制品。最终葛根素的纯度可达90％以上。葛根素制备工艺见图9-11。

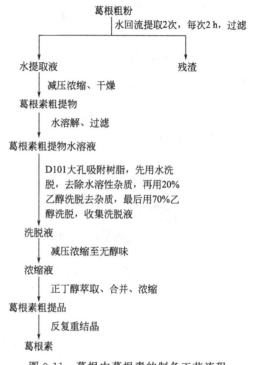

图 9-11　葛根中葛根素的制备工艺流程

二、银杏叶总黄酮的制备研究

黄酮类化合物是银杏叶中的主要活性成分，该类成分在银杏叶中含量较高，约为2.5％～5.9％。银杏黄酮类化合物可以扩张血管、增加冠脉和脑血管流量，降低血黏度，改善脑循环，是治疗心脑血管疾病的有效药物。临床上使用的银杏叶胶囊、分散片等主治瘀血阻络所致的胸痹心痛、中风、半生不遂、冠心病等。

已分离得到的银杏双黄酮化合物有6种：穗花杉双黄酮（amentoflavone）、去甲银杏双黄酮（bilobetin）、银杏双黄酮（ginkgetin）、异银杏双黄酮（isoginkgetin）、金松双黄酮（sciadopitysin）和5′-甲氧基去甲银杏双黄酮（5′-methylbilobetin）。另外，还有槲皮素（quercetin）、山柰酚（kaempferol）、异鼠李素（isorhamnetin）、芫花素（genkwanin）、洋芹素（apigenin）、木犀草素（luteolin）、杨梅黄酮（myricentin）、槲皮素-3-O-α-L-(6‴-p-香豆酰葡萄糖基-$β$-D-1,2-鼠李糖苷)［quercetin-3-O-α-L-(6‴-p-coumaroyl glucosyl-$β$-D-1,2-rhamnoside)］、异鼠李素-3-O-α-L-(6‴-p-香豆酰葡萄糖基-$β$-D-1,2-鼠李糖苷)［isorhamnetin-3-O-α-L-(6‴-p-coumaroyl glucosyl-$β$-D-1,2-rhamnoside)］、山柰酚-3-O-α-L-(6‴-p-香豆酰葡萄糖基-$β$-D-1,2-鼠李糖苷)［kaempferol-3-O-α-L-(6‴-p-coumaroyl glucosyl-$β$-D-1,2-rhamnoside)］等黄酮醇苷元及其苷。图9-12列出了银杏中含有的黄酮类化合物的母核。银杏总黄酮中所含的黄酮苷主要为异鼠李素（isorhamnetin）、山柰酚（kaempferol）和槲皮素（quercetin）的单、双和三糖苷及香豆素酰基糖苷化合物，糖多为葡萄糖和鼠李糖，其中以带有香豆酰基的黄酮苷活性较强，被认为是总黄酮中真正有活性的物质，但含量较低。银杏总黄酮中双黄酮类成分在银杏总黄酮提取物中含量<0.1％；黄酮苷元类成分在银杏总黄酮提取物中含量<0.1％；黄酮苷类成分在银杏总黄酮提取物中含量>20％。《中国药典》2015

版一部规定：银杏叶按干燥品计算，含总黄酮醇苷不得少于 0.40%；银杏叶提取物按干燥品计算，含总黄酮醇苷不得少于 24.0%。图 9-13 和表 9-16 为银杏总黄酮提取物的 LC-MS 总离子流图及其色谱峰对应的成分。

黄酮类母核

银杏双黄酮母核

香豆酰黄酮醇苷母核

黄烷醇类母核

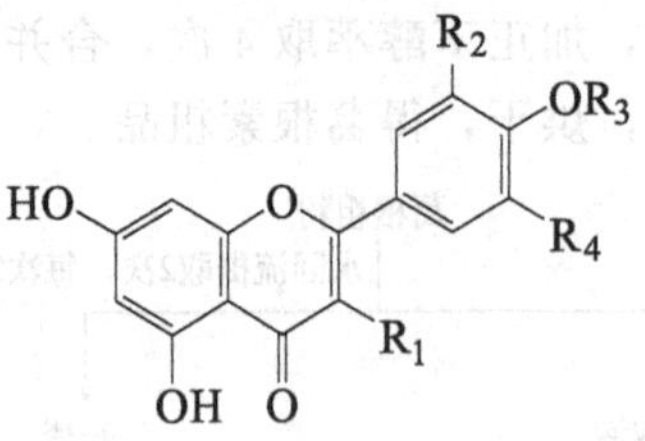

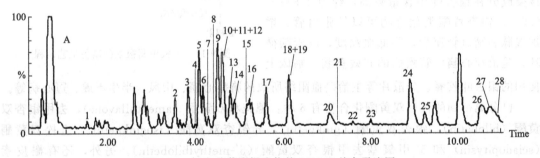

图 9-12　银杏中黄酮类化合物的母核

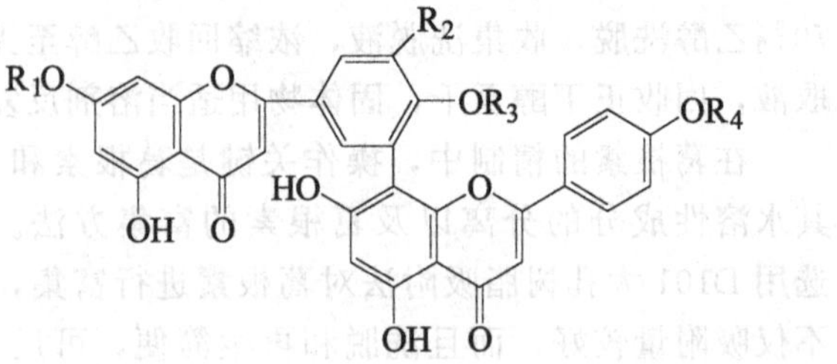

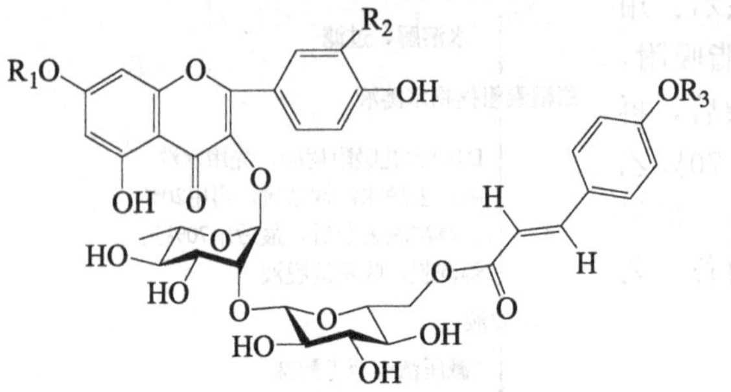

图 9-13　银杏总黄酮提取物的 LC-MS 总离子流图

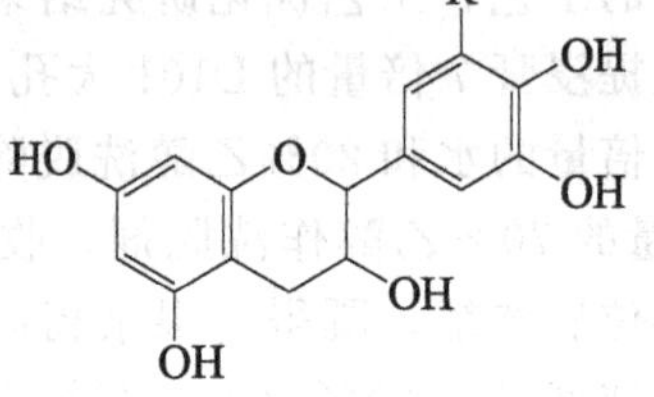

表 9-16　银杏叶提取物中鉴定的化合物

编号	保留时间/min	质荷比 *m/z*	分子式	化合物
1	1.50	137.0233	$C_7H_6O_3$	*p*-hydroxybenzoic acid
2	3.53	755.0258	$C_{33}H_{40}O_{20}$	quercetin-3-*O*-[2-*O*,6-*O*-bis(α-L-rhamnosyl)-β-D-glucoside]
3	3.85	739.2104	$C_{33}H_{40}O_{19}$	kaempferol-3-*O*-[2-*O*,6-*O*-bis(α-L-rhamnosyl)-β-D-glucoside]
4	3.90	769.2208	$C_{34}H_{42}O_{20}$	isorhamnetin-3-*O*-[2-*O*,6-*O*-bis(α-L-rhamnosyl)-β-D-glucoside]
5	4.09	609.1444	$C_{27}H_{30}O_{16}$	quercetin-3-*O*-[6-*O*-(α-L-rhamnosyl)-β-D-glucoside]
6	4.18	639.1543	$C_{28}H_{32}O_{17}$	3′-methoxymyricetin 3-*O*-[6-*O*-(α-L-rhamnosyl)-β-D-glucoside]
7	4.32	463.0867	$C_{21}H_{20}O_{12}$	quercetin-3-*O*-β-D-glucosyl
8	4.44	609.1467	$C_{27}H_{30}O_{16}$	quercetin-3-*O*-[2-*O*-(-β-D-glucosyl)-α-L-rhamnoside]
9	4.53	593.1499	$C_{27}H_{30}O_{15}$	kaempferol-3-*O*-[6-*O*-(α-L-rhamnosyl)-β-D-glucoside]

编号	保留时间/min	质荷比 m/z	分子式	化合物
10	4.62	623.1597	$C_{28}H_{32}O_{16}$	isorhamnetin-3-O-[6-O-(α-L-rhamnosyl)-β-D-glucoside]
11	4.63	439.1201	$C_{20}H_{24}O_{11}$	ginkgolide C
12	4.64	447.0910	$C_{21}H_{20}O_{11}$	quercetin-3-O-α-L-rhamnoside
13	4.81	325.1115	$C_{15}H_{18}O_8$	bilobalide
14	4.88	593.1498	$C_{27}H_{30}O_{15}$	kaempferol-3-O-[2-O-(β-D-glucosyl)-α-L-rhamnoside]
15	5.12	477.1345	$C_{22}H_{22}O_{12}$	isorhamnetin 3-O-β-D-glucoside
16	5.28	755.1812	$C_{36}H_{36}O_{18}$	quercetin-3-O-[2-O-(6-O-p-hydroxy-trans-cinnamoyl)-β-D-glucosyl-α-L-rhamnoside]
17	5.63	739.1895	$C_{36}H_{36}O_{17}$	kaempferol-3-O-[2-O-(6-O-p-hydroxy-*trans*-cinnamoyl)-β-D-glucosyl-α-L-rhamnoside]
18	6.06	407.1342	$C_{20}H_{24}O_9$	ginkgolide A
19	6.15	423.1126	$C_{20}H_{24}O_{10}$	ginkgolide B
20	7.17	269.0447	$C_{15}H_{10}O_5$	apigenin
21	7.31	285.2623	$C_{15}H_{10}O_6$	kaempferol
22	7.55	315.0500	$C_{16}H_{12}O_7$	isorhamnetin
23	8.01	537.0828	$C_{30}H_{18}O_{10}$	amentoflavone
24	8.92	551.0968	$C_{31}H_{20}O_{10}$	bilobetin
25	9.09	581.1084	$C_{32}H_{22}O_{11}$	5-methoxy-bilobetin
26	10.54	565.1140	$C_{32}H_{22}O_{10}$	isoginkgetin
27	10.75	565.1147	$C_{32}H_{22}O_{10}$	ginkgetin
28	10.96	579.1332	$C_{33}H_{24}O_{10}$	sciadopitysin

　　需要注意的是，银杏叶中含有的烷基酚酸类化合物为毒性成分，在银杏叶提取物中需要严格控制这类成分的含量。

1. 银杏总黄酮提取工艺的确定原则

　　确定银杏总黄酮提取工艺的一条基本原则是最大化地提取银杏黄酮类，同时限制有害成分银杏酚酸类的提取量。

2. 银杏总黄酮的提取工艺学特性

　　银杏双黄酮和黄酮苷元属于游离黄酮类成分，其极性小于黄酮苷类，一般不溶于石油醚和苯等非极性溶剂，部分溶解于氯仿/乙酸乙酯，能溶于低级酮、醇类，不溶于水和稀醇液中。黄酮苷不溶于石油醚、苯、氯仿，能溶于低级酮，略溶于稀醇和水，黄酮苷类化合物中含有的糖基数目越多则极性越大，水溶性越大。黄酮苷类化合物在酸或强酸性溶液中容易水解成对应的苷元。由表 9-17 可知，银杏黄酮类在低级酮/醇中能溶解，而烷基酚酸类则难溶解，因此生产上多采用乙醇-水、丙酮-水系统为溶剂，实现提取出银杏黄酮类成分而又减少烷基酚酸类有害成分溶出的目的。

表 9-17　银杏叶中黄酮类和烷基酚酸类成分的溶解特性

化学成分	非极性溶剂(石油醚、苯)	氯仿/乙酸乙酯	低级酮/醇类	稀醇和水	备注
双黄酮	不溶	部分溶解	可溶	不溶	
黄酮苷元	不溶	部分溶解	可溶	不溶	
黄酮苷	不溶	不溶	可溶	略溶	乙醚中不溶
烷基酚酸	易溶	部分溶解	难溶	不溶	

银杏叶是否经过处理将会影响银杏黄酮的提取率。如表 9-18 所示，银杏叶中还原糖含量越高，黄酮得率越低。银杏叶预处理方法有脱脂（95％乙醇回流萃取）、脱糖（柱分离）、脱叶绿素（氯仿或石油醚萃取）等。

表 9-18　银杏叶不同还原糖含量对黄酮提取率的影响

序号	处理方法	还原糖含量/%	总糖含量/%	粗脂肪含量/%	黄酮得率/%
1	未处理叶	7.06	7.83	8.79	—
2	脱脂后 70℃提取残渣	2.04	2.11	6.88	1.65
3	70℃提取残渣	2.18	2.19	7.02	1.42
4	室温浸泡提取残渣	2.45	2.63	7.01	0.84
5	沸水浸提残渣	1.91	1.94	8.56	1.22

除提取溶剂和银杏叶前处理等对银杏黄酮提取率有影响外，产地因素对银杏黄酮提取率也有一定的影响。研究显示，不同产地银杏叶粗提物的得率、黄酮含量、黄酮得率都有很大差别。

3. 银杏总黄酮富集、纯化的工艺学特性

最为常用的富集纯化方法是有机溶剂萃取法和大孔树脂吸附分离法。有机溶剂萃取法的生产工艺和设备比较简单，关键是要选择合适的相互不溶的双液相体系，以促进黄酮和其他杂质分离，甲乙酮-丙酮、正丁醇、丁酮等都是可以采用的溶剂。大孔树脂吸附色谱是较为有效且适用于工业化大生产的富集黄酮类成分的方法，其原理是利用大孔树脂的选择性吸附使黄酮与其他杂质成分实现分离，从而保证银杏黄酮总提取物的质量。银杏叶总黄酮的制备工艺见图 9-14。

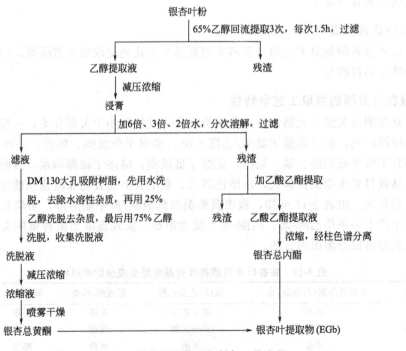

图 9-14　银杏叶总黄酮的制备工艺流程

参考书目

［1］ 孔令义. 天然药物化学. 第 2 版. 北京：中国医药科技出版社，2015.
［2］ 吴立军. 天然药物化学. 第 6 版. 北京：人民卫生出版社，2015.
［3］ 吴立军. 有机化合物波谱解析. 第 3 版. 北京：中国医药科技出版社，2009.
［4］ 姚新生. 天然药物化学. 第 2 版，北京：人民卫生出版社，1994.
［5］ 段金廒，周荣汉. 植物化学分类学. 第 2 版. 上海：上海科学技术出版社，2005.
［6］ 曹光明. 中药浸提物生产工艺学. 北京：化学工业出版社，2009.

参考文献

［1］ Van Beek T. A. Chemical analysis of *Ginkgo biloba* leaves and extracts. *J Chromatogr A*，2002，967（1）：21～55.
［2］ Singh B，Kaur P，Singh R D，et al. Biology and chemistry of *Ginkgo biloba*. *Fitoterapia*，2008，79（6）：401～418.
［3］ Baliutyte G，Trumbeckaite S，Baniene R，et al. Effects of standardized extract of *Ginkgo biloba* leaves EGb761 on mitochondrial functions：mechanism（s）of action and dependence on the source of mitochondria and respiratory substrate. *J. Pharmaceut Biomed Anal*，2014，46（6）：493～501.
［4］ 刘丹，贾晓斌，萧伟. 银杏内酯组分结构优化实验研究. 中国中药杂志，2013，38（12）：1856～1859.
［5］ Yang D，Wang X Y，Gan L J，et al. Effects of flavonoid glycosides obtained from a *Ginkgo biloba* extract fraction on the physical and oxidative stabilities of oil-in-water emulsions prepared from a stripped structured lipid with a low omega-6 to omega-3 ratio. *Food Chem*，2015，174：124～131.
［6］ 姚鑫. 不同来源银杏叶资源化学研究. 南京中医药大学硕士学位论文，2013.
［7］ 宋玮，李艳姣，乔雪，等. 中药葛根的化学成分研究进展. 中国药学（英文版），2014，23（6）：347～360.
［8］ 李保同. 北京林业大学硕士学位论文，2016.
［9］ Liu X，Wu S，Li P，et al. Advancement in the chemical analysis and quality control of flavonoid in *Ginkgo biloba*. *J Pharmaceut Biomed Anal*，2015，113（10）：212～225.

（陕西中医药大学 唐于平）

第十章 萜 类

萜类化合物（terpenoids）是一类重要的天然产物。从化学结构来看，萜类化合物多是异戊二烯（isoprene）的聚合体及其衍生物，分子式符合（C_5H_8）$_n$ 通式；从生源来看，甲戊二羟酸（mevalonic acid，MVA）是萜类化合物生物合成途径中的关键前体（图 10-1）。

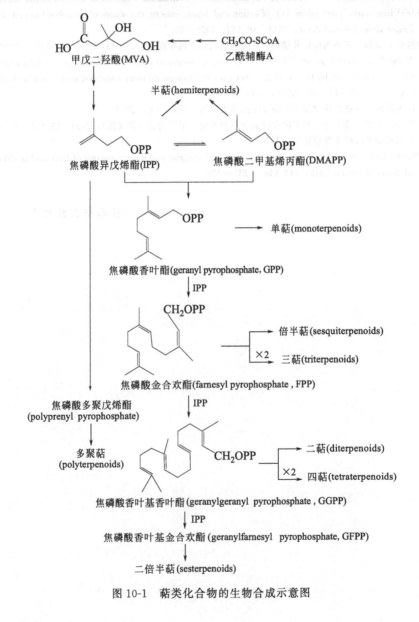

图 10-1　萜类化合物的生物合成示意图

因此，萜类化合物是指由甲戊二羟酸衍生，分子式符合 $(C_5H_8)_n$ 通式的化合物及其衍生物。

一般根据结构中异戊二烯单元的数目将萜类化合物进行分类，如含有 1 个异戊二烯单元的称为半萜，含有 2 个异戊二烯单元的称为单萜，依次类推，见表 10-1。同时，根据萜类分子结构中碳环的有无和数目的多少，可分为链萜（无环萜）、单环萜、双环萜、三环萜和四环萜等；根据含氧取代基种类的不同，可分为醇、醛、酮、羧酸及酯等。

表 10-1 萜类化合物的分类及分布

分类	碳原子数	通式$(C_5H_8)_n$	存在
半萜	5	$n=1$	植物叶
单萜	10	$n=2$	挥发油
倍半萜	15	$n=3$	挥发油
二萜	20	$n=4$	树脂、苦味质、植物醇
二倍半萜	25	$n=5$	海绵、植物病菌、昆虫代谢物
三萜	30	$n=6$	皂苷、树脂、植物乳汁
四萜	40	$n=8$	植物胡萝卜素
多聚萜	$7.5\times10^3 \sim 3\times10^5$	>8	橡胶、硬橡胶

萜类化合物在自然界中分布广泛、种类繁多、骨架庞杂，具有多种生物活性。萜类化合物一直是天然药物化学研究领域的热点对象之一，也是新药研究中先导化合物的重要来源。截至 2008 年，此类化合物已发现 50000 种以上。本章主要介绍单萜、倍半萜、二萜及二倍半萜类化合物，三萜及其苷另设章节（第十二章）介绍。

第一节 萜类化合物的结构类型与理化性质

萜类化合物在自然界中分布广泛。绝大多数萜类化合物存在于植物界，如裸子植物、被子植物及海洋生物，在藻类、菌类、地衣类、苔藓类和蕨类等植物中也有存在。在被子植物的 30 多个目、数百个科属中均发现有萜类化合物。

单萜和倍半萜是构成植物中挥发油的主要成分，是香料和医药工业的重要原料。单萜在唇形科、伞形科、樟科及松科等植物的腺体、油室及树脂道中大量存在。倍半萜集中分布于木兰科、芸香科、山茱萸科及菊科中。二萜主要分布于五加科、马兜铃科、菊科、橄榄科、杜鹃花科、大戟科、豆科、唇形科和茜草科中，是形成树脂的主要物质。二倍半萜数量较少，主要分布于羊齿植物、菌类、地衣类、海洋生物及昆虫的分泌物中。三萜是构成植物皂苷、树脂等的重要物质。四萜主要是一些脂溶性色素，广泛分布于植物中，一般为红色、橙色或黄色结晶。

一、萜类化合物的结构类型

1. 单萜

单萜（monoterpenoids）是由 2 个异戊二烯单位构成、含 10 个碳原子的化合物及其衍生物，广泛分布于高等植物的腺体、油室和树脂道等分泌组织中，是植物挥发油低沸点馏分

（140～180℃）的主要组成成分，在昆虫和微生物的代谢产物及海洋生物中也有存在。它们的含氧衍生物多具有较强的生物活性和香气，是医药、化妆品和食品工业的重要原料。某些单萜在植物体内以苷的形式存在，不具有挥发性，不能随水蒸气蒸馏出来。

近年来单萜类化合物研究进展很快，1991 年以前发现的单萜有 843 种，至 1998 年单萜化合物数量已达 2100 多种，截至 2008 年，已发现 3800 种以上的单萜类化合物。单萜的基本碳骨架如图 10-2 所示，可分为链状和环状单萜，其中环状单萜又根据环的个数分为单环、双环、三环等类型，其中单环和双环型单萜的数量最多。环状单萜中，碳环以六元环居多，也有七元环、五元环、四元环和三元环。

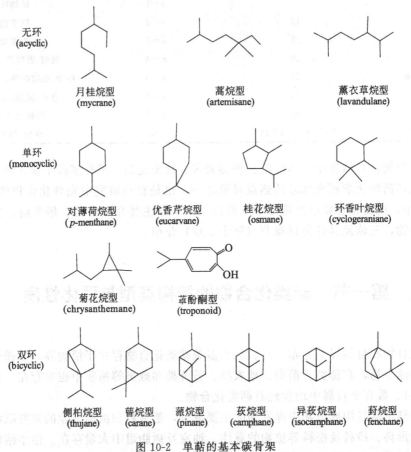

月桂烷型
(mycrane)

蒿烷型
(artemisane)

薰衣草烷型
(lavandulane)

对薄荷烷型
(*p*-menthane)

优香芹烷型
(eucarvane)

桂花烷型
(osmane)

环香叶烷型
(cyclogeraniane)

菊花烷型
(chrysanthemane)

草酚酮型
(troponoid)

侧柏烷型
(thujane)

蒈烷型
(carane)

蒎烷型
(pinane)

莰烷型
(camphane)

异莰烷型
(isocamphane)

葑烷型
(fenchane)

图 10-2　单萜的基本碳骨架

单萜类化合物的生物合成是从乙酰辅酶 A 开始，通过聚合、还原生成甲戊二羟酸（MVA），然后转化成焦磷酸异戊烯酯（Δ^3-isopentenyl pyrophosphate，IPP）和焦磷酸二甲基烯丙酯（γ,γ-dimethylallyl pyrophosphate，DMAPP），再由 IPP 与 DMAPP 头尾相连缩合而成 C_{10} 单位的焦磷酸香叶酯（geranyl pyrophosphate，GPP），GPP 是单萜类化合物的基本前体物质。它通过双键异构化生成焦磷酸橙花酯（neryl pyrophosphate，NPP），进而转化成各种单萜类化合物。具体的生物合成途径如图 10-3 所示。

（1）无环单萜

无环单萜（acyclic monoterpenoids）的结构类型中常见的有月桂烷型、蒿烷型和薰衣草烷型（如图 10-2 所示），其中比较重要的化合物是一些含氧衍生物，如萜醇、萜醛类。

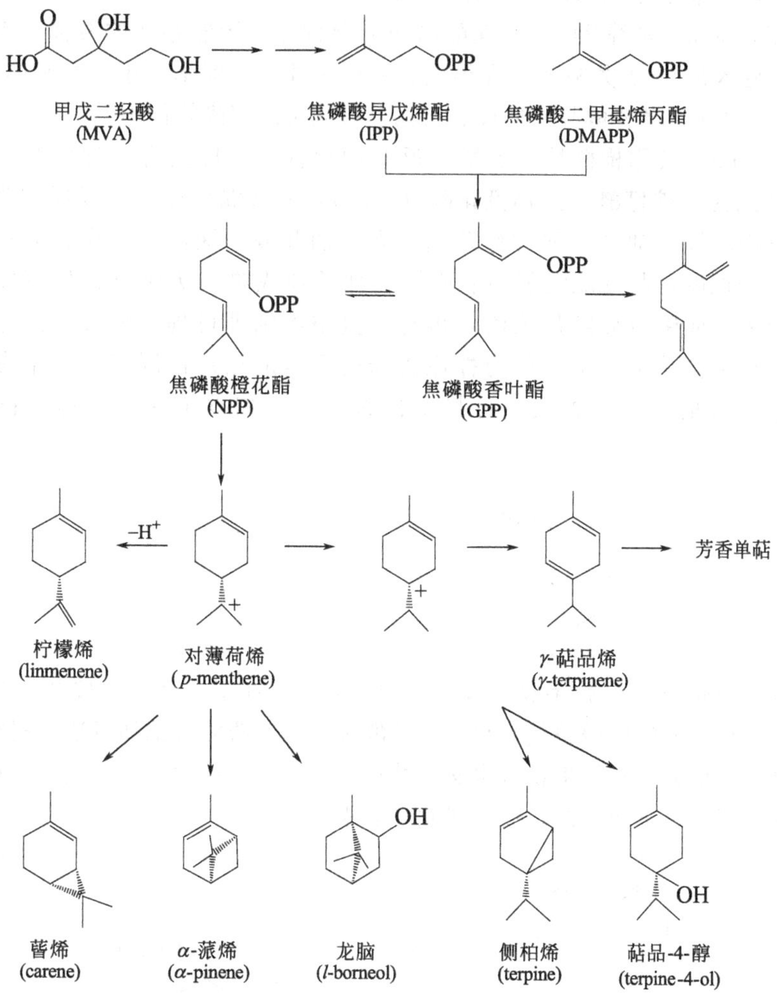

图 10-3　单萜化合物的生物合成示意图

　　香叶醇（geraniol）又称"牻牛儿醇"，存在于玫瑰油、大蒜油、牻牛儿苗挥发油、芸香草挥发油中，具有玫瑰香气。香叶醇可与无水 $CaCl_2$ 形成结晶性的分子复合物，所得结晶复合物加水分解后，再经真空蒸馏即可提纯香叶醇。

　　橙花醇（nerol）又称香橙醇，与香叶醇互为顺反异构体，两者常共存于同一挥发油中。橙花醇能与二苯胺基甲酰氯 $[(C_6H_6)_2NCOCl]$ 形成结晶性二苯胺基甲酸酯，将二苯胺基甲酸酯加碱皂化后，再经真空蒸馏即可提纯橙花醇。

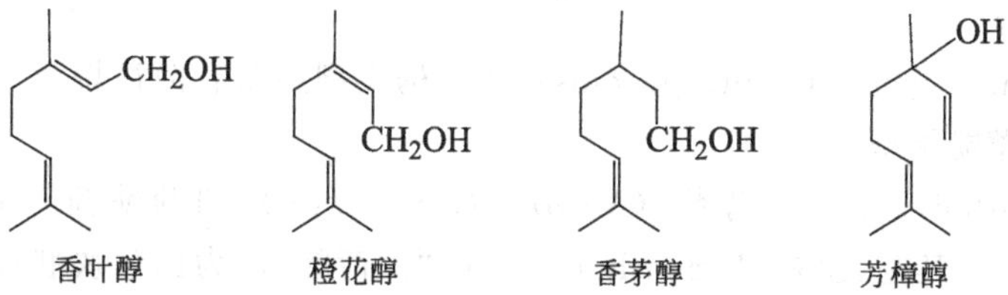

　　香茅醇（citronellol）存在于香茅油、玫瑰油等多种植物的挥发油中，亦可从香叶醇或橙花醇部分氢化还原后的产物中得到。香茅醇具有光学活性，其中以左旋体的经济价值较高。

上述三种萜醇都是重要的玫瑰香系的香料。

芳樟醇（linalool）是香叶醇、橙花醇的同分异构体，天然存在的芳樟醇有左旋体和右旋体两种，左旋体 R-($-$)-芳樟醇存在樟油、月桂精油、伽罗木油中；右旋体 S-($+$)-芳樟醇则存在于芫荽油中。芳樟醇具有防腐、抗菌、抗病毒及镇静等作用。

柠檬醛（citral）又称枸橼醛，有顺、反两种异构体。反式为 α-柠檬醛，又称香叶醛（geranial）；顺式为 β-柠檬醛，又称橙花醛（neral），通常混合存在，以反式为主。柠檬醛存在于多种植物的挥发油中，如柠檬草油、香茅油和橘子油，其中在香茅油中含量高达70%～85%。柠檬醛可与亚硫酸氢钠形成结晶性的加成物，从而将其从挥发油中分离出来，分离后用稀酸或碱液分解加成物，再经过真空蒸馏即可提纯柠檬醛。柠檬醛具有柠檬香气，在香料和食品工业中，作为柠檬香味的香料应用；在制药工业中常用作合成紫罗兰酮、维生素 A 的原料。含大量柠檬醛的挥发油，如香茅油，还具有止腹痛和驱蚊作用。

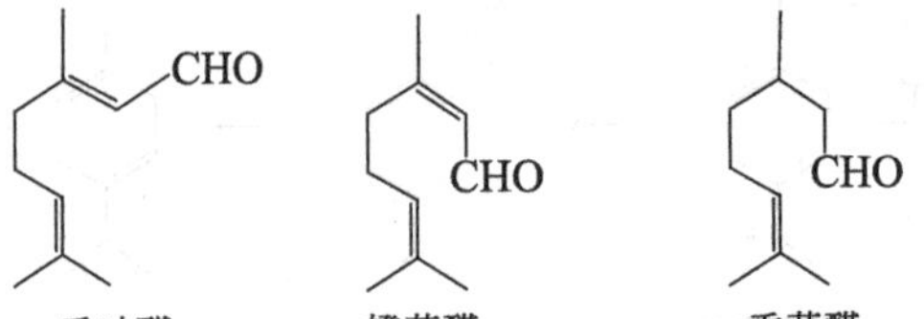

香叶醛　　　橙花醛　　　香茅醛

香茅醛（citronellal）是香茅醇的氧化产物，大量存在于香茅油、桉叶油和柠檬油等挥发油中，是另一种重要的柠檬香气香料。香茅醛也可用亚硫酸氢钠加成法来提纯。

以上几种链状单萜含氧衍生物常常交互共存于同一挥发油中，它们之间可相互转化，其相互转化的关系可通过下面的简单反应式联系起来。

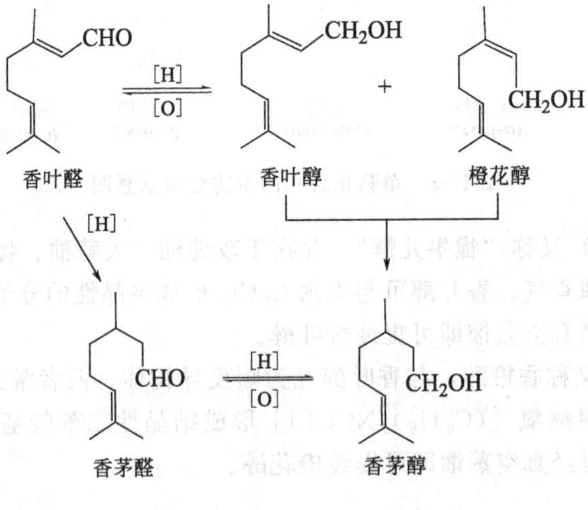

香叶醛　　　　　香叶醇　　　橙花醇

香茅醛　　　　　香茅醇

(2) 单环单萜

单环单萜（monocyclic monoterpenoids）的结构类型主要有薄荷烷型、环香叶烷型（如图 10-2 所示）和草酚酮型。

薄荷醇（menthol）存在于薄荷（*Mentha haplocalyx*）和辣薄荷（*Mentha piperita*）等植物的挥发油中。其左旋体（*l*-menthol）习称"薄荷脑"，为白色块状或针状结晶，是薄荷油的主要组成部分，对皮肤和黏膜有清凉和弱的麻醉作用，具有止痒、镇痛、防腐和抗炎作用。

薄荷醇有 3 个手性碳原子，应有 8 个立体异构体，包括 *l*-薄荷醇（*l*-menthol）、*l*-异薄荷醇（*l*-isomenthol）、*d*-新薄荷醇（*d*-neomenthol）及 *l*-新异薄荷醇（*l*-neoisomenthol）等，但除 *l*-薄荷醇及 *d*-新薄荷醇存在于天然薄荷油外，其他异构体都由人工合成制备。薄荷醇可氧化生成薄荷酮，在薄荷油中含左旋薄荷酮（*l*-menthone）约 10%～25%。

l-薄荷醇　　*l*-异薄荷醇　　*d*-新薄荷醇　　*l*-新异薄荷醇　　薄荷酮

紫罗兰酮（ionone）存在于千屈菜科指甲花（*Lawsonia inermis*）的挥发油中，工业上由柠檬醛与丙酮缩合制备，缩合产物环合后得到 α-紫罗兰酮（α-ionone）及 β-紫罗兰酮（β-ionone）的混合物。混合物与亚硫酸氢钠形成加成物溶于水中，加入食盐使溶液呈饱和状态，则 α-紫罗兰酮首先以小叶状结晶析出，从而与 β-紫罗兰酮分离。β-紫罗兰酮具有馥郁的香气，用于配制高级香料，也可作为合成维生素 A 的原料。

柠檬醛　　　　　　　　　　　　　　　　　　　　　　　　　伪紫罗兰酮

α-紫罗兰酮　　　　　　　　　　β-紫罗兰酮

桉油精（cineole，eucalyptol）是桉油中的主要成分（约占 70%）。桉油是从桃金娘科植物蓝桉（*Eucalyp tusglobulus*）、樟科植物樟（*Cinnamomum camphora*）或上述两科同属其他植物中提取的挥发油。桉油精遇盐酸、氢溴酸、磷酸及甲苯酚等可形成结晶性加成物，加碱处理又分解出桉油精。桉油精有似樟脑的香气，可用作防腐杀菌剂。

胡椒酮（piperitone）习称辣薄荷酮、洋薄荷酮，存在于芸香草（*Cymbopogon distans*）等多种中药的挥发油中，含量可达 35% 以上，有松弛平滑肌作用，是治疗支气管哮喘的有效成分。

桉油精　　　　　　　　胡椒酮

斑蝥素（cantharidin）是广泛存在于 1500 多种斑蝥体内的一种天然防御性毒素，在我国的南方大斑蝥（*Mylabris phalerata*）和黄黑小斑蝥（*M. cichorii*）干燥虫体中，约含 1%。斑蝥素具有抗肿瘤作用，但有毒性，对泌尿系统有较大副作用，斑蝥酸钠毒性次之，而羟基斑蝥胺和甲基斑蝥胺的毒性很小。去甲斑蝥素的毒性也大大降低。研究还发现，斑蝥虫体内除游离斑蝥素之外，还存在大量的结合斑蝥素和其他斑蝥素衍生物。其中结合斑蝥素主要有斑蝥酸钙、斑蝥酸镁等，并且有实验结果证明斑蝥体内抑制肿瘤细胞生长的关键物质是结合斑蝥素而非游离斑蝥素。

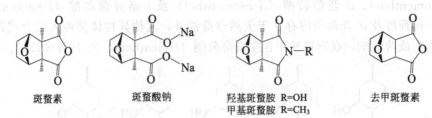

斑蝥素　　　　　斑蝥酸钠　　　　羟基斑蝥胺 R=OH　　　去甲斑蝥素
　　　　　　　　　　　　　　　　甲基斑蝥胺 R=CH₃

(3) 双环单萜

双环单萜 (bicyclic monoterpenoids) 的结构类型有 15 种以上，常见的双环单萜有莰烷型、蒎烷型、蒈烷型、莰烷型等。

龙脑 (borneol) 有左旋和右旋异构体。合成龙脑为消旋体，又称为"冰片"，为白色片状结晶，具有似胡椒又似薄荷的香气，有挥发性。右旋龙脑即为中药"天然冰片"，含量可达 96% 以上，为樟科植物樟 (*Cinnamomum camphora*) 的新鲜枝、叶经提取加工制成。左旋龙脑即为中药"艾片"，含量可达 85% 以上，是由菊科植物艾纳香 (*Blumea balsamifera*) 的新鲜叶经提取加工制成。龙脑不但有发汗、兴奋、解痉挛和防止虫蛀蚀等作用，还具有显著的抗缺氧功能，与其他药物配伍，可治疗冠心病、心绞痛。此外，冰片也是香料工业的原料。

樟脑 (camphor) 为白色结晶性固体，易升华，有特殊钻透性的香味。天然樟脑为右旋体，由樟科植物中提取制得，左旋体存在于菊蒿 (*Tanacetum vulgare*) 的挥发油中，合成品为消旋体。樟脑有局部刺激和防腐作用，可用于神经痛、炎症和跌打损伤的搽剂，并可作为强心剂，其强心作用是由于其在体内氧化成 π-氧化樟脑 (π-oxocamphor) 和对氧化樟脑 (*p*-oxocamphor) 所致。

l-龙脑　　　*d*-龙脑　　　樟脑　　　π-氧化樟脑　　　*p*-氧化樟脑

芍药苷 (paeoniflorin) 是从芍药 (*Paeonia lactiflora*) 根中得到的蒎烷型单萜苦味苷，对小鼠有镇静、镇痛及抗炎等药理作用。近年报道芍药苷具有防治老年性痴呆的生物活性。

芍药苷

(4) 三环单萜

三环白檀醇　　　香芹樟脑

三环白檀醇 (teresantalol) 存在于檀香 (*Santalum album*) 木部的挥发油中。香芹樟脑（carvone camphor）是藏茴香酮（carvone）经日光长期照射的产物。

（5）䓬酚酮类

䓬酚酮类化合物（troponoides）是一类变形的单萜，它们的碳骨架不符合异戊二烯规则。该类化合物具有如下的特性：

① 分子中都有 1 个七元芳环的基本结构，同时由于酮基的吸电子作用而使得七元环显示了芳香族化合物的特性，因此其分子中的酚羟基表现出一定的酸性，其酸性介于酚类和羧酸之间，即：酚＜䓬酚酮＜羧酸。该类化合物是挥发油中酸性部分的组成成分。

② 能够与某些金属离子络合产生特殊的颜色反应，如与铜络合生成绿色结晶，与铁络合则生成赤红色结晶等，常用这些反应来鉴别䓬酚酮类化合物。

③ 分子中的酚羟基易于甲基化，但不易酰化。

④ 分子中的羰基类似于羧酸中羰基的性质，却不能和一般的羰基试剂反应。另外，在红外吸收光谱（IR）中给出 $1600\sim1650\mathrm{cm}^{-1}$（羰基）和 $3100\sim3200\mathrm{cm}^{-1}$（羟基）的吸收峰，与一般的羰基有一定的区别。

崖柏素（thujaplicin），常见的有 α 和 β 两种异构体，主要存在于柏科植物北美乔柏（*Thuja plicata*）、大果柏（*Cupressus macrocarpa*）及同属其他一些植物的心材中，此外，在刺柏（*Juniperus taiwaniana*）根或果实中也含有崖柏素，具有抗真菌活性。扁柏素（hinokitiol），又称 γ-崖柏素，存在于台湾扁柏（*Chmaecyparis taiwanensis*）的心材中。

䓬酚酮类化合物多具有抗菌活性，但多有毒性。

α-崖柏素　　　　β-崖柏素　　　　γ-崖柏素

2. 环烯醚萜

环烯醚萜（iridoids）是环戊烷单萜衍生物，为蚁臭二醛（iridodial）的缩醛衍生物。蚁臭二醛是从臭蚁（*Iridomyrmex detectus*）的防卫性分泌物中分离出来的物质，是环烯醚萜生物合成的关键中间体。该类化合物包括带有环戊烷的环烯醚萜（iridoid）和环戊烷开裂的裂环环烯醚萜（secoiridoid）两种基本碳架。

环烯醚萜骨架　　　裂环环烯醚萜骨架

环烯醚萜在植物体内也是由焦磷酸香叶酯（GPP）衍生而来，但其生物合成途径有别于单萜：它不是经过脱去 GPP 分子中焦磷酸基而直接产生闭环反应这一生源途径，而是 GPP 经水解脱去焦磷酸后，氧化形成香茅醛，香茅醛在环合过程中发生双键转位，再水合成一个伯醇基，伯醇基进一步被氧化，衍生为蚁臭二醛。蚁臭二醛发生烯醇化后，再进行分子内的羟醛缩合，产生环烯醚萜，其生物合成途径如图 10-4 所示。

环烯醚萜 C-4 位甲基经生物氧化成羧基，再脱羧形成 4-去甲基环烯醚萜（4-demethyliridoid）。环烯醚萜中环戊烷部分的 C-7 与 C-8 连接处断裂，形成裂环环烯醚萜（secoiridoid），后者 C-4 位甲基经氧化成羧基，闭环而衍生成裂环环烯醚萜内酯。

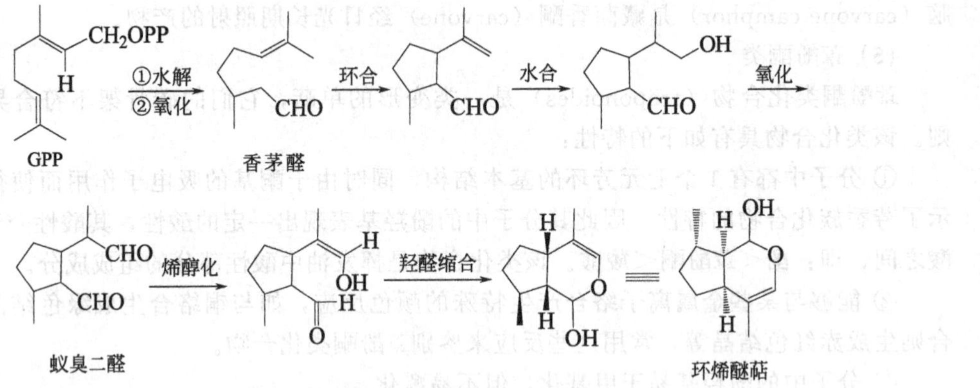

图 10-4　环烯醚萜类化合物的生物合成途径

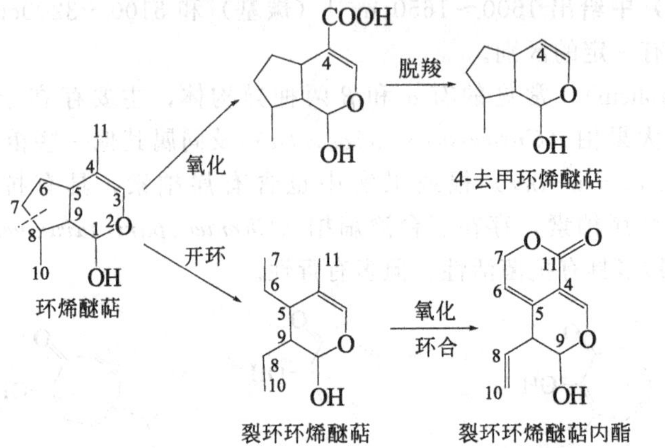

　　环烯醚萜及其苷类在植物界分布较广，以双子叶植物，尤其是玄参科、唇形科、茜草科和龙胆科等植物中较为常见。截至 2008 年，已报道的环烯醚萜类化合物 1300 余种，裂环环烯醚萜类 400 余种。由于环烯醚萜类的 C-1 位半缩醛羟基性质不稳定，故主要以 C-1 位半缩醛羟基与糖成苷的形式存在于植物体内。

　　(1) 理化性质

　　① 环烯醚萜苷和裂环环烯醚萜苷大多数为白色结晶或粉末，多具有旋光性，味苦。

　　② 环烯醚萜苷类易溶于水和甲醇，可溶于乙醇、丙酮和正丁醇，难溶于氯仿、乙醚和苯等亲脂性有机溶剂。

　　③ 环烯醚萜苷对酸敏感，易被水解，生成的苷元为半缩醛结构，由于化学性质活泼，容易进一步氧化聚合，不但难以得到结晶性苷元，而且会生成不同颜色的沉淀。因此，通过这些现象就可以初步判断植物中是否存在环烯醚萜苷类成分。游离的苷元遇酸、碱、羰基化合物和氨基酸等都能变色。例如遇到氨基酸类加热，即显深红色至深蓝色，最后生成蓝色沉淀。与皮肤接触，能使皮肤染成蓝色。此外，Shear 试剂（浓盐酸与苯胺体积比为 1∶15 的混合液）也能与之产生特殊的颜色反应，如车叶草与 Shear 试剂反应，产生黄色，然后变为棕色，最后转为深绿色。环烯醚萜苷元溶于冰醋酸溶液中，加少量铜离子，加热可显蓝色。

　　④ 中药玄参、地黄等炮制后变黑，也是由于其中含有环烯醚萜苷类成分。如玄参中含有玄参苷（harpagoside），地黄中含有梓醇（catalposide），在植物中酶的作用下，水解成苷元，苷元发生氧化聚合而显黑色。

　　(2) 结构分类及代表化合物

① 环烯醚萜苷类　环烯醚萜类成分多以苷的形式存在，且多为 C-1 位羟基与葡萄糖结合成的单糖苷，苷元多具有 10 个碳原子。常有双键存在，一般为 Δ^3，也有 Δ^6、Δ^7 或 Δ^5，C-5 位、C-6 位或 C-7 位有时连羟基，C-8 位多连甲基、羟甲基或羟基，C-6 位或 C-7 位可形成环酮结构，C-7 位和 C-8 位之间有时具环氧醚结构，C-1、C-5、C-8 和 C-9 位多为手性碳原子。C-11 位有的氧化成羧酸，并可形成酯。环烯醚萜苷 C-4 位多连甲基或羧基、羧甲基、羟甲基，故又称为 C-4 位有取代基环烯醚萜苷。

栀子苷（gardenoside）、京尼平苷（geniposide）和京尼平苷酸（geniposidic acid）是中药栀子（*Gardenia jasminoides*）果实中的主要成分，它们与栀子的清热泻火功效及治疗肾炎水肿的生理作用相关。其中京尼平苷及其苷元京尼平（genipin）均具有显著的促进胆汁分泌和泻下作用。

栀子苷　　京尼平苷　R=CH₃　　鸡屎藤苷
　　　　　京尼平苷酸　R=H

鸡屎藤苷（paederoside）是鸡屎藤（*Paederia scanden*）的主要成分，其 C-4 位羧基与 C-6 位羟基形成 γ-内酯，C-10 位的甲硫酸酯在鸡屎藤组织损伤时，因酶解的作用而产生甲硫醇，从而产生鸡屎样的恶臭。

② 4-去甲环烯醚萜苷类　4-去甲环烯醚萜苷是环烯醚萜苷 C-4 位去甲基的降解苷，苷元由 9 个碳构成，又称作 C-4 位无取代基环烯醚萜苷，环上其他取代情况与环烯醚萜苷类似。

梓醇　　　　梓苷　　　桃叶珊瑚苷

梓醇（catalpol）又称梓醇苷，存在于地黄（*Rehmannia glutinosa*）、肉苁蓉（*Cistanche deserticola*）、毛蕊花（*Verbascum thapsus*）、毛泡桐（*Paulownia tomentosa*）等植物中，是地黄中降血糖作用的主要有效成分，并有很好的利尿及迟缓性泻下作用。这些作用与地黄的功效相一致。

梓苷（catalposide）是在梓醇的 C-6 位连接了一个对羟基苯甲酰基，与梓醇具有相似的药理作用，主要存在于梓实（*Catalpa ovata*）、美国木豆树（*Catalpa bignonioides*）及黄金树（*Catalpa speciosa*）等植物中。

桃叶珊瑚苷（aucubin）是存在于桃叶珊瑚（*Aucuba chinensis*）、车前（*Plantago asiatica*）及毛蕊花等植物中，对小鼠具有泻下作用。此外，还能促进尿酸的排泄，其苷元部分具有抗菌和抗肿瘤活性，但对哺乳动物有毒性。

③ 裂环环烯醚萜苷　裂环环烯醚萜苷是由环烯醚萜苷的苷元在 C-7 与 C-8 处开环衍生而来，C-7 断裂后有时还可与 C-11 位形成六元内酯环结构。此类成分多具有苦味，在龙胆科、茜草科、木犀科、忍冬科和睡菜科等植物中广泛分布，在龙胆科的龙胆属和獐牙菜属植

物中分布尤为普遍。

龙胆苦苷（gentiopicroside, gentiopicrin）是龙胆科植物龙胆（*Gentiana scabra*）、当药（*Swertia pseudochinensis*）和獐牙菜（*Swertia bimaculata*）等植物中的主要有效成分和苦味成分，味极苦，将其稀释至 1：12000 的水溶液，仍有显著苦味。龙胆苦苷在氨的作用下可转化成龙胆碱（gentianine），故有人认为龙胆和当药中的龙胆碱是在提取过程中因加入氨等原因由龙胆苦苷转化而成。但也有报道认为龙胆和当药中的龙胆苦苷与龙胆碱共存，而且当用氨水处理龙胆苦苷时，先得到一种无定形的葡萄糖苷，继用 5％盐酸水解，才生成龙胆碱。

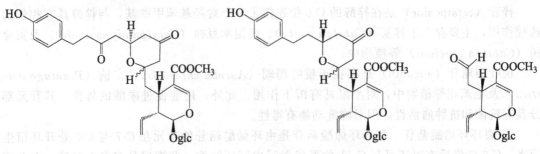

当药苷（獐牙菜苷，sweroside）、当药苦苷（獐牙菜苦苷，swertamarin）均为当药和獐牙菜中的苦味成分。当药苦酯苷（龙胆苦酯，amarogentin）和羟基当药苦酯苷（amarowerin）在当药中含量较少，但其苦味比当药苦苷强 100 倍以上。

当药苷　　　R=H
当药苦苷　　R=OH

当药苦酯苷　　　　R=H
羟基当药苦酯苷　　R=OH

橄榄苦苷　　　　　R₁=H R₂=OH
10-羟基女贞苷　　R₁=OH R₂=H

橄榄苦苷（oleuroprin）和 10-羟基女贞苷（10-hydroxyligustroside）只存在于木犀科植物中，具有 $\Delta^{8,9}$ 双键，C-7 位被氧化成羧基后而结合成酯。绣球内酯苦苷 A～D（hydrangenosides A～D）是绣球（*Hydrangea macrophylla*）中的苦味成分，是由裂环番木鳖苷（secologanin）与 1 个 C_6-C_3 单位和 2～3 个醋酸单位组成的聚乙醛长链脱羧缩合而成的特殊裂环环烯醚萜苷。

绣球内酯苷A 7β-H
绣球内酯苷B 7β-H

绣球内酯苷C 7β-H
绣球内酯苷D 7β-H

裂环番木鳖苷

3. 倍半萜

倍半萜（sesquiterpenoids）是由 3 个异戊二烯单位构成、含 15 个碳原子的化合物类群。骨架复杂多变的倍半萜类，生源上都是由焦磷酸金合欢酯（farnesyl pyrosphate，FPP）衍生而成，绝大部分骨架都经由下述反应步骤，即：

① *trans*，*trans*-FPP 或它的异构体 *trans*，*cis*-FPP 中的焦磷酸基与分子中的相关双键结合而脱去，形成正碳离子。

② 形成的正碳离子进一步进攻分子内的其他双键，形成新的环，并伴随着邻位氢原子的移动，发生 Wagner-Meerwein 重排，在闭环过程中，产生具有最终生成物骨架的正碳离子。

③ 这种正碳离子由于脱氢化或者水分子的进攻，最后形成各种烯烃。

由上述步骤形成的母核，再经进一步的修饰、重排，构成各种不同的倍半萜化合物，其主要的基本骨架名称和生物合成途径如图 10-5a，5b 所示。

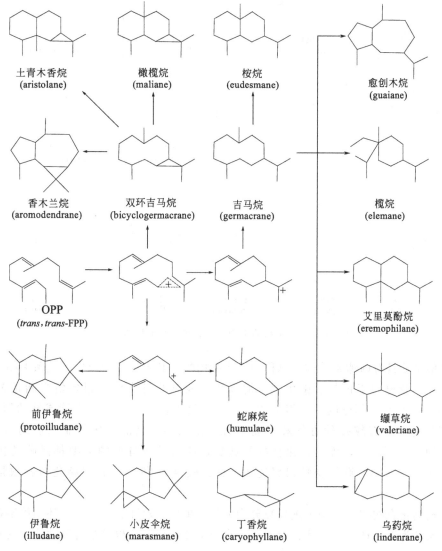

图 10-5a　倍半萜的生物合成途径与基本骨架（一）

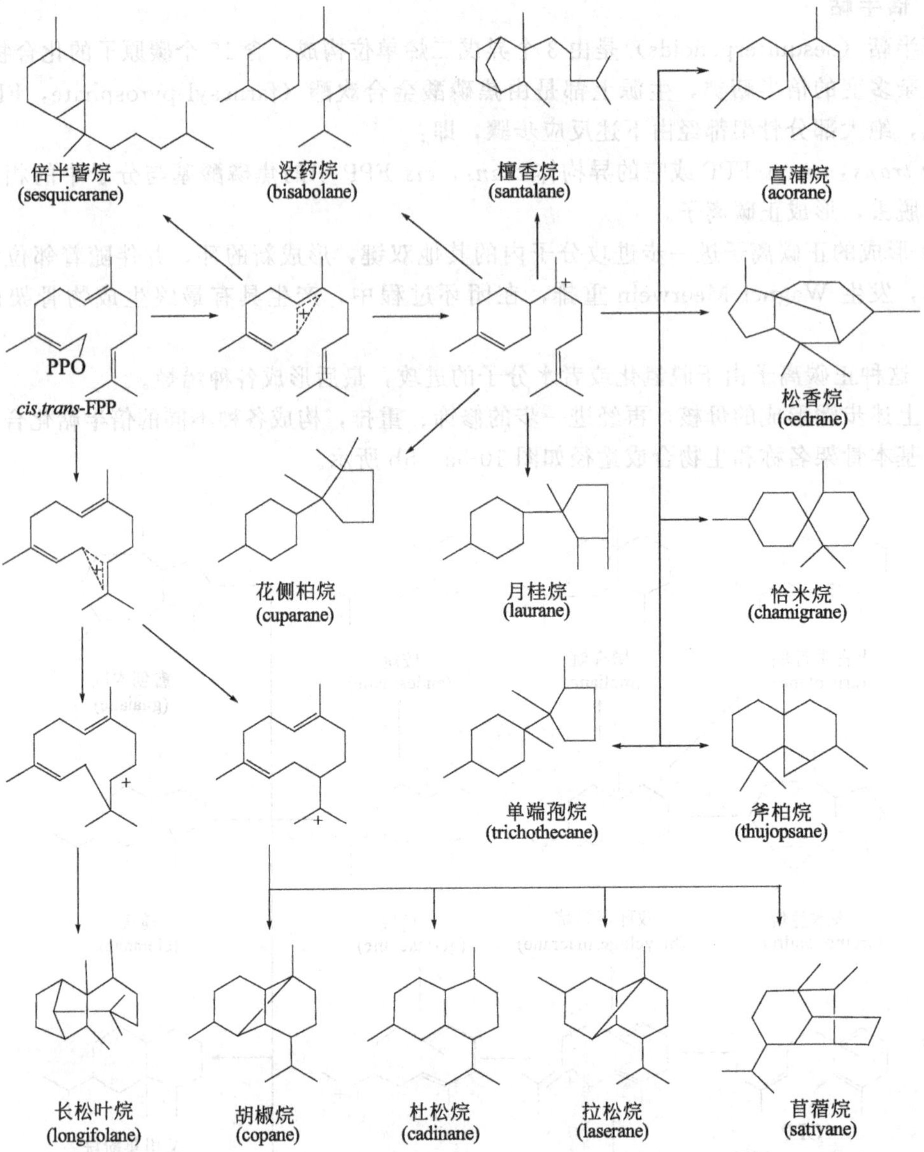

图 10-5b　倍半萜的生物合成途径与基本骨架（二）

很多倍半萜具有内酯型结构，总称为倍半萜内酯，其主要类型及生源关系见图 10-6。

倍半萜广泛分布于植物、微生物、海洋生物及某些昆虫中。很多倍半萜是挥发油高沸程（250～280℃）部分的主要组成成分，在植物中多以醇、酮、内酯或苷的形式存在，其含氧衍生物多具有较强的香气和生物活性，是医药、食品、化妆品工业的重要原料。倍半萜的研究发展较快，无论是化合物的数目，还是结构骨架的类型都是萜类化合物中最多的一类。迄今倍半萜结构骨架超过 200 种，截至 2008 年，倍半萜化合物数量已超过14000 种。

倍半萜类化合物按其结构中碳环数分为无环、单环、双环、三环、四环型倍半萜；按碳环的大小又分为五元环、六元环、七元环，直至十二元环等；也可按含氧功能团的不同分为倍半萜醇、醛、酮、内酯等。

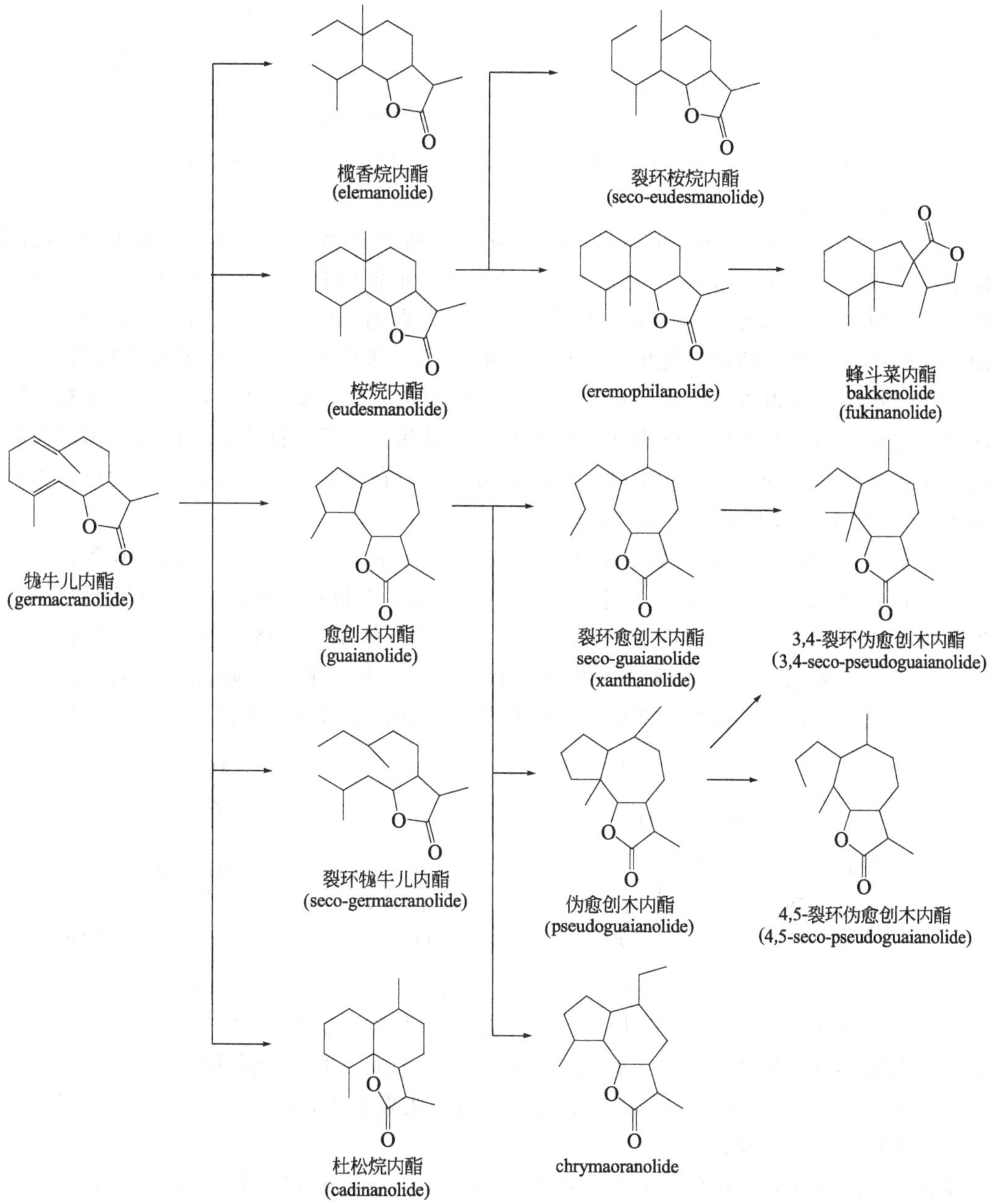

图 10-6　倍半萜内酯的基本骨架与生源关系

(1) 无环倍半萜

金合欢烯（farnesene）又称麝子油烯，存在于枇杷（*Eriobotrya japonica*）、生姜（*Zingiber officinale*）及洋甘菊（*Matricaria recutita*）的挥发油中。金合欢烯有 α、β 两种构型，其中 β 型存在于藿香（*Agastache rugosa*）、啤酒花（*Humulus lupulus*）和生姜挥发油中。

金合欢醇（farnesol）在金合欢花油、橙花油、香茅油中含量较多，为重要的高级香料原料。

橙花叔醇（nerolidol）又称苦橙油醇，具有苹果香气，是橙花油中的主要成分之一。

α-金合欢烯　　β-金合欢烯　　金合欢醇　　橙花叔醇

(2) 单环倍半萜

青蒿素（qinghaosu，arteannuin，artemisinin）属于过氧化物倍半萜，是从中药青蒿，也称黄花蒿（*Artemisia annua*）中分离得到的抗恶性疟疾的有效成分。20 世纪 60 年代，由于抗氯喹疟原虫株的出现，全世界每年因疟疾死亡人数为 300 万～400 万人。20 世纪 70 年代初，我国科学家从青蒿中发掘出了青蒿素，解决了全球棘手的抗性疟疾治疗问题。至今，青蒿素类药物已成为世界卫生组织控制全球疟疾的首选。青蒿素是我国迄今第一个获得国际承认的原创性发明，是我国科学家在药物研究领域最伟大的标志性成就，也是中国医药在抗疟疾治疗药物领域内的重大国际贡献。屠呦呦研究员因在青蒿素研究领域做出的卓越贡献而获得了 2015 年诺贝尔生理学或医学奖。

青蒿素在水及油中均难溶解，影响了其治疗效果和临床应用。为改善其溶解性，对它的结构进行修饰，合成了大量衍生物，从中筛选出具有抗疟效价高、原虫转阴快、速效、低毒等特点的双氢青蒿素（dihydroqinghaosu），再进行甲基化，将它制成油溶性的蒿甲醚（artemether）及水溶性的青蒿琥珀酸单酯（artesunate）用于临床。除此治疗疟疾之外，研究人员还发现青蒿素及其衍生物能够治疗肺结核、糖尿病、外伤及系统性红斑狼疮等。

青蒿素　　双氢青蒿素　　蒿甲素　　青蒿琥珀单酯

鹰爪甲素（yingzhaosu A）是从民间治疗疟疾的有效草药鹰爪（*Artabotrys uncinatus*）根中分离出的具有过氧基团的倍半萜化合物，对鼠疟原虫的生长有强的抑制作用。

落叶酸 [(+)-abscisic acid] 存在于未成熟的棉花果实中，是一种促落叶的激素，能抑制种子及球根顶芽的发芽。

姜烯（zingiberene）存在于生姜、莪术（*Curcuma zedoaria*）、姜黄（*Curcuma longa*）、百里香（*Thymus mongolicus*）等的挥发油中。

吉马酮（germacrone，又称杜鹃酮）存在于牻牛儿苗科植物大根老鹳草（*Geranium macrorrhizum*）及杜鹃花科植物兴安杜鹃（*Rhododendron dauricum*）叶的挥发油中，具有平喘和镇咳作用。

鹰爪甲素　　落叶酸　　姜烯　　吉马酮

斑鸠菊苦内酯（vernolepin）及其衍生物具有细胞毒和抗癌活性，存在于菊科植物扁桃状斑鸠菊（*Vernonia amygdalina*）、有色斑鸠菊（*V. colorate*）和胸骨状斑鸠菊（*V. pectoralis*）中。斑鸠菊大苦素（vernodalin）存在于驱虫斑鸠菊（*V. anthelmintica*）的种子中，对 P388 白血病细胞有抑制作用。

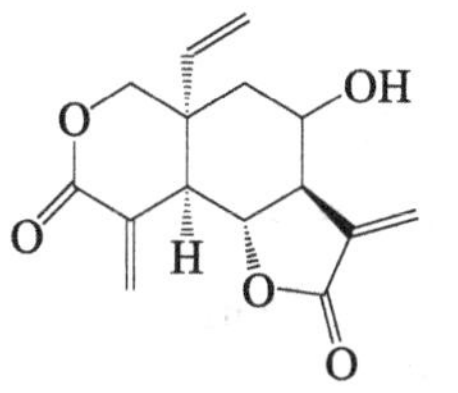

斑鸠菊苦内酯 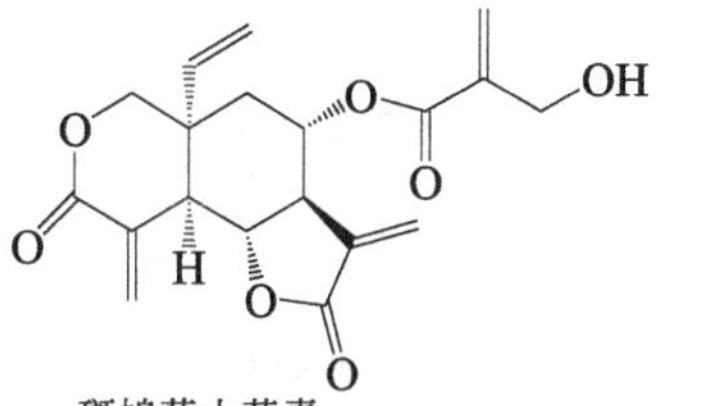　　　　　　　　　斑鸠菊大苦素

(3) 双环倍半萜

棉酚（gossypol）为杜松烷型双分子衍生物，主要存在于棉籽中，约含 0.5%，在棉的茎和叶中也含有棉酚，为有毒的黄色液体。棉酚具有杀精子的作用，我国学者曾试用作男性计划生育药，但副作用大而未应用于临床。此外，尚有抗菌杀虫活性。棉酚不含手性碳原子，但由于两个苯环折叠障碍而具有光学活性，其在棉籽中为消旋体。棉酚有多种不同熔点的晶体：mp 184℃（乙醚），199℃（氯仿），214℃（石油醚）。从桐棉（*Thespesia populnea*）花中可得到棉酚右旋体，其在石油醚中为淡黄色针晶，在丙酮中形成深黄色棱晶的丙酮加成物，在含水丙酮中为长片状结晶。

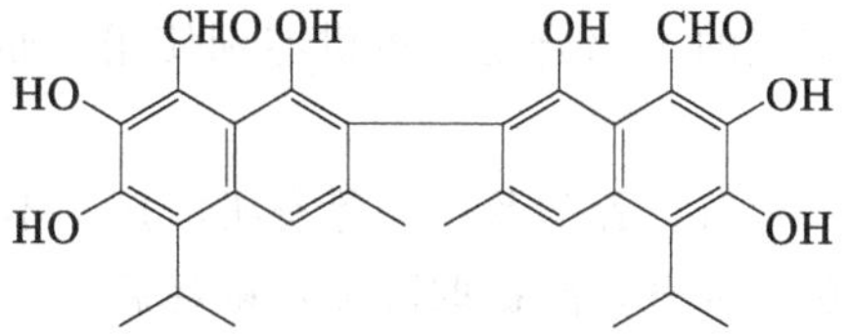

棉酚

α-山道年（α-santonin）是艾属植物山道年草（*Artemisia cina*）或蛔蒿（*A. incana*）未开放的头状花序或全草中的主要成分。山道年是强力驱蛔剂，但服用过量可产生黄视疟毒性，已被临床淘汰。β-山道年（β-santonin）是 α-山道年的立体异构体，也存在于山道年草和蛔蒿等植物中。

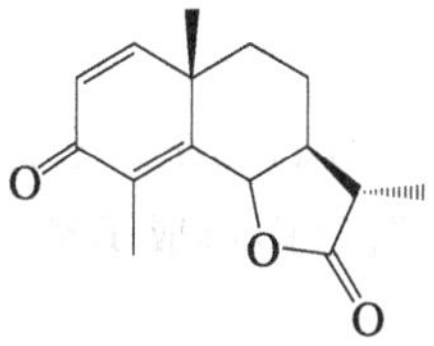

α-山道年 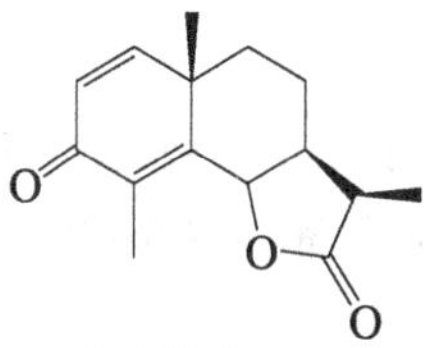　　　　　　　　　β-山道年

马桑毒素（coriamyrtin）和羟基马桑毒素（tutin）最早从日本产桑科植物毒空木（*Coriaria japonia*）叶中分得。我国药学工作者从国产马桑（*Coriaria sinica*）及红花寄生（*Scurrula parasitica*）中分离到，用于治疗精神分裂症，但有较大的副作用。

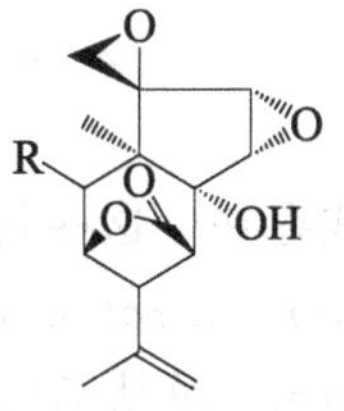

马桑毒素　　R=H
羟基马桑毒素　R=β-OH　　　　莽草毒素

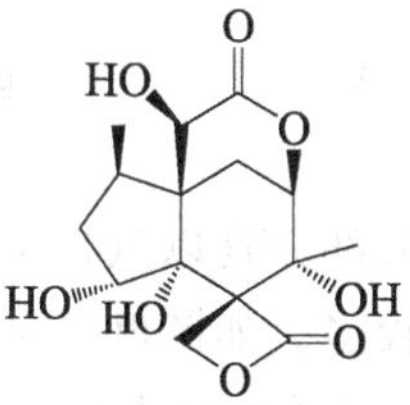

莽草毒素（anisatin）为莽草（*Illicium anisatum*）（即毒八角）和大八角（*I. majus*）果实、叶、树皮中所含双内酯倍半萜化合物，对人体有毒。

（4）三环倍半萜

环桉醇　　　　　　　　α-白檀醇

环桉醇（cycloeudesmol）存在于对枝软骨藻（*Chondric oppsiticlada*）中，有很强的抗金黄色葡萄球菌和白色念珠菌活性。

α-白檀醇（α-santalol）存在于白檀木的挥发油中，有很强的抗菌作用，曾用为尿道消毒药。

（5）薁类衍生物

薁类化合物（azulenoids）是一种特殊的倍半萜，具有五元环与七元环骈合而成的芳环骨架。这类化合物多具有抑菌、抗肿瘤、杀虫等生物活性。

薁类是一种非苯环芳烃化合物，但分子结构中具有高度的共轭体系，可与苦味酸或三硝基苯试剂作用，形成有敏锐熔点的 π-络合物，可供鉴别使用。亦可在可见光（360～700nm）吸收光谱中观察到强吸收峰。

薁类化合物溶于石油醚、乙醚、乙醇及甲醇等有机溶剂，不溶于水，溶于强酸。故可用 60%～65% 硫酸或磷酸提取薁类成分，酸提取液加水稀释后，薁类成分即沉淀析出。薁类化合物的沸点较高，一般在 250～300℃，在挥发油分馏时，高沸点馏分如见到鲜艳的蓝色、紫色或绿色的现象时，表示可能有薁类化合物的存在。

检测挥发油中的薁类成分时多用 Sabety 反应，即取挥发油 1 滴溶于 1mL 氯仿中，加入 5% 溴的氯仿溶液，若产生蓝紫色或绿色时，表明有薁类化合物存在。或与 Ehrlich 试剂（对-二甲胺基苯甲醛/浓硫酸）反应产生紫色或红色时，亦可证实挥发油中含有薁类化合物。

愈创木醇（guaiol）存在于愈创木（*Guajacum officinale*）木材的挥发油中，属于薁类的还原产物。该化合物在蒸馏、酸处理时，可氧化脱氢而形成薁类。

1,4-二甲基-7-异丙基　　　愈创木醇　　　2,4-二甲基-7-异丙基薁
（愈创木薁）

植物中的薁类衍生物大部分是以氢化衍生物形式存在，这些氢化衍生物失去芳香性，其结构以愈创木烷骨架类型较多。如圆叶泽兰（*Eupatorium rotundifolium*）中的抗癌活性成分泽兰苦内酯（euparotin）、泽兰氯内酯（eupachlorin）及从新疆雪莲（*Saussurea involucrata*）中得到的大苞雪莲内酯（involucratolactone）都属于愈创木烷型倍半萜内酯或其苷

类化合物。

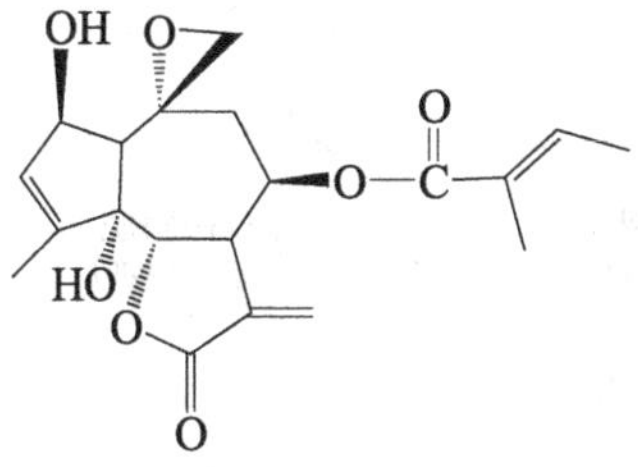

泽兰苦内酯 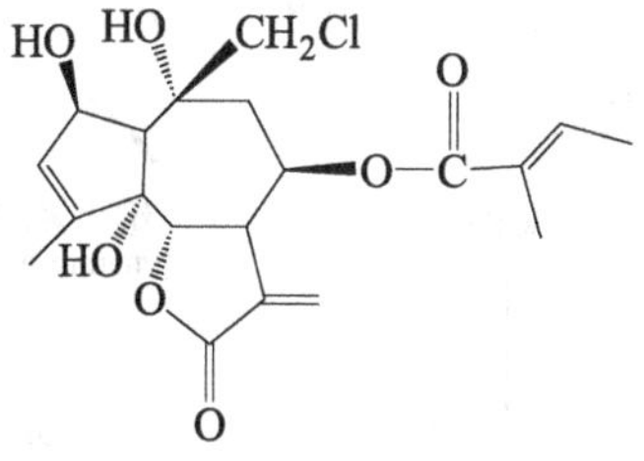   泽兰氯内酯 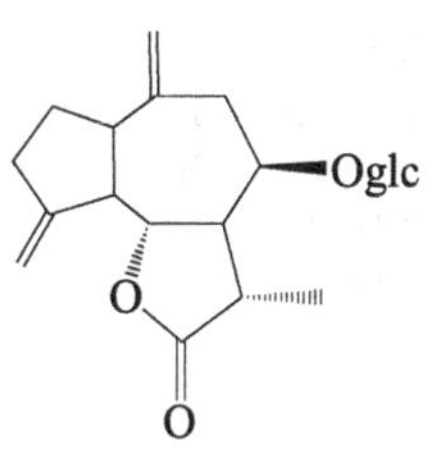   大苞雪莲内酯

菊科蒿属植物中含有结构多样的倍半萜类成分，其中许多化合物属于愈创木烷型倍半萜内酯，并且部分倍半萜单体还可以聚合形成结构新颖的二聚体、三聚体。从蒿属植物艾（*Artemisia argyi*）中分离得到化合物 11,13-dehydrodes acetylmatricarin 和 artanomaloide，两者对多种肿瘤细胞株有较好的抑制活性。

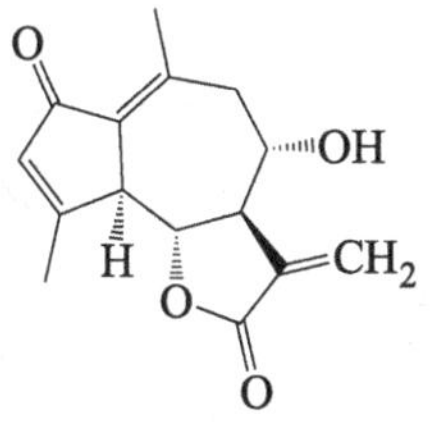

11,13-dehydrodes acetylmatricarin 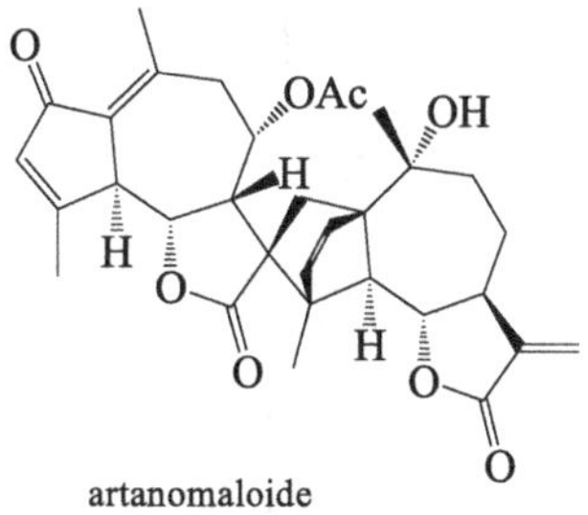   artanomaloide

4. 二萜

二萜类（diterpenoids）是由 4 个异戊二烯单位构成、分子中含 20 个碳原子的化合物类群。二萜广泛分布于植物界，许多植物（如松柏科植物）分泌的乳汁、树脂等均以二萜类衍生物为主。除植物外，菌类代谢产物和海洋生物中也发现有二萜衍生物。二萜类化合物的研究进展较快，其化合物数量到 1991 年约有 2400 种，至 1998 年则达 8338 种之多。截至 2008 年，已发现了 120 多种骨架类型的 14000 余个二萜化合物。

二萜类化合物是由焦磷酸香叶基香叶酯（geranylgeranyl pyrophosphate，GGPP）衍生而成。基于二萜的基本骨架，美国学者 J. W. Rowe 于 1968 年提出"环状二萜一般命名法"的提案，并依此来分类，该提案虽然没有被 IUPAC 正式采用，但较原来习用的骨架命名法合理，且十分方便，现正广为应用。其主要骨架、立体结构及相互之间的转化如图 10-7 所示。其中贝壳杉烷（kaurane）、赤霉烷（gibberellane）、阿替烷（atisane）及乌头烷（aconane）骨架及其对映体在天然产物中有较常见。

许多二萜的含氧衍生物具有多方面的生物活性，如银杏内酯、穿心莲内酯、雷公藤内酯、紫杉醇、丹参醌等。二萜类化合物的结构按其分子中环的多少分为无环（链状）、单环、双环、三环、四环及五环等类型，其中天然无环及单环二萜较少，双环及三环二萜数量较多。

(1) 链状二萜

常见的链状二萜只有广泛存在于叶绿素中的植物醇（phytol），多与叶绿素分子中的卟啉（porphyrin）结合成酯的形式存在于植物中，曾作为合成维生素 E、K_1 的原料。

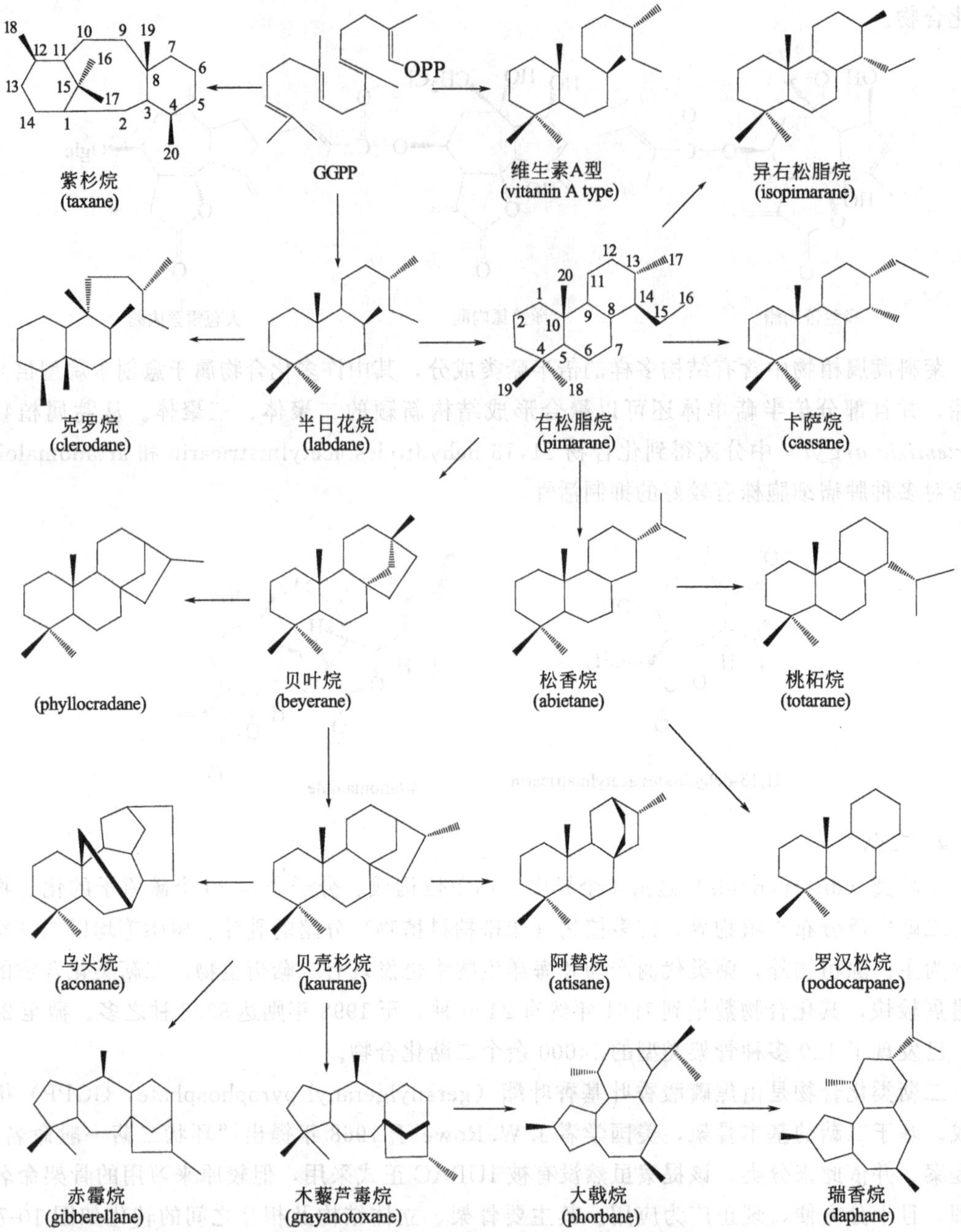

图 10-7　二萜的基本骨架及生物合成关系

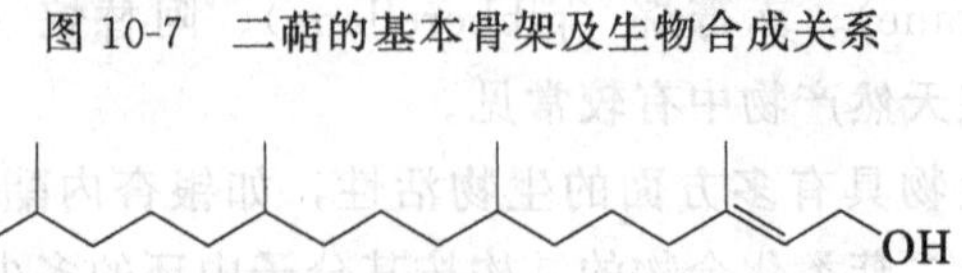

植物醇

(2) 单环二萜

维生素 A（vitamin A）是一种重要的脂溶性维生素，主要存在于动物肝脏中，特别是鱼肝中含量较丰富，如鲨鱼和鳕鱼的肝油中富含维生素 A。维生素 A 与眼睛的视网膜内的蛋白质结合，形成光敏感色素，是保持正常夜间视力的必需物质。

海洋软珊瑚群柱虫中的新松烯 A ［S-(＋)-cembrene A］ 也为单环二萜类成分。

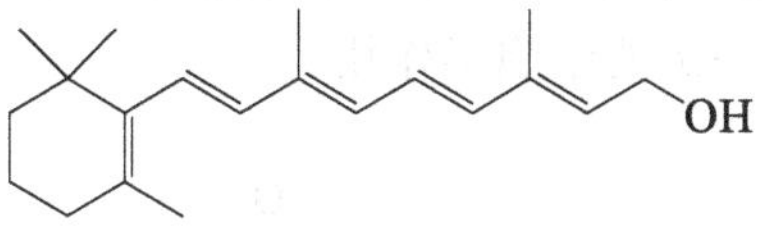

维生素A 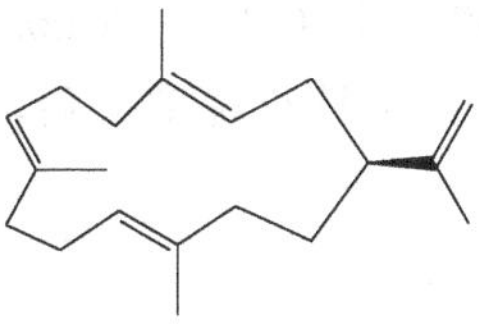　　　　　　　　　　新松烯A

(3) 双环二萜

穿心莲内酯（andrographolide）是爵床科植物穿心莲（*Andrographis paniculata*，又称榄核莲，一见喜）中分离得到的对映半日花烷型二萜，为抗炎作用的主要活性成分。此外，穿心莲叶中含有许多其他的二萜内酯类成分，如新穿心莲内酯（neoandrographolide）、14-去氧穿心莲内酯（14-deoxyandrographolide）及其葡萄糖苷等。穿心莲内酯临床用于治疗急性菌痢、胃肠炎、咽喉炎、感冒发热等，疗效确切，但水溶性不好。为增强穿心莲内酯水溶性，将穿心莲内酯在无水吡啶中与丁二酸酐作用，制备成丁二酸半酯的钾盐；与亚硫酸钠在酸性条件下制备成穿心莲内酯磺酸钠而成为水溶性化合物，用于制备浓度较高的注射剂。

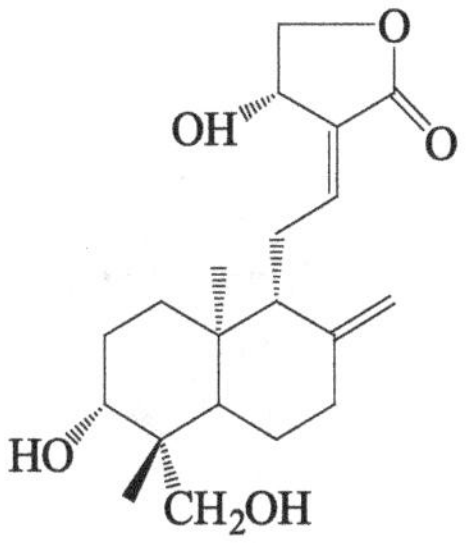

穿心莲内酯 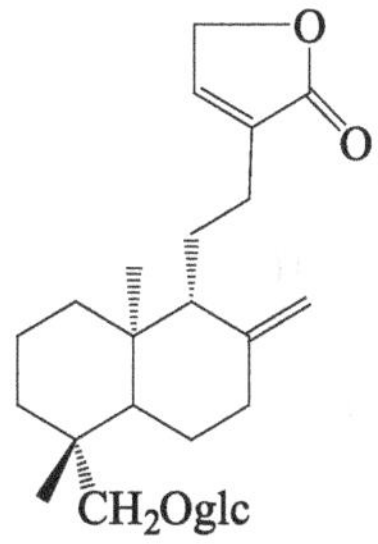　　　　新穿心莲内酯 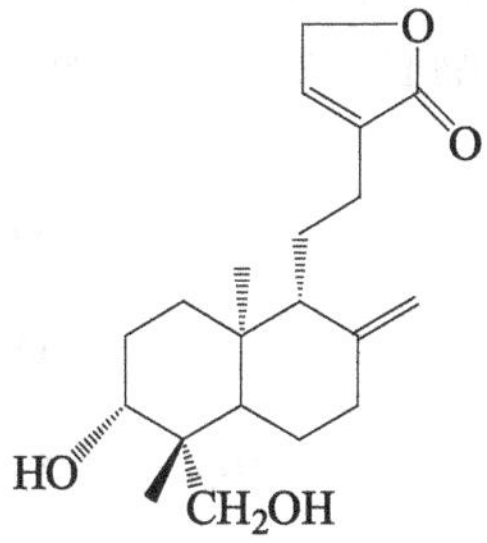　　　14-去氧穿心莲内酯 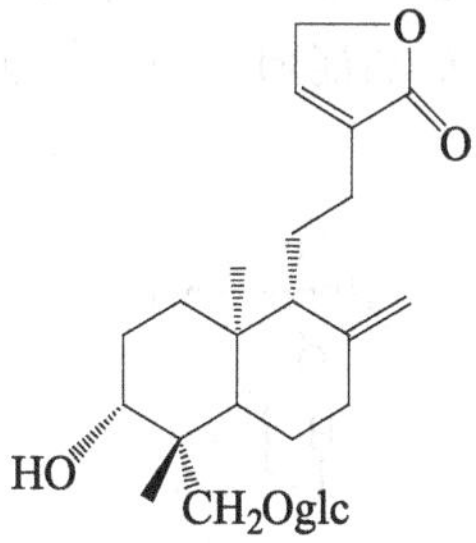　　　14-去氧穿心莲内酯苷

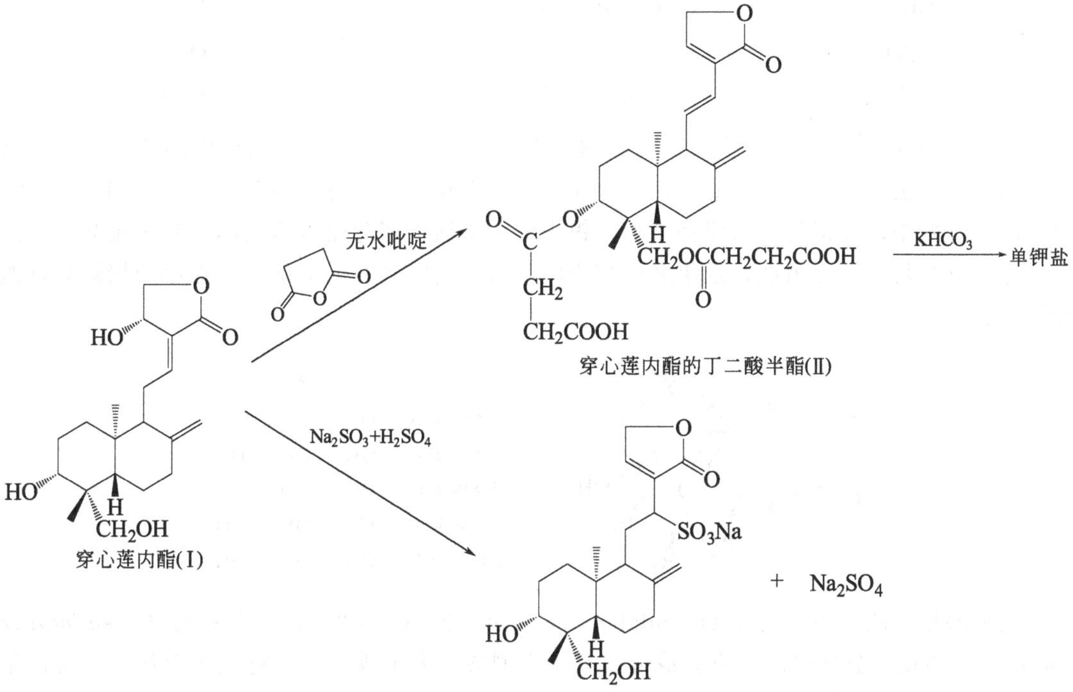

穿心莲内酯(Ⅰ)

穿心莲内酯的丁二酸半酯(Ⅱ)

穿心莲内酯磺酸钠(Ⅲ)

从姜花属原瓣姜花（*Hedychium forrestii*）中分离得到了原瓣姜花素 A（forrestiin A）和 coronarin A 均是半日花烷型二萜，具有一定的细胞毒作用。

原瓣姜花素A   coronarin A

从马鞭草科植物欠榆大青（*Clerodendron infortunatum*）中分离得到的大青素（clerodin）、海州常山（*Clerodendron trichotonum*）中分离的海常黄素 A（clerodendrin A）及 *Caryopteris divaricata* 植物中分离的 caryoptin 都是具有新克罗烷（neoclerodane）骨架的苦味素，这类结构对昆虫幼虫显示有强的拒食活性。经实验证明其拒食作用的活性中心来自它们结构中共同的特征功能团，即全氢呋喃骈 [2,3*b*] 呋喃环。

大青素   海常黄素A   caryoptin

银杏内酯（ginkgolide）是银杏科植物银杏（*Ginkgo biloba*）叶和根皮的苦味成分，已经分离鉴定的银杏内酯有 ginkgolides A、B、C、M 和 J 等。它们的结构中有三个内酯环，但碳环只有两个，故将其归为双环二萜。银杏的主要活性成分是银杏内酯及银杏黄酮，在治疗心血管方面具有广泛用途，近年来研究表明，银杏内酯具有明显的抑制血小板聚集和抗血栓作用。

	R_1	R_2	R_3
银杏内酯 A	OH	H	H
银杏内酯 B	OH	OH	H
银杏内酯 C	OH	OH	OH
银杏内酯 M	H	OH	OH
银杏内酯 J	OH	H	OH

土荆酸甲、乙、丙、丙 2（pseudolaric acids A，B，C，C2）是由金钱松（*Pseudolarix amabilis*）树皮中分离出的抗真菌成分。其中土荆酸乙为主成分，具有抗生育活性，可使早孕大鼠子宫内膜及肌层血管血流量减少，从而造成胚胎死亡。

	R_1	R_2
土荆酸甲	CH_3	$COCH_3$
土荆酸乙	$COOCH_3$	$COCH_3$
土荆酸丙	$COOCH_3$	H
土荆酸丙2	$COOH$	$COCH_3$

防己内酯（columbin）是从非洲防己（*Jatrorrhiza palmata*）根及中药金果榄（*Tinospora capillipes*）块根中分离出的强苦味成分，具有免疫抑制作用。

防己内酯

(4) 三环二萜

雷公藤甲素（triptolide）、雷公藤乙素（tripdiolide）、雷公藤内酯（triptolidenol）及16-羟基雷公藤内酯醇（16-hydroxytriptolide）是从雷公藤（*Tripterygium wifordii*）根中分离出来，具有明显的抗白血病和抗肿瘤作用。昆明山海棠（*T. hypoglaucum*）及东北雷公藤（*T. regelii*，又名黑蔓）中亦含有此类化合物。16-羟基雷公藤内酯醇具有较强的抗炎、免疫抑制和雄性抗生育作用。

	R_1	R_2	R_3
雷公藤甲素	H	H	CH_3
雷公藤乙素	OH	H	CH_3
雷公藤内酯	H	OH	CH_3
16-雷公藤内酯醇	H	H	CH_2OH

丹参酮类化合物是从中药丹参（*Salvia miltiorrhiza*）根中分得的C环具有醌类结构的松香烷二萜类成分，包括丹参酮Ⅰ（tanshinone Ⅰ）、丹参酮ⅡA（tanshinone ⅡA）、丹参酮ⅡB（totanshinone ⅡB）、隐丹参酮（cryptotanshinone）等30余种有效成分，具有抗菌、心脑血管保护和抗肿瘤作用。

丹参酮Ⅰ　　丹参酮ⅡA

	R_1	R_2
丹参酮ⅡA	H	CH_3
丹参酮ⅡB	H	CH_2OH

隐丹参酮

松脂是松树干中分泌的黏稠液体，其中含有左松脂酸（levopimaric acid）、松脂酸（pimaric acid）和松香酸（abietic acid），均属于松香烷类二萜。左松脂酸为松脂中不挥发性成分的主成分，在酸、热及空气的催化下，易于转化为更稳定的松香酸。松香酸可促进乳酸菌和丁酸菌的生长，用于发酵工业。

左松脂酸　　　　松脂酸　　　　松香酸

菊科植物豨莶（*Siegesbeckia orientalis*）具有祛风湿、利筋骨的作用，其中含有多种对映-海松烯型和对映-贝壳杉烷型二萜。豨莶甲素（orientalin A）和豨莶乙素（orientalin B）是从中得到的两种新的对映-海松烯型二萜。

豨莶甲素   豨莶乙素

从大戟科锈毛野桐（*Mallotus anomalus*）中分离得到玫瑰烷型二萜型化合物，如锈毛醇酮（anomallotusin）、异锈毛醇酮（isoanomallotusin）、锈毛双醇酮（anomallotusinin）、环氧锈毛醇（anomallotuside）等。

锈毛醇酮   异锈毛醇酮   锈毛双醇酮   环氧锈毛醇

瑞香科植物芫花（*Daphne genkwa*）的花蕾和根中均含有芫花酯甲（yuanhuacin）及芫花酯乙（yuanhuadin），两种成分均具有致流产作用，为中期妊娠引产药。

	R
芫花酯甲	C_6H_5
芫花酯乙	CH_3

紫杉醇（taxol）又称红豆杉醇，为 20 世纪 90 年代国际上抗肿瘤药三大成就之一，最早从太平洋红豆杉（*Taxus brevifolia*）的树皮中分离得到，1992 年年底在美国 FDA 批准上市，临床用于治疗卵巢癌、乳腺癌和肺癌，疗效较好，颇受医药界重视，临床需求量较大。

紫杉醇   巴卡亭Ⅲ   R=Ac
              去乙酰基巴亭Ⅲ   R=H

然而，植物中紫杉醇的含量只有百万分之二，为解决紫杉醇的来源问题，我国和欧美学者采用各种方法和途径，在组织细胞培养、寄生真菌培养、红豆杉栽培、紫杉醇全合成及半合成等方面做了大量的研究。其中以紫杉醇前体物巴卡亭Ⅲ（baccatin Ⅲ）和去乙酰基巴卡亭Ⅲ（10-deacetyl baccatin Ⅲ）为母核进行半合成制备紫杉醇的途径最为可行，而这两种化合物在红豆杉易再生的针叶和小枝中产率达 0.1%。

（5）四环二萜

甜菊（*Stevia rebaudianum*）叶中含有以对映-贝壳杉烷（*ent*-kaurane）骨架为母核与不同糖组成的甜味苷，如甜菊苷（stevioside）及甜菊苷 A、D、E（rebaudiosides A、D、E）等。总甜菊苷含量约占 6%，其甜度约为蔗糖的 300 倍，其中又以甜菊苷 A 甜味最强，但含量较少。目前日本、中国内地、韩国等 8 个国家允许在食品中添加甜菊萃取物。

	R_1	R_2
甜菊苷	glc	glc$\xrightarrow{2\rightarrow1}$glc
甜菊苷A	glc	3glc$\xrightarrow{2\rightarrow1}$glc ↓ 1glc
甜菊苷D	glc$\xrightarrow{2\rightarrow1}$glc	3glc$\xrightarrow{2\rightarrow1}$glc ↓ 1glc
甜菊苷E	glc$\xrightarrow{2\rightarrow1}$glc	glc$\xrightarrow{2\rightarrow1}$glc

唇形科香茶菜属植物中含有多种二萜类成分，至 2006 年，从该属植物中分离得到的二萜类化合物约有 610 个。其中香茶菜甲素（amethystoidin A）是该属植物叶中普遍存在的成分，有抗肿瘤及抑制金黄色葡萄球菌活性。尾叶香茶菜素 G（lasiokaurin G）和新香茶菜素（neorabdosin）是从江西产显脉香茶菜（*Rabdosia nervosa*）叶中得到的另外两种贝壳杉烷型二萜。

香茶菜甲素　　　　尾叶香茶菜素G　　　　新香茶菜素

冬凌草（*Rabdosia rubescens*），又叫碎米桠，民间用于治疗食道癌、贲门癌，目前临床也用于扁桃体炎、咽炎、口腔炎等。贝壳杉烷型二萜是其主要的活性成分，其中冬凌草甲素（rubescensin A，oridonin）和冬凌草乙素（rubescensin B，ponicidin）具有显著的抗肿瘤活性，且无明显毒性。

冬凌草甲素　　　　冬凌草乙素　　　　大戟二萜醇

从大戟科和瑞香科植物中分离得到大戟二萜醇（phorbol）类化合物，该类化合物多以酯的形式存在，具有强烈的刺激性、致炎和辅助致癌的毒性，尤其是 C-12 和 C-13 羟基酯化后。

二萜类化合物还有许多以生物碱的形式存在，迄今已发现的天然二萜生物碱衍生物近千个，分布于 5 个科 7 个属的植物中，主要存在于毛茛科的乌头属（Aconitum）和翠雀属（Delphinium）植物中，被公认是这两个属植物的特征性成分。

关附甲素（guan-fu base A）存在于黄花乌头（Aconitium koreanumd）根（关白附子）中，具有抗心律失常作用，是一种具有我国自主知识产权的抗心律失常药。

高乌碱（刺乌头碱，lappaconitine），来源于毛茛科植物多种乌头根中，具有解热镇痛及局麻作用。

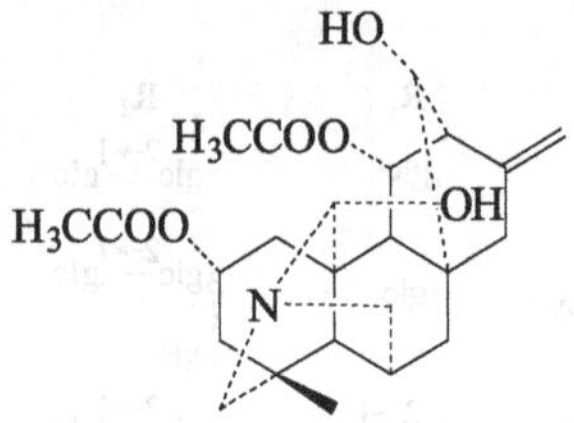

关附甲素 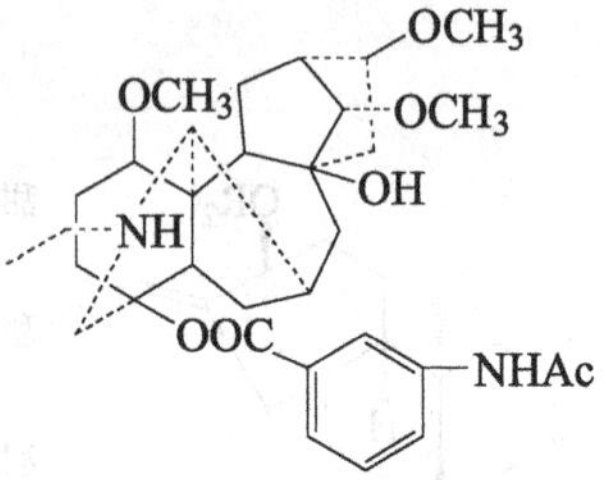   高乌碱

5. 二倍半萜

二倍半萜（sesterterpenoids）是由 5 个异戊二烯组成、含 25 个碳原子的化合物，其生物合成的前体是焦磷酸香叶醇基金合欢酯（GFPP）。主要分布于菌类、地衣类、海洋生物、昆虫的分泌物及羊齿植物中，截至 2008 年，已报道了 800 多个二倍半萜。其中海绵是二倍半萜的主要来源，约占目前已知二倍半萜的 70%。

呋喃海绵素-3（furanospongin-3）是从海绵动物中得到的含呋喃环的链状二倍半萜；网肺衣酸（retigeranic acid）是从网肺衣（Lobaria retigera）及其地衣的近缘种中得到的具有五环骨架的二倍半萜；在昆虫分泌物中分离到多种大环二倍半萜。

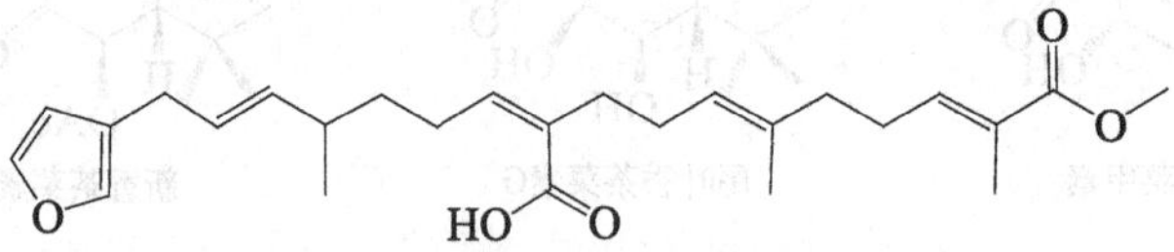

呋喃海绵素-3

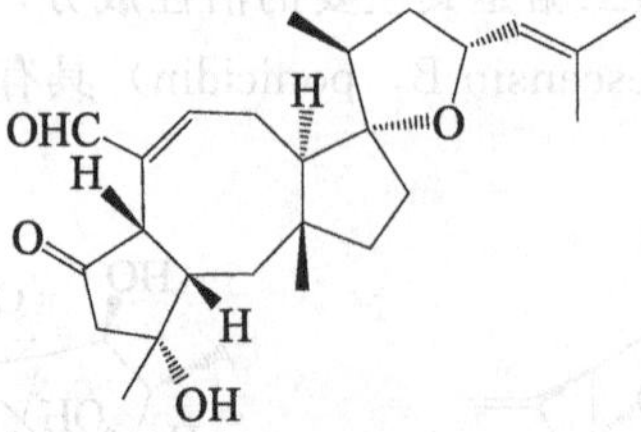

蛇孢子假壳素A 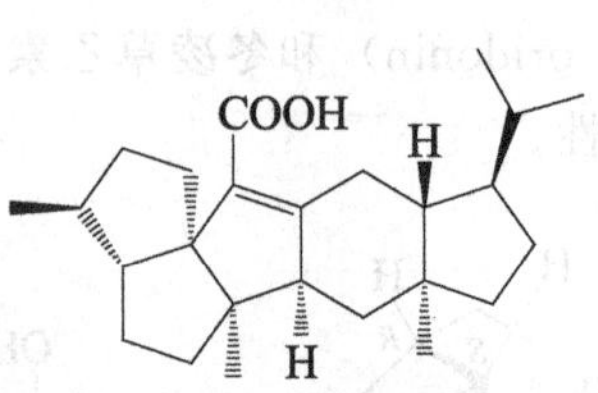   网肺衣酸

蛇孢假壳素 A（ophiobolin A）是从寄生于稻植物病源菌芝麻枯（Ophiobulus miyabeanus）中分离出的第一个二倍半萜成分，具有 C_5-C_8-C_5 骈环的基本骨架，该物质显示有抑制白藓菌、毛滴虫菌等生长发育的作用。

华北粉背蕨（*Aleuritopteris khunii*）是中国蕨科粉背蕨属植物，具有润肺止咳，清热凉血的功效。从其叶的正己烷提取液中分离得到粉背蕨二醇（cheilanthenediol）和粉背蕨三醇（cheilanthenetriol），属于三环二倍半萜类成分。

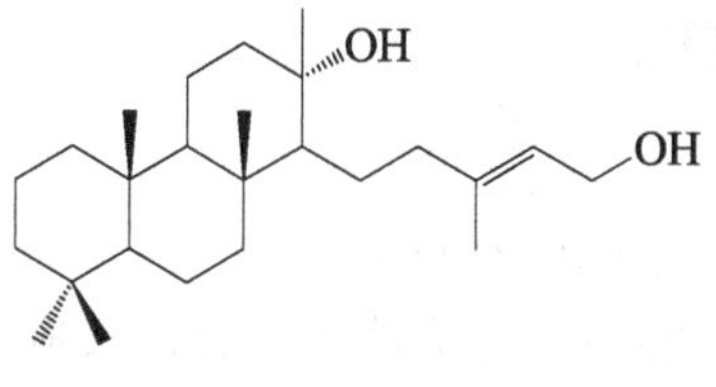

粉背蕨二醇 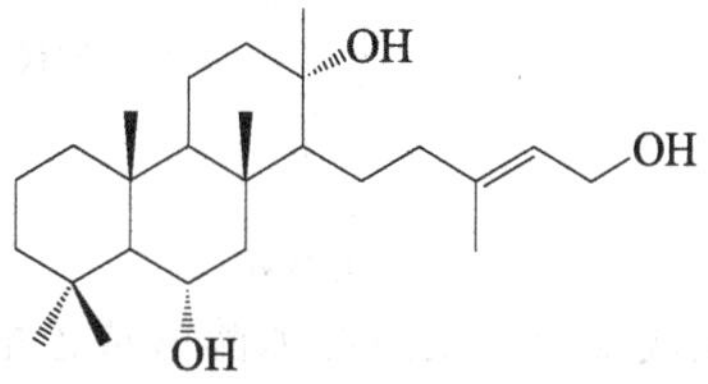　　　　　　　　粉背蕨三醇

二、萜类化合物的理化性质

萜类成分的范围很广，彼此间的结构与性质差异很大，但它们都由同一生源途径衍变而来，分子结构中绝大多数具有双键及活泼氢原子，较多萜类具有内酯结构，因而具有一些相同的理化性质及化学反应，下面仅就其共性做一一归纳。某些特殊结构的萜类，如草酚酮类、环烯醚萜类、薁类等化合物的特性已如前述，不再赘述。

1. 物理性质

（1）性状

单萜和倍半萜类多为具有特殊香气，常温下为可以挥发的油状液体，或为低熔点的固体。单萜的沸点比倍半萜低，并且单萜和倍半萜随分子量、双键和功能基的增加，化合物的挥发性降低，熔点和沸点相应增高。可利用该规律，采用分馏的方法将它们分离开。二萜和二倍半萜多为结晶性固体。

萜类化合物多具有苦味，有的味极苦，所以萜类化合物又称苦味素。但有的萜类化合物具有强的甜味，如甜菊苷的甜味是蔗糖的 300 倍。

大多数萜类有不对称碳原子，具有光学活性，且多有异构体存在。低分子萜类具有较高的折射率。

（2）溶解性

萜类化合物亲脂性强，易溶于醇及脂溶性有机溶剂，难溶于水，但单萜和倍半萜类能随水蒸气蒸馏。具有内酯结构的萜类化合物能溶于碱水，酸化后，又自水中析出，此性质可用于分离与纯化。

除了三萜外，萜苷类化合物含糖的数量均不多，但具有一定的亲水性，能溶于热水，易溶于甲醇、乙醇溶液，不溶于亲脂性有机溶剂。

萜类化合物对高热、光和酸碱较为敏感，易发生氧化或重排，从而引起结构的改变，在提取分离时应慎重考虑。

2. 化学性质

（1）加成反应

含有双键或羰基的萜类化合物，可与某些试剂发生加成反应，其产物往往是结晶性的。这不但可供识别萜类化合物分子中不饱和键的存在和不饱和的程度，还可利用加成产物的结晶性，用于萜类的分离与纯化。

① 双键加成反应

a. 与卤化氢加成反应：萜类化合物中的双键能与氢卤酸类，如氢碘酸或氯化氢在冰醋酸溶液中反应，于冰水中析出结晶性加成产物。例如柠檬烯与氯化氢在冰醋酸中进行加成反应，反应完毕加入冰水即析出柠檬烯二氢氯化物的结晶固体。

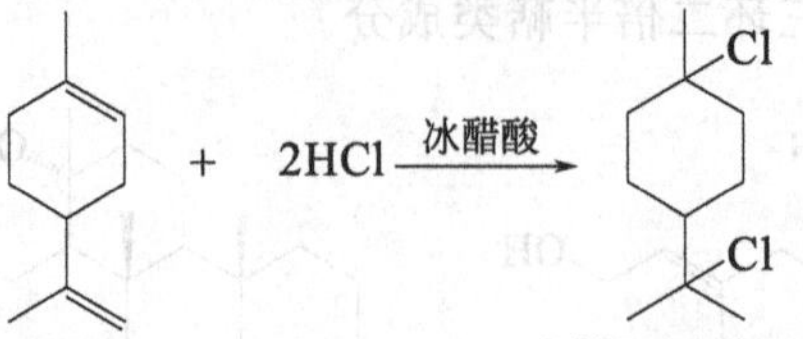

柠檬烯　　柠檬烯二氢氯化物

b. 与溴加成反应：反应在冰醋酸或乙醚与乙醇的混合溶液中进行。反应完成后，在冰冷却下，析出结晶性加成物。

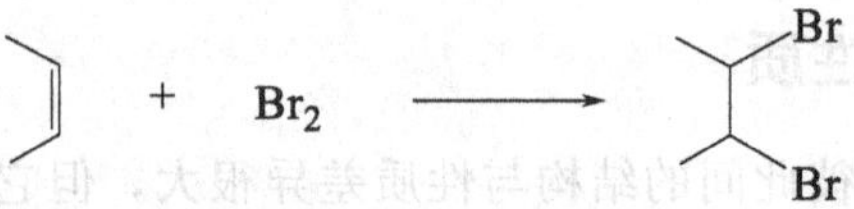

c. 与亚硝酰氯反应：许多不饱和的萜类化合物能与亚硝酰氯（Tilden 试剂）发生加成反应，生成亚硝基氯化物。先将不饱和的萜类化合物加入亚硝酸异戊酯中，冷却下加入浓盐酸，混合振摇，然后加入少量乙醇或冰醋酸即有结晶加成物析出。生成的氯化亚硝基衍生物多呈蓝色～绿色，可用于不饱和萜类成分的分离和鉴定。

生成的氯化亚硝基衍生物还可进一步与伯胺或仲胺（常用六氢吡啶）缩合生成亚硝基胺类。后者具有一定的结晶形状和一定的物理常数，可用于鉴定萜类成分。

$$CH_3-CH(CH_3)-CH_2-CH_2-O-N=O + HCl \longrightarrow CH_3-CH(CH_3)-CH_2-CH_2-OH + Cl-N=O$$

亚硝酸异戊酯　　亚硝酰氯

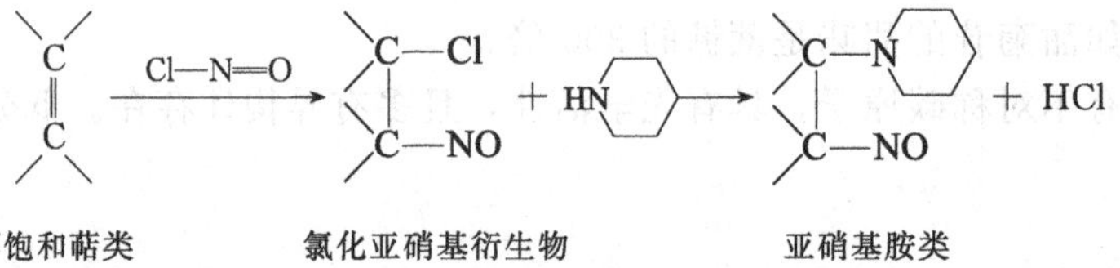

不饱和萜类　　氯化亚硝基衍生物　　亚硝基胺类

d. Diels-Alder 加成反应：带有共轭双键的萜类化合物能与顺丁烯二酸酐产生 Diels-Alder 加成反应，生成结晶形加成产物，可借以证明共轭双键的存在。

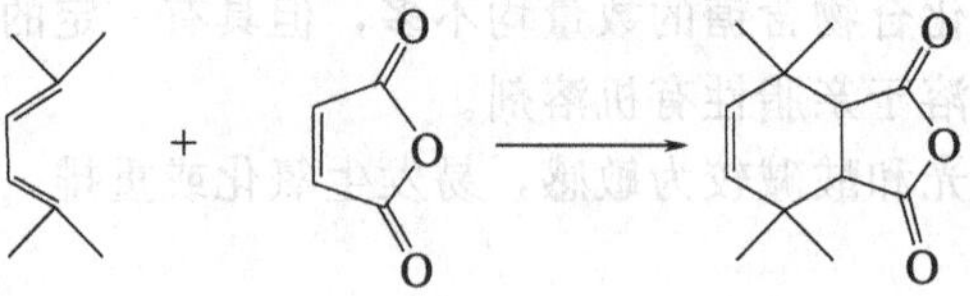

顺丁烯二酸酐

② 羰基加成反应

a. 与亚硫酸氢钠加成：含羰基的萜类化合物可与亚硫酸氢钠发生加成反应，生成结晶性加成物，再加酸或加碱使其分解，生成原来的反应产物，如从香茅油中分离提取柠檬醛。但是含双键和羰基的萜类化合物在应用此法时要注意：反应时间过长或温度过高，可使双键发生加成，并形成不可逆的双键加成物，例如柠檬醛的加成，条件不同加成产物则各异。

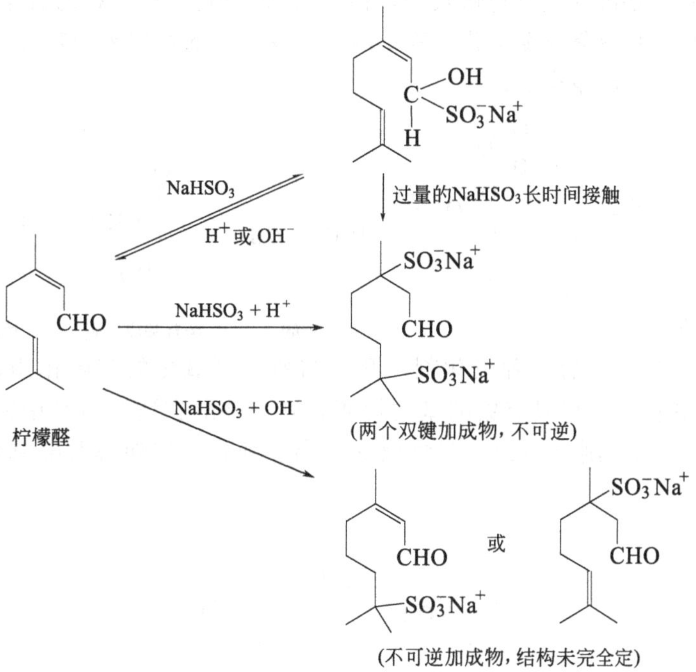

b. 与硝基苯肼加成：含羰基的萜类化合物可与对硝基苯肼或 2,4-二硝基苯肼在磷酸中发生加成反应，生成对硝基苯肼或 2,4-二硝基苯肼的加成物。

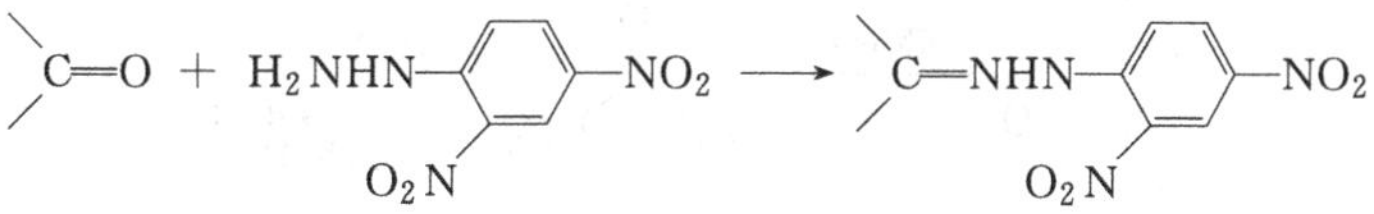

c. 与吉拉德试剂加成：吉拉德（Girard）试剂是一类带有季铵基团的酰肼，常用的 Girard T 和 Girard P，它们的结构式为：

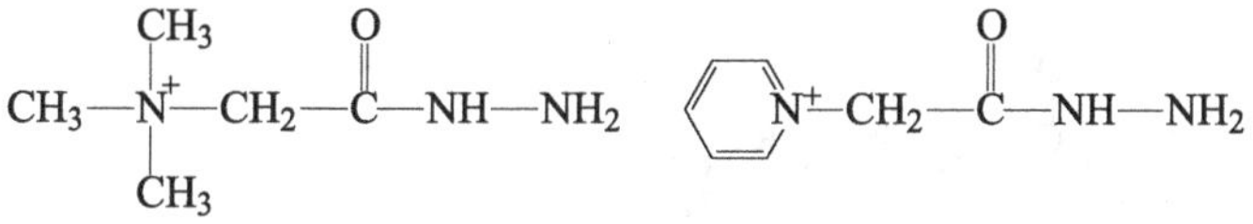

Girard T　　　　　　　　　　　Girard P

吉拉德试剂可用于分离含有羰基的萜类化合物，使亲脂性的羰基转变为亲水性的加成物而分离。剔除酸、碱性成分的中性挥发油，加吉拉德试剂的乙醇溶液，再加入 10% 醋酸促进反应。加热回流，反应完毕后加水稀释，分取水层，加酸酸化，再用乙醚萃取，蒸去乙醚后即可得到原羰基化合物。

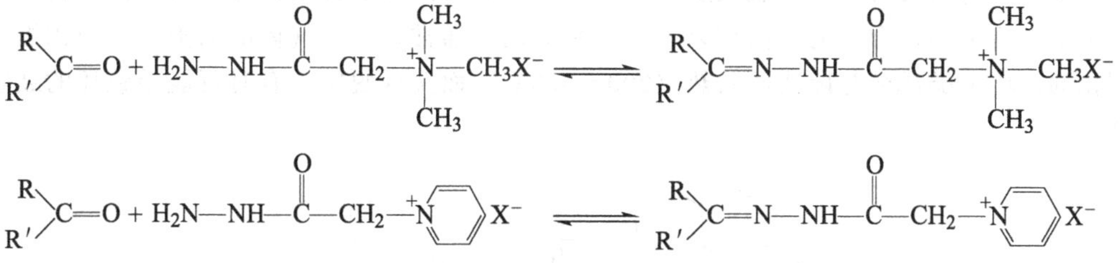

（2）氧化反应

不同的氧化剂在不同的条件下，可以将萜类成分中基团氧化，生成不同的氧化产物。常用的氧化剂有臭氧、铬酐（三氧化铬）、四醋酸铅、高锰酸钾和二氧化硒等，其中以臭氧的应用最为广泛。例如臭氧氧化萜类化合物中的烯烃反应，既可用来测定分子中双键的位置，亦可用于萜类化合物的醛酮合成。

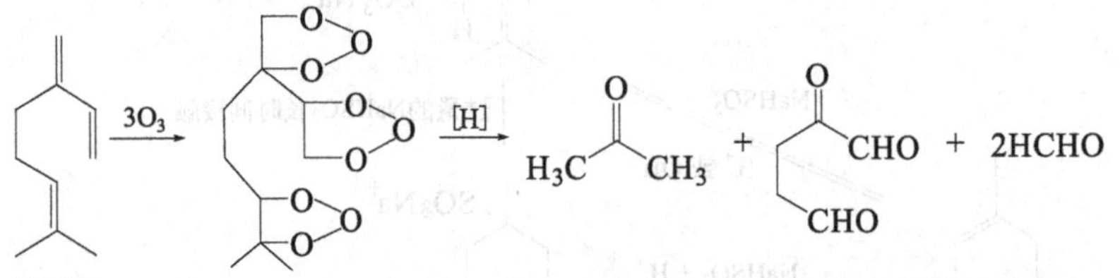

月桂烯   丙酮   α-羟基戊二醛   甲醛

铬酐是应用非常广泛的一种氧化剂，几乎与所有可氧化的基团作用，利用强碱型离子交换树脂与三氧化铬制得具有铬酸基的树脂，它与仲醇在适当溶剂中回流，则生成酮，产率高达 73%～98%，副产物少，产物极易分离、纯化。例如薄荷醇氧化成薄荷酮的反应如下：

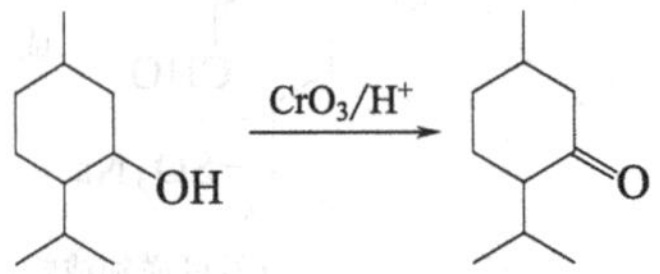

薄荷醇   薄荷酮

高锰酸钾是常用的中强氧化剂，可使环断裂而氧化成羧酸。

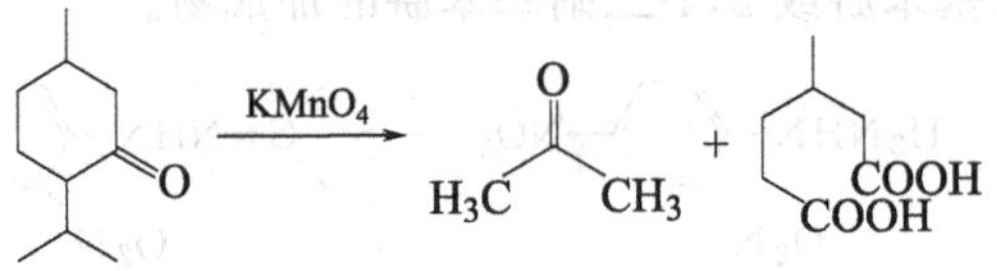

薄荷酮   丙酮   β-甲基己二酸

二氧化硒是具有特殊性能的氧化剂，它较专一地氧化羰基的 α-甲基或亚甲基，以及碳碳双键旁的 α-亚甲基。

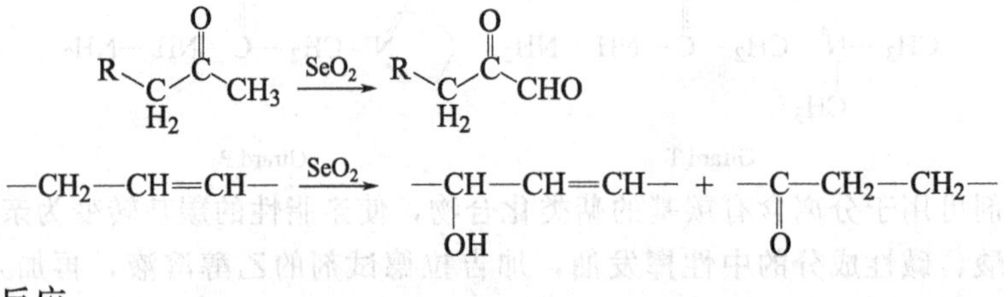

(3) 脱氢反应

脱氢反应在研究萜类化学结构中是一种很有价值的反应，特别是在早期研究萜类化合物母核骨架时具有重要意义。在脱氢反应中，环萜的碳架因脱氢转变为芳香烃类衍生物，所得芳烃衍生物容易通过合成的方法加以鉴定。脱氢反应通常在惰性气体的保护下，用铂黑或钯作催化剂，将萜类成分与硫或硒共热（200～300℃）而实现脱氢，有时可能导致环的裂解或环合。

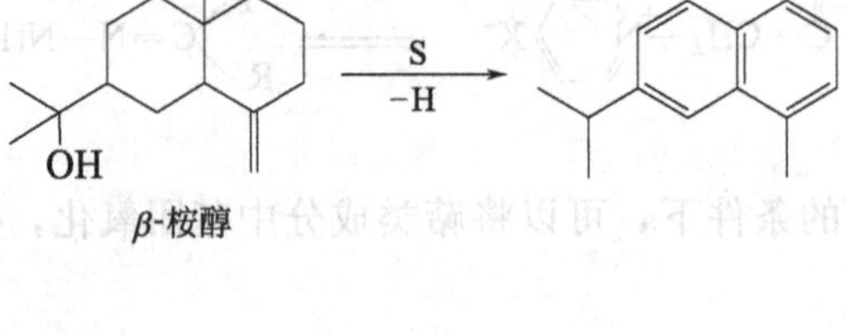

β-桉醇

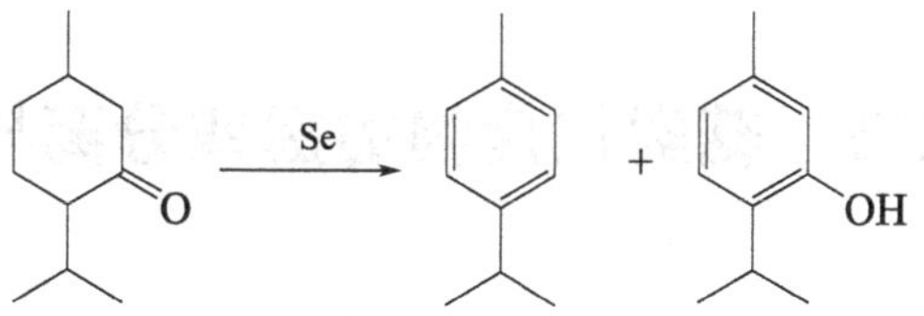

薄荷酮

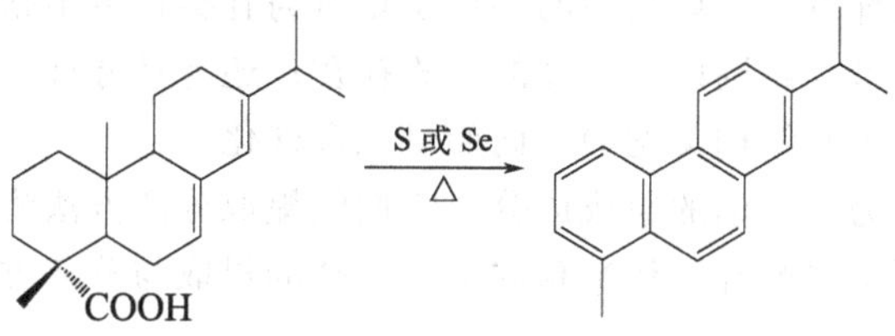

松香烷　　　　　　　　1-甲基-7-异丙基菲

(4) 分子重排反应

在萜类化合物中，特别是双环萜在发生加成、消除或亲核性取代反应时，常常发生碳架的改变，产生 Wagner-Meerwein 重排。目前工业上由 α-蒎烯合成樟脑的过程，就是应用 Wagner-Meerwein 重排，再氧化制得。

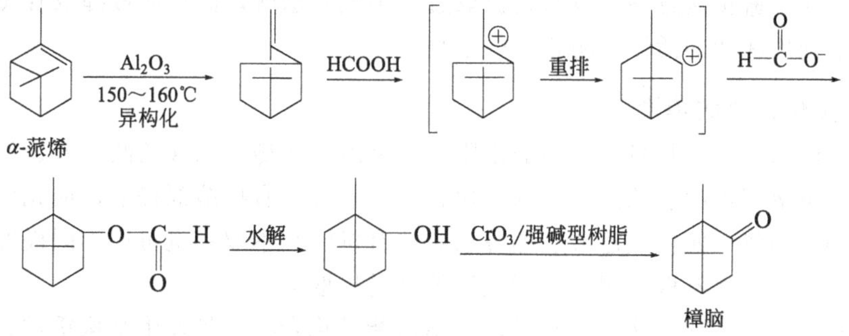

(5) 显色反应

萜类化合物的通用显色剂主要包括硫酸、香草醛-浓硫酸、茴香醛-浓硫酸、五氯化锑和碘蒸气等。

硫酸显色剂多采用 50％浓硫酸-乙醇溶液，或 15％浓硫酸-正丁醇溶液。喷洒试剂后在空气中干燥 15min，随后在 110℃加热，即可呈现不同颜色。

香草醛-浓硫酸显色剂是将 1g 香草醛溶于 100mL 浓硫酸中，或 0.5g 香草醛溶于 100mL 浓硫酸-乙醇（40∶10）中配制而成。在室温喷洒后放置，颜色有浅棕、紫蓝色或紫红色，但在 120℃加热后多转为蓝色。

茴香醛-浓硫酸显色剂需用前新鲜配制，将 1mL 浓硫酸加于茴香醛-冰醋酸（0.5∶50）中。喷洒后在 100～105℃加热，可呈现紫蓝、紫红、蓝、灰或绿色。

碘蒸气显色一般将已展开的薄层板放入装有碘结晶的密闭玻璃缸中，5min 后，多数有机物呈现棕色斑点。

磷钼酸显色剂采用 5％～10％磷钼酸-乙醇溶液（W/V），对萜烯、酯和醇类化合物敏感。喷洒后在 120℃加热至颜色出现（蓝灰色）。对醇类的灵敏度可达 0.05～1μg。在氨蒸气上熏后可消除黄色背景。

第二节 萜类化合物的提取分离与结构鉴定

萜类化合物虽都是由活性异戊二烯基衍变而来，但种类繁多、骨架庞杂、结构包容极广。例如低分子萜类多为挥发油，单萜中的环烯醚萜多为苷类；倍半萜除构成挥发油的组分外，以内酯多见；乌头烷型二萜则以生物碱的形式存在；还有具芳香性的䓛酚酮和薁类。萜类化合物提取分离的方法因其结构类型的不同而呈现多样化。

鉴于单萜和倍半萜多为挥发油的组成成分，它们的提取分离方法将在第十一章挥发油中重点论述，本节仅介绍环烯醚萜苷、倍半萜内酯、二萜的提取与分离方法。

一、萜类化合物的提取

1. 苷类化合物的提取

在萜类化合物中，环烯醚萜以苷形式存在的较多见，而其他类别则少见。环烯醚萜苷多以单糖苷存在，苷元的分子较小，且多带有羟基，所以亲水性较强，易溶于水、甲醇、乙醇和正丁醇等溶剂，难溶于亲脂性强的溶剂，故常用甲醇或乙醇为溶剂进行提取。在提取含苷类成分时，要注意避免接触酸，以防在提取过程中发生水解，而且应按提取苷类成分的常用方法，在提取前破坏酶的活性，防止苷的水解。

2. 非苷类化合物的提取

非苷形式的萜类化合物具有较强的亲脂性，易溶于氯仿、乙酸乙酯、苯、乙醚等亲脂性有机溶剂中，可溶于甲醇、乙醇中。这类化合物一般可用有机溶剂提取，或先用甲醇或乙醇提取后，再用石油醚、氯仿或乙酸乙酯等亲脂性有机溶剂萃取；也可用不同极性的有机溶剂按极性递增的方法依次萃取，得到不同极性的萜类提取物。

值得注意的是萜类化合物，尤其是倍半萜内酯类化合物容易发生结构重排，二萜类易聚合而树脂化，引起结构的变化，所以宜选用新鲜药材或迅速晾干的药材，并尽可能避免酸、碱的处理。

3. 含有酸性或内酯基团萜类的提取

对于含有酸性或内酯基团的萜类化合物，可采用碱提取酸沉淀法进行提取。含有羧基的萜类在热碱液中成盐而溶于水中，酸化后可游离析出；萜类内酯在热碱液中开环成盐而溶于水中，酸化后又闭环，可析出原内酯化合物。但使用酸、碱处理时，可能引起化合物构型的改变，应特别注意。

二、萜类化合物的分离

1. 结晶法

将含有萜类的萃取液回收溶剂到小体积时，往往有结晶析出，过滤结晶，再以适当的溶媒重结晶，可以得到纯度较好的萜类化合物。

2. 柱色谱法

（1）硅胶或氧化铝色谱

分离萜类化合物多用吸附柱色谱法。常用的吸附剂有硅胶、氧化铝等，其中应用最多的是硅胶，几乎所有的萜类化合物都可以选用硅胶作柱色谱的吸附剂。氧化铝在色谱分离过程中可能引起萜类化合物的结构变化，故以氧化铝作吸附剂时，一般多选用中性氧化铝。

分离萜类化合物也可采用硝酸银色谱法。因萜类化合物结构中多具有双键，且不同萜类的双键数目和位置不同，与硝酸银形成 π 络合物难易程度和稳定性也有差别，可借此达到分离。萜类与硝酸银的吸附规律：双键的数目越多，吸附越牢；吸附力为三键＞双键＞单键；顺式双键＞反式双键；末端双键＞其他位置双键。有时可借萜类化合物性质上的差异，联合使用硝酸银-硅胶或硝酸银-中性氧化铝柱色谱分离，以提高分离效果。

在萜类化合物的柱色谱分离中，一般选用非极性有机溶剂洗脱，如正己烷、石油醚、环己烷、乙醚、苯或乙酸乙酯。在实践中多选用混合溶剂，并根据被分离物质的极性大小来调节溶剂比例。常用的溶剂系统有：石油醚-乙酸乙酯、石油醚-丙酮、氯仿-丙酮等；多羟基的萜类化合物可选用氯仿-甲醇作洗脱剂。

除柱色谱法外，制备硅胶薄层色谱也可用于萜类化合物的分离。

(2) 反相键合硅胶柱色谱

通常以反相键合相硅胶 RP-18、RP-8 或 RP-2 为填充剂，常用甲醇-水或乙腈-水等溶剂为洗脱剂。反相色谱柱需用相对应的反相薄层色谱进行检识，如预制的 RP-18、RP-8 等反相高效薄层板。

(3) 凝胶色谱

凝胶色谱法是利用分子筛的原理来分离分子量不同的化合物的，不同化合物按分子量递减顺序依次被洗脱下来，即分子量大的苷类成分先被洗脱下来，分子量小的苷和苷元后被洗脱下来。在萜类成分分离中，应用较多的填料是羟丙基葡聚糖凝胶（Sephadex LH-20），其在有机溶剂和含水溶剂中都能使用。

(4) 大孔树脂柱色谱

大孔树脂色谱法适用于苷类成分的精制和初步分离。将含有苷的水溶液通过大孔树脂柱后，先用水洗涤除去糖和其他水溶性杂质，然后再用不同浓度的甲醇或乙醇依其浓度由低到高的顺序进行梯度洗脱。极性大的苷，可被 10%～30%乙醇洗脱下来；极性小的苷，则被50%以上的乙醇洗脱下来。

例如甜叶菊苷的提取与分离：

甜菊干叶 —热水提取→ 提取液 —OH⁻→ 清液 —→ D101 大孔树脂 —碱洗后用水洗涤→ —95%乙醇洗脱→ —脱色处理，甲醇结晶→ 甜叶菊苷结晶

(5) 活性炭色谱

活性炭是分离水溶性苷类的主要方法。苷类的水提取液用活性炭吸附，经水洗除去水溶性杂质后，再选用适当的有机溶剂如稀醇、醇依次洗脱，回收溶剂，可能得到纯品，如桃叶珊瑚苷的分离。

用色谱法分离萜类化合物通常采用多种色谱法组合的方法，即一般先通过大孔树脂柱或硅胶柱色谱进行分离后，再结合低压或中压柱色谱、反相柱色谱、薄层制备色谱、高效液相色谱或凝胶色谱等方法进一步分离。

3. 利用结构中特殊功能团进行分离

因倍半萜内酯可在碱性条件下开环，加酸后又环合，故借此可与非内酯类化合物分离。此

外，萜类生物碱也可用酸碱法分离；不饱和双键、羰基等可用加成的方法制备衍生物加以分离。

三、萜类化合物的提取分离实例

以冬凌草甲素和冬凌草乙素的提取与分离为例介绍萜类化合物的提取。

冬凌草（*Rabdosia rubescens*）系唇形科香茶菜属植物，其主要成分为萜类化合物，其中二萜和三萜类成分含量较高。二萜中的主要有效成分为冬凌草甲素和冬凌草乙素，其提取分离流程图如下：

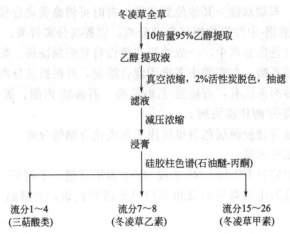

四、萜类化合物的结构鉴定

萜类化合物是目前天然产物研究中最活跃的领域，其结构研究快速、微量、准确，这得益于现代波谱分析技术尤其是超导二维核磁共振技术的应用。

1. 紫外光谱

具有共轭双键的萜类化合物，在紫外光区产生吸收，在结构鉴定中有一定的意义。一般含有 α,β-不饱和羰基的萜类 λ_{max} 在 220～250nm（ε 10000～17500）。具有共轭双烯的萜类 λ_{max} 多在 215～270nm（ε 2500～30000）区间。具体的最大吸收波长值取决于该共轭体系在分子结构中的化学环境。例如链状萜类的共轭双键体系 λ_{max} 在 217～228nm（ε 15000～25000）；环内共轭双键体系的 λ_{max} 多在 256～265nm（ε 2500～10000）处；当共轭双键有一个在环内时，则 λ_{max} 在 230～240nm（ε 13000～20000）之间。此外，共轭双键的碳原子上有无取代基及共轭双键的数目也会影响最大吸收波长。

2. 红外光谱

红外光谱主要用来检测化学结构中的功能团。萜类化合物中多存在双键、共轭双键、甲基、偕二甲基、环外亚甲基或含氧功能团等，一般都能很容易地分辨出来。如偕二甲基在 $1380cm^{-1}$ 左右的面内弯曲振动峰发生裂分，出现二条吸收带；而贝壳杉烷型二萜的环外亚甲基则通常在 $900cm^{-1}$ 左右有最大吸收峰。

红外光谱在解决萜类内酯的存在及内酯环的种类上具有实际意义。在 $1800～1735cm^{-1}$ 间出现强的羰基吸收峰，可考虑有内酯化合物存在，且其羰基吸收峰位置与内酯环大小及共轭程度有关。如在饱和内酯环中，随着内酯环碳原子数的减少，环的张力增大，吸收波长向高波数移动，六元环、五元环及四元环内酯羰基的吸收波长分别在 $1735cm^{-1}$、$1770cm^{-1}$ 和 $1840cm^{-1}$；不饱和内酯则随着共轭双键的位置和共轭链的长短不同，其羰基的吸收波长亦有较大差异。

3. 核磁共振谱

核磁共振谱是萜类化合物结构测定的最有力的工具，特别是近十年发展起来的具有高分辨能力的超导核磁分析技术和 2D-NMR 相关技术的开发和应用，不但提高了谱图的质量，而且能提供更多的结构信息。鉴于萜类化合物类型多、骨架复杂，难于在有限的篇幅中作全面总结和归纳，《分析化学手册》《天然产物核磁共振碳谱分析》等参考书籍中收集整理了大量的氢谱、碳谱数据，对萜类化合物的结构测定有极其重要的参考价值。对于结构复杂的萜类化合物，除常规的氢谱和碳谱分析外，还必须仰赖于各种 2D-NMR 技术的应用。

4. 质谱

萜类化合物结构类型纷杂，虽然质谱测定报道的数据很多，但除三萜外，研究裂解方式的很少，即使进行了某些研究，所得的结果也常难以用来推测新化合物的结构。其原因是萜的基本母核多，无稳定的芳香环、芳杂环及脂杂环结构系统，大多缺乏"定向"裂解基团，因而在电子轰击下能够裂解的化学键较多，重排屡屡发生，裂解方式复杂。有些化合物的结构确定之后，容易解释其裂解方式，但对大多数化合物来说，如果缺乏高分辨精确质量测定、氘标记实验和亚稳离子等数据，常常很难判断离子的来源和结构。这种情况在单萜、特别是倍半萜中更为突出，实际上质谱的作用只是提供一个分子量而已。相对而言，二萜类化合物质谱的特征性则比倍半萜类稍强一些。

从众多化合物的裂解方式可找到萜类裂解的一些规律：

① 萜类化合物的分子离子峰除以基峰形式出现外，一般较弱；

② 在环状萜类化合物中常发生逆狄尔斯-阿尔德（Retro Diels-Alder，RDA）裂解反应；

③ 在裂解过程中常伴随着分子重排裂解，尤以麦氏重排多见；

④ 裂解方式受功能基的影响较大，得到的裂解峰大都主要是失去功能基的离子碎片，例如有羟基或羟甲基存在时，多有失水或失羟甲基、甲醛等离子碎片。

5. 结构鉴定实例

以荒漠肉苁蓉苷 A 的结构鉴定为例。

从新疆塔中栽培的肉苁蓉（*Cistanche deserticola*）中分离得到一个环烯醚萜苷类化合物。该化合物为白色无定形粉末，95%硫酸乙醇显色剂后显粉红色，$[\alpha]_D^{20} = -118.0$（$c = 0.1$，MeOH）。（+）-HR-ESIMS 给出准分子离子峰 m/z 385.1485 [M+Na]$^+$（calcd. for $C_{16}H_{26}O_9Na$，385.1469）和 m/z 401.1228 [M+K]$^+$（calcd for. $C_{16}H_{26}O_9K$，401.1208），结合 ^{13}C-NMR 数据，提示分子式为 $C_{16}H_{26}O_9$（不饱和度为 4）。红外光谱显示该化合物有特征的羟基吸收峰（3393cm^{-1}）。^{1}H-NMR 可见下列信号：2 个甲基信号 δ 1.23（3H，s，H-10）和 1.52（3H，brs，H-11）；1 个亚甲基信号 δ 1.70（1H，dt，$J=13.5$，5.5Hz，H-6α）和 1.92~1.98（1H，m，H-6β）；3 个次甲基信号 δ 2.47（1H，brd，$J=10.5$Hz，H-9），2.67-2.72（1H，m，H-5）和 3.62（1H，t-like，$J=5.5$Hz，H-7）；1 个缩醛质子信号 δ 5.40（1H，d，$J=2.0$Hz，H-1）和一个烯氢信号 5.92（1H，brs，H-3）。除此之外，还有 1 个葡萄糖的端基氢信号 δ 4.61（1H，d，$J=8.0$Hz，H-1′）。以上 ^{1}H-NMR 和 ^{13}C-NMR 数据（见表 10-2），与已知化合物 kankanoside A 相似，仅在 C-7 位有明显差别：7 位氢和碳信号向低场移动至 δ 3.62 和 δ 79.8，推测 C-7 位可能发生羟基化。HMBC 谱中

H-7 与 C-5、C-6、C-8、C-9 和 C-10 的相关峰证实了上述推测。葡萄糖 H-1′ 的偶合常数为 8.0Hz，说明葡萄糖的相对构型为 β 型。为确定葡萄糖的绝对构型，将该化合物进行酸水解以及硅烷化，气相色谱测定硅烷化衍生物的保留时间，再通过与标准糖的硅烷化衍生物保留时间比较，确定为 D-葡萄糖。由此，鉴定该化合物的结构为 7-hydroxykankanoside A，命名为荒漠肉苁蓉苷 A（cistadesertoside A）。

cistadesertoside A R=OH
kankanoside A R=H

表 10-2 荒漠肉苁蓉苷 A 的 ^{1}H-NMR 和 ^{13}C-NMR 数据（in CD$_3$OD）

No.	^{1}H-NMR(J in Hz)	^{13}C-NMR	No.	^{1}H-NMR(J in Hz)	^{13}C-NMR
1	5.40,d(2.0)	94.1	1′	4.61,d(8.0)	99.5
3	5.92,s	134.2	2′	3.18,dd(8.0,9.0)	75.0
4		115.8	3′	3.36~3.38,m	78.2
5	2.67~2.72,m	32.0	4′	3.27,dd(10.0,7.5)	71.9
6	1.70,dt(13.5,5.5)	36.1	5′	3.35~3.36,m	78.3
	1.92~1.98,m		6′	3.66,dd(11.5,5.5)	63.0
7	3.62,t-like(5.5)	79.8		3.88,brd(11.5)	
8		79.4			
9	2.47,brd(10.5)	49.8			
10	1.23,s	22.2			
11	1.52,brs	16.3			

第三节 萜类药物的研究制备实例

一、天然冰片的制备研究

冰片又名龙脑，分子式 $C_{10}H_{18}O$，分子量 154.25，为无色或白色半透明六方形结晶体。熔点 205~210℃，沸点 212~214℃，密度 1.011g/cm^3。冰片有右旋（d-）、左旋（l-）、消旋（dl-）三种旋光异构体。不溶于水，溶于乙醇、氯仿、乙醚。因为具有独特的薄、半透明或发白的片状外形，因此俗称"冰片"。^{1}H-NMR 和 ^{13}C-NMR 数据见表 10-3。

龙脑

表 10-3　冰片的 ¹H-NMR 和 ¹³C-NMR 数据（in CDCl₃）

No.	¹H-NMR	¹³C-NMR
1		49.5
2	4.00,m	77.4
3		39.0
4		45.1
5		28.3
6		25.9
7		48.1
8	0.89,s	20.2
9	0.89,s	18.7
10	0.89,s	13.3

合成龙脑（俗称合成冰片），由松节油通过一系列化学合成工艺生产而得。为无色半透明或白色半透明松脆状晶体，具挥发性，点燃发生浓烟，并有带光火焰。合成龙脑为消旋体，无旋光。《中国药典》（2015 版）规定：合成冰片中龙脑（C₁₀H₁₈O）不得少于 55.0%，樟脑（C₁₀H₁₆O）不得高于 0.5%。天然冰片之左旋龙脑（药典中称为"艾片"）由菊科植物艾纳香（*Blumea balsamifera*）新鲜茎叶经水蒸气蒸馏提取并重结晶而得，为白色半明片状、块状或颗粒状结晶，具挥发性，点燃时有黑烟，火焰呈黄色，无残迹遗留。$[\alpha]_D^{20}$ 为 $-36.5°\sim-38.5°$（$c=0.05$，乙醇）。《中国药典》（2015 版）规定：左旋龙脑（C₁₀H₁₈O）不得低于 85%，左旋樟脑（C₁₀H₁₆O）不得过 10%，异龙脑（C₁₀H₁₈O）不得过 5%。天然冰片之右旋龙脑由樟科植物樟（*Cinnamomum camphora*）的新鲜枝叶经提取加工而得，为白色结晶性粉末或片状结晶，具挥发性，点燃时有浓烟，火焰呈黄色。$[\alpha]_D^{20}$ 为 $+34°\sim+38°$（$c=0.1$，乙醇）。《中国药典》（2015 版）规定：右旋龙脑（C₁₀H₁₈O）应不得低于 96%，左旋樟脑（C₁₀H₁₆O）不得过 3.0%，异龙脑（C₁₀H₁₈O）不得显斑点。

天然冰片（borneolum）原名"龙脑香"，又称天然右旋龙脑，俗称梅片，原产于印尼的苏门答腊群岛，是从龙脑香（*Dryobalanops aromatic*）的树干经水蒸气蒸馏所得的结晶产物。其气清香、味苦、辛凉，有通诸窍、散郁火、消肿止痛、消热解毒、去翳明目、开窍醒神、化腐生肌、抗癌治癌等药用功能，并能显著促进药物的吸收，常被用作复方中药的辅药或引药，是一种名贵珍稀药材和高级香料，广泛应用于医药、香料和食品行业。目前，我国所产的天然冰片主要是从樟科植物龙脑樟（*Cinnamomum camphora*）的枝叶中提取并通过精制而成，它不含对人体有害的异龙脑，其药用效果远远优于合成冰片和天然左旋龙脑（艾片）。近年来，湖南新晃、江西吉安、广东梅州、贵州望谟等地分别从不同种［龙脑樟、油樟（*C. longepaniculatum*）、阴香（*C. burnmnnii*）］的樟树枝叶中提取天然冰片，改变了我国天然冰片长期依赖进口的局面。

由于冰片具有挥发性，采用水蒸气蒸馏法从植物中提取仍是目前生产天然右旋龙脑的唯一方法。主要工艺路线为：称取枝叶→装入蒸馏釜中→通蒸汽蒸馏→冷却釜中冷凝结晶→精制→产品。具体操作过程为：①选取樟科植物樟的树枝，将树枝放入到枝叶切断机内进行枝叶等长切断，并收集分离后的枝干和树叶；②将樟树枝叶一起放入到蒸馏釜内进行蒸馏，原料按重量份计加 20～23 倍的水，在 100～110℃下蒸馏 80～100min，蒸馏时产生的混合蒸汽使用蒸汽管集中排放；③将蒸汽管内的混合蒸汽送入到油水分离器内，进行油水分离，同时也过滤混合蒸汽内的杂质，进而得到纯净的天然冰片蒸汽；④将天然冰片蒸汽送入到冷却釜内进行冷凝结晶，冷凝时，采用至少二级冷凝，总冷凝面积≥5.6m²，天然冰片蒸汽在冷却釜内结晶后,形成固体状的天然冰片;⑤将固体状的天然冰片和水的混合物抽出冷却釜,送入离心机内进行离心提取,得到固体的天然冰片。工艺流程图如下:

龙脑樟枝叶

↓ 切碎、投入蒸馏釜

↓ 20～23 倍水,在 100～110℃下蒸馏 80～100min

混合蒸汽

↓ 经油水分离器分离

天然冰片纯蒸汽

↓ 冷却釜冷却
　离心机离心

固体天然冰片

二、青蒿素的制备研究

青蒿素(qinghaosu, artemisnin, arteannuin)是从菊科植物黄花蒿(*Artemisia annua*,即中药青蒿)叶中提取得到的一种无色针状晶体,分子式为 $C_{15}H_{22}O_5$,熔点为 156～157℃,$[\alpha]_D^{17} = +66.3°$($c=1.64$,$CHCl_3$),易溶于氯仿、丙酮、乙酸乙酯和苯,可溶于乙醇、乙醚,微溶于冷石油醚,几乎不溶于水。青蒿素属倍半萜内酯,分子中包括有 7 个手性中心,有一个包括过氧化物在内的 1,2,4-三噁结构单元,在自然界中十分罕见。因结构中具有特殊的过氧基团,它对热不稳定,易受湿、热和还原性物质的影响而分解。青蒿素的 ^{1}H-NMR 和 ^{13}C-NMR 数据见表 10-4。

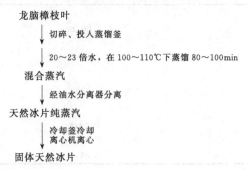

青蒿素

表 10-4　青蒿素的 ^{1}H-NMR 和 ^{13}C-NMR 数据 (in $CDCl_3$)

No.	^{1}H-NMR(J in Hz)	^{13}C-NMR	No.	^{1}H-NMR(J in Hz)	^{13}C-NMR
1	1.29,m	49.5	11	3.15,m	32.5
2	1.32,m;1.92,m	24.4	12		171.5
3	2.04,m;2.26,m	35.5	13	1.06,d(7.2)	12.4
4		104.7	14	0.91,d(6.4)	19.6
5	6.11,s	93.3	15	1.34,s	24.9
6		79.6			
7	1.78,dt(13.8,4.8)	43.9			
8	1.71,dq(7.2,3.6) 1.14,dq(13.2,3.0)	22.4			
9	1.63,ddd(13.2,4.8,3.6) 1.00,dq(13.2,3.0)	33.1			
10	1.51,m	36.1			

菊科植物黄花蒿在我国作为抗疟药已有二千多年的历史,青蒿入药,最早见之于马王堆三号汉墓出土(公元前 168 年左右)的帛书《五十二病方》,其后在《神农本草经》《大观本

草》及《本草纲目》等均有收录。而青蒿抗疟则始见于公元 340 年间东晋葛洪《肘后备急方》，方中记载"青蒿一握，以水一升渍，绞取汁，尽服之"，屠呦呦从中受到启发，改用低沸点溶剂进行提取，经反复试验最终于 1971 年确定青蒿的中性提取物具有确切的抗疟活性。1972 年获得青蒿素单体，1975 年由北京中药所和上海有机所借助国内不多的几台大型仪器确定了青蒿素的分子式，1977 年通过单晶 X 射线衍射分析方法确定了青蒿素的绝对构型，是一种结构奇特的含过氧基团的新型倍半萜内酯，1979 年发表于《中国科学》。

　　青蒿素是继乙氨嘧啶、氯喹、伯喹之后最有效的抗疟特效药，尤其是对于脑型疟疾和抗氯喹疟疾，具有速效和低毒的特点，曾被世界卫生组织称作是"世界上唯一有效的疟疾治疗药物"。根据世卫组织的统计数据，自 2000 年起，撒哈拉以南非洲地区约 2.4 亿人口受益于青蒿素联合疗法，约 150 万人因该疗法避免了疟疾导致的死亡。因此，很多非洲民众尊称其为"东方神药"。青蒿素对各种疟疾均有疗效，具有高效、快速、低毒、安全等特点。但在随后的临床使用中发现青蒿素不溶于水，也难溶于脂，生物利用度较低，因而影响吸收和疗效发挥。1976 年中国科学院上海药物所抗疟研究组受命接手青蒿素改造工作，李英等先后合成了青蒿素的酯类、醚类、碳酸酯类等 3 种衍生物，发现其溶解性能、胃肠吸收和体内抗疟药理疗效均明显优于青蒿素。经过大量的药理试验和临床验证，其中的蒿甲醚于 1981 年被批准成为新药。1977 年 5 月，广西桂林制药厂研制成功青蒿素的衍生物青蒿琥酯。1985 年中医研究院制成双氢青蒿素，优点是可以注射也可以口服，并于 1992 年获得新药证书。2011 年 9 月，屠呦呦因青蒿素和双氢青蒿素的贡献，获得被誉为诺贝尔奖风向标的拉斯克奖。2015 年 10 月，屠呦呦因创制新型抗疟药——青蒿素和双氢青蒿素的贡献，与另外两位科学家获 2015 年度诺贝尔生理学或医学奖。

商用的青蒿素主要来自于植物提取物。目前分离纯化天然青蒿素的方法包括提取和纯化（主要为色谱或结晶）两步，主要有溶剂提取重结晶法和溶剂提取色谱法。由于青蒿素亲脂性强，提取时采用石油醚、汽油等低极性溶剂提取，也可采用极性溶剂提取低极性溶剂萃取的方法进行提取。下面分别具体介绍两种制备方法。

1. 溶剂提取重结晶法

目前国内生产青蒿素一般采用溶剂汽油法和乙醇法，溶剂汽油法工艺流程图如下：

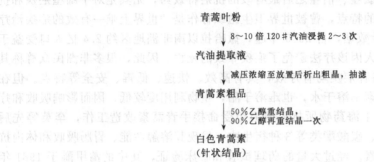

溶剂汽油法工艺简单，产品质量稳定，易于成批生产。近些年生产点多已用高沸点石油醚代替汽油，因其易于回收且收率高。溶剂汽油法适于提取青蒿素含量达 0.3% 以上的青蒿资源。张嘉硕等对传统乙醇法进行改造，申请了稀乙醇循环法的专利，青蒿素收率提高了50% 左右，对原料的要求也降低了，可适用于低品位的青蒿原料。

2. 溶剂提取色谱法

当前由于青蒿资源紧俏，为尽可能物尽其用，又开发出各种溶剂提取色谱法，具有收率高、成本低等优势。例如丙酮-硅胶柱色谱法，将中药青蒿的叶子和花蕾用丙酮浸泡 2 次，每次 1h，合并滤出液，常压回收丙酮至小体积，然后加入乙醇于小体积的丙酮提取液中进行脱蜡，在 50℃ 以下搅拌混匀，使其基本溶解后，在 10℃ 以下放置 12h，用纱布过滤。所得乙醇滤液进行色谱分离，可得青蒿素。或用低沸汽油-超短粗型球状扩孔硅胶过滤色谱法，采用低沸点汽油为溶剂，反复热回流浸提青蒿干碎叶，热回流时间至少 10h，反复至少 4次，将提取液通过装有球形扩孔硅胶的超短粗型柱，进行选择性过滤。采用异丙醇或乙酸乙酯与低沸点汽油的混合液为洗脱液通过色谱柱柱体进行洗脱，然后浓缩流出液，即得青蒿素粗品。具体提取流程如下：

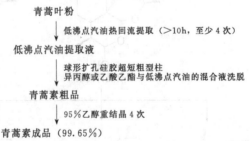

随着科技进步，各种新方法也已应用到青蒿素的生产中，如超临界法、微波辅助溶剂提取法、高速逆流色谱法等。

三、紫杉醇的制备研究

紫杉醇（taxol），分子式 $C_{47}H_{51}NO_{14}$，分子量 853.92。白色结晶体粉末。无臭，无味。

难溶于水，易溶于甲醇、乙腈、氯仿、丙酮等有机溶剂。紫杉醇的^{1}H-NMR和^{13}C-NMR数据见表10-5。

紫杉醇

表 10-5 紫杉醇的^{1}H-NMR 和^{13}C-NMR 数据（in CDCl$_3$）

No.	^{1}H-NMR(J in Hz)	^{13}C-NMR	No.	^{1}H-NMR(J in Hz)	^{13}C-NMR
1		78.9	3′-NH	7.07,d(8.3)	
2	5.69,d(5.9)	74.9	1-OH	2.00,s	
3	3.80,d(6.3)	45.6	7-OH	2.53,brs	
4		81.1	2′-OH	3.88,brs	
5	4.96,d(9.5)	84.4	4-OAc	2.40,s	22.6(CH$_3$);170.4(CO)
6	1.89,m;2.56,m	35.6	10-OAc	2.25,s	20.9(CH$_3$);171.3(CO)
7	4.41,m	72.2	OBz(o)	8.14,d(7.4)	130.2
8		58.6	OBz(m)	7.53,m	128.7
9		203.7	OBz(p)	7.63,tt(7.8,1.0)	133.7
10	6.28,s	75.6	OBz(CO)		166.9
11		133.1	OBz(q)		129.1
12		142.9	3′-Ph(o)	7.49,m	127.0
13	6.24,dd(17.3,8.7)	72.3	3′-Ph(m)	7.41,m	128.7
14	2.30,m;2.36,m	35.7	3′-Ph(p)	7.36,tt(6.8,1.6)	132.0
15		43.2	3′-Ph(q)		133.6
16	1.15,s	21.8	3′-Ph(CO)		167.1
17	1.25,d(1.4)	26.8	NBz(o)	7.75,d(7.4)	127.1
18	1.81,s	14.9	NBz(m)	7.43,m	129.0
19	1.69,d(1.6)	9.6	NBz(p)	7.51,m	128.4
20	4.21,dd(8.2,1.0); 4.31,dd(8.3,1.9)	76.5	NBz(q)		138.0
1′		172.7			
2′	4.80,s	73.2			
3′	5.79,d(8.8)	55.1			

红豆杉（*Taxus chinensis*）是远古第4纪冰川后遗留下来的56种濒危物种植物中最珍稀的药用植物之一，在地球上已有250万年的历史，被称为植物王国的"活化石"。1966年

美国化学家瓦尼（M.C. Wani）和沃尔（Monre E. Wall）首次从一种生长在美国西部大森林中太平洋红豆杉（*Taxus brevifolia*）树皮和木材中分离到了紫杉醇的粗提物，并发现紫杉醇粗提物对离体培养的鼠肿瘤细胞有很高的抑制活性。1971 年，他们同杜克（Duke）大学的化学教授姆克法尔（Andre T. McPhail）合作，通过 X 射线分析确定了该活性成分的化学结构——一种三环二萜化合物，并把它命名为紫杉醇。通过临床研究，紫杉醇主要适用于卵巢癌和乳腺癌，对肺癌、大肠癌、黑色素瘤、头颈部癌、淋巴瘤、脑瘤也都有一定疗效。紫杉醇是目前已发现的最优秀的天然抗癌药物之一，已成为世界销量第一的抗肿瘤药物，同时也成为世界上公认的广谱强活性抗癌药物。

紫杉醇生产的原料主要有加拿大红豆杉（*Taxus Canadensis*）、曼地亚红豆杉（*T. Madia*）和中国南方红豆杉（*T. Chinensis*）。紫杉醇生产主要使用红豆杉的枝叶或树皮，其中紫杉醇含量在 $100\sim300\mu g/g$ 不等，传统的提取方法溶剂消耗量大，成本太高，采用逆流提取技术可节省 90% 的溶剂使用量，使大规模提取的成本大幅下降。目前的逆流提取设备可以实现连续投料，单机每小时投料可以达到 2 吨左右。使用甲醇-水为提取溶剂，通过逆流提取获得的提取液经过双效外循环浓缩器减压浓缩，控制回收液温度在 50℃ 以下，回收大部分甲醇，浓缩液以二氯甲烷萃取，获得流浸膏，其中紫杉醇含量在 1% 左右，1% 的流浸膏经过 3 次中低压硅胶柱色谱得到符合原料药标准的紫杉醇。

1. 第一次硅胶柱色谱

第一次硅胶柱色谱使用带有主柱和预柱的串联设计，硅胶使用色谱溶剂匀浆后通过隔膜泵泵入主柱，1% 的流浸膏通过硅胶拌样，在带有溶剂回收装置的搅拌罐中完成，拌样后的硅胶使用洗脱溶剂匀浆后以隔膜泵泵入预柱，使用正己烷/乙酸乙酯梯度洗脱，分别收集含紫杉醇的流分及其他有利用价值的流分，分别通过双效外循环浓缩器减压浓缩，控制回收液温度在 50℃ 以下回收溶剂，回收溶剂经过比例调配后可以重复使用。经过第一次柱色谱，可以得到紫杉醇含量在 10% 左右的流浸膏。

2. 第二次硅胶柱色谱

第二次硅胶柱色谱使用湿法上样，硅胶使用色谱溶剂匀浆后泵入色谱柱，10% 的流浸膏使用二氯甲烷溶解后泵入色谱柱完成上样，使用二氯甲烷/乙酸乙酯梯度洗脱，分别收集含紫杉醇的流分及其他有利用价值的流分，分别通过双效外循环浓缩器减压浓缩，控制回收液温度在 50℃ 以下回收溶剂，回收溶剂经过比例调配后可以重复使用。经过第二次柱色谱，可以得到紫杉醇含量在 30% 左右的中间体 1；中间体 1 经过一次溶剂重结晶，得到紫杉醇含量在 50% 左右的中间体 2。

3. 第三次硅胶柱色谱

第三次硅胶柱色谱使用湿法上样，硅胶使用色谱溶剂匀浆后泵入色谱柱，紫杉醇含量 50% 左右的中间体 2 使用二氯甲烷溶解后泵入色谱柱完成上样，使用二氯甲烷/乙酸乙酯梯度洗脱，分别收集不含杂质的紫杉醇流分及其他有利用价值的流分，分别通过双效外循环浓缩器减压浓缩，控制回收液温度在 50℃ 以下回收溶剂，回收溶剂经过比例调配后可以重复使用。经过第三次柱色谱，可以得到含量在 98.5% 以上的紫杉醇，经过真空干燥后即为原料药。

紫杉醇的具体工艺流程如下：

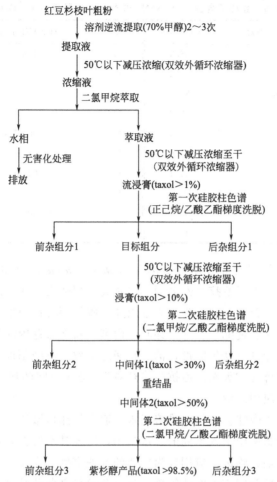

```
红豆杉枝叶粗粉
    │ 溶剂逆流提取(70%甲醇)2～3次
提取液
    │ 50℃以下减压浓缩(双效外循环浓缩器)
浓缩液
    │ 二氯甲烷萃取
 ┌──────┴──────┐
水相          萃取液
 │ 无害化处理      │ 50℃以下减压浓缩至干
排放            (双效外循环浓缩器)
            流浸膏(taxol＞1%)
                │ 第一次硅胶柱色谱
                  (正己烷/乙酸乙酯梯度洗脱)
    ┌───────────┼───────────┐
前杂组分1        目标组分        后杂组分1
                │ 50℃以下减压浓缩至干
                  (双效外循环浓缩器)
            浸膏(taxol＞10%)
                │ 第二次硅胶柱色谱
                  (二氯甲烷/乙酸乙酯梯度洗脱)
    ┌───────────┼───────────┐
前杂组分2      中间体1(taxol＞30%)  后杂组分2
                │ 重结晶
            中间体2(taxol＞50%)
                │ 第二次硅胶柱色谱
                  (二氯甲烷/乙酸乙酯梯度洗脱)
    ┌───────────┼───────────┐
前杂组分3   紫杉醇产品(taxol＞98.5%)  后杂组分3
```

通过正相色谱可以实现紫杉醇规模化生产，单柱生产可以得到 1 公斤以上的产品，采用多柱并联，可以实现单批 5 公斤以上的生产规模，且可以获得稳定的产品质量。

四、穿心莲内酯的制备研究

穿心莲内酯（andrographolide），分子式 $C_{20}H_{30}O_5$，为无色结晶性粉末；无臭，味苦。在沸乙醇中溶解，在甲醇或乙醇中略溶，在三氯甲烷中极微溶解，在水中几乎不溶。熔点为 224～230℃，熔融时同时分解。$[\alpha]_D^{17} = -126.6° \pm 2°$（$c=1.5$，冰醋酸）。与碱性 2% 3,5-二硝基苯甲酸试剂反应，显紫红色；与异羟肟酸铁反应呈阳性。穿心莲内酯的 ^{1}H-NMR 和 ^{13}C-NMR 数据见表 10-6。

穿心莲内酯

表 10-6　穿心莲内酯的 ^{1}H-NMR 和 ^{13}C-NMR 数据 （in CD$_3$OD）

No.	^{1}H-NMR(J in Hz)	^{13}C-NMR	No.	^{1}H-NMR(J in Hz)	^{13}C-NMR
1		38.3	11	2.41,m	25.4
2		29.2	12		148.9
3	3.41,dd	81.1	13		129.6
4		43.8	14		66.8
5		56.5	15	4.67,s	74.9
6		25.9	16		172.8
7		39.1	17	5.02,d(6.0)	109.4
8		149.5	18		23.5
9	1.91,dd	37.5	19	4.11,dd(10.0,6.1)	65.1
10		40.1	20		15.7

中药穿心莲为爵床科植物穿心莲（*Andrographis paniculata*）的干燥全草或叶。具清热解毒，凉血消肿作用，用于治疗急性菌痢、胃肠炎、咽喉炎、尿路感染等。穿心莲中含有多种苦味素，属二萜类化合物，主要为穿心莲内酯、脱氧穿心莲内酯、高穿心莲内酯、新穿心莲内酯、穿心莲烷、穿心莲酮等。其中穿心莲内酯、新穿心莲内酯是穿心莲抗菌消炎的主要有效成分。穿心莲内酯具有祛热解毒，消炎止痛之功效，对细菌性与病毒性上呼吸道感染及痢疾有特殊疗效，被誉为"天然广谱抗生素药物"，是《中国药典》收载品种穿心莲内酯滴丸的主要原料，临床应用广泛。

穿心莲内酯为二萜类内酯化合物，难溶于水，通常仅能口服给药。针对临床上病毒感染急症的需求，将其内酯结构中引入不同的亲水基团，增强其水溶性，提高疗效。由此已制成了多种穿心莲内酯的针剂，临床上应用较为广泛的穿琥宁针、炎琥宁针、莲必治针是本类的代表性药物，已被卫生部及国家中医药管理局列为急诊科必备药品之一。

穿心莲中的内酯类化合物易溶于甲醇、乙醇、丙酮等溶剂，故根据此性质选用乙醇提取，穿心莲中含有大量叶绿素，可用活性炭脱色法除去叶绿素类杂质；利用穿心莲内酯与脱氧穿心莲内酯在氯仿中溶解度不同，可初步将二者分离；利用穿心莲内酯与脱氧穿心莲内酯在结构上的差异，可用氧化铝柱分离二者。具体分离流程如下：

①取穿心莲药材地上部分干燥品，粉碎后投入提取罐中，用 75% 乙醇、在温度 50～60℃提取 3 次；加入 75% 乙醇量分别为药材重量的 5 倍、4 倍、5 倍；采用循环套用提取方法，提取时间分别为 2h、1.5h、1h，每次过滤后的滤渣进入下一次提取。②将前 2 次穿心莲药材提取液减压回收乙醇，至药材与浓缩液重量比为 1:0.5～1。③将浓缩液进行高速离心分离，收集离心沉淀，称重，弃去离心液。④加入离心沉淀重量 7 倍、浓度为80% 的乙醇，搅拌使离心沉淀完全溶解；将离心沉淀的乙醇溶液用 200 目不锈钢滤网过滤，滤液经陶瓷膜分离澄清，得澄清透明的滤液。⑤按每吨穿心莲药材用 0.3 吨离子交换树脂的比例，即 1:0.3，将经过陶瓷膜的滤液通过装有离子交换树脂的树脂柱，再用75% 乙醇洗脱，自进滤液起开始收集，收集至进完料液后再收集 2 倍树脂体积止，得脱色液。⑥将经离子交换树脂的脱色液通过装填有精制辅料（氧化铝）的色谱柱，进样量为每 1000L 脱色液用 50kg 精制辅料；进完料液后，用 75% 乙醇洗脱，自进料起收集，至进完料后收集 1.5 倍洗脱液。⑦向氧化铝精制液中加入粉末状活性炭，充分搅

拌与混合均匀，放置 20min，再搅拌 5min，静置 15min 后用板框压滤机过滤，得澄清透明色浅的脱色液。⑧将脱色液减压回收乙醇。⑨控制脱色液的浓缩体积与乙醇度数实现分步结晶与重结晶，提纯产品，抽滤分离得结晶。⑩将结晶真空干燥得成品，穿心莲内酯≥98％。

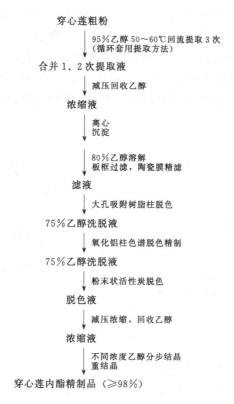

穿心莲粗粉
↓ 95％乙醇 50~60℃回流提取 3 次
（循环套用提取方法）
合并 1、2 次提取液
↓ 减压回收乙醇
浓缩液
↓ 离心
沉淀
↓ 80％乙醇溶解
板框过滤，陶瓷膜精滤
滤液
↓ 大孔吸附树脂柱脱色
75％乙醇洗脱液
↓ 氧化铝柱色谱脱色精制
75％乙醇洗脱液
↓ 粉末状活性炭脱色
脱色液
↓ 减压浓缩，回收乙醇
浓缩液
↓ 不同浓度乙醇分步结晶
重结晶
穿心莲内酯精制品（≥98％）

五、银杏内酯的制备研究

银杏（*Ginkgo biloba*）属银杏纲（*Ginkgopsida*）银杏科（*Ginkgoaceae*）银杏属植物，别名白果树，古代又称鸭脚树或公孙树，是现存种子植物中最古老的孑遗植物，现该属仅存银杏一种，在地球上已存在约 2 亿年，素有"天然活化石"之称。现代药理研究证明，银杏叶提取物具有抗氧化、抗衰老、降血压、促进血液循环、提高脑部功能等功效，如促进大脑和肢体的血液循环、抗血小板活化因子作用、有效防止血栓形成，同时可调节血管张力和弹力，使血液循环更有效，可预防动脉硬化。银杏叶中的有效活性内酯成分主要是银杏内酯（ginkgolide）A、B、C、J 和白果内酯（bilobalide），银杏内酯的量对制剂的疗效和内在质量起着关键的作用。

银杏内酯化合物属萜类化合物，由倍半萜内酯和二萜内酯组成。白果内酯属倍半萜内酯，是目前从银杏叶中发现的唯一的一个倍半萜内酯化合物。目前从银杏叶中分离得到的二萜内酯有 5 个，即银杏内酯 A、B、C、J、M。银杏内酯分子具有独特的十二碳骨架结构，嵌有一个叔丁基和六个五元环，包括一个螺壬烷、一个四氢呋喃环和三个内酯环，是一类罕见的天然化合物，至今尚未发现存在于其他植物中。银杏内酯对血小板活化因子（PAF）受体有强大的特异性抑制作用，其中银杏内酯的抗 PAF 活性最高。PAF 是血小板和多种炎症组织分泌产生的一种内源性磷脂，是迄今发现的最有效的血小板聚集诱导剂，它与许多疾病的产生、发展密切相关。而银杏内酯目前被认为是最有临床应用前景的天然 PAF 受体拮抗剂，其拮抗作用活性与化学结构密切相关。当内酯结构中 R_3 为羟基或羟基数目增多时，对 PAF 的拮抗活性减弱；而当 R_2 为羟基且 R_3 为 H 时，则活性显著增强。故银杏内酯 B 对 PAF 产生的拮抗作用最强，且迄今对银杏内酯 B 的药理作用研究也最为集中。《中国药典》（2015 版）一部规定银杏叶提取物按干燥品计算，含萜类内酯以白果内酯（$C_{15}H_{18}O_8$）、银杏内酯 A（$C_{20}H_{24}O_9$）、银杏内酯 B（$C_{29}H_{24}O_{10}$）和银杏内酯 C（$C_{20}H_{24}O_{11}$）的总量计，不得少于 6.0%。目前市场上已有多个银杏内酯制剂用于临床，如银杏内酯注射液、银杏二萜内酯葡胺注射液，都具有活血化瘀、通经活络的功效，临床用于治疗缺血性脑卒中、脑梗死、脑梗塞等疾病。

	R_1	R_2	R_3
银杏内酯 A	OH	H	H
银杏内酯 B	OH	OH	H
银杏内酯 C	OH	OH	OH
银杏内酯 J	H	OH	OH
银杏内酯 M	OH	H	OH

白果内酯

1. 银杏萜内酯提取工艺的确定原则

确定银杏萜内酯提取工艺的基本原则是最大化地提取活性成分银杏内酯类，同时限制有害成分银杏酚酸类的提取量。

2. 银杏萜内酯的提取工艺学特性

银杏萜内酯属于萜类化合物，由倍半萜内酯和二萜内酯组成，极性中等偏弱，可溶于脂溶性溶剂氯仿、乙酸乙酯、丙酮、甲醇中。银杏叶中的另一类有效成分黄酮类物质则由于结构中含有酚羟基，具有一定的酸性。因此，可利用碱液将提取物中的黄酮类成分除去，或者采用酸性氧化铝柱色谱法去除黄酮类杂质。

3. 银杏内酯富集、纯化的工艺学特性

银杏叶中萜内酯（包括二萜内酯和倍半萜内酯）的含量极低，要得到其中具有高药用价值的银杏内酯和白果内酯，则必须将银杏叶或其粗提物进行再提取精制。目前文献报道的银杏内酯提取分离方法主要有溶剂提取法、溶剂提取-色谱柱分离法、超临界提取分离法、高速逆流色谱法及模拟移动床色谱法等，其中应用最多的是色谱柱分离法，填料多采用硅胶、氧化铝及反相柱填料等。

银杏叶提取物主要含有银杏黄铜和银杏内酯两类成分，根据这两类成分的极性通常采用稀醇水溶液进行提取，接着采用萃取的方法将目标成分富集。其中黄酮类成分由于具有酚羟基，多具有酸性。利用氧化铝具有较强的吸附黄酮类成分的性质，常采用氧化铝吸附色谱去除提取物中的黄酮类成分，以达到精制银杏内酯的作用。

银杏内酯的提取精制工艺流程如下：

<pre>
                    干燥银杏叶粗粉
                      │ 60%乙醇回流提取 3～4 次，每次 2h
                    合并提取液
                      │ 加入 1.2%维生素 C（防止氧化），混匀
                      │ 60℃减压回收乙醇
                    浓缩液
                      │ 加入 1.5 倍体积量的水，静置 24h
                      │
                      │ 板框压滤机过滤，超滤膜精滤
                    滤液
                      │ 加入 1.2%维生素 C（防止氧化），混匀
                      │ 60℃减压回收乙醇
                    浓缩液
                      │ 60℃真空干燥
                    银杏叶提取物
                      │ 粉碎，过 80 目筛
                      │ 13 倍量乙酸乙酯，搅拌萃取 2 次，
                      │ 每次 1h
                    乙酸乙酯萃取液
                      │ 60℃减压回收乙酸乙酯至干
                      │ 60℃真空干燥
                    银杏内酯粗提取物
                      │ 粉碎，过 80 目筛
                      │ 95%乙醇充分溶解
                    银杏内酯乙醇提取物
                      │ 过酸性氧化铝柱
                      │ 1.5 倍柱体积 95%乙醇洗脱
                    合并流出液及洗脱液
                      │ 60℃减压回收乙醇至干
                      │ 60℃真空干燥
                    银杏内酯精制品
</pre>

参考书目

[1] 吴立军. 天然药物化学. 第 6 版. 北京：人民卫生出版社，2015.
[2] 赵玉英. 天然药物化学. 北京：北京大学医学出版社，2012.
[3] 孔令义. 天然药物化学. 北京：中国医药科技出版社，2015.
[4] 邱峰. 天然药物化学. 北京：清华大学出版社，2013.
[5] 师彦平. 单萜和倍半萜化学. 北京：化学工业出版社，2008.
[6] 孙汉董. 二萜化学. 北京：化学工业出版社，2012.
[7] 屠呦呦. 青蒿及青蒿素类药物. 北京：化学工业出版社，2009.
[8] 国家药典委员会.《中国药典》（2015 版一部）. 北京：中国医药科技出版社，2015.
[9] 孙文基，绳金房. 天然活性成分简明手册. 北京：中国医药科技出版社，1996.
[10] Dictionary of Natural Products on DVD, Version 17 : 2, Florida：CRC Press，2008.
[11] Goodwin T W, Mercer E I. Introduction to Plant Biochemistry, Oxford：Pergamon Press，1983.
[12] Connolly JD, Hill RA. Dictionary of Terpenoids. London：Chaoman & Hall，1991.
[13] Robinson T. The Organic Constituents of Higher Plants. North Amherst：Cordus Press，1991.
[14] 三桥博，田中治，野副重男，等. 天然物化学. 东京：南江堂出版社，1985.
[15] orssell BG, Kurt，野副重男，三川潮等日本译文（1984）. Natural Product Chemistry, a mechanistic and biosynthetic approach to secondary metabolism. 东京：讲谈社出版，1984.

参考文献

[1] 杜洪飞，曾瑶波，张毅，等. 斑蝥类化合物及其衍生物的基本概况和研究进展. 世界科学技术——中医药现代化，

2014，16：869～875.

[2] Junior Peter. Recent developments in the isolation and structure elucidation of naturally occurring iridoid compounds. *Planta Med*，1990，56（1）：1～13.

[3] El-Naggar L J，Beal J L. Iridoids：A review. *J Nat Prod*，1980，43：649～707.

[4] Boros C A，Stermitz F R. Iridoids：An Updated Review（Part Ⅰ）. *J Nat Prod*，1990，53（5）：1055～1147.

[5] Boros C A，Stermitz F R. Iridoids：An Updated Review（Part Ⅱ）. *J Nat Prod*，1991，54：（5）：1173～1246.

[6] Fisher H D. *Prog Chem Org Nat Prod*，1979，38：52.

[7] 青蒿素结构研究协作组. 一种新型的倍半萜内酯——青蒿素. 科学通报，1977，22：142.

[8] 青蒿研究协作组. 抗疟新药青蒿素的研究. 药学通报.1979，14：49.

[9] 李英，虞佩琳，陈一心，等. 青蒿素衍生物的合成. 科学通报，1979，24（14）：667～669.

[10] 刘静明，倪慕云，樊菊芬，等. 青蒿素（Arteannuin）的结构和反应. 化学学报，1979，37（2）：129～143.

[11] 赵凯存，宋振玉. 双氢青蒿素在人体药代动力学及与青蒿素的比较. 药学学报，1993，28（5）：342～346.

[12] 李瑜，贾忠建，杜牧，等. 新疆雪莲化学成分的研究（Ⅱ）. 高等学校化学学报，1985，5：417～420.

[13] 王舒. 北京大学博士学位论文，2012.

[14] 邓文龙，刘家玉，聂仁吉. 脱水穿心莲内酯琥珀酸的药理作用研究. 药学学报，1980，15（10）：590～597.

[15] 孟正木. 穿心莲内酯亚硫酸氢钠加成物的结构研究. 药学学报，1981，16（8）：571～575.

[16] 李珠莲，潘德济，吴勤丽，等. 土槿皮新二萜成分研究——Ⅱ. 土槿丙$_2$酸的结构证明和土槿甲酸、土槿乙酸、土槿丙酸和土槿丙$_2$酸的结构沟通. 化学学报，1982，40（8）：757～761.

[17] 王伟成，陆荣发，赵世兴，等. 土槿皮乙酸的抗生育作用. 中国药理学通报，1982，3（3）：185～188.

[18] 魏一生，安达勇. 雷公藤甲素对乳癌和胃癌细胞系集落形成的抑制作用. 中国药理学报，1991，12（5）：406～410.

[19] 马鹏程，吕燮余，杨晶晶，等. 雷公藤中16-羟基雷公藤内酯醇的分离与鉴定. 药学学报，1991，26（10）：759～763.

[20] 郝文慧，赵文文，陈修平. 丹参酮类抗肿瘤作用与机制研究进展. 中国药理学通报.2014，30（8）：1041～1044.

[21] Xiong J，Ma Y B，Xu Y L. The constituents of *Siegesbeckia orientalis*. *Nat Prod Sci*，1997，3（1）：14～18.

[22] 梁敬钰. Baccatin-Ⅲ和10-Deacetyl-Baccatin-Ⅲ的化学研究. 中草药，1997，28（10）：39～40.

[23] Sun H D，Huang S X，Han Q B. Diterpenoids from *Isodon* species and their biological activities. *Nat Prod Rep*，2006，23：673～698.

[24] 高幼衡，李广义. 显脉香茶菜化学成分的研究. 中国中药杂志，1994，19（5）：295～296.

[25] 刘净，梁静钰，谢韬. 冬凌草研究进展. 海峡药学，2004，16（2）：1～7.

[26] 陈迪华. 二萜类生物碱的生理活性及其药用前景. 中草药，1984，15（4）：36～39.

[27] 王超，杨国澍，蔡琳，等. 关附甲素治疗心房颤动的研究进展. 心血管病学进展，2016，37（3）：254～257.

[28] 杨萌萌，范新荣，蔡琳，等. 盐酸关附甲素抗心律失常研究进展. 心血管病学进展，2013，34（5）：660～664.

[29] Kamaya R，Ageta H. Fern constituents：cheilanthenetriol and cheilanthenediol. Sesterterpenoids isolated from the leaves of *Aleuritopteris khunii*. *Chem Pharm Bull*，1991，38（2）：342～346.

[30] Hanson J R，De Oliveira B H. Stevioside and related sweet diterpenoid glycosides. *Nat Prod Rep*，1993，10：301～309.

[31] 李明谦，冉瑞成，贾欣茹. 高分子载体氧化铬试剂在樟脑合成中的应用. 化学通报，1985，12：15～16.

[32] 袁珂，胡润淮，冀春茹，等. 冬凌草中萜类成分提取分离工艺的研究. 中国医药工业杂志，1997，28（8）：347～350.

[33] Nan Z D，Zhao M B，Zeng K W，et al. Anti-inflammatory iridoids from the stems of *Cistanche deserticola* cultured in Tarim Desert. *Chin J Nat Med*，2016，14（1）：61～65.

[34] Takeda Y，Ooiso Y，Masuda T，et al. Iridoid and eugenol glycosides from *Nepeta cadmea*. *Phytochemistry*，1998，49（3）：787～791.

[35] 陈楚阳，毕亚凡. 从龙脑樟中提取天然冰片的工艺改进. 武汉工程大学学报，2016，38（5）：425～430.

[36] 陈楚阳，毕亚凡，王本俊. 龙脑樟提取天然冰片的清洁生产工艺. 化工进展，2017，36（6）：2270～2274.

[37] 陈楚阳，毕亚凡. 从龙脑樟中提取天然冰片的工艺改进. 武汉工程大学学报，2016，38（5）：425～430.

[38] 陈楚阳，毕亚凡，王本俊. 龙脑樟提取天然冰片的清洁生产工艺. 化工进展，2017，36（6）：2270～2274.

[39] Klayman D L. Qinghaosu（artemisinin）：all anti-malarial drug from China. *Science*，1985，228（4703）：1049～1055.

[40] 徐振海. 青蒿素药物作用研究简介. 安徽预防医学杂志，2004，10（3）：181～182.

[41] Bégué J P，Bonnet-Delpon D. The future of antimalarials：artemisinin and synthetic endoperoxides. *Drugs Future*，

2005，30（5）：509～518.

[42]　中国科学院上海药物研究所抗疟研究组.青蒿素衍生物的化学合成和药理研究.医药工业，1979，1：30.

[43]　徐国恒.青蒿素发现历程的介绍与再认识，生物学通报，2016，51（3）：1～6.

[44]　欧阳广娜.天然抗疟药青蒿素应用和分离纯化工艺进展，科技传播，2012，13：118～119.

[45]　史清文.天然药物化学史话：紫杉醇，中草药，2011，42：1878～1884.

[46]　刘新星，余响华，刘学端.红豆杉分布于培育技术研究进展.生物技术通报，2015，31（7）：51～57.

[47]　Li Y，Zhang G，Pfeifer B A. Current and emerging options for taxol production，*Adv Biochem Eng Biotechnol*，2015，148：405～425.

[48]　李玉山.穿心莲内酯的提取及其衍生物的制备工艺，世界科学技术—中医药现代化，2016，18（1）：94～100.

[49]　Aromdee C. Andrographolide：progression in its modifications and applications——a patent review（2012-2014）. *Expert Opin Ther Pat*，2014，24（10）：1129～1138.

[50]　CN201410447747.1.

[51]　郭瑞霞，李甡，李力更.天然药物化学史话：银杏内酯.中草药，2013，44（6）：641～645.

[52]　Singh B，Kaur P，Gopichand，et al. Biology and chemistry of *Ginkgo biloba*. *Fitoterapia*，2008，79：401～418.

[53]　Stromgaard K，Nakanishi K. Chemistry and biology of terpene trilactones from *Gingko bilobar*. *Angew Chem Int*，2004，43：1640～1658.

[54]　Boonkaew L，Camper N D. Biological activities of *Ginkgo* extracts，*Phytomedicine*，2005，12：318～323.

[55]　叶敏，果德安.银杏萜内酯的研究概况，世界科学技术——中医药现代化，2003，5（1）：33～38.

[56]　于垂亮，肖志勇，徐继红，孙蓉.银杏内酯的提取和精制方法，201310368411.1.

[57]　叶正良，郑永锋，李旭，周大铮.银杏内酯的制备方法，200610014207.X.

（北京大学药学院　姜勇、海军军医大学　柳润辉）

第十一章　挥发油类

挥发油（volatile oils）又称精油（essential oils），是一类具有芳香气味的、可在常温下挥发的油状液体的总称。

挥发油是一类常见的具有广泛生物活性的重要成分，是古代医疗实践中较早被注意到的物质，《本草纲目》记载了世界上最早提炼精制樟油、樟脑的详细方法。挥发油多具有祛痰、止咳、平喘、祛风、健胃、解热、镇痛、抗菌消炎作用。例如香柠檬油对淋球菌、葡萄球菌、大肠杆菌和白喉菌有抑制作用；柴胡挥发油制备的注射液，有较好的退热效果；丁香油有局部麻醉、止痛作用；土荆芥油有驱虫作用；薄荷油有清凉、祛风、消炎、局麻作用；茉莉花油具有兴奋作用等等。樟脑、冰片、薄荷脑、丁香酚、百里香草酚等已有长期的临床应用。随着"回归天然"热潮的掀起，利用精油的芳香疗法又重新崛起。

挥发油不仅在医药上具有重要的作用，在香料工业中应用也极为广泛。在香料工业生产上，尚有芳香"浸膏""净油""香膏""头香"等制品，多用低沸点溶剂经浸提而得。如芳香"浸膏"是以香花为原料，经浸提、浓缩而得的制品；"净油"是将浸膏再经乙醇处理，回收乙醇而成的浓缩物，故净油有完全溶于乙醇的含义；有些芳香植物原料，以乙醇为溶剂提取、浓缩的产品称为"香膏"，鲜花的浸提一般不直接用乙醇为溶剂，如桂花、茉莉花等浸膏多采用石油醚、正己烷冷浸制备，如用脂肪吸收法制备则称"香脂"；"头香"是用冷冻法或多孔聚合树脂吸附法所得到的鲜花芳香成分，多为鲜花中的低沸点组分，往往能真实地反映鲜花的天然香气。

此外，挥发油在日用食品工业及化学工业上也是重要的原料。

第一节　挥发油类化合物的组成成分与理化性质

一、挥发油类化合物的组成成分

挥发油所含成分比较复杂，一种挥发油中常常由数十种到数百种成分组成，构成挥发油的成分类型大体上可分为以下 4 类。

1. 萜类化合物

萜类化合物在挥发油中存在最为广泛。挥发油中的萜类成分，主要是单萜、倍半萜和它们含氧衍生物。含氧衍生物常常是挥发油具有生物活性或具有芳香气味的主要组成成分。如蒎烯（pinene）为松节油中的主要成分；薄荷醇（menthol）为薄荷油的主要成分；樟脑（camphor）为樟脑油的主要成分等。单萜及倍半萜类化合物中，除了它们的配糖体、内酯衍生物以及与其他成分混杂结合的化合物外，几乎均有挥发油存在。

2. 芳香族化合物

仅次于萜类，芳香族化合物在挥发油中存在也相当广泛。挥发油中的芳香族化合物，有的是萜源衍生物，如百里香草酚（thymol）、孜然芹烯（p-cymene）、α-姜黄烯（α-curcumene）等；有的是苯丙烷类衍生物，其结构多具有 C_6-C_3 骨架、多一个丙基的苯酚化合物或其酯类，如桂皮醛（cinnamic aldehyde）存在于桂皮油中，茴香醚（anethole）为八角茴香油及茴香油中的主要成分，丁香酚（eugenol）为丁香油中的主要成分，α-细辛醚（α-asarone）及 β-细辛醚（β-asarone）为菖蒲及石菖蒲挥发油中的主要成分。

桂皮醛　　丁香酚　　茴香醚

α-细辛醚　　β-细辛醚

3. 脂肪族化合物

一些小分子脂肪族化合物在挥发油中常有存在。例如甲基正壬酮（methyl nonylketone）在鱼腥草、黄柏果实及芸香挥发油中存在；正庚烷（n-heptane）存在于松节油中；正癸烷（n-decane）存在于桂花的头香成分中。

$$H_3C-\overset{O}{\underset{}{C}}-(CH_2)_8CH_3 \quad CH_3(CH_2)_5CH_3 \quad CH_3(CH_2)_8CH_3$$

甲基正壬酮　　正庚烷　　正癸烷

在一些挥发油中还常含有小分子醇、醛及酸类化合物。如正壬醇（n-nonyl alcohol）存在于陈皮挥发油中；异戊醛（isovaleraldehyde）存在于橘子、柠檬、薄荷、桉叶、香茅等植物的挥发油中；癸酰乙醛（decanoylacetaldehyde）、异戊酸（isovalericacid）存在于啤酒花、缬草、桉叶、香茅、迷迭香等植物的挥发油中。

$$H_3C-(CH_2)_7-CH_2OH \qquad H_3C-(CH_2)_8-\overset{O}{\underset{}{C}}-CH_2CHO$$

正壬醇　　癸酰乙醛

4. 其他类化合物

除上述三类化合物外，还有一些挥发油样物质，如芥子油（mustard oil）、挥发杏仁油（volatile bitter almond oil）、原白头翁素（protoanemonin）、大蒜油（garlic oil）等，也能随水蒸气蒸馏，故也称之为"挥发油"。黑芥子油是芥子苷经芥子酶水解后产生的异硫氰酸烯丙酯；挥发杏仁油是苦杏仁中苦杏仁苷水解后产生的苯甲醛；原白头翁素是毛茛苷水解后产生的物质；大蒜油则是大蒜中大蒜氨酸经酶水解后产生的物质，如大蒜辣素（allicin）等。

此外，川芎、麻黄等挥发油中的川芎嗪（tetramethylpyrazine）以及菸碱（nicotine）、毒藜碱（anabasine）等生物碱，也是可以随水蒸气蒸馏，但这些化合物往往不被认为是挥发油类成分。

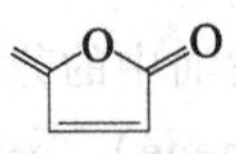

原白头翁素

异硫氰酸烯丙酯 $H_2C=CH-CH_2-N=C=S$

大蒜辣素 $H_2C=CH-CH_2-S\overset{O}{-}S-CH_2-CH=CH_2$

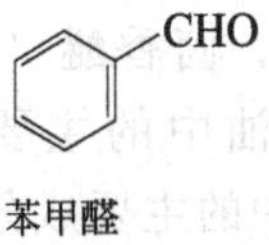

苯甲醛 CHO

大蒜新素 $H_2C=CH-CH_2-S-S-S-CH_2-CH=CH_2$

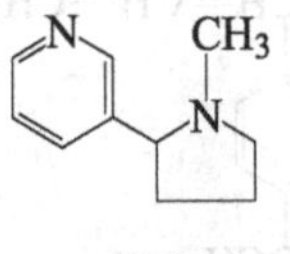

菸碱

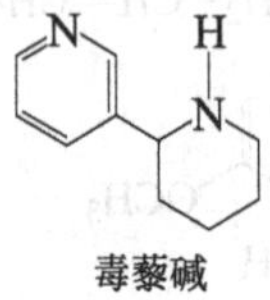

毒藜碱

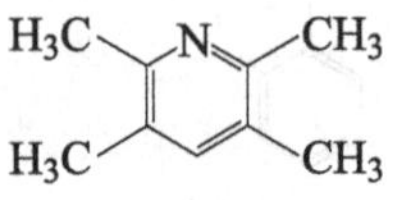

川芎嗪

二、挥发油类化合物的理化性质

1. 性状

挥发油在常温下为透明液体，且在常温下可自行挥发而不留任何痕迹，这是挥发油与脂肪油的本质区别。有的挥发油在冷却时其主要成分可能结晶析出，这种析出物习称为"脑"，如薄荷脑、樟脑等。挥发油在常温下大多为无色或微带淡黄色，也有少数具有其他颜色。如洋甘菊油因含有薁类化合物而显蓝色，苦艾油显蓝绿色，麝香草油显红色。挥发油大多数具有香气或其他特异气味，尝之有辛辣烧灼的感觉。挥发油的气味，往往是其品质优劣的重要标志。

2. 物理常数

挥发油的沸点一般在 70～300℃ 之间，具有随水蒸气而蒸馏的特性。挥发油多数比水轻，也有比水重的（如丁香油、桂皮油），相对密度在 0.85～1.065 之间。挥发油几乎均有光学活性，比旋度在 +97°～177° 范围内；且具有强的折光性，折射率在 1.43～1.61 之间。

3. 溶解度

挥发油不溶于水，而易溶于各种有机溶剂中，如石油醚、正己烷、乙醚、二硫化碳、油脂等。在高浓度的乙醇中能全部溶解，而在低浓度乙醇中只能部分溶解。

4. 稳定性

挥发油与空气及光线接触，常会逐渐氧化变质，使之相对密度增加，颜色变深，失去原有香味，并能形成树脂样物质，也不能再随水蒸气而蒸馏了。因此，挥发油制备方法的选择是很重要的，其产品应贮于棕色瓶内，装满、密塞并在阴凉处低温保存。

第二节　挥发油类化合物的提取分离与结构鉴定

一、挥发油类化合物的提取分离

1. 提取方法

（1）水蒸气蒸馏法

水蒸气蒸馏法包括共水蒸馏、隔水蒸馏、水蒸气蒸馏三种方法（图 11-1），实验室常用共水蒸馏法，工业生产多用水蒸气蒸馏法。共水蒸馏是将药材与水混合，置于容器中，加热容器，蒸出挥发油的方法。隔水蒸馏是将药材置于金属网或竹制网状物上，放入容器中，与水分开，加热，蒸出挥发油的方法。水蒸气蒸馏是将药材加入少量水闷润，置于容器内，用水蒸气加热，蒸出挥发油的方法。工业上用夹层锅作为蒸馏装置，夹层内通入水蒸气，用于加热被蒸馏药材。

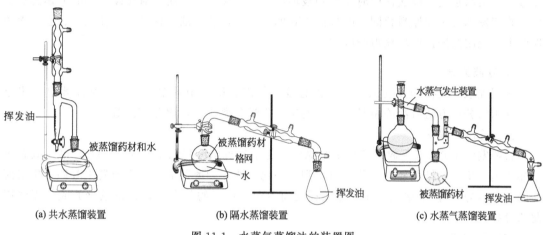

(a) 共水蒸馏装置　　　(b) 隔水蒸馏装置　　　(c) 水蒸气蒸馏装置

图 11-1　水蒸气蒸馏法的装置图

水蒸气蒸馏法具有设备简单、操作容易、成本低、产量大、挥发油的回收率较高等优点。但原料易受强热而焦化，可能使成分发生变化，所得挥发油可能变味，往往降低作为香料的价值，应加以注意。而且有的挥发油（如玫瑰油）含水溶性化合物较多，可将初次蒸馏液再重新水蒸气蒸馏，并盐析后用低沸点有机溶剂萃取出来。

（2）溶剂提取法

含挥发油的药材用低沸点有机溶剂连续回流提取或冷浸，常用的有机溶剂有戊烷、石油醚（30～60℃）、二硫化碳、四氯化碳等。提取液经蒸馏或减压蒸馏除去溶剂，即可得到粗制挥发油。此法得到的挥发油含杂质较多，因为其他脂溶性成分如树脂、油脂、蜡、叶绿素等也同时被提出，故必须进一步精制提纯。提纯的方法是将挥发油粗品加适量的乙醇，再蒸馏除去乙醇；也可将挥发油粗品再行蒸馏，以获得较纯的挥发油。

（3）吸收法

油脂类一般具有吸收挥发油的性质，往往利用此性质提取贵重的挥发油，如玫瑰油、茉莉花油常采用吸收法进行提取。通常用无臭味的猪油 3 份与牛油 2 份的混合物，均匀地涂在面积为 50cm×100cm 的玻璃板两面，然后将此玻璃板嵌入高 5～10cm 的木制框架中，在玻璃板上面铺放金属网，网上放一层新鲜花瓣，这样一个个的木框玻璃板重叠起来，花瓣被包围在两层脂肪的中间，挥发油逐渐被油脂所吸收，待脂肪充分吸收芳香成分后，刮下脂肪，即为"香脂"，谓之冷吸收法。或者将花等原料浸泡于油脂中，于 50～60℃ 条件下低温加热，让芳香成分溶于油脂中，此则为温浸吸收法。吸收挥发油后的油脂可直接供香料工业用，也可加入无水乙醇共搅，其醇溶液减压蒸去乙醇即得精油。

（4）压榨法

压榨法适用于含挥发油较多的原料，如鲜橘、柑、柠檬的果皮等，一般药材经撕裂粉碎压榨（最好是在冷却条件下），将挥发油从植物组织中挤压出来，然后静置分层或用离心机分出油，即得粗品。此法所得的产品不纯，可能含有水分、叶绿素、黏液质及细胞组织等杂质而呈浑浊状态，同时也很难将挥发油全部压榨出来，故可再将压榨后的残渣进行水蒸气蒸馏，使挥发油提取完全。压榨法所得的挥发油可保持原有的新鲜香味。

（5）二氧化碳超临界流体提取法

二氧化碳超临界流体应用于提取芳香挥发油，具有防止氧化热解及提高品质的突出优点。例如紫苏中特有香味成分紫苏醛，以及紫丁香花中具有的独特香味成分，均不稳定易受热分解，用水蒸气蒸馏法提取时易受到破坏，香味大减，而采用二氧化碳超临界流体提取所得芳香挥发油气味和原料相同，明显优于其他方法。在橘皮油、柠檬油、桂花油、香兰素的提取上，应用此法提取均获得较好效果。

2. 分离方法

采用提取法获得的挥发油往往是混合物，如需获得其中的单一成分，则需要进一步分离。常用的分离方法有冷冻析晶法、分馏法、化学分离法和色谱分离法等。

（1）冷冻析晶法

将挥发油于0℃以下放置使析出结晶，若无结晶析出可将温度降至-20℃，继续放置至结晶析出。析出的结晶经重结晶后可得到单一化合物。如薄荷油-10℃放置12h即可析出薄荷脑（薄荷醇）。但本法只适用于分离挥发油中含量较高的化合物，含量较少的成分无法用此法分离。

（2）分馏法

利用挥发油中不同成分的沸点差异，采用分馏法可分离得到单一化合物。化合物中碳的数目、氧化程度越高，沸点越高。但是此法的限制是被分离的化合物必须与其他成分的沸点有较大差异。

（3）化学分离法

① 碱性成分的分离　分离挥发油中的碱性成分时，可将挥发油溶于乙醚，加1％硫酸或盐酸萃取，分取酸水层，碱化，用乙醚萃取，蒸去乙醚即可得到碱性成分。

② 酚、酸性成分的分离　将挥发油溶于乙醚中，先用5％碳酸氢钠溶液直接进行萃取，分出碱水层后加稀酸酸化，乙醚萃取，蒸去乙醚可得酸性成分。再用2％氢氧化钠萃取，分取碱水层，酸化，乙醚萃取，蒸去乙醚可得酚类或其他弱酸性成分。例如从丁香油中分离丁香酚，用2％氢氧化钠从丁香油中提取，用乙醚提取碱液中的杂质，碱水液用稀硫酸酸化，析出丁香酚，真空分馏即得纯品。

③ 醇类成分的分离　将挥发油与丙二酸单酰氯或邻苯二甲酸酐或丁二酸酐反应生成酯，再将生成物转溶于碳酸氢钠溶液中，用乙醚洗去未作用的挥发油，碱溶液皂化，再用乙醚提取所生成的酯，蒸去乙醚，残留物经皂化，即得原有的醇类成分。伯醇容易形成酯，仲醇反应较慢，而叔醇则较难作用。

萜醇　　　邻苯二甲酸酐　　　酸性邻苯二甲酸萜醇酯　　　　　　　　萜醇

④ 醛、酮成分的分离　除去酚酸类成分的挥发油母液，经水洗至中性，以无水硫酸钠干燥后，加亚硫酸氢钠饱和液振摇，分出水层或加成物结晶，加酸或碱液处理，使加成物分

解，以乙醚萃取，可得醛或酮类化合物。也可将挥发油与吉拉德试剂 T 或吉拉德试剂 P 回流 1h，使生成水溶性的缩合物，用乙醚除去不具羰基的组分，再以酸处理，可获得羰基化合物。

（4）色谱分离法

① 吸附柱色谱　吸附柱色谱的吸附剂多采用硅胶和氧化铝，洗脱剂多用石油醚或己烷，混以不同比例的乙酸乙酯组成。一般可分离得到单体化合物。例如香叶醇和柠檬烯常共存于许多植物的挥发油中，将此挥发油溶于石油醚，上样于氧化铝吸附柱，以石油醚洗脱，极性小的柠檬烯先被石油醚洗脱下来，再在石油醚中加入少量甲醇洗脱，极性较大的香叶醇被洗脱下来，从而使二者得到分离。

② 硝酸银络合色谱　对含双键的挥发油成分，可用硝酸银-硅胶或硝酸银-氧化铝柱色谱及薄层色谱分离。一般硝酸银的加入量为 2％～25％。其原理是根据挥发油成分中双键的多少和位置不同，与硝酸银形成 π 络合物难易程度和稳定性不同，而达到分离的目的。例如将 α-细辛醚（α-asarone）、β-细辛醚（β-ararone）和欧细辛醚（euasarone）的混合物，通过用 20％硝酸银处理的硅胶柱，用苯-乙醚（5∶1）洗脱，分别收集，并用薄层色谱法检查。α-细辛醚苯环外双键为反式，与硝酸银络合不牢固，先被洗脱下来；β-细辛醚为顺式，与硝酸银络合的能力虽然大于 α-细辛醚，但小于欧细辛醚，因欧细辛醚的双键为末端双键，与硝酸银结合能力最强，故 β-细辛醚第二个被洗脱下来，欧细辛醚则最后被洗脱下来。

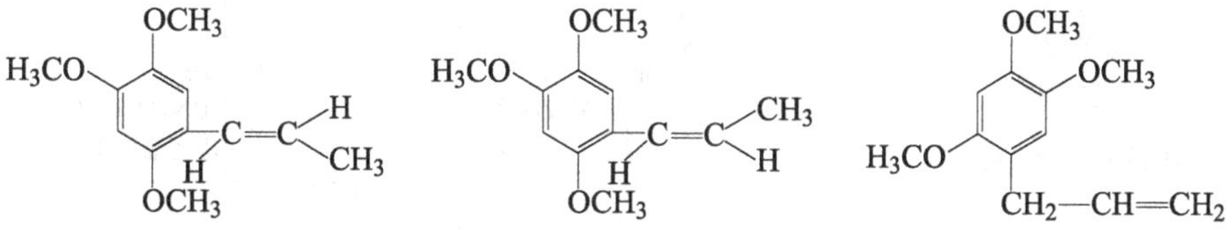

α-细辛醚　　　　　　β-细辛醚　　　　　　欧细辛醚

需要说明的是挥发油中复杂成分的分离往往采用多种方法有机结合，效果更加理想。常用的多种方法综合使用的分离流程如图 11-2 所示。

二、挥发油的鉴定

1. 理化检识

（1）物理常数的测定

相对密度、比旋度、折射率及凝固点等是鉴定挥发油常测的物理常数。

（2）化学常数的测定

酸值、酯值和皂化值是不同来源挥发油所具有的重要化学常数，也是衡量其质量的重要指标。

① 酸值　酸值是代表挥发油中游离羧酸和酚类成分含量的指标。以中和 1g 挥发油中含有游离的羧酸和酚类所消耗氢氧化钾的质量（mg）表示。

② 酯值　酯值是代表挥发油中酯类成分含量的指标。用水解 1g 挥发油中所含酯所需要的氢氧化钾质量（mg）表示。

③ 皂化值　皂化值是代表挥发油中所含游离羧酸、酚类成分和结合态酯总量的指标。它是以中和并皂化 1g 挥发油含有的游离酸性成分与酯类所需氢氧化钾的质量（mg）表示。实际上皂化值是酸值与酯值之和。

（3）官能团的鉴定

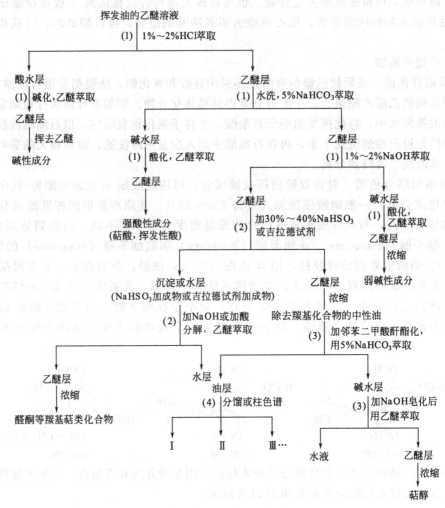

图 11-2　挥发油多方法综合使用的分离流程

① 酚类　将挥发油少许溶于乙醇中，加入三氯化铁的乙醇溶液，若产生蓝、蓝紫或绿色，表示挥发油中有酚类成分存在。

② 羰基化合物　用硝酸银的氨溶液检查挥发油，若发生银镜反应，表示有醛类等还原性成分存在。挥发油的乙醇溶液加 2,4-二硝基苯肼、氨基脲、羟胺等试剂，如产生结晶形衍生物沉淀，表明有醛或酮类化合物存在。

③ 不饱和化合物和薁类衍生物　于挥发油的三氯甲烷溶液中滴加溴的三氯甲烷溶液，如红色褪去表示油中含有不饱和化合物，继续滴加溴的三氯甲烷溶液，如产生蓝色、紫色或绿色，则表明油中含有薁类化合物。此外，在挥发油的无水甲醇溶液中加入浓硫酸，如有薁类衍生物应产生蓝色或紫色反应。

④ 内酯类化合物　于挥发油的吡啶溶液中，加入亚硝酰铁氰化钠试剂及氢氧化钠溶液，如出现红色并逐渐消失，表示油中含有 α,β-不饱和内酯类化合物。

2. 色谱检识

(1) 薄层色谱

在挥发油的分离鉴定中，薄层色谱应用较为普遍。吸附剂多采用硅胶 G 或中性氧化铝

G。展开剂常用不同比例的石油醚（或正己烷）与乙酸乙酯进行。显色剂的种类可依不同检识目的和目标物而定，如喷1%香兰醛浓硫酸溶液并加热可与大多数挥发油成分产生多种鲜艳的颜色反应；喷异羟肟酸铁试剂产生淡红色斑点，可用于检查内酯类化合物；喷2,4-二硝基苯肼产生黄色斑点，可用于检查醛和酮类化合物；喷0.05%溴酚蓝乙醇溶液产生黄色斑点，可用于检查酸类化合物；喷硝酸铈铵试剂可使醇类化合物在黄色的背景上显棕色斑点；碘化钾-冰醋酸-淀粉试剂可与过氧化物显蓝色。

（2）气相色谱

气相色谱法具有分离效率好、灵敏度高、样品用量少、分析速度快等优点，已广泛用于挥发油的定性定量分析中。气相色谱法常用相对保留时间对挥发油各组分进行定性鉴别，但主要只能解决已知成分的鉴定，即利用已知成分的对照品与挥发油在同一色谱条件下，进行相对保留值对照测定，以初步确定挥发油中的相应成分。

（3）气相色谱-质谱（GC-MS）联用法

对于挥发油中含有的许多未知成分，同时又无对照品作对照时，则应选用气相色谱-质谱（GC-MS）联用技术进行分析鉴定，可大大提高挥发油分析鉴定的速度和研究水平。分析时，首先将样品注入气相色谱仪内，经分离后得到的各个组分依次进入分离器，浓缩后的各组分又依次进入质谱仪。质谱仪对每个组分进行检测和结构分析，得到每个组分的质谱，通过计算机与数据库的标准谱对照，可给出该化合物的可能结构，同时也可参考有关文献数据加以确认。

此外，MS/MS的问世为复杂挥发油的定性定量提供了新途径，MS/MS可以将色谱上不能分开的共流物利用时间编程和多通道检测将其完全分开，尤其是一些空间结构异构体的分离。

第三节　挥发油的研究制备实例

一、玫瑰精油的制备研究

玫瑰（*Rosa rugosa*），为蔷薇科蔷薇属落叶灌木。其花可用于提炼精油，称为玫瑰精油。玫瑰精油中的芬芳物质主要包括香茅醇、香叶醇、橙花醇、芳樟醇、苯乙醇、丁香酚、金合欢醇及其酯类、倍半萜及其衍生物等。其主要具有美容养颜、抑菌抗菌、防止因空气污染或不洁引起的流感和交叉感染、消除疲劳综合征和烦躁焦虑、改善内分泌失调等功效。

玫瑰精油传统的提取方法是水蒸气蒸馏法和有机溶剂萃取法，市面上销售的玫瑰精油主要用这两种方法提取，超临界流体萃取则是近30年来开发出的一项新的分离技术。通常水蒸气蒸馏法获得的玫瑰精油（有些地方特指大马士革玫瑰精油）会被指示为奥图精油（Rose Otto），而溶剂萃取法一般用来生产玫瑰净油（Rose Absolute），其中精油成分所占的比例为20%~25%。奥图精油使用历史悠久并少有不良反应的报道。芳香疗法比较喜欢使用这种精油。考虑到溶剂萃取法的溶剂残留问题和超临界流体萃取的较高成本，工业生产中更青睐采用水蒸气蒸馏法。在中国，工业上主要使用一种先低馏速、后高馏速的"二步变馏式回水蒸馏法"的工艺方法，装置如图11-3所示。最佳工艺参数为：水蒸气加热，玫瑰与食盐比为4:1盐渍保存1~25天，花水质量比为1:4，先用100L/h的蒸馏速度蒸馏3h，然后在125L/h的高蒸馏速度下蒸馏1h，最后再油水分离，脱水精制得产品。用此法出油率高达 0.042%。用气相色谱-质谱-数据系统联用（GC-MS）技术鉴定，结果得到玫瑰精油的总离子流图（图 11-4），具有 GC-MS 分析结果见表 11-1。

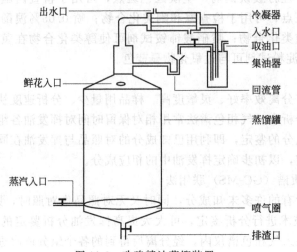

图 11-3　玫瑰精油蒸馏装置

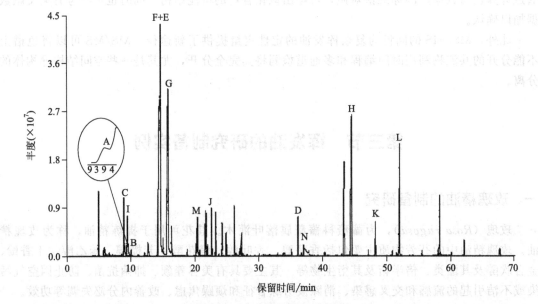

图 11-4　玫瑰精油总离子流图

表 11-1　玫瑰精油组分的 GC-MS 分析结果

编号	保留时间/min	化合物名称	分子式	分子量	面积百分比
1(C)	8.97	芳樟醇	$C_{30}H_{18}O$	454	3.04
2(A)	9.38	顺式玫瑰醚	$C_{30}H_{18}O$	454	0.36
3(I)	9.49	苯乙醇	$C_8H_{10}O$	138	2.63
4(B)	10.03	反式玫瑰醚	$C_{30}H_{18}O$	454	0.23
5(F)	14.71	橙花醇	$C_{10}H_{18}O$	174	10.41
6(E)		L-香茅醇	$C_{10}H_{20}O$	176	20.25
7(G)	15.86	香叶醇	$C_{10}H_{18}O$	174	15.02

续表

编号	保留时间/min	化合物名称	分子式	分子量	面积百分比
8(M)	20.40	丁香酚	$C_{10}H_{12}O_2$	184	1.68
9(J)	22.72	甲基丁香酚	$C_{11}H_{14}O_2$	200	1.90
10(D)	36.15	十七烷	$C_{17}H_{36}$	274	1.35
11(N)	36.70	(E,E)-金合欢醇	$C_{15}H_{26}O$	252	1.75
12(H)	44.49	十九烷	$C_{19}H_{40}$	306	8.03
13(K)	48.18	二十烷	$C_{20}H_{42}$	322	1.33
14(L)	51.94	二十一烷	$C_{21}H_{44}$	338	5.44

GC-MS 条件：Agilent 6890GC-MS 色谱质谱联用仪；HP-5MS 石英毛细管色谱柱（30m×0.25mm×0.25μm）；载气：He；程序升温条件：75℃保持 2min，以 2.5℃/min 升至 210℃，再以 10℃/min 升至 240℃，保持 10min；进样口温度：250℃；进样口压力：8.86 psi；流速：1mL/min；分流进样，分流比 5∶1；电离模式：EI；离子源温度：230℃；质量扫描范围：m/z 20～400；进样量：1μL。

二、薄荷挥发油的制备研究

薄荷始载于《唐·新修本草》，为唇形科植物薄荷（Mentha heplocalyx）的地上部分，是我国常用的传统中药之一，也是世界三大香料之一，号称"亚洲之香"。《本草纲目》认为：薄荷味辛、性凉、无毒。具有疏散风热、清头目、利咽、透疹、疏肝解郁的功效，用于治疗风热感冒及温热初起、麻疹不透或风疹瘙痒、肝郁气滞、胸肋胀痛等症。长期生吃或熟食薄荷，能祛邪毒，除劳气，解困乏，使人口气香洁。还可以治痰多及各种伤风。此外，煎汤洗可治脚疮，榨汁服可祛风热及口齿诸病，捣成汁含服去舌苔苦涩；用叶塞鼻，止出血；还可用于蜂蛰蛇伤。

薄荷广泛应用于医药、化工、食品等领域，世界年消费量在万吨以上，且以每年 5%～10% 的速度增长。我国主要产地有江苏、江西、河北、四川等省，其以薄荷全草入药，也大量用来提炼薄荷油和薄荷脑。薄荷油可用于口腔卫生用品、食品、卷烟、酒、清凉饮料、化妆品中。在医药行业，它广泛应用于祛风、防腐、消炎、镇痛止痒等药品中，如清凉油、风湿油等。

薄荷油主要生产国有印度、巴西和中国。20 世纪 90 年代中国的薄荷生产面积最大，产量最多，约占全球的 80% 以上。目前国内外对薄荷挥发油的提取主要以水蒸气蒸馏为主。有报道用 4 种不同方法（水蒸气蒸馏法、超声波提取法、冷浸法和超临界 CO_2 法）提取薄荷油，计算薄荷油得率，并用气相色谱测定薄荷醇含量，发现超临界 CO_2 法提取薄荷油得率和薄荷醇得率分别为 2.43% 和 1.77%、超声波法分别为 1.34% 和 1.09%、冷浸法分别为 1.27% 和 1.02%、水蒸气蒸馏法分别为 1.15% 和 0.90%，薄荷油的 4 种提取方法中以超临界 CO_2 法最优。但是，由于设备投资费用大，限制了超临界流体提取的实际应用。

以下实例将结合水蒸气蒸馏法对薄荷油提取方法进行简单的介绍。薄荷全草阴干后，置于提取罐中，加 4 倍量水浸泡 4h 后，进行水蒸气蒸馏，蒸馏时的用水量约为药材量的 7 倍。含挥发油的蒸出汽体通过盘管式冷却塔后，收集冷却液体，油水分离后得到薄荷油。薄荷油为较黏稠、有芳香油气息的浅黄色透明液体，出油率平均约 2%。用气相色谱-质谱-数据系统联用（GC-MS）技术鉴定，结果得到有 43 个峰的总离子流图（图 11-5），具有 GC-MS 分析结果见表 11-2。

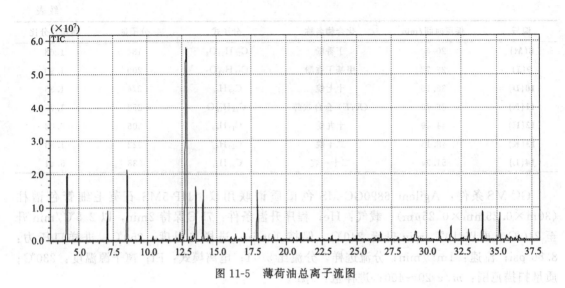

图 11-5　薄荷油总离子流图

表 11-2　薄荷油组分 GC-MS 分析结果

编号	保留时间/min	化合物名称	分子式	分子量	面积百分比
1	4.16	1,3-二氧六环-5-醇	$C_4H_8O_3$	104	7.59
2	4.99	4-羟基-4-甲基-2-戊酮	$C_6H_{12}O_2$	116	0.22
3	7.08	3-辛醇	$C_8H_{18}O$	130	2.40
4	8.52	桉树醇	$C_{10}H_{18}O$	154	7.24
5	9.48	4-异丙基甲基-2-环己烯醇	$C_{10}H_{18}O$	154	0.46
6	10.38	β-芳樟醇	$C_{10}H_{18}O$	154	0.35
7	10.69	3-异丙烯-1,2-二甲基环戊醇	$C_{10}H_{18}O$	154	0.15
8	11.91	1,3-二氢异苯并呋喃	C_8H_8O	120	0.15
9	12.13	乙酸松油脂	$C_{10}H_{18}O$	154	0.28
10	12.58	2(10)-蒎烯-3-醇	$C_{10}H_{16}O$	152	0.51
11	12.82	薄荷醇	$C_{10}H_{20}O$	156	43.87
12	13.39	萜烯醇	$C_{10}H_{18}O$	154	0.66
13	13.50	5-甲基-2-异丙基环己酮	$C_{10}H_{18}O$	154	5.51
14	14.04	α-萜品醇	$C_{10}H_{18}O$	154	4.92
15	14.45	3-蒎烷酮	$C_{10}H_{16}O$	152	0.51
16	14.52	桃金娘烯醇	$C_{10}H_{16}O$	152	0.13
17	16.06	异薄荷醇乙酸酯	$C_{12}H_{22}O_2$	198	0.30
18	16.38	长叶薄荷酮	$C_{10}H_{16}O$	152	0.56
19	17.01	胡椒酮	$C_{10}H_{16}O$	152	0.69
20	17.92	三甲基苯甲醇	$C_{10}H_{14}O$	150	4.47
21	18.06	正癸酸	$C_{10}H_{20}O_2$	172	0.18
22	18.28	2,5-二甲基己二醇	$C_{10}H_{14}O$	150	0.34
23	18.94	4-甲氧基苯甲醛	$C_8H_8O_2$	136	0.15
24	19.02	石竹烯	$C_{15}H_{24}$	204	0.53
25	20.50	3-甲氧基-2-烯丙基苯酚	$C_{10}H_{12}O_2$	164	0.24
26	21.02	D-大根香叶烷	$C_{15}H_{24}$	204	0.77
27	21.67	2-甲氧基苯乙酮	$C_9H_{10}O_2$	150	0.31

续表

编号	保留时间/min	化合物名称	分子式	分子量	面积百分比
28	23.22	橙花叔醇	$C_{15}H_{26}O$	222	0.36
29	24.69	乙烯基环己甲酸甲酯	$C_9H_{14}O_2$	154	0.12
30	24.98	β-环氧石竹烷	$C_{15}H_{24}O$	220	0.6
31	26.14	τ-荜茄醇	$C_{15}H_{26}O$	222	0.12
32	26.23	α-荜茄醇	$C_{15}H_{26}O$	222	0.24
33	26.70	表-蓝桉醇	$C_{15}H_{26}O$	222	0.79
34	27.96	广藿烷	$C_{15}H_{26}$	206	0.18
35	29.24	正十五酸	$C_{15}H_{30}O_2$	242	2.03
36	31.85	棕榈酸	$C_{16}H_{32}O_2$	256	2.32
37	32.62	反-植物醇	$C_{10}H_{20}O$	156	0.23
38	33.97	邻苯二甲酸二丁酯	$C_{16}H_{22}O_4$	278	7.84
39	34.09	邻苯二甲酸单乙基己基酯	$C_{16}H_{22}O_4$	278	0.32
40	34.21	2-异丙基-5-甲基-1-己醇	$C_{10}H_{22}O$	158	0.12
41	35.04	3-十六炔	$C_{16}H_{30}$	222	0.25
42	35.72	加莫尼克酸	$C_{18}H_{30}O_2$	278	0.79
43	36.01	9-十八碳炔酸	$C_{18}H_{32}O_2$	280	0.20

GC-MS 条件：岛津 GC-MS-QP2010 色谱质谱联用仪，色谱柱为弹性石英毛细管 Finigon-5MS（30m×0.25mm×0.25μm），载气是纯度为 99.999% 的氦气，色谱柱流速为 1.0mL/min，色谱柱柱温是 50.0℃，进样口温度是 230.0℃，分馏比为 20.0，压力是 53.50kPa，升温是从 50.0℃ 开始，保持 2.0min 后，以 5.0℃/min 的速度升到 220.0℃，保持 4.0min，进样量为 0.50mL，检测时间为 50.0min。电子轰击离子源，电离能量为 70.0eV，电子倍增器电压是 0.97kV，离子温度为 200.0℃，GC-MS 接口的温度是 200.0℃，质谱扫描范围 m/z 29～350，质谱检测起测时间是 3.0min，溶剂切断时间 2.3min。计算机质谱图检索数据库：NIST.147。

三、辛夷挥发油的制备研究

辛夷为木兰科植物望春玉兰（*Magnolia biondii*）、玉兰（*Magnolia denudata*）或武当木兰（*Magnolia sprengeri*）的干燥花蕾。其性温味辛，归肺、胃经，具有散风寒、通鼻窍之功，主要用于风寒头痛、鼻塞、鼻渊、鼻流浊涕等。辛夷主要成分有挥发油、生物碱、木脂素类酚酸性化合物等，其中指标性成分是挥发油。《中国药典》（2015 年版）规定其挥发油含量不得少于 1%（mL/g）。辛夷挥发油有抗炎、抗过敏、保护黏膜及扩张微血管等多种作用。

辛夷挥发油的传统提取方法，主要采用水蒸气蒸馏法和有机溶剂萃取法。也有文献报道利用超临界流体萃取法等对辛夷挥发油的提取研究。其传统的水蒸气蒸馏法方法如下：辛夷粗粉，置于提取罐中，加水浸泡 1h 后，进行水蒸气蒸馏，蒸馏时用水量约为药材量的 7 倍。含挥发油的蒸出汽体通过盘管式冷却塔后，收集冷却液体，油水分离后得到辛夷挥发油，为较黏稠、有芳香油气息的浅黄色透明液体。出油率平均为 1.6%，测得的平均出油率占挥发油理论含油量的 59%。用气相色谱-质谱-数据系统联用（GC-MS）技术鉴定，结果得到有 25 个峰的总离子流图（图 11-6），具体 MC-MS 分析结果见表 11-3。

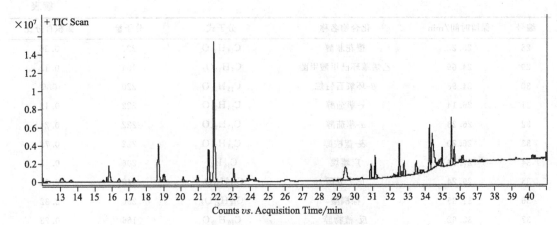

图 11-6 辛夷挥发油总离子流图

表 11-3 辛夷挥发油组分的 GC-MS 分析结果

编号	保留时间/min	化合物名称	分子式	分子量	面积百分比
1	12.268	*sec*-Butyl nitrite	$C_4H_9NO_2$	103	1.71
2	13.624	苯	C_6H_6	78	2.01
3	15.838	α-蒎烯	$C_{10}H_{16}$	136	15.62
4	16.433	甲苯	C_7H_8	92	3.62
5	17.318	莰烯	$C_{10}H_{16}$	136	4.1
6	18.692	β-蒎烯	$C_{10}H_{16}$	136	31.65
7	19.01	β-水芹烯	$C_{10}H_{16}$	136	6.26
8	20.143	月桂烯	$C_{10}H_{16}$	136	3.65
9	20.973	松油烯	$C_{10}H_{16}$	136	4.83
10	21.602	柠檬烯	$C_{10}H_{16}$	136	23.19
11	21.938	桉叶油醇	$C_{10}H_{18}O$	154	100
12	23.073	γ-松油烯	$C_{10}H_{16}$	136	9.47
13	23.918	间伞花烃	$C_{10}H_{14}$	134	3.9
14	24.311	δ-榄香烯	$C_{15}H_{24}$	204	2.53
15	29.484	α-毕橙茄醇	$C_{15}H_{26}O$	222	21.4
16	30.916	芳樟醇	$C_{10}H_{18}O$	154	9.22
17	31.174	樟脑	$C_{10}H_{16}O$	152	15.44
18	32.252	月桂醇聚醚-8	$C_{28}H_{58}O_9$	538	2.26
19	32.557	4-萜烯醇	$C_{10}H_{18}O$	154	20.64
20	32.825	反式石竹烯	$C_{15}H_{24}$	204	8.31
21	34.277	α-松油醇	$C_{10}H_{18}O$	154	28.86
22	34.422	金合欢醇	$C_{15}H_{26}O$	222	46.83
23	34.897	花生四烯酸甲酯	$C_{21}H_{34}O_2$	318	4.97
24	34.991	(—)-马兜铃烯	$C_{15}H_{24}$	204	10.42
25	35.537	杜松烯	$C_{15}H_{24}$	204	26.14

GC-MS 条件：Agilent 7000GC-MS 色谱质谱联用仪，VF-Waxms 色谱柱（60m×0.25mm×0.25μm）；载气：He；程序升温条件：60℃为起始温度，2℃/min 升温至 90℃/min，8℃/min 升温至 146℃，2℃/min 升温至 155℃，10℃/min 升温至 250℃，保持 250℃5min；

进样口温度：250℃；进样口压力：13.667psi；流速：1mL/min；分流进样，分流比5∶1；电离模式：EI；离子源温度：240℃；电子能量：70eV；溶剂延迟：12min；质量扫描范围：m/z 40～800；进样量：1μL。

四、肉桂挥发油的制备研究

肉桂为樟科植物肉桂（*Cinnamomum cassia*）的干燥树皮。肉桂精油是从肉桂干燥树皮中提取的挥发油，具有浓郁的芳香及辛辣气味，用途广泛，是医药工业、食品工业及化学工业的主要原料，常用于饮料、糖果、罐头等食品，以及药油和高级香水、香皂等日用化妆品生产中。

目前肉桂精油的提取方法有水蒸气蒸馏法、超临界CO_2萃取法、微波辅助提取法等，现代工业生产主要采用水蒸气蒸馏法。超临界CO_2萃取技术是近年发展较快的新兴技术，广泛应用于香料及中草药成分的提取，提取效率主要与萃取压力、温度和时间有关，以下实例将结合超临界CO_2萃取技术对肉桂精油的制备进行简单的介绍。

首先将肉桂药材粉碎，将肉桂粉末揉入超临界萃取釜中，对贮藏罐进行冷却，分别对萃取釜、解析釜A、解析釜B进行加热，当温度分别达到48℃、44℃时，打开CO_2气瓶送气，并打开高压泵对萃取釜、解析釜A、解析釜B加压，当压力分别达到25MPa、7～8MPa、6～7MPa时，开始循环萃取，调节流量为20kg/h，恒温恒压萃取3h出料，得棕黄色液体。用气相色谱-质谱-数据系统联用（GC-MS）技术鉴定，结果得到有43个化合物的总离子流图（图11-7），具体GC-MS分析结果见表11-4。

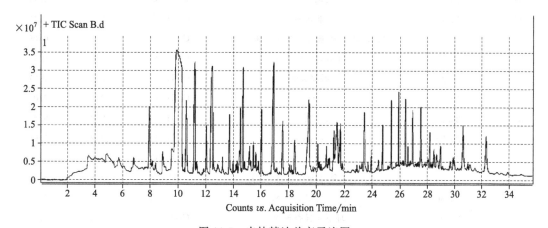

图 11-7 肉桂精油总离子流图

表 11-4 肉桂精油组分的 GC-MS 分析结果

序号	保留时间/min	化合物名称	分子式	分子量	面积百分比
1	10.20	肉桂醛	C_9H_8O	132	0.26
2	11.51	反式肉桂醛	C_9H_8O	132	30.97
3	11.84	肉桂醇	$C_9H_{10}O$	134	0.30
4	12.75	衣兰烯	$C_{15}H_{24}$	204	0.54
5	12.93	α-咕巴烯	$C_{15}H_{24}$	204	11.97
6	13.07	α-榄香烯	$C_{15}H_{24}$	204	0.68
7	13.28	香树烯	$C_{15}H_{24}$	204	0.36
8	13.40	脱氢香树烯	$C_{15}H_{22}$	202	0.15

续表

序号	保留时间/min	化合物名称	分子式	分子量	面积百分比
9	13.71	反式石竹烯	$C_{15}H_{24}$	204	1.15
10	13.89	雪松烯	$C_{15}H_{24}$	204	0.37
11	13.97	α-愈创木烯	$C_{15}H_{24}$	204	0.10
12	14.16	乙酸肉桂酯	$C_{11}H_{12}O_2$	176	3.59
13	14.31	白菖油萜	$C_{15}H_{24}$	204	0.18
14	14.48	α-葎草烯	$C_{15}H_{24}$	204	0.85
15	14.81	杜松烯	$C_{15}H_{24}$	204	0.52
16	14.90	α-紫穗槐烯	$C_{15}H_{24}$	204	2.16
17	14.99	(十)-环蒜头烯	$C_{15}H_{24}$	204	0.51
18	15.31	α-芹子烯	$C_{15}H_{24}$	204	1.13
19	15.50	α-蛇麻烯	$C_{15}H_{24}$	204	5.83
20	15.91	γ-杜松烯	$C_{15}H_{24}$	204	0.98
21	16.09	δ-杜松烯	$C_{15}H_{24}$	204	6.74
22	16.20	菖蒲萜烯	$C_{15}H_{22}$	202	3.48
23	16.53	3-甲氧基肉桂醛	$C_{10}H_{10}O_2$	162	12.10
24	16.78	1,5,8-三甲基-二氢萘	$C_{13}H_{16}$	172	0.43
25	17.91	α-雪松烯	$C_{15}H_{24}$	204	0.24
26	18.07	氧化石竹烯	$C_{15}H_{24}O$	220	0.11
27	18.19	蓝桉醇	$C_{15}H_{26}O$	222	0.13
28	18.77	1,5,5,8-四甲基-3,7-环十一碳二醇	$C_{15}H_{26}O$	222	0.09
29	18.89	环氧化红没药烯	$C_{15}H_{24}O$	220	0.11
30	19.40	香榧烯醇	$C_{15}H_{26}O$	222	1.27
31	19.88	α-杜松醇	$C_{15}H_{26}O$	222	2.03
32	20.21	γ-蛇麻醇	$C_{15}H_{26}O$	222	0.43
33	20.58	喇叭茶醇	$C_{15}H_{26}O$	222	0.06
34	21.07	α-没药醇	$C_{15}H_{26}O$	222	0.39
35	23.23	2,3-脱氢-4-氧代-紫罗兰醇	$C_{13}H_{18}O_2$	206	0.18
36	23.80	E-11-十六碳烯醛	$C_{16}H_{30}O$	238	0.08
37	25.02	环氧化异香树烯	$C_{15}H_{24}O$	220	0.20
38	27.84	棕榈酸	$C_{16}H_{32}O_2$	256	2.96
39	29.30	9-十六碳烯酸	$C_{16}H_{30}O_2$	254	0.07
40	31.23	(Z,Z)-9,12-十八碳二烯酸	$C_{18}H_{32}O_2$	256	2.16
41	31.37	油酸	$C_{18}H_{34}O_2$	282	2.76
42	31.63	10-十八碳烯酸甲酯	$C_{19}H_{36}O_2$	296	0.26
43	31.78	硬脂酸	$C_{18}H_{36}O_2$	284	0.35

GC-MS 条件：Agilent 7000GC-MS 色谱质谱联用仪，HP-5 弹性石英毛细管柱；升温程序：柱温 80℃保持 5min，以 10℃/min 的速度升至 150℃，保持 5min，以 5℃/min 的速度升至 220℃保持 5min；进样口温度：250℃；分流比：80∶1；进样量：0.21μL；电离模式：EI；电子能量：70eV；离子源温度：250℃。

参考文献

[1]　孔令义.天然药物化学.第2版.北京：中国医药科技出版,2015.

[2]　伍振峰,王赛君,杨明,王芳,张帅杰.中药挥发油提取工艺与装备现状及问题分析.中国实验方剂学杂志, 2014,20(14)：224～228.

[3]　余峰,张彬,周武,任杰,王国宇.玫瑰精油的提取和理化性质分析.天然产物研究与开发,2012,24：784～ 789.

[4]　张锋,王志样,史益强.玫瑰精油提取研究.化工时刊,2007(9)：70～71.

[5]　梁呈元,傅晖,李维林,夏冰,吴菊兰.薄荷油不同提取方法的比较.时珍国医国药,2007,(9)：2085～2086.

[6]　王立斌,马永纯,班伟.水蒸气蒸馏法提取薄荷中挥发油.通化师范学院学报,2005,26(6)：56～57.

[7]　杨柳,刘建,李艳福,何娟.四种不同方法提取辛夷挥发成分研究.河南工程学院学报（自然科学版）,2016, 18(1)：33～37.

[8]　张文焕,罗思,赵谋明,张灏,黄惠华.肉桂挥发油不同提取工艺的比较研究.食品科技,2008,(8)：158～160.

（上海中医药大学　李医明）

第十二章 三萜及其苷类

三萜（triterpenoids）是由 30 个碳原子组成的萜类化合物。三萜类化合物在生物体中有以游离形式存在的，也有以醚、酯及糖苷的形式存在的。其苷类化合物的水溶液振摇后可产生持久性似肥皂液的泡沫，故被称为三萜皂苷（triterpenoid saponins）。三萜皂苷多数具有羧基，故有时也称为酸性皂苷。

三萜皂苷由三萜皂苷元和糖组成，在蕨类、菌类、单子叶植物、双子叶植物、动物及海洋生物中均有分布，其中以双子叶植物中分布最多。一些常见中草药如人参、三七、甘草、桔梗、茯苓、白头翁、柴胡等都含有三萜皂苷成分。此外，三萜也存在于动物体中，如羊毛脂中分离得到羊毛脂醇，从海参、软珊瑚等海洋生物中也分离出多种类型的三萜化合物。该类化合物具有多种重要的生物活性，包括抗肿瘤、抗炎、溶血、止吐、降血压、抗过敏、抗病毒、降血糖、免疫调节、治疗白血病及预防心脑血管疾病等。

随着提取分离技术的不断提高，波谱分析技术的不断完善，三萜皂苷的结构鉴定和生物活性越来越引起研究者的广泛关注，从自然界分离纯化并经鉴定的三萜皂苷类化合物数目也日益增多。

第一节 三萜类化合物的结构类型与理化性质

一、三萜类化合物的结构类型

已报道的三萜皂苷苷元结构类型有很多种，除了常见的十多种四环三萜和五环三萜以外，同时也分离得到多种新骨架类型的三萜，如羊齿烷（fernane）、异臭椿烷（isomalabari-cane）和锯齿石松烷（serratane）等，现将主要类型分述如下。

1. 四环三萜皂苷

存在自然界较多的四环三萜（tetracyclic triterpenoids）或其皂苷苷元主要有羊毛脂烷型、葫芦烷型、达玛烷型、环阿屯烷型、甘遂烷型和楝烷型。

（1）羊毛脂烷型

羊毛脂烷（lanostane）型四环三萜的结构特点是 A/B、B/C、C/D 环均为反式，是环氧鲨烯经椅-船-椅构象环合而成。其 C-10、C-13 位均有 β-CH$_3$，C-14 位有 α-CH$_3$，C-17 位为 β 侧链，C-20 为 R 构型。

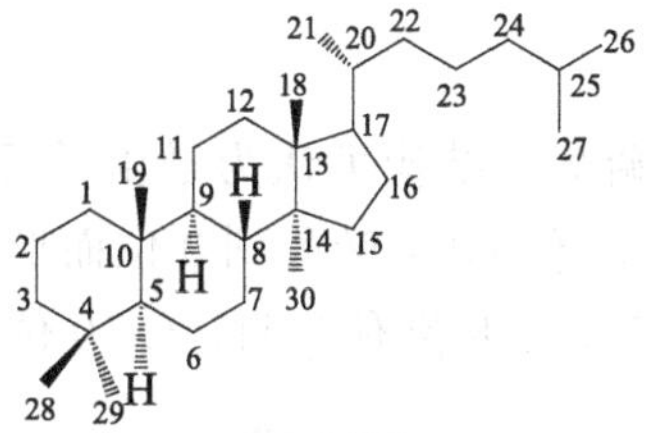

羊毛甾烷

该类型皂苷广泛分布于植物界及海洋生物中。在海洋活性成分研究过程中，Kobayashi 等从海绵（*Asteropus sarasinosum*）中分离得到 9 个 30-去甲羊毛甾烷型三萜低聚糖苷（30-norlanostane-triterpenoidal oligoglycosides）：sarasinosides A_1、A_2、A_3、B_1、B_2、B_3、C_1、C_2、C_3，糖与苷元 3 位成苷，其中 sarasinosides A_1、B_2 有明显的毒鱼活性，LD_{50} 分别为 0.39μg/mL 和 0.71μg/mL。

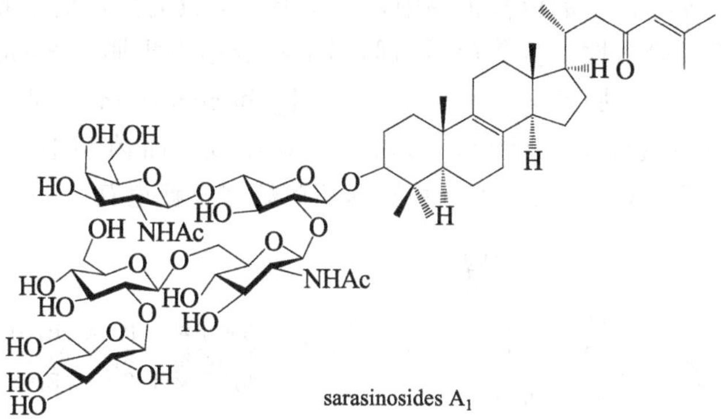

sarasinosides A_1

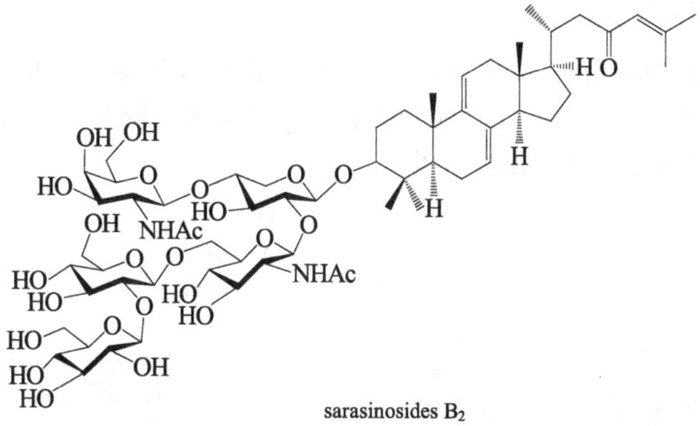

sarasinosides B_2

中药灵芝为多孔菌科真菌赤芝（*Ganoderma lucidum*）和紫芝（*Ganoderma sinense*）的干燥子实体，具有补中益气、滋补强壮、扶正固本、延年益寿的功效。从其中分离出的羊毛甾烷型四环三萜化合物已达 100 余个。根据这些三萜分子中所含碳原子的数目，可分为 C_{30}、C_{27} 和 C_{24} 三种基本骨架，后两种为第一种三萜的降解产物。如灵芝酸 C（ganoderic acid C）、赤芝酸 A（lucidenic acid A）和赤芝酮 A（lucidone A）分别属于这三种骨架，它们是羊毛甾烷高度氧化的产物。

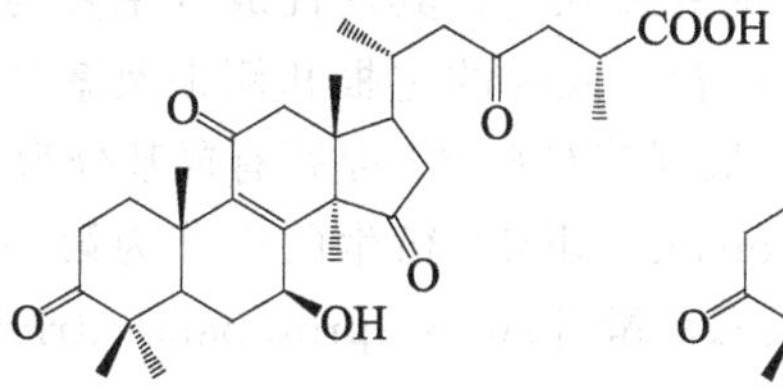

灵芝酸C

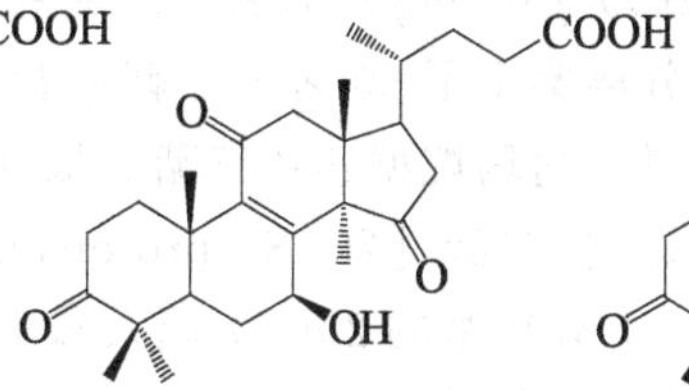

赤芝酸A

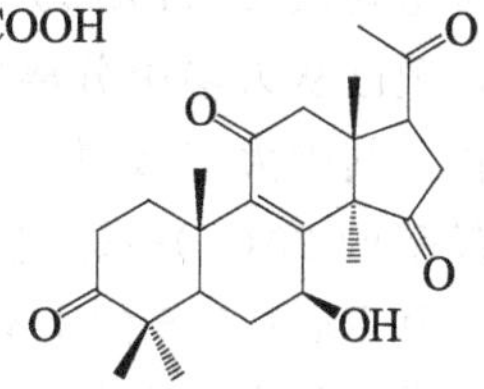

赤芝酮A

（2）葫芦烷型

葫芦烷（cucurbitane）型三萜基本结构可认为是由羊毛甾烯（lanostene）Δ^8 进行质子化，在 8 位产生正碳离子，然后 19 位 CH_3 转移到 9 位而形成的。其结构仅 A、B 环上取代与羊毛甾烷不同，C-9 位有 β-CH_3，C-8 位有 β-H，C-10 位有 α-H，其余相同。

羊毛甾烯　　　　　　　　　　　　　　　　　　　葫芦烷

葫芦烷型三萜主要存在于葫芦科植物中，该类型三萜具有广泛的生物活性，主要包括抗肿瘤、保肝及抗菌消炎等活性。从葫芦科雪胆属植物云南果雪胆（*Hemsleya amabilis*）的根中分离出的雪胆甲素和雪胆乙素（cucurbitacin Ⅱa 和 cucurbitacin Ⅱb），临床上适用于急性痢疾、肺结核、慢性气管炎的治疗，均取得较好疗效。而芮和恺等从贵州产圆果雪胆（*Hemsleya amabilis Diels*）中获得了一种新的葫芦烷型三萜皂苷——雪胆甲素苷。

雪胆甲素　　R₁=Ac, R₂=H
雪胆乙素　　R₁=H, R₂=H
雪胆甲素苷　R₁=Ac, R₂=glc

从葫芦科植物异株泻（*Bryonia dioica*）根中分离得到异株泻苷甲（bryoside）和异株泻苷乙（bryonoside），亦为葫芦烷型双糖链皂苷，前者为三糖苷，后者为四糖苷。研究表明该化合物具有潜在的抗炎和抗肿瘤作用。

异株泻苷甲　R=glc
异株泻苷乙　R=glc $\overset{2}{—}$glc

（3）达玛烷型

达玛烷（dammarane）型四环三萜的结构特点是 A/B、B/C 和 C/D 环均为反式稠合，C-8 和 C-10 位连有 β-CH_3，C-14 位连有 α-CH_3，17 位有 β-侧链，C-20 位为 R 构型或 S 构型。

五加科植物人参（*Panax ginseng*）为名贵的滋补强壮药，其活性成分主要为三萜皂苷类化合物，现已从人参中分离鉴定了 50 多个三萜皂苷。人参的主根和侧根及茎叶均含有多种人参皂苷，其中大多数属于达玛烷型四环三萜。根据其 C-6 位上是否有羟基分为两类：C-6 位上没有羟基的 20(*S*)-原人参二醇［20(*S*)-protopanaxadiol］衍生的皂苷为第一类，如人参皂苷 Ra₁ 和 Ra₂；C-6 位上有羟基的 20(*S*)-原人参三醇［20(*S*)-protopanaxatriol］衍生的皂苷为第二类，如人参皂苷 Re 和 Rf。

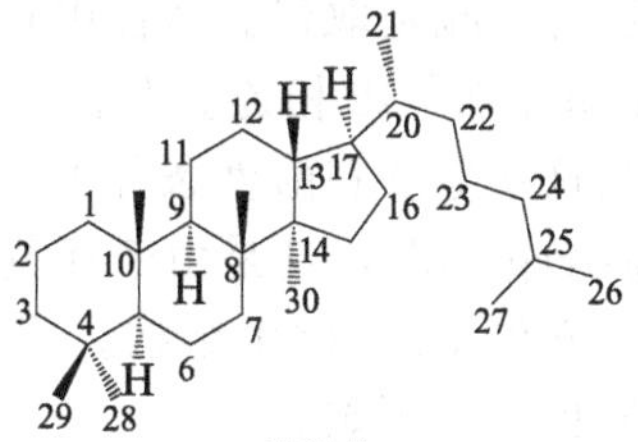

达玛烷

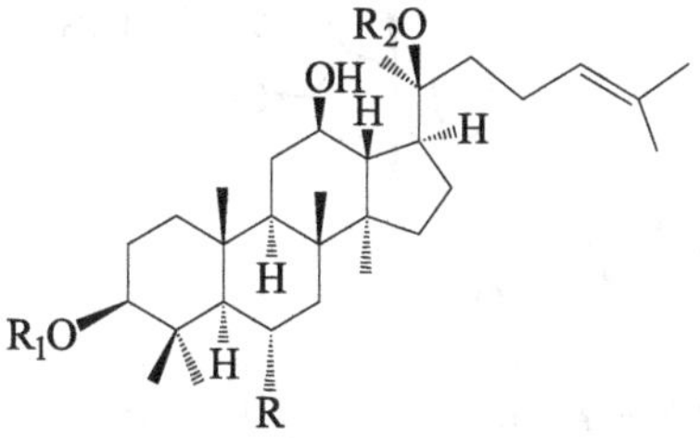

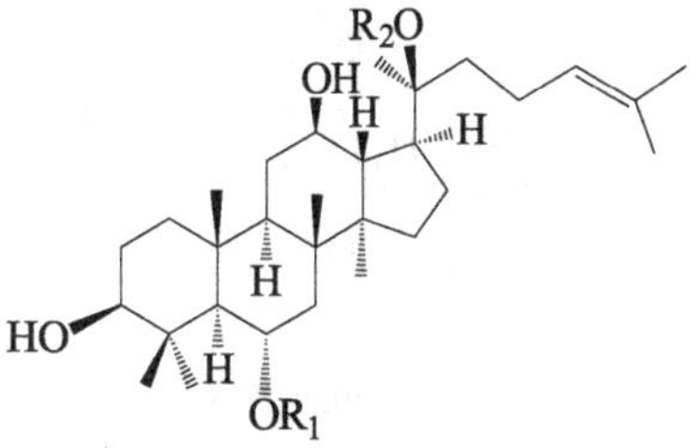

	R	R₁	R₂
20(S)-原人参二醇	H	H	H
20(S)-原人参三醇	OH	H	H
人参皂苷Ra₁	H	glc —²— glc	glc —⁶⁻¹ara(p) —⁴⁻¹xyl
人参皂苷Ra₂	H	glc —²— glc	glc —⁶⁻¹ara(f) —²⁻¹xyl

	R₁	R₂
人参皂苷Re	glc —²⁻¹rha	glc
人参皂苷Rf	glc —²⁻¹glc	H(20S)

由达玛甾烷衍生的人参皂苷，在生物活性上有显著性差异。例如人参皂苷 Rb₁ 有增强核糖核酸聚合酶的活性，而人参皂苷 Rc 则有抑制核糖核酸聚合酶的活性；20(S)-原人参三醇衍生的皂苷具有溶血性质，而 20(S)-原人参二醇衍生的皂苷则具有抗溶血的作用，因此，人参总皂苷不表现溶血作用。

珠子参系五加科人参属植物珠子参〔*Panax japonicus* C. A. Mey. var. *major* （Burk.）〕的干燥根茎，具有补肺养阴、祛瘀止痛，止血等功效。其主要化学成分含有三萜皂苷类，如从秦岭产珠子参叶中分离得到珠子参苷 F₁ 和 F₂。

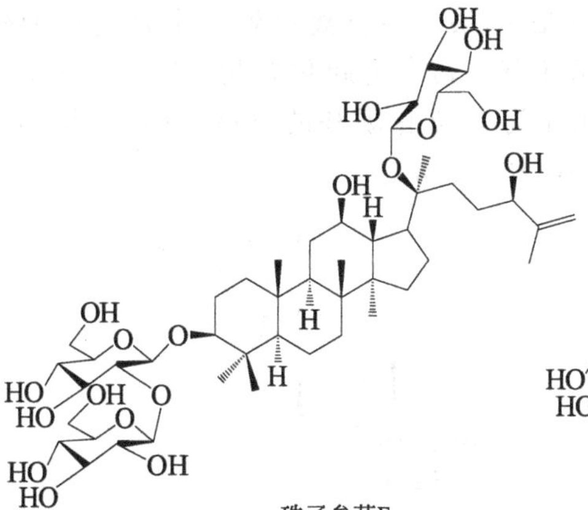

珠子参苷F₁

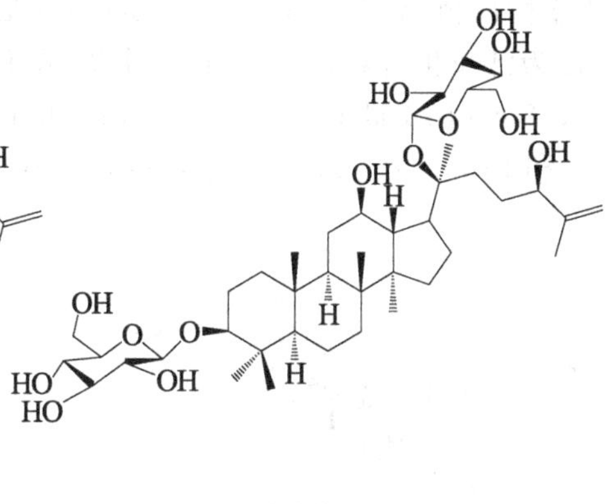

珠子参苷F₂

（4）环阿屯烷型

环阿屯烷型又称环阿尔廷烷型（cycloratane），其基本骨架与羊毛脂甾烷很相似，差别仅在于 C-19 位甲基与 C-9 位脱氢形成三元环。《中国药典》收载的膜荚黄芪（*Astragalus membranaceus*）具有补气、强壮之功效。从黄芪中分离鉴定的三萜皂苷类化合物有 40 多个，绝大多数为环阿屯烷型三萜皂苷，多数皂苷的苷元为环黄芪醇（cycloastragenol），它在黄芪中与糖结合成单糖链、双糖链或三糖链的皂苷而存在。黄芪苷Ⅰ（astragaloside Ⅰ）具有降压、抗炎、镇静和调节代谢作用，其苷元的 C-3 位和 C-6 位羟基分别与一分子糖相连，其中 C-3 位所连木糖分子上还有乙酰基取代。黄芪甲苷（astragaloside Ⅳ）是双糖链皂苷，其苷元的 C-3 位和 C-25 位羟基分别与糖相连。黄芪苷Ⅶ（astragaloside Ⅶ）则是自然界发现的第一个三糖链三萜苷。当这些皂苷在酸性条件下进行水解时，除获得共同皂苷元环黄芪醇外，同时亦获得黄芪醇（astragenol），这是由于环黄芪醇结构中环丙烷极易在酸水解时开裂生成黄芪醇，具 $\Delta^{9(11)}$，C-19 位 CH$_3$ 次生结构。因此，后者不是真正的皂苷元，故一般采用两相酸水解或酶水解以避免环的开裂。

环阿屯烷型

	R$_1$	R$_2$	R$_3$
环黄芪醇	H	H	H
黄芪苷Ⅰ	xyl (2,3-diacetyl)	glc	H
黄芪甲苷	xyl	glc	H
黄芪苷Ⅶ	xyl	glc	glc

黄芪醇

(5) 甘遂烷型

甘遂烷（tirucallane）型四环三萜同羊毛甾烷一样，A/B、B/C、C/D 环均为反式，但 13、14 位的甲基构型与羊毛甾烷相反，分别为 α、β 型，C-17 位有 α 侧链，C-20 为 S 构型。从芸香科藤桔属植物 *Paramignya monophylla* 的果实中分离得到 5 个甘遂烷型化合物，flindissone 为已知化合物，17 位有一个五元环醚。其余为新化合物：3-oxotirucalla-7,24-dien-23-ol，3-oxotirucalla-7,24-dien-21,23-diol 为 3 位有羰基的三萜，tirucalla-7,24-dien-3β,23-diol 和 tirucalla-7,24-dien-3β,21,23-triol 为三萜醇。

甘遂烷

flindissone

	R
3-oxotirucalla-7,24-dien-23-ol	CH$_3$
3-oxotirucalla-7,24-dien-21,23-diol	CH$_2$OH

	R
tirucalla-7,24-dien-3β,23-diol	CH$_3$
tirucalla-7,24-dien-3β,21,23-triol	CH$_2$OH

（6）楝烷型（四降三萜）

楝烷（meliacane）型三萜化合物结构骨架由 26 个碳原子构成，又称四降三萜（tetranortriterpenoid）。楝科楝属植物苦楝（*Melia azedarach*）的果实及树皮中含多种该类三萜成分，具苦味，总称为楝苦素类成分。在芸香目植物中大多数该类化合物和三萜化合物都具有甘遂烷（tirucallane）结构，因此，甘遂烷被认为是其前体，但在印度楝（*Azadirachte indica*）的叶子中，大戟烷（euphane）比甘遂烷更能有效地转变成此类化合物。从楝科植物川楝（*Melia toosendan*）的果实、根皮、树皮等部位获得的川楝素（toosendanin）被用作驱蛔虫药，有效率在 90％ 以上。

此外，从印度楝中分离得到 5 个化合物：1α-甲氧基-1,2-二氢环氧印苦楝二酮（1α-methoxy-1,2-dihydroepoxyazadiradione）；1β,2β-二环氧印苦楝二酮（1β,2β-diepoxyazadiradione）；7-acetylneotrichilenone；7-去乙酰化-7-苯甲酰印苦楝二酮（7-desacetyl-7-bezoylazadiradione）；印楝素（azadirachtin）。除了印楝素外，其余四个化合物是高度氧化的四降三萜类化合物，17 位有四氢呋喃环，3 位和 16 位多有酮基，14～15 位多有三元环，7 位有乙酰基或苯甲酰基。印楝素具有极强的昆虫拒食、昆虫蜕皮及生长抑制作用，已经被开发成抵御昆虫侵害的农药。

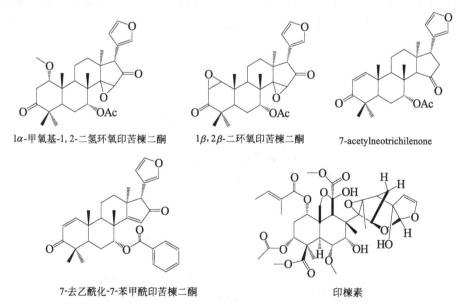

| 1α-甲氧基-1,2-二氢环氧印苦楝二酮 | 1β,2β-二环氧印苦楝二酮 | 7-acetylneotrichilenone |

7-去乙酰化-7-苯甲酰印苦楝二酮　　　　印楝素

2. 五环三萜皂苷

五环三萜（pentacyclic triterpenoids）皂苷类型数目较多，主要的五环三萜为齐墩果烷型、乌苏烷型、羽扇豆烷型、木栓烷型及何伯烷型。

（1）齐墩果烷型

齐墩果烷（oleanane）三萜又称 β-香树脂烷（β-amyrane）型三萜，此类化合物在植物界分布极为广泛，主要分布于五加科、豆科、桔梗科、远志科、木通科和桑寄生科等的一些植物中。其结构中五个环皆为六元环，A/B、B/C、C/D 环为反式排列，D/E 为顺式排列。八个甲基分别取代在 C-4、C-4、C-8、C-10、C-14、C-17、C-20 和 C-20 位。C-8、C-10 和 C-17 位连接的甲基为 β 型，C-14 位连接的甲基为 α 型，分子中常有羧基、酮基、羟基和双键等，结构中 C-3 位多为 β 羟基，亦可与糖结合成苷，或与酸结合成酯，C-28 位常为 COOH 或 CH_2OH。

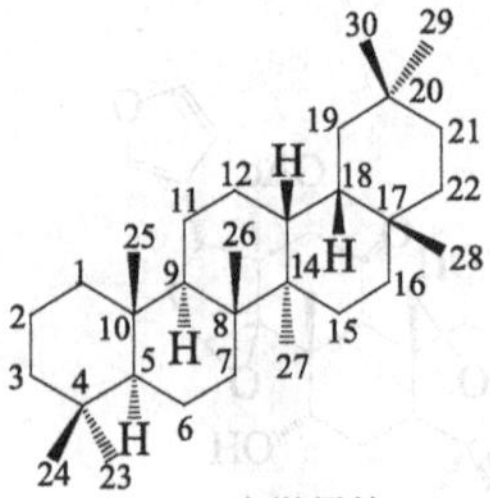

齐墩果烷 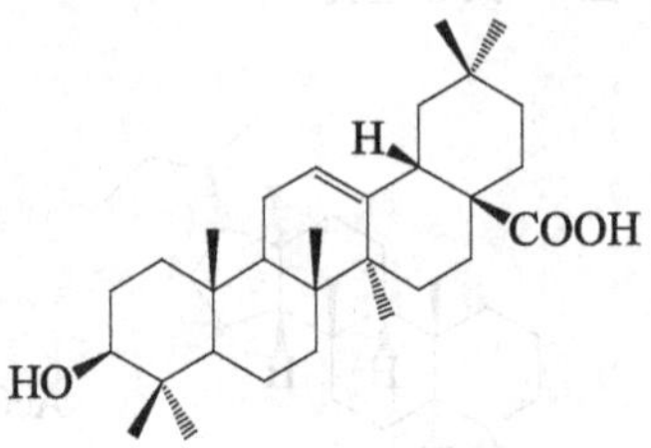　　　　　　　　　　齐墩果酸

齐墩果酸（oleanolic acid）是植物界广泛存在的一种三萜皂苷元，首先从木犀科植物油橄榄（*Olea europaea*）的叶子中获得。在青叶胆全草、女贞子、连翘等植物中以游离形式存在；在人参、三七、柴胡、木通等中草药中大多与糖结合成苷存在。齐墩果酸具有降转氨酶作用，对四氯化碳引起的大鼠急性肝损伤有明显的保护作用，能促进肝细胞再生，用于治疗急性黄疸型肝炎，对慢性肝炎也有一定疗效。

柴胡为常用中药，《中国药典》收录以北柴胡（*Bupleurum chinense*）和南柴胡（*Bupleurum scorzonerifolium*）的根为药用，具有解热、抗炎、镇静、保肝等多种生物活性。至今已从柴胡属植物中分离出 100 多个三萜皂苷类化合物，均为齐墩果烷型。其中柴胡皂苷 a 和柴胡皂苷 d 等是柴胡的主要成分，具有明显的抗炎作用及降低血清胆固醇和三酰甘油的作用。

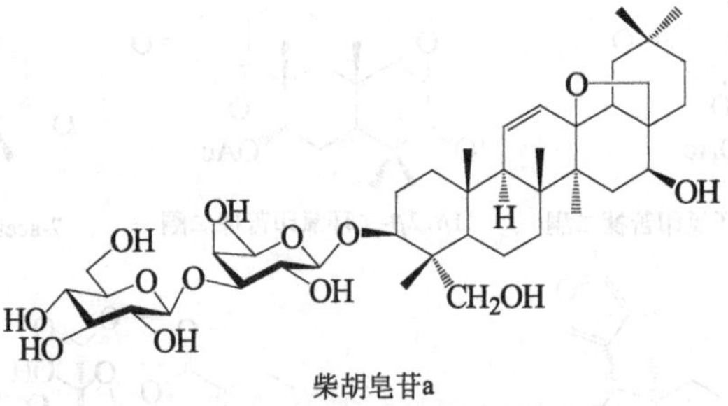

柴胡皂苷a

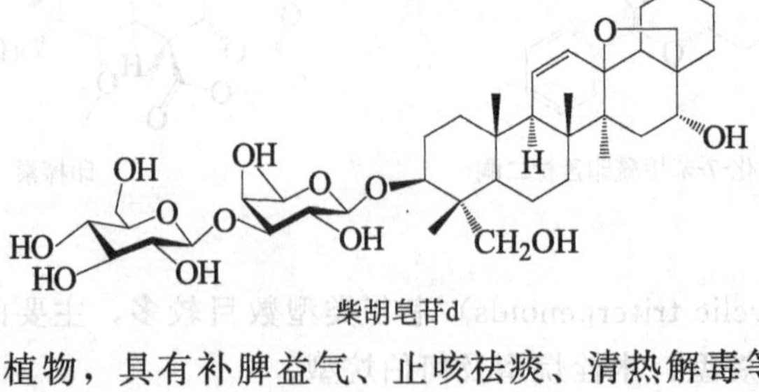

柴胡皂苷d

甘草为豆科甘草属植物，具有补脾益气、止咳祛痰、清热解毒等功效。从甘草（*Glycyrrhiza uralensis*）中分离得到的甘草酸（glycyrrhizic acid）及苷元、甘草次酸（glycyrrhetinic acid）为其主要有效成分。二者具有促肾上腺皮质激素样的生物活性，临床上用于抗炎和治疗胃溃疡。但只有 18-βH 的甘草次酸才有此活性，18-αH 型无此活性。

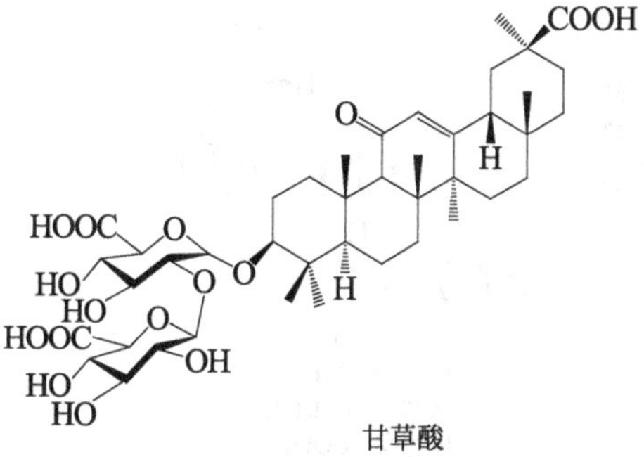

甘草酸 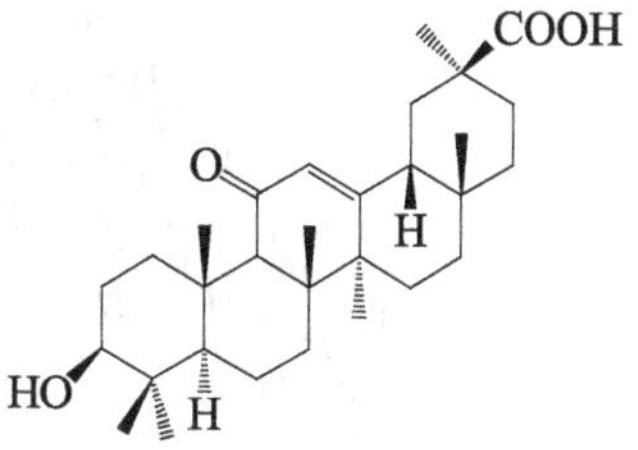　　　　　　　　甘草次酸

（2）乌苏烷型

乌苏烷（ursane）型，又称 α-香树脂烷（α-amyrane）型或熊果烷型。其分子结构与齐墩果烷型的不同之处是 E 环有两个甲基位置不同，即 C-19 位和 C-20 位上分别有一个甲基。此类三萜大多是乌苏酸的衍生物，乌苏酸（ursolic acid）又称熊果酸，在植物界分别较广，如熊果叶、栀子果实、女贞叶、车前草、白花蛇舌草、石榴的叶和果实中均有存在。该成分在体外对革兰氏阳性菌、阴性菌、酵母菌均有抑制作用，能明显降低大鼠的正常体温，并有抗病毒、抗肿瘤、安定等作用。

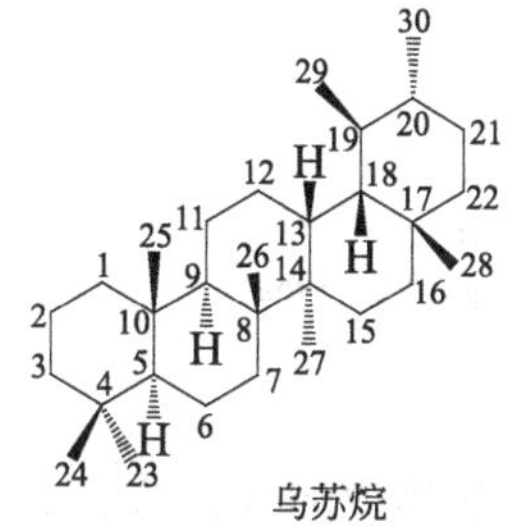

乌苏烷 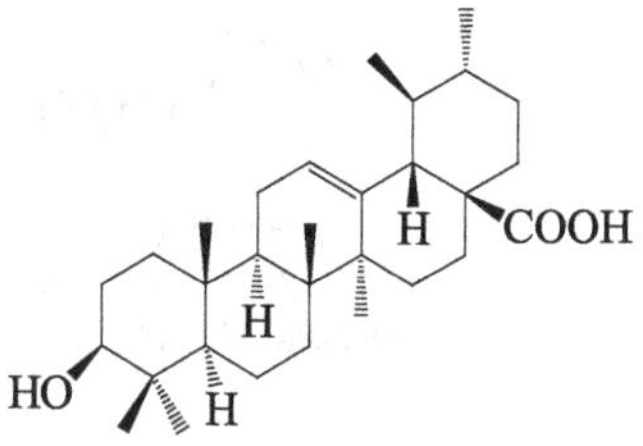　　　　　　　　乌苏酸

中药地榆（*Sanguisorba officinalis*）的根和茎，具有凉血、止血的功效，其化学成分中除了含有大量鞣质外，还含有皂苷。如地榆皂苷 B（sanguisorbin B）和地榆皂苷 E（sanguisorbin E），二者均为乌苏酸的苷，地榆皂苷Ⅰ（ziyu-glucoside Ⅰ）和地榆皂苷Ⅱ（ziyu-glucoside Ⅱ），是 19α-羟基乌苏酸的苷。

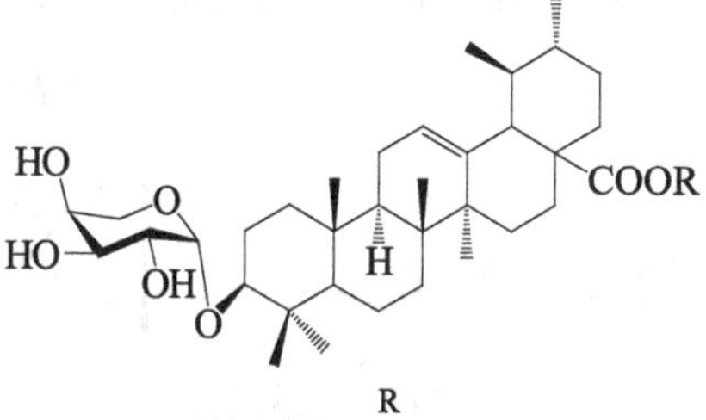

	R
地榆皂苷B	H
地榆皂苷E	3-Ac-glc

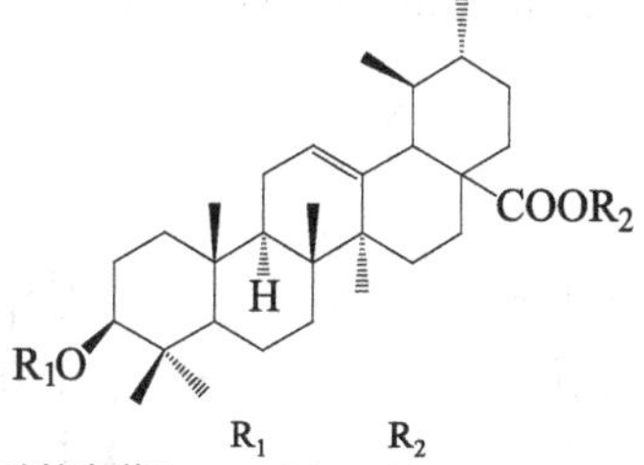

	R₁	R₂
地榆皂苷I	ara(*p*)	H
地榆皂苷II	ara(*p*)	glc

（3）羽扇豆烷型

羽扇豆烷（lupane）型三萜结构中 E 环为五元碳环，且在 E 环 C-19 位有异丙基以 α-构型取代，A/B、B/C、C/D 及 D/E 均为反式。此类成分主要有黄羽扇豆（*Lupimus luteus*）种子中存在的羽扇豆醇（lupeol），以及存在于酸枣仁中的白桦脂醇（betulin）和白桦脂酸

（betulinic acid）。该化合物具有抗 HIV 作用，且对肿瘤细胞具有选择性的细胞毒作用。由它们衍生的皂苷为数不多。

R
羽扇豆醇 CH$_3$
白桦脂醇 CH$_2$OH
白桦脂酸 COOH

羽扇豆烷

毛茛科白头翁属植物白头翁（*Pulsatilla chinensis*）含有多种羽扇豆烷型三萜皂苷，如白头翁皂苷 A$_3$（pulchinenoside A$_3$）和白头翁皂苷 B$_4$（pulchinenoside B$_4$），其皂苷元为 23-羟基白桦脂酸（23-hydroxybetulinic acid）。

	R$_1$	R$_2$
白头翁皂苷A$_3$	ara$\overset{2}{-}$rha	H
白头翁皂苷B$_4$	ara$\overset{2}{-}$rha	glc$\overset{6}{-}$glc$\overset{4}{-}$rha
23-羟基白桦脂酸	H	H

（4）木栓烷型

木栓烷（friedelane）在生源上是由齐墩果烯甲基移位演变而来的。其结构特点是 A/B、B/C、C/D 环均为反式，D/E 环为顺式，C-4、C-5、C-9、C-14 位均有 β-CH$_3$。卫矛科植物雷公藤（*Tripterygium wil fordii*）在我国有着悠久的用药历史，对类风湿疾病有独特疗效，引起国内外广泛重视，已经从中分离得到多种三萜，其中一类为木栓烷型三萜。如雷公藤酮（triptergone）是由雷公藤去皮根中分离出的三萜化合物，化学名为 3-hydroxy-25-nor-friedel-3,1(10)-dien-2-one-30-oic acid，是失去 25 位甲基的木栓烷型衍生物。

齐墩果烯　　　　木栓烷　　　　雷公藤酮

Leslie 等从卫矛科植物锡兰梣古那（*Kokoona zeylanica*）的茎皮中得到 11 个木栓烷-3-酮类化合物：木栓酮（friedelin），D:A-friedo-oleanane-3,21-dione，21α-hydroxy-D:A-friedo-oleanane-3-one，kokoonol，kokoononol，kokoondiol，zeylanol，zeylanonol，zeylandiol，kokzeylanol 和 kokzeylanonol，其中化合物 kokzeylanonol 具有抗肿瘤活性。

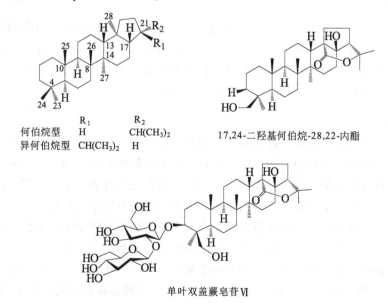

	R_1	R_2	R_3
木栓酮	CH_2	CH_2	CH_3
D:A-friedo-oleanane-3,21-dione	CH_2	O	CH_3
21α-hydroxy-D:A-friedo-oleanane-3-one	CH_2	α-OH,β-H	CH_3
kokoonol	CH_2	CH_2	CH_2OH
kokoononol	CH_2	O	CH_2OH
kokoondiol	CH_2	α-H,β-OH	CH_2OH
zeylanol	α-H,β-OH	CH_2	CH_3
zeylanonol	α-H,β-OH	O	CH_3
zeylandiol	β-OH,α-H	β-OH,α-H	CH_3
kokzeylanol	β-OH,α-H	CH_2	CH_2OH
kokzeylanonol	β-OH,α-H	O	CH_2OH

(5) 何伯烷型

何伯烷型（hopanes）和异何伯烷型（isohopane）互为异构体，其结构中 E 环为五元碳环，且在 E 环 21 位有异丙基以 α-构型取代，A/B、B/C、C/D 及 D/E 环均为反式。Tanaka 等和 Inatomi 等分别报道从蕨类植物单叶双盖蕨（*Diplazium subsinuatum*）中分离得到了三萜内酯 17,24-二羟基何伯烷-28,22-内酯（17,24-dihydroxyhopan-28,22-olide）及三萜糖苷单叶双盖蕨皂苷Ⅵ（diplazioside Ⅵ）。

	R_1	R_2
何伯烷型	H	$CH(CH_3)_2$
异何伯烷型	$CH(CH_3)_2$	H

17,24-二羟基何伯烷-28,22-内酯

单叶双盖蕨皂苷Ⅵ

二、三萜类化合物的理化性质

1. 性状

三萜皂苷大多数为白色或类白色无定形粉末，游离的三萜类化合物及其皂苷苷元多有较

好的结晶。由于三萜皂苷常在熔融前就分解，因此无明显的熔点，一般测得的是分解点，多在 200～350℃之间。三萜皂苷因所含羟基数目较多，极性较大，常具有吸湿性。萜类化合物多具有苦味，有的味极苦，所以萜类化合物又称苦味素。三萜皂苷多味苦而辛辣，其粉末对人体黏膜有强烈的刺激性，其中鼻内黏膜的敏感性最大，吸入鼻内能引起喷嚏。某些皂苷内服能刺激消化道黏膜，反射性刺激黏液腺分泌，从而用于祛痰止咳。但有的皂苷无此性质，如甘草皂苷有甜味，对黏膜刺激性也弱。

2. 溶解度

三萜类化合物极性较小，能溶于石油醚、苯、乙醚、氯仿等有机溶剂，而不溶于水。三萜类化合物与糖结合成为三萜皂苷，由于糖分子的引入，极性增大，故三萜皂苷一般可溶于水，易溶于热水、稀醇，难溶于丙酮，几乎不溶于苯、乙醚等亲脂性溶剂。三萜皂苷在含水正丁醇或戊醇中有较大的溶解度，可利用此性质从含三萜皂苷水溶液中用正丁醇或戊醇萃取，借以与亲水性更大的糖类、蛋白质等分离。此外，三萜皂苷还具有一定的助溶性能，可提高其他成分在水中的溶解度。

3. 表面活性

三萜皂苷具有表面活性，可降低水溶液的表面张力。故三萜皂苷水溶液经强烈振摇能产生持久性的泡沫，且不因加热而消失，因此三萜皂苷可以用作清洁剂和乳化剂。三萜皂苷的表面活性与其分子内部亲水性和亲脂性结构的比例有关，只有二者比例适当，才能较好地发挥这种表面活性。某些三萜皂苷由于亲水性强于亲脂性或亲脂性强于亲水性，而不呈现表面活性。蛋白质的水溶液虽也能产生泡沫，但不能持久，在加热后很快消失，而三萜皂苷水溶液并不因加热而消失，可区别二者。

4. 沉淀反应

三萜皂苷可与含有 3β-OH 的甾醇类反应形成难溶性分子复合物，常用的甾醇有 β-谷甾醇、豆甾醇、麦甾醇等。若 3-OH 为 α-构型，或是当甾醇 3-OH 被酰化或者生成苷键，就不能生成难溶性分子复合物。三萜皂苷与胆甾醇产生的复合物用乙醚回流提取时，胆甾醇可溶于乙醚，而三萜皂苷不溶被游离，可用于纯化三萜皂苷。

5. 溶血作用

多数三萜皂苷的水溶液能与红细胞壁上的胆甾醇结合，生成不溶于水的复合物沉淀，从而破坏红细胞而导致溶血现象。但并不是所有三萜皂苷都能破坏红细胞产生溶血现象，例如人参总皂苷就没有溶血现象，经过分离后，其中以人参萜三醇及齐墩果酸为苷元的人参皂苷则具有显著的溶血作用，而以人参二醇为苷元的人参皂苷则有抗溶血作用。三萜皂苷的溶血作用强弱可用溶血指数表示，溶血指数是指在一定条件下能使血液中的红细胞完全溶解的最低浓度。从某一药材浸出液及其提纯三萜皂苷溶液的溶血指数，可以推算出样品所含三萜皂苷的粗略含量。例如某药材浸出液测得的溶血指数为 $1:M$，所用对照标准三萜皂苷的溶血指数为 $1:100M$，则药材中三萜皂苷的含量约为 1%。中药提取液中的一些其他成分也具有溶血作用，如某些植物的树脂、脂肪酸、挥发油等，鞣质则能凝集血红细胞而抑制溶血。要判断是否由三萜皂苷引起溶血，除进一步提纯检查外，还可以结合胆甾醇沉淀法进行检测。如沉淀后的滤液无溶血现象，而沉淀分解后有溶血活性，表示是由三萜皂苷引起的溶血现象。

6. 颜色反应

三萜皂苷类化合物在无水条件下，与强酸、中等强酸或 Lewis 酸作用，会发生颜色反应。常用的强酸有硫酸、磷酸和高氯酸；中等强酸有三氯乙酸；Lewis 酸有氯化锌、三氯化铝、三氯化锑等。三萜化合物的显色反应原理可能是由于羟基脱水生成双键，再经双键移位、双分子缩合等反应生成共轭双烯，进而在酸作用下形成正碳离子而呈色。因此，全饱和的、3 位无羟基或羰基的化合物不显色。本来存在共轭双烯的化合物呈色较快，孤立双键的化合物呈色较慢。常见的三萜皂苷颜色反应如下所述。

① 冰醋酸-乙酰氯反应（Tschugaeff reaction）　样品溶于冰醋酸中，加乙酰氯数滴及氯化锌结晶数粒，稍加热，呈现淡红色或紫红色。

② 五氯化锑反应（Kahlenberg reaction）　将样品的氯仿或醇溶液点于滤纸上，喷以 20％五氯化锑氯仿溶液，该反应试剂也可选用三氯化锑饱和的氯仿溶液代替（不含乙醇和水），干燥后 60～70℃加热，显蓝色、灰蓝色、灰紫色等多种颜色斑点。

③ 醋酸酐-浓硫酸反应（Liebermann-Burchard reaction）　将样品溶于醋酸酐中，加浓硫酸-醋酸酐（1∶20），可产生黄→红→紫→蓝等颜色变化，最后褪色。

④ 氯仿-浓硫酸反应（Salkowski reaction）　样品溶于氯仿，加入浓硫酸后，氯仿层显血红色或青色，硫酸层显绿色荧光。

⑤ 三氯乙酸反应（Rosen-Heimer reaction）　将样品溶液滴在滤纸上，喷 25％三氯乙酸乙醇溶液，加热至 100℃，生成红色渐变为紫色。

第二节　三萜类化合物的提取分离与结构鉴定

用于生产三萜皂苷的原材料，其化学成分较复杂。在实际制备中，需经过提取、分离精制来得到纯度较高的单体成分。选择适当的提取方法，可以提高目标化学成分的得率，并可以尽量避免杂质成分的干扰。但任何一种提取方法所得到的提取液或提取物，均包含有多种理化性质相近的化学成分，需要进一步的分离和精制才能得到有效单体。一般来说，从粗提取物中得到纯化合物需要经过多步纯化。同时，某些化合物含量很低或性质很不稳定，选择合适的提取分离方法对于微量三萜皂苷的制备十分重要。

一、三萜皂苷的提取分离

1. 三萜皂苷的提取

三萜皂苷一般采用的是溶剂提取法。大多数三萜皂苷极性大，易溶于水和甲醇、乙醇等有机溶剂，难溶于丙酮、乙醚。因而三萜皂苷常用乙醇溶液作为提取溶剂。在提取前，有时先用石油醚等溶剂去除油脂、色素等亲脂性杂质。若用水作为提取溶剂，虽然方法简单、成本低、安全，但是用水提取时，提取液中杂质较多（如无机盐、蛋白质、糖等），给进一步分离带来困难；同时，一些药材原料（如三七）中含有大量淀粉，在用水提取时有糊化现象，不利于生产操作；此外，用水作为提取溶剂，容易产生大量持久性泡沫，给后续处理带来困难。因此，三萜皂苷提取时多采用亲水性有机溶剂。常用的溶剂提取法有：煎煮法、浸渍法、渗漉法和回流提取法等。典型的三萜皂苷提取流程如图 12-1 所示。

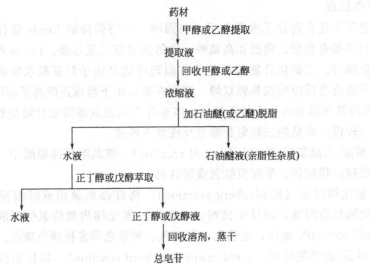

图 12-1 典型的三萜皂苷提取流程图

传统的溶剂提取法存在提取效率低，耗时长，不环保等缺点。提取过程可通过附加外力来强化，如提高提取过程的温度和压力、加大提取过程的平均浓度差、给提取过程施加能量（电场、磁场、微波、超声波等）、增加药材粒度等措施均可提高提取过程的速度和效率。由此产生了一些可应用于三萜皂苷提取的新方法，如超声提取、微波辅助提取等，可显著提高提取效率和原料利用率，具有很好的应用前景。此外，超临界流体萃取技术具有工艺简单、无环境污染、无溶剂残留、参数易控制、提取效率高、产品纯度好等优点，且同时适用于不稳定、易氧化的挥发性组分和脂溶性成分的分离提取。超临界 CO_2 萃取技术已应用于三萜皂苷的提取，对于三萜皂苷中极性较小的单糖苷有很好的提取效果。

2. 三萜皂苷的分离

由于三萜皂苷结构复杂，有较高的水溶性。同时，存在于同一植物中的三萜皂苷大多结构相近，因此，三萜皂苷的分离纯化是天然药物化学研究中的难点。常用的分离纯化方法有沉淀法、柱色谱法、大孔树脂吸附法、膜分离技术等，在实际研究和生产中常结合使用多种纯化方法，经多步处理后得到较纯的三萜皂苷。

(1) 沉淀法

沉淀法纯化三萜皂苷的原理是三萜皂苷在醇中的溶解度大，而在乙醚或者丙酮中的溶解度小。利用此性质，将粗皂苷先溶于少量甲醇或乙醇中，然后缓慢加入乙醚、丙酮（或其混合溶剂），三萜皂苷即可逐渐析出。开始析出的沉淀通常含有较多杂质，继续加入乙醚则可以得到纯度较高的三萜皂苷。也可反复处理数次，并逐渐降低溶剂极性，不同极性的三萜皂苷就可分批析出，达到分离的目的。如文献报道，采用乙醇-正丁醇提取和丙酮沉淀法对竹节参总皂苷进行提取分离，以正丁醇萃取 3 次，以 85% 乙醇充分溶解后，边搅拌边缓慢加入 4～5 倍量丙酮沉淀，经纯化后总皂苷可达 83.48%。该法提取收率高且稳定，重现性好，但缺点是很难得到纯品单体皂苷。

(2) 柱色谱法

目前广泛采用柱色谱法来分离精制三萜皂苷。吸附剂常用硅胶、氧化铝或氧化镁，洗脱剂一般采用混合溶剂。其原理为：三萜皂苷粗提液中的多糖、黄酮等物质由于极性较大，易吸附于硅胶等吸附剂上，而极性较弱的三萜皂苷则不易被吸附，容易被洗脱下来。草玉梅（*Anemone rivularis*）是毛茛科植物，其根茎可用于治疗喉炎、扁桃腺炎、肝炎等疾病，文献报道用甲醇提取其根中的皂苷，经大孔树脂纯化，后经多种色谱法，分离得到 6 个三萜皂苷，具体分离流程如图 12-2 所示。

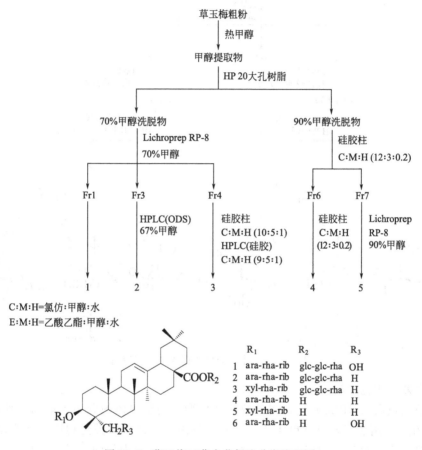

图 12-2 草玉梅三萜皂苷提取分离流程图

(3) 大孔吸附树脂法

大孔树脂具有良好的选择性、吸附量大、易洗脱、耐污染、再生处理后可重复使用，因而在三萜皂苷纯化过程中经常使用。其操作方法通常为：将含有三萜皂苷的水溶液通过大孔树脂柱后，先用水洗涤，再用不同浓度的醇洗脱，吸附力小的三萜皂苷可被 10%～30%乙醇洗脱下来，吸附力强的三萜皂苷则被 50%以上的乙醇洗脱下来。用这种方法可除去绝大部分水溶性杂质。大孔吸附树脂法是目前纯化工艺较简单，效率较高，收率和纯度都比较理想的三萜皂苷纯化方法。此法在桔梗总皂苷、黄芪总皂苷、人参皂苷等多种药材的三萜皂苷纯化中均有报道，实用性强，应用较为广泛。

生藤（*Stelmatocrypton khasianum*）为萝摩科须药藤属植物，在民间用于治疗感冒、风湿疼痛等症。生藤中含有齐墩果型和乌苏烷型及 C-21 甾体皂苷，生藤茎的 95%和 50%乙醇提取物用水悬浮后用石油醚、乙酸乙酯及正丁醇萃取，正丁醇部分经分离得到 4 个三萜皂苷（化合物 1～4），如图 12-3 所示。

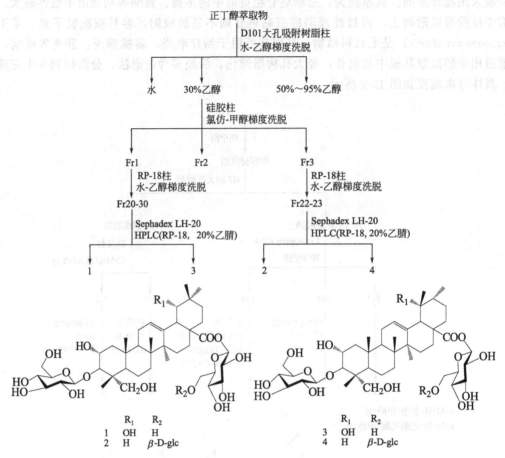

图 12-3　生藤三萜皂苷提取分离流程图

(4) 高效液相色谱法

高效液相色谱（HPLC）包括制备型和分析型，用于单体的分离提取和定性定量检测。分析型 HPLC 常用于三萜皂苷单体的鉴别和含量测定，是三萜类药物质量标准制定和质量检测的重要方法。制备型 HPLC 与分析型 HPLC 的工作原理相同，只是选择的柱填料孔径大小、柱长、流动相流速等有差别。目前 HPLC 法研究主要围绕色谱柱的选择、检测器的选择及色谱联用技术的应用。该方法灵敏度高，精确度好，速度快。集分离、检测、收集于一体，在三萜皂苷单体分离中有独特的优势。在分离三萜皂苷时多采用反相色谱法，也可将某些极性较大的三萜皂苷制成衍生物后进行正相色谱分离。如文献采用制备色谱系统从九节龙皂苷粗品中分离纯化九节龙皂苷Ⅰ（ardipusilloside Ⅰ），并建立了纯化工艺，其纯度可达99%以上。

(5) 高速逆流色谱法

高速逆流色谱（HSCCC）是一种不用固态支撑体或载体的液液分离色谱，能实现连续有效分离功能的实用新型分离技术。液滴逆流色谱法分离效能高，有时可将结构极其相近的成分分开。其主要优点是没有固体吸附剂，不存在被分离物质的不可逆吸附，因此适用于分离纯化微量且生理活性很强的极性化合物。该方法近年来已被广泛应用于三萜皂苷的分离纯化。

研究表明，在一些传统的三萜皂苷纯化过程中常采用大孔树脂和硅胶柱色谱粗分离，有时候为了得到更纯的单体还要利用硅胶柱色谱反复纯化，其预处理过程复杂，耗时较长且处理量小。而应用高速逆流色谱法，粗提物经简单处理后即可直接分离，制备量比传统方法更大，纯度也较高。但高速逆流色谱也有其不足之处，如溶剂消耗多、检测限较低、灵敏度较差，有时为了提高精度必须与液相色谱联用。如文献报道运用高速逆流色谱法从人参果中分离制备高纯度人参皂苷 Re（ginsenoside Re），该方法重现性好、操作简单且分离成本低。东北铁线莲（*Clematis mandshurica*）为中药威灵仙的主要来源之一，可用于治疗风湿、关节不利等症。文献报道将东北铁线莲的根用 50% 乙醇提取，经丙酮脱脂得到的总皂苷，经高速逆流色谱制备成功分离得到 4 个三萜皂苷类化合物（化合物 1～4），如图 12-4 所示。

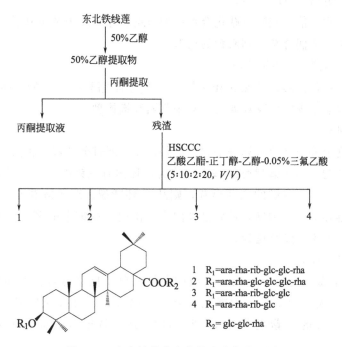

图 12-4　东北铁线莲皂苷提取分离流程图

（6）膜分离技术

膜分离技术是利用膜所具有的选择性分离功能来进行药液中不同组分的分离、纯化、浓缩的过程。依据膜孔径的不同可将其分为微滤膜、超滤膜、纳滤膜和反渗透膜。膜分离技术具有分离效果好、运行成本低、操作简便、无相变、稳定性好等优点，但同时有易堵塞、易污染等缺点。膜分离技术目前在三萜皂苷纯化中得到了一定的应用，如已有研究采用超滤膜分离纯化绞股蓝总皂苷，用不同截留分子量的膜进行分步膜分离，处理量大，处理效果较为理想，可以很好地实现绞股蓝皂苷的连续化生产，有很好的工业前景。又如文献报道的采用膜分离技术纯化葫芦巴中葫芦巴总皂苷的工艺，操作简单，纯化效率高。但是膜分离也存在污染严重、清洗困难、膜更换困难、造价较高等实际问题。随着膜分离技术的不断完善，必将推动其在三萜皂苷粗提液分离纯化的工业化进程。

二、三萜类化合物的结构鉴定

三萜皂苷结构的研究一般包括苷元和糖片段的结构鉴定，以及苷元与糖片段之间连接位置的确定。根据生源关系，同属植物常含有结构类似的化学成分，因此可根据波谱数据与文献报道的数据相比较来进行结构鉴定。在传统的结构研究方法中，苷键的裂解占有重要的位置，裂解方法包括酸水解、碱水解及 Smith 降解等。通过苷键裂解反应除了可获得苷元及糖的信息，还可获得次级皂苷。通过次级皂苷与原皂苷的比较可确定糖的连接顺序和连接位置。

1. 苷元的结构鉴定

三萜皂苷的苷元结构鉴定，主要采用多种谱学技术相结合确定结构类型和基本母核结构，包括核磁共振（NMR）、质谱（MS）、紫外光谱（UV）及红外光谱（IR）等。

(1) 核磁共振氢谱（^{1}H-NMR）

根据氢谱中的质子信号判断三萜化合物中的双键、连氧质子及甲基质子，从甲基的数目可以判断苷元类型，从偶合常数判断糖的构型。

(2) 核磁共振碳谱（^{13}C-NMR）

通过测定糖的苷化位移、苷元的苷化位移来确定糖-糖和糖苷元的连接位置，判断糖链及支链数目。通过端基碳的位移和偶合常数来判断苷键构型。

(3) 质谱（MS）

质谱可用于确定分子量及求算分子式。此外，还可通过分子离子丢失的碎片离子推定或复核分子的部分结构。其质谱裂解的基本规律为：环内有双键的三萜皂苷，遵循反狄尔斯-阿尔德反应开裂；无环内双键的三萜皂苷，则从 C 环断裂。对于醇苷而言，皂苷糖链的断裂优先发生于糖链外侧的末端糖，随后自外向内依次脱去糖链上的多个糖基。对酯苷而言，皂苷糖链的断裂多发生在酯苷键处。

(4) 红外光谱（IR）

分子吸收红外线可引起分子振动能级的跃迁，分子振动有许多基本振动形式，根据振动方向不同、振幅不同及其振动能级各异，可以吸收各种波长的光线形成红外光谱。因而可根据不同骨架的三萜皂苷在 $1392\sim1245\mathrm{cm}^{-1}$ 特征区的吸收不同来确定其基本骨架。

(5) 紫外光谱（UV）

大多数三萜皂苷没有共轭体系，所以在 $200\sim400\mathrm{nm}$ 区段无吸收峰，但三萜皂苷在硫酸、三氯化锑等 Lewis 酸作用下，经过脱水、双键位移、缩合等一系列反应可以产生有色的或有荧光的物质，故利用这些反应可以进行初步鉴别及定量分析。

2. 糖片段的结构鉴定

苷在糖及糖链测定之前，要首先了解它含有哪些单糖，各单糖之间的比例是多少。一般的方法是：首先将苷键全部水解，再用纸色谱或者薄层色谱的方法检出糖的种类，经显色后用薄层扫描的方法测定出各糖之间的分子比。除此之外，也可以采用 GC 或 HPLC 的方法对各单糖进行定量分析。多糖用甲醇解法把半缩醛甲基化，形成甲基糖苷后，再进行三甲基硅醚化，可使 α，β 异构体减少，有利于单糖鉴定。糖连接位点的测定多是采用甲基化法和 Smith 裂解法，其中简单的低聚糖及其苷可通过谱学方法，直接完成糖的连接位点和连接顺序的确定。关于糖片段的结构鉴定详见第六章第三节中的"糖和苷的结构研究"部分。

第三节　三萜皂苷类药物的研究制备实例

一、黄芪甲苷的制备研究

黄芪甲苷

黄芪甲苷（astragaloside Ⅳ），分子式 $C_{41}H_{68}O_{14}$，分子量 784.97，白色至淡黄色粉末，熔点 295～296℃。易溶于甲醇、乙醇、丙酮，难溶于氯仿、乙酸乙酯等弱极性有机溶剂。^{1}H-NMR 和 ^{13}C-NMR 数据如下：^{1}H-NMR（400MHz, pyridine-d_5）：δ 6.55（brs, 1 H），5.81（d, $J=2.8$Hz, 1 H），4.93（d, $J=8.0$Hz, 1 H），4.88（d, $J=7.2$Hz, 1 H），4.52（dd, $J=2.8$, 11.6Hz, 1 H），4.39～4.31（m, 2 H），4.27～4.21（m, 3 H），4.19（t, $J=8.8$Hz, 1 H），4.06（m, 2 H），3.94～3.87（m, 2 H），3.83（td, $J=3.6$, 8.4Hz, 1 H），3.74（t, $J=10.4$Hz, 1 H），3.56（dd, $J=4.0$, 11.6Hz, 1 H），3.18（dd, $J=11.2$, 20.8Hz, 1 H），2.55（d, $J=7.6$Hz, 1 H），2.41～2.27（m, 4 H），2.06（s, 3 H），1.60（s, 3 H），1.43（s, 3 H），1.39（s, 3 H），1.31（s, 6 H），0.95（s, 3 H），0.61（d, $J=3.6$Hz, 1 H），0.22（d, 4.0Hz, 1 H）；^{13}C-NMR（100MHz, pyridine-d_5）：δ 107.5（C-1′），105.0（C-1″），88.3（C-3），87.0（C-20），81.4（C-24），79.1（C-6），79.0（C-3″），78.3（C-5″），77.9（C-3′），75.4（C-2″），73.2（C-16），71.6（C-4′），71.0（C-4″），66.8（C-5′），62.9（C-6″），58.0（C-17），52.3（C-5），46.0（C-14），45.5（C-8），44.8（C-13），42.4（C-4），34.7（C-22），34.4（C-7），33.2（C-12），32.0（C-1），30.0（C-2），28.8（C-10），28.6（C-19），28.4（C-27），28.0（C-26），26.9（C-21），26.2（C-23），26.0（C-11），20.9（C-9），19.6（C-30），16.4（C-29）。

中药黄芪为豆科植物膜荚黄芪 [*Astragalus membranaceus* （Fisch.）Bunge] 的干燥根。从黄芪根中已分离鉴定出数十种黄芪皂苷，其中黄芪甲苷（astragaloside Ⅳ）为皂苷的主要有效成分，黄芪甲苷为环阿屯烷型三萜皂苷。研究表明，黄芪甲苷具有降压、抗炎、抗衰老、抗病毒、增强免疫力和促进肝再生等显著生物活性。它能增加血浆中 cAMP 和再生肝 DNA 的含量；能增加小鼠胸腺重量；清除自由基，对脑组织有一定的保护作用；促进胰岛素的分泌；明显改善受损白细胞变形能力；能激活和延长小鼠腹腔巨噬细胞的生长，增强吞噬作用等。由于黄芪甲苷在黄芪药材中含量较少，因此早期针对黄芪甲苷多采用水提取或醇提取的方式，但是存在提取率低、提取时间长、能耗高等缺点。近年来，陆续出现了超声提取法、微波辅助提取法、超滤法、超高压提取法、高速逆流提取法和超临界流体萃取法等新的提取工艺。黄芪甲苷（astragaloside Ⅳ）的制备工艺流程如图 12-5 所示。

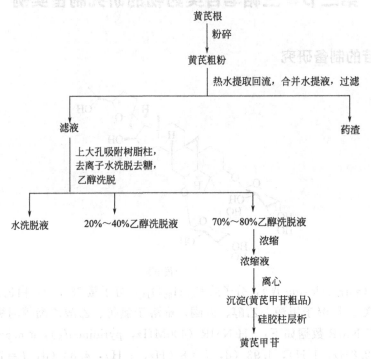

图 12-5　黄芪甲苷制备工艺流程图

二、人参总皂苷的制备研究

人参总皂苷（total ginsenoside ginseng root）为五加科植物人参（*Panax ginseng* C. A. Mey）的干燥根及根茎经加工制成的总皂苷。人参总皂苷为黄白色或淡黄色无定形粉末；微臭，味苦；具吸湿性。在甲醇或乙醇中易溶，在水中溶解，在乙醚或石油醚中几乎不溶。现代药理研究表明人参总皂苷具有改善记忆、抗心肌缺血、抗动脉粥样硬化、抗衰老、抗氧化、抗肿瘤等多种功效。此外，人参总皂苷对 4-硝基喹啉-1-氧化物（4-NQO）所致 DNA 损伤有一定程度的拮抗作用，可明显减轻烟雾吸入所致肺微血管通透性（PMVP）增加，减少支气管肺泡灌洗液（BSLF）中白细胞（WBC）计数和蛋白含量，使肺内 WBC 浸润，减轻肺水肿、肺充血、出血等病变。

人参总皂苷主要由人参皂苷 Rb$_1$（ginsenoside Rb$_1$）、人参皂苷 Rg$_1$（ginsenoside Rg$_1$）、人参皂苷 Re（ginsenoside Re）、人参皂苷 Rf（ginsenoside Rf）、人参皂苷 Rc（ginsenoside Rc）、人参皂苷 Rb$_2$（ginsenoside Rb$_2$）、人参皂苷 Rd（ginsenoside Rd）七个三萜皂苷组成。这些代表性皂苷可以分为两类，分别为：原人参二醇类的人参皂苷 Rb$_1$、人参皂苷 Rb$_2$、人参皂苷 Rc、人参皂苷 Rd；原人参三醇类的人参皂苷 Re、人参皂苷 Rf、人参皂苷 Rg$_1$。人参总皂苷中代表性皂苷成分的结构如表 12-1 所示，其中人参皂苷 Re 质谱特征见图 12-6。《中国药典》（2015 版）一部规定：人参按干燥品计算，含人参总皂苷以人参皂苷 Re 计，应为 65%～85%；含人参皂苷 Rg$_1$、人参皂苷 Re 和人参皂苷 Rd 的总量计，应为 15%～25%。

表 12-1 代表性人参皂苷的结构图

主要皂苷名称	英文名	结构式
人参皂苷 Rb₁	ginsenoside Rb₁	
人参皂苷 Rb₂	ginsenoside Rb₂	
人参皂苷 Rc	ginsenoside Rc	
人参皂苷 Rd	ginsenoside Rd	

主要皂苷名称	英文名	结构式
人参皂苷 Re	ginsenoside Re	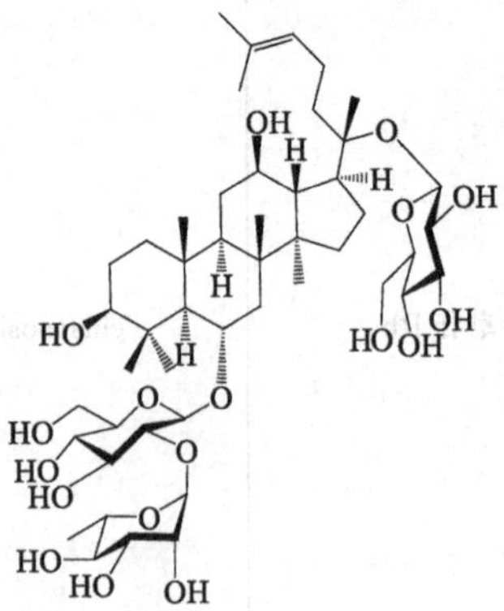
人参皂苷 Rf	ginsenoside Rf	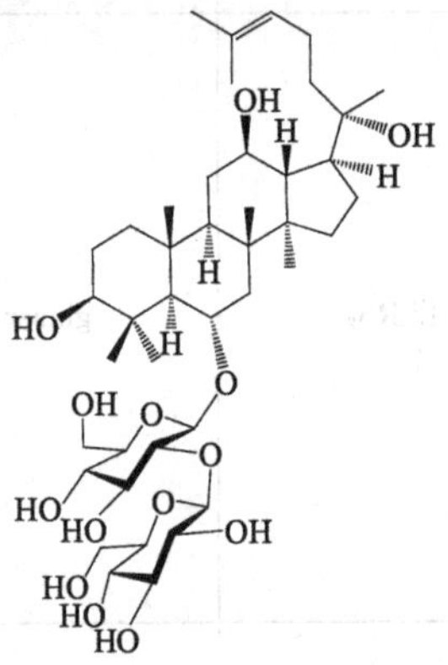
人参皂苷 Rg₁	ginsenoside Rg₁	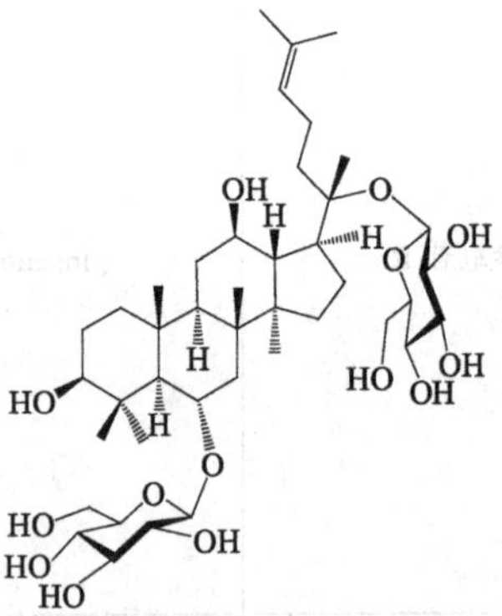

1. 人参总皂苷传统提取方法

（1）煎煮提取法

煎煮法提取过程需要将人参与水加热至沸腾并持续一定时间，如此重复数次，是中草药有效成分提取最为常见的方法之一。煎煮过程中影响提取效率的主要因素包括溶剂量、煎煮次数及时间、煎煮温度等。

（2）浸渍提取法

浸渍法提取人参皂苷是应用不同溶剂在一定温度下将人参生药浸泡一定时间，使人参皂苷溶解于溶剂之中，从而达到提取目的。此提取方法操作简便、成本较低，影响提取效率的

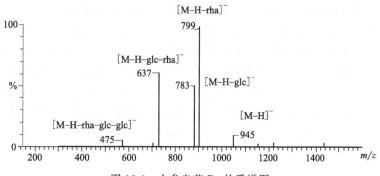

图 12-6　人参皂苷 Re 的质谱图

因素主要包括溶剂量、浸泡温度和时间。浸渍法提取人参皂苷过程中，不同因素对提取效果的影响程度由大到小分别是溶剂量、温度和时间。在溶剂量和温度固定的情况下，浸提时间对不同人参皂苷单体的提取率影响不同。如人参皂苷 Rb_1 随着浸提时间的延长，提取效率随之提高，而人参皂苷 Re 和人参皂苷 Rg_1 与浸提时间无线性关系，但是长时间的浸泡可使三者含量均降低。另外，联合其他辅助方法（如微波）可以提高浸提工艺的提取效率。

(3) 回流提取法

回流提取法多应用有机溶剂作为目标成分的提取溶剂，通过加热生药与有机溶剂的混合物，将蒸馏出的液体通过冷凝返回到混合物中，如此循环重复此过程，最终完成对目的成分的浸提。对于人参皂苷的回流法浸提，传统采用 80% 甲醇作为浸提溶剂，加热至 75℃，循环 3～4 次进行提取。

2. 人参总皂苷现代提取方法

(1) 超临界 CO_2 流体萃取法

将压力和温度设定为高于 CO_2 临界值使其形成单一相态的超临界流体，其密度与液体相似，但具有黏稠度低和扩散性强的特点，故而较一般液体的溶解能力强，可对人参皂苷进行高效提取。由于人参皂苷极性较大，所以在超临界 CO_2 流体中的溶解度较低，提取率低于传统的有机溶剂方法，但是该方法提取工艺简单、不损坏生药中的热敏成分，同时提取残余物环保无污染，这些特点是其他提取方法不能比拟的。

(2) 酶提取法

酶法提取人参皂苷主要利用酶解反应，使人参的组织分解，加速有效成分的释放，从而达到提取的目的，提高提取效率。该提取方法具有提取条件温和、产物完整、转化率高、对环境无污染和成本低廉等特点。目前有多种酶用于人参皂苷的提取和制备。蜗牛酶、白腐菌漆酶、双孢菇漆酶都被证实在适宜的条件下，能够显著提高常见人参皂苷的提取效率，同时也可以应用于稀有人参皂苷的制备过程，具有良好的工业化应用前景。

(3) 仿生提取法

仿生提取法主要通过体外模拟胃肠环境条件，基于药物在机体内的代谢原理分离人参皂苷。仿生提取法对人参皂苷的提取效率显著高于传统水提法，并且该类方法提取的人参皂苷更有利于人体的吸收和利用。

3. 人参总皂苷的纯化和制备

应用不同的提取方法将人参总皂苷从人参生药中提取出来后，继续进行总皂苷的纯化工艺。《中国药典》(2015 版) 中采用 D101 吸附性大孔树脂柱层析进行分离制备，采用 60% 乙醇作为洗脱溶剂，收集浓缩洗脱液后干燥粉碎即获得人参总皂苷。

人参总皂苷（total ginsenoside ginseng root）具体生产工艺为：将人参根茎整齐地放于刀床上或药斗中（旋转式切药机或上下往复式切药机），装好压紧，然后调节切片厚度切成厚片（2～4mm），取人参切片，冷水浸泡适当时间（30～60min），加水煎煮（多功能中药提取罐）2 次，第一次 2h，第二次 1.5h，煎液滤过，合并。通过 D101 型大孔吸附树脂柱，水洗脱至无色，再用 60% 乙醇洗脱，收集 60% 乙醇洗脱液；洗脱液浓缩（外加热式中药三效蒸发器）至相对密度为 1.06～1.08（80℃）的浸膏，真空干燥即得。其制备工艺流程图如图 12-7 所示。

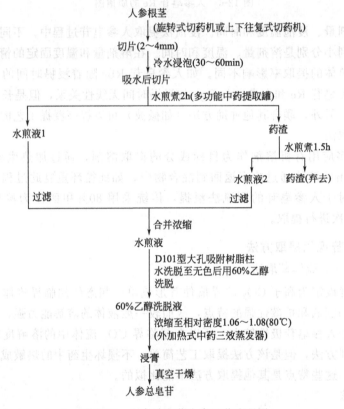

图 12-7 人参总皂苷生产工艺流程图

三、积雪草总苷的制备研究

积雪草总苷（centella total glucosides）为伞形科植物积雪草 [Centella asiatica (L.) Urb.] 的全草经加工制成的总苷，是积雪草中主要的有效成分。本品为淡黄色至淡棕黄色粉末；无臭，味苦，稍具引湿性。积雪草在水、乙醇中易溶，在氯仿、乙醚中不溶。现代药理研究发现，积雪草总苷具有抗炎、促进创面愈合、防止瘢痕过度增生等作用，主要用于治疗各种皮肤损伤，包括外伤疤痕、消化道溃疡、硬皮病等；另外还有抗泌尿系统感染、诱导肿瘤细胞凋亡等作用。

积雪草总苷中已分离得到的三萜皂苷有积雪草苷（asiaticoside）、羟基积雪草苷（madecassoside）、积雪草苷 B（asiaticoside B）和积雪草苷 C（asiaticoside C）等，积雪草苷和羟基积雪草苷为其主要成分，结构如表 12-2 所示，其中积雪草苷的质谱特征如图 12-8 所示。《中国药典》（2015 版）规定积雪草按干燥品计算，含总苷以羟基积雪草苷和积雪草苷的总量计，不得少于 55.0%。

表 12-2 积雪草苷和羟基积雪草苷的结构图

主要皂苷名称	英文名	结构式
积雪草苷	asiaticoside	
羟基积雪草苷	madecassoside	

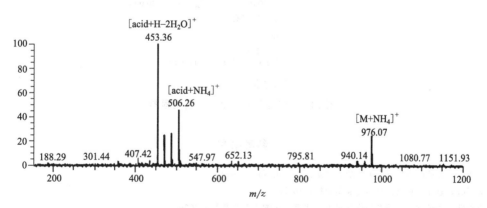

图 12-8 积雪草苷的质谱图

积雪草总苷（centella total glucosides）的具体生产工艺为：将积雪草投于多功能中药提取罐中，用 20～25 倍自来水分三次进行微沸提取，每次 2h，过滤，合并提取液，减压浓缩得到浓缩液。将浓缩液投入到长径比为（2：1）～（5：1）的大孔树脂柱中，然后进行梯度洗脱：先用水洗脱至流出液无色透明，再用 20% 乙醇水溶液洗脱至流出液无色透明，然后用 4 个柱体积 75％乙醇水溶液洗脱，收集 75％乙醇水洗脱液，减压浓缩至稠膏状，加入 5～8 倍 95％乙醇水溶液在 70～80℃下使其溶解，得到溶解液。将溶解液加入 10％活性炭，保温搅拌脱色 30min，趁热过滤，滤液减压浓缩后，(80±10)℃热风循环干燥制得积雪草总苷。其提取制备工艺流程图如图 12-9 所示。

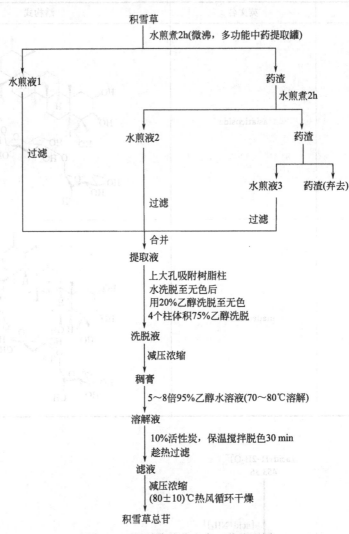

图 12-9　积雪草总苷生产工艺流程图

参考书目

[1]　徐任生. 天然产物化学. 第 2 版. 北京：科学出版社，2004.

[2]　庚石山. 皂苷. 北京：化学工业出版社，2005.

[3]　于德泉，吴毓林. 天然产物化学进展. 北京：化学工业出版社，2005.

[4]　吴立军. 天然药物化学. 第 6 版. 北京：人民卫生出版社，2011.

[5]　方起程. 天然药物化学研究. 北京：中国协和医科大学出版社，2006.

[6]　吴继洲，孔令义. 天然药物化学. 北京：中国医药科技出版社，2008.

[7]　郝鹏飞，刘富岗. 天然药物化学. 长春：吉林大学出版社，2014.

[8]　宋晓凯. 天然药物化学. 第 3 版. 北京：化学工业出版社，2016.

[9]　邱峰. 天然药物化学. 北京：清华大学出版社，2013.

[10]　赵玉英．天然药物化学．北京：北京大学医学出版社，2012.
[11]　刘小平．中药分离工程．北京：化学工业出版色，2005.
[12]　丁林生．中药化学．南京：东南大学出版社，2005.
[13]　邓修．中药制药工程与技术．上海：华东理工大学出版社，2008.
[14]　国家药典委员会．中华人民共和国药典．一部．北京：中国医药科技出版社，2015.
[15]　曹光明．中药工程学．第 2 版．北京：中国医药科技出版社，2001.
[16]　季宇彬．中药有效成分药理与应用．北京：人民卫生出版社，2011.

参考文献

[1]　Mahato S B，Nandy A K，Roy G. Triterpenoids. *Phytochemistry*，1992，31（7）：2199～2249.
[2]　Connolly J D，Hill R A. Triterpenoids. *Nat Prod Rep*，2010，27（1）：79～132.
[3]　Kobayashi M，Lee N K，Shibuya H，et al. Marine Natural-Products. 26. Biologically-Active Tridecapeptide Lactones from the Okinawan Marine Sponge Theonella swinhoei（Theonellidae）. 2. Structures of Theonellapeptolide-Ia，Theonellapeptolide-Ib，Theoellapeptolide-Ic，and　Theonellapeptolide-Ie. *Chem Pharm Bull*，1991，39（5）：1177～1184.
[4]　陈若芸，于德泉．灵芝三萜化学成分研究进展．药学学报，1990，25（12）：940～953.
[5]　马林，吴丰，陈若芸．灵芝三萜成分分析．药学学报，2003，38（1）：50～52.
[6]　徐金中，王贤亲，黄可新，等．中华雪胆中的三萜皂苷类化学成分研究．中国药学杂志，2008，43（23）：1770～1773.
[7]　Park S Y，Kim Y H，Park G. Cucurbitacins attenuate microglial activation and protect from neuroinflammatory injury through Nrf2/ARE activation and STAT/NF-*κ* B inhibition. *Neurosci Lett*，2015，609：129～136.
[8]　芮和恺，袁明耀，余秋妹，等．雪胆甲素苷的化学结构．药学学报，1981，6：445～447.
[9]　Ukiya M，Akihisa T，Yasukawa K，et al. Anti-inflammatory and anti-tumor-promoting effects of cucurbitane glycosides from the roots of *Bryonia dioica*. *J Nat Prod*，2002，65（2）：179～183.
[10]　Morita T，Tanaka O，Kohda H. Saponin composition of rhizomes of *Panax japonicus* collected in South Kyushu，Japan，and its significance in oriental traditional medicine. *Chem Pharm Bull*，1985，33（9）：3852～3858.
[11]　王笞祺，冯宝树，汪夕彬，等．秦岭珠子参叶的达玛烷型皂苷的进一步研究．药学学报，1989，24（8）：633～636.
[12]　张蔷，高文远，满淑丽．黄芪中有效成分药理活性的研究进展．中国中药杂志，2012，37（21）：3203～3207.
[13]　Kumar V，Niyaz N M M，Wickramaratne D B M，et al. Tirucallane derivatives from *paramignya monophylla* fruits. *Phytochemistry*，1991，30（4）：1231～1233.
[14]　Kraus J L. Reactivity of organo lithium reagents on dimethyl squarate：a 1,2-addition process leading to new 2-hydroxy-3,4 dimethoxy 3-cyclobutenone. *Tetrahedron Lett*，1985，26（15）：1867～1870.
[15]　张如意，张建华，汪茂田．乌拉尔甘草中皂苷的研究．药学学报，1986，21（7）：510～515.
[16]　张蕾磊，王海生，姚庆强，等．积雪草化学成分研究．中草药，2005，36（12）：1761～1763.
[17]　Pinhas H，Bondiou J C. *Bull Soci Chim Fran*，1967，6：1888～1890.
[18]　Yosioka I，Sugawara T，Ohsuka A，et al. Soil Bacterial Hydrolysis leading to Genuine Aglycone. Ⅲ. The Structures of Glycosides and Genuine Aglycone of Sanguisorbae Radix. *Chem Pharm Bull*，1971，19（8）：1700～1707.
[19]　Qin W J，Wu X，Zhao J J，et al. Triterpenoid glycosidee from leaves of *Ilex cornuta*. *Phytochemistry*，1986，25（4）：913～916.
[20]　Fujioka T，Kashiwada Y，Kilkuskie R E，et al. Anti-AIDS agents，11. Betulinic acid and platanic acid as anti-HIV principles from *Syzigium claviflorum*，and the anti-HIV activity of structurally related triterpenoids. *J Nat Prod*，1994，57（2）：243～247.
[21]　Zuco V，Supino R，Righetti S C，et al. Selective cytotoxicity of betulinic acid on tumor cell lines，but not on normal cells. *Cancer Lett*，2002，175（1）：17～25.
[22]　陈文侃，林强，陈玲，等．中药白头翁的皂苷Ⅳ：主皂苷 B₄ 和 A₃ 结构的研究．化学学报，1990，48：501～505.
[23]　张东明，于德泉，谢凤指．The Structure of Tripterygone. 药学学报，1991，26（5）：341～344.
[24]　Gunatilaka A A L，Nanayakkara N P D. Studies on terpenoids and steroids—2：Structures of two new *tri*-and *tetra*-oxygenated D：A-friedo-oleanan triterpenes from *Kokoona zeylanica*. *Tetrahedron*，1984，40（4）：805～809.
[25]　Tanaka T，Bannai K，Toru T，et al. Synthesis of new secoprostaglandins as inducers of platelet aggregation. *Chem Pharm Bull*，1982，30（1）：51～62.
[26]　Inatomi Y，Inada A，Murata H，et al. Constituents of a fern，Diplazium subsinuatum. Ⅲ. Four new hopane-triter-

pene lactone glycosides. *Chem Pharm Bull*，2000，48（12）：1930～1934.

[27] Oleszek W，Price K R，Colquhoun I J，et al. Isolation and identification of alfalfa（*Medicago sativa* L.）root saponins：their activity in relation to a fungal bioassay. *J Agric Food Chem*，1990，38（9）：1810～1817.

[28] 王玲丽，滕红梅，郭艳茹，等. 响应面分析法优化超声提取细叶远志皂苷工艺研究. 中药材，2014，37（4）：679～683.

[29] 林文，李红娟，王志祥，等. 微波提取三七总皂苷的工艺研究. 中成药，2009，31（11）：1759～1761.

[30] 王俊，杨克迪，陈钧. 超临界 CO_2 萃取穿山龙中薯蓣皂苷元的研究. 中国药学杂志，2003，38（8）：580～583.

[31] 何毓敏，鲁科明，袁丁，等. 竹节参总皂苷的制备工艺及含量测定. 中国中药杂志，2008，33（22）：2607～2611.

[32] Mizutani K，Ohtani K，Wei J X，et al. Saponins from *Anemone rivularis*. *Planta Medica*，1984，50（4）：327～331.

[33] 谢丽玲，任理，赖县生，等. 红参中人参总皂苷的提取纯化工艺研究. 中药材，2009，32（10）：1602～1605.

[34] Zhang Q Y，Zhao Y Y，Wang B，et al. *Chem Pharm Bull*，2003，51（5）：574～578.

[35] 李斐，王晓娟，孙晓莉，等. 高效液相色谱分离纯化九节龙皂苷 I. 中草药，2008，39（8）：1178～1180.

[36] 孙成贺，王英平，刘继永，等. HSCCC 法分离制备人参果中人参皂苷 Re. 中药材，2008，31（4）：527～529.

[37] Shi S P，Jiang D，Zhao M B，et al. Preparative isolation and purification of triterpene saponins from Clematis mandshurica by high-speed counter-current chromatography coupled with evaporative light scattering detection. *J Chromatogr B*，2007，852（1-2）：679～683.

[38] Cho J G，Lee M K，Lee J W，et al. Physicochemical Characterization and NMR Assignments of Ginsenosides Rb1，Rb2，Rc，and Rd Isolated from *Panax ginseng*. *J Ginseng Res*，2010，34：113～121.

[39] Cho J G，In S J，Jung Y J，et al. Re-evaluation of physicochemical and NMR data of triol ginsenosides Re，Rf，Rg2，and 20-gluco-Rf from *Panax ginseng* roots. *J Ginseng Res*，2014，38：116～122.

[40] Wang H P，Yang X B，Yang X W，et al. Ginsenjilinol, a new protopanaxatriol-type saponin with inhibitory activity on LPS-activated NO production in macrophage RAW 264. 7 cells from the roots and rhizomes of *Panax ginseng*. *J Asian Nat Prod Res*，2013，15：579～587.

[41] 王洪平，杨鑫宝，杨秀伟，等. 吉林人参根和根茎的化学成分研究. 中国中药杂志，2013，38：2807～2817.

[42] 寇惠蓉，刘红英. 口服三七片出现 过敏反应 1 例. 中国中药杂志，1995，20（8）：507.

[43] 郭洁文，邓志军，符永恒，等. 三七总皂苷对心梗后心室重构大鼠血流动力学作用. 中药材，2008，31：1862～1865.

[44] 姜辉，夏伦祝，李颖，等. 三七总皂苷对肝纤维化大鼠基质金属蛋白酶-13 及其抑制因子-1 表达的影响. 中国中药杂志，2013，38：1206～1210.

[45] 吴再起，彭耀金，李有秋. 三七总皂苷对人胃癌细胞株 MKN-28 增殖和凋亡的影响. 肿瘤药学，2012，5：351～355.

[46] Mahato S B，Sahu N P，Luger P，et al. Stereochemistry of triterpenoid trisaccharide from *Centella asiatic* X-ray deter mination of the structure of asiaticoside. *J Chem Soci Perkin Transac*，1987，10：1509～1515.

[47] Sahu N P，Roy S K，Mahato S B. Spectroscopic determination of structures of triterpenoid trisaccharides from *Centella asiatica*. *Phytochemistry*，1989，28：2852～2854.

[48] Rafamantanana M H，Rozet E，Raoelison G E，et al. An improved HPLC-UV method for the simultaneous quantification of triterpenic glycosides and aglycones in leaves of *Centella asiatica*（L.）Urb（APIACEAE）. *J Chromatogr B*，2009，877：2396～2402.

[49] 段立军，孙博航. 黄芪甲苷的研究进展. 沈阳药科大学学报，2011，28（5）：410～416.

[50] 李莉，谭蔚，马雪松. 微波辅助提取黄芪甲苷的研究. 中药材，2007，30（2）：234～236.

（浙江大学生物医学工程与仪器科学学院　田景奎）

第十三章 甾体及其苷类

甾体化合物（steroids）是一类广泛存在于生物组织内的重要的天然有机化合物，几乎所有生物体自身都能经生物合成途径合成甾体化合物。甾体化合物具有广泛的生物活性，与许多生命过程密切相关并发挥着重要的作用，因此备受科学家的关注，国际上亦有不少杰出的科学家曾因从事与之有关的研究而获得诺贝尔奖。

20世纪50～60年代甾体口服避孕药的出现，60年代后期至70年代前期甾体蜕皮激素的发现，70年代末至80年代初甾体新型植物生长调节剂的发现等都见证了甾体化学的迅猛发展。20世纪90年代后期，随着分子生物学及各种现代天然产物分离技术的快速发展，从植物和海洋生物中相继发现许多具有全新结构特征的多羟基甾醇、甾体皂苷、双甾体、多胺甾体、甾体多羟基硫酸酯及其钠盐等化合物。甾体化合物的提取分离、合成以及应用研究已成为药物开发十分活跃的领域，被称作20世纪研究最为透彻的药物。

甾体药物能够对机体起到非常重要的调节作用，具有很强的抗感染、抗过敏、抗病毒和抗休克的药理作用，能改善蛋白质代谢、恢复和增强体力以及利尿降压，现广泛用于治疗风湿性关节炎、支气管哮喘、湿疹等皮肤病、过敏性休克、前列腺炎、爱迪森氏等内分泌疾病，也可用于避孕、安胎、减轻女性更年期症状、手术麻醉等方面，以及预防冠心病、艾滋病、减肥等。目前，一些具有独特生理功能甾体类化合物，尤其是抗肿瘤甾体化合物的发现将甾体化学的研究推向了一个新的阶段。

第一节 甾体化合物的结构类型与理化性质

甾体化合物（steroids）的分子母体结构中都含有环戊烷骈多氢菲（cyclopentano-per-hydrophenanthrene）碳骨架，此骨架又称甾核（steroid nucleus）。因为汉字"甾"字形象地体现了这类化合物的结构特征：4个环上连有3个小辫子，即4个骈合的碳骨架环（A、B、C和D环）上连接有3个侧链。

环戊烷骈多氢菲   甾类化合物

甾核骨架上含有的 4 个环中，A、B、C 为六元碳环，D 为五元碳环。在天然甾体化合物结构中，A/B 环有顺式 (cis) 或反式 (trans) 2 种骈连构型，A/B 环为顺式稠合称为正系，即 H-5 及 10-CH₃ 都伸向环平面的前边，处于同一边，为 β-构型，以实线表示；A/B 为反式称为别系 (allo)，即 H-5 及 10-CH₃ 不处于环平面同一边，而是伸向环平面的后方，为 α-构型。而 B/C 环均为反式骈连构型 (8β-H/9α-H)，C/D 环有顺式或反式 2 种骈连构型，多为反式 (14α-H)。在甾核环上的 10、13 位置上均连接 1 个 C 原子的侧链，绝大多数为甲基，称为角甲基 (angular methyl group)，且大都为 β-构型；17 位上连有不同数量碳原子的侧链，且大多数也为 β-构型。天然甾体化合物在甾核 3 位上多数连接有羟基且常与糖基成苷，其他位置还有羟基、羰基、羧基、双键、醚键等基团取代。许多甾体化合物于 C-5 处形成双键，区分 A/B 环稠和构型的因素不存在，故无正系、别系的区别。如黄体酮、睾丸素、胆甾醇等。

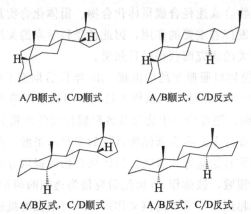

A/B顺式，C/D顺式　　　　A/B顺式，C/D反式

A/B反式，C/D顺式　　　　A/B反式，C/D反式

一、甾体化合物的结构类型

根据甾体母核 17 位上所连接的侧链不同，天然甾体化合物可分为若干类型，主要有甾醇类 (sterols)、C_{21} 甾类 (C_{21} steroids)、强心苷类 (cardiac aglycosides)、甾体皂苷类 (steroidal saponins)、胆酸类 (cholic acids) 以及昆虫变态激素类 (ecdysones) 等多种类型，见表 13-1。

表 13-1　天然甾体化合物分类及甾核稠合方式

名称	C-17 侧链	A/B	B/C	C/D
甾体皂苷类	含氧螺杂环	顺、反	反	反
强心苷类	不饱和内酯环	顺、反	反	顺
C_{21} 甾类	甲羰基衍生物	反	反	顺
甾醇	脂肪烃	顺、反	反	反
昆虫变态激素	脂肪醇	顺	反	反
胆酸类	戊酸	顺	反	反

1. 甾体皂苷类 (steroidal saponins)

甾体皂苷 (steroidal saponins) 是一类由螺甾烷 (spirostane) 类化合物与糖结合的寡糖苷，在植物中分布非常广泛，迄今发现的甾体皂苷类化合物已达一万种以上，主要分布于单子叶植物如百合科、石蒜科、薯蓣科、龙舌兰科、棕榈科和菝葜科等植物中，在双子叶植物如茄科、玄参科、豆科等植物中也有分布。常用中药黄山药、知母、天门冬、麦冬、七叶一枝花等都含有大量甾体皂苷。此外，近年来从海洋生物中也分离得到了大量的甾体皂苷化合物，但其苷元与植物中的甾体皂苷不同，为多羟基甾醇类化合物。

存在于植物界的甾体皂苷元是由 27 个碳原子组成的螺甾醇或呋甾醇，C-17 位上连接有含氧螺杂环的侧链。其甾核由 6 个环（A～F 环）组成，A/B 环有顺式和反式（5β 或 5α），B/C 环和 C/D 环均为反式（即 8β，9α；13β，14α）。C-17 位侧链为 β-构型，侧链中的 C-22 和 C-16 形成了一个骈合五元含氧杂环，C-22 和 C-26 通过氧原子形成一个六元含氧杂环，因此 C-22 是 E 环与 F 环共用的碳原子，以螺缩酮（spiroketal）的形式相连，从而构成了螺旋甾烷的基本结构。甾体皂苷元分子中含有多个羟基，C-3 位大多有羟基，且多为 β 取向。其他位置上（如 C-1、C-2、C-4、C-5、C-6、C-11、C-12 等）也均可能有羟基取代，各羟基可以是 β 取向，也有 α 取向，分子中可以同时有多个羟基的取代。C-3、C-6、C-7、C-11、C-12、C-15 位还可能会含有羰基，C-12 位羰基是合成肾上腺皮质激素所需要的条件。但大多数双键位于一般在 C-5～C-6 之间，C-9～C-11 间也可能有双键，并与 C-12 羰基成为 α,β-不饱和酮基，少数双键为 C-25～C-27 之间，如从铁筷子中分离得到的 4 个螺甾烷醇皂苷的苷元具有 $\Delta^{25(27)}$ 双键。

A/B环 反式(5α-H)   A/B环 顺式(5β-H)

C-25 位连接的 CH_3 有两种构型，位于 F 环平面上的为竖键，即 β 定向，绝对构型为 S 型；位于 F 环平面下方的为横键，即 α 定向，绝对构型为 R 型。在 C-17 侧链上有 3 个不对称碳原子（C-20，C-22，C-25），依照 Fischer 投影式，即将氧原子和相应碳原子间的键打开（O—C-26 键和 O—C-16 键），碳链直立地向背面投影，C-26 位—CH_2O[H] 基指定向上，取代基在碳链左侧为 β 定向，在右侧为 α 定向。如：

菝葜皂苷元
(5α, 20βF, 22αF, 25βF-spirostan-3β-ol)

异菝葜皂苷元
(5β, 20βF, 22αF, 25αF-spirostan-3β-ol)

螺甾烷醇及其衍生物根据 F 环的不同或环合以及 C-25 的构型，可分为 4 种类型。

螺甾烷醇   异螺甾烷醇

呋甾烷醇   变形螺甾烷醇

(1) 螺甾烷醇型（spirostanols）

C-25 位连接的 CH$_3$ 位于 F 环平面上，为竖键，即 β 定向，绝对构型为 S 型；该类化合物 C-20、C-22、C-25 的构型可根据 Fischer 投影式表示，C-20 位甲基为 β-构型（$20\beta_F$），C-22 位甲基为 α-构型（$22\alpha_F$），C-25 位甲基构型表示为（$25S$，$25L$，$25\beta_F$，neo）。由螺甾烷衍生的皂苷，属于螺甾烷醇皂苷类（spirostanol saponins）。例如剑麻皂苷元（sisalagenin）是螺甾烷醇的衍生物，C-12 位有羰基，化学名为 3β-羟基-5α，$20\beta_F$，$22\alpha_F$，$25\beta_F$-螺旋甾-12-酮，或简称 3β-羟基-5α-螺旋甾-12-酮，得自剑麻，是有价值的合成激素的原料。

(2) 异螺甾烷醇型（isospirostanols）

C-25 位连接的 CH$_3$ 位于 F 环平面下，为横键，即 α 定向，绝对构型为 R 构型；该类化合物 C-20、C-22、C-25 的构型可根据 Fischer 投影式表示，C-20 位甲基为 β-构型（$20\beta_F$），C-22 位甲基为 α-构型（$22\alpha_F$），C-25 位构型表示为（$25R$，$25D$，$25\alpha F$，iso）。由异螺甾烷衍生的皂苷为异螺甾烷醇型皂苷（isospirostanol saponins），例如从薯蓣科薯蓣属植物根茎中分得的薯蓣皂苷（dioscin），其水解产物为薯蓣皂苷元（diosgenin）化学名为 Δ^5-$20\beta_F$，$22\alpha_F$，$25\alpha_F$ 螺旋甾烯-3β-醇，简称 Δ^5-异螺旋甾烯-3β-醇，是制药工业中重要的原料。

剑麻皂苷元   薯蓣皂苷元

螺甾烷醇和异螺甾烷醇二者互为异构体，常共存于植物体内，$25R$ 型稳定，因此 $25S$ 极易转化为 $25R$ 型。

(3) 呋甾烷醇型（furostanols）

呋甾烷醇的结构特征是 F 环开裂。由呋甾烷衍生的皂苷为呋甾烷醇型皂苷（furostanol saponins）。该类型皂苷多为双糖链皂苷，通常 C-3 及 C-26 羟基与糖链结合成苷，其中 C-26 位—OH 上多与葡萄糖成苷，但易被酶解。在 C-26 上的糖链被水解下来的同时 F 环也随之环合，成为具有相应螺甾烷或异螺甾烷侧链的单糖链皂苷。同样，螺甾烷型苷元在一定的酸水解条件下也可以转化为呋甾烷型苷元。

例如原菝葜皂苷（sarsaparilloside）是菝葜（Smilax china L.）根中的双糖链皂苷，其苷元为 F 环开裂的呋甾烷醇型衍生物。C-26 的葡萄糖易被 β-葡萄糖苷酶水解失去，F 环重新环合，转化为具有正常螺甾烷侧链的单糖链皂苷菝葜皂苷（parillin），其苷元为螺甾烷醇类的菝葜皂苷元（sarsasapogenin）。如果 C-22 位没有羟基或羟基被取代，C-26 上的糖链被酶解下来后 F 环则不会环合。例如，从麦冬 Ophiopogon japonicus 块茎中分离得到的呋甾皂苷ophiojaponin E 具有 $\Delta^{20(22)}$ 双键，水解后可以获得原生的皂苷元。

F 环裂解的双糖链皂苷具有与 F 环闭环的单糖链皂苷不同的性质。如 F 环裂解的双糖链皂苷对盐酸二甲氨基苯甲醛试剂（Ehrlich 试剂，简称 E 试剂）能显红色反应，对茴香醛试剂（Anisaldehyde 试剂，简称 A 试剂）则显黄色，而 F 环闭环的单糖链皂苷只对 A 试剂显黄色，对 E 试剂不显色。

（4）变形螺甾烷醇型（pseudo-spirostanols）

F 环为五元四氢呋喃环的螺甾烷衍生物，为变形螺甾烷醇，在天然产物中尚不多见。从龙舌兰科植物虎尾兰 *Sansevieria trifasciata* 地上部分中得到的新化合物 trifasciatoside A，是1-羟基纽替皂苷元（1β-hydroxynuatigenin）的衍生物。经酸水解，可得到 1-羟基纽替皂苷元和 1-羟基异纽替皂苷元（1β-hydroxyisonuatigenin）。

关于甾体皂苷所含糖类，主要以 D-葡萄糖、D-半乳糖、D-木糖、L-鼠李糖、L-阿拉伯糖为主，最近也有关于甾体皂苷含芹糖的报道。当糖单元在 3 个以上时，糖链多以分支形式存在。

2. 强心苷类（cardiac glycosides）

强心苷（cardiac glycosides）是存在于植物中具有强心作用的一类甾体苷类化合物，是由强心苷元（cardiac aglycones）与糖结合而成的苷。强心苷类化合物可有选择性作用于心脏，具有正性肌力作用，其作用机制是通过抑制 Na^+-K^+-ATP 酶活性，增加心肌细胞内 Ca 的浓度，从而使心肌收缩力增强。迄今从各种植物中已发现的强心苷有数百种，但用于和曾用于临床的种类不过 20～30 种，常用的只不过 6～7 种。临床上强心苷主要用于治疗充血性心力衰竭及节律障碍，如西地兰、地高辛、洋地黄毒苷、铃兰毒苷和毒毛旋花子苷等。此外，进一步研究表明强心苷对癌细胞具有诱导凋亡和增殖抑制作用，如铃兰毒苷、地高辛、海葱次苷 A、羟基洋地黄毒苷、蟾毒灵、黄花夹竹桃毒苷等强心苷类化合物。

天然界存在的强心苷 C-17 位连接的是不饱和内酯环，且多为 17β-内酯，极少数为 17α-内酯，其命名时冠以 *allo*-。强心苷元四个环中 B/C 环都是反式稠合，C/D 环一般都是顺式稠合，A/B 环稠合方式有顺式和反式两种。由于 C/D 环是顺式稠合，14 位氧取代一般均为 β-构型。3 位羟基多为 β-构型，少数为 α-构型，其命名时冠以 *epi*-（β 表示取代基向上，用实线表示；α 表示取代基向下，用虚线表示）。甾核其他位置上也可能有羟基取代，一般位于 1β、2α、5β、6、8、11、12、15β、16β 等。甾核上 C-16 位羟基还可能与甲酸、乙酸或异戊酸等结合成酯。甾核上一般在 C-11 或 C-12 位可能有羰基取代，在 C-4～C-5、C-5～C-6、C-9～C-11 或 C-16～C-17 之间可能双键存在，7、8β，8、14β 或 11、12β 位结构中还可能含有环氧基。

A/B顺式，B/C反式，C/D顺式　　　　A/B反式，B/C反式，C/D顺式

此外，从滇杠柳（*Periploca forrestii*）根茎及欧洲夹竹桃（*Nerium oleander*）中分得一类罕见的变形 C/D 环甾体骨架的 oleagenin 型强心苷化合物，具有 15(14→8)abeo-(8S)-14-酮-强心甾-20(22)-烯内酯的甾核结构。

oleagenin型强心苷元

根据 C-17 位连接的不饱和内酯环的不同，强心苷分为甲型强心苷和乙型强心苷。C-17 位连接五元不饱和内酯环（$\Delta^{\alpha\beta}$-γ-内酯）的为甲型强心苷，C-17 位连接六元不饱和内酯环（$\Delta^{\alpha\beta,\gamma\delta}$-$\delta$-内酯）的为乙型强心苷。

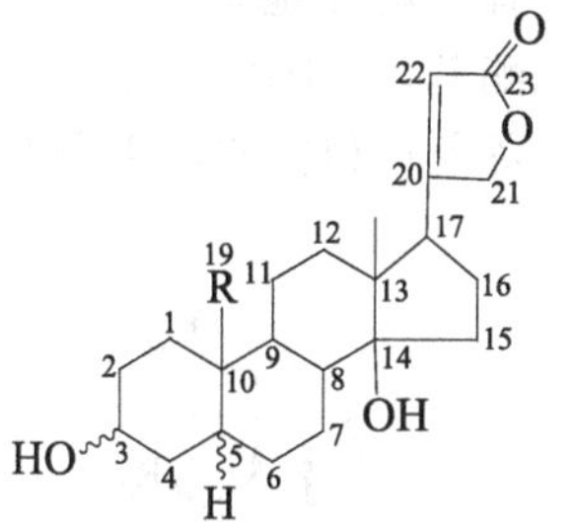

甲型强心苷元

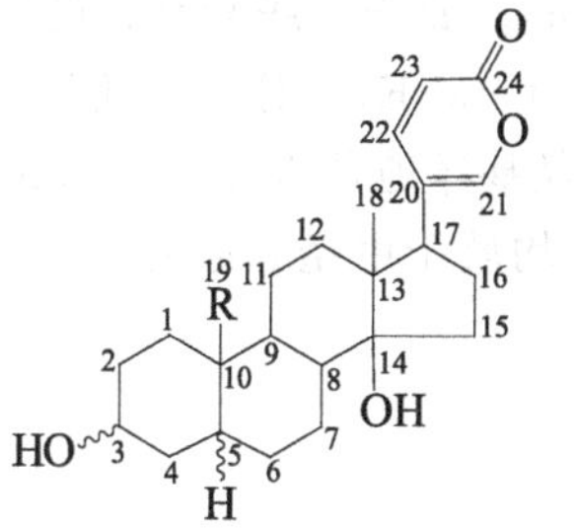

乙型强心苷元

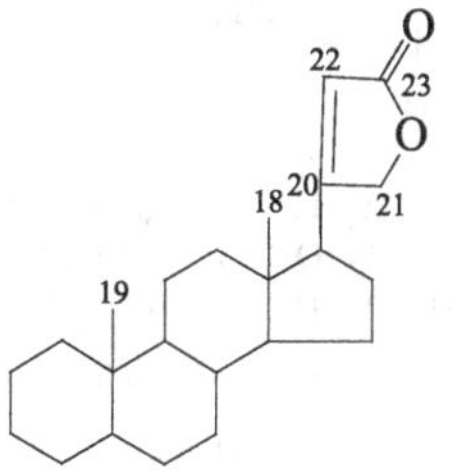

强心甾烯
甲型强心苷元

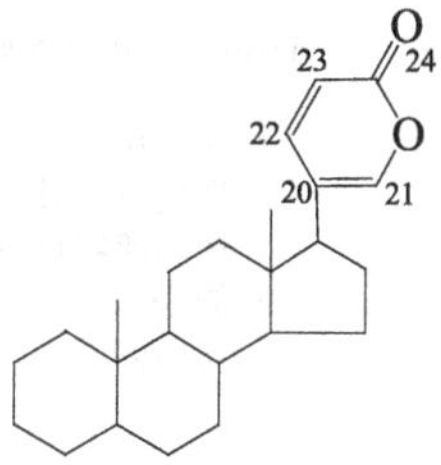

海葱甾二烯
乙型强心苷元

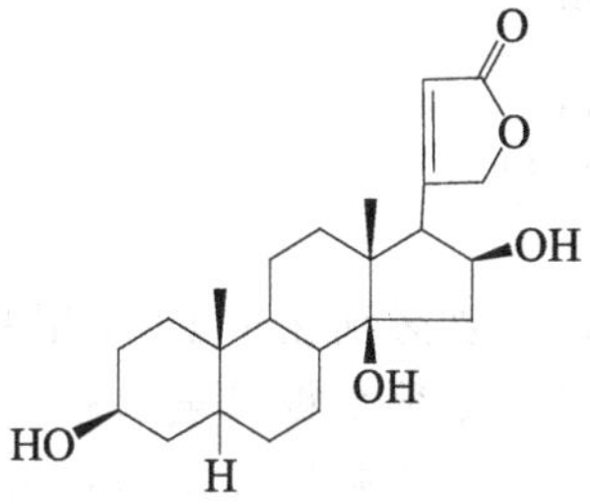

羟基洋地黄毒苷元

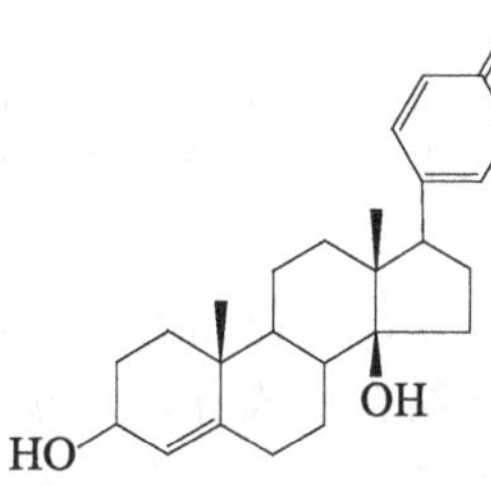

海葱苷元

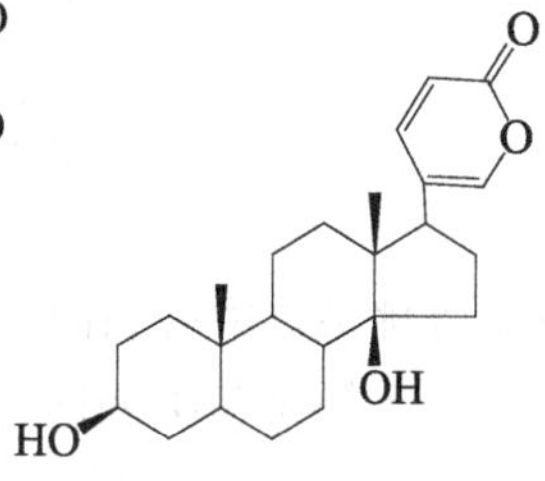

bufotalin

强心苷苷元甾体母核的立体结构与强心苷作用关系密切，C/D 环必须是顺式稠合，才具有强心作用。如果 C/D 环为反式或 14 位—OH 脱水生成脱水苷元，强心作用消失。C-17 位必须有一个 β-构型的不饱和内酯环，若异构化为 α-构型或开环，强心作用将变得很弱或甚至消失。内酯环中双键被饱和后，强心活性虽减弱，但毒性亦减弱，较为安全，有一定的实用价值。

（1）甲型强心苷

甲型强心苷主要分布于玄参科（毛地黄属）、夹竹桃科、萝藦科（杠柳属，马利筋属）、百合科（铃兰属、万年青属）、十字花科、毛茛科等。同一植物中含有多种强心苷，通常是由不同的苷元与不同的糖缩合而成，有单糖苷，还有多糖苷。随着分离和结构鉴定技术的发展，对许多植物中强心苷均进行了较深入的研究，而研究较多的有毛花洋地黄（*Digitalis lanata*）、紫花洋地黄（*Digitalis purpurea*）、毒毛旋花子（*Strophanthus kombe*）、杠柳（*Periploca sepium*）、铃兰（*Convallaria keiskei*）和黄花夹竹桃（*Thevetia peruviana*）等植物中的强心苷。

从洋地黄中分离得到的洋地黄强心苷均属甲型强心苷。洋地黄品种很多，主要有毛花洋地黄（*Digitalis lanata*）和紫花洋地黄（*D. purpurea*）。由毛花洋地黄叶中分离出的强心苷是由五种强心苷苷元——洋地黄毒苷元（digitoxigenin）、羟基洋地黄毒苷元（gitoxigenin）、异羟基洋地黄毒苷元（digoxigenin）、双羟基洋地黄毒苷元（diginatigenin）和吉他洛苷元（gitaloxigenin）与不同糖缩合所形成的，大多数是次级苷，如洋地黄毒苷（digitoxin）、羟基洋地黄毒苷（gitoxin）、异羟基洋地黄毒苷（digoxin）、双羟基洋地黄毒苷（diginatin）、吉他洛苷（gitaloxin）。属于一级苷存在的强心苷有毛花洋地黄苷 A、B、C、D 和 E（lanatosides A、B、C、D and E），分子中还连有乙酰酯基。《中国药典》（2015 版）收载的强心药洋地黄毒苷、异羟基洋地黄毒苷（digoxin，地高辛）和去乙酰毛花苷，即西地兰（deslanoside，cedilanid）均属于甲型强心苷。

次生苷			苷元
洋地黄毒苷	R₁=H	R₂=H	洋地黄毒苷元
羟基洋地黄毒苷	R₁=H	R₂=OH	羟基洋地黄毒苷元
异羟基洋地黄毒苷	R₁=OH	R₂=OH	异羟基洋地黄毒苷元
吉他洛苷	R₁=H	R₂=O—CH	吉他洛苷元

原生苷		
毛花洋地黄苷 A	R₁=H	R₂=H
毛花洋地黄苷 B	R₁=H	R₂=OH
毛花洋地黄苷 C	R₁=OH	R₂=H
毛花洋地黄苷 D	R₁=OH	R₂=OH
毛花洋地黄苷 E	R₁=H	R₂=O—CH

从黄花夹竹桃果仁中得到的强心苷，其苷元有 4 种，主要区别在于 19-位甲基的氧化程度不同。苷元上 3-羟基与不同的糖链结合形成苷，末端的 2 个葡萄糖易被水解形成次生苷。其中原生苷（primary glycosides）为黄夹苷甲（thevetin A）、黄夹苷乙（thevetin B）；次生苷（secondary glycosides）为黄夹苷次甲（peruvoside）、黄夹次苷乙（neriitolin）等。主要化合物结构如下：

次级苷	
黄夹次苷甲	R=CHO
黄夹次苷乙	R=CH₃
黄夹次苷丙	R=CH₂OH
黄夹次苷丁	R=COOH

原生苷	
黄夹苷甲	R=CHO
黄夹苷乙	R=CH₃

(2) 乙型强心苷

乙型强心苷是 C_{24} 甾类化合物，主要集中存在于景天科、百合科（海葱属）、毛茛科（铁筷子属）等 6 个科的植物中。这类化合物最早被发现在古埃及人用于治疗心脏疾病的海葱中，海葱中的主要成分为海葱苷 A（scillaren A），之后海葱苷 A 及其类似苷不断地在动物和植物中被发现。如奥地利维也纳大学的 Wolfgang Robien 教授等报道从埃及海葱（*Urginea maritima*）中分离得到含原海葱苷 A（proscillaridin A）、海葱苷 A（scillaren A）与葡萄糖海葱苷 A（glucoscillaren A）等在内的 41 个乙型强心苷化合物。

原海葱苷A　　R=rha
海葱苷A　　　R=rha-glc
葡萄糖海葱苷A　R=rha-glc-glc

gamabufotalitoxins
n=2 succinoylarginine
n=4 adipoylarginine
n=5 pimeloylarginine
n=6 suberoylarginine

　　蟾酥（Bufonis Venenum）由中华大蟾蜍（*Bufo Bufo gargarizans* Cantor）或黑眶蟾蜍（*B. melanostictus* Schneider）的耳后腺及皮肤腺分泌的白色浆液经加工干燥而成，具有解毒、止痛、开窍醒神之功效。蟾酥所含成分较复杂，它的毒性成分是蟾毒配基类（bufogenins）及其酯类即蟾酥毒类（bufotoxins），它们都属于六元内酯环型强心苷元的衍生物。蟾毒配基在蟾酥中不是以苷的形式存在，而是其 3-OH 与辛二酰精氨酸（suberoylarginine）等结合成酯的形式存在，即蟾酥毒类。蟾酥毒类在加工过程中分解成为蟾毒配基类。例如由日蟾酥它灵与辛二酰、庚二酰、己二酰和丁二酰精氨酸形成的酯类，称为日蟾蜍它灵毒类（gamabufotalitoxins）。

　　蟾毒配基类成分有较强强心作用，但毒性也大，其中以来西蟾酥毒配基（resibufogenin）的毒性最小，具强心、升压、呼吸兴奋作用，临床用作心力衰竭、呼吸抑制的急救药。

　　(3) 糖的种类

　　强心苷中的糖除常见的糖外，主要还有一些去氧糖，常见的去氧糖是 6-去氧糖、2,6-二去氧糖、甲氧基糖，如加拿大麻糖（cymarose）、地芰糖（diginose）、夹竹桃糖（oleandrose）、洋地黄毒糖（digitoxose）、阿洛糖（allose）、黄花夹竹桃糖（thevetose）及葡萄糖等。其中 2,6-二去氧糖、2,6-二去氧糖甲醚则是仅存在于强心苷中的特殊糖。此外，糖上还可能有乙酰基或氨基。

D-鸡纳糖　　　L-黄花夹竹桃糖　　D-洋地黄糖　　　4,6-二去氧阿卓糖

D-洋地黄毒糖　　L-夹竹桃糖　　　D-地芰糖　　　D-加拿大麻糖

强心苷中糖多与苷元3-OH脱水结合成苷，个别有5-OH与糖脱水结合的苷（如绿海葱苷），单糖与单糖之间以直链连接，可多至5个单元。其与苷元的连接方式通常有如下三种：

① 强心苷元-*O*-(去氧糖)$_{1\text{-}3}$（末端葡萄糖)$_{1\text{-}2}$；

② 强心苷元-*O*-(去氧糖)$_{1\text{-}3}$；

③ 强心苷元-*O*-(葡萄糖)。

糖部分没有强心作用，但在强心苷中，糖的性质及数目对强心作用有影响。一般来说，2,6-二去氧糖衍生的苷，对心肌和中枢神经系统比葡萄糖苷有较强的亲和力，这类苷的强心活性、毒性和亲脂性成平行关系。而葡萄糖苷虽然强心活性不及2,6-二去氧糖的苷类强，但毒性较弱。

3. C_{21}甾类（C_{21} steroids）

C_{21}甾类化合物17位侧链仅连接2个碳，是孕甾烷（pregnane）或其异构体的衍生物。C_{21}甾类化合物都具有孕甾烷的基本骨架，C-3、C-8、C-12、C-14、C-17、C-20等位置上都可能有*β*-OH，C-11位上则可能有*α*-OH，其中C-11、C-12羟基还可能和乙酸、苯甲酸、桂皮酸等结合成酯存在；C-10、C-13位多为*β*-CH_3；C-5～C-6位之间大多有双键，C-20位可能有羰基；C-17位侧链有2个碳原子，且多为*α*-构型，少数为*β*-构型。

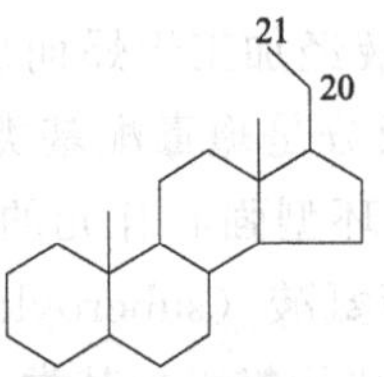

孕甾烷

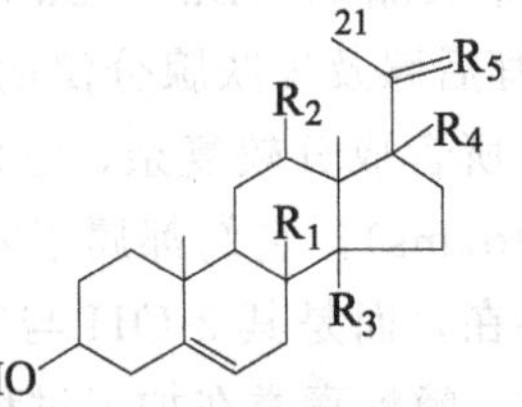

C_{21}甾(Ⅰ)

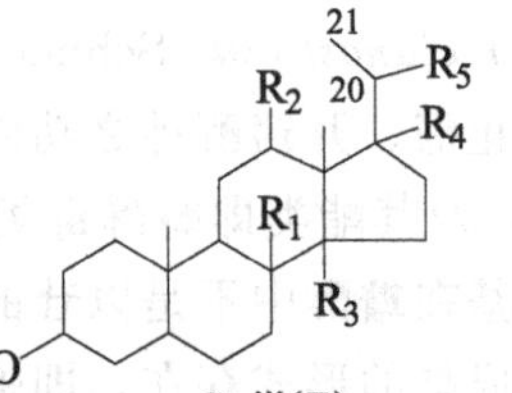

C_{21}甾(Ⅱ)

C_{21}甾类成分在植物中除以游离方式存在外，常与糖缩合成苷类的形式存在。C_{21}甾苷是一类重要的甾体化合物，C_{21}甾苷由于具有抗肿瘤、镇痛抗炎、抗生育、抗抑郁等多方面的生物活性和药理作用，成为目前受到广泛关注的一类重要药物。目前已研究的C_{21}甾苷的苷元可按骨架分为6种类型，常见的苷元有加加明（gagamin)、告达亭（caudatin)、萝藦苷元（metaplexigenin)、开德苷元（kidjoranin）等。近来还发现C环和D环发生变形，具有特殊的14、15裂环或13、14，14、15双裂环孕甾烷的苷元骨架结构。苷元按骨架可分为典型的孕甾烷衍生物（骨架Ⅰ和Ⅱ）和变型的孕甾烷衍生物（骨架Ⅲ～Ⅵ)。C_{21}甾苷中糖链多和苷元3-OH相连，但也发现有连在C-20位的OH上。常见的糖有加拿大麻糖、地芰糖、夹竹桃糖、洋地黄毒糖、阿洛糖、黄花夹竹桃糖及葡萄糖等，糖链最多的可含有7个糖。

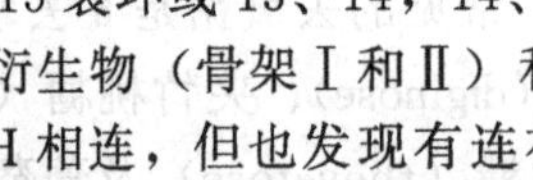

Ⅰ

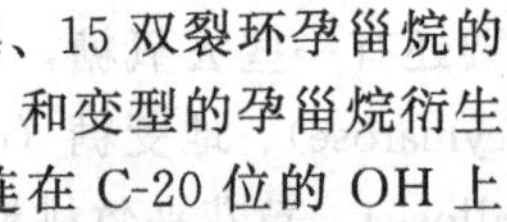

Ⅱ

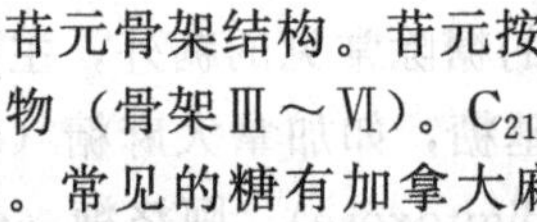

Ⅲ

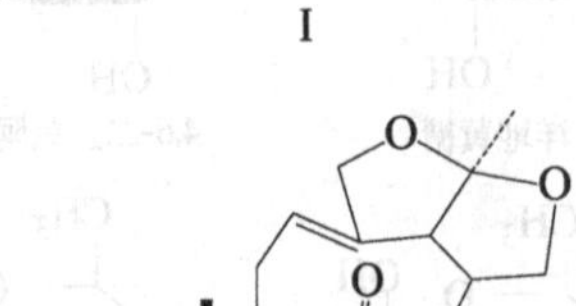

Ⅳ

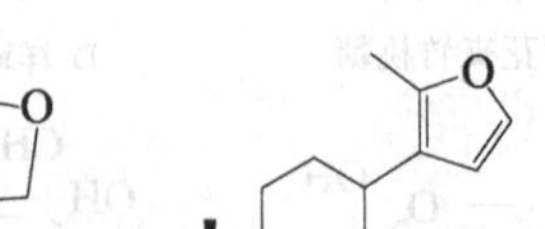

Ⅴ

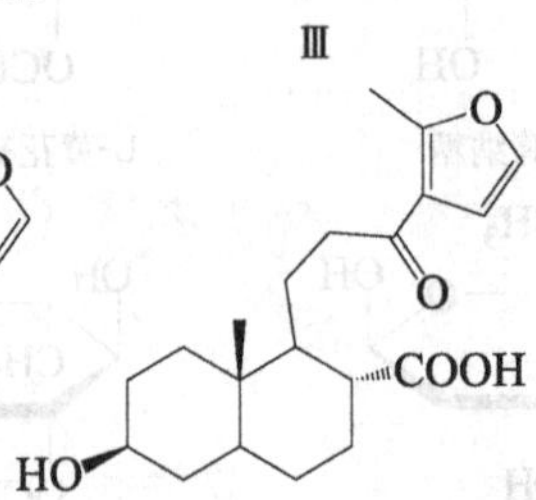

Ⅵ

　　C_{21}甾苷主要存在于玄参科、毛茛科、夹竹桃科等植物中，在萝摩科植物中存在更普遍。其中，研究较多的含有C_{21}甾苷的植物有鹅绒藤属、牛奶菜属、黑鳗藤属、杠柳属、马利筋属、尖槐藤属、须药藤属、夜来香属、南山藤属等。如已报道从鹅绒藤属植物白薇（*Cynanchum atratum*）、徐长卿（*Cynanchum paniculatum*）、白前（*Cynanchum glaucescens*）以及牛皮消（*Cynanchum auriculatum*）中分离得到大量的C_{21}甾苷类成分。

　　例如从萝摩科鹅绒藤属植物牛皮消（*Cynanchum auriculatum*）根中分离得到C_{21}甾苷cyanauriculatoisde D，为告达亭的五糖苷，糖链由3个加拿大麻糖和2个葡萄糖组成，动物实验表明其具有显著的抗抑郁活性，药效与氟西汀接近。从药用植物蔓生白薇（*Cynanchum versicolor*）中分离得到的C_{21}甾苷的苷元多具有特殊的变形孕甾烷骨架，如cynanoside Ⅰ的苷元具有骨架Ⅳ的结构。

cyanauriculatoisde D

cynanoside Ⅰ

4. 甾醇类（sterols）

　　甾醇是一类仲醇，在自然界中分布甚广，有的与脂肪酸成酯，有的与糖成苷，有的以游离状态存在。其C-17上有一个含8～10个碳原子的侧链。根据来源不同，可分为动物甾醇、植物甾醇和霉菌甾醇三种。动物甾醇来自动物组织和动物细胞，主要有胆甾醇、胆甾烷醇、粪甾烷醇等。菌类甾醇主要存在于霉菌和蘑菇之中，如麦角甾醇等。

　　植物甾醇（phytosterols）广泛存在于植物界，游离或以与糖结合成苷的形式存在于植物组织中。植物甾醇是植物体内构成细胞膜的成分之一，也是多种激素、维生素D及甾族化合物合成的前体，具有营养价值高、生物活性强等特点，广泛应用在医药、化妆品、动物生长剂及纸张加工、印刷、纺织、食品等领域。β-谷甾醇（sitosterols）、豆甾醇（stigmasterols）、菜油甾醇（campesterol）是最重要的植物甾醇，占植物中发现的所有植物甾醇含量的98%。由于植物甾醇在人体内不能被合成，人们只能通过食物如植物油、坚果、蔬菜、谷物等获得。另外，许多中草药植物如半夏、黄柏、黄芪、人参、附子、天门冬、汉防己、党参、玄参等也都含有植物甾醇。

β-谷甾醇　　　　　　　豆甾醇　　　　　　　菜油甾醇

近 20 年来，从海洋生物中发现了许多新的多羟基甾醇类化合物。它们具有较好的生理和药理活性，对人类多种疾病有着很好的治疗作用，因而引起化学家、生物学家、药理学家的极大兴趣。例如，从海星中得到的甾体化合物，大部分具有 3β、6α（或 6β）、8β、15α（或 15β）、16β-多羟基胆甾烷母核的结构，有时在 4β、5α、7α（或 7β），偶尔在 14α 位具有一个或多个羟基，且一般支链具有 25S 羟基。多羟基甾醇在海星中主要以硫酸盐、葡萄糖苷的形式或游离的形式存在，它们往往具有显著的生理活性。

1889 年，Tanret 首次从燕麦麦角菌（*Claviceps pur-purea*）中分离到麦角甾醇（ergosterol）以来，发现多数真菌中都存在甾体类成分。真菌中常见的甾醇为胆甾醇、麦角甾醇和豆甾醇。甾体类成分对真菌有着重要的生理功能，同时还具有多种生物学活性，如抗真菌、细胞毒等活性。麦角甾醇作为生产黄体酮和可的松的前体，是一种重要的医药原料，还是维生素 D_2 的前体。维生素 D_2 有利于

麦角甾醇

人体和动物对钙、磷的吸收，促进骨骼的形成，在调节生命代谢上起重要作用。

5. 昆虫变态激素 （insect moulting hormones）

该类化合物首先被发现于昆虫中，是昆虫脑分泌的变态脱皮所需激素，可认为是甾醇的衍生物或甾醇类的代谢产物。1966 年日本学者 Nakanishi 等首先从植物中发现了昆虫变态激素，他们从台湾的一种抗肿瘤草药百日青（*Podocarpus nakaii*）的叶子中分离得到具有昆虫蜕皮激素活性的甾体化合物百日青甾酮 A（ponasterone A）。

昆虫变态激素的结构特点是 6 位有酮基，7 位有双键，14 位有 α 羟基，17 位连有脂肪醇侧链的甾类化合物。国外学者已从蕨类、裸子和被子植物的 100 多个科的陆生植物中分离得到植物蜕皮素。该类化合物具有降血糖、降血脂、抗心肌缺血、抗脑损伤、抗肺血管内皮细胞损伤及抗衰老等作用。例如从具有补肝肾、强筋骨功效的中药怀牛膝（*Achyranthes bidentata*）根中分离鉴定的 β-蜕皮甾酮（1）、25R-牛膝甾酮（2）和 25S-牛膝甾酮（3），具有抗骨质疏松，促进骨细胞增殖，促进蛋白合成，调节糖、脂代谢等活性。

(1) R=H 　　 β-蜕皮甾酮
(2) R=—CH₃ 25R-牛膝甾酮
(3) R=—CH₃ 25S-牛膝甾酮

6. 胆酸类（cholic acids）

天然胆汁酸（cholic acids）是一类多羟基甾体羧酸化合物，是胆烷酸的总称，由胆固醇在肝细胞内转化生成。胆烷酸的结构特点是：其甾核 B/C 环稠合皆为反式，C/D 稠合也多为反式，而 A/B 环稠合有顺反两种异构体形式。甾核 A/B 环为顺式稠合时称为正系，若为反式稠合则为别系，如胆酸为正系，而别胆酸则为别系。

在动物胆汁中，胆汁酸通常与甘氨酸或牛磺酸的氨基以酰胺键结合成甘氨胆汁酸或牛磺胆汁酸，并以钠盐形式存在。游离型胆汁酸主要包括胆酸（cholic acid）、去氧胆酸（deoxycholic acid）、鹅去氧胆酸（chenodeoxycholic acid）、熊去氧胆酸（ursodeoxycholic acid）、石胆酸（lithocholic acid）。中药牛黄为牛的胆结石，约含 8% 胆汁酸，主要成分为胆酸、去氧胆酸和石胆酸。牛黄具有解痉作用，其对平滑肌的松弛作用主要由去氧胆酸引起。清热解毒、保肝利胆中药熊胆粉的主要有效成分则为熊去氧胆酸、鹅去氧胆酸和胆酸。

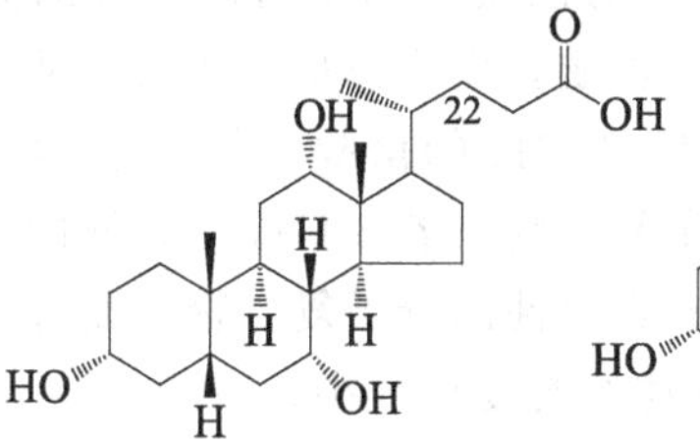

胆酸 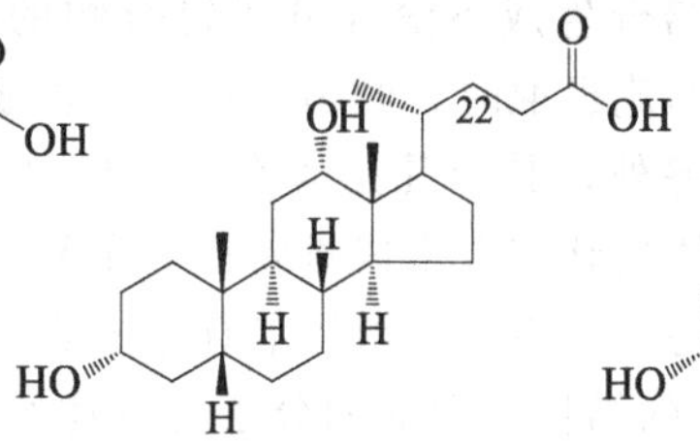　　　　　　去氧胆酸 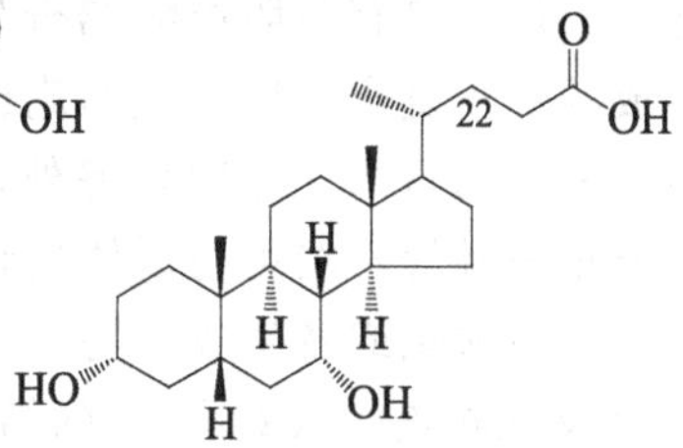　　　　　　鹅去氧胆酸

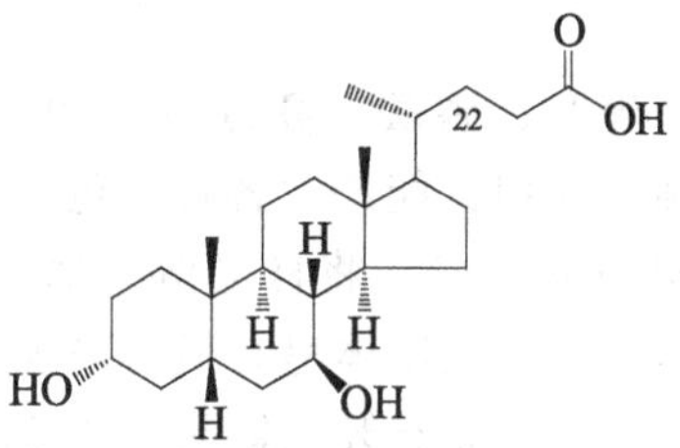

熊去氧胆酸 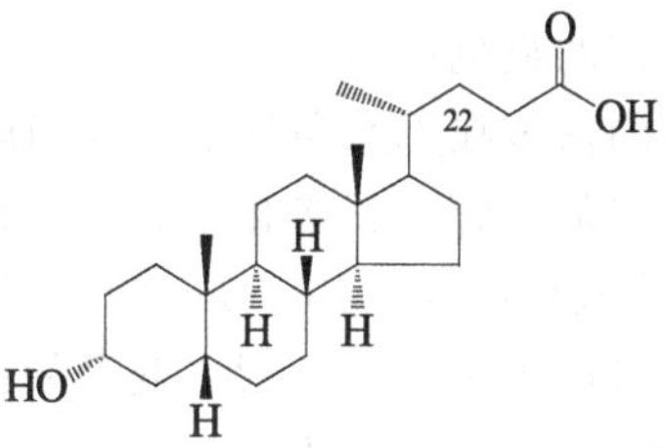　　　　　　　石胆酸

二、甾体化合物的理化性质

1. 性状及溶解度

游离的甾体化合物多数极性较小，有较好的结晶，能溶于亲脂性溶剂，如石油醚、三氯甲烷、乙酸乙酯等，不溶于水。具有旋光性。熔点常随着分子中羟基数目增加而升高，例如甾体皂苷元的单羟基物的熔点都在 208℃ 以下，三羟基物都在 242℃ 以上，多数双羟基或单羟基酮类介于二者之间。甾体皂苷元、C_{21} 甾及甾醇类化合物多为中性，通常也不溶于酸、碱；强心苷元分子结构中由于含有内酯环及其他酯键，通常可溶于碱性溶剂；胆汁酸的结构中含有羧基，可与碱反应生成盐，与醇反应生成酯。游离胆汁酸在水中溶解度很小，但与碱成盐后则易溶于水。

甾体化合物在动植物中多以糖苷的形式存在，甾体苷类成分常为无色结晶或无定形粉末，一般可溶于水、醇、丙酮等极性溶剂，微溶于乙酸乙酯、含醇氯仿，几乎不溶于苯、乙醚、石油醚等亲脂性溶剂。但分子中羟基的数目或羟基氢键的形成、糖链中糖的数目及种类等因素，导致其溶解度通常有很大差别。含水丁醇对甾体皂苷的溶解度较好，因此是提取和纯化甾体皂苷时常用的溶剂。

强心苷 C-17 位侧链为 β-构型者微苦，为 α-构型者不苦，对黏膜有刺激性。甾体皂苷多数具有苦而辛辣味，对黏膜有刺激性，尤其鼻内黏膜的敏感性最大，吸入鼻内能引起喷嚏。

2. 溶血作用

多数甾体皂苷能与胆甾醇（cholesterol）结合生成不溶性的分子复合物。当皂苷水溶液与红细胞接触时，红细胞壁上的胆甾醇与皂苷结合，生成不溶于水的复合物沉淀，破坏了血红细胞的正常渗透，使细胞内渗透压增加而发生崩解，从而导致溶血现象。但并不是所有皂苷都能破坏细胞产生溶血现象。如 F 环裂解的呋甾双糖链皂苷不能和胆甾醇形成复合物，不具有溶血作用。因此，若将甾体皂苷的水溶液注射进入静脉中，毒性极大，其低浓度水溶液就能产生溶血作用，肌肉注射甾体皂苷水溶液易引起组织坏死，口服则无溶血作用，可能与其在肠胃不被吸收有关。

此外，甾体皂苷与胆甾醇结合生成不溶性分子复合物的性质可用于甾体皂苷的分离纯化。生成的分子复合物用乙醚回流提取时，胆甾醇可溶于乙醚，而甾体皂苷不溶，从而达到纯化甾体皂苷的目的。除胆甾醇外，其他凡是含有 C-3 位 β-OH 的甾醇（如 β-谷甾醇、豆甾醇、麦角甾醇等）均可与甾体皂苷结合生成难溶性分子复合物。若 3-OH 为 α 取向，或者是当 3-OH 被酰化或者生成苷键，就不能与甾体皂苷生成难溶性的分子复合物。而且当甾醇 A/B 环为反式相连，或具有 Δ⁵ 的结构，形成的分子复合物的溶度积最小。

3. 颜色反应

(1) 甾体母核的显色反应

甾体化合物的甾核在无水条件下，与强酸（硫酸、磷酸、高氯酸）、中等强酸（三氯乙酸）或 Lewis 酸（氯化锌、三氯化铝、三氯化锑）作用，能产生各种颜色反应。

① 醋酐-浓硫酸反应（Liebermann-Burchard reaction）　将样品溶于醋酐中，加浓硫酸-醋酐（1:20），可产生黄、红、紫、蓝等颜色变化，多数甾体皂苷最后呈现绿色。

② 三氯醋酸反应（Rosen-Heimer reaction）　样品和 25% 三氯醋酸的乙醇溶液反应可显红色～紫色。将 25% 三氯醋酸乙醇液和 3% 氯胺 T（chloramine T）水溶液以 4:1 混合，喷在滤纸上与强心苷反应，干燥后于 90℃ 加热数分钟，于紫外光下观察，可显黄绿色、蓝色、灰蓝色荧光，反应较为稳定，也可用氧化苯甲酰、次氯酸盐、过氧化氢等代替氯胺 T。

③ 五氯化锑反应（Kahlenberg reaction）　将样品醇溶液点于滤纸上，喷以 20% 五氯化锑三氯甲烷溶液（不应含乙醇和水），干燥后，60～70℃ 加热，显黄色、灰蓝色、灰紫色斑点。

④ 氯仿-浓硫酸反应（Salkowski reaction）　样品溶于氯仿，加入浓硫酸后，硫酸层显血红色或青色，三氯甲烷层显绿色荧光。

⑤ 冰醋酸-乙酰氯反应（Tschugaeff reaction）　样品溶于冰醋酸中，加乙酰氯数滴及氯化锌结晶数粒，稍加热，则呈现淡红色或紫红色。

(2) 不饱和内酯环产生的反应

强心苷元除了由甾核结构引起的颜色反应外，C-17 位上的不饱和内酯环还可产生强心苷特征的颜色反应。在碱性醇溶液中，甲型强心苷的 C-17 侧链的不饱和五元内酯环双键移位形成活性次甲基，能与某些试剂反应而显色。乙型强心苷在碱性醇溶液中不能产生活性次甲基，故无此类反应，据此可以区分两种类型的强心苷。具体反应如表 13-2 所示。

表 13-2　活性次甲基显色反应

反应名称	样品	试　　剂	颜　色	λ_{max}/nm
Legal 反应	1～2mg 样品,2～3 滴吡啶	3％亚硝酰铁氰化钠[$Na_2Fe(NO)(CN)_5 \cdot 2H_2O$];2mol/L NaOH	深红或蓝	470
Raymond 反应	50％乙醇溶液	1％间-二硝基苯乙醇溶液;20％ NaOH	紫红或蓝	620
Kedde 反应	乙醇溶液	2％ 3,5-二硝基苯甲酸乙醇溶液;2mol/L KOH	紫红或红	590
Baljet 反应	乙醇溶液	2,4,6-三硝基苯酚;5％ NaOH	橙或橙红	490

注：1. Legal 反应、Raymond 反应：在样品液中，先滴加试剂，后滴加碱溶液。

2. Kedde 反应、Baljet 反应：先将试剂溶液与碱溶液等量混合，然后滴加至样品溶液中。

(3) 2-去氧糖产生的反应

甾体化合物与糖结合成苷后，均可与 5％ α-萘酚乙醇液及浓硫酸发生反应（Molish 反应），在两液间产生紫色环。由于强心苷及 C_{21} 甾苷中含有独特的 2-去氧糖，因此除了发生 Molish 反应外，还可发生 2-去氧糖的专属反应。

a. Keller-Kiliani 反应：强心苷或 C_{21} 甾苷溶于含少量 Fe^{3+} [$FeCl_3$ 或 $Fe_2(SO_4)_3$] 的冰醋酸中，沿管壁滴加浓硫酸，观察界面和醋酸颜色变化。如有 2-去氧糖存在，醋酸层渐呈蓝色或蓝绿色。界面的呈色，是由于浓硫酸对苷元所起的作用渐渐扩散向下层，其颜色随苷元不同而异。此反应只对游离的 2-去氧糖或在反应条件下能水解出 2-去氧糖的苷显色。

b. 对二甲氨基苯甲醛反应（Ehrlich 试剂）：将样品醇溶液滴在滤纸上，干燥后，喷对二甲氨基苯甲醛试剂 [1％对二甲氨基苯甲醛乙醇溶液-浓盐酸 (4∶1)]，并于 90℃加热 30s，如有 2-去氧糖，可显灰红色斑点。

c. 呫吨氢醇（xanthydrol）反应：取固体样品少许，加呫吨氢醇试剂（10mg 呫吨氢醇溶于 100mL 冰醋酸，加入 1mL 浓硫酸），置于水浴上加热 3min，只要分子中有 2-去氧糖都能显红色。

d. 过碘酸-对硝基苯胺反应：过碘酸能与样品分子中的 2-去氧糖氧化生成丙二醛，再与对硝基苯胺缩合而呈黄色。

这个显色反应可作为薄层色谱和纸色谱的显色。在薄层上先喷过碘酸钠溶液（1 份过碘酸钠饱和水溶液，加 2 份蒸馏水），室温放置 10min，再喷对硝基苯胺试液 [1％对硝基苯胺乙醇溶液-浓盐酸 (4∶1)]，立即在灰黄色背底上出现深黄色斑点，在紫外光下，在棕色背底上呈现黄色荧光斑点。如再喷以 5％ NaOH-MeOH 溶液，斑点则变为绿色。

4. 酯键的断裂

强心苷分子中 C-17 位有不饱和内酯环结构，当用 KOH 或 NaOH 水溶液处理，内酯环开裂，但酸化后又环合。如用醇性苛性碱溶液处理，内酯环异构化，这种变化是不可逆的，遇酸亦不能复原。甲型强心苷元在醇性苛性碱溶液中通过内酯环的质子转移，双键转位，然后 14-OH 质子与 C-20 亲电加成，形成内酯型异构化物（Ⅰ），再因碱的作用，内酯环开裂，形成开链型异构化物（Ⅱ），如有 16-OH，则可形成 16,22-环氧衍生物。乙型强心苷在醇性苛性碱溶液中，内酯环开裂生成酯，再脱水生成异构化物。

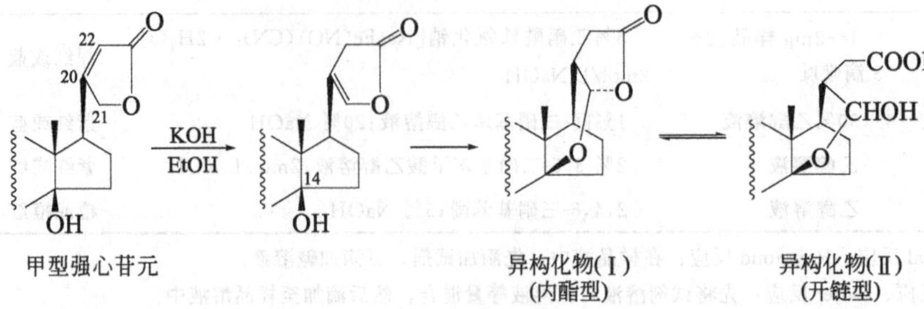

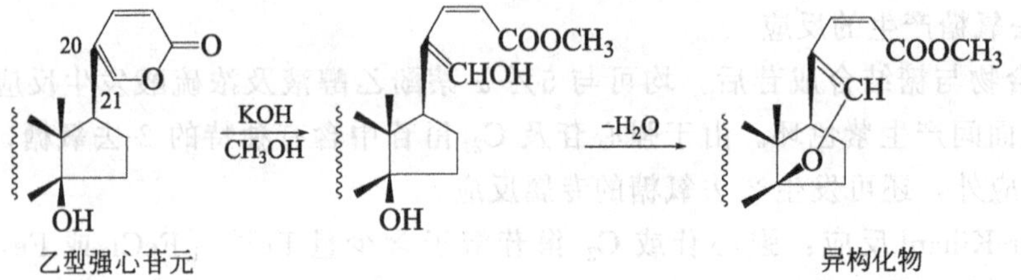

甲型强心苷元   异构化物（Ⅰ）   异构化物（Ⅱ）
                                （内酯型）   （开链型）

乙型强心苷元   异构化物

    强心苷的苷元或糖基上如有酰基存在，一般可用碱试剂处理使酯键水解脱去酰基。碱试剂的碱性不同，水解作用的酯基类型也不同，通常 $NaHCO_3$ 和 $KHCO_3$ 可使 α-去氧糖上的酰基水解，而 α-羟基糖及苷元上的酰基多不被水解；$Ca(OH)_2$ 和 $Ba(OH)_2$ 可使 α-去氧糖、α-羟基糖及苷元上的酰基水解；$NaOH$ 因碱性太强，不但使所有酰基水解，还使内酯环开裂。

5. 苷键的水解

    苷键可被酸或酶催化水解。由于强心苷及 C_{21} 甾苷中多含有 2-去氧糖，因此不同的水解条件可以得到不同的水解产物。

（1）强酸水解

    强酸条件下长时间加热或加压水解，可使糖全部水解，但常引起苷元结构的改变，失去一分子或数分子水生成脱水苷元。如黄花夹竹桃苷乙经盐酸水解得到双脱水苷元、两分子葡萄糖和黄花夹竹桃糖。

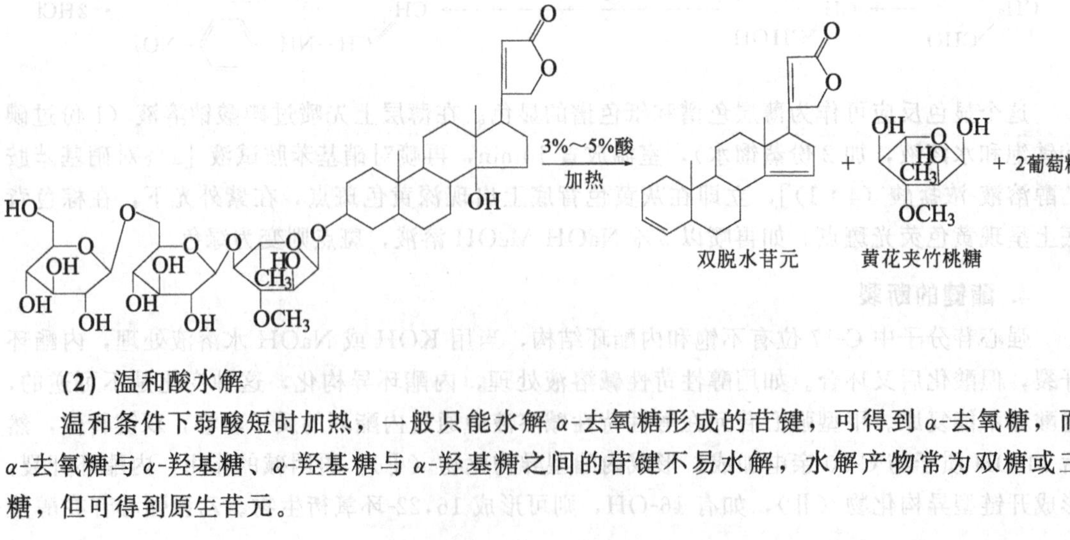

                                                         双脱水苷元   黄花夹竹桃糖

（2）温和酸水解

    温和条件下弱酸短时加热，一般只能水解 α-去氧糖形成的苷键，可得到 α-去氧糖，而 α-去氧糖与 α-羟基糖、α-羟基糖与 α-羟基糖之间的苷键不易水解，水解产物常为双糖或三糖，但可得到原生苷元。

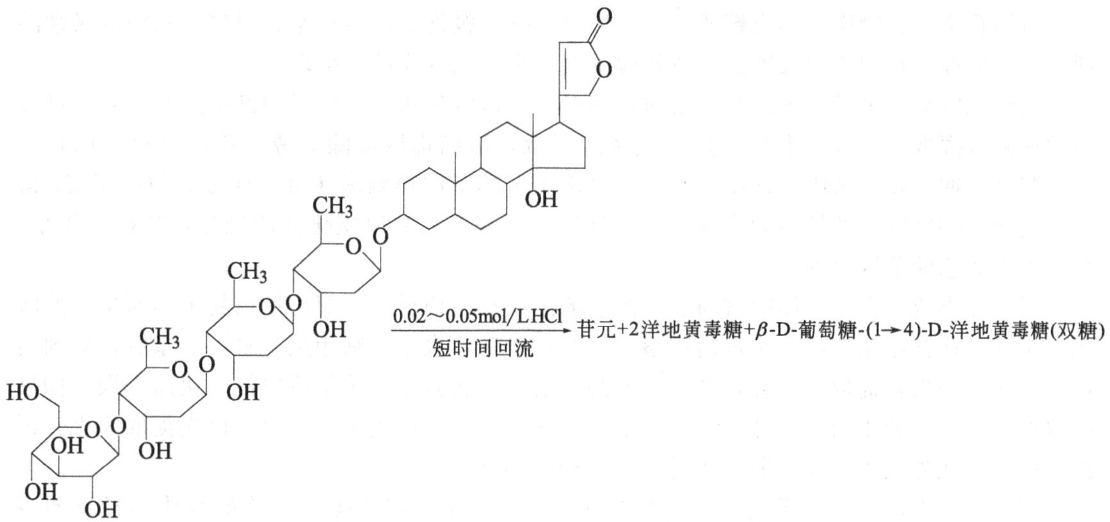

$$\xrightarrow[\text{短时间回流}]{0.02\sim0.05\text{mol/L HCl}} \text{苷元}+2\text{洋地黄毒糖}+\beta\text{-D-葡萄糖-}(1\rightarrow4)\text{-D-洋地黄毒糖(双糖)}$$

第二节　甾体类化合物的提取分离与结构鉴定

一、甾体类化合物的提取分离

甾体化合物的提取分离最常用的方法为溶剂法和色谱法，根据目标化合物的性质选用不同的方法进行提取分离。如要得到纯度较高的单体化合物，则需要多种色谱法及结晶法联合使用。

1. 提取

(1) 苷元的提取

游离的甾体化合物的极性通常中等偏弱，一般采用有机溶剂如甲醇或乙醇等提取，然后采用萃取法、柱色谱法或逆流分配法进行纯化，如用乙醚萃取除去脂溶性成分，再经氯仿或乙酸乙酯反复萃取富集。也可用氯仿、乙酸乙酯等有机溶剂直接提取。最后采用柱色谱方法（硅胶柱色谱、反相硅胶 C_8、C_{18} 低压柱或 HPLC 色谱）分离获得单体化合物。

胆汁酸的结构中有羧基，可与碱反应生成盐，与醇反应生成酯。游离胆汁酸在水中溶解度很小，但与碱成盐后则易溶于水，故常用碱水溶液提取胆汁酸。在胆汁酸的分离和纯化时，将胆汁酸制备成酯的衍生物，使其容易析出结晶。

甾醇类化合物的提取分离多以乙醇为提取溶剂，然后用乙醚萃取，再用 $NaHCO_3$ 水溶液萃取乙醚溶液，除去酸性部分，最后用硅胶柱色谱分离获得单体化合物。

甾体化合物在植物中常与糖结合成苷，工业生产常将植物原料直接在酸水溶液中加热水解，水解物水洗干燥后，再用有机溶剂提取。也有先用极性溶剂如甲醇、乙醇、丁醇将甾体皂苷提出，再加酸加热水解，滤出水解物，最后用弱极性溶剂提取苷元化合物。

为了弥补传统工艺温度高、受热时间长而导致某些甾体结构改变的不足，超临界 CO_2 流体萃取法也可用于甾体类化合物的提取和纯化，这种技术具有较好的萃取效能，同时具有无溶剂残留、无污染等优点。如采用 SFE-CO_2 从黄山药中萃取薯蓣皂苷元（含乙醇等夹带剂），与传统法比，收率大大提高，生产周期大大缩短。

(2) 苷的提取

甾体苷类化合物由于连有糖残基，一般有较强的极性，易溶于水、甲醇、乙醇等极性溶剂，因此工业上常用不同浓度的工业乙醇提取，也有用水作溶剂提取。

药材原料如为种子或含油脂类杂质较多时，一般宜先用压榨法或溶剂法进行脱脂，然后用醇或稀醇提取。另外，也可先用醇或稀醇提取，浓缩提取液除去醇，残留水提液用石油醚、苯等萃取，除去亲脂性杂质，水提液再用正丁醇萃取得到甾体苷类成分。但由于 C_{21} 甾体苷类化合物糖链上的糖多为去氧糖，并且糖上羟基多数被甲醚化或乙酰化，故极性较小，可以由乙酸乙酯萃取得到。

甾体苷类成分在植物体中常与能水解它的酶共存，药材中的酶可使植物中的原生苷酶解成次生苷。通常原生苷易溶于水而难溶于亲脂性溶剂，次生苷则相反，易溶于亲脂性溶剂而难溶于水。如果要提取原生苷，必须抑制酶的活性，新鲜原料采集后要低温快速干燥。如果提取次生苷，可利用酶的活性，进行酶解（25～40℃）获得次生苷。也可以先提取原生苷再进行酶解。此外，还要注意酸、碱对苷元结构的影响。

例如，要提取强心苷原生苷时尤其要注意酶的影响。可根据强心苷的性质选择不同溶剂，如乙醚、三氯甲烷、三氯甲烷-甲醇混合溶剂、甲醇、乙醇等。但常用溶剂为甲醇或70％乙醇，提取效率高，且能破坏酶使其失去活性。

从中药中提取甾体苷类成分时，由于存在多种成分之间的相互增溶作用，因此，通常需根据杂质的性质以及溶剂的溶解能力来确定具体的提取方式。

2. 分离

甾体皂苷目前研究很多，分离混合甾体皂苷的方法与三萜皂苷相似，常采用混合溶剂沉淀法（乙醚、丙酮）、胆甾醇沉淀法、大孔吸附树脂柱色谱法等。实验室和工业生产中采用溶剂法提取时，主要溶剂为甲醇或稀乙醇，提取液经回收溶剂后，用水稀释，再经正丁醇萃取或大孔吸附树脂纯化，得粗皂苷。进一步将粗皂苷溶于少量甲醇或乙醇中，然后逐滴加入乙醚、丙酮或乙醚-丙酮（1∶1）混合物，摇匀后析出的沉淀即为皂苷，继续加入乙醚可得到较高纯度的皂苷。经过正丁醇萃取或大孔吸附树脂柱纯化得到的甾体粗皂苷，进一步经过分配型硅胶色谱、Diaion HP-20、Sephadex LH-20、预装硅胶中低压 Lobar 柱色谱、半制备HPLC、制备 HPLC 或制备 TLC 等手段分离，最终得到甾体皂苷类单体。

强心苷的分离通常比较复杂与困难，因为它在植物中的含量一般都比较低（1％以下），而且同一中药中所含的强心苷类成分不仅种类多、结构性质相近，还易受植物体内酶、酸的影响生成相应的次生苷，从而增加了成分的复杂性，同时共存的糖类、鞣质、皂苷、色素等，能影响或改变强心苷的溶解性，这些都增加了分离纯化的难度。提取液中共存的糖、水溶性色素、鞣质、皂苷、酸性及酚性等物质可用氧化铝、聚酰胺吸附法或铅盐沉淀法除去，但需注意强心苷也有可能被吸附而损失。

混合强心苷的分离可用萃取法、逆流分配法和色谱法，并对其中含量较高的组分选用适当溶剂反复结晶以获得单体。多数情况下，由于混合强心苷的组成复杂，往往需要几种方法配合使用，尤其结合各种色谱法进一步分离。常用的色谱法有吸附色谱和分配色谱。分离亲脂性强心苷（如单糖苷、次生苷）和苷元时，一般选用吸附色谱，吸附剂用硅胶或中性氧化铝，洗脱剂可用氯仿-甲醇、乙酸乙酯-甲醇、苯、丙酮等。分离弱亲脂性强心苷时，宜用分配色谱，常用支持剂为硅胶、硅藻土、纤维素，洗脱剂为不同比例的乙酸乙酯-甲醇-水或氯仿-甲醇-水。

二、甾体类化合物的结构鉴定

和常见天然产物一样，研究甾体化合物的结构常常需要色谱法、化学法和波谱法等相结合。色谱法常用 TLC 或 HPLC 检测样品的纯度或用 R_f 值和 t_R 定性鉴定已知物；化学法常用酸或酶水解苷键来鉴定苷键的构型；波谱法则为现在最常用的方法。由于甾体化合物结构类型多，但甾核结构基本一致，因此这里仅以强心苷和甾体皂苷为例介绍其波谱特征。

1. 强心苷的波谱特征

（1）紫外光谱

甲型强心苷元具有 $\Delta^{\alpha\beta}$-γ-内酯的结构，在紫外光谱中于约 220nm 处出现最大吸收。乙型强心苷元具有 $\Delta^{\alpha\beta,\gamma\delta}$-$\delta$-内酯环，在 295~300nm 处有最大吸收，由此可区别两类强心苷。

（2）红外光谱

强心苷的特征红外吸收峰为不饱和内酯环产生的羰基吸收（1800~1700cm^{-1}），一般存在两个羰基吸收，较低波数的是 α,β-不饱和羰基产生的正常吸收。较高波数的是不正常吸收，随溶剂性质改变而变化。甲型强心苷的正常吸收峰在 1765cm^{-1} 左右，乙型强心苷由于有 2 个共轭双键，其正常吸收峰向低波数位移至约 1718cm^{-1}。

（3）质谱

强心苷的质谱（EI-MS）比较复杂，通常分子离子峰非常弱，谱图中可见失去 H_2O、失去糖、再失去 H_2O 产生的碎片。强心苷元部分除常见的脱甲基、羟基脱水、醛基脱 CO 和有双键时的 RDA 裂解方式外，特征裂解碎片为脱 17 位内酯环的特征碎片；甲型强心苷元质谱裂解为 m/z 111、124、163 和 164 等含有 γ-内酯环或内酯环加 D 环的碎片离子。乙型强心苷元质谱裂解产生 m/z 109、123、135、136 等含有 δ-内酯环的碎片。

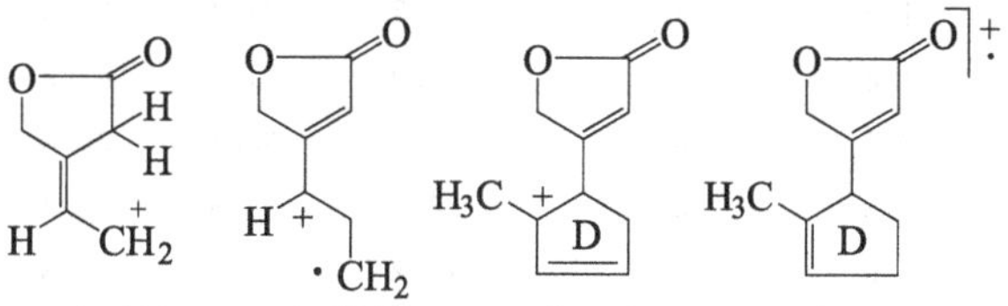

m/z 111　　m/z 124　　m/z 163　　m/z 164

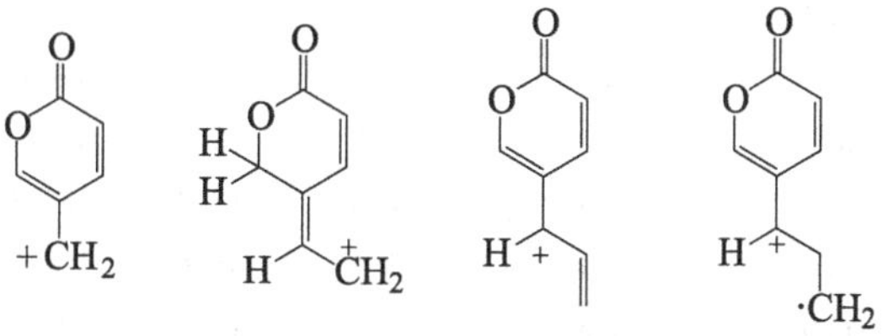

m/z 109　　m/z 123　　m/z 135　　m/z 136

（4）核磁共振谱

① ^{1}H-NMR　^{1}H-NMR 是测定强心苷类化合物结构的一种重要方法。强心苷元 ^{1}H-NMR 的特征性信号主要有甲基、与氧相连的碳上质子和烯氢信号。甲型强心苷 $\Delta^{\alpha\beta}$-γ-内酯环中 C-22 位烯氢质子在 δ 5.60~6.30 范围呈宽的单峰，C-21 位 2 个质子在 δ 4.50~5.70 内呈宽单峰或三重峰或 ABq 峰，$J=18$Hz。乙型强心苷 $\Delta^{\alpha\beta,\gamma\delta}$-$\delta$-内酯中 C-21 位烯氢质子在 δ 7.20~7.40 左右，为单峰；C-22 和 C-23 位质子分别在 δ 7.80~8.00 和 δ 6.25~6.30 左右，各出现一个烯氢双峰。在 δ 1.00 左右可出现 2 个甲基单峰，为 C-10、C-13 位的甲基取代。这二个甲基的化学位移值与甾核 C-5、C-14 位的构型有关。C-3 位质子一般为多重峰在 δ 3.90 左右，成苷后向低场位移 0.2 以上。

强心苷的糖部分，除常见的糖外，还有一些特殊的去氧糖，均有一些特征信号。例如 6-去氧糖 C-5 位甲基，呈一个二重峰（$J=6.5$Hz），出现在 δ 1.00~1.50 之间。2-去氧糖中 C-2 位上 2 个质子，处于高场区。在 β-D-2-去氧糖苷中 H-1 与 H_2-2 构成 ABX 偶合系统，呈 dd 峰。

② ^{13}C-NMR　^{13}C-NMR 是确定强心苷结构非常重要的方法。强心苷甾体母核结构的差异在于 A/B 环的稠合方式以及不同位置上连接的取代基不同。通常苷元甾核上 CH 和 CH_2 的化学位移值在 δ 20.0～59.0 之间；与氧相连的碳为 δ 65.0～86.0，如 C-14 位季碳化学位移值为 δ 84.0～86.0；烯碳的化学位移值通常在 δ 108.0～177.0，由于共轭双键及羰基的影响，甲型强心苷五元不饱和内酯环中的烯碳 C-20 和 C-23 处于较低场（δ 171.0～177.0），而乙型强心苷元中六元不饱和内酯环中的羰基碳处于较高场（约 δ 164.0）。对大量强心苷及其衍生物的 ^{13}C-NMR 数据的总结，可为强心苷元的结构鉴定提供有益的参考。表 13-3 详细列出了不同取代的甲型强心苷及乙型强心苷的 ^{13}C-NMR 数据。

表 13-3　强心苷元的 ^{13}C-NMR 化学位移值

C No.	甲型强心苷元							乙型强心苷元		
	I (5β)	II (5α)	III (3-OAc)	IV (3-OAc,17-βH)	V (3-C=O)	VI (16-OH)	VII (Δ^{16})	VIII	IX	X
1	30.0	37.4	30.8	30.8	38.8	30.0	30.8	29.7	29.6	29.5
2	28.0	32.2	25.3	25.3	38.2	28.0	25.4	27.9	27.7	27.5
3	66.8	70.5	71.4	71.3	209.7	66.8	71.3	66.5	66.7	64.5
4	33.5	39.0	30.8	30.8	44.7	33.5	30.8	33.2	33.4	33.0
5	35.9	44.7	37.4	37.4	46.6	36.4	37.3	35.4	35.6	35.4
6	27.1	29.0	26.8	29.4	27.0	26.8	25.7	26.5	26.0	
7	21.6	27.9	21.6	20.6	27.7	21.4	20.2	20.6	21.2	20.5
8	41.9	41.5	41.8	41.5	41.9	41.8	41.2	38.8	42.0	41.3
9	35.8	49.9	36.1	36.2	49.8	35.8	36.3	37.0	35.0	34.6
10	35.8	35.9	35.8	35.5	38.2	35.8	35.4	35.5	35.2	34.8
11	21.7	21.4	21.6	21.2	21.8	21.9	21.3	20.9	21.3	20.8
12	40.4	39.6	40.3	31.3	39.8	41.2	40.6	40.4	40.7	40.2
13	50.3	49.9	50.3	49.5	49.8	50.4	52.6	45.2	47.8	48.7
14	85.6	84.5	84.6	86.1	84.7	85.2	85.7	76.9	85.2	82.6
15	33.0	32.9	33.0	31.3	33.3	42.6	38.8	59.8	32.4	39.1
16	27.3	27.1	27.3	24.8	27.4	72.8	133.8	74.6	28.5	73.5
17	51.5	51.3	51.5	48.9	51.6	58.8	161.2	49.8	50.9	55.8
18	16.1	16.0	16.0	18.5	16.2	16.9	16.6	17.2	16.7	16.8
19	23.9	12.2	23.9	24.0	11.3	23.9	24.1	23.6	23.7	23.7
20	177.1	175.9	177.1	173.6	175.4	171.8	172.8	116.1	122.7	117.3
21	74.5	73.6	74.7	74.8	73.7	76.7	72.6	151.2	148.4	151.4
22	117.4	117.6	117.4	116.6	117.9	119.6	111.7	148.3	146.9	150.1
23	176.3	174.5	176.3	175.8	176.3	175.3	176.3	113.2	115.1	111.6
24								161.4	162.4	161.2
3-OCOCH$_3$										169.4
3-OCOC$\underline{H}_3$										20.8
16-OCOCH$_3$								170.1		
16-OCOC$\underline{H}_3$								20.5		

注：I. digitoxigenin（3β,14-2OH）　　II. uzarigenin（3α,14-2OH-5α）　　III. 3-acetyl gitoxigenin
IV. 17-βH-digitoxigenin-3-acetate　　V. uzarigenone（3-oxo-14-OH）　　VI. gitoxigenin（3β,16,14-3OH）
VII. Δ^{16}-digitoxigenin acetate　　VIII. cinobufagin　　IX. bufalin　　X. bufatalin

强心苷的结构中 2,6-二去氧糖以及它们的甲氧基糖的 ^{13}C-NMR 均显示不同的化学位移值（表 13-4）。因此可根据这些信号，采用分析对比的方法，解析强心苷中相关糖的种类、数目以及连接的位置。

表 13-4　2,6-二去氧糖和 6-去氧糖的 ^{13}C-NMR 数据

化合物	C-1′	C-2′	C-3′	C-4′	C-5′	C-6′	OCH$_3$
L-夹竹桃糖(L-oleandrose)	95.9	35.8	79.3	77.1	69.1	18.6	56.9
D-加拿大麻塘(D-cymarose)	97.6	36.4	78.7	74.0	71.1	18.9	58.1
D-地芰糖(D-diginose)	98.2	33.1	79.1	67.0	71.2	17.6	55.1
D-沙门糖(D-samentose)	97.3	33.6	80.3	67.9	69.9	17.5	56.7
L-黄花夹竹桃糖(L-thevetose)	98.9	73.8	84.8	76.6	68.9	18.5	60.6
D-洋地黄糖(D-digitalose)	103.6	70.9	85.1	68.7	71.0	17.4	57.2
D-6-去氧-3-O-甲基阿洛糖	104.3	71.6	85.2	74.6	68.5	18.4	60.7

2. 甾体皂苷的波谱特征

（1）紫外光谱

甾体皂苷元母核中通常含有双键、羰基及共轭双键等官能团，可以产生紫外吸收。结构中如仅有一个双键，则在 205～225nm 处产生弱吸收峰。若仅有酮基，有一弱吸收峰在 285nm。如有 α,β-不饱和酮，则在 238nm 处有特征吸收。

（2）红外光谱

螺甾烷型甾体皂苷元因为螺缩酮结构，在红外光谱中显示四个吸收峰，分别为 980cm^{-1}、920cm^{-1}、900cm^{-1} 和 860cm^{-1}，其中第一个峰最强。在 25S 型皂苷元中 920cm^{-1} 峰强比 900cm^{-1} 强，但 25R 皂苷元中该 2 个峰强比相反，即 900cm^{-1} 峰比 920cm^{-1} 峰强（图 13-1）。故借此可以区别 C-25 位两种立体异构体。

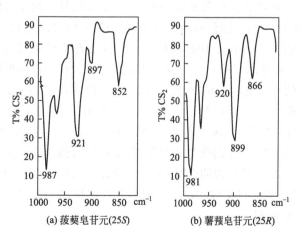

图 13-1　甾体皂苷元螺缩酮结构的红外吸收特征

（3）质谱

质谱在甾体皂苷元的结构确认中也有重要作用。螺甾烷型及异螺甾烷型苷元的主要特征裂解峰是由 E 环和 F 环裂解产生的，出现很强的 m/z 139 的基峰、中等强度的 m/z 115 和 m/z 126 的离子峰。若 F 环有羟基或双键取代，这些峰将发生 m/z 相应变化，峰强也会改变。甾核结构中如有双键还会发生 RDA 裂解。

m/z 139　　　　　*m/z* 126　　　　　*m/z* 115

(4) 核磁共振谱

① ¹H-NMR　¹H-NMR 可以鉴别甾体皂苷元结构中的甲基、双键以及连氧碳上的质子。通常在高场区出现 4 个甲基峰：18-CH$_3$、19-CH$_3$ 为单峰，21-CH$_3$、27-CH$_3$ 为双峰。根据 27-CH$_3$ 的化学位移值不同，可用于鉴别 25S 和 25R 异构体。由于 22-O-螺环的构型不同，27-CH$_3$ 的化学位移值在 25S 和 25R 异构体中恰好相反（见表 13-5）。连氧的 26-CH$_2$ 上两个质子的化学位移值在 25S 型螺甾烷中很接近，但 25R 型异螺甾烷化合物中，2 个质子的化学位移值有较大区别。除化学位移外，偶合常数也是确定结构的重要参数之一。

表 13-5　甾体皂苷元 ¹H-NMR 特征信号

甾体皂苷元	构型	27-CH$_3$
22α-O-螺甾	25S	1.06
22β-O-螺甾	25S	0.7
22α-O-螺甾	25R	0.7
22β-O-螺甾	25R	1.06

② ¹³C-NMR　¹³C-NMR 在甾体皂苷类化合物的结构确定中具有重要作用。将分离得到的甾体皂苷的 ¹³C-NMR 数据与文献已知类似物数据进行对照分析，不仅可以确定皂苷的类型、取代基类型和位置，而且可以确定其构型。已有多篇文献对各类甾体皂苷的 ¹³C-NMR 特征及规律进行了总结，为甾体皂苷化合物的结构确定提供了有益的参考。

从 ¹³C-NMR 谱中，可以看到皂苷元分子中的 27 个碳信号，对于甾体皂苷元来说，其最主要的特征是 16 位和 22 位两个碳信号的化学位移。C-16 信号出现在 δ 81.0 左右。螺甾烷型 C-22 信号大多数情况下出现在 δ 109.8 处，当 C-24 上有 OH 取代时，C-22 信号出现在 δ 112.6，当 C-24 上 OH 被糖基化时，C-22 碳信号出现在 δ 111.8；变形螺甾烷型的 F 环变成了五元呋喃环，C-25 信号出现在 δ 85.0 处，C-22 信号出现在 δ 120.2 处，这对区分该类化合物同其他骨架类型很有特征性；对于呋甾烷型 C-22 位上都有取代基，当取代基为 OH 时，碳信号出现在 δ 110.7 处，当取代基为 OCH$_3$ 时，C-22 信号在 δ 112.6 处；在 Δ$^{20(22)}$ 中 C-22 的信号出现在 δ 152.5。C-5 的化学位移值与 A/B 环的稠合方式有关，A/B 环顺式稠合时 C-5 在 δ 36.6 左右；A/B 环反式稠合时 C-5 在 δ 41.0～48.0 之间，C-3 有羟基取代时 C-5 在 δ 44.7，C-3 无取代时 C-5 在 δ 47.0，Δ$^{2(3)}$ 时 C-5 在 δ 41.6。表 13-6 列出了几种不同类型甾体皂苷元的 ¹³C-NMR 数据。

Ⅰ替告皂苷元
(25R)-5α-spirostan-3β-ol

Ⅱ异菝葜皂苷元
(25R)-5β-spirostan-3β-ol

Ⅲ新替告皂苷元
(25S)-5α-spirostan-3β-ol

Ⅳ菝葜皂苷元
sarsas pogenin (25S)-5β-spirostan-3β-ol

Ⅴ纽替皂苷元(变形螺甾烷型)

Ⅵ薤白苷J(呋甾烷型)

表 13-6 不同类型甾体皂苷元的^{13}C-NMR 数据

C No.	Ⅰ	Ⅱ	Ⅲ	Ⅳ	Ⅴ	Ⅵ
1	37.0	29.9	37.0	29.9	37.8	40.4
2	31.5	27.8	31.4	27.8	31.7	67.3
3	71.2	67.0	71.2	67.0	71.3	82.1
4	38.2	33.6	38.2	33.3	43.5	32.0
5	44.9	36.6	44.9	36.5	142.0	36.7
6	28.5	26.5	28.6	26.6	120.3	26.3
7	32.3	26.5	32.2	26.6	32.6	26.8
8	35.2	35.2	35.1	25.3	32.2	35.6
9	54.4	40.3	54.4	40.3	50.5	40.7
10	36.3	35.8	35.6	35.3	37.0	37.2
11	21.1	20.8	21.1	20.8	21.2	21.4
12	40.1	39.9	40.1	39.9	40.4	40.7
13	40.6	40.7	40.6	40.6	40.6	41.2
14	56.3	56.5	56.3	56.4	56.6	56.3
15	31.8	31.8	31.8	31.7	32.3	32.4
16	80.7	80.9	80.8	80.9	81.8	81.2
17	62.2	62.4	62.3	62.1	62.6	64.1
18	16.5	16.4	16.5	16.4	16.2	16.7
19	12.4	23.8	12.3	23.8	19.6	23.9
20	41.6	41.6	42.2	42.1	38.5	41.5
21	14.5	14.4	14.3	14.3	15.2	16.3
22	109.0	109.1	109.7	109.5	120.9	112.7
23	31.4	31.4	27.1	27.1	32.6	30.9
24	28.9	28.8	25.8	25.8	33.8	28.3
25	30.3	30.3	26.0	26.0	85.6	34.3
26	66.7	66.8	65.2	65.0	70.1	75.2
27	17.1	17.1	16.1	16.7	24.1	17.2

第三节　甾体类药物的研究制备实例

甾体药物在化学药物体系中占有重要的地位。甾体药物的发现和成功合成被誉为 20 世纪医药工业取得的两个重大进展之一。目前，已经上市的甾体药物有 400 多种，包括甾体激素类、甾体生物碱、强心苷类、甾体皂苷类等，我国现有品种仅为其三分之一，且大多为中低档产品，离世界先进水平还有一定的差距。

甾体药物是人体内源性药物，对维持人体健康有着不可替代的作用，具有很强的抗感染、抗过敏、抗病毒和抗休克的药理作用，能够改善蛋白质代谢、恢复和增强体力以及利尿降压。近年来，甾体药物在医疗领域的应用范围不断扩大，被广泛应用于治疗风湿性关节炎、支气管哮喘、湿疹等皮肤病和过敏性休克、前列腺炎、艾迪森氏等内分泌疾病，也应用于避孕、安胎、减轻女性更年期症状、手术麻醉、预防冠心病和艾滋病、减肥等方面。

一、薯蓣皂苷及薯蓣皂苷元的制备研究

薯蓣皂苷 (dioscin) 为从薯蓣科薯蓣属植物穿龙薯蓣 (*Dioscorea nipponica* Makino)、黄山药 (*Dioscorea panthaica* Prain et Burk) 或盾叶薯蓣 (*Dioscorea zingiberensis* C. H. Wright) 等植物根茎中提取的一类螺甾皂苷，其水解产物为薯蓣皂苷元 (diosgenin)。全世界薯蓣科植物共 9 属，约 650 种，分布于全球的热带和温带，中国和墨西哥是主产国。我国有薯蓣科薯蓣属植物 80 余种，全国大多数省市均有分布，但以西南各省为主，其中只有薯蓣根茎组 (stenophora) 的 17 种、1 亚种及 2 变种才含有薯蓣皂苷元。

盾叶薯蓣 (*Dioscorea zingiberensis*) 又称黄姜，薯蓣皂苷元含量最高，且易于提取，所以世界各国生产的甾体激素 60% 以上都以黄姜为主要原料。我国黄姜的植物资源也非常丰富。

1. 薯蓣总皂苷的制备研究

现代药理研究表明，薯蓣皂苷及其衍生物具有免疫调节、降血脂、抗衰老、抗氧化、抗关节炎、保护胃黏膜、祛痰、溶血、脱敏、灭钉螺、抗肿瘤、抗艾滋病、抗血小板聚集、增强心脏收缩力、减慢心率、抗动脉硬化、改善微循环等多种药理活性。临床用于预防和治疗冠心病、心绞痛的药物盾叶冠心宁片及地奥心血康胶囊就是由黄山药或穿龙薯蓣根茎提取物制成的纯中药制剂。其中地奥心血康胶囊为《中国药典》(2015 版) 收载品种，其治疗冠心病的有效成分是 8 种甾体皂苷，总含量达 80% 以上。

传统提取薯蓣总皂苷的方法是加热搅拌提取，存在溶剂消耗大、效率低等缺点。为了解决这个突出问题，近年来，众多学者对从穿龙薯蓣或黄姜中提取薯蓣皂苷的制备工艺进行了深入研究，并引进了各种新技术，如超声微波提取法、超临界流体萃取法、超高冷等静压提取法等。

经典提取方法的具体操作为：取黄姜或穿龙薯蓣 2～3mm 的粗颗粒，投入多功能提取罐中，加入 5 倍量 95% 乙醇，热回流提取三次，每次 2h。将提取液过滤，滤液备用。将药渣装入过滤布袋中，3000r/min，离心 15min，收集离心所得上清液与滤液合并，60℃下真空浓缩回收乙醇。浓缩液加入 5～7 倍量蒸馏水充分搅拌，在 20～25℃下，沉降 8h，3000r/min

离心 15min，取沉淀，加水稀释，喷雾干燥即得薯蓣总皂苷。具体步骤如下图所示。

穿龙薯蓣（干燥根茎）

　　↓　置于多功能提取罐，再加入 5 倍量 95% 乙醇
　　↓　回流提取 3 次，每次 2h

　　↓　药渣离心，收集滤液

提取液合并滤液

　　↓　减压回收乙醇

浓缩液

　　↓　加入 5～7 倍量蒸馏水，充分搅拌
　　↓　离心，过滤

沉淀

　　↓　加水稀释，喷雾干燥

薯蓣总皂苷

2. 薯蓣皂苷元的制备研究

薯蓣皂苷元，分子式 $C_{27}H_{42}O_3$，分子量 414.6258，白色结晶（乙醇），熔点 204～207℃，比旋光度 $[\alpha]_D^{25}=-129.3°$。可溶于常用有机溶剂及醋酸中，不溶于水。其 ^1H-和 ^{13}C-NMR 的波谱数据见表 13-7。

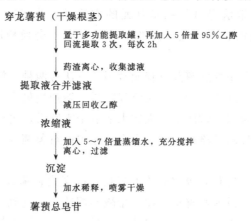

薯蓣皂苷元

表 13-7　薯蓣皂苷元的 ^1H-和 ^{13}C-NMR 数据 （in CDCl$_3$）

No.	^1H-NMR(J in Hz)	^{13}C-NMR	No.	^1H-NMR(J in Hz)	^{13}C-NMR
1		37.1	15		31.7
2		31.4	16		80.7
3	4.41,dd(10.0,5.4)	71.4	17		61.9
4		42.1	18	0.79,s	16.2
5	5.34,d(3.6)	140.7	19	1.03,s	19.3
6		121.2	20		41.5
7		31.9	21	0.97,s	14.1
8		31.3	22		109.2
9		49.9	23		31.2
10		36.5	24		28.7
11		20.7	25		30.2
12		39.6	26		66.7
13		40.1	27	0.78,s	17.1
14		56.4			

薯蓣皂苷元是生产甾体激素类药物的重要基础原料。自 20 世纪 50 年代墨西哥发现薯蓣皂素后，除某些特殊激素特殊产品如雌激素需从动物尿液中提炼外，几乎所有的甾体激素药物都以薯蓣皂素为起始原料进行生产。据统计，2011 年甾体激素药物销售额就已高于 280 亿美元，约占全球医药总销售额的 6%。

由于细胞壁比较坚韧，很难从植物原料中彻底分离提取出薯蓣皂苷元。不同的提取方法

所得薯蓣皂苷元含量不尽相同。除常规酸水解法、两相溶剂水解法、加压水解法、自然发酵法、超临界流体萃取法等常用制备苷元的方法外，为了减少污染，降低成本，提高得率，新近发展了酶解法、超声法、微波萃取法、离子交换树脂催化法、表面活性剂强化提取法等。

从穿龙薯蓣或黄姜中提取薯蓣皂苷元常用的方法有两种。第一种方法，先从穿龙薯蓣中提取薯蓣皂苷，再水解制成苷元，此法流程较长，溶剂用量多，但苷元相对提取量较高；第二种方法，先将生药薯蓣在常压下于强酸水溶液中水解后，再用溶剂提取薯蓣苷元，此法工艺简单，但薯蓣苷元提取量略低。研究发现盐酸浓度对薯蓣苷元的提取得率影响极大，应加以控制。

目前国内生产薯蓣皂苷元较成熟的工艺是：将穿龙薯蓣或黄姜的根（块）茎浸入水中、洗净、晾干、粉碎后，投入水解釜，加入盐酸调配使浓度达到3%，在加压下加热水解。水解物过滤，弃去滤液，水洗水解物至中性、干燥，再用汽油加热连续提取。回收溶剂制得粗品，经乙醇或丙酮重结晶精制，活性炭脱色制得薯蓣皂苷元产品。

从穿龙薯蓣的干燥根茎中提取薯蓣皂苷元，步骤如下图所示。

穿龙薯蓣（干燥根茎）
↓ 置于反应釜中，先加水渗透，再加入3.5倍量水 加入浓盐酸使达3%浓度，通蒸汽加热进行水解8h
水解物
↓ 水洗去酸液，干燥后粉碎，使含水量不超过6%
汽油提取液
↓ 回收汽油，浓缩至1:40，室温放置，使结晶 完全析出后，离心甩干
粗制薯蓣皂苷元
↓ 乙醇或丙酮重结晶，活性炭脱色
薯蓣皂苷元（mp 204～207℃）

二、地高辛的制备研究

地高辛，分子式 $C_{41}H_{64}O_{14}$，分子量780.92；白色结晶或结晶性粉末，无臭；易溶于吡啶，在稀醇中微溶，在三氯甲烷中极微溶解，不溶于水或乙醚；比旋光度 $[\alpha]_D^{25}$ 为 $+9.5°\sim+12.0°$（$c=20mg/mL$，吡啶）。^{1}H-NMR 和 ^{13}C-NMR 数据见表13-8。地高辛的制剂地高辛口服溶液、地高辛片、地高辛注射液为《中国药典》（2015版）收载品种。

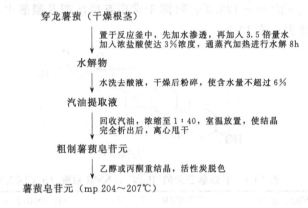

异羟基洋地黄毒苷(地高辛，digoxin)

表 13-8 　地高辛的 ^{1}H- 和 ^{13}C-NMR 数据 （in C_5D_5N）

No.	^{1}H-NMR(J in Hz)	^{13}C-NMR	No.	^{1}H-NMR(J in Hz)	^{13}C-NMR
1		30.8	22	6.26,brs	117.2
2		25.3	23		176.4
3	4.42,brs	70.2	1'	5.42,dd(10.0,2.0)	99.9
4		30.8	2'		39.2
5		37.4	3'		77.6
6		26.8	4'		81.8
7		20.6	5'		67.2
8		41.5	6'	1.51,d(6.0)	17.8
9		36.2	1"	5.40,dd(10.0,2.0)	99.6
10		35.5	2"		36.8
11		21.2	3"		67.5
12		31.3	4"		79.5
13		49.5	5"		68.3
14		86.1	6"	1.42,d(6.0)	18.06
15		31.3	1‴	5.39,dd(10.0,2.0)	96.3
16		24.8	2‴		38.7
17		48.9	3‴		67.8
18		18.5	4‴		73.2
19		24.0	5‴		69.6
20		174.5	6‴	1.33,d(6.0)	18.2
21	5.28,5.14,ABq(15)	74.3			

中药洋地黄为玄参科植物毛花洋地黄 （*Digitalis lanata*） 和紫花洋地黄 （*D. purpurea*） 的叶。其中毛花洋地黄是工业上制备异羟基洋地黄毒苷 （地高辛） 和毛花洋地黄毒苷的原料，用于治疗充血性心力衰竭；紫花洋地黄叶片为制备西地兰和地高辛的原料。

现已从毛花洋地黄叶中分离出的强心苷达 30 多种，是由五种强心苷苷元——洋地黄毒苷元、羟基洋地黄毒苷元、异羟基洋地黄毒苷元、双羟基洋地黄毒苷元和吉他洛苷元与不同糖缩合所形成的。供临床应用的除洋地黄苷 C 为一级苷，亲水性强，适于注射外，其余均为次级苷。如洋地黄毒苷 （digitoxin） 亲脂性较强，口服吸收完全，作用持久而缓慢，可注射或口服。羟基洋地黄毒苷 （gitoxin） 由于在 C-16 位引入羟基，亲脂性低，难以吸收，乙酰化后，脂溶性提高，易吸收，在吸收过程中脱去乙酰基，脂溶性降低，易经肾排泄，故蓄积性小，治疗宽度较大，易于控制。去乙酰毛花洋地黄苷 C （deslanoside，毛花苷丙），比一级苷毛花洋地黄苷 C 少一个乙酰基，亲水性更强，口服吸收不好，适于注射，作用基本与地高辛相似，毒性小，安全性大，为速效强心苷。异羟基洋地黄毒苷 （地高辛，digoxin），在 C-12 位引入羟基，亲脂性降低，口服不易吸收，可制成注射液用于急性病例，作用迅速，蓄积性小。

从毛花洋地黄中制备地高辛主要包括提取析胶、分离纯化等步骤。干燥的毛花洋地黄叶粗粉，加等量水拌匀，40～50℃发酵酶解 20h 左右，每二、三小时翻动一次，然后分别用 4 倍量和 3 倍量 80％乙醇回流搅拌提取 2 次，每次 2h。冷却、过滤，合并滤液，减压浓缩至含醇量约 20％，15℃放置过夜，胶质沉淀完全，用布袋滤取上清液，继续减压浓缩至无醇味，放冷。滤液用 $CHCl_3$ 萃取三次。合并氯仿萃取液，减压浓缩至生药量的 20％左右，浓缩液用10％NaOH溶液反复洗涤，每次为氯仿液的10％用量，直至碱液基本无色为止。最后用1％氢氧化钠溶液洗一次，再用水洗至中性，将氯仿蒸干。残留物用少量丙酮溶解，静置过夜，析出地高辛粗品。地高辛粗品用80％乙醇重结晶一至二次，并以少量活性炭脱色，即得地高辛纯品。步骤如下图所示：

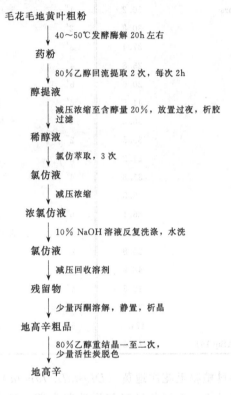

毛花毛地黄叶粗粉
↓ 40～50℃发酵酶解20h左右
药粉
↓ 80％乙醇回流提取2次，每次2h
醇提液
↓ 减压浓缩至含醇量20％，放置过夜，析胶 过滤
稀醇液
↓ 氯仿萃取，3次
氯仿液
↓ 减压浓缩
浓氯仿液
↓ 10％NaOH溶液反复洗涤，水洗
氯仿液
↓ 减压回收溶剂
残留物
↓ 少量丙酮溶解，静置，析晶
地高辛粗品
↓ 80％乙醇重结晶一至二次， 少量活性炭脱色
地高辛

参考书目

［1］崔建国，黄燕敏，甘春芳.现代甾体化学.北京：科学出版社，2014.

［2］周维善，庄治平.甾体化学进展，北京：科学出版社，2002.

［3］裴月湖.天然药物化学.第7版.北京：人民卫生出版社，2016.

［4］谭仁祥.甾体化学.北京：化学工业出版社，2009.

［5］吴立军.有机化合物波谱解析.第3版.北京：中国医药科技出版社，2009.

［6］孔令义.复杂天然产物波谱解析.北京：中国医药科技出版社，2012.

［7］国家药典委员会.中国药典（2015版）.北京：中国医药科技出版社，2015.

［8］卢艳华.重要有效成分提取分离技术.第2版.北京：化学工业出版社，2008.

［9］徐任生.天然产物化学.第2版.北京：科学出版社，2007.

参考文献

［1］Shahidi N T. A review of the chemistry, biological action, and clinical applications of anabolic-androgenic steroids. *Clin Ther*, 2001, 23 (9): 1355～1390.

［2］Jacob S, Hayreh Davinder J S, MeClintock M K. Context-dependent effects of steroid chemosignals on human physiology and mood. *Physiol Behav*, 2001, 74: 15～27.

［3］李敏晶，韩艳玲，谭成玉，等.不同提取方法对海燕皂苷抗氧化活性的影响.大连海洋大学学报，2011, 26 (4): 344～347.

［4］刘涛，李占林，王宇，等.海洋来源甾体化合物的研究进展，中国海洋药物杂志，2012, 31 (3): 45～54.

［5］Zhang H, Su Y F, Yang F Y, et al. New minor spirostanol glycosides from *Helleborus thibetanus*. *Nat Prod Res*, 2017, 31 (8): 925～931.

[6] Sidana J, Singh B, Sharma O P. Chromatographic procedures for the isolation of plant steroids. *Phytochemistry*, 2016, 130: 22~46.

[7] 聂凌鸿, 林淑英, 宁正祥. 薯蓣属植物中薯蓣皂苷元的研究进展. 中国生化药物杂志, 2004, 25 (5): 318~320.

[8] Laurence D, Juraj H, Rene L. Saponins of Agave: Chemistry and bioactivity. *J Chromatogr A*, 2001, 935: 105~123.

[9] Wang L, Jiang X L, Zhang W M, et al. Homo-aro-cholestane, furostane and spirostane saponins from the tubers of *Ophiopogon japonicus*. *Phytochemistry*, 2017, 136: 125~132.

[10] Teponno R B, Tanaka C, Jie B, et al. Trifasciatosides A-J, steroidal saponins from *Sansevieria trifasciata*. *Chem Pharm Bull*, 2016, 64 (9): 1347~1355.

[11] Yokosuka A, Mimaki Y, Sashida Y. Steroidal saponins from *Dracaena surculosa*. *J Nat Prod*, 2000, 63 (9): 1239~1243.

[12] Kolkhof P, Geerts A, Schfifer S, et al. Cardiac glycosides potently inhibit C-reactive protein synthesis in human hepatocytes. *Biochem Biophys Res Commun*, 2010, 394 (1): 233~239.

[13] 陈大朋, 唐泽耀, 熊永建. 强心苷类抗癌作用研究进展. 中国药理学通报, 2011, 27 (11): 1497~1499.

[14] Kaushik V, Azad N, Yakisich J S, et al. Antitumor effects of naturally occurring cardiac glycosides convallatoxin and peruvoside on human ER$^+$ and triple-negative breast cancers. *Cell Death Discov*, 2017, 27 (3): 17009.

[15] Bai L, Zhao M, Toki A, et al. ChemInform Abstract: three new cardenolides from methanol extract of stems and twigs of *Nerium oleander*. *Chem Pharm Bull*, 2010, 58 (8): 1088~1092.

[16] 徐冉, 杜娟, 邓璐璐. 滇杠柳中的一个新强心苷. 中国中药杂志, 2012, 37 (15): 2286~2288.

[17] Patel S. Plant-derived cardiac glycosides: Role in heart ailments and cancer management. *Biomed Pharmacother*, 2016, 84: 1036~1041.

[18] Pellati F, Bruni R, Bellardi M G, et al. Optimization and validation of a high-performance liquid chromatography method for the analysis of cardiac glycosides in *Digitalis lanata*. *J Chromatogra A*, 2009, 1216 (15): 3260~3269.

[19] 张援虎, 王锋鹏. 杠柳属植物化学成分研究进展. 天然产物研究与开发, 2003, 15 (2): 157~161.

[20] 姚元成, 刘录, 徐胜平, 等. 夹竹桃科植物中强心苷的分布及其药理活性研究进展. 天然产物研究与开发, 2013, (25): 722~727.

[21] Cheng H Y, Tian D M, Tang J S, et al. Cardiac glycosides from the seeds of *Thevetia peruviana* and their pro-apoptotic activity toward cancer cells. *J Asian Nat Prod Res*, 2016, 18 (9): 837~847.

[22] Krenn L, Kopp B, Deim A, et al. About the bufadienolide complex of "red" squill. *Planta Medica*, 1994, 60 (1): 63~69.

[23] Kopp B, Krenn L, Draxler M, et al. Bufadienolides from Skill. 8. Bufadienolides from *Urginea maritima* from Egypt. *Phytochemistry*, 1996, 42 (2): 513~522.

[24] 周莹, 吉爱国, 宋淑亮. 蟾酥的应用研究. 中国生化药物杂志, 2009, 3 (3): 203~206.

[25] Ye M, Guo D A. Analysis of bufadienolides in the Chinese drug ChanSu by high-performance liquid chromatography with atmospheric pressure chemical ionization tandem mass spectrometry. *Rapid Commun Mass Spectrom*, 2005, 19 (13): 1881~1892.

[26] 陶雪芬, 徐佳丽, 张如松. 萝藦科各属植物 C_{21} 甾体苷类成分及药理活性研究进展. 中国民族民间医药, 2009, 18 (17): 40~42.

[27] Gu X J, Hao D C. Recent advances in phytochemistry and pharmacology of C_{21} steroid constituents from *Cynanchum* plants. *Chin J Nat Med*, 2016, 14 (5): 321~334.

[28] 白虹, 王元书, 刘爱芹. 鹅绒藤属植物 C_{21} 甾体类化学成分研究进展. 天然产物研究与开发, 2007, 19: 897~904.

[29] Yang Q X, Ge Y C, Huang X Y, et al. Cynanauriculoside C-E, three new antidepressant pregnane glycosides from *Gynanchum auriculatum*. *Phytochemistry Lett*, 2011, 4 (2): 170~175.

[30] Zheng Z G, Zhang W D, Kong L Y, et al. Rapid identification of C_{21} steroidal saponins in *Gynanchum versicolor* Bunge by electrospray ionization multi-stage tandem mass spectrometry and liquid chromatography/tandem mass spectrometry. *Rapid Commun Mass Spectrom*, 2007, 21: 279~285.

[31] 郑兆广, 柳润辉, 张川, 等. 蔓生白薇中的 C_{21} 甾苷类成分. 中国天然药物, 2006, 4 (5): 40~46.

[32] 左玉. 植物甾醇研究与应用. 粮食与油脂, 2012, (7): 1~4.

[33] Miras-Moreno B, Sabater-Jara A B, Pedreño M A, et al. Bioactivity of phytosterols and their production in plant in vitro cultures. *J Agric Food Chem*, 2016, 64 (38): 7049~7058.

[34] 汤海峰，易杨华，姚新生. 海洋甾体化合物的研究进展. 中国海洋药物，2002，(2)：42～43.

[35] 李静，周立刚，文成敬. 真菌甾体化合物的研究进展. 天然产物研究与开发，2008，20：165～171.

[36] 朱婷婷，梁鸿，赵玉英，等. 牛膝甾酮25位差向异构体的分离与鉴定. 药学学报，2004，39 (11)：913～916.

[37] Yan S K, Wu Y W, Liu R H, et al. Comparative study on major bioactive components in natural, artificial and in-vitro cultured *Calculus bovis*. *Chem Pharmaceut Bull*，2007，55 (1)：128～132.

[38] 陈瑞兰，徐伟，沙玫，等. 熊胆粉化学成分及药理作用研究进展. 辽宁中医药大学学报，2012，14 (7)：61～63.

[39] 郭焕杰，赵焕新，白虹. 玉竹中甾体皂苷及高异黄酮类化合物的波谱学特征. 中医药学报，2012，40 (5)：41～46.

[40] 刘呈雄，薛艳红，郭志勇，等. 开口箭属植物甾体皂苷成分及 ¹³C-NMR 波谱特征. 波谱学杂志，2011，28 (1)：115～126.

[41] 贾兰婷，杨尚军，白少岩. 延龄草中主要化学成分的波谱特征. 药学研究，2013，32 (6)：351～353.

[42] Tong W Y, Dong X. Microbial biotransformation: recent developments on steroid drugs. *Recent Pat Biotechnol*，2009，3 (2)：141～153.

[43] 宋发军. 甾体药物源植薯蓣属植物中薯蓣皂苷元的研究及生产状况. 中成药，2003，25 (3)：232～234.

[44] 罗敏，舒军，陆茵. 薯蓣皂苷及苷元提取分离和抗肿瘤研究进展. 南京中医药大学学报，2009，25 (4)：318～320.

[45] 汪朋. 盾叶薯蓣中甾体皂苷的提取和薯蓣皂苷元绿色制备工艺研究，江南大学，2015.

[46] 冯涛，金爱玉，白凤英. 一种穿山薯蓣皂苷的提取方法，201110361601.1.

[47] 向纪明. 黄姜皂素在甾体激素药物合成中的应用. 安康学院学报，2014，26 (3)：1～5.

（海军军医大学　柳润辉）

第十四章 生物碱

生物碱（alkaloids）是一类重要的天然有机化合物，自从 1806 年德国学者 F. W. Sertürner 从鸦片中分离具有镇痛作用的吗啡（morphine）以后，一些新的生物碱相继被发现并开发成新药，供临床使用。如从鸦片中分得的可待因（codeine）具有止咳作用；罂粟碱（papaverine）具有松弛平滑肌作用；麻黄中的麻黄碱（ephedrine）具有平喘作用；黄连、黄柏中的小檗碱（berberine）具有抗菌消炎作用；蛇根木中的利血平（reserpine）具有降压作用；曼陀罗、天仙子、颠茄中的莨菪碱（hyoscyamine）具有解痉和解有机磷中毒作用；喜树中的喜树碱（camptothecin）具有抗癌活性等。目前临床应用的生物碱有 80 多种。由此可见，在临床用药中，生物碱类成分占据着重要的地位。

生物碱历来是天然药物化学研究的重要领域，广泛分布于植物界，迄今已从自然界中分离得到约 10000 种生物碱类化合物。在生物碱研究中，创立和发现了不少新的方法、技术和反应，这对天然有机化学的发展，尤其是天然药物化学的发展起着重要的促进作用。了解生物碱的结构类型和理化性质对于生物碱的提取分离至关重要。

第一节　生物碱的结构类型与理化性质

一、生物碱的结构类型

生物碱的结构复杂、种类繁多。生物碱的分类方法很多，现主要有以下 3 种方法。

① 按植物来源分类，如百部生物碱、黄连生物碱、苦参生物碱等。这种分类应用于生物碱研究的早、中期阶段，看不出结构的本质联系。

② 按化学结构分类，分类的基础是结构类型的特征，即按生物碱结构中氮原子存在的主要基本母核类型进行分类，如托品类生物碱、异喹啉类生物碱、萜类生物碱、甾体生物碱等。

③ 按生源结合化学分类，此种分类基于生物碱生物合成前体物的来源。

众所周知，尽管从植物界分离到万余种生物碱，但其来源仅限于几种前体氨基酸、甲戊二羟酸和醋酸酯等。与生物碱生物合成有关的氨基酸主要有鸟氨酸、脯氨酸、赖氨酸、苯丙氨酸、酪氨酸、邻氨基苯甲酸、组氨酸、色氨酸和烟酸等。生物碱生物合成的生物化学本质是生物体在其自身存在的酶参与下，所发生的 C—N 键和 C—C 键的形成与裂解，具体生物合成路径可参考有关专著。

由于生物碱种类繁多，分类依据不同，各有利弊。本章将按生源结合化学分类法介绍生物碱的分类与结构。

二、来源于鸟氨酸的生物碱

来源于鸟氨酸的生物碱主要包括吡咯烷类、莨菪烷类和吡咯里西啶类生物碱。该类生物碱是氮原子以叔胺形式存在于吡咯环的生物碱。

鸟氨酸

吡咯类 (pyrrol)   吡咯里西啶类   莨菪烷类

1. 吡咯类生物碱

吡咯类生物碱结构较简单，数目较少，生物合成的关键中间体是 N-甲基吡咯亚胺盐及其衍生物。常见的吡咯类生物碱如山莨菪中具有中枢镇静、外周抗胆碱作用的红古豆碱（cuscohygrine），益母草中具有祛痰镇咳作用的水苏碱（stachydrine），新疆党参中具有降压作用的党参碱（codonopsine），大根假白榄中具有抗癌作用的假白榄胺（jatropham）等。

红古豆碱   水苏碱   党参碱   假白榄胺

2. 吡咯里西啶类生物碱

吡咯里西啶类生物碱是由两个吡咯烷共用一个氮原子的稠环衍生物。它们大多是由氨基醇和不同的有机酸两部分缩合形成，结构中多以双内酯形式存在，少数以单酯形式存在。这类生物碱的毒性较大，能导致肝中毒。主要分布在紫草科、菊科千里光属和豆科野百合属等植物中。常见的吡咯里西啶类生物碱如具有抗癌活性的野百合碱（monocrotaline）、天芥菜碱（heliotrine）和大叶千里光碱（macrophylline）等。

野百合碱   天芥菜碱   大叶千里光碱

3. 其他吡咯类生物碱

主要分布于长梗粗榧和三尖杉中，如双高去氧三尖杉酯碱、海南粗榧新碱等。

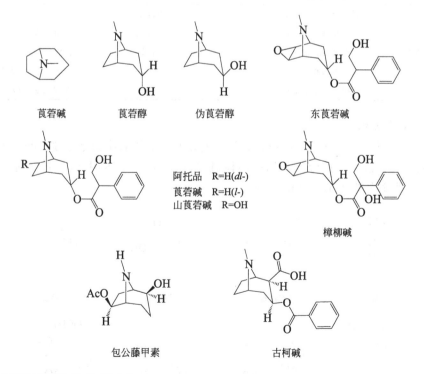

双高去氧三尖杉酯碱   海南粗榧新碱

4. 莨菪烷类生物碱

莨菪烷类生物碱大多数是由莨菪烷氨基醇和不同的有机酸缩合成酯,有一元酯和二元酯,亦有以非酯的形式存在。莨菪烷上的醇羟基多在 3 位,有平伏羟基和直立羟基之分,前者为莨菪醇,后者为伪莨菪醇。生源上关键中间体也是 N-甲基吡咯亚胺盐及其衍生物。这类生物碱主要存在于茄科、旋花科、高根科和红树科等植物中,见表 14-1。

表 14-1   莨菪烷类生物碱举例

名 称	存 在	药理活性
东莨菪碱(scopolamine)	洋金花	抗胆碱作用,镇痛解毒
莨菪碱(hyoscyamine)	曼陀罗颠茄	抗胆碱作用,镇痛解毒
山莨菪碱(anisodamine)	山莨菪	治疗急性微循环性疾病
樟柳碱(anisodine)	山莨菪	解痉、解有机磷中毒
包公藤甲素(baogongteng A)	丁公藤	缩瞳、降眼压
古柯碱(cocaine)	古柯	局部麻醉

莨菪碱   莨菪醇   伪莨菪醇   东莨菪碱

阿托品   R=H(dl-)
莨菪碱   R=H(l-)
山莨菪碱   R=OH

樟柳碱

包公藤甲素   古柯碱

三、来源于赖氨酸的生物碱

来源于赖氨酸的生物碱主要包括哌啶、吲哚里西啶和喹诺里西啶三类,见表 14-2。

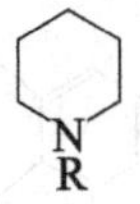

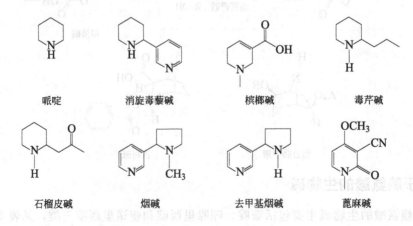

哌啶类 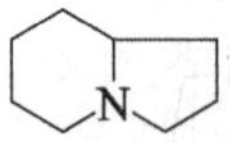　　　　　吲哚里西啶类 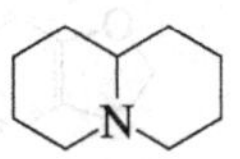　　　　喹诺里西啶类

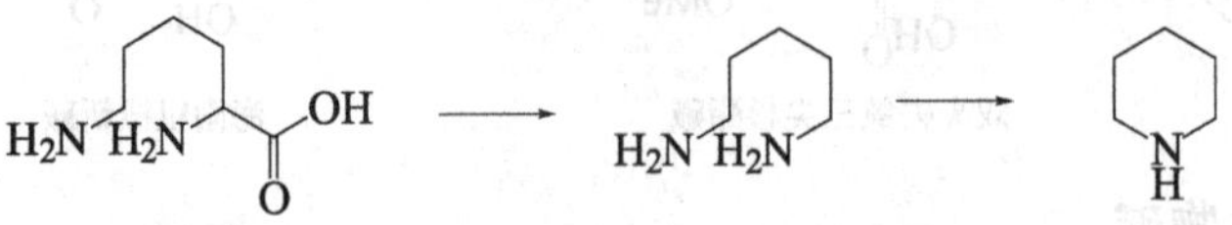

H₂N　H₂N　赖氨酸　→　H₂N　H₂N　→　哌啶

（注：上图为赖氨酸转化为哌啶的生源途径示意）

表 14-2　哌啶类生物碱举例

类　别	名　称	存　在	药理活性
哌啶类	槟榔碱（arecoline）	槟榔	驱绦虫
	槟榔次碱（arecaidine）	槟榔	驱绦虫
	毒芹碱（coniine）	毒芹	
	烟碱（nicotine）	烟草	杀虫
	毒藜碱（anabasine）	八角枫	横纹肌松弛作用
	蓖麻碱（ricinine）	蓖麻	有毒，损伤肝肾等
	胡椒碱（piperine）	胡椒	镇静，抗惊厥
	石杉碱甲（huperzine A）	千层塔	增强记忆，抗老年性痴呆
	半边莲碱（lobeline）	半边莲	中枢兴奋，治呼吸衰竭
吲哚里西啶类	娃儿藤定碱（tylophorinidine）	娃儿藤属	抗癌
	一叶萩碱（securinine）	一叶萩	兴奋中枢神经
喹诺里西啶类	羽扇豆碱（lupinine）	野决明	
	金雀花碱（cytisine）	野决明	兴奋呼吸
	苦参碱（matrine）	苦参	抗癌
	氧化苦参碱（oxymatrine）	苦参	抗癌，抗心律失常，平喘
	石松碱（lycopodine）	石松	抑制乙酰胆碱酯酶

1. 哌啶类生物碱

　　哌啶类生物碱分布广泛，结构相对简单。生源上关键的前体物是哌啶亚胺盐类。代表化合物如胡椒中具有镇静、抗惊厥作用的胡椒碱（piperine），槟榔中具有驱虫活性的槟榔碱（arecoline）、槟榔次碱（arecaidine）等。

哌啶　　　消旋毒藜碱　　　槟榔碱　　　毒芹碱

石榴皮碱　　　烟碱　　　去甲基烟碱　　　蓖麻碱

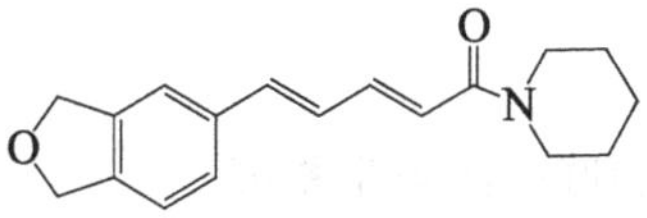

胡椒碱 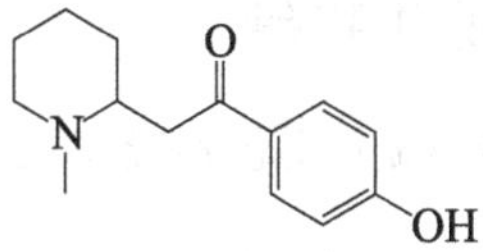　　　　　　　蓝籽类叶牡丹碱 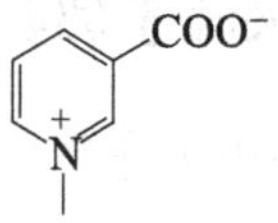　　　　　　胡卢巴碱

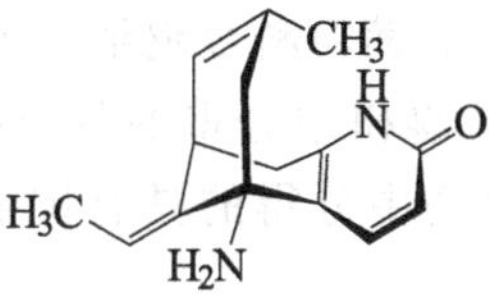

石杉碱甲

2. 吲哚里西啶类生物碱

吲哚里西啶类生物碱是由哌啶和吡咯共用一个氮原子的稠环衍生物，数目较少，但有较强的生理活性，如具有抗癌作用的娃儿藤定碱。

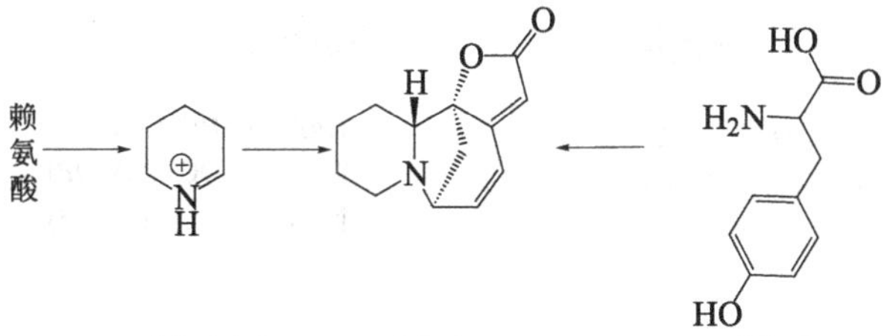

赖氨酸　　　哌啶亚胺盐　　一叶萩碱　　　　　酪氨酸 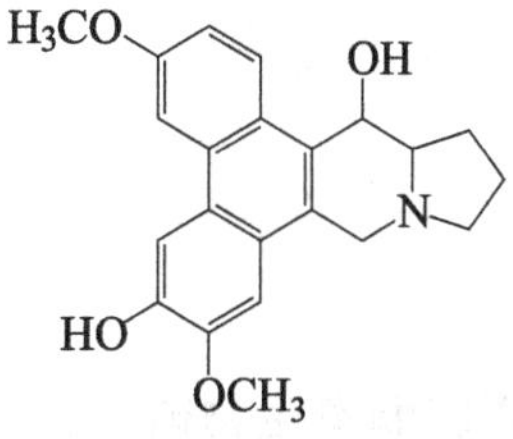　　　　　娃儿藤定碱

3. 喹诺里西啶类生物碱

喹诺里西啶类生物碱是由两个哌啶共用一个氮原子的稠环衍生物，数目不多，主要分布于豆科、石松科和千屈菜科等植物。生源关系：①由赖氨酸衍生的戊二胺为最关键的前体物，分别由 2 或 3 分子的戊二胺缩合形成羽扇豆碱（lupinine）、金雀花碱（cytisine）及苦参碱（matrine）等生物碱；②由赖氨酸衍生的石榴碱（pelletierine），可能是几乎所有石松碱（lycopodine）类生物碱的关键前体物。

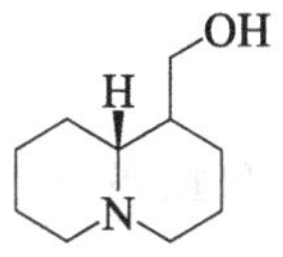

羽扇豆碱 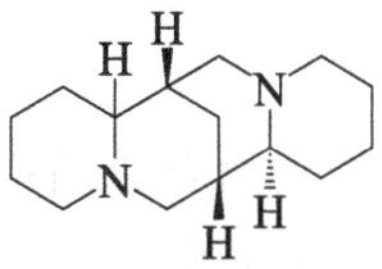　　　　　金雀花碱 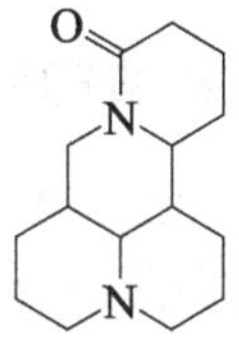　　　　　　苦参碱 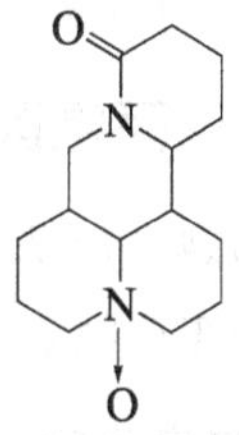　　　　氧化苦参碱

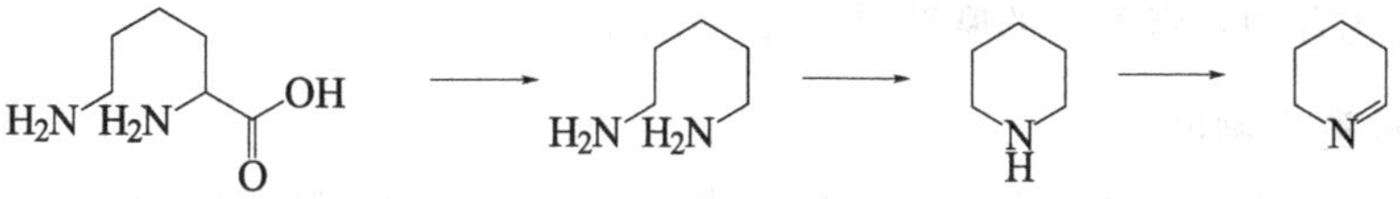

赖氨酸

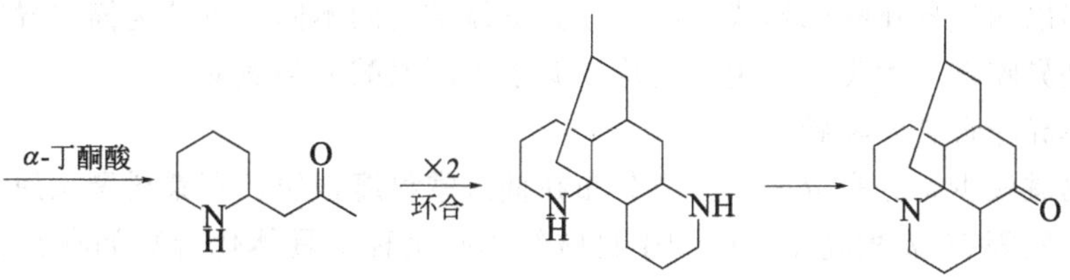

石榴碱　　　　　　　　　　　　　　　　　　　　　石松碱

四、来源于邻氨基苯甲酸的生物碱

来源于邻氨基苯甲酸的生物碱主要包括喹啉类生物碱和吖啶酮类生物碱。

1. 喹啉类生物碱

喹啉类生物碱主要分布在芸香科，茜草科金鸡纳属植物金鸡纳中的奎宁是研究最早的生物碱之一。常见的喹啉类生物碱如从喜树中分得的具有抗癌活性的喜树碱（camptothecin）和10-羟基喜树碱，从金鸡纳树属植物中分得的具有抗疟活性的金鸡宁（cinchonine）和奎宁（quinine）等。

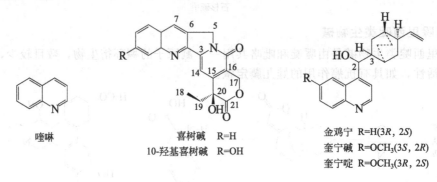

喹啉

喜树碱 R=H
10-羟基喜树碱 R=OH

金鸡宁 R=H(3R, 2S)
奎宁碱 R=OCH₃(3S, 2R)
奎宁啶 R=OCH₃(3R, 2S)

2. 吖啶酮类生物碱

吖啶酮类生物碱主要分布于芸香科植物中，生源上由邻氨基苯甲酸衍生而成。如芸香科鲍氏山油柑树皮中的山油柑碱（acronycine），具有显著的抗癌活性。

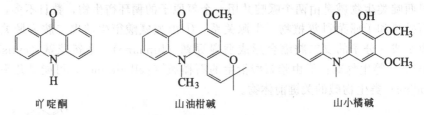

吖啶酮

山油柑碱

山小橘碱

五、来源于苯丙氨酸和酪氨酸的生物碱

本类生物碱是由苯丙氨酸和酪氨酸为前体物生物合成的一大类数量多（约 1000 多种）、类型复杂、分布广泛、具有较高药用价值的生物碱类型。

1. 苯丙胺类生物碱

较典型的化合物是麻黄中的麻黄碱（ephedrine）。

2. 异喹啉类生物碱

异喹啉类生物碱广泛分布于 27 科 200 余属植物中，已知生物碱约 1200 余种。生物碱中的异喹啉核多以四氢异喹啉的形式存在，按其整体结构的不同，可分为简单异喹啉、苄基异喹啉和苯乙基异喹啉三大类。其生源上均来源于苯丙氨酸或酪氨酸。

（1）简单异喹啉类生物碱

本类生物碱较少，分布分散，主要分布在仙人掌科魔根属、罂粟科罂粟属和紫堇属以及毛茛科唐松草属等 35 属植物中，已知生物碱约 100 余种，具体化合物如存在于鹿尾草中的降血压成分萨苏林（salsoline）和萨苏里啶（salsolidine），见表 14-3。

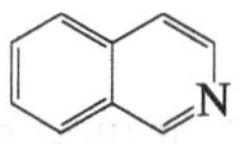

异喹啉 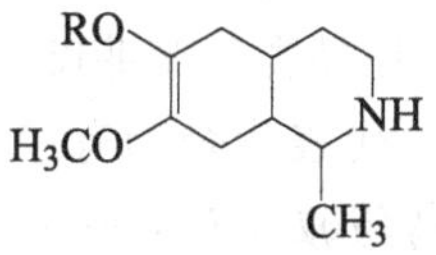　　　　　萨苏林　　　R=H
　　　　　　　　萨苏里啶　　R=CH₃

表 14-3　异喹啉类生物碱举例

类　别	名　称	存　在	药理活性
简单异喹啉类	萨苏林（salsoline）	鹿尾草	降压
	萨苏里啶（salsolidine）	鹿尾草	降压
苄基异喹啉类	厚朴碱（magnocurarine）	厚朴	横纹肌松弛作用
	罂粟碱（papaverine）	罂粟	解痉
	千金藤碱（stephanine）	千金藤属	预防与治疗矽肺
	吗啡（morphine）	鸦片	镇痛
	可待因（codeine）	鸦片	镇咳
	粉防己碱（tetrandrine）	粉防己	保护肝细胞及防治肝纤维化
	莲心碱（liensinine）	莲子心	广谱抗心律失常作用
	小檗碱（berberine）	黄连、黄柏、三颗针	清热解毒、抗菌
	l-四氢巴马汀（tetrahydropalmatine）	延胡索	镇静、止痛
	普罗托品（protopine）	延胡索	促进胆汁分泌
	血根碱（sauguinarine）	白屈菜	抗菌
苯乙基异喹啉类	奥特那明（autunamine）		
	三尖杉酯碱（harringtonine）	三尖杉	抗肿瘤
	高三尖杉酯碱（homo harringtonine）	三尖杉	抗肿瘤

(2) 苄基异喹啉类生物碱

苄基异喹啉类生物碱数量多、结构类型复杂，但生源关系明确。主要分布于木兰科、防己科、樟科、马钱科、番荔枝科、马兜铃科、小檗科、罂粟科、毛茛科、芸香科等植物中，是一类重要的生物碱。

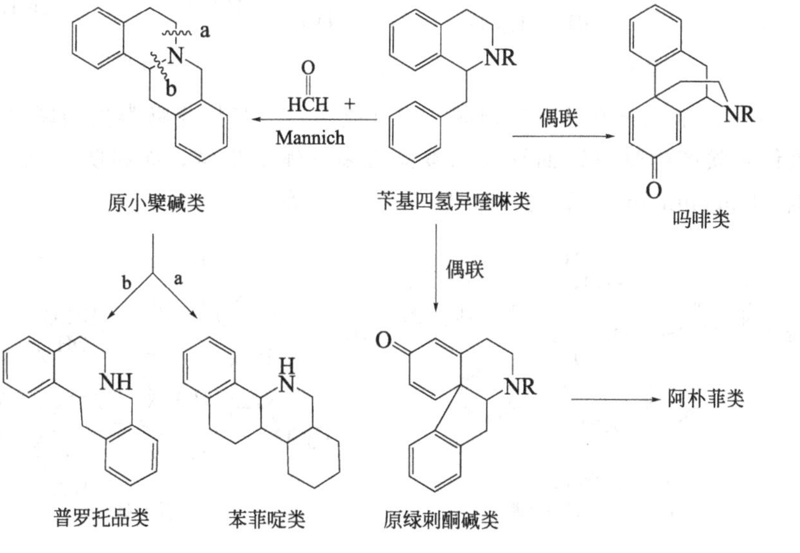

原小檗碱类　　　　　　苄基四氢异喹啉类　　　　　　吗啡类

普罗托品类　　　苯菲啶类　　　原绿刺酮碱类　　　→ 阿朴菲类

苄基异喹啉类生物碱按骨架主要有以下 7 类：苄基异喹啉类、阿朴菲类、吗啡类、双苄基异喹啉类、小檗碱类、普罗托品类和苯菲啶类。

① 苄基异喹啉类生物碱　代表化合物有厚朴碱（magnocurarine）、罂粟碱（papaverine）、枯拉灵（cularine）、dl-去甲乌药碱（dl-demethylcoclaurine）等。

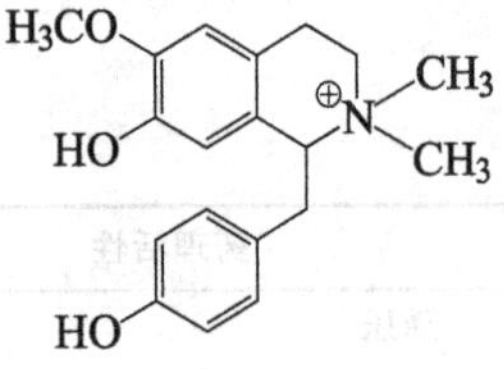

厚朴碱 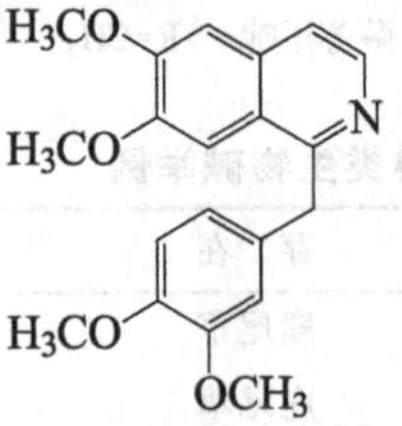　　　　　罂粟碱 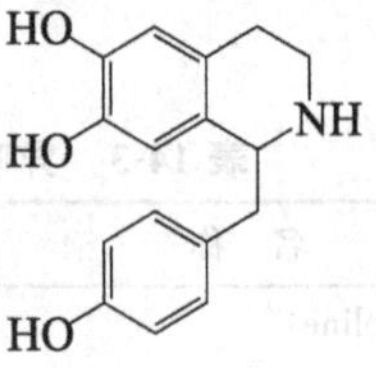　　　　　去甲乌药碱 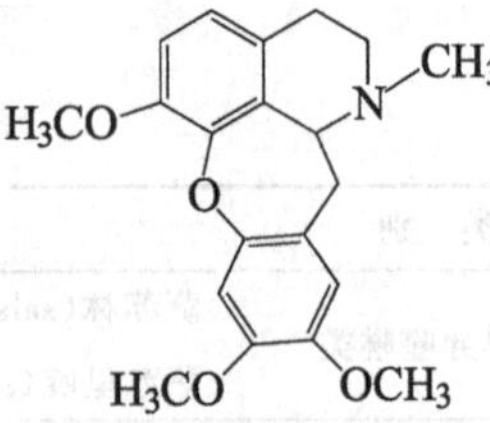　　　　枯拉灵

② 阿朴菲类生物碱　代表化合物有鹰爪花亭碱 B（artabonatine B）、左旋巴婆碱（asimilobine）、木兰碱（magnoflorine）等。

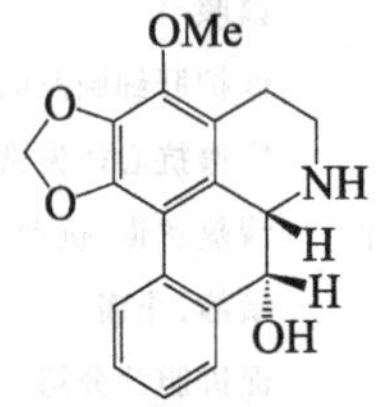

鹰爪花亭碱 B 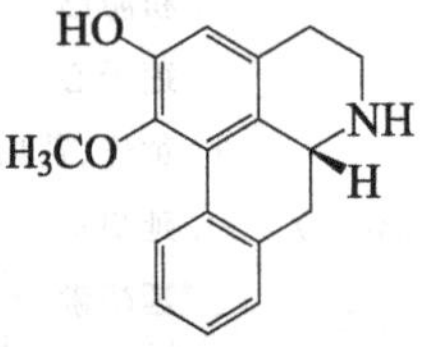　　　左旋巴婆碱 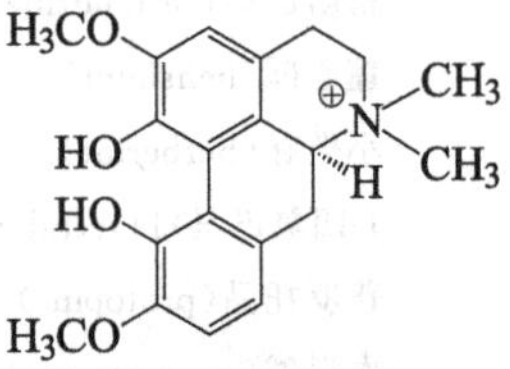　　　　木兰碱

③ 吗啡类生物碱　代表化合物有吗啡（morphine）、可待因（codeine）、蒂巴因（thebaine）等。

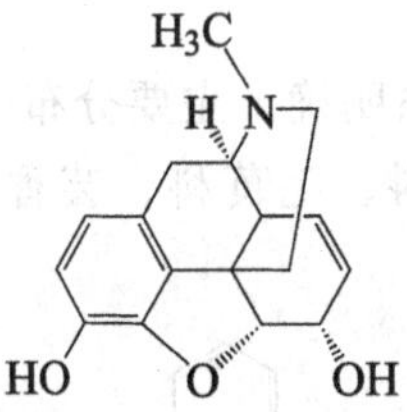

吗啡 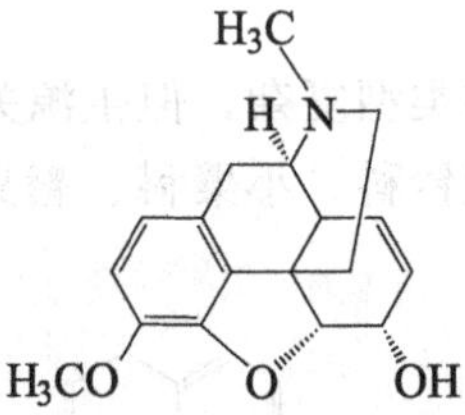　　　　　　可待因 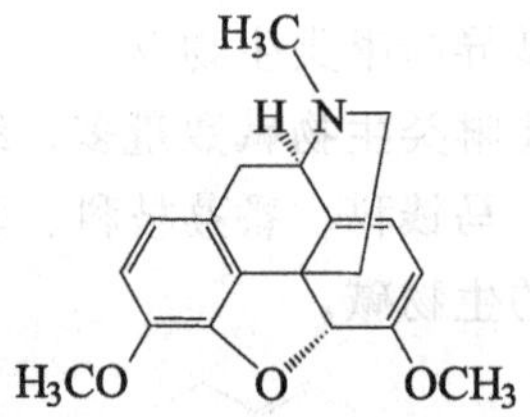　　　　　　蒂巴因

④ 双（或多）苄基异喹啉类生物碱　双（或多）苄基异喹啉类生物碱由相同或不同的分子经酚氧化偶联产生醚氧键而形成二聚体或多聚体生物碱。如粉防己碱（tetrandrine）、防己诺林碱（fangchinoline）和莲心碱（liensinine）等。

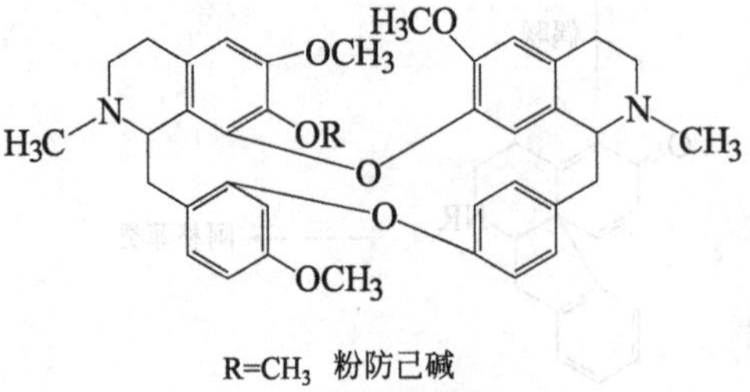

R=CH$_3$　粉防己碱
R=H　　防己诺林碱

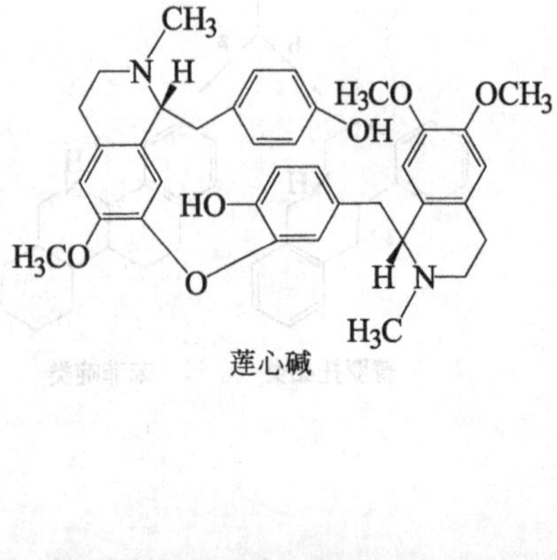

莲心碱

⑤ **小檗碱类生物碱**　代表化合物有 1-四氢巴马汀（tetrahydropalmatine）、小檗碱（berberine）、巴马汀（palmatine）、药根碱（jatrorrhizine）等。

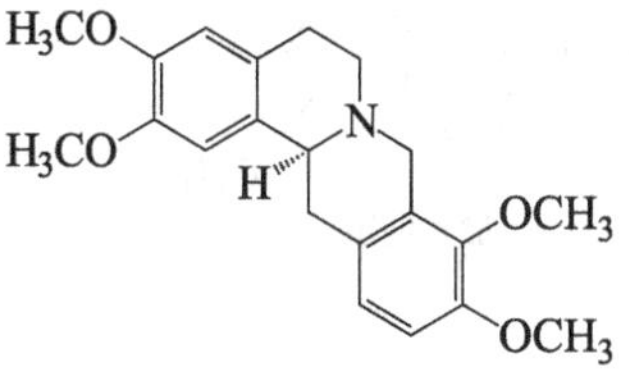

1-四氢巴马汀

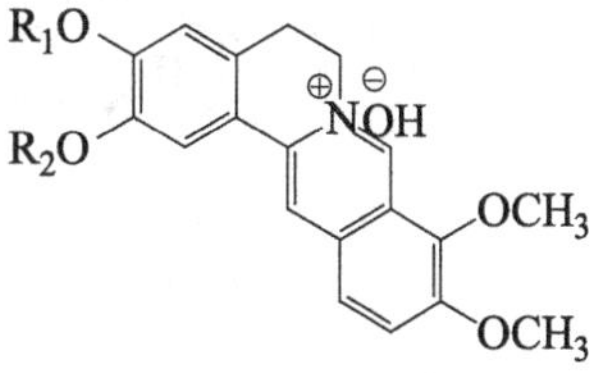

R₁=R₂=—CH₂—　小檗碱
R₁=R₂=CH₃　巴马汀
R₁=CH₃，R₂=H　药根碱

⑥ **普罗托品类生物碱**　该类生物碱与小檗碱类的区别是 C—N 键裂解成三环体系，且多具有 14-酮基。如普罗托品（protopine）。

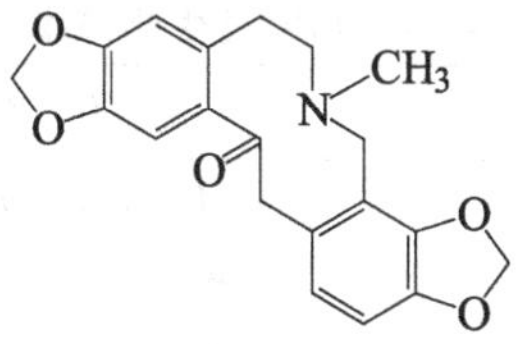

普罗托品

⑦ **苯菲啶类生物碱**　代表化合物有白屈菜碱（chelidonine）、白屈菜红碱（chelerythrine）和血根碱（sauguinarine）等。

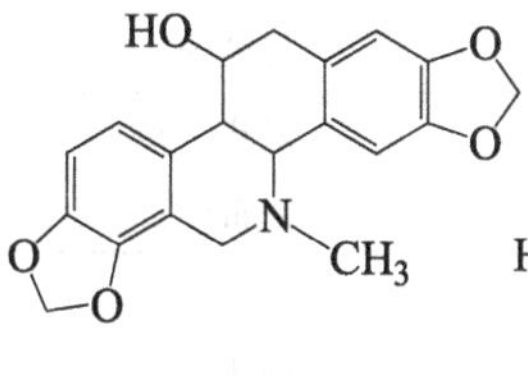

白屈菜碱 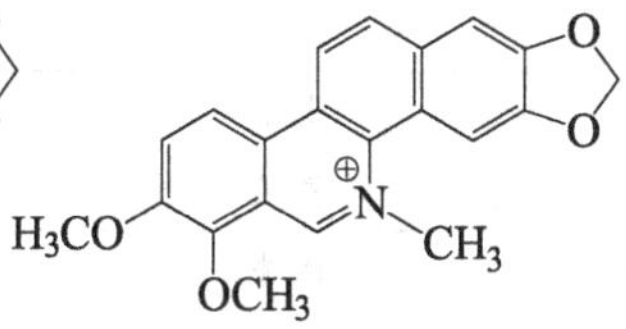　　　　　　白屈菜红碱 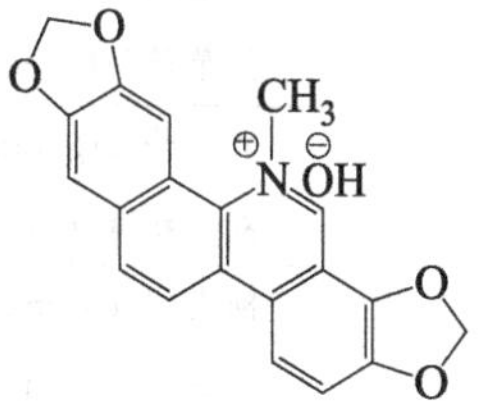　　　　　　血根碱

（3）苯乙基异喹啉类生物碱

苯乙基异喹啉类生物碱主要分布于百合科、罂粟科和三尖杉科 *Cephalotaxus* 属植物中。

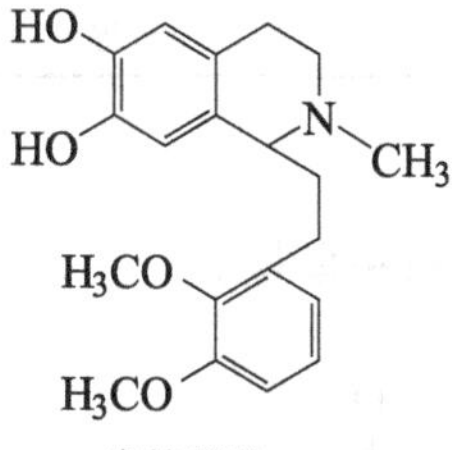

奥特那明 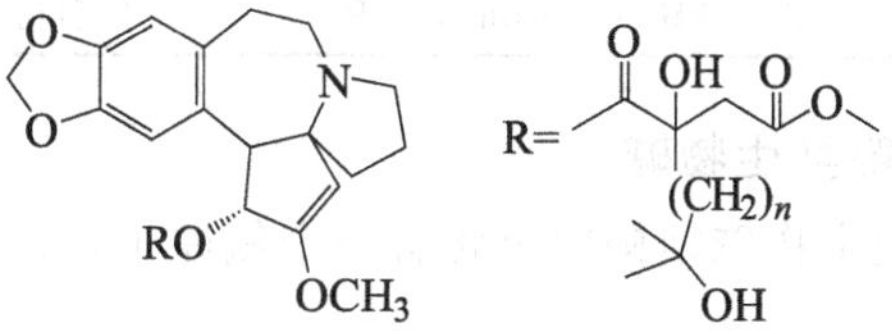　　　　　　三尖杉酯碱 (*n*=2)
　　　　　　　　　　高三尖杉酯碱 (*n*=3)

3. 苄基苯乙胺类生物碱

本类生物碱分布于石蒜科石蒜属、水仙属以及 *Haemanthus* 属植物中。如具有催吐作用的石蒜碱（lycorine），治疗小儿麻痹症和重症肌无力的加兰他敏（galanthamine）。

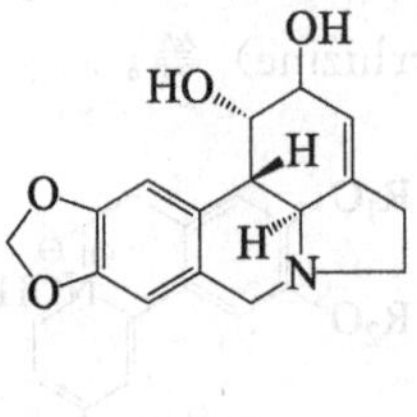

石蒜碱

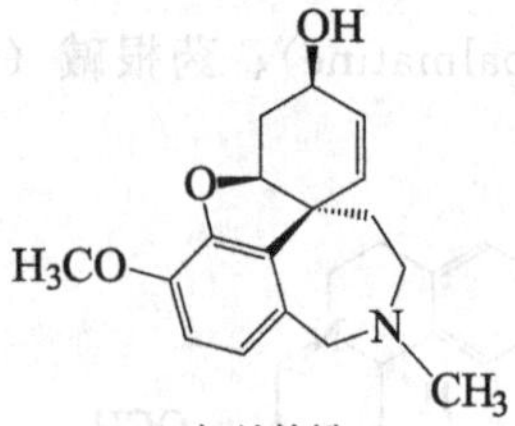

加兰他敏

六、来源于色氨酸的生物碱

此类生物碱也称吲哚类生物碱。吲哚类生物碱是最大最复杂的一类生物碱，约占已知生物碱的 1/4。根据吲哚类生物碱的结构，可将其分为四大类，即简单吲哚类、色胺吲哚类、半萜吲哚类和单萜吲哚类，见表 14-4。本类生物碱生源上都来自于色氨酸，此类生物碱的生物合成研究已相当充分。

表 14-4　吲哚类生物碱举例

类别	名　称	存　在	药理活性
简单吲哚类	九里考林碱(mukonine)	*Murrayakoengii*	
	大青素 B(isatan B)	菘蓝	抑制病毒生长
	靛青苷(indican)	蓼蓝	
色胺吲哚类	相思豆碱(abrine)	相思子、鸡骨草	抗菌
	毒扁豆碱(physostigmine)	毒扁豆	抗胆碱酯酶
	哈尔明碱(harmine)	蒺藜	抗锥虫
	蜡梅碱(chimonanthine)	蜡梅	降压
	吴茱萸碱(evodiamine)	吴茱萸	抗肿瘤
半萜吲哚类	麦角胺(ergotamine)	麦角	兴奋子宫
	麦角新碱(ergometrine)	麦角	兴奋子宫
单萜吲哚类	柯南因(corynantheine)	钩藤	
	利血平(reserpine)	萝芙木	降压
	士的宁(strychnine)	番木鳖、吕宋豆	中枢兴奋
	长春胺(vincamine)	小长春花	扩张血管,兴奋平滑肌
	依波加明(ibogamine)	*Tabernanthe* 属植物	镇静利尿、抗肿瘤
	长春碱(vinblastine, VLB)	长春花	抗癌
	长春新碱(vincristine, VCR)	长春花	抗癌

1. 简单吲哚类生物碱

简单吲哚类生物碱结构中只含有一个氮原子，即只有吲哚母核。

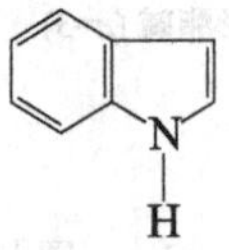

吲哚

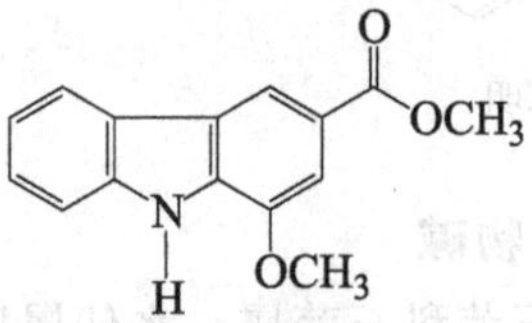

九里考林碱

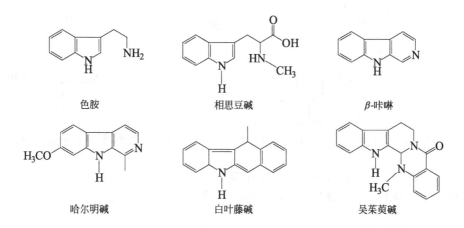

七叶黄皮醛　　　　　　　泰国九里香醇

2. 色胺吲哚类生物碱

色胺吲哚类生物碱含两个氮原子，结构比较简单。

色胺　　　　　相思豆碱　　　　　β-咔啉

哈尔明碱　　　　　白叶藤碱　　　　　吴茱萸碱

3. 半萜吲哚类生物碱

本类又称麦角碱类生物碱，分子中含一个四环的麦角碱核体系，如麦角新碱（ergometrine）、麦角胺（ergotamine）等，麦角碱核生源上由 MVA 酸（半萜部分）与色氨酸及其衍生物一级环合而成。本类生物碱主要分布于麦角菌类。

麦角新碱 R=

麦角胺 R=

4. 单萜吲哚类生物碱

单萜吲哚类生物碱是最重要的吲哚类生物碱，已知碱超过 1100 个。分子中具有吲哚核和 C_9 或 C_{10} 的裂环番木鳖萜或其衍生物两个结构单元。根据生源并结合化学结构分成两类：单萜吲哚类生物碱和双分子吲哚类生物碱。

(1) 单萜吲哚类生物碱

此类生物碱分子中单萜部分来源于裂环番木鳖萜类（a）及其重排衍生物（b）和（c），再与色胺缩合分别形成柯南因-士的宁碱类（corynantheine-strychnines）（A）、白坚木碱类（aspidospermines）（B）和依波加明碱类（ibogamines）（C）。值得注意，通常按生源关系对单萜吲哚类生物碱进行骨架结构的编号。

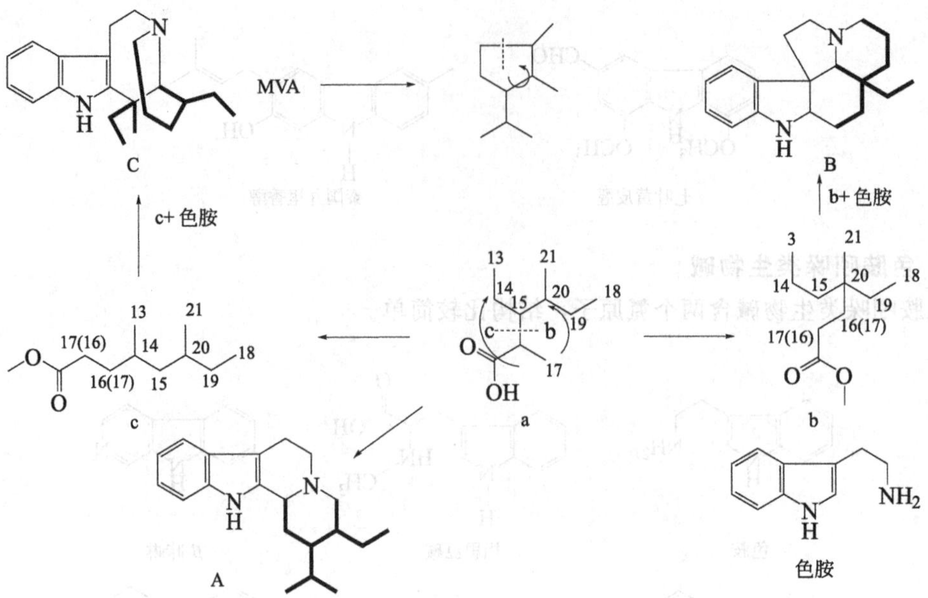

① 柯南因-士的宁碱类　如柯南因（corynantheine）、利血平（reserpine）、士的宁（strychnine）等。

② 白坚木碱类　如长春胺（vincamine）等。

③ 依波加明碱类　如依波加明（ibogamine）等。

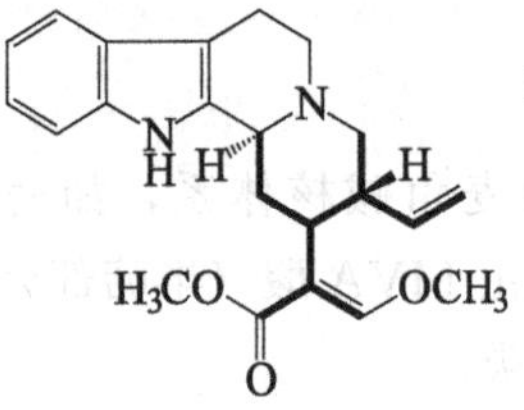

柯南因 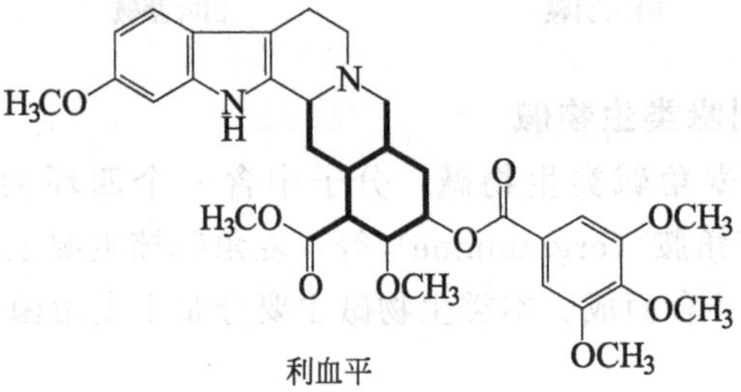　　　　　利血平

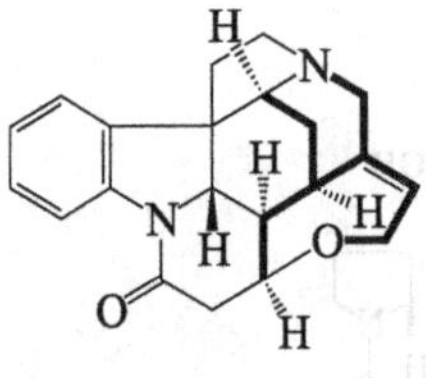

士的宁 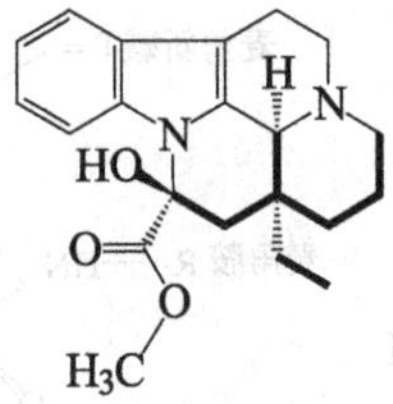　　　长春胺 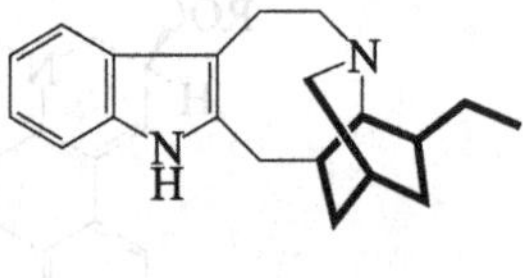　　　依波加明

(2) 双分子吲哚类生物碱

双分子吲哚类生物碱是由不同单萜吲哚类生物碱经分子间缩合而成的。如长春碱（vinblastine，VLB）、长春新碱（vincristine，VCR）等。

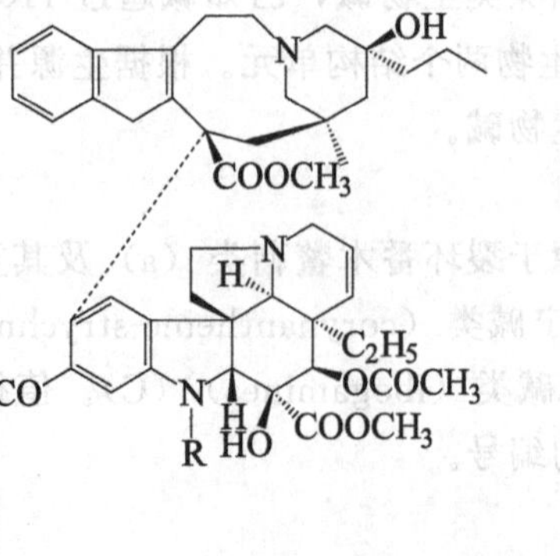

长春碱　R=CH₃
长春新碱　R=CHO

七、萜类生物碱

萜类生物碱生源上来自甲戊二羟酸，而不是氨基酸，这类生物碱可分为单萜类生物碱、倍半萜类生物碱、二萜类生物碱和三萜类生物碱四类，见表14-5。

表14-5 萜类生物碱举例

类　别	名　称	存　在	药理活性
单萜类生物碱	猕猴桃碱（actinidine）	猕猴桃	降压、促进唾液分泌
	肉苁蓉碱（boschniakine）	肉苁蓉	强壮
	龙胆碱（gentianine）	龙胆、秦艽	抗炎、镇痛、镇静
	秦艽丙素（gentianol）	秦艽	
倍半萜类生物碱	石斛碱（dendrobine）	石斛	止痛、退热
	黄萍蓬草碱（nuphleine）	萍蓬草	抗菌
二萜类生物碱	乌头碱（aconitine）	乌头	局麻、镇痛
	3-乙酰基乌头碱（3-acetlaconitine）	伏毛铁棒锤	局麻、非成瘾性镇痛
	关附甲素（guan-fu base A）	黄花乌头（关白附）	抗心律不齐
三萜类生物碱	交让木碱（daphniphylline）	交让木属植物	

1. 单萜类生物碱

单萜类生物碱主要包括有环烯醚萜衍生的生物碱。主要分布于龙胆科植物，且常与单萜吲哚类生物碱共存。如猕猴桃碱、肉苁蓉碱、龙胆碱、秦艽丙素等。

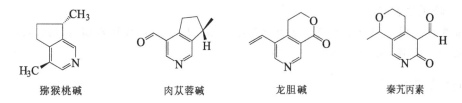

猕猴桃碱　　　　　肉苁蓉碱　　　　　龙胆碱　　　　　秦艽丙素

2. 倍半萜类生物碱

倍半萜类生物碱主要分布于兰科石斛属和睡莲科萍蓬草属植物中。如石斛碱、黄萍蓬草碱等。

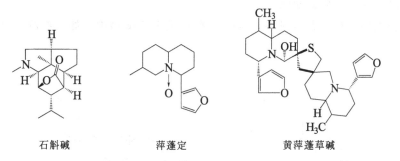

石斛碱　　　　　萍蓬定　　　　　黄萍蓬草碱

3. 二萜类生物碱

二萜类生物碱是四环二萜（对映-贝壳杉烷，ent-kaunanes）或五环二萜（乌头烷类，aconanes）分子中具有 β-氨基乙醇、甲胺或乙胺的杂环化合物。主要分为两类：去甲二萜碱类（C_{19}）和二萜碱类（C_{20}）。主要分布于毛茛科乌头属（Aconitum）和翠雀属（Delphinium）

植物中。如乌头碱、3-乙酰基乌头碱、粗茎乌碱甲（crassicauline A）、高乌碱甲（lappaconitine A）、牛扁碱（lycoctonine）、阿可诺新（aconosine）、维特钦（veatchine）、关附甲素等。

乌头碱　　　　　R₁=R₃=OH，R₂=Bz
3-乙酰乌头碱　　R₁=OAc，R₂=Bz，R₃=OH
粗茎乌碱甲　　　R₁=R₃=H，R₂=OCC₆H₄-OMe (p)

高乌碱　　R₂=R₃=H，R₄=OH
　　　　　R₁=OOCC₆H₄NHCOCH₃
牛扁碱　　R₄=H，R₂=OMe
　　　　　R₁=CH₂OH，R₃=OH

关附甲素

维特钦　　　　阿可诺新　　　　交让木碱

4. 三萜类生物碱

三萜类生物碱主要分布于交让木科（*Daphniphyllaceae*）交让木属（*Daphniphyllum*）植物。如交让木碱（daphniphylline）等。

八、甾体类生物碱

甾体类生物碱与萜类生物碱同属于"非氨基酸来源生物碱"，是天然甾体的含氮衍生物，根据甾体的骨架分为孕甾烷（C₂₁）类生物碱、环孕甾烷（C₂₄）类生物碱和胆甾烷（C₂₇）类生物碱三类。

1. 孕甾烷（C₂₁）类生物碱

孕甾烷类主要分布于夹竹桃科，少数则在黄桃木科植物中。如具有降压作用的康斯生（conssine）。

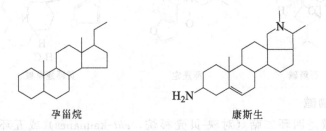

孕甾烷　　　　　　　　康斯生

2. 环孕甾烷（C₂₄）类生物碱

环孕甾烷类仅分布于黄桃木科植物中。如环氧黄杨木己碱（cycloxobuxidine F）。

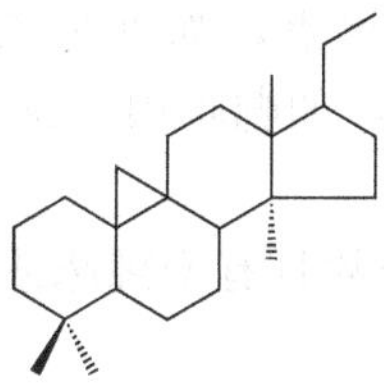

环孕甾烷 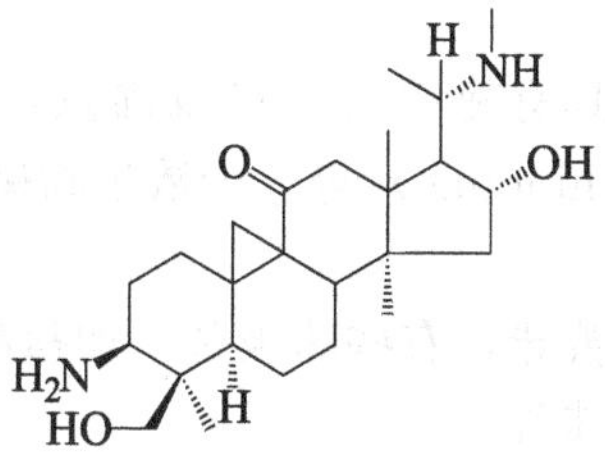   环氧黄杨木己碱

3. 胆甾烷（C_{27}）类生物碱

(1) 胆甾烷类生物碱

胆甾烷类生物碱是以天然胆甾醇为母体的氨基化衍生物。属于该类型的生物碱有 200 余种，其中常以苷的形式存在，主要分布于茄科植物和百合科植物中。如维藜芦胺（veralka-mine）、辣茄碱（solanocapsine）等。

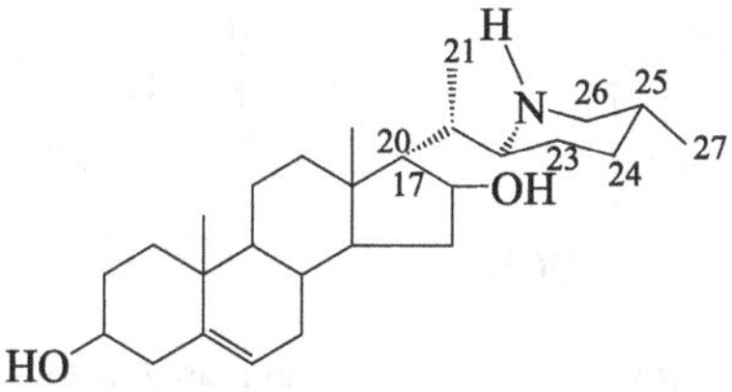

维藜芦胺 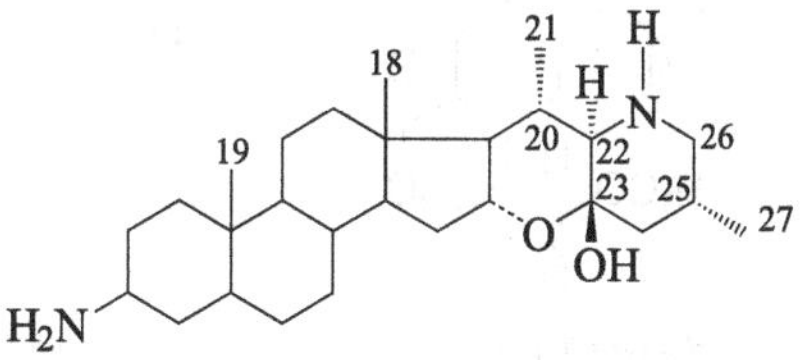   辣茄碱

(2) 异胆甾烷类生物碱

异胆甾烷类生物碱与胆甾烷类生物碱的根本区别在于五元环（C 环）与六元环（D 环）异位。属于该类型的生物碱有 200 余种，主要分布于百合科藜芦属和贝母属植物中。如藜芦胺（veratramine）、湖贝甲素（hupehenine）、浙贝母乙素 N-氧化物等。

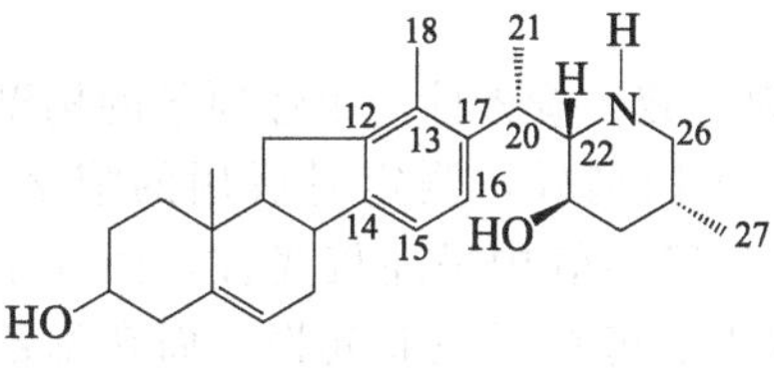

藜芦胺 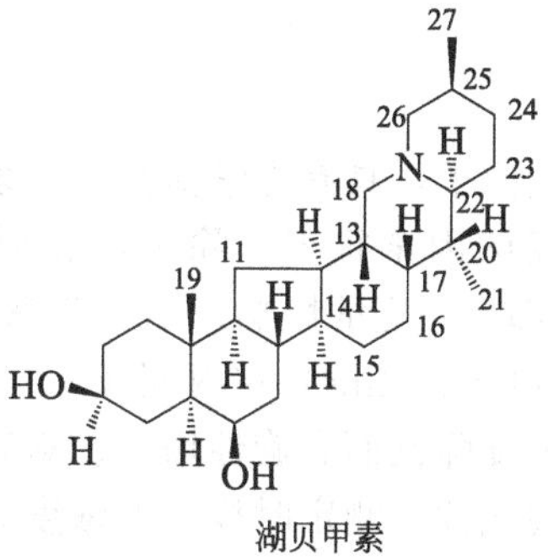   湖贝甲素 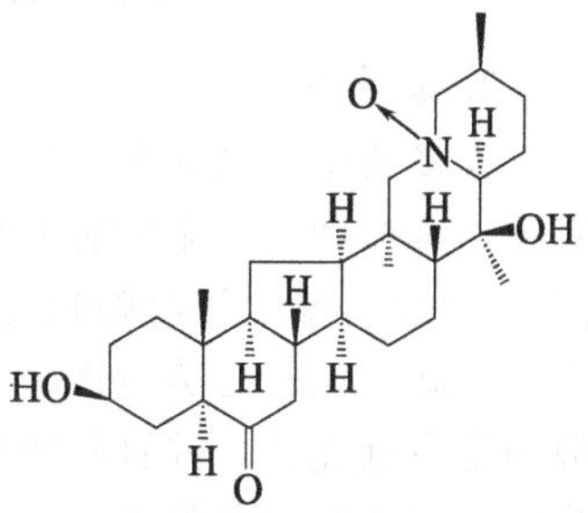   浙贝母乙素N-氧化物

九、生物碱的理化性质

1. 性状

(1) 形态

生物碱一般为固态，少数为液态。固态一般为结晶形，有些为无定形粉末。有些生物碱会因析晶条件不同得到不同的晶型，比如箭毒碱有花状结晶及无色针晶，吗啡一般为无色针晶，但在苯甲醚中可得短斜方棱柱状结晶。由于生物碱分子中含氮，很多生物碱的结晶均以盐或水合物的形式存在。

液态生物碱一般不含氧元素，如烟碱（nicotine）、毒藜碱（anabasine）等，但也有含氧的液态生物碱如槟榔碱（arecoline）、野花椒醇碱等。液态生物碱常压下可随水蒸气蒸馏。

(2) 熔沸点

生物碱一般都具有确切的熔点或沸点，有的具有双熔点，如浙贝乙素（verticinone）、防己诺林碱（fangchinoline）等。少数生物碱具有升华性，如咖啡因（caffeine）等。

(3) 味

生物碱多数具苦味，有些味极苦，如盐酸小檗碱。少数具有辛辣味或其他味道，如甜菜碱（betaine）具甜味等。

(4) 颜色

生物碱一般是无色或白色的，如喹啉（quinoline）。但结构中若具有较长的共轭体系，则在可见光区域（400～800nm）呈现各种颜色。如蛇根碱（serpentine）呈黄色，小檗红碱（berberubine）呈红色。小檗碱本身显黄色，若被还原成四氢小檗碱，因共轭系统减小而变为无色。一叶萩碱的共轭系统并不大，但氮上的孤电子对与共轭系统形成跨环共轭而显淡黄色，当它与酸生成盐，不再形成跨环共轭系统，变成无色。

蛇根碱(黄色)　　　　　小檗红碱(红色)　　　　　一叶萩碱(淡黄色)

小檗碱(黄色)　　　Zn/H₂SO₄　　　四氢小檗碱(无色)

2. 旋光性

大多数生物碱存在手性碳原子，具有光学活性，且多为左旋。旋光性与手性原子的构型有关，具加和性。影响旋光度的因素很多，除手性碳原子的构型外，测定时所用的溶剂、pH、浓度、温度等对旋光度都有一定的影响。如麻黄碱在三氯甲烷中呈左旋光性，而在水中呈右旋光性；北美黄连碱（hydrastine）在丙酮或95%以上乙醇中呈左旋光性，而在稀乙醇中呈右旋光性，并且随醇浓度降低而右旋性增加。烟碱、北美黄连碱在中性条件下呈左旋光性，而在酸性条件下呈右旋光性。测定时样品的浓度和温度对旋光值的大小亦有一定的影响。有时游离生物碱与其盐类的旋光性不相同，如长春碱为右旋性，其硫酸盐为左旋性。

生物碱的生物活性与其旋光性有关。通常左旋体的生理活性比右旋体强，如左旋去甲基乌药碱（higenamine）具有强心作用，而右旋体则无强心作用；又如左旋莨菪碱（hyoscyamine）的扩瞳作用比右旋体强100倍等。也有少数生物碱右旋体的生物活性强于左旋体，如右旋可卡因（encaine）的局部麻醉作用比左旋体强。

3. 溶解度

生物碱及其盐类在不同溶剂中的溶解度与结构中氮原子的存在状态、结构中功能团的种类和数目等因素有关。

游离生物碱根据溶解性能可分为亲脂性生物碱和水溶性生物碱两大类。亲脂性生物碱数目较多，绝大多数叔胺碱和仲胺碱都属于这一类。它们易溶于苯、乙醚、卤代烷烃等极性较极性小的有机溶剂，尤其在三氯甲烷中溶解度最大，在丙酮、乙醇、甲醇等亲水性有机溶剂中亦有较大的溶解度，而在水中或碱水中溶解度较小或几乎不溶，但一般会溶于酸水。具有该类结构的生物碱也会有一些例外，比如伪石蒜碱不溶于有机溶剂而溶于水。

水溶性生物碱主要是指季铵型生物碱类和某些含 N-氧化物的生物碱，数目较少。前者易溶于水、酸水或碱水，在甲醇、乙醇和正丁醇等极性大的有机溶剂中亦可溶解，但在低极性有机溶剂中几乎不溶。如小檗碱、益母草碱甲等均易溶于水。生物碱的 N-氧化物结构中具有半极性的 N→O 配位键，其极性要大于相应的叔胺碱，因此在水中的溶解度增大，而在低极性有机溶剂中的溶解度降低，如氧化苦参碱的水溶性大于苦参碱，苦参碱能溶于乙醚，而氧化苦参碱则不溶。酰胺在水中可形成氢键，所以具有酰胺结构的生物碱在水中有一定的溶解度，如秋水仙碱、咖啡碱。

有少数生物碱既可溶于低极性和极性有机溶剂，又可溶于水，这类生物碱一般包括分子量较小并且碱性较强的叔胺碱和液态生物碱，如麻黄碱、苦参碱、秋水仙碱、烟碱、毒藜碱等。

有些生物碱的结构既有碱性氮原子，又具有羧基、酚羟基等酸性基团，这类生物碱称为两性生物碱。含酚羟基的亲脂性两性生物碱的溶解性同亲脂性生物碱，但尚可溶于碱溶液。不过有些酚性生物碱由于酚羟基形成分子内氢键或受到空间位阻，难溶于碱溶液，这种酚羟基称为隐性酚羟基，如防己诺林碱中的酚羟基就具有此种性质。具羧基的两性生物碱如槟榔次碱、那碎因等，常形成分子内盐，其溶解性同水溶性生物碱。苷类的生物碱多数水溶性较好。含酚羟基的药根碱易溶于碱水中。此外，具有内酯结构或内酰胺结构的生物碱，难溶于冷的碱溶液，而溶于热的碱溶液；内酯结构开环成盐，酸化后闭环游离，借此性质可用于具有内酯结构的生物碱的分离与纯化。

游离生物碱的溶解性一般符合上述规律，但亦有例外，如亲脂性生物碱吗啡难溶于氯仿、乙醚；石蒜碱难溶于氯仿、乙醇；加兰他敏难溶于乙醚；喜树碱不溶于一般有机溶剂，仅溶于酸性氯仿中。

具碱性的生物碱能和酸结合成盐。生物碱盐一般易溶于水，可溶于甲醇或乙醇，难溶或不溶于亲脂性有机溶剂。生物碱盐的水溶液加碱至碱性，则生物碱又以游离碱的形式存在，自水溶液中沉淀析出。碱性极弱的生物碱和酸不易生成盐，仍以游离碱的形式存在，或生成的盐不稳定，其酸水液不需碱化，即可用三氯甲烷等有机溶剂提出游离碱。

生物碱盐类在水中溶解度大小与成盐所用酸的种类有关。一般情况下，无机酸盐的水溶性大于有机酸盐；在无机酸盐中，含氧酸盐的水溶性大于卤代酸盐；卤代酸盐中盐酸盐的溶解度大于氢溴酸盐，也大于氢碘酸盐。在有机酸盐中，小分子有机酸盐或多羟基酸盐水溶性大于大分子有机酸盐。

有些生物碱盐类的溶解性不符合上述一般规律。有的生物碱盐可溶于亲脂性有机溶剂，如奎宁啶、辛可宁、吐根酚碱、罂粟碱、半边莲碱等的盐酸盐可溶于三氯甲烷。分子中含有两个氮原子的奎宁碱与硫酸可成酸性盐（一元盐基）和中性盐（二元盐基），前者溶于水（1:9）难溶于氯仿，后者难溶于水（1:810）而溶于氯仿，且任意比例溶于氯仿-无水乙醇（2:1）的溶剂中。有的生物碱盐在水中的溶解度较小或难溶，如紫堇碱盐酸盐、普罗托品硝酸盐和盐酸盐、麻黄碱草酸盐及小檗碱等一些季铵碱的卤代酸盐等。

4. 生物碱的检识

判断植物中是否含有生物碱，以及在生物碱提取分离过程作为追踪提取分离是否完全，一般均采用生物碱沉淀反应或显色反应。

(1) 沉淀反应

大多数生物碱能和某些试剂生成难溶于水的复盐或分子络合物等，这些试剂称为生物碱沉淀试剂。沉淀反应也可用于分离纯化生物碱，某些沉淀试剂产生的沉淀具有完好的结晶和一定的熔点，这些沉淀反应也可用于生物碱的鉴定。生物碱沉淀试剂种类较多，根据其组成，有碘化物复盐、重金属盐和大分子酸类三大类。常用的生物碱沉淀试剂名称、组成和生物碱反应产物见表 14-6，其中以改良碘化铋钾试剂应用最多，主要用于薄层色谱中。

表 14-6 常用生物碱沉淀试剂

名　称	组　成	与生物碱反应产物	备　注
碘化铋钾试剂	$KBiI_4$	多生成黄色至橘红色无定形沉淀 $B \cdot HBiI_4$	改良碘化铋钾试剂用于色谱的显色剂
碘-碘化钾试剂	$KI\text{-}I_2$	多生成棕色或褐色沉淀（$B \cdot I_2 \cdot HI$）	用于鉴别
碘化汞钾试剂	K_2HgI_4	类白色沉淀，$B \cdot H \cdot HgI_3$ 或 $(B \cdot H)_2HgI_4$	用于鉴别
硅钨酸（10%）试剂	$SiO_2 \cdot 12WO_3 \cdot nH_2O$	淡黄色或灰白色无定形沉淀，$4B \cdot SiO_2 \cdot 12WO_3 \cdot 2H_2O$ 或 $3B \cdot SiO_2 \cdot 12WO_3 \cdot 2H_2O$	用于分离或含量测定
磷钼酸（10%）试剂	$H_3PO_4 \cdot 12MoO_3 \cdot H_2O$	白色或黄褐色无定形沉淀，$H_3PO_4 \cdot 12MoO_3 \cdot 3B \cdot 2H_2O$，加氨水转变为蓝色	用于分离
磷钨酸（10%）试剂	$H_3PO_4 \cdot 12WO_3 \cdot 2H_2O$	白色或黄褐色无定形沉淀，$H_3PO_4 \cdot 12WO_3 \cdot 3B \cdot 2H_2O$	用于分离
饱和苦味酸试剂（水溶液）	（苦味酸结构式：2,4,6-三硝基苯酚 OH）	（反应产物结构式：OHB*，三硝基苯）	用于鉴定及含量测定
三硝基间苯二酚试剂（饱和水溶液）	（三硝基间苯二酚结构式）	（反应产物结构式：OHB*）	用于鉴定及含量测定
苦酮酸（N/10 乙醇或饱和水溶液）试剂	（苦酮酸结构式，含 H_3C、NO_2、OH、NO_2 苯基）	（反应产物结构式：OHB*）	用于鉴定及含量测定
硫氰酸铬铵（雷氏铵盐）饱和水溶液	$NH_4[Cr(NH_3)_2(SCN)_4]$	红色沉淀或结晶 $B \cdot H[Cr(NH_3)_2(SCN)_4]$	用于分离或含量测定
四苯硼钠（0.1mol/L）试剂	$NaB(C_6H_5)_4$	$B^* \cdot HB(C_6H_5)_4$	含量测定
硫酸铜-二硫化碳	$CuSO_4\text{-}CS_2$	麻黄碱和伪麻黄碱产生棕色沉淀	鉴定
丙酮	CH_3COCH_3	小檗碱产生黄色结晶	
氯化汞	$HgCl_2$	加热后，莨菪碱产生砖红色沉淀，东莨菪碱产生白色沉淀	

注：B*代表一元碱生物碱分子。

生物碱沉淀反应一般是在弱酸性水溶液中进行的，苦味酸试剂和三硝基间苯二酚试剂亦可在中性条件下进行。植物的酸水浸出液常含有蛋白质、多肽、鞣质等，也能与生物碱沉淀试剂产生沉淀。所以，在生物碱的检识中应注意此类假阳性结果的排除，可在反应前先将酸水液碱化后用三氯甲烷萃取游离生物碱，除去蛋白质等水溶性杂质，然后用酸水自三氯甲烷中萃取生物碱，再进行沉淀反应。个别生物碱与某些生物碱沉淀试剂不能产生沉淀，如麻黄碱、咖啡碱等与碘化铋钾试剂不产生反应，因此，进行沉淀反应，需用 3 种以上试剂才能确证。

（2）显色反应

某些生物碱能与一些由浓无机酸为主的试剂反应，呈现不同的颜色，这些试剂称为生物碱显色试剂。这些显色试剂常可用于检识和区别个别生物碱，如：①Macquis 试剂（含少量甲醛的浓硫酸）使吗啡显紫红色，可待因显蓝色；②Mandelin 试剂（1‰钒酸铵浓硫酸液）使莨菪碱显红色，吗啡显棕色，士的宁显蓝紫色，奎宁显淡橙色；③Fröhde 试剂（1‰钼酸钠浓硫酸液）使吗啡显紫～棕绿色，利血平显黄～蓝色，小檗碱显棕绿色；④铜络盐反应（试剂为硫酸铜和氢氧化钠），麻黄碱和伪麻黄碱水溶液显蓝紫色；⑤漂白粉显色，小檗碱显樱红色；⑥Vitali 反应（试剂为发烟硝酸和苛性碱醇溶液），莨菪碱（阿托品）、东莨菪碱、山莨菪碱、去甲莨菪碱为阳性反应，产生色变，而樟柳碱为阴性反应；⑦过碘酸氧化乙酰丙酮缩合反应（试剂为过碘酸、乙酰丙酮、乙酰胺），莨菪碱（阿托品）、东莨菪碱、山莨菪碱、去甲莨菪碱为阴性反应，而樟柳碱为阳性反应，显黄色；⑧硝酸反应，士的宁与硝酸作用呈淡黄色，蒸干后的残渣遇氨气即变为紫红色，而马钱子碱与浓硝酸接触呈深红色，继加氯化亚锡，由红色转为紫色；⑨浓硫酸-重铬酸钾反应，士的宁初呈蓝紫色，缓变为紫堇色、紫红色，最后为橙黄，而马钱子碱则颜色与士的宁不同。

生物碱显色剂对一些生物碱也可能不显色，如 Macquis 试剂不能使可卡因、咖啡碱（caffeine）显色；Fröhde 试剂不能使莨菪碱、士的宁显色等。

5. 碱性

生物碱结构中都有氮原子，通常具有碱性，其碱性的强弱与多种因素有关。碱性是生物碱的重要性质之一，它与生物碱的提取分离等有着密切的相关性。

（1）共轭酸碱的概念及碱性强度表示

Brönsted 酸碱理论认为，碱是指任何能接受质子的分子或离子。生物碱分子中的氮原子通常具有孤电子对，能接受质子，所以显碱性。可用电离常数 K_b 值或 pK_b（$-\log K_b$）值表示其碱性强弱。生物碱碱度常用碱的共轭酸的电离指数 pK_a（$-\log K_a$）值表示。碱性越强，其共轭酸 pK_a 越大；即 pK_a 越大，碱性越强。

碱性强度与 pK_a 值之间关系：$pK_a < 2$，极弱碱；$pK_a = 2 \sim 7$，弱碱；$pK_a = 7 \sim 12$，中强碱；$pK_a > 12$，强碱。化合物结构中的碱性基团与 pK_a 值大小顺序一般是：胍基＞季铵碱＞脂肪胺基＞缺电子芳杂环（吡啶）＞酰胺基＞富电子芳杂环（吡咯）＞酰胺。

（2）生物碱碱性强弱和分子结构的关系

生物碱的碱性强弱和氮原子上孤电子对的杂化方式、氮原子的电子云密度及分子的空间效应等因素有关。

① 氮原子的杂化方式和碱性的关系　氮原子的价电子在形成有机胺分子时的杂化轨道和碳原子一样，有三种形式，即 sp、sp^2 和 sp^3，但它是不等性杂化。在这三种杂化方式中，s 电子成分逐渐减少，p 电子成分逐渐增加。在杂化轨道中，p 电子比例大，则活动性大，易供给

电子，因此碱性强，即碱性强弱依次为 $sp^3 > sp^2 > sp$。如氰基（—CN）为 sp 杂化氮，呈中性；吡啶、异喹啉为 sp^2 杂化，而其氢化产物六氢吡啶、四氢异喹啉则为 sp^3 杂化，故后者的碱性比前者强。又如罂粟碱的碱性小于可待因，是由于前者为 sp^2 杂化，后者为 sp^3 杂化所致。烟碱分子中的二个氮原子碱性不同亦是因为这二个氮的杂化状态不同所引起。季铵碱结构中的氮原子以离子状态存在，同时含有以负离子形式存在的羟基，因此显强碱性，如小檗碱。

吡啶
$pK_a=5.19$

异喹啉
$pK_a=5.14$

罂粟碱 $pK_a=6.13$

小檗碱 $pK_a=11.5$

六氢吡啶
$pK_a=11.0$

四氢异喹啉
$pK_a=9.5$

可待因 $pK_a=8.15$

烟碱 $pK_{a1}=3.37$ $pK_{a2}=8.04$

② 电效应和碱性的关系　一般来说，氮原子的电子云密度越大，则接受质子的能力越强，碱性也就越强。凡能影响氮原子上孤电子对电子云密度的因素，都能影响生物碱的碱性，如诱导效应、诱导-场效应、共轭效应等。

a. 诱导效应　供电子基团（如烷基等）使氮原子的电子云密度增强，碱性增强；吸电子基团（如苯环、酰基、酯酰基、醚氧、羟基、双键等）使氮原子的电子云密度减少，碱性降低。如二甲胺（$pK_a=10.70$）＞甲胺（$pK_a=10.64$）＞氨（$pK_a=9.75$），是由于氮上引入供电子基甲基，使碱性增大，甲基越多，碱性越强。去甲麻黄碱的碱性（$pK_a=9.00$）既小于麻黄碱（$pK_a=9.58$），又小于苯异丙胺（$pK_a=9.80$），其原因不同，小于麻黄碱是由于氮原子上缺少供电子的甲基，小于苯异丙胺则是因为氨基临位碳上存在吸电子的羟基。托哌古柯碱的碱性（$pK_a=9.88$）强于古柯碱（$pK_a=8.31$），是由于古柯碱氮原子 β 位上有一个酯酰基，其吸电子作用使氮原子的碱性降低。石蒜碱的碱性（$pK_a=6.4$）小于二氢石蒜碱（$pK_a=8.4$），是由于石蒜碱氮原子附近存在吸电子的双键。

苯异丙胺
$pK_a=9.80$

去甲麻黄碱
$pK_a=9.00$

麻黄碱
$pK_a=9.58$

古柯碱
$pK_a=8.31$

托哌古柯碱
$pK_a=9.88$

二氢石蒜碱
$pK_a=8.4$

石蒜碱
$pK_a=6.4$

　　具有氮杂缩醛（酮）结构的生物碱，常易于质子化形成季铵盐而显强碱性。如阿替生（atisine）的碱性强就是由于结构中具有氮杂缩醛的原因。但是，受 Bredt's 规则[1]限制，若氮杂缩醛（酮）体系中氮原子处在稠环桥头时，不能发生上述质子化，相反，却因 OR 基（如羟基）的吸电子诱导效应使碱性降低。如阿马林（ajmaline）虽有 α-羟胺结构，但因氮原子处在稠环桥头，氮上的孤电子对不能发生转位，故碱性为中等强度。伪士的宁的碱性小于士的宁也是由于结构中的 α-羟基只起吸电子作用，而不能转变成季铵型。

氮杂缩醛　　　　　　　　　　　　　　氮杂缩酮

| 阿替生 $pK_a=12.9$ | 阿马林 二乙酰阿马林 | R=H $pK_a=8.15$ R=Ac $pK_a=4.9$ | 士的宁 $pK_a=8.29$ | 伪士的宁 $pK_a=5.60$ |

　　b. 诱导-场效应　　当生物碱结构中不止一个氮原子时，各个氮原子的碱度是不相同的，即使是杂化相同，甚至周围的化学环境完全相同的氮也是如此。这是因为，当分子中一个氮原子质子化后，就形成了一个强的吸电基团，它对另一个氮原子产生二种降低碱度的效应，即诱导效应和静电场效应。诱导效应是通过碳链传递，它的吸电子作用使另一个氮上孤电子对的电子云密度降低，其影响随碳链增长逐渐降低。静电场效应通过空间直接传递，又称直接效应，当吸电子基团在空间位置上与第二个氮原子相近时，它的强正电性使质子难以靠近另一个氮上孤电子对（同性电荷相互排斥），故首先成盐的氮原子呈较强碱性，后成盐的氮原子碱性大大降低。上述二种效应统称为诱导-场效应。例如，吐根碱（emetine）分子中 2 个氮原子中间间隔 5 个碳原子，空间相距较远，彼此受诱导-场效应的影响较小，两个氮原子的碱性的相差较小，ΔpK_a 值（$\Delta pK_a = pK_{a1} - pK_{a2}$）为 0.89（结构中喹诺里西啶氮原子 $pK_a=7.56$，四氢异喹啉氮原子 $pK_a=8.43$）。在金雀花碱（sparteine）分子中，两个氮原子的碱性的相差较大，ΔpK_a 值为 8.1（结构中两个喹诺里西啶氮原子的 pK_a 值分别为 11.4 和 3.3），其原因是两个氮原子只相隔 3 个碳原子，受诱导-场效应影响很大。

| 吐根碱 $\Delta pK_a=0.89$ | 金雀花碱 $\Delta pK_a=8.1$ |

　　c. 共轭效应　　在生物碱分子中，如氮原子的孤电子对与具有 π 电子的基团形成 p-π 共轭时，该体系中氮原子的碱性要比未形成 p-π 共轭的氮原子的碱性要弱。这是因为，在形成

---

　　[1]　Bredt's 规则：在稠环系统中，如有原子桥，则在桥头不可能存在 C＝C 或 C＝N 双键，除非环是中环或大环。这是因为双键上的 4 个取代基必须在同一平面上，要形成五元环或六元环是不可能的。

共轭体系时，氮原子的电子云密度分布在整个共轭体系，其氮上电子云密度降低，因而碱性降低。常见的 p-π 共轭体系有苯胺型、酰胺型和烯胺型。

苯胺氮原子的孤电子对与苯环 π 电子形成 p-π 共轭，而环己胺分子中氮原子未形成 p-π 共轭，故苯胺的碱性比环己胺弱得多。毒扁豆碱结构中存在 3 个氮原子，其中两个杂环氮原子 N-1 和 N-2 的碱性相差很大，N-1 由于形成 p-π 共轭，碱性（$pK_{a1}=1.76$）比未形成 p-π 共轭的 N-2（$pK_{a2}=7.88$）小。

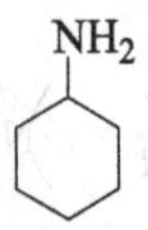

环己胺
$pK_a=10.14$

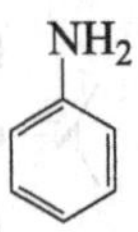

苯胺
$pK_a=4.58$

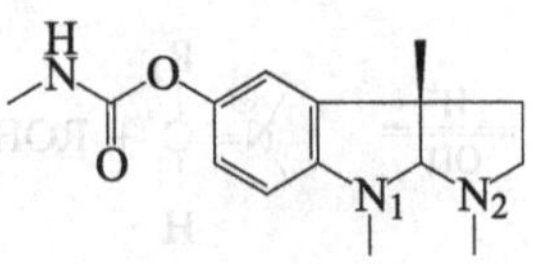

毒扁豆碱
$pK_{a1}=1.76$
$pK_{a2}=7.88$

酰胺结构中的氮原子孤电子对与羰基的 π 电子形成 p-π 共轭，碱性极弱，呈近中性。如胡椒碱 pK_a 为 1.42，秋水仙碱 pK_a 为 1.84 等。

酰胺 ⇌ 弱碱性

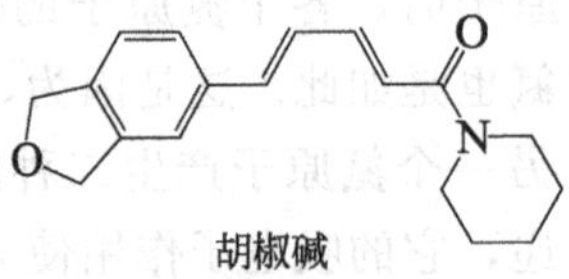

胡椒碱
$pK_a=1.42$

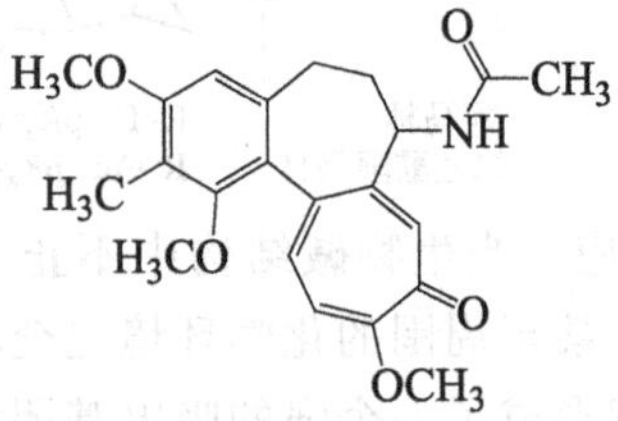

秋水仙碱
$pK_a=1.84$

生物碱分子中的烯胺结构，通常存在如下平衡：

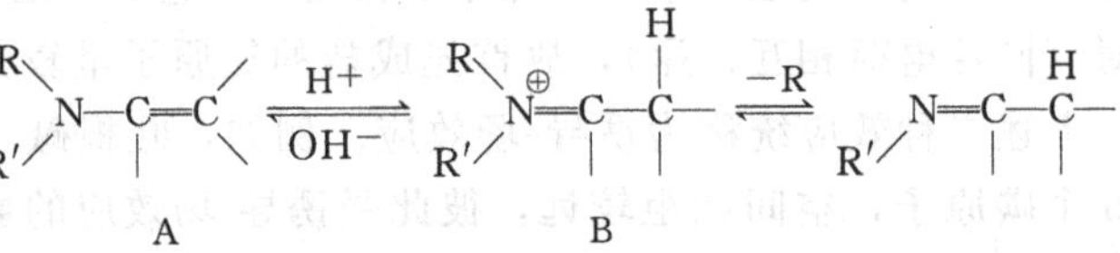

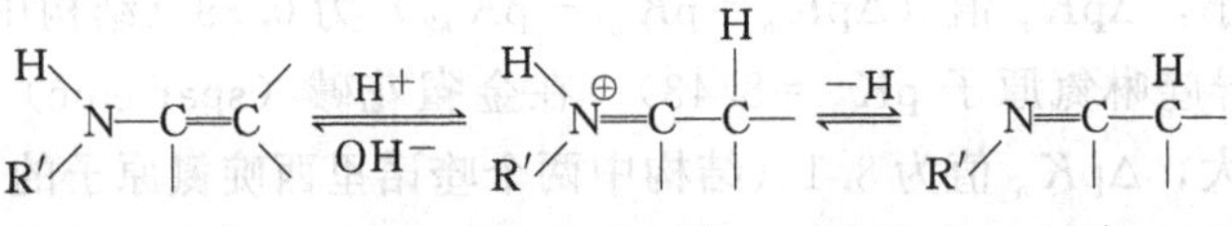

当 A 中 R 和 R′ 为烷基时，A 是叔烯胺，而 A′ 中 R 或 R′ 中至少有一个为 H 时，A′ 为仲烯胺，B(B′) 为 A(A′) 的共轭酸。仲烯胺的共轭酸 B′ 极不稳定，平衡向 C′ 方向进行，碱性较弱；而叔烯胺的共轭酸稳定，故平衡向共轭酸 B 方向进行，形成季铵，碱性强。如 N-甲基-2-甲基二氢吡咯的 $pK_a=11.94$。具有叔烯胺结构的生物碱氮原子如处在桥头位置，受 Bredt′s 规则限制，不能形成季铵盐，则双键起吸电子诱导作用，碱性降低。如新士的宁的碱性小于士的宁。

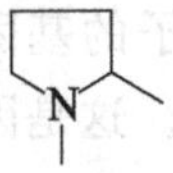

$pK_a=10.26$ 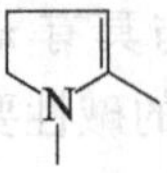　　　$pK_a=11.94$

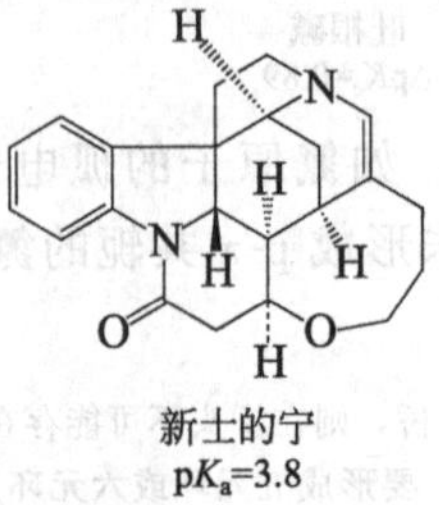

新士的宁
$pK_a=3.8$

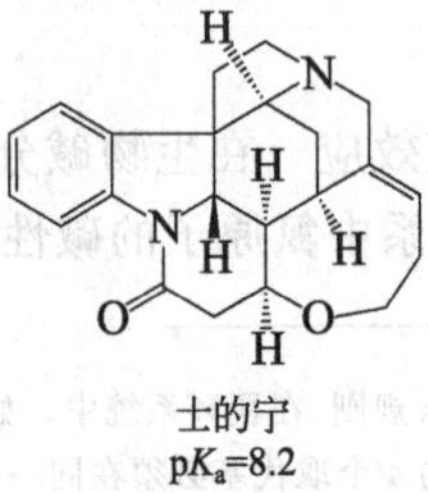

士的宁
$pK_a=8.2$

吡咯也具有烯胺基，但它是多 π-N-芳杂环，氮原子孤电子对参加芳香六 π 电子组成的 p-π 共轭，吸引质子的能力很弱，故碱性极弱，pK_a 值只有 0.4。吲哚的情况和吡咯类似，为中性。相反，吡啶因是缺 π-N-芳杂环，氮原子孤电子对与环共面，不参与共轭，故碱性较强，pK_a 值为 5.25，可与强酸成盐。

在共轭体系中，当氮上孤电子对与供电子基（如—C≡N）共轭时，则使生物碱的碱性增强。例如含胍基的生物碱大多呈强碱性，这是由于胍基接受质子后形成季铵离子，且高度共振稳定性，因而显强碱性。

弱碱性(pK_a=13.6)

咪唑碱性比吡咯要大得多，pK_a 值为 7.2，是由于结构中存在—C≡N 的共轭系统，能产生稳定的共振结构。但它比胍的 pK_a 值小，是由于它是多 π-N-芳杂环的结构。

咪唑　　　　　pK_a=7.2　　　　　　　胍　　　pK_a=12.4

在共轭效应中，氮原子孤电子对的轴必须与共轭双键系统的 p 电子轴处在同一平面，若不在同一平面，则共轭效应减弱，碱性发生变化。如邻甲基-N,N-二甲基苯胺的碱性大于 N,N-二甲基苯胺，是由于前者邻位甲基的存在，使氮上孤电子对与苯环不在同一平面所致。

③ 空间效应和碱性的关系　　生物碱的分子构象及氮原子附近取代基的种类等立体因素也常影响氮原子是否易于接受质子。邻甲基-N,N-二甲基苯胺的氨基邻位再引入一个甲基，则碱性因存在空间位阻而减弱，若一个邻甲基换成叔丁基，则氮原子受到的空间位阻更大，碱性更弱。如甲基麻黄碱（pK_a=9.30）碱性弱于麻黄碱（pK_a=9.56），原因是甲基的空间位阻影响；东莨菪碱的碱性（pK_a=7.50）比莨菪碱的碱性（pK_a=9.65）弱，是由于东莨菪碱分子中氮原子附近 6、7 位氧桥的空间位阻作用；利血平分子结构中有 2 个氮原子，吲哚氮近于中性，而脂环叔氮因 C-19 与 C-20 竖键的立体障碍而使碱性降低。含氮杂缩醛结构的生物碱因易于质子化开环成季铵盐，碱性较强。但是，同样含噁唑环的阿替生和异阿替生，前者 pK_a 为 12.9，后者为 10.0，其原因是阿替生分子中 14 位 H 与唑啉环之间的空间位阻，导致噁唑环不稳定，更易质子化开环，碱性增强。

pK_a=4.39　　　　　pK_a=5.15　　　　　pK_a=4.81　　　　　pK_a=2.39

麻黄碱　　　　　　甲基麻黄碱　　　　　　莨菪碱　　　　　　东莨菪碱
pK_a=9.56　　　　　pK_a=9.30　　　　　pK_a=9.65　　　　　pK_a=7.50

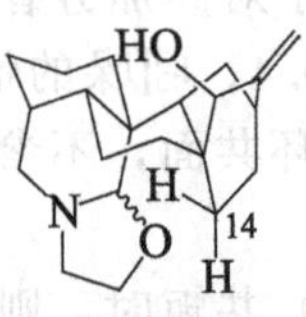

阿替生
pK_a=12.9

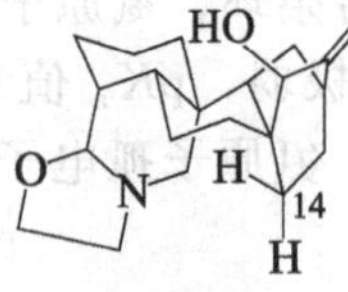

异阿替生
pK_a=10.0

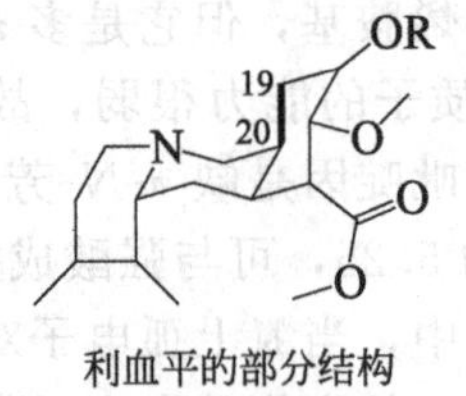

利血平的部分结构
pK_a=6.07

④ 分子内氢键和碱性的关系　当生物碱氮原子孤电子对接受质子生成共轭酸时，如在其附近存在羟基、羰基等取代基团，并处在有利于和生物碱共轭酸分子中的质子形成氢键时，可增加共轭酸的稳定性，碱性增强。如和钩藤碱（rhynchophylline）（pK_a=6.32）的碱性强于异和钩藤碱（isorhynchophylline）（pK_a=5.20），是由于和钩藤碱的共轭酸可与结构中的羰基形成分子内氢键，而异和钩藤碱不能形成。麻黄碱和伪麻黄碱共轭酸都能与邻碳上羟基形成分子内氢键，但麻黄碱分子内氢键因为苯环和甲基两个大基团处在同一平面而不稳定，伪麻黄碱因为苯环和甲基处在不同平面而稳定性强，故伪麻黄碱（pK_a=9.74）碱性较麻黄碱（pK_a=9.58）强。

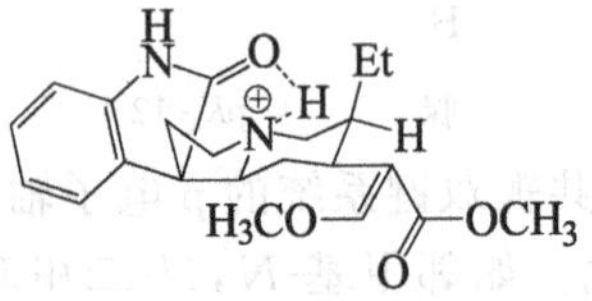

和钩藤碱
pK_a=6.32

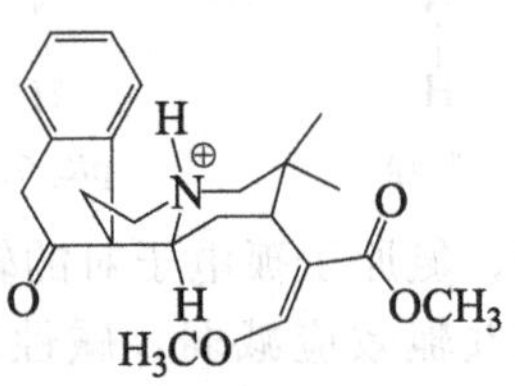

异和钩藤碱
pK_a=5.20

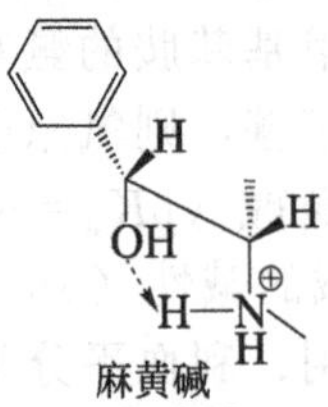

麻黄碱
pK_a=9.58

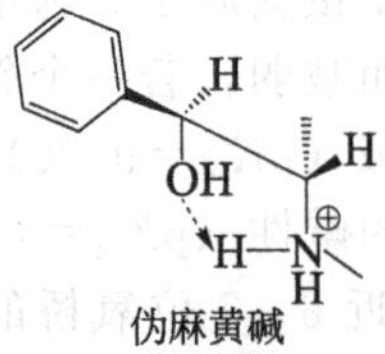

伪麻黄碱
pK_a=9.74

在分析生物碱碱性强弱时，上述多种影响因素通常不是单一存在的，故需综合考虑。一般讲，诱导效应与共轭效应共存时，共轭效应的影响大；空间效应与诱导效应共存时，则空间效应的影响大。此外，除分子结构本身影响生物碱的碱性外，外界因素如溶剂、温度等也可影响碱性强度。

6. 生物碱的化学反应性

生物碱的化学性质决定了其可以与特定的物质发生沉淀反应或显色反应，进而进行鉴定、定量分析或者提取分离。此外，生物碱的一些理化性质，也常被用来进行分离纯化，利用生物碱的碱性，使其与酸进行反应得到相应的盐，从而改变其在不同体系中的溶解度。另外，生物碱的其他化学反应性也可以应用于分离纯化或者结构改造过程中。

(1) 成盐反应

由于生物碱类化合物具有不同的碱性，它们与不同的酸能以形成盐的形式析晶或者稳定存在。两面针碱的游离态很不稳定，一般以形成盐酸盐的形式使用。此外，许多生物碱 sp^2 杂化的 N 原子容易形成季铵盐。如具有强杀菌活性的 nostocarboline 可由 6-氯-β-卡波林与碘甲烷在异丙醇中回流 4h 获得。

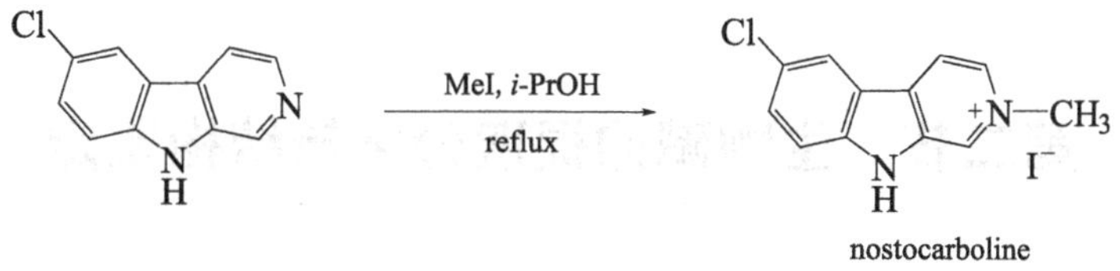

nostocarboline

（2）消旋化反应

大多数生物碱类化合物因为手性碳的存在还存在旋光性，其中某些手性的生物碱在处理过程中会发生旋光性消失。莨菪碱分子由莨菪醇和莨菪酸组成，莨菪醇为内消旋体，天然莨菪酸为 S-构型，但因手性中心与羰基和芳香环相连，在较为温和的条件下如加热或用碱处理即可外消旋化，这与产生芳香环共轭的烯醇中间体有关。天然 S-构型莨菪碱的生物活性约为 R-构型的 20～30 倍。

（3）氧化或还原反应

分子内具有羟基结构的生物碱容易发生氧化反应。有些生物碱在空气中即可以被氧化。比如莨菪醇（$C_8H_{15}ON$）是强碱性胺醇，能在空气中氧化生成莨菪酮，而莨菪酮能被 Zn-HCl 还原成莨菪醇，或被钠汞齐还原成伪莨菪醇，伪莨菪醇是莨菪醇的差向异构体。

游离的吡咯里西啶类生物碱较不稳定，在空气中会被氧化变色，直至变成黑色而分解。遇氧化剂如过氧化氢、过酸等生成氧化物。大部分吲哚酮类生物碱也容易发生氧化反应。

天然麦角碱类化合物经催化氢化可消除其碱核结构上 9,10-位的双键，得到一系列具有饱和 D 环的麦角碱类衍生物，包括氢化麦角碱、二氢麦角克碱、二氢麦角克宁碱等。其氢化后的产物拥有比反应物更多样化的药理学性质。

（4）降解反应

某些生物碱在一些条件下会发生降解。比如，分子中具有酯键或者酰胺键结构的生物碱会发生水解反应。有些水解反应是可逆的，可被用来分离纯化。

秋水仙碱在酸性条件下会脱去甲基，此外，秋水仙碱在光、热的作用下发生光化反应，形成光化秋水仙碱类型的降解产物。因此，在秋水仙碱的提取分离的过程中，要注意控制适当的条件，以保证秋水仙碱不降解。

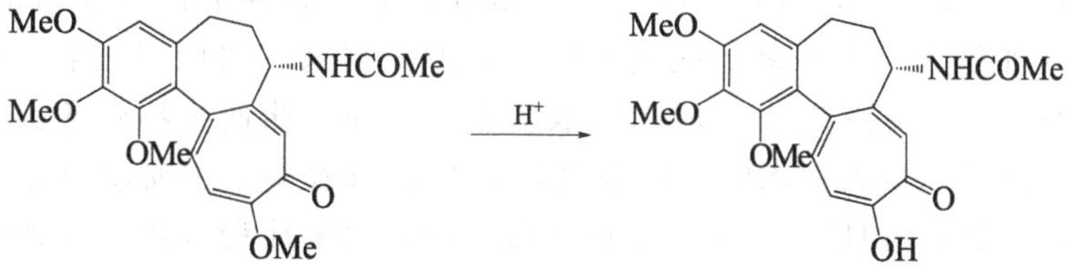

秋水仙碱

螺甾碱烷型生物碱和缩亚胺胆甾烷生物碱的衍生物可以降解成孕甾烷类化合物。由于澳洲茄胺容易从自然界中获得，工业上可用它作为合成甾体激素的原料。

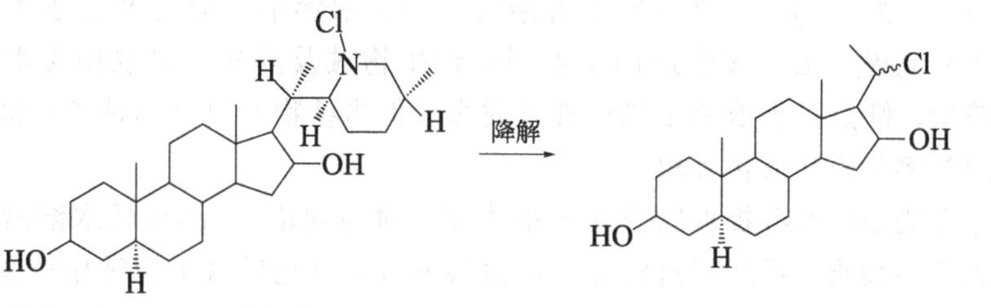

胆甾烷类生物碱

第二节 生物碱的提取分离与结构鉴定

一、生物碱的提取分离

在生物碱研究工作中，常会面对的难题是如何从植物体或工业生产中已除去其他成分的浸膏里提取分离生物碱。因此，学习生物碱的提取分离方法对于工业化生产生物碱有很大的借鉴意义。根据生物碱在植物体内存在的形式以及生物碱碱性强弱、溶解度等不同性质选择不同的生物碱的提取分离方法。除少数生物碱可采用水蒸气蒸馏法（如麻黄碱）和升华法（如咖啡碱）提取外，生物碱绝大多数可采用溶剂提取法，提出总生物碱后再进一步分离。另外，随着许多分离材料和提取技术的不断发展，多种新的提取分离方式（如超声、微波辅助提取、超临界流体萃取等）和色谱技术也被应用于生物碱的提取分离。

1. 总生物碱的提取方法

由于一种植物中一般同时含有多种生物碱，我们首先需要寻找到总生物碱，因此，理解并应用总生物碱的提取分离方法至关重要。

(1) 溶剂提取法

溶剂提取法是最常见的提取方法。提取速率与溶剂容量（一般7～15倍）、原料粉碎度、操作条件（如温度、搅拌）等因素有关。

① 水或酸水-有机溶剂提取法 一般生物碱盐类易溶于水，难溶于有机溶剂；其游离生物碱的溶解性正好相反，不溶于水而可溶于乙醇，易溶于有机溶剂。用水作溶剂提取生物碱时，植物体中一些亲脂性的弱碱或中性碱（以不稳定的盐或游离碱形式存在）提取不完全或不被提出，而大多数生物碱呈碱性（吴茱萸次碱则是一个典型的例外），故提取生物碱常采用酸水为溶剂，较少采用水（一叶萩碱和新烟碱等总生物碱）提取。

酸水提取法的提取溶剂用0.1%～1%的酸水（盐酸、硫酸、醋酸或酒石酸），采用浸渍法或渗漉法提取。尽量少用煎煮法，因为生物碱苷在酸性条件下加热容易水解断开苷键。提取液再用碱（如氨水、石灰乳）碱化使生物碱游离出来，然后用三氯甲烷、乙酸乙酯等有机溶剂进行萃取，见图14-1。酸水提取法方法简便，能使生物碱的大分子有机酸盐变为小分子无机酸盐，增大在水中的溶解度以提高提取效率。主要缺点是提取液体积较大，浓缩困难，而且水溶性杂质多。需要注意的是含大量淀粉或蛋白质的植物材料不适用本法提取。

② 醇溶剂提取法 一般游离生物碱及其盐类可溶于甲醇或乙醇，故普遍使用二者提取生物碱。但考虑甲醇的视神经毒性，除实验室采用甲醇作为提取溶剂外，工业上多数选用乙醇，有时也用稀乙醇（60%～80%）或者酸性醇作提取溶剂。醇溶剂提取法一般采用渗漉法、浸渍法或回流提取法。该法适用于不同碱性生物碱及其盐，提取物含水溶性杂质如多糖、蛋白质较少，缺点是提取物中脂溶性杂质多。但当植物原料（如种子）富含油脂时，需要通过石油醚等溶剂脱脂后再提取。

具体操作方法是将乙醇提取物浓缩至小体积（避免起泡），用稀酸水溶解，由于含有不溶的非碱性脂溶性杂质，可通过过滤除去，再将酸水液碱化后（生物碱盐转变成游离碱而溶于亲脂性有机溶剂），以适合的亲脂性有机溶剂萃取，得到与水溶性杂质分离的总生物碱

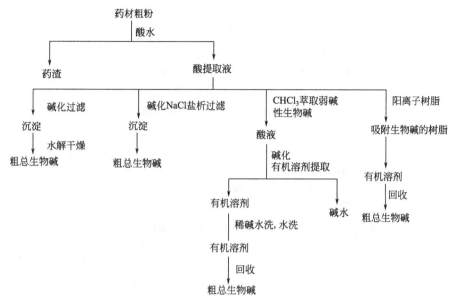

图 14-1 酸水法提取总生物碱流程图

（有机层），见图 14-2。龙德清等用酸性醇回流法提取魔芋中总生物碱，最佳的工艺条件为在 pH 为 2～3 的酸性醇中回流 3h，得到的总生物碱含量为 0.39％。

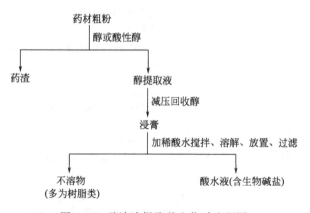

图 14-2 醇溶液提取总生物碱流程图

③ 碱化-有机溶剂提取法 一般操作方法是将提取药材用碱水（石灰乳、Na_2CO_3 溶液或 10％氨水等）润湿后（植物细胞中以盐形式存在的生物碱转变成亲脂性的游离碱），再用有机溶剂直接提取。首选与水不混溶的有机溶剂（如三氯甲烷、二氯甲烷、苯等）来提取碱化后的药材。如用氯仿提取碱化后的白屈菜，得到的总生物碱提取率高，方法简便。对于极性较大、碱性弱的 N-氧化物，季铵型生物碱不适合该法。

一般采用冷浸法、回流或连续回流法提取。提取液回收溶剂后即得总生物碱。必要时也可将提取液适当浓缩后再用酸水萃取，萃取液碱化后再用亲脂性有机溶剂萃取，能够得到较纯的亲脂性总生物碱。碱化-有机溶剂提取总生物碱的流程见图 14-3。

④ 生物碱系统提取分离方法 当以一个新的含有未知生物碱为研究对象时，一般可考虑用系统提取分离方法进行提取分离，见图 14-4。

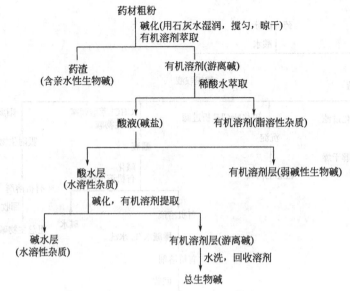

图 14-3　碱化-有机溶剂提取总生物碱流程图

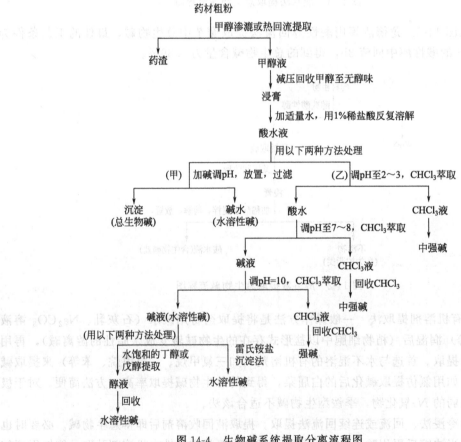

图 14-4　生物碱系统提取分离流程图

(2) 超声提取法

本法一般作为生物碱的辅助提取法，单纯采用超声法提取并不多见。国内对比研究了超声、回流和浸泡 3 种方式提取益母草中总生物碱的产率，超声提取可以促使益母草总生物碱快速提取，缩短了提取时间，且超声提取 40min 比回流提取 2h 产率高 42.86%。国外对于超声提取生物碱也有研究，A. Djilani 等利用超声技术在不同溶剂系统中提取阿托品，得到最有效的提取溶剂系统为 CH_3OH/CH_3CN（80：20），提取率为 1.01%。

（3）渗漉-薄膜蒸发连续提取法

此法的提取装置是由渗漉提取器、薄膜蒸发器及气液分离器等组成，可集渗漉提取、浓缩及溶剂回收并行。本法适用于在所选提取溶剂中溶解度不大及遇热不稳定的生物碱的提取。如吴茱萸中生物碱吴茱萸碱和吴茱萸次碱的提取就采用此法。

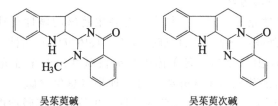

吴茱萸碱　　　　　　　　吴茱萸次碱

（4）超临界流体提取法

利用超临界流体为萃取剂，从液体或固体中萃取出待分离组分。其中以超临界 CO_2 流体萃取最为常用。肖观秀等综述了近年来利用超临界流体萃取方法提取多种生物碱的例子，见表 14-7。

表 14-7　超临界流体萃取方法提取生物碱举例

萃取的生物碱	萃取体系	温度/℃	压力/MPa
马兰中的靛玉兰	$SF-CO_2$＋氯仿	100	34.5
延胡索乙素	$SF-CO_2$＋苯(含氢氧化钙)	50	42
洋金花中的东莨菪碱	$SF-CO_2$＋甲醇(含氨水)	40	34.9
光姑子中的秋水仙碱	$SF-CO_2$＋乙醇	45	10
马钱子中的的士宁	$SF-CO_2$＋丙酮(含氨水)	110	34.5
小檗碱及掌叶防己碱	$SF-CO_2$＋乙醇(含 DSS)	60	20
白屈菜中的白屈菜碱	$SF-CO_2$＋丙二醇＋水	38	25
古柯叶中的可卡因	$SF-CO_2$＋甲醇＋水	40	20
人体头发中的可卡因	$SF-CO_2$＋TEA＋水	110	40.5
天仙子胺及东莨菪碱	$SF-CO_2$＋甲醇＋二乙基胺	60	34
单猪屎豆碱	$SF-CO_2$＋乙醇	35	10.3
辣椒碱	$SF-CO_2$＋乙醇＋水	50	15
紫杉醇	$SF-CO_2$＋乙醇	34.3	33.1

（5）微波辅助提取法

有报道发现联合微波与索氏提取法对黄连中盐酸小檗碱的提取效果优于单独索氏提取。对比不同方法提取博落回中的血根碱和白屈菜赤碱，微波萃取比浸渍、超声辅助提取等更为有效，相对于传统方法，产量大、选择性高、节省时间且溶剂用量少，能耗较低。用微波提取千层塔（*Lycopodium serratum* Thunb.）中石杉碱甲和石杉碱乙，与传统的回流提取工艺相比，提取过程时间从 2h 缩短为 90s，提取率提高了 10% 以上。

麻黄碱　　　　　　　石杉碱甲　　　　　　　　石杉碱乙

另外，还有一些其他新型方法提取总生物碱，如半仿生提取法（semi-bionic extraction

method，SBE)、酶工程技术（enzyme engineering technique）提取法等。

2. 生物碱的分离方法

通过上述各种提取方法，可获得含有多种生物碱和其他成分的总生物碱。在基础研究中往往对所含成分并不清楚，需进行系统分离，而工业生产中多是对已知特定生物碱进行分离。然而将总生物碱分离到一个个单体没有通用的方法。通常是利用总生物碱中各生物碱在溶解度、碱性、极性或功能团等方面的差异进行分离。

（1）基于溶剂法的分离方法

① 利用生物碱的碱性差异　同一植物中含有各生物碱的碱性往往不同，可用 pH 梯度萃取法（调节 pH 由低到高或由高到低）进行分离。具体方法有两种：一种是将总生物碱溶于酸水，逐步加碱使 pH 由低至高，各单体生物碱按碱性由弱至强先后成盐，每调节一次 pH，再用氯仿等有机溶剂萃取而实现分离；另一种是将总生物碱溶于氯仿等亲脂性有机溶剂，以不同酸性缓冲液调节 pH 由高至低依次萃取，生物碱则依碱性由强至弱先后成盐依次被萃取，各萃取酸水溶液碱化后以有机溶剂萃取即得各生物碱。如逐步提高碱性依次从萝芙木总碱中分离三种不同碱度的生物碱利血平、阿马林碱、蛇根碱，具体流程如图 14-5 所示。

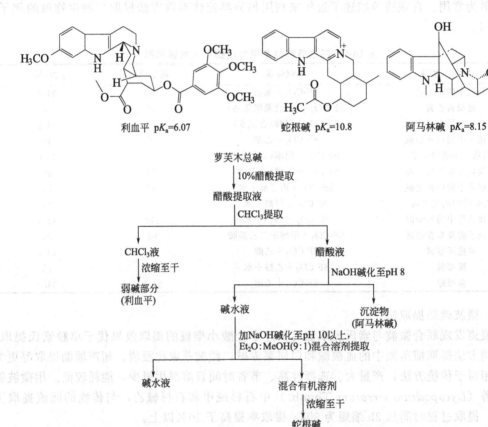

图 14-5　利血平、蛇根碱、阿马林碱的提取分离流程图

② 利用溶解度的差异　利用生物碱在不同溶剂中的溶解度差异设计分离，是工业生产上普遍使用的方法。

a. 游离生物碱的溶解度差异　常利用生物碱在不同有机溶剂中的溶解度差异进行分离。如从唐古特山莨菪中将莨菪碱和红古豆碱与山莨菪碱、樟柳碱分离时，在 pH＝9 时，依次

利用 CCl_4 和 $CHCl_3$ 萃取唐古特山莨菪总生物碱，其中莨菪碱和红古豆碱溶于 CCl_4，而山莨菪碱、樟柳碱溶于 $CHCl_3$ 中，从而实现分离。使用冷苯将防己总碱中两种主要生物碱粉防己碱和防己诺林碱分离，分离流程如图 14-6。

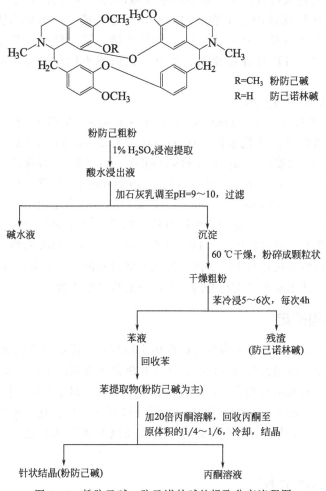

图 14-6　粉防己碱、防己诺林碱的提取分离流程图

b. 利用生物碱盐的溶解度差异　常利用生物碱与不同酸生成的盐在不同溶剂中溶解度的显著差异来进行分离。如麻黄中含有的麻黄碱和伪麻黄碱，二者草酸盐的水溶性不同，酸水提取后经碱化用甲苯萃取，甲苯层再用草酸水溶液萃取，浓缩水溶液，草酸麻黄碱溶解度小而析出结晶，草酸伪麻黄碱溶解度大而留在水溶液中从而实现二者的分离。此外，还有利用长春碱和长春新碱硫酸盐的溶解度差异实现分离等例子。

③ 利用生物碱特殊官能团　也常利用生物碱结构中除碱性基团外的其他特殊功能基的不同进行分离。

a. 利用酚羟基的有无进行分离　如可待因结构中无酚羟基，而吗啡有，用氢氧化钠溶液处理，吗啡成盐溶解而可待因沉淀，可使鸦片中的吗啡和可待因得到分离。

b. 利用内酯或内酰胺结构的有无进行分离　生物碱如果具有这两种结构，可与氢氧化钠溶液在加热条件下开环生成溶于水的羧酸盐，与不具此类结构的化合物分离，再加酸又环合成原生物碱而沉淀出来。例如利用喜树碱具内酯环的性质，从喜树中提取分离喜树碱。

（2）基于色谱法的分离方法

该法广泛用于生物碱的分离，绝大多数采用吸附色谱法，也有不少采用分配色谱法。色谱分离材料最常使用的是硅胶、氧化铝、ODS、Sephadex LH-20、大孔树脂等。对生物碱苷、极性较大的生物碱或极性差异很小的生物碱的分离可采用反相色谱、分配色谱等。制备型高效液相色谱法现常用于生物碱的分离，具有快速、分离能力强的特点，但缺点是分离量相对少。中压或低压柱色谱、制备薄层色谱、葡聚糖凝胶色谱等也可用于生物碱的分离。一个成功的分离往往需要通过反复柱色谱或不同色谱方法结合使用后才得以实现。

（3）其他分离新技术的应用

近年来，膜分离技术（membrane separation technique，MST）、超滤法（ultrafiltration method，UFM）、超临界流体色谱法（supercritical fluid chromatography，SFC）、毛细管电泳技术（capillary electrophoresis，CE）、高速逆流色谱技术（High-speed countercurrent chromatography，HSCCC）、分子印迹技术（molecular imprinting technique，MIT）等技术也应用于生物碱的分离。如采用中空纤维膜超滤可以有效去除苦豆子盐酸提取物中的蛋白质和其他杂质，透过液中总生物碱回收率达 93.5%；利用毛细

茶碱(theophylline)

管电泳技术对金鸡纳生物碱进行手性分离；运用毛细管电泳法定量分析分离贝母中的几种生物碱；利用分子印记技术对茶碱进行分离，有良好的特异吸附性。

二、生物碱的结构鉴定

通过一系列提取分离最终获得高纯度的单体生物碱后，需要对其结构进行确定。生物碱的结构鉴定方法主要有波谱法和化学法。由于生物碱结构含氮原子，其检视及鉴定方法也有一定的特殊性。生物碱的结构测定以前主要依靠化学方法，但是测定结构样品用量大，反应产物多，且准确性低。随着波谱学的发展，测试的微量化、快速化和准确化使得 UV、IR、NMR、MS、ORD、CD 及 X-ray 单晶衍射等现代波谱分析技术广泛应用于生物碱的结构测定。

1. 生物碱的薄层色谱检识

硅胶薄层色谱法是最常用的一种方法。但应用时硅胶呈弱酸性，有的生物碱在硅胶色谱板上容易形成拖尾或复斑，影响判断。常用的改善色谱行为的方法是在展开剂中加入少量的二乙胺，或用 0.1~0.5mol/L 氢氧化钠溶液代替水来制备硅胶板（生物碱保持游离态）。在硅胶吸附薄层色谱中常以乙酸乙酯为基本展开剂，加入极性大（甲醇、丙酮等）或极性小（石油醚、氯仿等）的溶剂调整极性以找到最理想的展开剂。

氧化铝薄层色谱法也比较常用，因氧化铝显弱碱性，吸附能力比硅胶差，故适合分离亲脂性较强的生物碱。

薄层色谱后的显色一般用碘化铋钾（Dragendorff's）试剂和改良的碘化铋钾试剂。但使用中要注意假阳性反应的出现，有的生物碱不显色，如咖啡碱；也有一些非氮杂环化合物可显色，如 α-吡酮衍生物或内酯类成分等。碘-碘化钾（Wagner's）试剂、碘化汞钾（Mayer's）试剂、磷钨酸、硅钨酸（Bertrad's）试剂也可用于生物碱的检识。

生物碱的纯度确定一般要求在至少 3 种不同溶剂系统中加以确证。已知生物碱可采用与对照品做共色谱的方法，若为同一化合物，R_f 值相同，斑点不分离。

2. 高效液相色谱检识

高效液相色谱广泛应用于生物碱的分离检识。常采用分配色谱法、吸附色谱法及离子交换色谱法等，其中以分配色谱法中的反相色谱法最为常用。可根据生物碱的性质和不同的色谱方法选择合适的固定相。生物碱具碱性，因此通常使用偏碱性的流动相较好。近来随着质谱检测器在液相色谱的应用，对于一些已知生物碱的鉴定更加快速和简便。

3. 经典化学方法在生物碱结构鉴定中的应用

（1）霍夫曼消除

霍夫曼消除（Hofmann degradation）反应又称彻底甲基化反应（exhaustive methylation）。霍夫曼消除反应是将生物碱分子中的氮原子进行彻底甲基化，生成季铵盐，再加碱处理转化为氢氧化季铵衍生物。当季铵衍生物在碱性溶液中加热，OH^- 向氮原子的 β 质子进攻，伴随 C—N 键的断裂，脱水而形成三甲胺和烯烃。由烯烃产物阐明氮原子在生物碱中所处位置而推测其基本母核结构。

霍夫曼消除反应的必要条件是氮原子的 β 位应有质子。

（2）埃姆特降解

Emde 降解是改进的 Hofmann 消除反应，将生物碱经甲基化反应生成季铵盐，经 Na-Hg、Na-液氨等还原反应，使 C—N 键裂解。Emde 消除多用于无 β 氢的生物碱的 C—N 键断裂。Emde 降解反应的生成物与 Hofmann 消除反应的生成物可能相同，或为其还原产物，也可能得到不同产物。例如：

石蒜碱

（3）布朗降解

布朗降解（Von Braunde gradation）反应机理是叔胺生物碱于乙醚或苯或三氯甲烷中加入 BrCN，80～90℃加热数小时，氮环裂开，CN 直接与氮原子结合，溴则与邻碳结合，生成溴代烷和二取代氨基氰化物。主要用于叔胺生物碱的降解。

上述三种降解反应是过去研究生物碱基本骨架的经典方法，这些经典反应往往与其他化学反应（如脱氢反应、氧化反应等）相互配合使用，是生物碱结构鉴定的有力证据。

4. 波谱分析在生物碱结构测定中的应用

近来波谱学的快速发展使得确定天然产物的结构越来越容易，特别是四大光谱（紫外-可见光谱，红外光谱，质谱和核磁共振谱）的广泛应用，能获得很多生物碱的结构信息从而确定单体生物碱的具体结构。

（1）紫外-可见光谱

生物碱的紫外-可见光谱反映了其结构中生色团的结构特征，其共轭系统的组成及共轭系统中助色团种类、位置和数量对紫外-可见光谱都能产生显著的影响，特别是对具有芳香氮杂环体系的生物碱尤为有用，如喹啉环、异喹啉环和吲哚环等生物碱，因此用于鉴定它们的基本母核类型有一定意义。

（2）红外光谱

红外光谱主要用于对结构中官能团如取代苯环、氨基、亚胺基、羟基和各种羰基的定性鉴定。还可以将红外数据与已知生物碱进行对照，以确定生物碱的一些特征性的官能团。含有 NH 结构的化合物在 N—H 伸缩振动区（3750～3000cm^{-1}）呈现较弱的、尖锐的峰带。N═N—H 吸收峰的数目与 N 原子上取代基的多少有关，如第一胺（伯胺、伯酰胺）显强度近似相等的双峰（对称和不对称伸缩）；第二胺（仲胺、仲酰胺、亚胺）只出现一个吸收峰；而第三胺（叔胺、叔酰胺）在此区域没有吸收峰。另外，在红外光谱中，波曼（Bohlmann）吸收带对于喹诺里西啶类生物碱立体结构的推测有一定帮助。

（3）质谱

曾经用得最多的质谱是电子轰击质谱（EI），这种电离方式得到的结构碎片对于确定生物碱的作用很大并且规律性也很强。随着质谱学的不断发展，EI 逐渐被 ESI-MS 和 FAB-MS 等软电离技术所取代，特别是 ESI-MS 和各种串联质谱技术的发展，HPLC-MS^n（$n=2$，3，4）可以得到一个化合物可靠的结构信息，用高分辨多级串联质谱则能推断化合物准确的分子组成和碎片结构。

对于含氮化合物结构测定中的质谱应用主要体现在氮规则的使用。氮规则为：当化合物不含氮或含偶数氮时，该化合物分子量为偶数；当化合物含奇数个氮时，分子量为奇数。而对质谱裂解过程中形成的碎片离子则有：不含氮原子或含有偶数个氮原子的离子，如带有奇数个电子，其质量数是偶数，如带有偶数个电子时，其质量数为奇数；相反，含奇数个氮原子的离子，如果带奇数个电子，其质量数为奇数，带偶数个电子，其质量数为偶数。

生物碱质谱特征离子主要有：由 RDA 裂解产生特征离子（如四氢 β-卡波林结构的吲哚碱类、四氢原小檗碱类等）、难于裂解或由取代基或侧链的裂解产生特征离子（如马钱子碱类、吗啡碱类、苦参碱类）、由苄基裂解产生特征离子（如苄基四氢异喹啉类、双苄基四氢异喹啉类），可参考相关的其他书籍和文献。

(4) 核磁共振谱

在生物碱结构鉴定中，核磁共振谱是最强有力的工具。氢谱可提供有关功能基（如 NR、NH、羟基、甲氧基、双键、芳氢等）及立体化学的许多信息。碳谱和各种 2D-NMR 谱所提供的结构信息用于推测化合物的结构骨架。由于生物碱的核磁共振谱规律庞杂，在这里不作全面归纳总结。一些参考书收集整理了大量的 ^{1}H-NMR、^{13}C-NMR 数据，对生物碱的结构测定有重要参考价值。

① 核磁共振氢谱（^{1}H-NMR） 在核磁共振氢谱中，根据各含氢官能团的化学位移值范围、裂分情况及偶合常数的大小、积分数值等信息，可以推断了解生物碱各种官能团的种类，如—CH$_3$、—OCH$_3$、—OAc、—CH$_2$—、—NH、烯氢、芳氢等，也可获得芳香环的取代情况和分子的立体结构信息等。不同类型 N 上的质子的 δ 值范围如下：脂肪胺 δ 0.3～2.2；芳胺 δ 3.5～6.0；酰胺 δ 5.2～8.5。生物碱结构中与 N 原子连接的甲基的化学位移一般在 δ 1.97～4.0。

② 核磁共振碳谱（^{13}C-NMR） 因为碳谱的化学位移范围较宽，峰与峰之间重叠很少，故在推定生物碱骨架中起着关键的作用。一般性规律：因生物碱结构中 N 原子的电负性影响，使 α-碳明显向低场位移，芳氮杂环中，N 对 α-、β- 和 γ-碳的影响，向低场位移 $\Delta\delta$ α-碳＞γ-碳＞β-碳；N-氧化物、季铵及季铵盐中的 N 使碳向更低场位移；很多生物碱分子中含有 N—CH$_3$，N 的电负性使甲基碳的信号出现在较低场，一般 N—CH$_3$ 在 δ 30～47 之间。若 N 原子成为 N-氧化物时，N—CH$_3$ 出现在更低场；构型和构象的不同，化学位移也不同。六氢吡啶环上的 e 键甲基使 α-、β- 和 γ-碳去屏蔽作用不同，一般是 $\Delta\delta_\alpha$＞$\Delta\delta_\beta$＞$\Delta\delta_\gamma$；a 键甲基使 α-、β-碳去屏蔽，分别向低场位移 $\Delta\delta$ 1.1 和 5.2，而使 γ 碳向高场位移 $\Delta\delta$ 5.4。原因是与环己烷衍生物类似，直立基团与 γ-碳上 1,3 双直立立体位阻的结果。

实际应用：在解析结构中，氢谱能给出某些含氢官能团的信息，碳谱则可用于化合物的骨架推断。一般步骤是先确定总碳个数，碳谱上特征碳，如连氧、连氮碳信号，羰基碳信号和烯碳信号等；分析碳信号在碳谱中的分布情况，除去取代基后可大致确定是何种类型的生物碱。再结合近似物的碳谱，对比，确认取代基的位置，最后推出该生物碱的可能平面结构。

③ 二维核磁共振谱（2D-NMR） 二维核磁共振谱在确定未知或复杂生物碱的结构中发挥着重要作用。常用的二维核磁共振谱主要有 ^{1}H-^{1}H COSY、HSQC（HMQC）、HMBC、TOCSY（HOHAHA）和 ROESY（NOESY）。一般步骤是通过 HSQC（HMQC）解决碳

氢相关，将含氢的碳与相连的氢进行准确指认，再通过[1]H-^{1}H COSY 谱和 TOCSY 确定具有偶合作用及自旋体系的含氢片断，然后通过 HMBC 将各个片断连接起来。确定平面结构，再通过 ROESY（NOESY）确定手性碳的相对构型。

实际工作中，最后经常用到 ORD、CD、X-ray 衍射等技术来确定生物碱类化合物的绝对构型。

第三节　生物碱类药物的研究制备实例

一、利血平的制备研究

利血平［11,17α-二甲氧基-18β-(3,4,5-三甲氧基苯甲酰氧基)-3β，20α-育亨烷-16β-甲酸甲酯］，别名寿比安、血安平、蛇根碱，是吲哚类生物碱。分子式 $C_{33}H_{40}N_2O_9$，分子量 608.69，利血平的盐酸盐为无色晶体，熔点 264～265℃（分解），比旋光度 $[\alpha]_D^{20}$ －115°～131°（氯仿，$c=1.0$）。易溶于氯仿、二氯甲烷、冰醋酸，能溶于苯、乙酸乙酯，稍溶于丙酮、甲醇、乙醇、乙醚、乙酸和柠檬酸的稀水溶液。^{1}H-NMR 和[13]C-NMR 数据见表 14-8。

表 14-8　利血平的[1]H-NMR 和[13]C-NMR 数据（^{1}H-NMR，500MHz；^{13}C-NMR，125MHz；CDCl₃）

No.	^{1}H-NMR	^{13}C-NMR
2		130.3
3	4.45(1H,brs)	53.8
5	3.05,2.46(1H,m)	49.0
6	2.96,2.45(1H,m)	16.8
7		108.1
8	—	122.2
9	7.34(1H,d,$J=8.0$Hz)	118.6
10	6.78(1H,dd,$J=8.0,1.5$Hz)	109.1
11		156.2
12	6.84(1H,brs)	95.2
13		136.4
14	1.83(1H,brd,$J=15.0$Hz) 2.30(1H,dd,$J=15.0,6.0$Hz)	24.3
15	2.70(1H,dd,$J=11.5,5.0$Hz)	51.9
16	2.07(1H,m)	32.3
17	3.90(1H,m)	78.0
18	5.06(1H,m)	77.8

续表

No.	^{1}H-NMR	^{13}C-NMR
19	2.34(1H,m) 1.98(1H,m)	29.8
20	1.90(1H,brd,$J=11.5$Hz)	34.5
21	3.18(2H,m)	51.2
11-OCH$_3$	3.84(3H,s)	60.8
16-COCH$_3$	3.82(3H,s)	51.8
17-OCH$_3$	3.50(3H,s)	61.0
16-C=O		165.4
Ar-1′		125.4
2′		106.8
3′	7.33(1H,s)	153.0
4′		142.2
5′		153.0
6′	7.33(1H,s)	106.8
3′-OCH$_3$	3.92	56.3
4′-OCH$_3$	3.91	55.8
5′-OCH$_3$	3.92	56.3

　　利血平对中枢神经系统有持久的安定作用，为降血压及安定药；在临床上广泛用于轻度和中度高血压的治疗，降压作用起效慢，但作用持久。还可与其他降压药合用，用于重度与晚期或急性高血压。当前不推荐为一线用药。也有用于精神病性躁狂症状。常见不良反应有鼻塞、口干、抑郁、胃酸增多、腹泻、皮疹等，大剂量可出现面红、心律失常、心绞痛样综合征，心动过缓，偶可产生帕金森综合征。应注意，有精神抑郁性疾病或病史者、溃疡病病史者、急性局限性肠炎、溃疡性结肠炎、帕金森综合征者禁用。

　　利血平最初是在印度草药萝芙木属植物蛇根木中提取而得的，其中利血平含量约为0.04%～0.05%。此外，还有墨西哥的四叶萝芙木 (Rauvolfia tetraphylla)、澳大利亚的东方狗牙花 (Tabernaemontana orientalis)。蛇根木的替代原料主要是催吐萝芙木，其利血平含量是中国云南萝芙木的2～3倍。1958年，美国有机化学家 R. B. Woodward 成功地以16步以上反应全合成了利血平，成为有机化学发展史上的一块里程碑。虽然其结构复杂，但它已经成为经典化合物，并已成为众多全合成反应的目标。1989年，美国化学家G. Stork 完成了利血平立体选择性全合成。但是目前药用的利血平主要是通过从天然药物（如催吐萝芙木）中提取、经大孔吸附树脂除去杂质后，再反复结晶分离得到。比较成熟的工业化生产工艺是：干燥的催吐萝芙木根粉 200kg（或未干燥的催吐萝芙木根粉 400kg），用 50%乙醇（含 0.05mol/L H$_2$SO$_4$）浸提 3 次，每次 3h，3 次加入的浸提液体积分别为2000L、1000L、1000L。浸提液减压浓缩，用预先处理过的 Hz-818 大孔吸附树脂 20L 进行吸附。将第 1 次浸提的浓缩液通入，然后用水 100L 洗涤树脂，用 80%乙醇（含 1%HCl）120L 进行解吸附。将解吸液溶液浓缩至 1/3，用 NaOH 溶液调至 pH 为 8.5，析出生物碱沉淀。用丙酮洗涤结晶，回收丙酮，有固体析出。将所得的析出物及生物碱沉淀用 5L 丙酮溶解，再加入 7L 氯仿：石油醚（1:1.5）混合溶液，析出胶状物，过滤，回收滤液，加入少量乙酸乙酯溶解，再加入 2.5 倍量的甲醇析晶，得到粗晶体。粗晶体用氯仿-丙酮重结晶即得到精制利血平。具体工业化生产流程图见图 14-7。

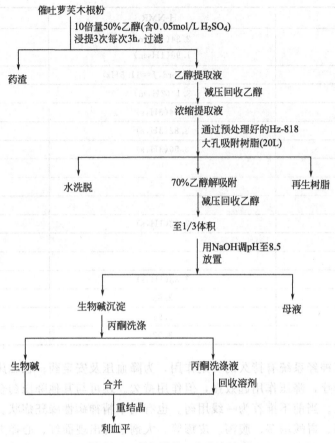

催吐萝芙木根粉
┃ 10倍量50%乙醇(含0.05mol/L H₂SO₄)
┃ 浸提3次每次3h, 过滤

药渣 ← → 乙醇提取液
┃ 减压回收乙醇
浓缩提取液
┃ 通过预处理好的Hz-818
┃ 大孔吸附树脂(20L)

水洗脱 ← 70%乙醇解吸附 → 再生树脂
┃ 减压回收乙醇
至1/3体积
┃ 用NaOH调pH至8.5
┃ 放置

生物碱沉淀 ← → 母液
┃ 丙酮洗涤

生物碱 ← → 丙酮洗涤液
┃ 合并 ┃ 回收溶剂
┃ 重结晶
利血平

图 14-7   利血平的工业生产流程

二、小檗碱（盐酸小檗碱）的制备研究

盐酸小檗碱，分子式 $C_{20}H_{18}ClNO_4 \cdot 2H_2O$，分子量 407.85。盐酸小檗碱为季铵生物碱，该品从乙醚中可析出黄色针状晶体，无臭，味极苦，熔点 145℃，能缓慢溶解于冷水（1：20）或冷乙醇（1：100），在热水或热乙醇中溶解度比较大，难溶于苯、乙醚和氯仿。其 ^{1}H-NMR 和 ^{13}C-NMR 数据见表 14-9。

表 14-9　盐酸小檗碱的 ^{1}H-NMR 和 ^{13}C-NMR 数据（^{1}H-NMR，500MHz；^{13}C-NMR，125MHz；MeOD）

No.	^{1}H-NMR	^{13}C-NMR
1	7.60(1H,s)	105.1
2		150.6
3		148.5
4	6.96(1H,s)	108.0

No.	^{1}H-NMR	^{13}C-NMR
4a		130.5
5	4.92(2H,t,5.0)	56.2
6	3.25(2H,t,5.0)	26.8
7		
8	9.71(1H,s)	145.0
8a		121.9
9		150.7
10		144.4
11	8.00(1H,d,7.5)	123.1
12	8.12(1H,d,7.5)	126.6
12a		133.8
13	8.72(1H,s)	120.1
14		138.5
14a		120.5
—O—CH$_2$—O—	6.11(2H,s)	102.3
9-OCH$_3$	4.21(3H,s)	61.6
10-OCH$_3$	4.11(3H,s)	55.8

小檗碱为季铵型异喹啉类生物碱,主要存在于毛茛科植物黄连(*Coptis chinensis*)、芸香科植物黄檗(*Phellodendron amurense*)、小檗科小檗属(*Berberis*)植物中,其主要制剂为目前广泛应用的抗菌消炎药物黄连素。盐酸小檗碱(berberine hydrochloride)是小檗碱的盐酸盐,是一种胃肠炎和细菌性痢疾治疗药物。对肺结核、猩红热、急性扁桃腺炎、眼结膜炎、化脓性中耳炎和呼吸道感染也有一定疗效。口服不良反应较少,偶有恶心、呕吐、皮疹和药热,停药后即消失。静脉注射或滴注可引起血管扩张、血压下降、心脏抑制等反应,严重时发生阿斯综合征,甚至死亡,现已停止使用其注射剂。少数人有轻度腹或胃部不适、便秘或腹泻。近来发现本品有阻断α-受体、抗心律失常及降血脂的作用。

工业生产小檗碱主要是从小檗科等4科10属的许多植物中提取分离得到的,如小檗科植物三颗针、黄连、十大功劳等,芸香科植物黄皮树或黄檗的干燥树皮等。主要采取的提取分离方法是酸水提取碱沉淀法,如工业化生产从十大功劳中提取小檗碱,具体分为提取、沉淀及精制等工序。

1. 提取

取1000kg药材,切成0.5~1.0mm的饮片投入浸泡池,加入1500kg 80℃的1%稀硫酸,浸泡45h,抽取浸提液于沉降池。重复2次,得到浸提液约3500kg。

2. 加盐沉淀小檗碱

于沉降池中的浸提液中缓慢加入240kg氯化钠,再加入90kg氯化锌,充分搅拌,静置沉淀。过滤沉淀物得到粗小檗碱湿粉38.5kg。

3. 精制

将粗小檗碱湿粉加入 1000L、85℃的热水中溶解，加入饱和石灰水调 pH 至 7。澄清后过滤除去残渣。在上述清夜中加入 10％氢氧化钠调 pH 至 8。过滤除去残渣；将澄清液用 10％盐酸调 pH 至 4。加入 (NH₄)₂S 调至 pH7.5，过滤除去沉淀物。在沉清液中加入 1∶1 的盐酸调 pH 为 2～3，除去过量的 (NH₄)₂S，析出黄色的小檗碱结晶。用水洗涤至 pH 为 6.5，过滤得到小檗碱精品。干燥使含水量低于 12％。

具体工业化生产流程见图 14-8。

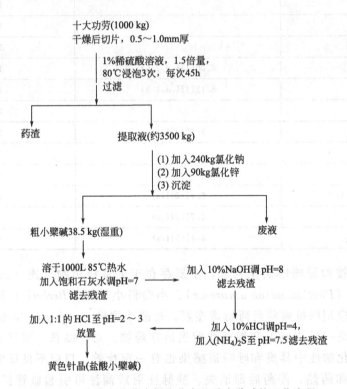

图 14-8 从十大功劳中提取分离盐酸小檗碱的工艺流程

三、氢溴酸高乌甲素的制备研究

氢溴酸高乌甲素，分子式 $C_{32}H_{44}O_8N_2 \cdot HBr \cdot H_2O$，分子量 683.64。氢溴酸高乌甲素为白色结晶，无臭，味苦；在水中微溶，在甲醇中溶解，在乙醇中极微溶解，在氯仿中几乎不溶。其 ¹H-NMR 和 ¹³C-NMR 数据见表 14-10。

表 14-10 高乌甲素的 ^{1}H-NMR 和 ^{13}C-NMR 数据（^{1}H-NMR 500MHz；^{13}C-NMR 125MHz；DMSO-d_6）

No.	^{1}H-NMR	^{13}C-NMR
1	3.16(1H,m)	83.9
2	1.85,2.35(1H,m)	26.4
3	1.86,2.48(1H,m)	31.9
4		84.8
5	1.96(1H,m)	48.7
6	1.84,2.35(1H,m)	26.9
7	2.25(2H,m)	48.0
8		73.9
9		78.6
10	1.95(1H,d,J=6.5Hz)	51.1
11		51.2
12	1.38(1H,dd,J=12.0,6.5Hz) 2.68(1H,dd,J=12.0,7.0Hz)	24.3
13	2.25(1H,m)	36.1
14	3.27(1H,d,J=12.0,7.2Hz)	89.7
15	2.10(1H,dd,J=16.0,7.0Hz) 2.03(1H,dd,J=16.0,6.5Hz)	43.3
16	3.18(1H,m)	83.3
17	2.88(1H,s)	60.8
18	2.49(2H,overlapping)	55.7
NCH$_2$CH$_3$	2.35(1H,brd,J=11.0Hz) 2.49(1H,overlapping)	48.6
NCH$_2$CH$_3$	1.03(3H,t,J=7.0Hz)	13.8
1-OCH$_3$	3.21(3H,s)	56.4
14-OCH$_3$	3.26(3H,s)	57.6
16-OCH$_3$	3.19(3H,s)	55.9
1′		118.6
2′		140.4
3′	8.26(1H,d,J=8.4Hz)	121.5
4′	7.57(1H,td,J=8.4,1.8Hz)	134.3
5′	7.17(1H,t,J=8.4Hz)	123.5
6′	7.84(1H,dd,J=8.4,1.8Hz)	131.1
7′		169.0
NHCOCH$_3$	2.12(3H,s)	25.2
COO		166.6

　　氢溴酸高乌甲素为非成瘾性镇痛药，目前市售剂型有片剂和注射液两种类型，具有较强的镇痛作用，适用于中度以上的疼痛。氢溴酸高乌甲素还具有局部麻醉、降温、解热和抗炎作用。临床上常用于癌症疼痛、剖宫产镇痛和带状疱疹引起的神经痛等，也可以在人工流产和膝骨关节炎中应用。本品与哌替啶相比镇痛效果相当，与杜冷丁相比起效时间稍慢而维持时间较长，故常与其他药物配伍使用；但镇痛作用为解热镇痛药氨基比林的7倍。高乌甲素

经动物试验无致畸胎、致突变作用，亦不会发生蓄积中毒。服用本品仅个别出现荨麻疹、心慌、胸闷、头晕，停药后症状会很快消失。制备氢溴酸高乌甲素的原料高乌甲素主要是通过天然产物提取分离的方法从毛茛科乌头属植物高乌头（*Aconitum sinomontanum*）的根中提取分离得到的。高乌甲素的比较成熟的生产工艺主要是采用乙醇提取法，提取物经过酸水溶解、酸水液碱沉的方法得到。具体如下：

取高乌头根 500kg，加 80% 乙醇溶液 5000L，加热回流提取 2h，提取 2 次。过滤收集滤液，回收乙醇得乙醇提取浸膏，加入 1%～5% 盐酸溶解，过滤去除不溶物，得酸液。用碳酸钠调 pH 至 7.5～8.0，有大量沉淀产生，静置后过滤得高乌头类总生物碱粗品 A。再将滤液用氢氧化钠调 pH 至 12～13，静置后过滤，除去沉淀。滤液用氯仿萃取两次，回收氯仿，得含有 N-脱乙酰基高乌甲素的粗品 B。将粗品 A 和 B 合并，用氯仿溶解，通过中性氧化铝柱，得无色氯仿溶液（含 N-脱乙酰基高乌甲素和高乌甲素的混合物）。将脱色后的氯仿液抽入反应罐，加入催化剂 DMAP、三乙胺，升温至 50℃ 左右，滴加乙酰氯进行乙酰基化合成。边加边搅拌，控制反应温度为 55～60℃，反应 3～4h。HPLC 检测反应，至 N-脱乙酰基高乌甲素的峰面积百分比低于 0.5% 时结束反应。反应完毕，用 1%～5% 盐酸溶液萃取氯仿反应液 4 次，收集酸液，用碳酸钠调 pH 至 7.5 左右，析出大量白色絮状沉淀，静置后过滤，得高乌甲素。具体工业化生产流程见图 14-9。

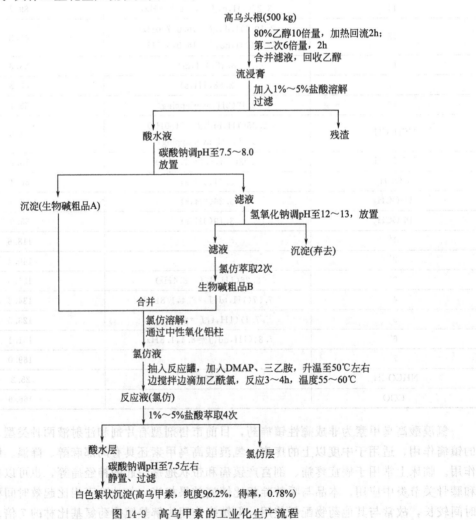

图 14-9 高乌甲素的工业化生产流程

四、北山豆根碱（蝙蝠葛碱）的制备研究

北山豆根碱（蝙蝠葛碱），分子式 $C_{38}H_{44}N_2O_6$，分子量 624.7；熔点 115℃；比旋光度 $[\alpha]_D^{18} = -139°$（MeOH）。北山豆根碱为略微黄色无定形固体，易溶于乙醇、丙酮及苯，略微溶于乙醚。其 ^{1}H-NMR 和 ^{13}C-NMR 数据见表 14-11。

表 14-11 北山豆根碱的 ^{1}H-NMR 和 ^{13}C-NMR 数据（^{1}H-NMR，500MHz；^{13}C-NMR，125MHz；Acetone-d_6）

No.	^{1}H-NMR	^{13}C-NMR
1	3.68(1H,t,J=5.0Hz)	64.7
3	2.73,2.50(1H,m)	25.8
4	2.65(1H,m)	47.1
4a		129.5
5	6.60(1H,s)	111.8
6		147.7
7		142.5
8	6.68(1H,s)	116.0
8a		126.7
9		134.0
10	7.07(1H,s)	130.8
11		147.1.
12		147.6
13	6.85(1H,d,J=7.5Hz)	111.5
14	6.66(1H,d,J=7.5Hz)	122.4
15	3.00(1H,dd,J=11.5,5.0Hz) 2.85(1H,m)	39.4
2-N-CH$_3$	2.45(3H,s)	42.3
1′	3.64(1H,t,J=5.0Hz)	64.7
2′	2.65,2.50(1H,m)	25.4
3′	3.15(1H,m)	47.6
4′		129.3
5′	6.51(1H,s)	111.6
6′		147.2
7′		147.0
8′	6.68(1H,s)	116.2

No.	¹H-NMR	¹³C-NMR
8′a		126.4
9′		131.8
10′	7.06(1H,s)	130.8
11′		156.2
12′	6.38(1H,brd,$J=7.5$Hz)	111.5
13′	6.85(1H,t,$J=7.5$Hz)	126.3
14′	6.38(1H,brd,$J=7.5$Hz)	111.5
15′	3.06(1H,dd,$J=11.5,5.0$Hz) 2.86(1H,m)	38.7
2′-N-CH₃	2.45(3H,s)	42.3
6-OCH₃	3.60(3H,s)	55.0
7-OCH₃	3.70(3H,s)	55.1
6-OCH₃	3.60(3H,s)	55.0
7-OCH₃	3.74(3H,s)	55.1

北山豆根碱为常见的抗心律失常药，是从防己科植物蝙蝠葛（*Menispermum dauricum*）的根茎中提取的一种双苄基四氢异喹啉类生物碱。北山豆根碱具有广谱的抗心律失常作用，尤其是抗缺血性心律失常。临床多应用于治疗持续性房颤、室上性早搏、室上性并行节奏点、室性早搏、室性并行节奏点，疗效显著，研究还表明其对乌头碱、毒花毛碱 G 等引起的心律失常有良好作用。北山豆根碱还有扩张冠脉、增加心肌血流，改善心肌缺血、缺氧状态，稳定细胞膜性结构，维持细胞代谢功能的作用。另外，也有抗高血压的报道。口服北山豆根碱后，有时会出现食欲减退、嗜睡、腹胀、腹痛、大便次数增加等不良反应。

我国蝙蝠葛资源丰富，广泛分部于我国东北、华北、华中、华东等地。虽然北山豆根碱可以通过生物合成和化学全合成的方式得到，但是成本较高。目前工业化生产主要是从植物北豆根中提取。常用的从北豆根中提取精制北山豆根碱（蝙蝠葛碱）的方法是：乙醇渗漉提取，浸提物用酸水溶解，再通过离子交换、大孔吸附树脂纯化，重结晶精制。具体如下：取 50kg 北豆根药材饮片，加入 50％乙醇溶液至高出药材表面 1～2cm，浸泡 14h。装入渗漉桶中提取，渗漉提取至渗漉液生物碱反应为阴性，减压回收乙醇得流浸膏，将流浸膏加入 1％盐酸溶液溶解，pH 控制在 3～4 之间，过滤，得酸水液，将酸水液以 0.5BV/h 的速度加入阳离子交换树脂中，去离子水洗至颜色变浅，再用 10％盐酸洗脱，洗脱速度为 4BV/h，用氢氧化钠调节 pH 至 9，上大孔吸附树脂柱，依次用水、50％甲醇、70％乙醇溶液洗脱，收集洗脱液，减压回收溶剂，得粗品北山豆根碱（蝙蝠葛碱），加入石油醚-丙酮（5∶1）回流溶解，反复重结晶，干燥即得北山豆根碱 413g，含量 98.2％。具体工业化生产流程图见图 14-10。

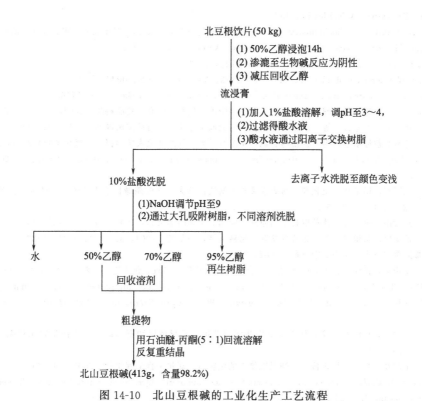

图 14-10 北山豆根碱的工业化生产工艺流程

参考书目

[1] 周荣汉．药用植物化学分类学．上海：上海科学技术出版社，1988．
[2] 陈孝泉．植物化学分类学．北京：高等教育出版社，1990．
[3] 三桥·博，等．天然物化学．（改订）．第四版．东京：南江堂，1986．
[4] 吴寿金，赵泰，秦永祺．现代中草药成分化学．北京：中国医药科技出版社，2002．
[5] 匡海学．中药化学专论．北京：人民卫生出版社，2010．
[6] 匡海学．中药化学．北京：中国中医药出版社，2011．
[7] 北京医学院，北京中医学院等．中草药成分化学．北京：人民卫生出版社，1985．
[8] 丛浦珠．质谱学在天然有机化学中的应用．北京：科学出版社，1987．
[9] 于德泉，杨峻山，等．分析化学书册（第五分册）——核磁共振波谱分析．北京：化学工业出版社，1989．
[10] 杨秀伟．生物碱．北京：化学工业出版社，2004．
[11] 王峰鹏．天然产物化学丛书——生物碱化学．北京：化学工业出版社，2008．

参考文献

[1] Manske R H F. The Alkaloids：Chemistry and Physiology, Vols. 1-20, New York：Academic Press, 1950~1979；Brossi, A. ibid, Vols, 21-39, New York：Academic Press, 1981~1990；Cordell, G. A. ibid, Vols. 40-45, New York：Academic Press, 1991~2001.
[2] The Chemical Society, The Alkaloids（London），Vols. 1-13, London：Burlington, 1971-1983；Pelletier, S. W. Alkaloids：Chemical and Biological Perspectives, Vols. 1-14, New York：John Wiley, 1983~2000.
[3] Cordell G A. Introduction to Alkaloids, New York：John Wiley, 1982.
[4] Mothers K, Schutte H R, Luckner M. Biochemistry of Alkaloids. Berlin：VEB Deutscher Verlag der Wissen Schaftan, 1985.
[5] Goodwin T W, Ian Mercer E. Introduction to Plant Biochemistry, 2 ed, Pergamon Press, 1985.
[6] Mothers K, Schutte H R, Luckner M. Biochemistry of Alkaloids. Berlin：VEB Deutscher Verlag der Wissen Schaftan, 1985.

[7] Rother A，Schwarting A. E. Lloydia，1975.

[8] Mothers K，Schutte HR. Biochemistry of Alkaloids. Berlin：VEB Deutscher Verlag der Wissen Schaftan，1985.

[9] Shamma M. The Isoquinoline Alkaloids，New York：Academic Press，1972.

[10] Saxton J E. Indoles，Part 4，New York：John Wiley，1983.

[11] Pelletier S W. Chemistry of The Alkaloids. New York：Van Nostrand Reinhold，1970.

[12] Hooteles. A revised structure for geneserine [J]. *Tetrahedron Letter*，1969，2713～2716.

[13] 龙德清，丁宗庆，谢茂军. 酸性醇回流法提取魔芋中的总生物碱研究. 食品科学，2003，24（7）：87～89.

[14] 夏成才，肖玉良，王彩云，等. 白屈菜总生物碱的提取工艺研究. 时珍国医国药，2010，21（12）：3216～3217.

[15] 郭孝武. 超声对益母草茎内组织损伤与总碱产率关系研究. 陕西师范大学学报（自然科学版）.2004，32（4）：56.

[16] Djilani A，Legseir B. Extraction of atropine by ultrasounds in different solvent systems. *Fitoterapia*，2005，76（2）：148～152.

[17] 王锦军，张延召，田平林. 反相离子对高效液相色谱法优选去氢骆驼蓬碱提取工艺的初步研究. 天然产物研究与开发，2002，14（3）：63～65.

[18] 夏开元，阎汝南. 超临界流体萃取技术的原理和应用. 中国药学杂志，1992，27（8）：489～492.

[19] 肖观秀，吕慧生，张敏华，等. 超临界萃取生物碱进展，中草药，2004，35（12）：1421～1423.

[20] 梅成. 微波萃取技术的应用. 中成药，2002，24（2）：134～135.

[21] 郭锦棠，李雄勇，杨俊红，等. 微波-索氏联合工艺提取盐酸小檗碱. 化工进展，2003，23（12）：1338～1341.

[22] Zhang Fei，Chen Bo，Xiao Song，et al. Optimization and comparison of different extraction techniques for sanguinarine and chelerythrine in fruits of *Macleaya cordata*（Willd）R. Br. *Separation and PurificationTechnology*，2005，42（3）：283～290.

[23] 查圣华，李秀男，孙海虹，等. 从千层塔中微波协助提取石杉碱甲和石杉碱乙. 中国生物工程杂志，2004，24（11）：87～89.

[24] 马朝阳，王洪新. 超滤法纯化苦豆子酸提取物中的生物碱. 郑州工程学院学报，2003，24（4）：56～59.

[25] Tsimachidis D，Cesla P，Hajek T，et al. Capillary electrophoretic chiral separation of Cinchona alkaloids using a cyclodextrin selector. *Journal of Separation Science*，2008，31（6-7）：1130～1136.

[26] 赵霞，陆阳，陈泽乃. 毛细管电泳法定量分析贝母中几种生物碱. 中草药，2001，32（2）：116～118.

[27] 刘岚，卢保森，郑军军，等. 种子溶胀聚合法制备新型分子烙印聚合物. 中山大学学报（自然科学版），2004，43（3）：45～48.

（北京协和医学院　张东明）

第十五章 其他类天然药物

第一节 海洋天然药物

海洋占地球表面的71%，生物量占地球总生物量87%，生物种类超过40万种，占地球生物种类的近80%。与人类对陆生植物开发利用相比，目前对海洋生物的研究仍相当有限，利用率仅为1%左右。海洋生物生活在具有一定水压、较高盐度、较小温差、有限溶解氧、有限光照的海水化学缓冲体系中，生长环境、新陈代谢和生存繁殖方式、适应机制等方面与陆生生物截然不同，具有显著的特异性。因此，其次生代谢产物有着独特的化学结构。海洋特殊生态环境中的生物资源已成为拓展天然药用资源的新空间，目前已从海洋生物中分离得到大量结构独特的化合物，每年有上千篇海洋天然产物的文献报道，新结构的海洋天然产物以每年超过1000个的速度递增。海洋已成为药物资源最丰富、保存最完整、最具有新药开发潜力的新领域，开展海洋天然产物研究具有重要的理论意义和实际价值。

海洋天然产物的结构千差万别，新的骨架结构不断被发现，常见的化合物类型有萜类、甾体类、大环内酯、多糖、多肽、蛋白质、聚醚、脂肪烃等及一些海洋生物中特有的结构类型。本章就海洋天然产物中结构特殊、生物活性明显的几种化合物类型加以介绍。

一、海洋天然药物的结构类型

1. 大环内酯类化合物

大环内酯类化合物（macrolides）是海洋生物中常见的一类具有抗肿瘤活性的化合物，结构中含有内酯环，环的大小差别较大，从十元环到六十元环均有。根据结构类型不同可以分为以下几种类型。

(1) 简单大环内酯化合物

这类化合物尽管环的大小各异，但环上仅有羟基或烷基等取代基，多数仅有一个内酯环，为长链脂肪酸形成的内酯。如从海洋软体动物 *Aplysia depilans* sp. 皮中分离得到的aplyolide A、aplyolide B、aplyolide D，为长链多不饱和脂肪酸的内酯。作为动物本身的化学防御物质，该类化合物具有强的毒鱼活性。

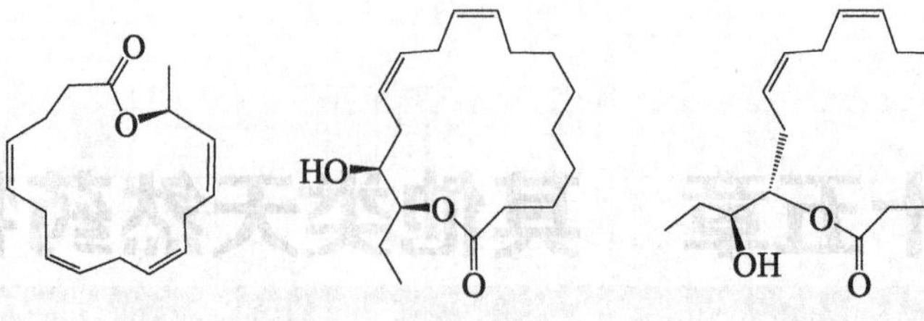

aplyolide A   aplyolide B   aplyolide D

(2) 内酯环含有氧环的大环内酯

该类大环内酯化合物由于环结构上含有双键、羟基等，在次生代谢过程中易氧化、脱水，形成含氧环的大环内酯类化合物，氧环的大小有三元氧环、五元氧环、六元氧环等。

从南加州的海洋无脊椎动物青苔 *Bugula neritina* 中分离得到的一种 Bryostatin 类化合物，为内酯环高度氧化物质，对治疗白血病、淋巴癌、黑色素瘤及其他肿瘤具有显著作用。目前已经确定结构的该类化合物达 24 个，由于此类化合物具有较高的抗肿瘤活性和较低的毒性，是较有发展前途的一类抗肿瘤活性物质。Bryostatin 1 还具有免疫增强、诱导分化、增强其他细胞毒药物活性等作用。

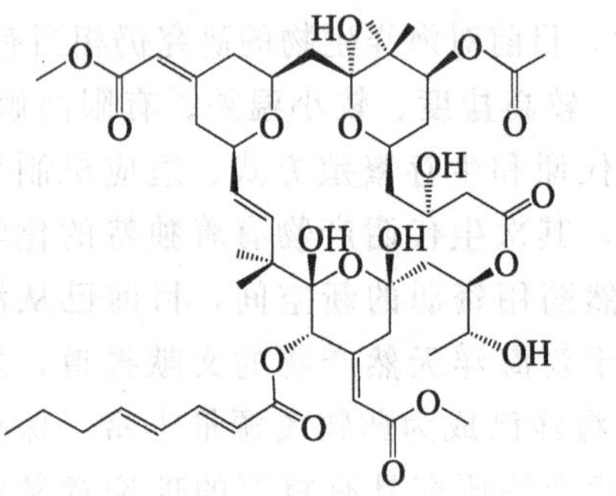

Bryostatin 1

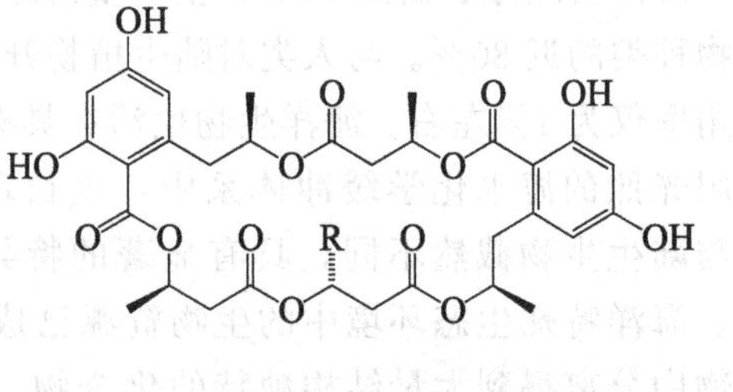

15G256γ   R=CH₂OH
15G256δ   R=CH₃

(3) 多聚内酯

该类化合物属于大环内酯，但酯环上有多个酯键存在。如从海洋微生物 *Hypoxylon oceanicum* LL-15G256 中分离得到的 15G256γ 和 15G256δ 具有一定的抗真菌活性。

(4) 其他大环内酯类

海洋中的大环内酯类化合物是活性最广的一类化合物，结构类型也复杂多样，除上述介绍的化合物外，在海洋天然药物中经常可以见到内酯环含有氢化吡喃螺环结构的化合物。

从被囊动物海鞘 *Ecteinascidia turbineta* 中分离得到的 ecteinascidin 743（Et-743），与一般烷化剂不同，该化合物作用于 DNA 双螺旋间的沟槽，与组成 DNA 的鸟嘌呤结合，使 DNA 构象发生变化，Et-743 的第三个环又与蛋白质结合，表现出特殊的抗肿瘤作用机理。目前该化合物已成功上市，在多个国家被批准用于晚期软组织癌症如直肠癌、乳腺癌、肺癌、黑色素瘤、间皮癌等的治疗。Et-743 能够阻止诱导产生 MDR$_1$ 基因，因此，与一般化疗药物相比不容易产生多药耐药。

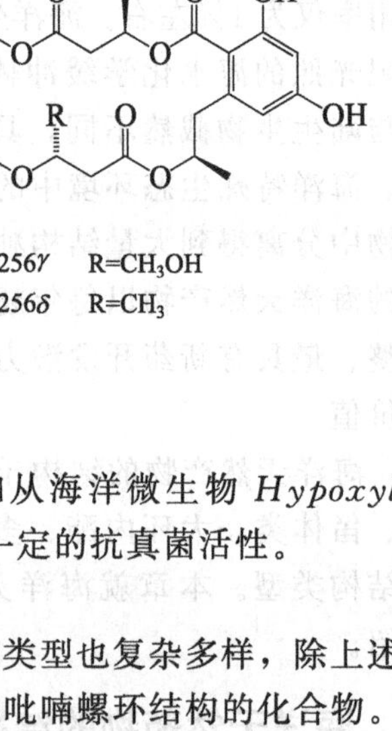

ecteinascidin 743 (Et-743)

2. 聚醚类化合物

聚醚化合物是海洋生物中一类毒性成分，如从一些泥鳗或海藻类分离得到的西加毒素（cigatoxin）属于聚醚类化合物。

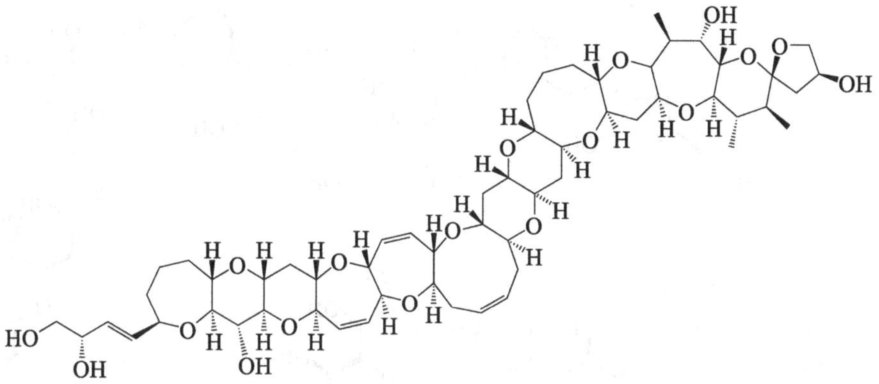

西加毒素

（1）梯形稠环聚醚

梯形稠环聚醚类化合物的特点是结构中含有多个以六元环为主的醚环，醚环间反式骈合，形成骈合后聚醚的同侧为顺式结构，氧原子相间排列，形成一个梯子状结构，又称"聚醚梯"（polyether ladder），聚醚梯上有无规则取代的甲基等。这类化合物极性低，为脂溶性毒素。这些毒性成分能够兴奋钠通道，在 16ng/mL 浓度即显示毒鱼作用，被贝壳类食用，当人吃了这种贝类后，往往导致中毒。中毒类型往往是神经毒素或胃肠道反应，严重时可危及生命。

从 *Gambierdiscus toxicus* 中分离得到的 maxitotoxin 是目前分离得到的结构最大的聚醚类化合物，该化合物的结构通过 3D-NMR 技术、化学降解、与已知合成小分子化合物比较于 1993 年才将结构确定下来。该化合物被认为是目前发现的非蛋白质类毒性最大的化合物之一，对小鼠的半数致死量仅为 50ng/kg。

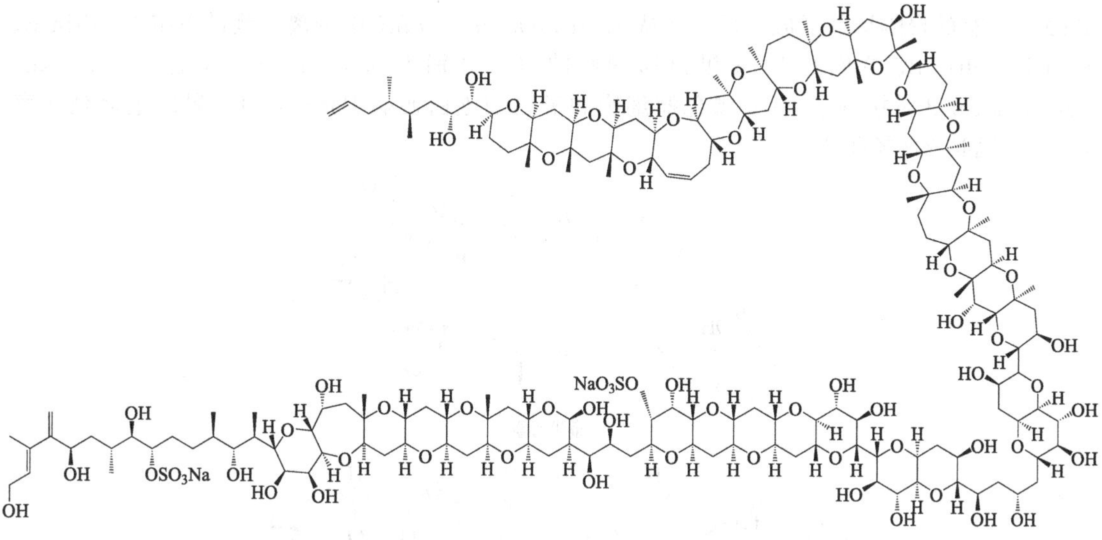

maxitotoxin

（2）线性聚醚

线性聚醚化合物同样含有高氧化度的碳链，但仅部分羟基形成醚环，多数羟基游离。与聚醚梯类化合物不同，该类聚醚属于水溶解性聚醚。如岩沙海葵（*Palythoa toxicus*）毒素（palytoxin），该化合物含有 129 个碳原子，64 个手性中心。利用 ^{1}H-NMR、^{13}C-NMR 和 ^{15}N-NMR，对 NMR 信号进行了完全归属。

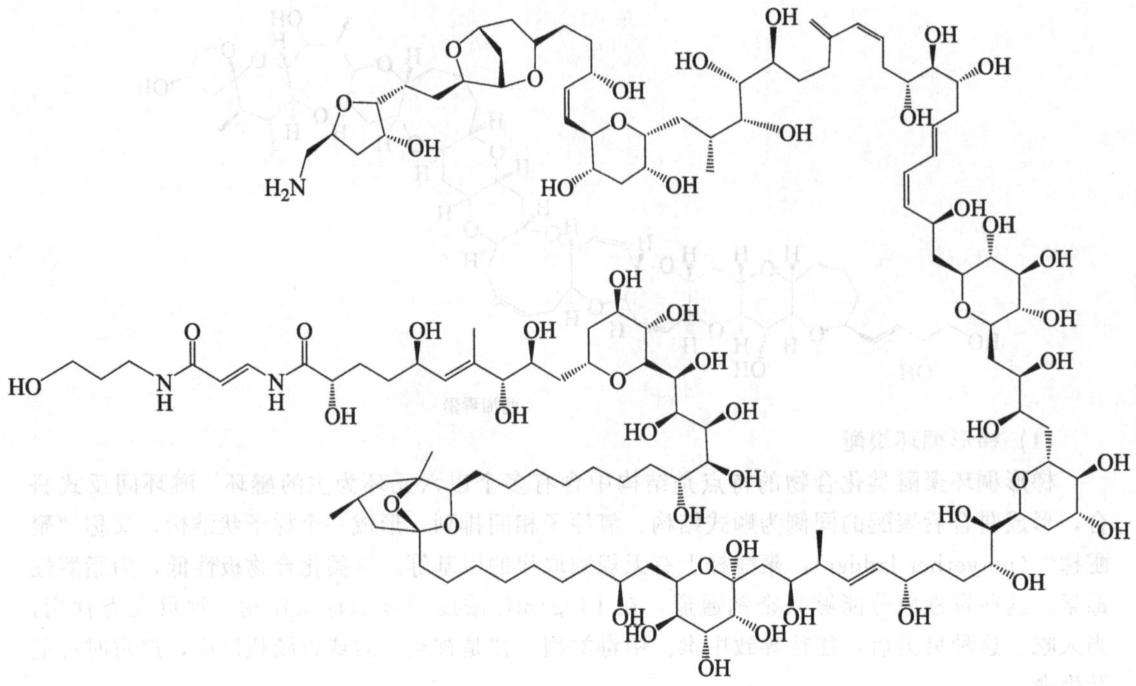

palytoxin

与聚醚梯相比，该类聚醚属于线性聚醚。岩沙葵毒素对兔的 LD_{50} 为 25ng/kg，与 Na^+/K^+ 泵结合，抑制 ATP 酶活性。

(3) 大环内酯聚醚

有的聚醚类化合物可以首尾相连，形成大环内酯，如扇贝毒素（pectenotoxin 2，PTX2）；有的聚醚局部形成大环，如从 *Halichondria okadai* 中分离得到的 halichondrin B、isohalichodrin B。它们对 B-16 黑色瘤细胞的 IC_{50} 分别为 0.093ng/mL 左右、5.0μg/kg。halichondrin B 对接种了 B-16 黑色瘤细胞和淋巴细胞白血病 P388 细胞小鼠的生命延长率（T/C）高达 244% 和 236%。

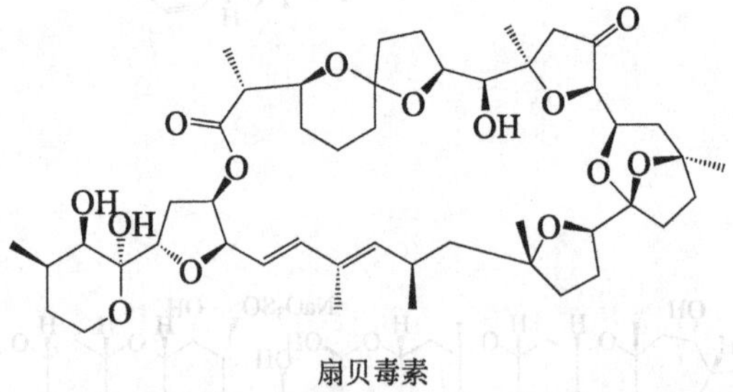

扇贝毒素

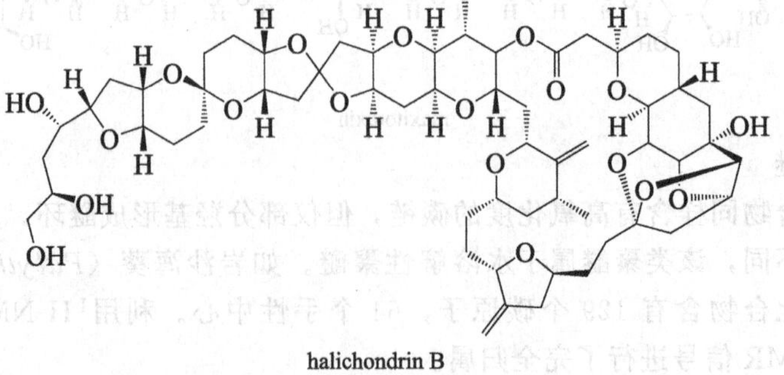

halichondrin B

(4) 聚醚三萜

聚醚三萜为红藻和一些海绵中所含有的一类化合物，该类化合物氧化度较高，含有多个醚环，但生源过程则是由角鲨烯衍生而来，亦可归属于三萜类化合物，如从红藻 *Laurencia intricata* 中分离得到的 teurilene。

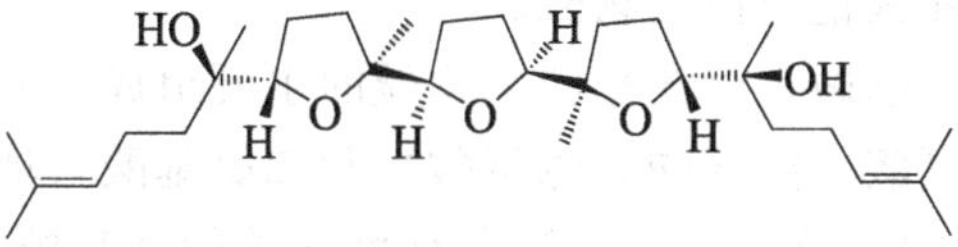

teurilene

3. 肽类化合物

肽类化合物是另一类海洋生物中含有的具有生理活性的物质，由于海洋特殊的环境，组成海洋多肽化合物的氨基酸除常见的氨基酸外，还有大量的特殊氨基酸，如从香港海湾收集的红树（*Kandelia candel*）叶子的内生菌中，分离得到 2 个环肽化合物 1962A 和 1962B，在 MTT 生物活性评价中，化合物 1962B 对人类乳腺癌 MCF-7 细胞株有中等细胞毒活性，IC_{50} 为 $100\mu g/mL$。

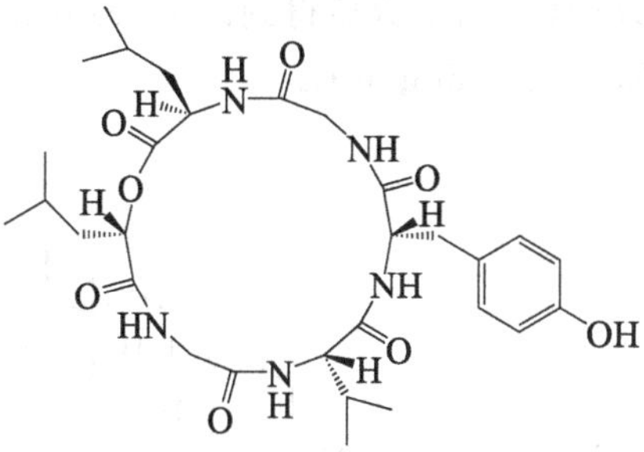

1962A

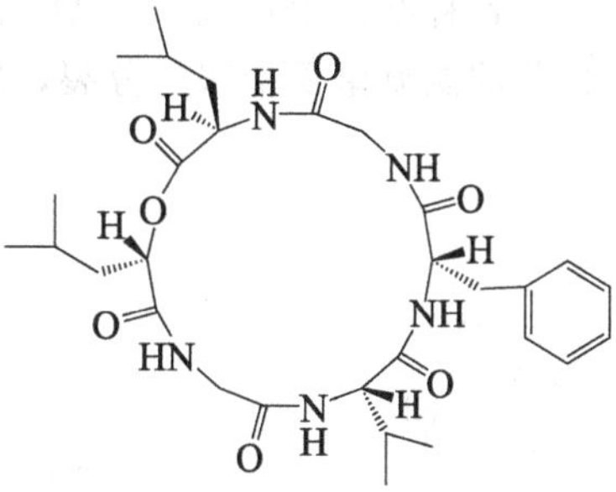

1962B

dolastatin 10、dolastatin 15 是从海兔（*Dolabella auricularia*）中分离到的直链肽，对 P388 白血病细胞的 IC_{50} 为 $0.04ng/mL$。dolastatin 10 已进入临床Ⅲ期研究，dolastatin 15 也已进入临床Ⅱ期研究，用于治疗非小细胞肺癌等肿瘤，但因严重的毒副作用，目前临床研究处于停滞状态，开发前景尚需进一步明确。

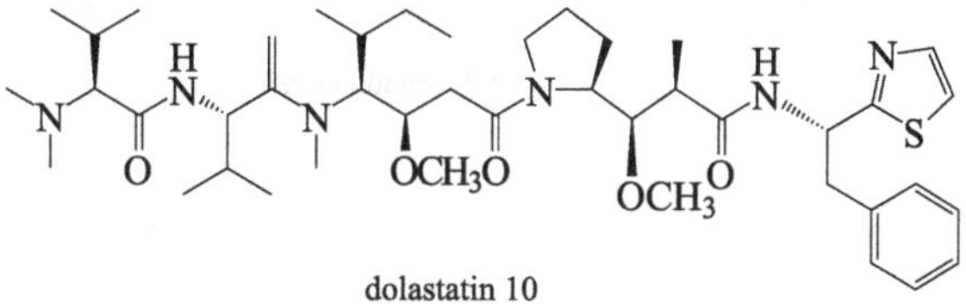

dolastatin 10

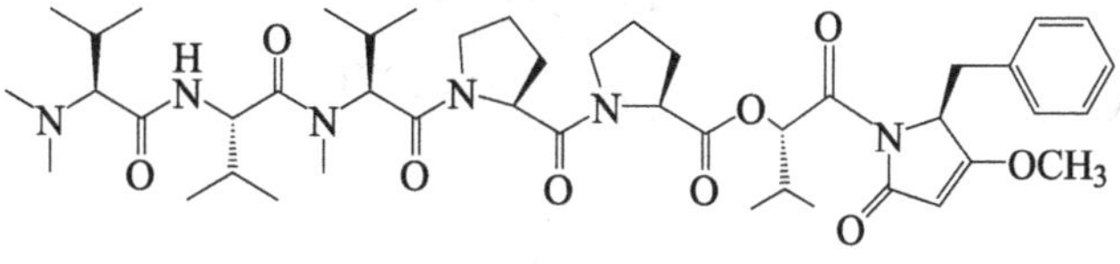

dolastatin 15

4. 生物碱类化合物

生物碱（alkaloids）是海洋生物最常见的次生代谢产物之一，主要来自海绵，其次是海鞘和海洋微生物等，大多有抗肿瘤、抗菌、抗病毒、抗炎等活性，而且结构复杂多变。根据生物碱类化合物的结构，可分为由氨基酸衍化而成的生物碱、甾体和萜类生物碱、肽类生物碱、含有喹啉环的生物碱和其他类型生物碱。

由氨基酸衍化而成的生物碱是海洋来源生物碱的主要组成部分。作为生物碱前体的氨基酸有芳香族氨基酸（苯丙氨酸、酪氨酸、色氨酸）和二氨基酸（鸟氨酸、赖氨酸）等。如从海绵 *Phaphisia pallida* 中得到的 pallidin 是含有色氨酸的哌嗪醌类生物碱。甾体和萜类生物碱在海洋生物中也有存在，如从白斑角鲨（*Squalus acanthias*）中获得的一种甾体生物碱 squalamine，为有效的内皮细胞增殖抑制剂，目前作为治疗老年性黄斑变性药物已进入 II 期临床试验，作为新生血管抑制剂类抗癌药物已完成 II 期临床研究；从海绵 *Geodia baretti* 中分离得到的系列环状二肽是典型的肽类生物碱，如化合物 debromobarettin、5-bromodipodazine 和 benzo[g]dipodazine；从 *Eudistoma* 属被囊动物中得到的喹啉类生物碱 eudistone A 具有抗病毒和抗菌活性；简单异喹啉类生物碱 salsolinol 是 Nagasawa 等从采自印度尼西亚北苏拉威西省的海绵 *Xestospongia* cf. *vansoesti* 中分离得到的，该类生物碱通常存在于哺乳动物中，这是首次从海绵生物中发现该类生物碱；其他类型的生物碱还包括嘌呤苷、脲苷、核苷、脑苷脂以及各种杂环生物碱，从 *Mycale* 属海绵中分离得到的 mycalisine A 为一种修饰的核苷，可显著抑制海星受精卵的分裂，ED_{50} 为 $0.5\mu g/mL$。

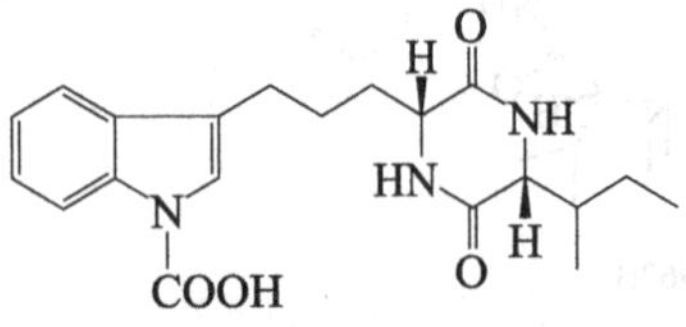

pallidin

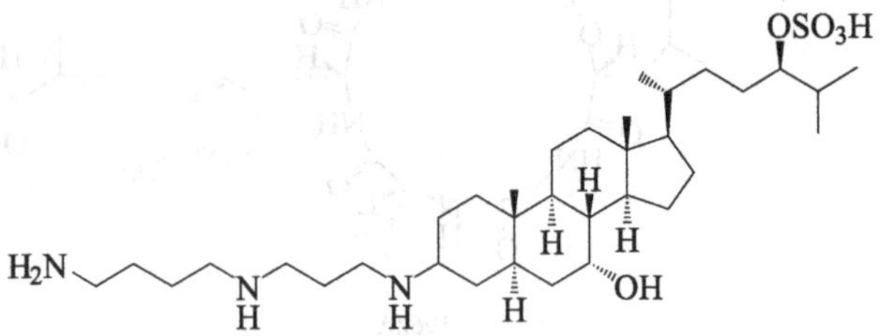

squalamine

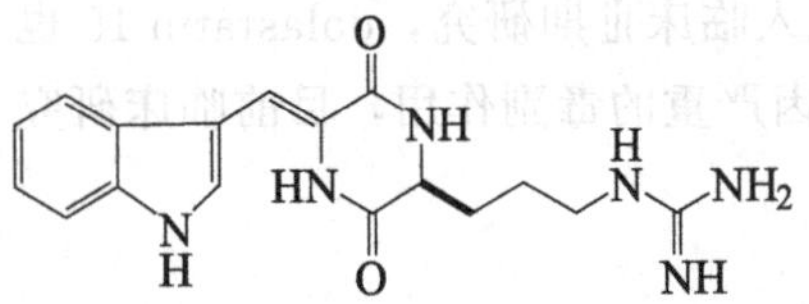

debromobarettin

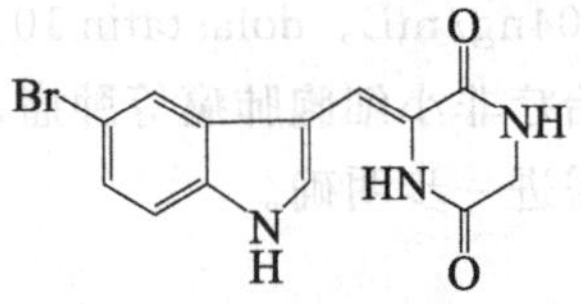

5-bromodipodazine

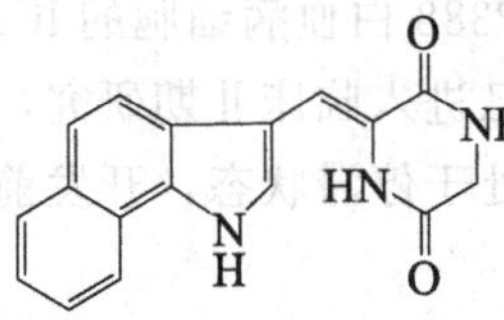

benzo[g]dipodazine

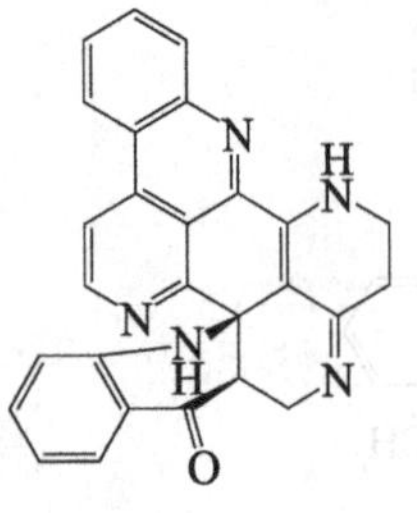

eudistone A

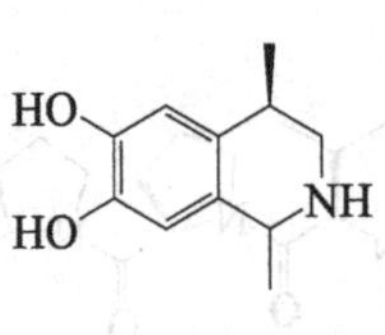

salsolinol

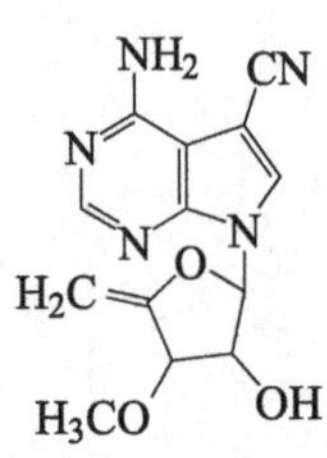

mycalisine A

5. C₁₅乙酸原化合物

乙酸原化合物（acetogenin）系指从乙酸乙酯或乙酰辅酶 A 生物合成的一类化合物，陆生番荔枝科（Annonaceae）植物等含有该类型化合物达 300 多个，主要是含有 32 或 34 个碳原子的 lacceroic acid 或 ghedoic acid 的衍生物。本节主要介绍从十六碳-4,7,10,13-四烯酸衍生而来的十五个碳原子的非萜类化合物。

十六碳-4,7,10,13-四烯酸

非萜类 C₁₅乙酸原化合物主要存在于红藻属（Laurencia），该类化合物常以直链型结构存在，或者形成不同大小的环状化合物（多为氧环），从三元氧环到十二元氧环不等，结构相对简单，往往含有卤族元素取代。无氧取代直链化合物如 laurencenyne，环氧化合物如 bisezakyne A，从 Laurencia japonensis 中分离得到的 japonenyne A 具有五元与六元含氧环稠合结构，从 L. obtuse 中分离得到的 obtusallene I 则同时含有十二元氧环、六元氧环桥和丙二烯片段，从 L. poitei 中分离得到的 poitediene 则是氧化度相对较高的二溴代化合物。此外，从马来西亚红藻中分离得到的 lembyne A 中还具有碳环。

laurencenyne　　bisezakyne A　　japonenyne A

obtusallene I　　poitediene　　lembyne A

从海洋生物中分离得到的一些化合物，在结构中含有类似乙烯或乙炔的片段，直链或成环，无分支，此类化合物生源途径与 C₁₅乙酸原化合物相同，也属于 C₁₅乙酸原类似化合物。如从海绵 Xestospongia muta 中分离得到的炔酸是十六碳溴代不饱和酸（7,13,15-hexadecatrien-5-ynoic acid）。

7,13,15-hexadecatrien-5-ynoic acid

目前发现的绝大多数 C₁₅乙酸原非萜类化合物无共轭烯炔或丙二烯侧链，含有溴取代，并常常有氯原子取代，虽然结构并不复杂，但因手性中心较多，双键又存在顺反异构，结构确定工作有一定的难度，有些情况下采取 X-单晶线衍射法来确定其结构。

6. 前列腺素类似物

前列腺素（prostaglandins，PGs）是一类含有 20 个碳的非二萜不饱和脂肪酸衍生物，一般由一个环戊烷骨架与一个七碳侧链以及一个八碳侧链组成。前列腺素类似物是一类具有重要生物活性的化学成分，除表现出前列腺素样活性外，从海洋生物中分离得到的前列腺素类化合物还具有一定的抗肿瘤活性，特别是一些含卤素取代的化合物。如从八放珊瑚 *Clavularia viridis* 中分离得到的含溴前列腺素 bromovulone Ⅲ 对前列腺癌细胞 PC-3 和结肠癌细胞 HT-29 的 IC_{50} 均为 $0.5\mu mol/L$。

bromovulone Ⅲ

7. 萜类化合物

萜类（terpenoids）是海洋生物活性物质的重要组成部分，广泛分布于海藻、珊瑚、海绵、软体动物等海洋生物中。迄今为止，已发现的海洋来源的萜类化合物以单萜、倍半萜、二萜、二倍半萜为主，三萜和四萜的种类和数量都较少。

从红藻 *Plocamium cartilagineum* 中分离得到卤素取代的开链或成环单萜类物质，其代表化合物如下：

(2*E*,3*E*,5*R*,6*R*,7*E*)-8-bromo-5,6-dichloro-2-(chloromethylene)-
6-methylocta-3,7-dienal

(1*S*,3*S*,4*R*,6*S*)-4-bromo-3-chloro-6-((*E*)-2-chlorovinyl)-1,3-
dimethyl-7-oxabicyclo[4.1.0]heptane

海绵、腔肠动物、红藻、绿藻、褐藻类海洋生物等都含有二萜类化合物，结构比较独特的如柳珊瑚 *Dichotella gemmacea* 中的 briarane 型二萜 gemmacolide Y，对肿瘤细胞 A549 和 MG63 具有显著的细胞毒性，IC_{50} 均小于 $0.3\mu mol/L$。briarane 型二萜的结构特殊，近年来在珊瑚中有大量发现。二倍半萜类化合物在海洋生物中发现的比陆地生物中少，但在海绵中有较多发现，常具有抗菌活性。如从 *Fasciosciongia cavernosa* 中分离得到的强细胞毒性的 cacospongionolide F。

gemmacolide Y

cacospongionolide F

从海洋生物中分离得到的游离三萜化合物并不多，仅在部分海藻和海绵中有发现，一部分化合物结构类型属于角鲨烯衍生物的聚醚类化合物，即前文所述的聚醚三萜。如从红藻 *Laurencia intricata* 中分离得到的聚醚三萜 auriol 和 intricatetraol，表现出较强的细胞毒活性。另外，从海绵和海参中发现有羊毛脂烷型三萜皂苷。其中，以海参皂苷的存在更为广泛，目前已分离到近 300 种，具有抗肿瘤、抗真菌、抗病毒和溶血等多种生物活性。

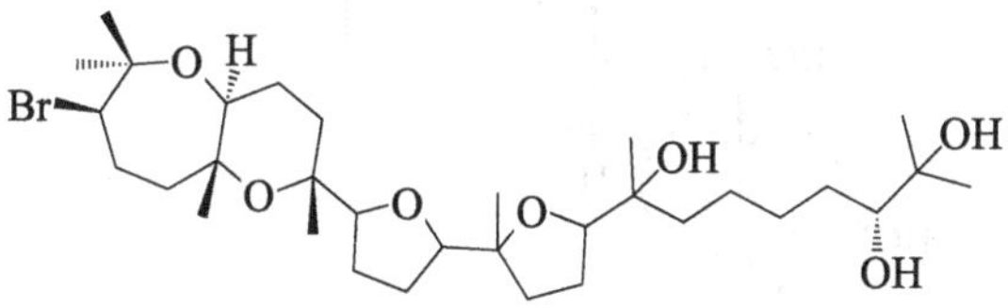

auriol

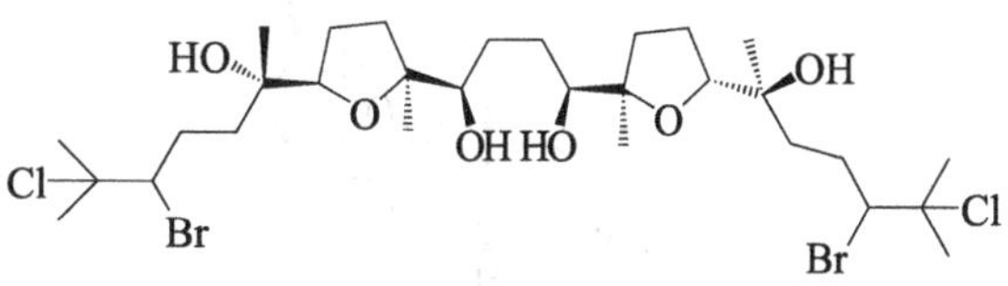

intricatetraol

8. 甾体及其苷类

甾体（steroids）是海洋生物中含有的一类重要的生物活性成分。与陆生植物所含甾体的结构相比，海洋甾体化合物具有更为丰富的结构骨架和支链结构，如分子高度氧化且伴有碳键断裂而形成开环甾体结构等。根据其结构差异，可以分为简单甾体化合物、开环甾体化合物和甾体皂苷类化合物等类型。

（1）简单甾体化合物

海洋中的简单甾体化合物具有基本的环戊烷骈多氢菲的骨架，但其取代基类型和存在形式比陆生植物甾体更为新颖和多样。从软珊瑚 *Litophyton viridis* 中分离得到的 litosterol 为 19-羟基甾醇，具有显著的抗结核活性，对结核杆菌的 MIC 为 $3.13\mu g/mL$。

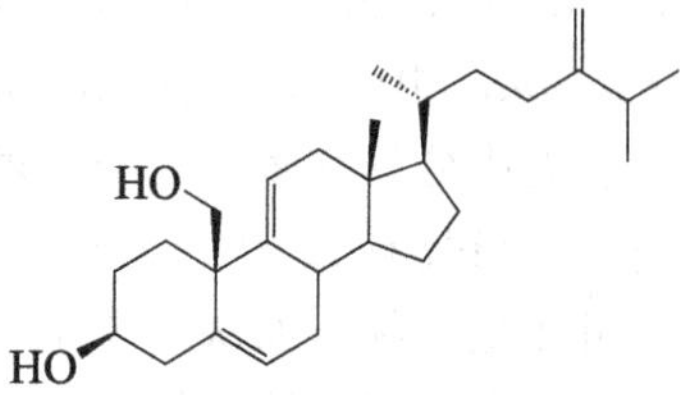

litosterol

（2）开环甾体化合物

此类化合物主要存在于海绵、柳珊瑚、软珊瑚等海洋生物中，开环甾体化合物按照开环的位置又可分为 6 类：5,6-、9,10-、8,9-、8,14-、9,11-和 13,17-开环甾体化合物，其中，又以 9,11-开环甾体数量最多，是主要的结构类型。

从普通马海绵 *Hippospongia communis* 中分离鉴定了一系列 5,6-开环的甾体成分，其结构的差别仅在于 C-17 侧链的不同，如化合物 hipposterol。9,10-开环的甾体具有 B 环开环结构，是一组维生素 D 结构类似物，典型结构如从 *Muricella* 属柳珊瑚中分离得到的化合物 calicoferols Ⅰ，该化合物对人白血病 K562 细胞具有显著的细胞毒活性，其 IC_{50} 值小于 $10\mu g/mL$。

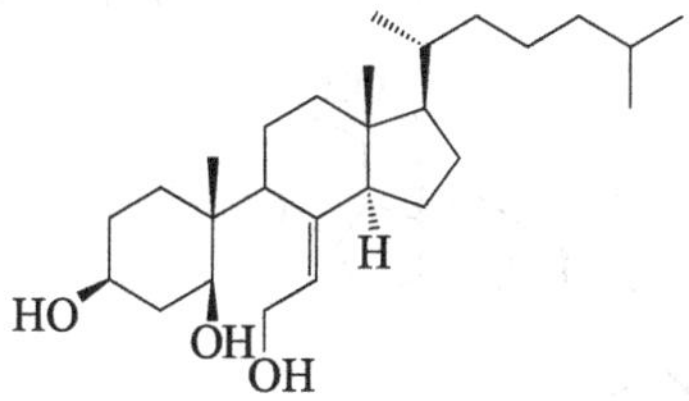

hipposterol

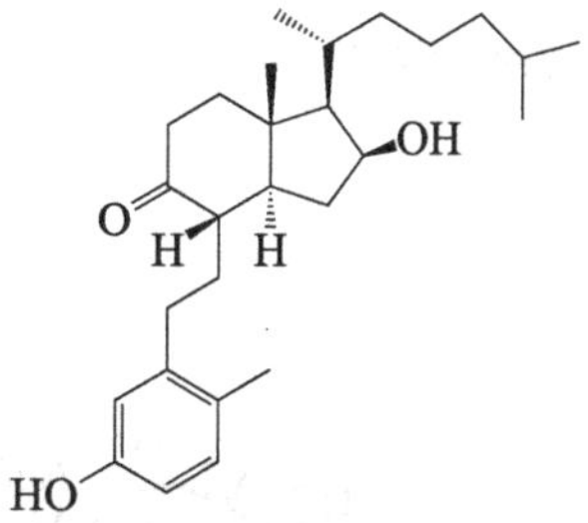

calicoferols Ⅰ

8,14-开环甾体具有 C 环开环结构，从太平洋海绵 *J. graphidiophora* 中获得的 jereisterol B 为此类型的第一个结构，此后又有一系列此类化合物从海绵中分离得到。

9,11-开环的甾体化合物主要存在于海绵、海鞘和肠腔动物体内。该类化合物分子中 C 环开环，并且 C-9 位均含有羰基基团。如从 *Pleraplysilla* 属海绵中分离得到的 blancasterol。

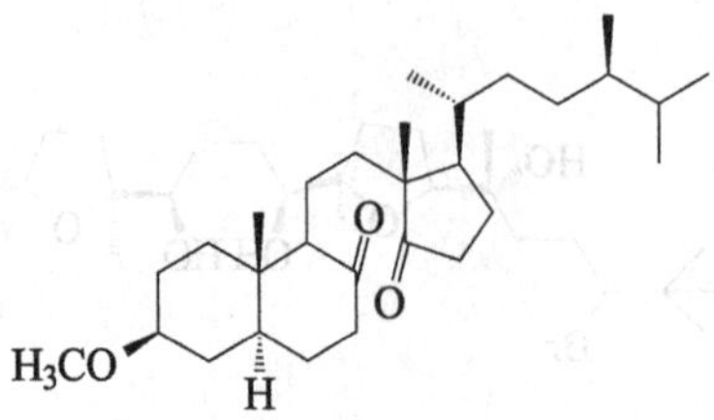

jereisterol B

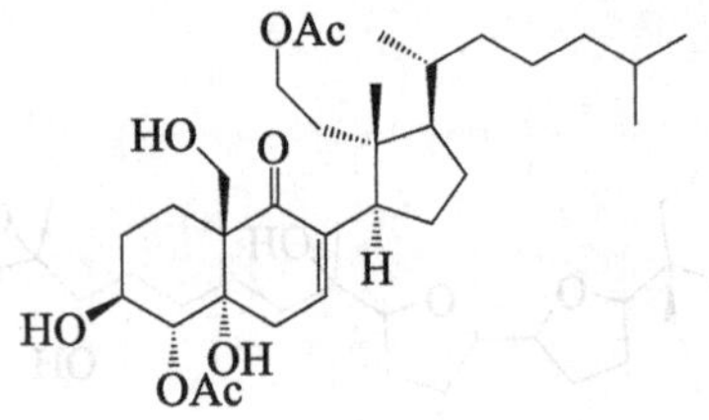

blancasterol

（3）甾体皂苷类化合物

尽管从其他海洋生物得到的甾体化合物中也发现少数以糖苷的形式存在，但海星（starfish）无疑是海洋生物中甾体苷类化合物最丰富的来源。海星甾体皂苷按照结构特点可分为 3 类：环式甾体皂苷、多羟基甾体苷和海星皂苷（asterosaponin）。近 40 年来已从海星纲 3 个主要目（瓣海星目、桩海星目、钳棘目）的 70 余种海星中至少分离获得 500 种以上的甾体化合物，基本为多羟基甾体苷和海星皂苷两类成分。从 *Echinaster* 属海星中发现的 sepositoside A 为环式甾体皂苷，在化学分类学上被认为是该属的特征成分。从海星 *Anasterias minuta* 中分离得到的 minutoside A 则属于多羟基甾体苷类成分，具有一定的抗真菌活性。该类成分具有多样化的药理活性，如抗肿瘤、神经保护和诱导神经细胞生长作用等。海星皂苷专指具有 $\Delta^{9(11)}$-$3\beta,6\alpha$-二羟基甾体母核并在 3 位硫酸化、6 位糖基化的一类特定的大分子甾体化合物，如从至少 15 种海星中发现的 thornasteroside A。海星皂苷已被证实具有多种生理和药理活性，如溶血活性、肿瘤细胞毒性、抗病毒作用、抗革兰阳性菌活性、阻断哺乳动物神经肌肉传导作用、Na$^+$-K$^+$-ATP 酶抑制作用、抗溃疡作用以及抗炎、麻醉和降血压活性等。

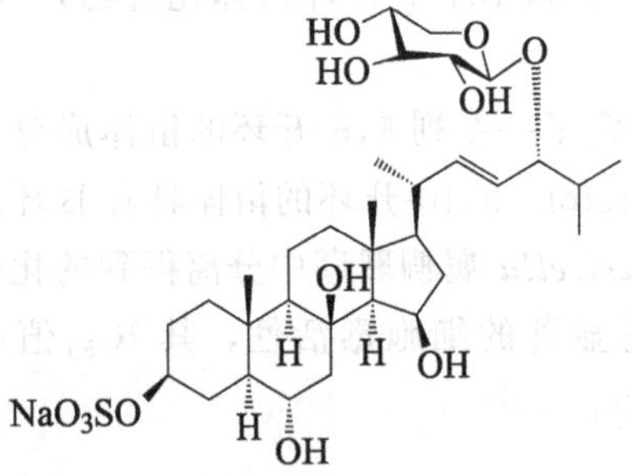

sepositoside A

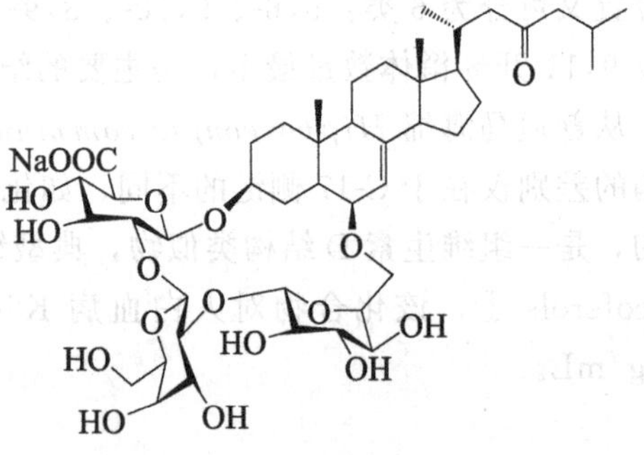

minutoside A

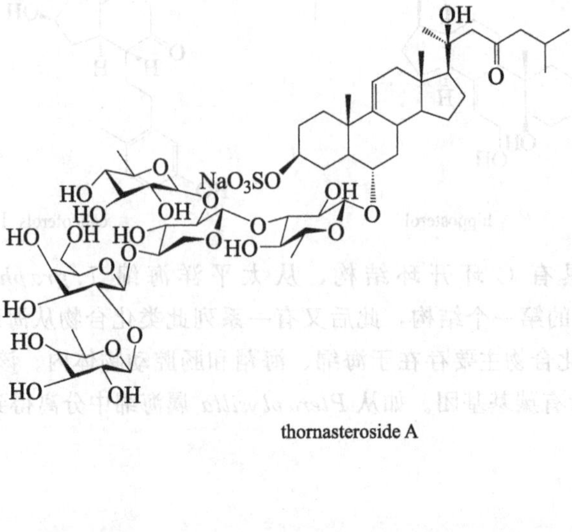

thornasteroside A

二、海洋药物的研究实例

由于海洋环境的特殊性，海洋生物的生长环境、新陈代谢和生存繁殖方式、适应机制等方面与陆生生物截然不同，具有显著的特异性，这就使得海洋来源的天然产物具有种类繁多、结构特异、含量较少等特点。因此，从海洋中发现药物的研究往往比从陆生动植物中发现药物难度更大，再加上对海洋药物研究远没有对陆生动植物的研究来得深入广泛，现有上市药物中海洋来源的药物还比较少。本节仅就较为典型的抗肿瘤药物曲贝替定（trabectedin）的研究为例来介绍海洋药物的开发。

1972 年，美国伊利诺伊大学实验室发现加勒比海红树海鞘（*Ecteinascidia turbinate*）提取物具有较为明显的抗肿瘤活性，随后对其提取物进行了活性成分分离和结构鉴定工作，并于 1990 年发现 ecteinascidin 743（Et-743）。该化合物为大环内酯四氢异喹啉类生物碱，利用 NMR 及 X-射线单晶衍射法确定了其结构。此后，该化合物在美国和欧洲进入临床试验，并于 2007 年 9 月得到欧盟药品管理部门批准用于晚期软组织肿瘤的治疗。Et-743 的通用名为 trabectedin（曲贝替定），主要临床开发工作由西班牙公司 Zeltia 完成，该药成功上市后即成为一个广受关注的现代海洋药物，特别是美国 FDA 也在 2009 年批准其用于软组织肉瘤和卵巢癌的治疗，2015 年该药获准进入日本市场，得到了世界范围内的认可。

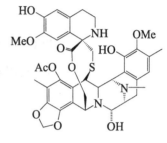

ecteinascidin 743 (Et-743)

1. 提取分离

有关 Et-743 分离的方法较多，一种可行的分离流程如图 15-1 所示。

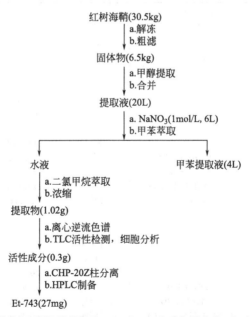

说明：新鲜采集红树海鞘的样品（30.5kg），在采集地速冻，解冻后，粉碎、过滤，固体物用甲醇提取，提取液以甲苯萃取脱脂，水液用二氯甲烷萃取，浓缩回收二氯甲烷，活性跟踪进行柱色谱分离，最后经 HPLC 纯化得到 Et-743（27mg）。

图 15-1　Et-743 的提取与分离

2. 结构确定

有关 Et-743 的结构确定过程主要依靠现代波谱技术实现的，详细的推导过程不再赘述，这里仅给出主要的质谱裂解特征以及 ^{1}H-NMR 和 ^{13}C-NMR 的数据归属。

（1）质谱

FAB-MS/MS 测定，高分辨质谱显示 m/z 760.2522 [M－H]$^+$。MS/MS 质谱的信号可以方便质谱碎片的归属，质谱碎片的形成情况见图 15-2。

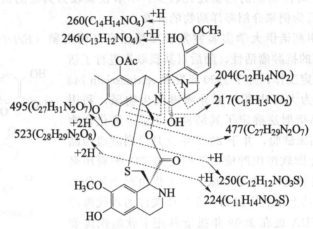

图 15-2　Et-743 的质谱信号对应的质谱裂解过程

（2）NMR 信号归属

NMR 的信号归属通过测定 1D-和 2D-NMR 结果测定。信号归属见表 15-1。

表 15-1　Et-743 的 NMR 信号归属

No.	δ_C	δ_H (J in Hz)	No.	δ_C	δ_H (J in Hz)
1	56.3,d	4.78,brs	1′	65.3,s	
3	58.8,d	3.72*	3′	40.3,t	3.13,dt(4.0,11.0)
4	42.7,d	4.58,brs			2.77,ddd(3.5,5.5,11.0)
5	142.2,s		4′	28.6,t	2.60,ddd(3.5,10.5,16.0)
6	113.9,s				2.42,ddd(3.5,3.5,16.0)
7	146.5,s†		5′	115.6,d	
8	141.9,s		6′	146.4,s†	
9	116.0,s		7′	146.4,s†	
10	122.0,s		8′	111.3,d	6.42,brs
11	55.6,d	4.40,brd(3.5)	9′	125.4,s	
13	54.0,d	3.52,brs	10′	128.8,s	
14	24.5,t	2.91,2H,brd(4.5)	11′	173.1,s	
15	120.9,d	6.55,s	12′	43.1,t	3.38,brd(15.5)
16	131.2,s				2.05*
17	145.1,s		13′		
18	149.8,s		14′		
19	119.2,s		5-OAc	169.8,s	
20	131.5,s			20.5,q	2.29,s
21	92.1,d	4.26,d(3.0)	6-CH$_3$	9.9,q	2.01,s
22	61.2,t	5.14,d(11.0)	16-CH$_3$	16.1,q	2.28,s
		4.09,dd(11.0,2.0)	17-OCH$_3$	60.2,q	3.72,s
OCH$_2$O	103.1,t	6.07,d(1.0)	7′-OCH$_3$	55.7,q	3.58,s
		5.98,d(1.0)	12-NCH$_3$	41.1,q	2.23,s

注：1. 根据 COSY 和去偶合谱归属氢信号，根据 APT、DEPT 归属碳谱信号。测定溶剂为 CD$_3$OD：CDCl$_3$（3：1）。

2. * 表示信号与甲基信号重叠；† 表示信号可以互换。

(3）HMBC 信号归属

Et-743 的 HMBC 谱可以归属 H 与 C 间的相互关系，确定化合物中碳的连接关系，对进一步确定骨架结构非常重要。该结构中 H 与 C 间的相关性见图 15-3。

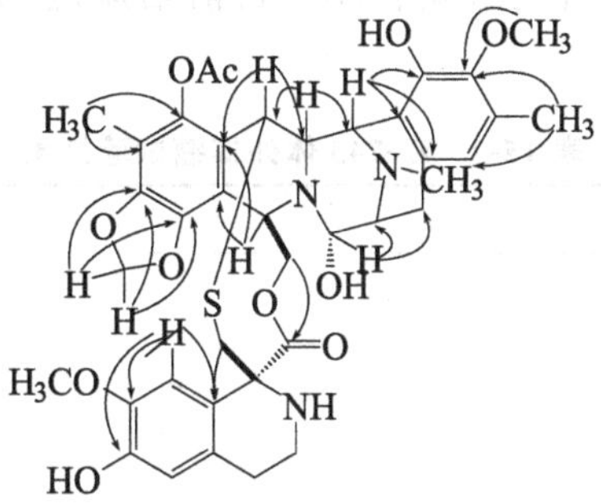

图 15-3　HMBC 确定的 Et-743 结构中 H 与 C 间的相关性

3. 生源合成

Et-743 的生源合成过程符合氨基酸途径，其可能过程如图 15-4 所示。

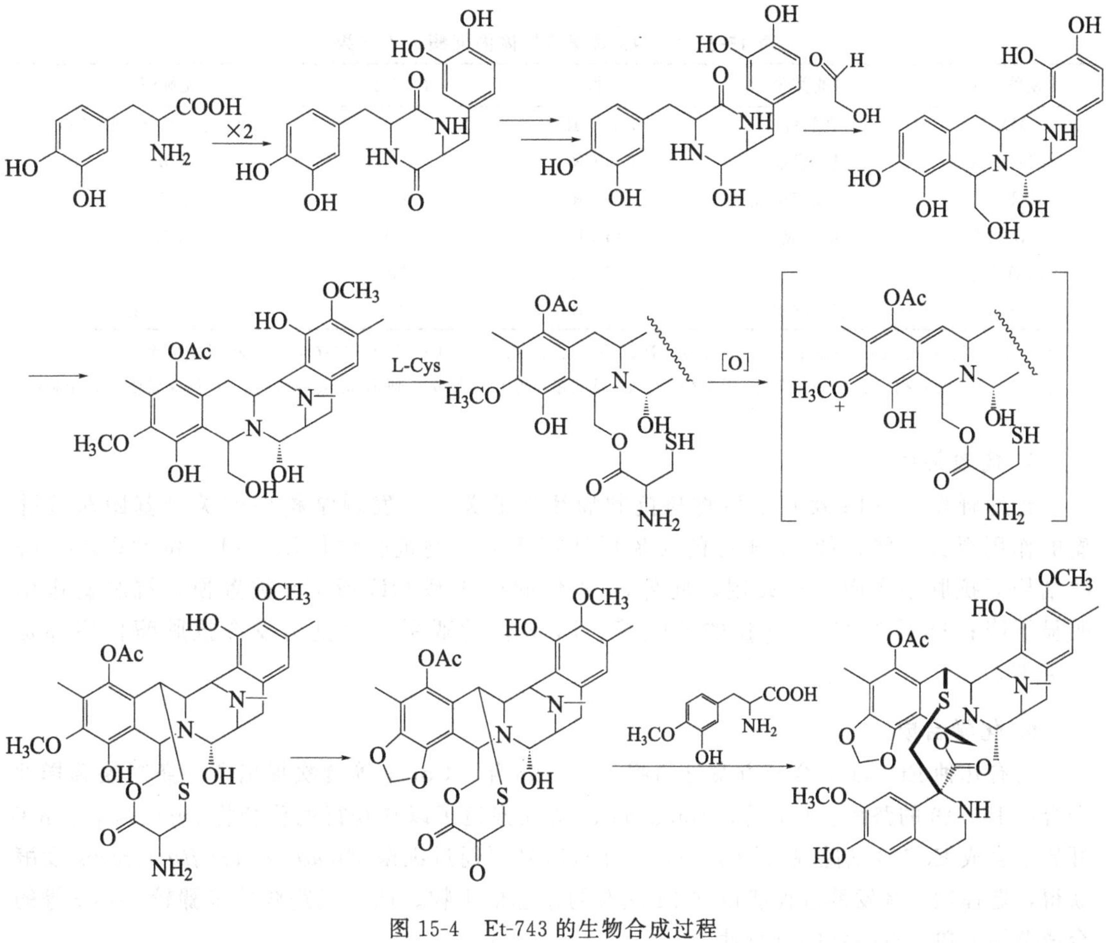

图 15-4　Et-743 的生物合成过程

4. 抗肿瘤试验

体外抑瘤试验结果见表 15-2，体内抑瘤试验结果见表 15-3。Et-743 抗肿瘤的作用机制是抑制 DNA 和 RNA 的合成；对 DNA 双螺旋中 guanine N2 选择性烷基化，抑制 RNA 聚合酶活性，对 DNA 聚合酶活性影响较小。目前临床应用剂量为每天 2mg，静脉注射给药。

表 15-2　Et-743 体外抑瘤试验结果

肿瘤类型	$IC_{50}/(pmol/L)$
colon(直肠癌)	<1
CNS(中枢神经瘤)	<1
melanoma(黑色素瘤)	<1
renal(肾癌)	<1
NSCL(非小细胞肺癌)	4
SCL(小细胞肺癌)	23
breast(乳腺癌)	<100
ovarian(卵巢癌)	2020
prostate(前列腺癌)	3430
leukemia(白血病)	>10000

表 15-3　Et-743 对裸鼠的体内抑瘤试验结果

动物模型	肿瘤类型	活性	$T/C/\%$	无肿瘤/天
MX-1	乳腺癌	9/10 CR	<1	[†]9/10(23)→4/10(58)
MEXF989	黑色素瘤	6/6 CR	0.2	6/6(35)
LXFL529	非小细胞肺癌	3/4 CR	0.1	3/7(33)
HOC22	卵巢癌	5/6 CR	<1	5/6(120)
MRIH121	肾癌	5/5 PR	30	—/5(39)
PC2	前列腺癌	5/5 PR	44	—/5(20)

注：1. CR：complete response，完全反应；PR：partial response，部分反应；T/C：肿瘤相对增值率。

2. [†]9/10 (23)→4/10 (58)：第23天观察时，10只裸鼠中9只无肿瘤；到第58天观察时，10只裸鼠中4只无肿瘤。

5. 构效关系

通过研究 Et-743 及其衍生物与抗肿瘤活性的关系，发现结构中的关键基团对抗肿瘤的作用至关重要，如 1，4 位的含硫桥环打开不影响抗肿瘤作用，但 4 位的内酯、酰胺结构对抗肿瘤作用非常关键。此外，14 位的取代基 OH 或 CN 被置换，抗肿瘤作用明显下降；18 位的 OH、5 位的乙酰基、7，8 位的亚甲二氧基对发挥抗肿瘤作用都是必需的。

6. 化学合成

已有几种 Et-743 的合成方案见诸报道。1996 年，Corey 等首次提出了一条对映选择性全合成 Et-743 的路线。4 年后，Manzanares 等又报道了以易获得的化合物 cyano-safracin B 开始半合成 Et-743 的路线（图 15-5）。safracin B 可通过细菌 *Pseudomonas fluorescens* 发酵获得，选择性控制发酵过程能得到 1g 左右的氰基衍生物。该合成路线的步骤较 Corey 等的合成路线简单，有一定的可行性。

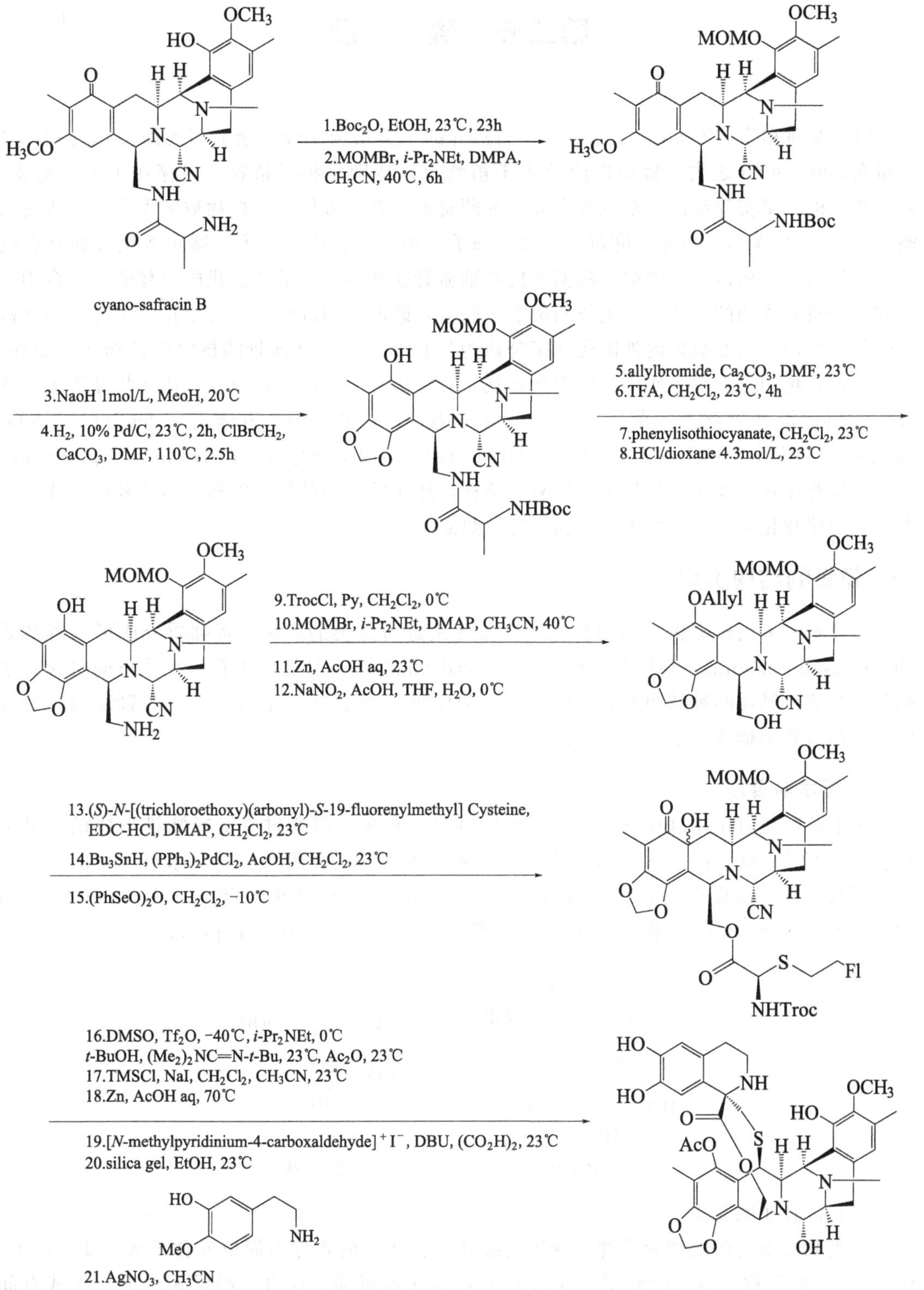

1.Boc$_2$O, EtOH, 23℃, 23h

2.MOMBr, *i*-Pr$_2$NEt, DMPA, CH$_3$CN, 40℃, 6h

cyano-safracin B

3.NaOH 1mol/L, MeOH, 20℃

4.H$_2$, 10% Pd/C, 23℃, 2h, ClBrCH$_2$, CaCO$_3$, DMF, 110℃, 2.5h

5.allylbromide, Ca$_2$CO$_3$, DMF, 23℃
6.TFA, CH$_2$Cl$_2$, 23℃, 4h

7.phenylisothiocyanate, CH$_2$Cl$_2$, 23℃
8.HCl/dioxane 4.3mol/L, 23℃

9.TrocCl, Py, CH$_2$Cl$_2$, 0℃
10.MOMBr, *i*-Pr$_2$NEt, DMAP, CH$_3$CN, 40℃

11.Zn, AcOH aq, 23℃
12.NaNO$_2$, AcOH, THF, H$_2$O, 0℃

13.(*S*)-*N*-[(trichloroethoxy)(arbonyl)-*S*-19-fluorenylmethyl] Cysteine, EDC-HCl, DMAP, CH$_2$Cl$_2$, 23℃

14.Bu$_3$SnH, (PPh$_3$)$_2$PdCl$_2$, AcOH, CH$_2$Cl$_2$, 23℃

15.(PhSeO)$_2$O, CH$_2$Cl$_2$, −10℃

16.DMSO, Tf$_2$O, −40℃, *i*-Pr$_2$NEt, 0℃
t-BuOH, (Me$_2$)$_2$NC=N-*t*-Bu, 23℃, Ac$_2$O, 23℃
17.TMSCl, NaI, CH$_2$Cl$_2$, CH$_3$CN, 23℃
18.Zn, AcOH aq, 70℃

19.[*N*-methylpyridinium-4-carboxaldehyde]$^+$I$^-$, DBU, (CO$_2$H)$_2$, 23℃
20.silica gel, EtOH, 23℃

21.AgNO$_3$, CH$_3$CN

图 15-5　Et-743 的半合成路线

第二节 鞣　　质

鞣质又称单宁（Tannin），是存在于自然界的一类结构比较复杂的多元酚类化合物，分子量在 500～3000 之内。鞣质广泛分布于植物界，特别是种子植物，可存在于植物的皮、木、叶、根、果实等部位。常见富含鞣质的药材有大黄、五倍子（植物被昆虫伤害形成的虫瘿）、诃子、山茱萸、地榆、麻黄、虎杖、柿子、葡萄籽、花生衣等。鞣质类化合物具有抗氧化、抗菌、抗病毒、抗肿瘤、降糖及抗心脑血管疾病等生物活性。我国以鞣质类化合物为有效成分研制成功的抗肿瘤二类新药威麦宁胶囊，既能抑制肿瘤细胞的生长，又可以增强机体的免疫功能，已经被国内外医药学家公认为是具有很好发展前景的抗癌活性物质。此外，鞣质类化合物的营养保健作用开始受到重视，其在医药、食品、饲料及日用化妆品等多个领域的应用逐渐开展起来。菜豆（*Phaseolus vulgaris*）种皮中的花翠苷（delphinidin-3-*O*-glucoside）、牵牛花色苷（petunidin-3-*O*-glucoside）、锦葵花色苷（malvidin-3-*O*-glucoside）等，都具有比亚铁离子更为显著的抗氧化活性，用于防治多种慢性疾病。目前鞣质已作为一类重要的植物化学成分成为天然产物研究的热点之一。

一、鞣质的结构类型

目前普遍采用根据化学结构和化学性质区别进行分类的方法，将鞣质分成可水解鞣质（hydrolysable tannins）和缩合鞣质（condensed tannins）。另外，还有一些分子同时含有水解鞣质和缩合鞣质两种结构单元，则称为复杂鞣质（complex tannins），此类鞣质因其发现较晚又称为新型鞣质（new-type tannins）。

1. 可水解鞣质

可水解鞣质（hydrolysable tannins）是由酚酸和多元醇通过苷键或酯键形成的，可被酸、碱或酶［鞣酶（tannase）或苦杏仁酶］催化水解。根据可水解鞣质水解产生的酚酸种类，可水解鞣质主要分为没食子酸鞣质（gallotannins）和鞣花酸鞣质（ellagitannins）两类。前者水解产生没食子酸（gallic acid），后者水解产生鞣花酸（ellagic acid）。

鞣花酸　　　　　　　　　　没食子酸

(1) 没食子酸鞣质

这类鞣质所含的酚酸为没食子酸鞣质或其缩合物，前者称为简单没食子酸鞣质（gallo-tannins），后者称为聚合酚酸型（depsidic）没食子酸鞣质。没食子酸常见的缩合方式有间位缩合和对位缩合，以两个以上的没食子酸连接成链。该类鞣质的多元醇部分一般是 *β*-D-葡萄糖。

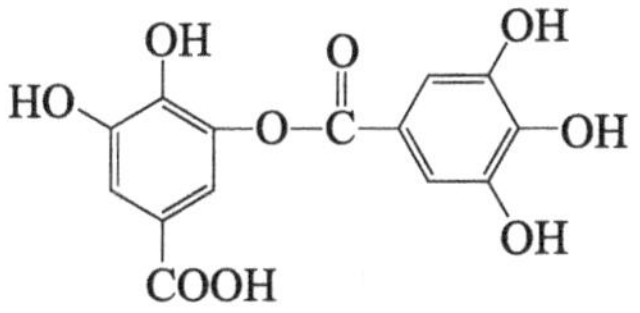

间-双没食子酸 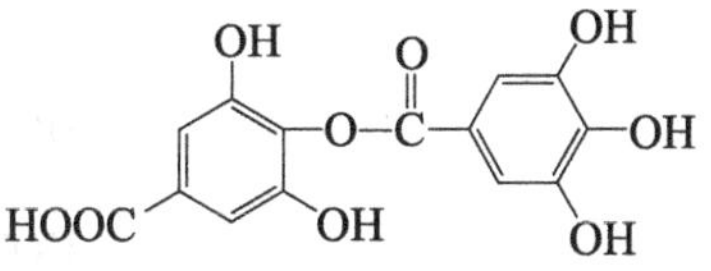　　　　　　　　　　　对-双没食子酸

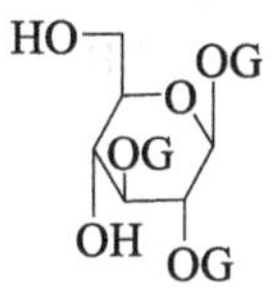

1,2,3-三-*O*-没食子酰-*β*-D-葡萄糖(TriGG) 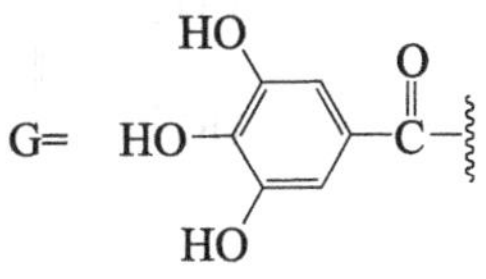　　　　　没食子酰基

五倍子鞣质是一种典型的没食子酸鞣质，产于漆树科（*Anacardiaceae*）盐肤木（*Rhus chinensis*）的虫瘿内，是许多葡萄糖没食子酸鞣质的混合物，典型结构为 2-多-*O*-没食子酰基-1,3,4,6-四-*O*-没食子酰基-*β*-D-葡萄糖。

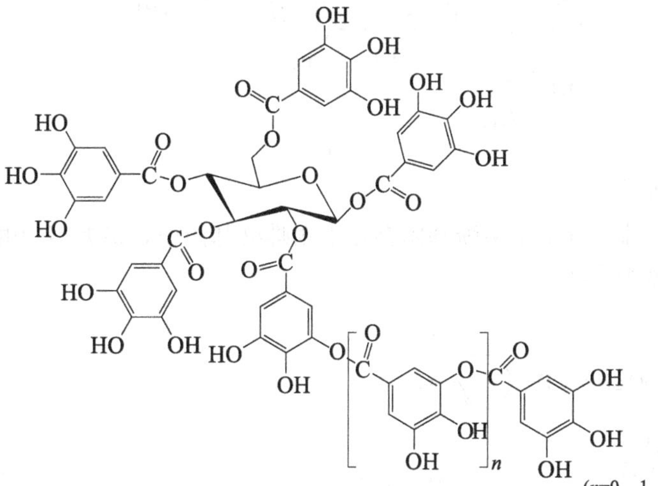

五倍子单宁　　　　　　　　　　(*n*=0, 1, 2)

（2）鞣花酸鞣质

这类鞣质在自然界比没食子酸鞣质分布更广泛，水解后产生鞣花酸或与其有生源关系的多元酚酸，但糖环并不直接连接鞣花酸结构，最典型的是一类是含六羟基联苯二甲酰基（HHDP）结构的化合物，水解后产生 HHDP，再自动转化成鞣花酸。

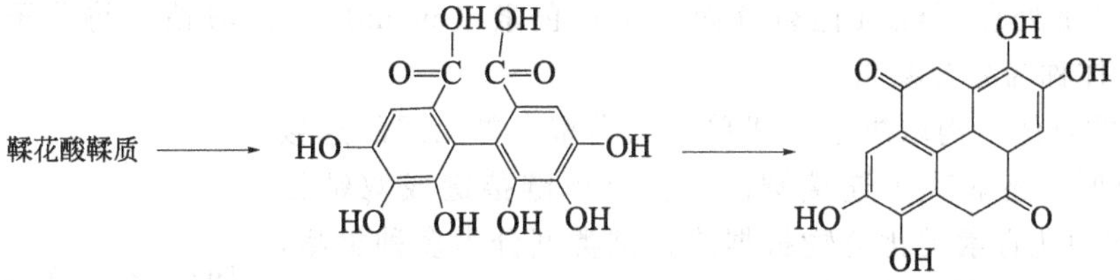

鞣花酸鞣质 ⟶ 六羟基联苯二甲酰基 ⟶ 鞣花酸

（3）寡聚可水解鞣质

自然界中存在的多种可水解鞣质是由两个或更多简单可水解鞣质连接而成的。从何首乌（*Fallopia multiflora*）干燥叶的含水丙酮提取物中分离的 nobotanin R，就是一个二聚的可水解鞣质。

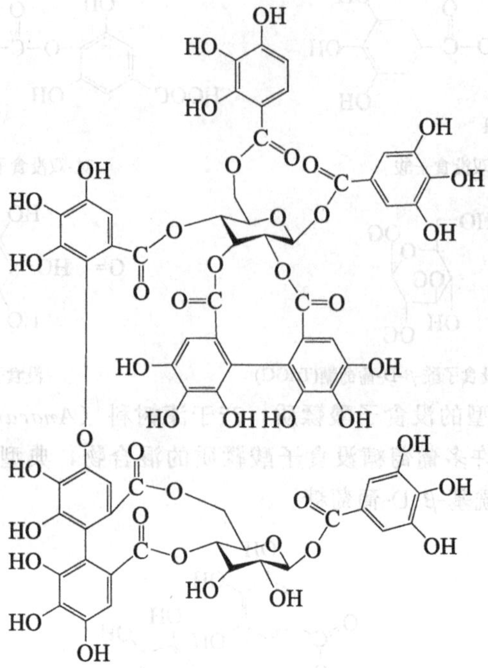

nobotanin R

（4）咖啡酰鞣质

这类鞣质比较特殊，分子中多酚基团存在于咖啡酰基团中，最典型的咖啡酰鞣质为绿原酸及 3,5-二氧咖啡酰奎宁酸。

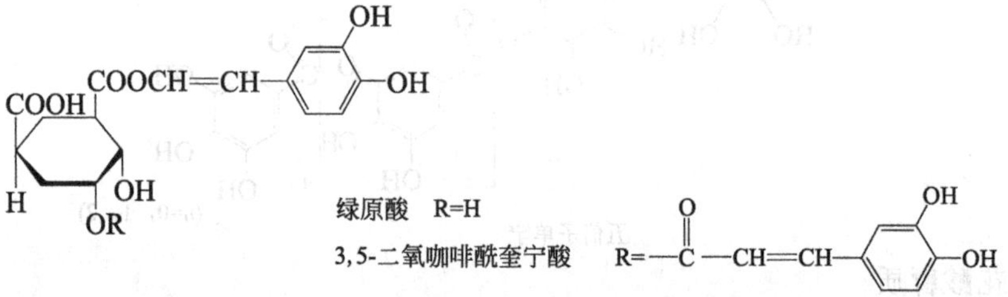

绿原酸　R=H
3,5-二氧咖啡酰奎宁酸　R=

2. 缩合鞣质

缩合鞣质（condensed tannins）是由黄烷醇类化合物缩合而成，使用酸、碱、酶处理或久置均不能使其水解。植物化学家又常将这类化合物称为原花青素（proanthocyanidins），此类成分在热酸处理下经氧化裂解而产生花色素（cyanidins）。习惯上将分子量为 500～3000 的聚合体称为缩合鞣质。

聚合体的具体结构取决于构成单元的类型、单元间的连接位置及其构型，还取决于连接键的类型（单链接键或双链接键）。常见的原花青素类化合物根据连接键类型分为多种类型，主要有 A 型、B 型（R 为任意连接基团）。

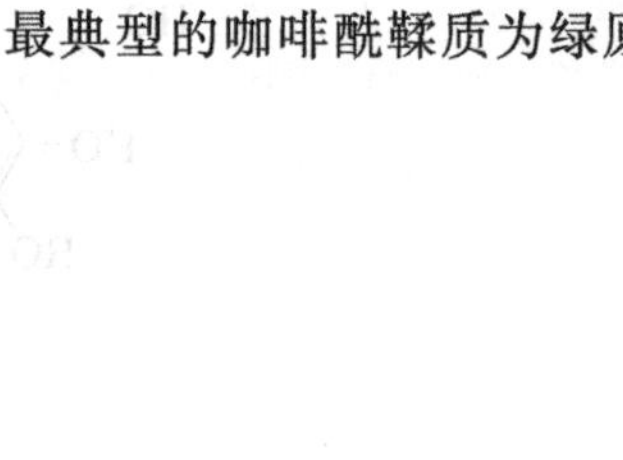

（1）单体黄烷

组成缩合鞣质最重要的单元是黄烷-3-醇（flavan-3-ol），其中最常见的是儿茶素，根据 C 环 2，3 位的构型不同，形成 4 个立体异构体。

花色素

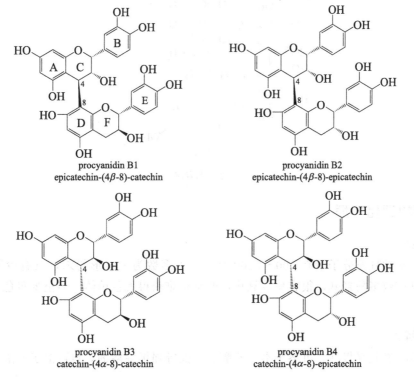

(+)-儿茶素(2R, 3S)

(−)-表儿茶素(2R, 3R)

(+)-表儿茶素(2S, 3S)

(−)-儿茶素(2S, 3R)

黄烷结构的 3-OH 还经常与没食子酸成酯，如除儿茶素、棓儿茶素类外，其没食子酸酯也是茶叶中原花青素的主要构成单元，结构如下：

(−)-epigallocatechin-3-gallate(EGCG)

(−)-epicatechin-3-gallate(ECG)

（2）B 型原花青素

此类化学成分的特征是单体黄烷单元通过 C_4-C_8 或 C_4-C_6 键连接，以由（＋）-儿茶素、（一）-表儿茶素组成的原花青素二聚体为例，可从葡萄籽中分离得到，结构如下：

procyanidin B1
epicatechin-(4β-8)-catechin

procyanidin B2
epicatechin-(4β-8)-epicatechin

procyanidin B3
catechin-(4α-8)-catechin

procyanidin B4
catechin-(4α-8)-epicatechin

(3) A 型原花青素

这类原青花素结构的各组成单元除 B 型中的 C—C 单键连接外,还常在 C-2 与另一单位的 C-7 或 C-5 间再形成醚键 C—O—C,成为双链键型,如下列结构所示:

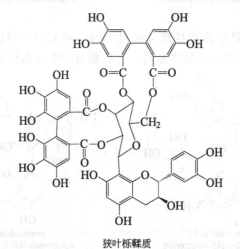

proanthocyanidin A-2
epicatechin-(2β-7, 4β-8)-epicatechin

proanthocyanidin A-6
epicatechin-(2β-7, 4β-6)-epicatechin

3. 复杂鞣质

复杂鞣质(complex tannins)又称新型鞣质(new-type tannins),是指分子中同时含有可水解鞣质和缩合鞣质两种单元的一类化合物,如狭叶栎鞣质。这类鞣质首先是从壳斗科植物中分离得到,已经发现广泛存在于同时含有可水解鞣质和缩合鞣质的植物中。

狭叶栎鞣质

二、鞣质的理化性质

1. 性状

通常意义的鞣质分子量在 500~3000 之间,大多数为无定形粉末,只有少数能形成晶体。由于具有较多酚羟基,很容易被氧化,通常很难获得无色单体,多呈米黄色、棕色甚至褐色。

2. 溶解性

鞣质多具有较强极性,可溶于水、乙醇、丙酮等强极性溶剂,也可溶于乙酸乙酯,不溶于小极性溶剂。微量水的存在可增加鞣质在有机溶剂中的溶解度。

3. 酸性

鞣质因含有较多酚羟基，故其水溶液显弱酸性。

4. 还原性

鞣质含有很多酚羟基，极易被氧化，为强还原剂。可以与一些高价金属离子和盐，如 Fe^{3+}、Vd^{6+}、Ce^{4+}、重铬酸钾、高锰酸钾、钨酸钠等发生氧化还原反应，大部分反应都会产生颜色变化，可作为鞣质的定量方法。Folin 酚法即是根据在碱性条件下酚类化合物将钨钼酸还原生成蓝色的化合物，在 760nm 处有最大吸收，可用于定量测定；普鲁士蓝法是根据在酸性介质中酚类物质将 Fe^{3+} 还原为 Fe^{2+}，后者可与 $K_3Fe(CN)_6$ 生成深蓝色配位化合物，在 695nm 处有最大吸收，可测定总酚含量。

鞣质不仅可以被上述强氧化剂氧化，也可被空气中的氧气氧化。氧化机理存在两种途径：一是通过酚羟基的离解；二是通过自由基途径。氧自由基是引起多种疾病和老化的重要因素，而植物多酚具有很强的自由基清除能力，是天然的抗氧化剂和自由基清除剂。

5. 沉淀反应

（1）与蛋白质反应

鞣质和蛋白质结合反应是其最具特征性的反应之一，鞣质与蛋白质结合时最初形成可溶性复合物，当结合达到充分的程度，复合物就沉淀出来，此反应为可逆反应，丙酮、碱溶液也可使复合物解析为原来的鞣质和蛋白质，这种性质可作为提纯、鉴别鞣质的一种方法。

鞣质-蛋白质的结合是一种多点交联模式，除简单的物理吸附，还发生了氢键、盐键、疏水键、范德华力等键合方式，通常认为氢键是最主要的结合方式。

蛋白质　　　　鞣质

（2）与生物碱、多糖、花色苷等的反应

除与蛋白质反应外，鞣质还可以与生物碱、花色苷及多糖、磷脂、核酸等多种天然化合物发生复合反应，通过氢键-疏水键形成复合产物，多数情况下这种复合反应是可逆的。

弱酸性的鞣质由于能与生物碱相结合形成不溶于水或难溶于水的沉淀，因此可作为检出生物碱的沉淀试剂。花色苷是天然色素，是花瓣具有鲜艳颜色的原因，花色苷通常只有在强酸介质中才能保持稳定，但花瓣细胞正常情况下只显弱酸性，不足以保持花色苷稳定而形成稳定的颜色，实际上是因多酚类化合物的存在，与花色苷形成分子复合物而使花色苷稳定性提高。

6. 与金属离子的络合

鞣质多以邻位二羟基与金属离子络合，如 Ca^{2+}、Mn^{2+}、Zn^{2+}、Cu^{2+}、Fe^{2+} 等。通常两羟基中有一个离解，或者两个都离解。螯合通常降低了多酚的水溶性，络合物一般是沉淀，可用于鞣质的提取、分离或"除鞣"。有些反应具有特征的颜色变化，可用于鞣质的定量分析。

三、鞣质的提取与分离

1. 样品预试

不同种类的鞣质可通过简单的实验初步判断，并指导分离。预试验主要借助薄层色谱和适当的显色剂。常用显色剂为三氯化铁、茴香醛-浓硫酸、亚硝酸钠-醋酸等显色剂，它们对不同类型的鞣质显色现象有所不同。

2. 提取

鞣质含有多酚羟基，遇金属离子如铁、锡等易生成缩合物而不易提出，故提取鞣质时所用容器应为玻璃或不锈钢制成。鞣质遇酸、碱均不稳定，温度对鞣质也有很大影响，故提取时要注意避免使用酸、碱，温度应控制在50℃以下，多用冷浸法。长期贮存会使鞣质在药材中的含量下降，故应尽可能采用新鲜植物原料，提取前可采用短时间（2～5min）的水蒸气加热，使样品中的多酚氧化酶等酶失活，避免对鞣质成分的影响。若要短期贮存原料，可采用快速干燥法干燥，最好是冷冻干燥。

有机溶剂和水的复合体系（有机溶剂占50％～70％）是最适合的提取溶剂，应用最多的是丙酮-水体系，而醇类溶剂可造成醇解反应。丙酮作为提取溶剂的另一优点在于沸点更低，可在较低的温度下浓缩。不过工业用鞣质常选用水提取，提取液用喷雾干燥法获取粗鞣质。

3. 分离与纯化

(1) 溶剂法

分离鞣质的溶剂以乙酸乙酯效果较好。通常将含鞣质的水溶剂先用乙醚等低极性溶剂萃取，去除低极性成分，然后再用乙酸乙酯提取得到较纯的鞣质。亦可将鞣质粗品溶于少量乙醇的乙酸乙酯中，逐渐加入乙醚，使鞣质析出。

(2) 沉淀法

醋酸铅、碳酸铅、氢氧化铜、氢氧化铝均能与鞣质结合形成不溶于水的沉淀。以碳酸铅和碳酸铜较好，因为很少引起其他反应。具体方法是将沉淀剂分批加入鞣质水溶液中，弃去最初和最后的沉淀，取中间部分沉淀，用水洗涤后悬浮于水中，通入硫化氢气体，滤除金属硫化物沉淀。

应用蛋白与鞣质相结合的性质亦可用于分离鞣质与非鞣质成分。具体方法是向含鞣质的水溶液中分批加入明胶溶液，滤取沉淀，用丙酮回流，鞣质溶于丙酮，蛋白质不溶于丙酮而沉淀析出。这也是将鞣质与非鞣质成分相互分离的常用方法。

(3) 色谱法

① 薄层色谱　常用的薄层色谱法有硅胶色谱、纤维素色谱以及纸色谱。对于简单的鞣质，聚酰胺色谱也是很好的方法，但许多鞣质由于可与聚酰胺形成不可逆吸附而不适用。鞣质结构中含有较多的酚羟基，有一定酸性，故展开剂中常加入微量的酸。

② 高效液相色谱法　鞣质的极性很大，特别是高聚体，薄层色谱难以检测，对于不易分离的化合物，高效液相色谱法具有重要意义。

③ 柱色谱　分离大量的鞣质需要柱色谱来进行。常用的填料主要有葡聚糖凝胶Sephadex LH-20和聚苯乙酰凝胶（如Diaion HP-20AG，ToyoPearl HW40F等）及纤维素等。

④ 液滴逆流色谱法和离心法分离色谱法　液滴逆流色谱（DCCC）法目前已成为可水解

鞣质化合物分离的一种常规手段，优点是不需要固体支持剂，避免因各种物质的吸附而造成鞣质的损失，缺点是操作时间长。

（4）其他分离纯化方法

膜超滤提取法也是一种简单的方法，将浸提液蒸发后冷却，离心分离，悬浮液溶液在管状膜上超滤，在温度低于 20℃时除去分子量大于十万的物质，用水透析，透析液用反相透析浓缩，水溶液进行提取和沉淀。用这种技术可以大幅度减少热分解的损失量。

四、原花青素的制备研究

原花青素是一种天然的自由基清除剂和抗氧化剂，具有抗衰老、抗肿瘤、预防心脑血管疾病、预防动脉粥样硬化、改善肌肤弹性等功能，现已广泛应用于食品、药品和化妆品等领域。花生红衣中有一类丰富的功能成分是原花青素（procyanidins），它是植物界广泛存在的一种原花青素类化合物，含量约占花生皮干重的 17%，其中 50% 左右为生物活性较高的低聚物。从花生红衣中提取原花青素的工艺包括如下步骤：将花生红干燥，粉碎，过筛，密封备用；将花生红衣与 70% 乙醇按 1kg∶8L 进行搅拌混匀，微波辐照后，浸提 2h，对浸提液进行真空浓缩，后用离心机浓缩液进行离心沉淀物，对沉淀物进行真空干燥，即得。花生红衣中原花青素的提取方法如图 15-6 所示。

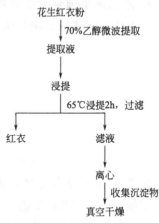

图 15-6　原花青素的提取工艺

第三节　苯乙醇苷类

苯乙醇（phenethyl alcohol）是一种食用香料，又叫乙位苯乙醇、β-苯乙醇，天然存在于橙花油、玫瑰油、香叶油等芳香油中，主要以苯乙醇苷的形式存在。

苯乙醇苷类化合物（phenylethanoid glycosides）是一种水溶性天然产物，广泛存在于双子叶植物中，马鞭草科、苦苣苔科、唇形科、玄参科、木犀科、列当科、木通科、车前科的多种植物中均存在该类成分。如从胡黄莲（*Picrorhiza scrophularrifola*）的根茎中分离得的化合物 scroside H 和 scroside I，毛蕊花（*Verbascum thapsus*）中分离的化合物 verbascoside 和连翘酯苷 B（forsythoside B），以及从广藿香（*Castilleja tenuiflora*）根中分离的化合物 verbascoside 和 isoverbascoside 均为典型的苯乙醇苷类化合物。目前大量研究表明，苯乙醇苷类成分具有抗炎、抗肿瘤、抗病毒、抗氧化、免疫调节、抗中脑神经凋亡等一系列药理作用。中药连翘（*Forsythia suspensa*）中的连翘酯苷 A（forsythoside A）对金黄色葡萄球菌具有很强的抑制活性，是连翘的主要抗菌活性成分，其还具有抗病毒活性；肉苁蓉（*Cistanche deserticola*）苯乙醇总苷及苯乙醇苷类中的松果菊苷呈现出显著的神经保护作用。加强对苯乙醇苷类化合物的研究对新药的开发和应用具有重要意义。

一、苯乙醇苷类化合物的结构类型

苯乙醇苷类化合物的结构特点是：苯丙烯酸和苯乙醇部分分别通过酯键和糖苷键与 β-吡喃葡萄糖连接。根据母核中糖的个数及种类不同，又可分为苯乙醇单糖苷、双糖苷、三糖苷和特殊苯乙醇苷。

1. 苯乙醇单糖苷类化合物

此类化合物都是 β-吡喃葡萄糖糖苷。

	R_1	R_2	R_3	R_4	R_5	R_6
plantainoside A	H	Cf	H	H	OH	OH
plantainoside B	Cl	H	H	H	OH	OH

2. 苯乙醇双糖苷类化合物

根据糖苷上糖的性质进一步分类，分为葡萄糖 C-3′ 位连有鼠李糖、羟基苯乙醇部分含有 1,4-二氧六元环以及其他的不含有连在糖 C-3′ 位的鼠李糖的二糖类苯乙醇苷。

	R_1	R_2	R_3	R_4	R_5	R_6
acteoside	H	Cf	H	H	OH	OH
cistanoside C	H	Cf	H	H	OMe	OH
plantainoside C	H	H	Fr	H	OH	OH

	R
crenatoside	Cf
decaffeoyl crenatoside	H

	R_1	R_2	R_3	R_4	R_5	R_6	R_7
forsythoside A	H	H	Cf	rha	H	OH	OH
plantainoside D	H	glc	H	Cf	H	OH	OH
orobanchodide	rha	H	Cf	H	OH	OH	OH

3. 苯乙醇三糖苷类化合物

该类化合物是最常见的苯乙醇苷类化合物，大部分都含有鼠李糖作次级糖单元，三糖类苯乙醇苷根据糖的连接位点被分为 2 组亚型，即连在 C-3′位上或连在 C-6′位上。

	R_1	R_2	R_3	R_4	R_5	R_6
cistanoside A	H	Cf	glc	H	OMe	OH
forsythoside B	H	Cf	api	H	OH	OH
echinacoside	H	Cf	glc	H	OH	OH

此外，还有苯乙醇四糖苷和特殊苯乙醇苷，如 oleoechinacoside、magnoloside C、trichosanthoside B、ballotetroside、velutinoside Ⅰ、velutinoside Ⅱ 以及 raduloside。中心糖为非葡萄糖的其他糖基苯乙醇苷类以及具有环状半缩酮结构的环烯醚萜类也属于苯乙醇苷类化合物。

二、苯乙醇苷类化合物的理化性质

苯乙醇苷类成分是一类由苯乙醇与糖结合形成的苷，多与环烯醚萜类共同存在于植物中，在植物体内多以咖啡酰苯乙醇苷（CPGs）的形式存在。该类成分多为无定形粉末，具吸湿性；易溶于水和甲醇，可溶于丙酮。因含有酚羟基，遇 $FeCl_3$-$K_3[Fe(CN)_6]$ 试剂显蓝色，酸水解后经薄层色谱可以检识到糖。

三、红景天苷的制备研究

红景天苷

红景天苷（$C_{14}H_{20}O_7$）为白色粉末，可溶于甲醇。1％$Ce(SO_4)_2$-10％H_2SO_4 水溶液显色为紫红色。其波谱数据如下：^{1}H-NMR（400MHz，CD_3OD-d_4）：δ 7.06（2H，d，$J=$ 8.7Hz，H-2，6），6.70（2H，d，$J=8.7$Hz，H-3，5），4.29（1H，d，$J=7.8$Hz，H-1′），4.03（1H，m，H-8），3.70（1H，m，H-8），2.81（2H，m，H-7）。^{13}C-NMR（100MHz，CD_3OD-d_4）：δ 156.8（C-4），130.9（C-2，6′），130.8（C-1），116.1（C-3，5），104.4（C-1′），78.1（C-3′），77.9（C-5′），75.1（C-2′），72.1（C-8），71.7（C-4′），62.8（C-6′），36.4（C-7）。ESI-MS：m/z 323 [M+Na]$^+$。

红景天苷（salidroside）是红景天属植物的主要活性成分之一，在药品和保健食品行业具有广泛应用价值。红景天苷为苯乙醇苷类代表化合物之一，以其为单体制成的注射液大株红景天注射液具有活血化瘀的功效，用于治疗冠心病、稳定型劳累性心绞痛治疗，有很好的效果，可有效改善胸部刺痛、绞痛、固定不移、痛引肩背及臂内侧、胸闷、心悸不宁等症。已有的制备高纯度红景天苷的方法主要是一些传统方法，缺少适合工业化的高纯度产品的制备工艺。传统方法采用多步溶剂萃取并结合硅胶柱和聚酰胺柱色谱，存在有机溶剂浪费、能量消耗高、分离效率低、有机溶剂残留和劳动强度高等缺点。虽然高速逆流色谱可以用来制备高纯度的红景天苷，但该法也具有成本高、有机溶剂残留和不适合工业化生产的缺点。在本章节中，列举了一个简单且适合工业化实际的分离纯化工艺（图 15-7），具体步骤如下：把玫瑰红景天原料粉碎成红景天粉状料粉后，用 70％乙醇提取，过滤、浓缩得到红景天提取液；将红景天提取液浓缩到无醇味后，使用大孔树脂分离纯化，收集 20％乙醇洗脱物，减压浓缩至干得到红景天苷粗品，使用无水乙醇进行重结晶，过滤，真空干燥得到纯度＞99％的天然红景天苷产品。

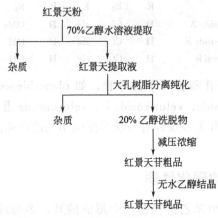

图 15-7 红景天苷的提取与制备工艺

第四节 二苯基庚烷类

二苯基庚烷类化合物（diphenyl heptanes）是一类具有 1,7-二苯基庚烷母核的天然化合物的总称。该类化合物主要存在于姜科山姜属、姜黄属和姜属植物的根茎、果实、种子和花蕊中，另外，胡桃科胡桃楸、桦木科毛赤杨也有分布。此类成分具有多种药理活性，包括抗氧化、抗肝毒性、抗炎、抗增殖、止吐、抗肿瘤等。在治疗神经损伤、抗肝毒性、化学预防肿瘤等方面有良好的应用前景，近年来成为人们关注的热点。姜黄（*Curcuma longa*）中的有效成分姜黄素具有很强的抗阿尔茨海默病作用，并且因提取食材具有极高的安全性而备受瞩目。姜黄素抑制 β-淀粉样蛋白单体聚集，减少神经元纤维缠结，同时还可以同与氧化还原相关金属铁和铜离子相互作用，从而对抗二价金属引起的氧化损伤。

一、二苯基庚烷类化合物的结构类型

1. 线性二苯基庚烷类

其结构特征为芳基取代位置在庚烷骨架的 1、7 位，芳基上的取代基为羟基或甲氧基，间位或对位（尚未发现邻位取代）取代的二芳基归纳起来有 3 种：苯基（Ar1）、4-羟苯基（Ar2）、3-甲氧基-4-羟苯基（Ar3）。根据庚烷母核结构中的取代基种类和数目，可把庚烷母核结构划分为 9 大类，具体如下：

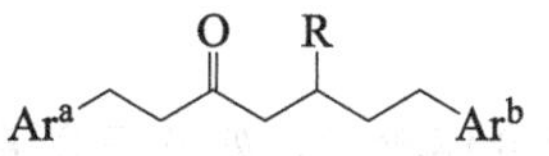

A

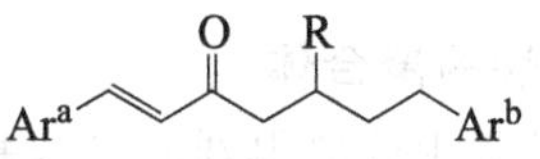

B

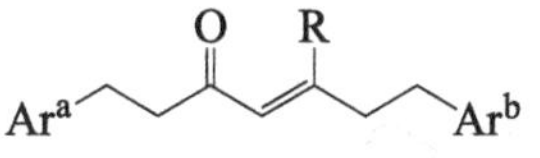

C

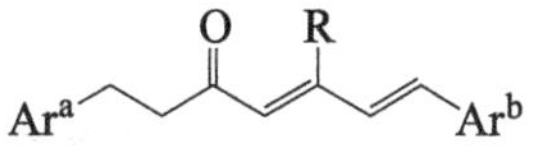

D

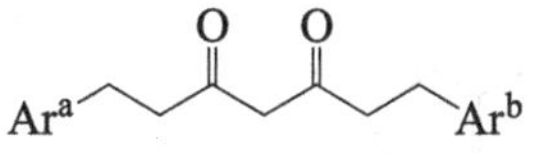

E

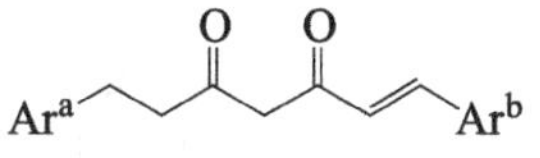

F

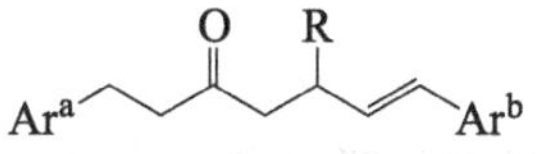

G

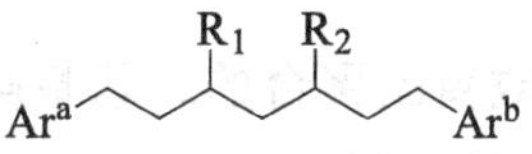

H

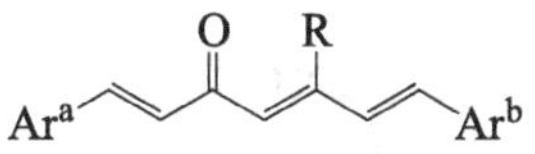

I

从云南草蔻（*Alpinia blepharocalyx*）中分离得到了很多线性二苯基庚烷类化合物，例如（3*S*,5*S*）-和（3*S*，5*R*)-3-hydroxy-5-methoxy-1-(4-hydroxyphenyl)-7-phenyl-6*E*-heptene。

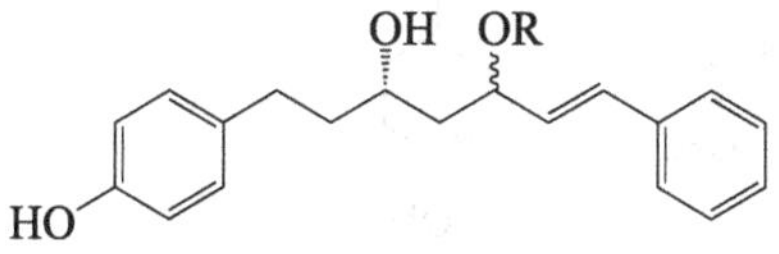

(3*S*,5*S*)-3-hydroxy-5-methoxy-1-(4-hydroxyphenyl)-7-phenyl-6*E*-heptene R＝CH₃(*S*)

(3*S*,5*R*)-3-hydroxy-5-methoxy-1-(4-hydroxyphenyl)-7-phenyl-6*E*-heptene R＝CH₃(*R*)

2. 环状二苯基庚烷类

从云南草蔻种子的乙醇提取物中发现了 5 种环状的二苯庚烷类化合物，它们的母核结构为以下两种：

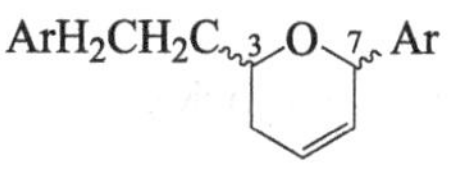

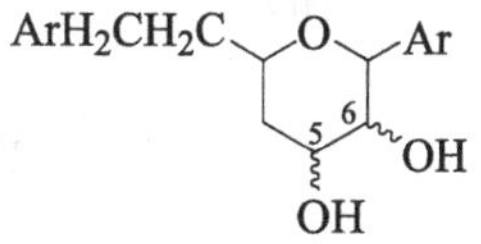

其结构特点为庚烷的 3 位与 7 位由一个氧相连，形成一个吡喃环；庚烷的 5 位与 6 位可为羟基取代，也可为双键。3 位与 7 位构型不同，3 位通常是 *S* 构型，7 位是 *S* 或 *R* 构型。当 5 位与 6 位有羟基取代时，构型也有差异。

从榛属欧洲榛（*Corylus avellana*）中分离得到的 biphenyl 型环状二苯基庚烷化合物：carpinontriol B、giffonin T 和 giffonin U。

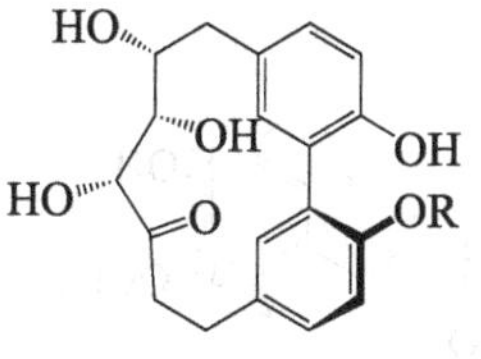

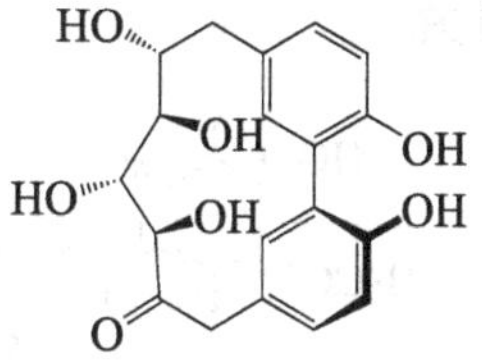

carpinontriol B   R   H
giffonins T   glc

giffonins U

3. 二苯基庚烷的聚合体

目前，从自然界中分离得到的二苯基庚烷的聚合体较少，如从高良姜（*Alpinia offici-narum*）的根茎中分离得到的二苯基庚烷二聚体 alpinin B。

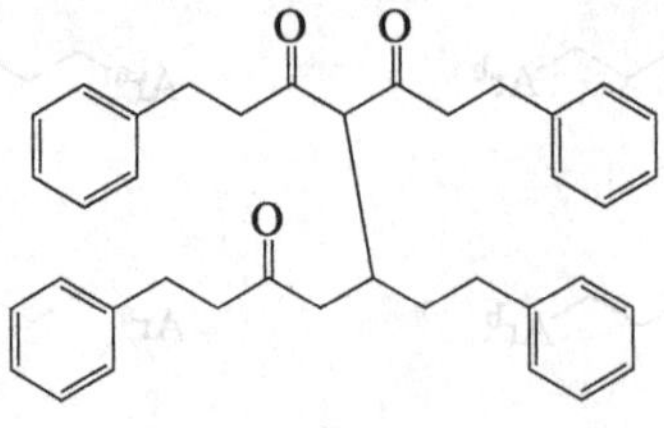

alpinin B

4. 与查耳酮或黄酮聚合的二苯基庚烷类

例如从云南草蔻（*Alpinia blepharocalyx*）中得到的脱氧草蔻素 A（deoxycalyxin A）、草蔻素 A（calyxin A）等。

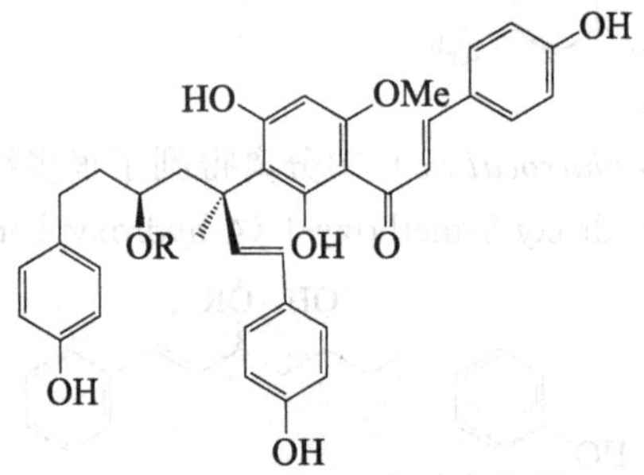

deoxycalyxin A R=H
calyxin A   R=OH

5. 特殊的二苯基庚烷类

常将不能归于上述四类的化合物，称为特殊的二苯基庚烷类化合物。例如从云南草蔻中得到的新草蔻素 neocalyxin A 就属于这一类。

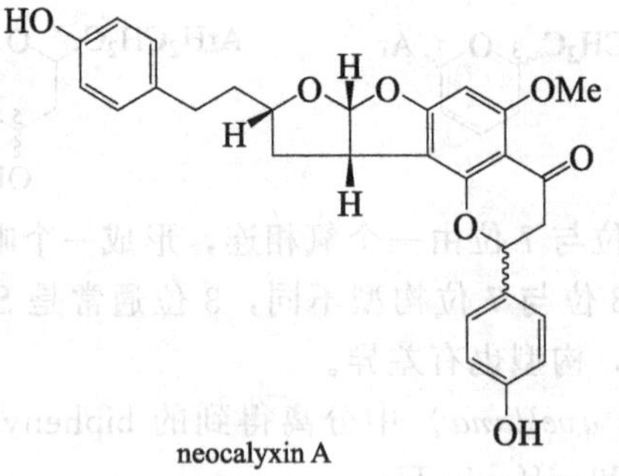

neocalyxin A

二、姜黄素的制备研究

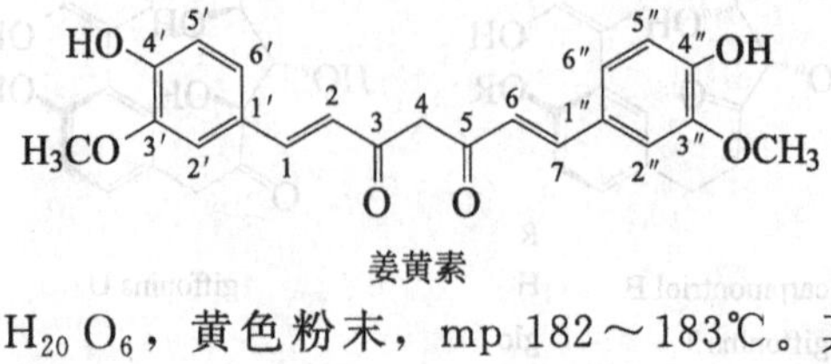

姜黄素

姜黄素，分子式 $C_{21}H_{20}O_6$，黄色粉末，mp 182～183℃。其波谱数据为：^{1}H-NMR

（300MHz，DMSO-d_6）：δ 7.56（2H，d，$J = 15.9$Hz，H-1，6），7.33（2H，d，$J = 1.5$Hz，H-2′，2″），7.16（2H，dd，$J = 8.1$，1.5Hz，H-6′，6″），6.84（2H，d，$J = 8.1$Hz，H-5′，5″），6.76（2H，d，$J = 15.9$Hz，H-2，7），6.06（1H，s，H-4），3.83（6H，s，3′，3″-OCH$_3$）。^{13}C-NMR（75MHz，CD$_3$OD）：δ 128.0（C-1），111.9（C-2），150.5（C-3），149.2（C-4），124.1（C-5），116.6（C-6），141.8（C-1′），122.2（C-2′），184.7（C-3′），102.0（C-4′），56.5（—OCH$_3$）。ESI-MS：m/z 391 [M+Na]$^+$。

姜黄（*Curcuma longa* L.）是姜科植物的根茎，盛产于东南亚国家和地区，在国外饮食以及医疗方面都有广泛的应用，具有行气破血、消积止痛、清心解郁等功效。姜黄素是姜黄的主要有效成分，属于二苯基庚烷类结构中代表性化合物之一，为天然的酚类抗氧化剂，是常用的调料及食用色素。国内生产姜黄素的厂家一般使用的方法是有机溶剂提取法。有机溶剂提取法的缺点是有机溶剂用量极大，生产成本较高，而且生产出的姜黄素含量仅95%。在本节中列举一个低成本且可得高纯度的姜黄素的生产工艺（图 15-8），具体工艺步骤如下：将姜黄进行粉碎过筛，加入质量浓度为 5% 的氢氧化钠水溶液提取，得碱水提取液。往碱水提取液中加入石油醚，萃取将上层石油醚层分出，除去提取液中的脂溶

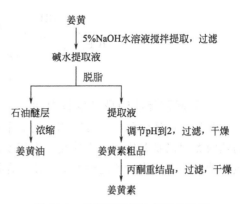

图 15-8　姜黄素的提取与制备工艺

性物质。将上述碱水提取液用盐酸调节 pH 至 2，使姜黄素析出，过滤，干燥至恒重，得到姜黄素粗品，后经丙酮重结晶，过滤，干燥，得到姜黄素。

第五节　番荔枝内酯

番荔枝科植物是一类广泛分布于热带和亚热带地区的植物，多为乔木或灌木，有时为藤木，共约 120 余属，2100 余种。番荔枝内酯类化合物（annonaceous acetogenins）又称番荔（枝）素、番荔枝皂素或番荔枝乙酰苷元等，存在于番荔枝科植物的种子、叶片、树皮以及茎根中，绝大部分番荔枝内酯是从植物种子中分离得到的。番荔枝内酯是一类含有四氢呋喃环的长碳链脂肪内酯类化合物，这类化合物分子中通常有多个手性碳原子，立体结构比较复杂，是目前国际天然产物化学家研究的热点之一。该类化合物具有杀虫、抗微生物、抑制肿瘤细胞生长等作用。

番荔枝内酯类化合物结构中含有 0～3 个四氢呋喃环，末端有 1 个甲基取代或经重排的 γ-内酯环以及 2 条连接这些部分的长烷基直链，在脂肪长链上常具有立体化学多变的含氧官能团（羟基、酮基、乙酰氧基等），碳原子数目多为 33～37 个。根据四氢呋喃环的数目、排列方式，可将番荔枝内酯分为以下 6 种类型。

1. 单四氢呋喃型番荔枝内酯

从刺果番荔枝（*Annona muricata*）中发现的 muricins K、muricins L 和 annonamuricin A 均属于这种类型。这些分子中只含 1 个四氢呋喃环，主要变化表现在含氧官能团的数目和

位置、碳链的长度、末端 γ-内酯环的类型。

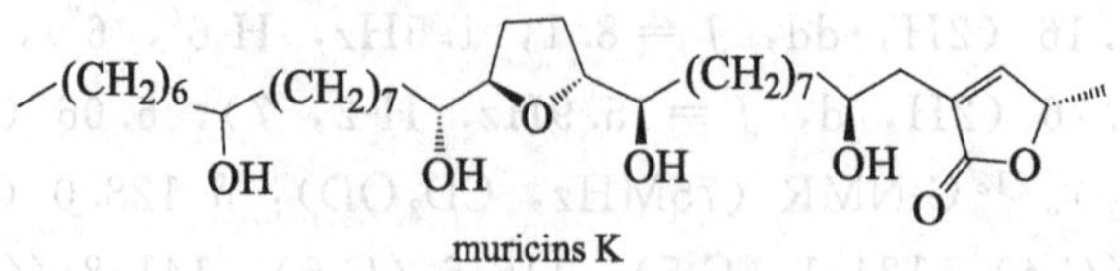

muricins K

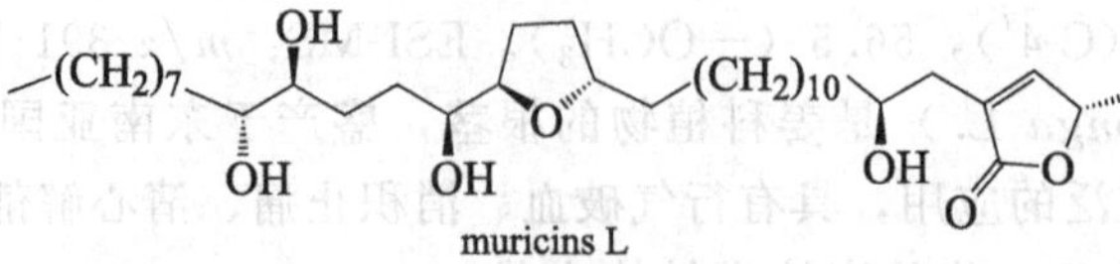

muricins L

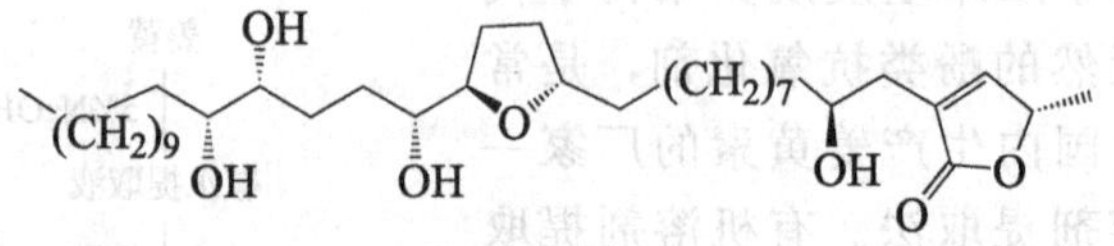

annonamuricin A

2. 邻双四氢呋喃型番荔枝内酯

此类番荔枝内酯成分含有相连的 2 个四氢呋喃环，碳的数目、羟基的数目和位置、末端内酯的类型以及取代基的立体化学有所变化。这种类型分子数目最多，首个分离得到的番荔枝内酯 uvaricin 就属于这种类型，该化合物来源于紫玉盘属。

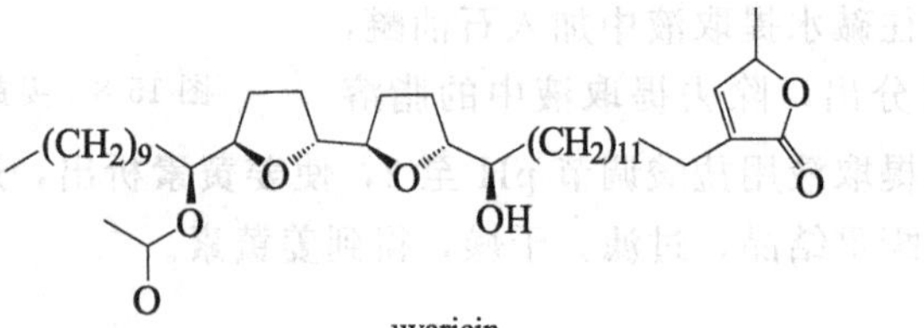

uvaricin

3. 间双四氢呋喃型番荔枝内酯

与邻双四氢呋喃型番荔枝内酯相比较，这类化合物结构特征是两个呋喃环互不相邻，通常由 4 碳链所分隔。已发现的这一类型番荔枝内酯多为 37 碳链。如番荔枝（*Annona squamosa*）中发现的 annosquatin A 和 annosquatin B。

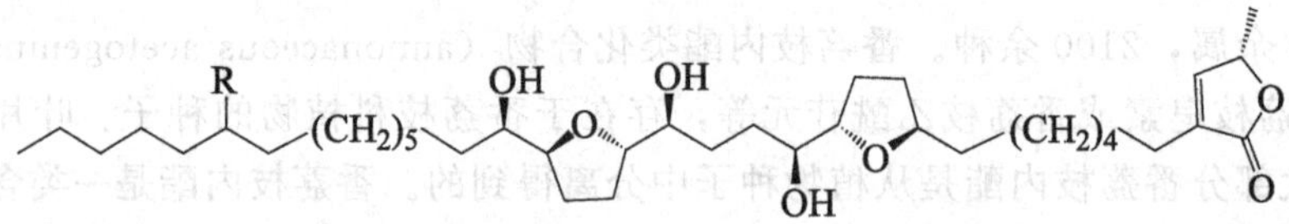

annosquatin A   H
annosquatin B   OH

4. 邻三四氢呋喃型番荔枝内酯

这类化合物在自然界中种类较少，结构特征在于长链上含有 3 个四氢呋喃环。如番荔枝西宁甲（squamosinin A）。

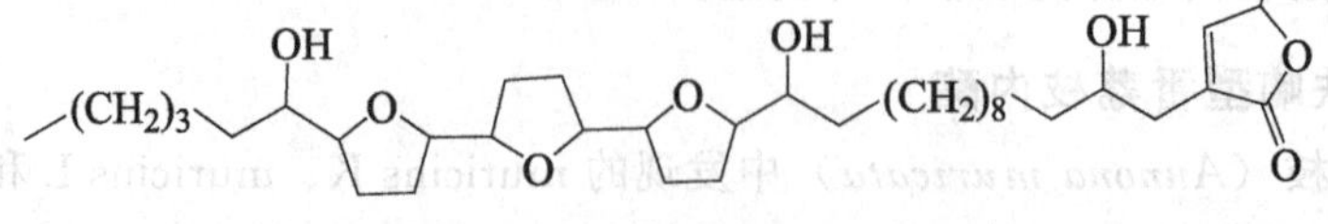

squamosinin A

5. 四氢吡啶型番荔枝内酯

这类化合物存在于番荔枝科植物粘罗林的叶子中，结构特征在于长链上含有 1 个四氢吡啶环。如 mucocin，由于其具有很强的抗肿瘤活性，很多科研人员对其进行了全合成。

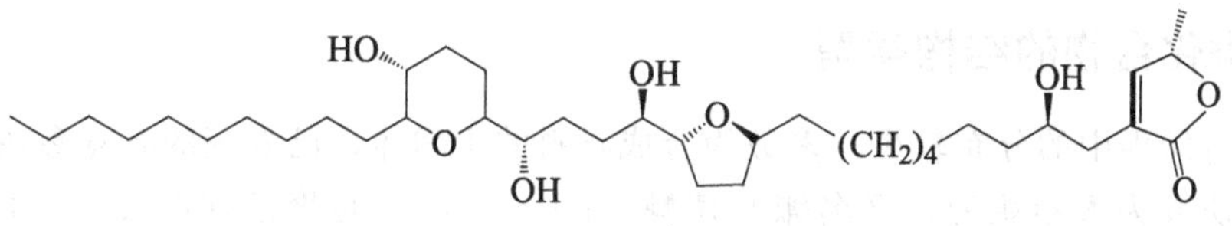

mucocin

6. 不含四氢呋喃型番荔枝内酯

此类番荔枝内酯较为罕见，目前认为这类内酯是其他 4 类番荔枝内酯的生源合成前体或代谢产物，其结构特点：一条长碳链连接一个 γ-内酯环，不含有四氢呋喃环，碳原子的数目较少，结构相对简单。

（1）环氧丙烷型番荔枝内酯

环氧丙烷型番荔枝内酯可能是三四氢呋喃型、双四氢呋喃型、单四氢呋喃型番荔枝内酯重要的中间代谢物。如 sabadelin 和 dieposabadelin 分别来源于番荔枝属植物刺果番荔枝（*Annona muricata*）和番荔枝（*A. squamosa*）。

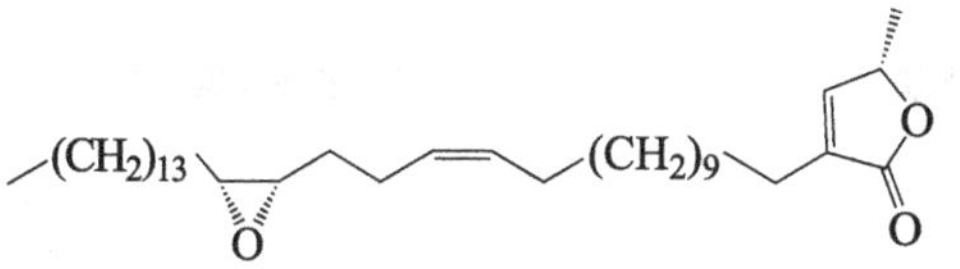

sabadelin

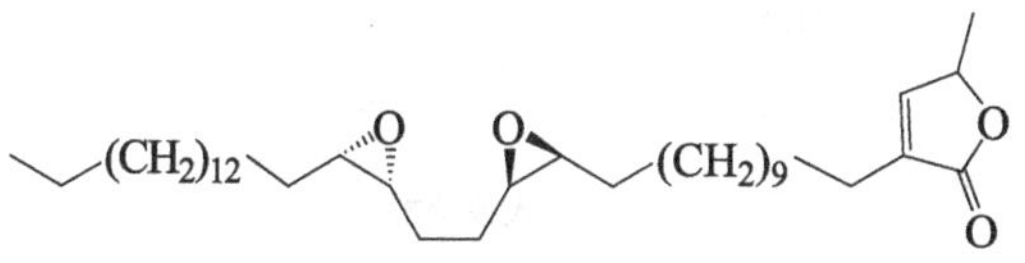

dieposabadelin

（2）直线型番荔枝内酯

天然的直线型番荔枝内酯可能是含环氧丙烷型或四氢呋喃型番荔枝内酯的合成前体化合物，其区别仅在于碳链的不饱和程度和羟基化的程度不同。如从植物刺果番荔枝中分离得到的 squamostolide。

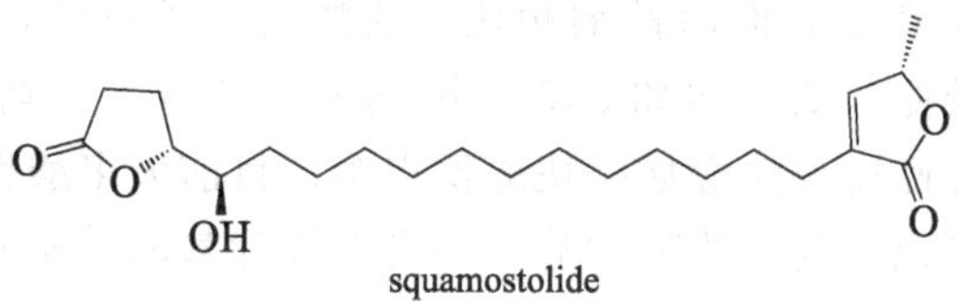

squamostolide

第六节　炔 醇 类

炔醇类化合物（alkynols）是一类非常重要的天然产物，其结构中既含有炔基，还有羟基。炔醇无论在医药行业还是工业方面都有广阔的发展前景。我国富含炔醇的植物丰富，随着经济的发展，期待优良的炔醇类化合物在药学方向的深入研究。目前药理研究表明炔醇具有抗癌、抑菌、镇静、镇痛、降压和神经细胞保护等多种作用，其中，人参炔醇对于抗肿瘤、神经保护、预防动脉粥样硬化、镇静、镇痛以及抑制前列腺素降解、抗凝血和降压等都具有明显的作用。

一、炔醇类化合物的结构类型

炔醇在自然界中的分布较少，多数为合成材料的中间体，已发现的有党参炔醇等。目前研究最多的炔醇为人参炔醇，又名镰叶芹醇（falcarinol），是聚乙炔醇类（polyacetylenes）化合物的一种，它主要分布在五加科、伞形科、菊科、桔梗科、海桐花科、木犀科、檀香科等植物中，具有抗癌、抗细菌、抗真菌和神经细胞保护等功能。由于人参炔醇对光和热化学的不稳定性，利用目前的物理化学手段很难得到精制的单体，因此人参炔醇的研究起步较晚，从 20 世纪 60 年代中期开始才逐步受到重视。

党参炔苷　　　　　17α-乙炔基雌二醇　　　　1-己炔-3-醇

人参炔醇

二、炔醇类化合物的理化性质

炔醇具有炔基和羟基，这使其同时具有较强的亲水性和疏水性，因此炔醇是性能优良的非离子表面活性剂；由于烃基中的支链基团基本上都是小基团（甲基），结构中又含有两个极性基团，这种结构特点赋予炔醇良好的润湿性；作为表面活性剂，炔醇却同时具有优良的润湿性和低泡消泡性，与其他表面活性剂相比，炔醇的分子量低，因此较易扩散，分散性好；炔醇类化合物毒性较低，炔二醇如 3,6-二甲基-4-辛炔-3,6-二醇的毒性很低。另外通常叔炔醇如甲基戊炔醇的毒性比仲炔醇如丙炔醇低得多；目前大多酸性介质中的缓蚀剂是能在金属表面强烈吸附的有机化合物。炔醇的分子中既有极性基团，又有非极性基团，所以可以成为吸附型有机缓蚀剂。

参考书目

[1] 裴月湖，娄红祥．天然药物化学．第 7 版．北京：人民卫生出版社，2016.

[2] 吴立军．有机化合物波谱解析．第 3 版．北京：中国医药科技出版社，2009.

[3] 吴继洲，孔令义．天然药物化学．北京：中国医药科技出版社，2008.

[4] 姚新生．天然药物化学．第 2 版．北京：人民卫生出版社，1997.

[5] 石碧．植物多酚．北京：科学出版社，2000.

参考文献

［1］　Blunt J W，Copp B R，Hu W P，et al. Marine natural products. *Natural product reports*，2016，33：382～431.

［2］　Blunt J W，Copp B R，Hu W P，et al. Marine natural products. *Natural product reports*，2015，32：116～211.

［3］　Suzuki M，Nakano S，Takahashi Y，et al. Bisezakyne-A and-B，halogenated C-15 acetogenins from a Japanese Laurencia species. *Phytochemistry*，1999，51（5）：657～662.

［4］　Takahashi Y，Suzuki M，Abe T，et al. Japonenynes，halogenated C-15 acetogenins from *Laurencia japonensis*. *Phytochemistry*，1999，50（5）：799～803.

［5］　Murata M，Naoki H，Iwashita T，et al. Structure of maitotoxin. *Journal of the American Chemical Society*，1993，115（5）：2060～2062.

［6］　Kan Y，Uemura D，Hirata Y，et al. Complete NMR signal assignment of palytoxin and N-acetylpalytoxin. *Tetrahedron Letters*，2001，42（18）：3197～3202.

［7］　Isaza J H，Ito H，Yoshida T. Oligomeric hydrolyzable tannins from *Monochaetum multiflorum*. *Phytochemistry*，2004，65：359～367.

［8］　Hiroaki N，Gen-Ichiro N，Itsuo N. Tannins and Related Compounds. XLVI. Isolation and structures of stenophynins A and B，novel tannins from *Quercus stenophylla* Makino. *Chemical and Pharmaceutical Bulletin*，1996，34：3223～3227.

［9］　Ali M S，Tezuka Y，Awale S，et al. Six new diarylheptanoids from the seeds of *Alpinia blepharocalyx*. *Journal of Natural Products*，2001，64：289～293.

［10］　Tezuka Y，Ali M S，Banskota A H，et al. Enantioselective intermolecular 1,3-dipolar cycloaddition *via* ester-derived carbonyl ylide formation catalyzed by chiral dirhodium（Ⅱ）carboxylates. *Tetrahedron Letters*，2000，41（31）：5931～5935.

［11］　Cerulli A，Lauro G，Masullo M，et al. Cyclic diarylheptanoids from *Corylus avellana* green leafy covers：determination of their absolute configurations and evaluation of their antioxidant and antimicrobial activities. *Journal of Natural Products*，2017，80：1703～1713.

［12］　Liu D，Qu W，Zhao L，et al. Chin. A new dimeric diarylheptanoid from the rhizomes of *Alpinia officinarum*. *Chinese Journal of Natural Medicines*，2014，12（2）：139～141.

［13］　Tezuka Y，Gewali M B，Ali M S，et al. Eleven novel diarylheptanoids and two unusual diarylheptanoid derivatives from the seeds of *Alpinia blepharocalyx*. *Journal of Natural Products*，2001，64：208～213.

［14］　Tao Q F，Xu Y，Lam R Y Y，et al. Diarylheptanoids and a monoterpenoid from the rhizomes of *Zingiber officinale*：antioxidant and cytoprotective properties. *Journal of Natural Products*，2008，71（1）：12～17.

［15］　Ragasa C Y，Laguardiaand M A，Rideout J A，et al. Antimicrobial sesquiterpenoids and diarylheptanoid from *Curcuma domestica*. *Chem Res Commun*，2005，18：21～24.

［16］　Sun S，Liu J，Kadouh H，et al. Three new anti-proliferative Annonaceous acetogenins with mono-tetrahydrofuran ring from graviola fruit（*Annona muricata*）. *Bioorganic & Medicinal Chemistry Letters*，2014，24：2773～2776.

［17］　Sun S，Liu J C，Sun X X，et al. Novel Annonaceous acetogenins from *Graviola*（*Annona muricata*）fruits with strong anti-proliferative activity. *Tetrahedron Letters*，2017，58（19）：1895～1899.

［18］　Chen Y，Chen J W，Wang Y，et al. Six cytotoxic annonaceous acetogenins from *Annona squamosa* seeds. *Food Chemistry*，2012，135（3）：960～966.

［19］　杨仁洲，郑祥慈，秦国伟，等. 番荔枝西宁甲——一个新的邻三四氢呋喃环型番荔枝内酯. 植物学报，1994，36：809～812.

［20］　Bajin ba Ndob I，Champy P，Gleye C，et al. Annonaceous acetogenins：Precursors from the seeds of *Annona squamosa*. *Phytochemistry Letters*，2009，2（2）：72～76.

［21］　Xie H H，Wei X Y，Wang J D，et al. A new cytotoxic acetogenin from the seeds of *Annona squamosa*. *Chinese Chemical Letters*，2003，14（6）：588～590.

［22］　De Y，Yu J G，Luo X Z，et al. Muricatenol，a linear acetogenin from *Annona muricata*（Annonaceae）. *Chinese Chemical Letters*，2000，11（3）：239～242.

［23］　钟传蓉，卢艾. 炔醇的应用与生产. 油田化学，2000，17：285～288.

（沈阳药科大学　宋少江）

拉丁名索引

化学名词索引